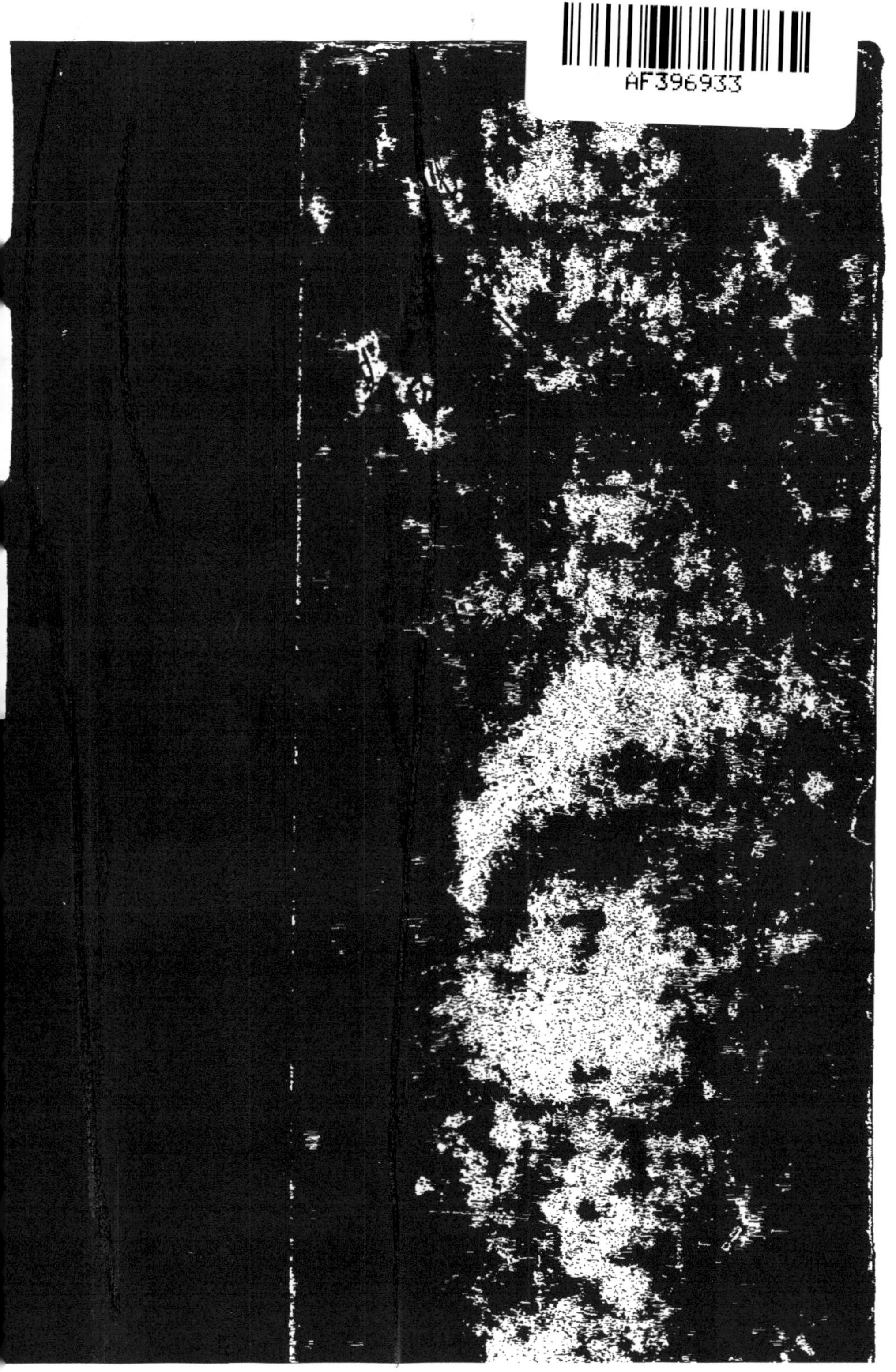

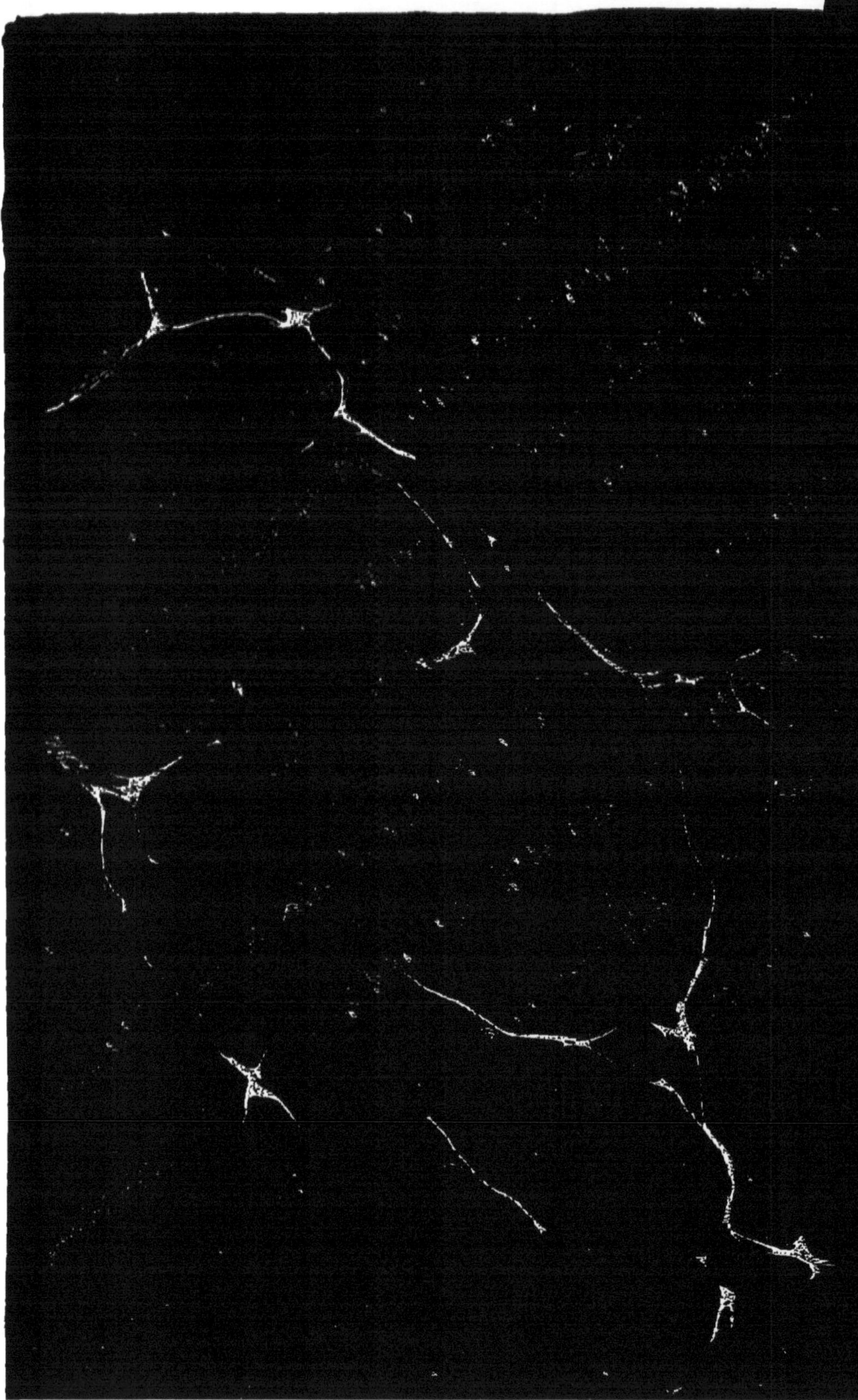

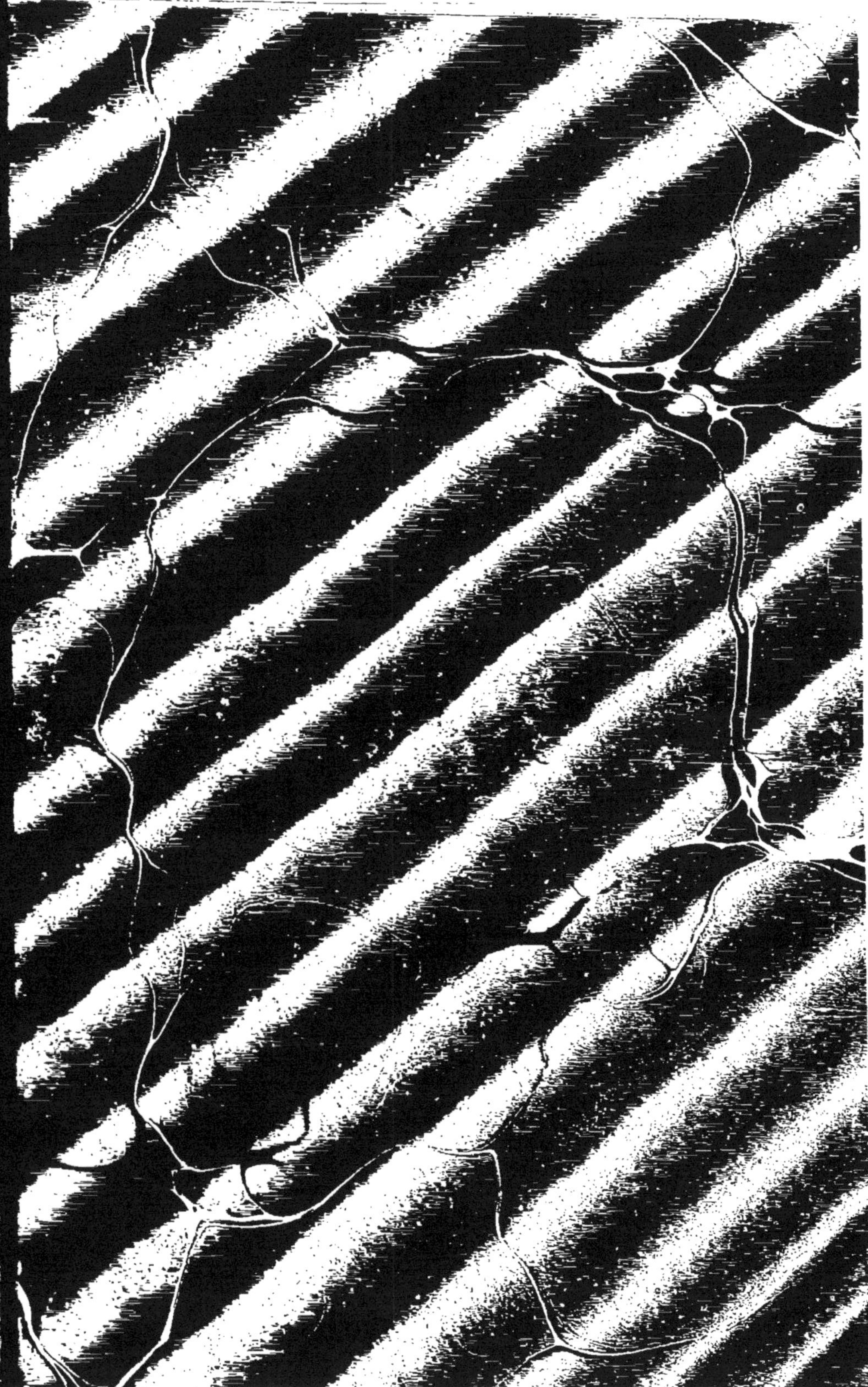

ANATOMIE

DESCRIPTIVE

ET DISSECTION

ANATOMIE

DESCRIPTIVE

ET DISSECTION

CONTENANT

UN PRÉCIS D'EMBRYOLOGIE,
LA STRUCTURE MICROSCOPIQUE DES ORGANES
ET CELLE DES TISSUS,
AVEC DES APERÇUS PHYSIOLOGIQUES & PATHOLOGIQUES

PAR

J.-A. FORT

PROFESSEUR LIBRE D'ANATOMIE ET D'OPÉRATIONS CHIRURGICALES
A L'ÉCOLE PRATIQUE DE LA FACULTÉ DE MÉDECINE DE PARIS

———

Quatrième Édition, revue, corrigée et augmentée
AVEC 1,316 FIGURES INTERCALÉES DANS LE TEXTE

———

TOME PREMIER

EMBRYOLOGIE, ANATOMIE GÉNÉRALE, HISTOLOGIE
ET OSTÉOLOGIE

PARIS

A. DELAHAYE et E. LECROSNIER, LIBRAIRES-ÉDITEURS
PLACE DE L'ÉCOLE-DE-MÉDECINE
1887

À MONSIEUR LE PROFESSEUR

JULES BÉCLARD

Devant la modestie du savant, la libéralité du maître, le tact, la bienveillance, la délicatesse de l'homme.

Je m'incline avec un profond respect,

J.-A FORT.

PRÉFACE

DE LA QUATRIÈME ÉDITION

Il n'y a qu'une *Anatomie humaine* ; il semble donc logique, à *priori*, d'admettre que tous les traités d'anatomie doivent se ressembler.

Un auteur voulant présenter une *Anatomie nouvelle* trouverait sans doute, et avec juste raison, un grand nombre d'incrédules. Mais il n'en serait pas de même si cet auteur se présentait devant le public avec une *nouvelle méthode* d'enseigner l'anatomie, de l'expliquer, de la démontrer. C'est, selon moi, dans l'art d'exposer que doit consister la nouveauté en anatomie ; tous les médecins savent combien l'étude en est laborieuse, aride et hérissée de difficultés.

Le mode de division des différentes parties en chapitres, celui des chapitres en articles et des articles en paragraphes, le mode de description, la méthode d'exposition, la composition originale de tableaux synoptiques, la variété dans les caractères du texte, le choix de figures sur nature ou schématiques, voilà un tout qui peut donner à un *Traité d'anatomie* un cachet original et qui fait de l'ouvrage de l'auteur une *véritable propriété*. Les experts appelés à se prononcer dans les questions de *plagiat* devraient se pénétrer de cette vérité.

L'*Union médicale* du 14 octobre 1868 publia sur mon Anatomie un article fort élogieux du Dr Bitot, professeur d'anatomie à l'Ecole de médecine de Bordeaux.

.....« Ces remarques, dit le professeur Bitot, suffisent
« pour démontrer que l'auteur, rompu à la pratique de
« l'enseignement, a compris les besoins des élèves en mé-

« decine et s'est efforcé d'y satisfaire. Butinant chez l'étran-
« ger comme à Paris, aux leçons magistrales de la Faculté,
« dans les Sociétés savantes, dans les hôpitaux, payant de
« sa personne à l'Ecole pratique, M. Fort s'assimile la
« substance de toute découverte, de tout aperçu nouveau
« utile à son enseignement ; il en fait profiter ses élèves.
« On ne saurait trop encourager ce labeur modeste : indis-
« pensable aux cerveaux médiocres, pour lesquels on ne
« saurait trop digérer l'aliment intellectuel, il permet aux
« esprits d'élite de franchir, en quelques mois, des obsta-
« cles qui, peut-être, sans lui, eussent retardé leur élan de
« plusieurs années.

.....« L'ouvrage du docteur Fort permet d'apprendre
« beaucoup, sûrement et facilement. C'est un véritable
« *compendium* des connaissances anatomiques. »

A la même époque, la *France médicale* contenait une analyse de mon ouvrage due à la plume autorisée du Dr J. La-
peyrère, qui s'exprimait ainsi :

.....« M. Fort a compris tout cela. Avec ses aptitudes
« éprouvées à la vulgarisation écrite ou parlée, il ne pou-
« vait, en la reprenant par la base et dans les détails,
« qu'améliorer son œuvre, l'élever à la hauteur d'un *com-
« pendium*, en faire pour l'élève le meilleur des guides ou
« des auxiliaires, pour le praticien un attrayant *memento*.
« On en jugera par la division et l'ordonnance des ma-
« tières traitées dans les trois volumes.

.....« Mais on comprendra que nous ne voulions pas fer-
« mer ces trois volumes sans féliciter M. Fort d'avoir mené
« à bien une tâche si rude, et sans lui prédire, auprès des
« praticiens, auprès des maîtres comme auprès des élèves,
« un de ces succès durables qui sont l'honneur d'une exis-
« tence laborieuse et la récompense des œuvres véritable-
« ment utiles. »

Ces éloges et d'autres encore, parus dans la plupart des
organes de la presse scientifique, furent pour moi un grand
encouragement.

Depuis la publication de la première édition de cet ouvrage, qui date de plus de vingt ans, j'ai constamment
cherché à y ajouter des perfectionnements et j'ai toujours

tenu compte des observations et des critiques que j'ai reconnues fondées.

Deux parties importantes ont été entièrement refaites et mises au courant de la science, l'*embryologie* et les *centres nerveux*.

L'*embryologie* a été placée au commencement du premier volume. Elle précède la description des tissus, dont l'évolution est si importante à connaître. La description de l'embryologie est mise à l'ordre du jour, elle est complète, et son étude est facilitée par un grand nombre de figures. L'étude du développement des tissus est rendue ainsi plus facile.

Il y a quelques années, j'ai professé dans l'un des amphithéâtres de l'École pratique, alors que l'enseignement libre s'exerçait librement, un cours sur les *centres nerveux*. Ces leçons, publiées avec un grand nombre de figures schématiques dessinées par moi-même, eurent un grand succès. Je me suis opposé à une nouvelle édition de cet ouvrage, parce que j'étais désireux de le fondre dans la quatrième édition de mon *Anatomie*. C'est ce que j'ai fait en faisant reproduire les schémas par la photogravure. On peut donc considérer comme entièrement nouveau le chapitre des *centres nerveux*.

Comme la troisième édition, la quatrième est divisée en trois volumes :

Le premier comprend l'*embryologie*, l'*histologie*, l'*anatomie* et la *physiologie générales*, et l'*ostéologie*.

Le deuxième, *Manuel de l'amphithéâtre*, contient la description de tous les organes qu'on étudie généralement à l'amphithéâtre : *Muscles, Articulations, Vaisseaux* et *Nerfs*. Dans ce même volume se trouvent les *principes de dissection* et la *manière de préparer* les sujets et les pièces sèches.

Dans le *troisième volume* se trouvent la *splanchnologie* et les *organes des sens*.

Le texte de l'ouvrage a été augmenté, le nombre des figures a été porté de 1227 à 1346.

Ayant publié récemment un *Manuel de Physiologie*, j'ai retranché de mon *Anatomie* quelques résumés physiologiques qui n'étaient ni assez complets, ni assez au courant de la science. Le lecteur les lira avec avantage dans le *Manuel de Physiologie*.

**

— On voit que l'*Anatomie descriptive et dissection* est un produit de l'enseignement libre. C'est en pratiquant l'enseignement libre de l'anatomie, de la physiologie et de la médecine opératoire que j'ai perfectionné peu à peu cet ouvrage qui ne fut au début qu'une ébauche. Je suis fier de livrer aujourd'hui à la publicité la *quatrième édition*. N'est-ce pas là une des preuves les plus évidentes de l'utilité de l'enseignement libre ?

Lorsque j'ai commencé ma carrière comme *Professeur libre à l'Ecole pratique de la Faculté de médecine de Paris*, il y a plus de vingt ans, dans le pavillon nº 7, l'enseignement était fait par huit ou dix professeurs. J'eus l'avantage d'être peu à peu préféré par les élèves qui grossirent mon auditoire en désertant les cours de mes collègues. En sorte que ma méthode particulière d'enseignement et la clarté de mon exposition , disait-on, finirent par grouper autour de moi toute la jeunesse studieuse qui fréquentait les cours libres d'anatomie. Je restai unique professeur libre ; mon succès fut énorme et tous mes ouvrages s'écoulaient rapidement, quoique mes éditions d'anatomie fussent tirées à six mille exemplaires. Ce succès, on le comprend. ne manqua pas de m'attirer quelques jalousies. Il suffit d'un malheureux peu favorisé des dons de la nature, aidé de quelques méchants jaloux, et d'un ministre complaisant, pour détruire d'un trait de plume un enseignement qui rendait, de l'avis de tous, les plus grands services.

Un décret (février **1881**) interdisait la porte des cours libres d'anatomie à ceux qui auraient pu en profiter, et cela à une époque où l'on fait parade d'une devise si souvent foulée aux pieds : *liberté, égalité, fraternité !*

Dr FORT,

Professeur libre d'anatomie et d'opérations chirurgicales
à l'Ecole pratique de la Faculté de médecine de Paris.

Mars 1886.

TABLE ALPHABÉTIQUE

DES MATIÈRES CONTENUES DANS LES TROIS VOLUMES.

A

C

E

F

G

GAINE de Schwann, t. 1, 223 ; — des vaisseaux fémoraux, t. 2, 264.

GAINES lymphatiques, t. 1, 392, et t. 2, 832.

GAINES synoviales tendineuses, t. 1, 325 ; — de l'avant-bras, t. 2, 191 et 202.

GAINES tendineuses des doigts, t. 2, 191.

GANGLIA aberrantia, t. 1, 249.

GANGLIONNAIRES (cellules nerveuses), t. 1, 246.

GANGLIONS lymphatiques, t. 1, 419 ; — axillaires, t. 2, 668 ; — de la tête et du cou, t. 2, 672 ; — inguinaux, t. 2, 670 ; — lombaires, t. 2, 673 ; — thoraciques, t. 2, 673.

GANGLIONS nerveux en général, t. 1, 245 ; — rachidiens, t. 1, 248 ; — du grand sympathique, t. 1, 249 ; — cervical inférieur, t. 2, 1081 ; — cervical moyen, t. 2, 1081 ; — cervical supérieur, t. 2, 1081 ; — d'Andersch, t. 1 254, et t. 2, 992 ; — d'Ehrenritter, t. 1, 254, et t. 2, 992 ; — de Ludwig, de Remak, t. 1, 251, et t. 2, 443 ; — de Meckel, ou sphéno-palatin, t. 2, 963 ; — de Wrisberg, t. 2, 1089 ; — de Gasser, t. 1, 253, — géniculé, t. 1, 254, et t. 2, 983 ; — jugulaire, t. 2, 1001 ; — ophthalmique, t. 2, 957 ; — otique, t. 2, 972 ; — plexiforme, t. 2, 1001 ; — semi-lunaires, t. 2, 1090 ; — sous-maxillaires, t. 2, 971.

GASTRO-ÉPIPLOÏQUE (artère) droite, t. 2, 490 ; — gauche, t. 2, 492.

GÉLATINE de Warthon, t. 1, 79.

GÉNI (apophyses), t. 1, 526.

GÉNIO-GLOSSE (muscle), t. 3, 613.

GÉNIO-HYOÏDIEN (muscle), t. 2, 80.

GÉNITAUX (organes) de l'homme, t. 3, 357 ; — de la femme, t. 3, 453.

GÉNITO-CRURAL (nerf), t. 2, 1058.

GENOU (articulation du), t. 2, 395.

GERDY (tubercule de), t. 1, 654.

GERME dentaire, t. 1, 549.

GIMBERNAT (ligament de), t. 2, 119.

GINGLYME angulaire, t. 2, 323 ; — latéral, t. 2, 324.

GLANDES en général, t. 1, 166 ; — acineuses ou en grappe, t. 1, 167 ; — à suc gastrique, t. 3, 187 ; — buccales, t. 3, 236 ; — de Bartholin, t. 3, 509 ; — de Blandin, t. 3, 624 ; — de Brunner, t. 3, 210 ; — de Cooper, t. 3, 441 ; — de Littre, t. 3, 420 ; — de Meibomius, t. 3, 754 ; — de Nuhn, t. 3, 624 ; — de Tyson, t. 3, 430 ; — du gros intestin, t. 3, 237 ; — labiales, t. 3, 153 ; — lacrymale, t. 3, 757 ; — du larynx, t. 3, 25 ; — mammaire, t. 3, 517 ; — molaires, t. 3, 153 ; — de l'estomac, t. 3, 186 ; — de l'œsophage, t. 3, 177 ; — palatines, t. 3, 153 ; — parotides, t. 3, 237 ; — pinéale, t. 3, 734 ; — pituitaire, t. 2, 689 ; — salivaires, t. 3, 288 ; — sébacées, t. 3, 577 — séreuses, t. 1, 168 ; — sous-maxillaire, t. 3, 237 ; — sublinguale, t. 3, 237 ; — sudoripares, t. 3, 572 ; — en tubes, t. 1, 167 ; — utérines, t. 3, 479 ; — vasculaires sanguines, t. 1, 168 ; — vulvo-vaginales, t. 3, 509 ; — de Weber, t. 3, 624.

H

J

K

L

M

N

O

P

*****

Q

R

******

T

U

V

W

FIN DE LA TABLE ALPHABÉTIQUE DES MATIÈRES.

INTRODUCTION

L'anatomie est la science qui s'occupe de la structure des corps organisés.

On distingue plusieurs espèces d'anatomies, qui ont reçu chacune un nom particulier. C'est ainsi qu'on divise l'anatomie en *animale, végétale, comparée, philosophique, générale, chirurgicale,* de *texture, anormale, pathologique, fœtale* et *descriptive.* Nous nous occuperons, dans cet ouvrage, de l'anatomie descriptive, de la dissection et de la préparation des pièces ; nous étudierons aussi l'anatomie générale, et nous intercalerons dans les descriptions des aperçus physiologiques et pathologiques, ainsi que les régions les plus importantes du corps.

Avant d'aborder les descriptions, nous donnerons quelques principes généraux indispensables à connaître.

Nous dirons quelques mots des principes immédiats, des éléments anatomiques, des tissus, des systèmes, des appareils et des fonctions. Nous parlerons aussi des altérations des éléments anatomiques, de leur origine et de leur nutrition.

Ces notions générales seront exposées aussi brièvement et aussi clairement qu'il nous sera possible de le faire. Elles pourront être lues et comprises même par les commençants, qui aborderont ensuite avec fruit l'étude de l'anatomie générale et descriptive.

Le lecteur ne doit pas oublier quelle est la nature de cet ouvrage : *Anatomie descriptive et dissection.* Il ne saurait donc exiger des descriptions très complètes des objets étrangers à l'anatomie descriptive, qu'il trouvera dans les livres spéciaux. Nous donnons ici quelques *notions élémentaires,* suivant en cela la méthode qui nous a guidé dans tous nos ouvrages, et allant *du simple au composé.*

I. — Des principes immédiats.

Dans les descriptions anatomiques, physiologiques et pathologiques, on rencontre souvent cette expression : *principes immédiats.* Il est bon d'être fixé sur ce qu'on doit entendre par ces mots. Les principes immédiats ne sont ni des éléments anatomiques, ni des organes, pas plus que des principes élémentaires, comme l'oxygène, l'hydrogène, etc., entrant dans la combinaison des substances organiques. Les principes immédiats sont des substances composées, c'est-à-dire susceptibles elles-mêmes d'analyse chimique, et formant, par leur réunion, par leur combinaison, la matière organisée.

Il est difficile de donner une définition courte et précise des principes immédiats, quelques exemples feront mieux comprendre. Si nous prenons, par exemple, le sang, nous voyons qu'il est constitué par la combinaison de plusieurs principes immédiats, qui sont : *l'eau*, *l'albumine*, la *fibrine*, etc. Pour séparer ces substances, il n'est besoin de recourir à aucun procédé chimique, car on peut extraire la fibrine par le battage, l'albumine par la chaleur, et l'eau par l'évaporation. *La séparation de ces substances, sans décomposition chimique*, est le caractère essentiel des principes immédiats.

Ils sont eux-mêmes composés de parties élémentaires, et on peut, par exemple, décomposer l'albumine et la fibrine en oxygène, hydrogène, carbone et azote.

Nos tissus et nos organes sont donc formés, de même que les liquides de notre corps, par la réunion de principes immédiats dont nous donnons ici quelques exemples : *fibrine*, *albumine*, *caséine*, *globuline*, *sucre de lait*, *stéarine*, *margarine*, *cholestérine*, *urée*, *acide urique*, *phosphates* et *sulfates* ; principes qu'on rencontre aussi dans les végétaux.

II. — Des éléments anatomiques.

Les éléments anatomiques, formés par la réunion de principes immédiats, sont des parties presque toujours microscopiques et se montrant sous la forme d'*éléments figurés*.

L'école de Robin admettait autrefois des éléments anatomiques *figurés*, c'est-à-dire ayant une forme distincte, comme une cellule, et des éléments anatomiques *non figurés*, ou matières amorphes.

Est-il véritablement logique de considérer les matières amorphes, telles que le liquide du sang et de la lymphe, comme des éléments anatomiques ? Non. Les progrès de la science ne le permettent plus.

Quant aux éléments anatomiques figurés, ils sont réduits à la *cellule*, le seul élément anatomique qui existe à proprement parler. On ne peut raisonnablement admettre avec Robin que des cristaux soient des éléments anatomiques ; ce sont des éléments à part, fort rares dans l'organisme. Quant aux fibres et aux tubes, il est démontré que ces filaments dérivent directement des cellules par transformation. Si l'on rejette trois des éléments anatomiques figurés de Robin, qui n'en admet que quatre, il ne nous reste donc que la cellule, à l'étude de laquelle nous allons donner tous nos soins.

Des cellules. — Les cellules sont des éléments anatomiques plus ou moins arrondis, répandus dans les tissus et renfermant ordinairement un noyau.

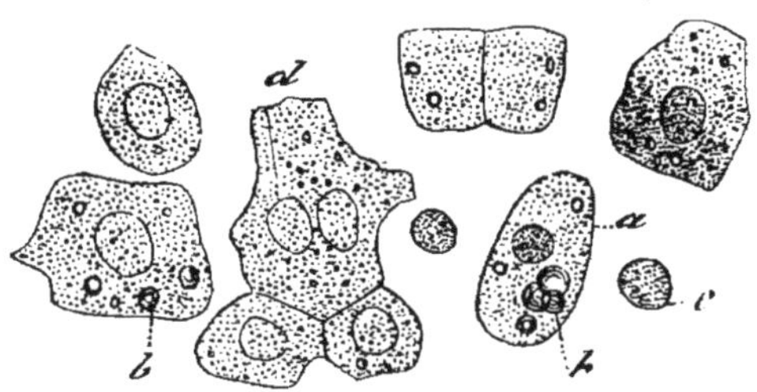

FIG. 1. — Cellule du foie normal.

On y voit la limite de la cellule *a*, le protoplasma , les noyaux, des gouttelettes grasses *b*, et des gouttes de matière colorante biliaire.

On les appelle encore cellules élémentaires, vésicules organiques.

Ces éléments ont une forme arrondie, ovale, polyédrique ou aplatie, quelquefois allongée.

Leur volume varie depuis 5 μ jusqu'à 300 μ.

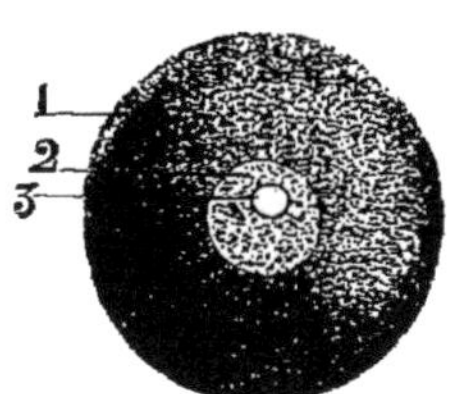

FIG. 2. — Protoblaste (cellule dépourvue de membrane d'enveloppe).

1. Protoplasma. — 2. Noyau. — 3. Nucléole.

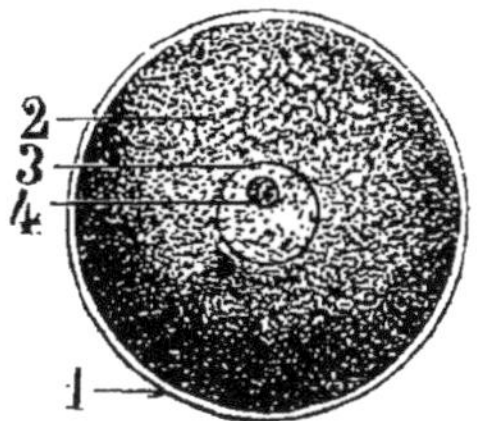

FIG. 3. — Vraie cellule, cellule parfaite, dont la membrane offre un simple contour.

1. Membrane d'enveloppe. — 2. Protoplasma de la cellule. — 3. Noyau. — 4. Nucléole. (Fort grossissement.)

Les cellules sont pleines ou creusées d'une cavité. On croyait autrefois que tous ces éléments étaient formés d'une enveloppe et d'une cavité remplie de liquide ; on s'est convaincu que les cellules dépourvues de cavité sont les plus communes ; ce sont de petites masses de protoplasma contenant un noyau. On les appelle *protoblastes* (fig. 2), tandis qu'on réserve le nom de *cellules parfaites* ou de *vraies cellules* à ceux de ces éléments qui sont pourvus d'une membrane (fig. 3).

D'une manière générale, toutes les jeunes cellules sont des protoblastes; puis, à mesure que les tissus se caractérisent, quelques-
unes de ces cellules s'entourent d'une enveloppe. Celle-ci est ordinairement mince, et se montre au microscope sous la forme d'une
ligne circulaire : on dit alors que la cellule est à *simple contour*.
Lorsque la paroi de la cellule offre une certaine épaisseur, on
aperçoit au microscope deux lignes concentriques, et la cellule est
dite cellule à *double contour*. (Fig. 4.)

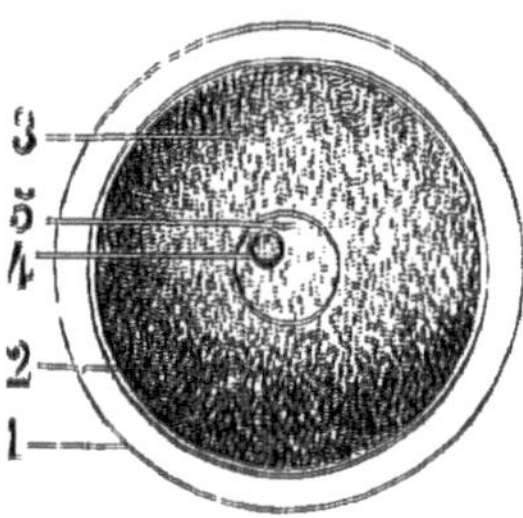

FIG. 4. — Cellule dont la membrane
a un double contour (ovule).

1. Limite extérieure de la membrane d'enveloppe. 2. Limite intérieure. — 3. Protoplasma granuleux. — 4. Nucléole. — 5. Noyau.
(Fort grossissement.)

Toutes les cellules jeunes sont indifférentes, c'est-à-dire qu'on
ne peut les distinguer les unes des autres; mais à mesure que les
tissus se constituent, les jeunes cellules se transforment, ici en
vésicules graisseuses, là en cellules cartilagineuses, ailleurs en
cellules épithéliales ou en fibres.

La cellule est formée d'une matière organique azotée.

Noyau. — Toute cellule est pourvue d'un ou de plusieurs noyaux.
Lorsque celui-ci n'existe pas, on peut affirmer qu'il a disparu, le
noyau étant la partie fondamentale de la cellule, son centre de
formation; c'est par lui que commence le phénomène de la multiplication cellulaire.

Ordinairement une cellule ne possède qu'un noyau, quelquefois
on en trouve deux ou trois; certaines cellules en présentent de
dix à vingt, comme on le voit dans les cellules de l'épendyme et
dans celles de la moelle fœtale des os.

Le noyau est sphérique ou un peu aplati. Ordinairement transparent, il présente quelquefois une teinte jaunâtre. Ses dimensions
varient de 3 μ à 10 μ; il peut atteindre jusqu'à un millimètre [1].

Il est démontré que tous les noyaux sont des vésicues. Leur
structure rappelle celle d'une cellule complète. Le noyau est, en

1. Nous imiterons un certain nombre d'auteurs qui, d'après la méthode de Listing et de J. Vogel, indiquent par la lettre grecque μ les
millièmes de millimètre : 1 μ équivaut à 0mm001 ; 1,5 μ représente
0mm0015, c'est-à-dire un millième de millimètre, plus cinq dixièmes
de millième, ou, en d'autres termes, 15 dix-millièmes de millimètre.

effet, pourvu d'une paroi mince indiquée au microscope par un simple contour ; rarement le contour est double ; le contenu, limpide, visqueux, est de nature albuminoïde : c'est le plasma nucléaire, au milieu duquel on trouve un ou plusieurs nucléoles [1].

Nucléole. — Le nucléole, ou corpuscule de noyau, est arrondi et mesure de 2 μ à 4 μ. Dans les corpuscules ganglionnaires, il peut atteindre des dimensions considérables. Ordinairement il est unique, quelquefois on en trouve deux ou trois. Tantôt accolé à la paroi du noyau, tantôt libre dans sa cavité, le nucléole est vésiculeux comme le noyau. Sa paroi est extrêmement mince, le contenu est liquide et transparent.

Les cellules sont formées d'une substance azotée, qui est protéique dans les jeunes cellules et qui se rapproche de la substance élastique dans les anciennes.

L'eau exerce presque sur toutes la même action ; elle les gonfle, et, si l'intérieur est liquide, les granulations moléculaires sont agitées du mouvement brownien. (On appelle mouvement brownien, du nom de Brown, les oscillations rapides qui se manifestent dans les granulations au contact d'un liquide.)

Les cellules que l'on rencontre dans les tissus de l'économie sont : 1° des cellules spéciales à l'embryon et dont nous parlerons bientôt ; 2° les cellules adipeuses ; 3° les cellules de la moelle des os ; 4° les cellules nerveuses ; 5° les cellules ou globules du sang ; 6° les cellules épithéliales, et quelques autres moins importantes.

Granulations, cristaux et matières amorphes. — Indépendamment des cellules et de leurs dérivés, on rencontre dans les tissus de la matière granuleuse, des cristaux et une sorte de gangue informe qui unit souvent entre eux les divers éléments des tissus.

1. Le noyau peut se modifier en même temps que la cellule grandit : c'est ce qu'on observe dans les fibres musculaires lisses, qui offrent un

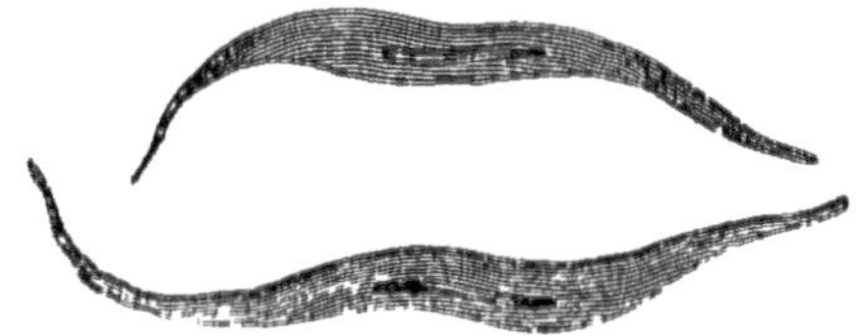

FIG. 5. — Deux fibres musculaires lisses, avec leur noyau
homogène en forme de bâtonnet.

noyau caractéristique, en ce qu'il est allongé comme un bâtonnet, et qu'il devient homogène en perdant toute trace d'enveloppe et même de nucléole.

Granulations. — On désigne sous ce nom des granules extrêmement fins, sans forme déterminée, échappant le plus souvent à nos moyens de mensuration ; les plus gros ne dépassent pas trois millièmes de millimètre. On les rencontre partout, en suspension dans les liquides libres ou intracellulaires, et même dans le protoplasma qui forme certaines cellules. Dans quelques cas, elles infiltrent un tissu au point de masquer sa structure.

La nature des granulations varie : il y a des granulations azotées, graisseuses et pigmentaires. Les *granulations azotées* ou protéiques, grisâtres, peu réfringentes, se dissolvent dans l'ammoniaque et l'acide acétique. Les *granulations graisseuses* sont très réfringentes, de sorte que le centre paraît brillant et le contour foncé. Elles se distinguent de toutes les autres par leur solubilité dans l'éther et le chloroforme. Les *granulations pigmentaires* sont brunes et quelquefois rousses. L'eau bouillante finit par les dissoudre ; si l'on jette un acide dans la dissolution, il se forme un précipité noir de mélanine, substance soluble dans la potasse à chaud et dans l'ammoniaque.

Lorsque la densité de la substance dans laquelle elles sont plongées le permet, les granulations sont agitées d'un mouvement particulier, sorte de tremblement sans déplacement notable, mouvement brownien. Ce mouvement existe dans les cellules remplies de liquide, surtout lorsqu'on les met en contact avec l'eau ; il existe aussi dans le protoplasma visqueux, comme on peut le voir au niveau des prolongements amiboïdes qui naissent sur la surface de certaines cellules.

Cristaux. — En dehors des cristaux de poudre auditive que l'on trouve dans le labyrinthe membraneux, les cristaux ont une origine pathologique. Ils sont formés de *cholestérine* ou d'*hématoïdine*. Les premiers constituent des lamelles rhomboïdales ou rectangulaires, minces et régulières, souvent imbriquées ; on les observe dans les kystes sébacés, dans certaines tumeurs malignes, dans les kystes séreux, dans le liquide de l'hydrocèle et dans celui de l'hydarthrose. Lorsque les cristaux sont accolés, ils sont visibles à l'œil nu et forment de petites paillettes brillantes en suspension dans le liquide. Les cristaux d'hématoïdine se rencontrent aux environs des anciens épanchements sanguins. Ce sont de petits prismes obliques à base rhomboïdale, reconnaissables à leur couleur orange ou carminée. Ils sont gonflés par la potasse et dissous par l'acide azotique ; la plupart des autres réactifs sont sans action sur eux. L'hématoïdine n'est que l'hématosine modifiée et devenue cristallisable, après avoir perdu un équivalent de fer remplacé par un équivalent d'eau (Robin).

Matières amorphes. — Les matières amorphes sont des substances interposées aux éléments anatomiques. Elles n'ont aucune forme déterminée; elles sont liquides ou solides. En général, le nom de matière ou de substance amorphe s'applique à celles qui sont solides ou demi-solides.

Lorsqu'elles ont une consistance liquide, on les désigne plus particulièrement sous les noms de *blastème* et de *plasma*.

Blastèmes. — Les blastèmes sont des liquides d'existence transitoire, dans lesquels se développent des éléments anatomiques qui en prennent la place. Ces liquides sont homogènes, quelquefois granuleux. On les trouve décrits, par certains auteurs, sous les noms de *cytoblastème, substance fondamentale* ou *substance conjonctive.*

Les blastèmes sont toujours en dehors des vaisseaux, ils baignent les éléments anatomiques. Dans le corps de l'embryon, ils sont fournis par exsudation des cellules et par la liquéfaction des cellules qui le constituent; chez l'adulte, ils naissent des vaisseaux par exhalation. On les rencontre aussi à la surface des plaies et partout où naissent des éléments anatomiques.

La lymphe plastique est un blastème accidentel dans lequel les cellules se multiplient activement.

Plasma. — Le plasma est la matière amorphe liquide qu'on rencontre dans les vaisseaux et qui tient en suspension de petits corps microscopiques, les globules. Il diffère des blastèmes en ce que ceux-ci sont toujours placés en dehors des vaisseaux. On distingue deux espèces de plasma : celui de la lymphe et celui du sang.

Quelques auteurs désignent le plasma sous le nom de *protoplasma.*

Parmi les *matières amorphes solides,* nous trouvons plusieurs espèces qui présentent quelques différences : dans la moelle des os, dans la substance cérébrale, dans le derme et les muqueuses, dans le tissu fibreux, dans le tissu conjonctif et dans les séreuses.

Toutes ces matières amorphes présentent au microscope un aspect homogène, sans forme; quelques-unes sont granuleuses. Elles seront étudiées avec les tissus qu'elles concourent à former.

III. — Des tissus.

Par tissus, on entend des parties solides du corps, formées par la réunion d'éléments anatomiques dont quelques-uns ont entre eux des rapports invariables pour chaque tissu. Il résulte de cet assemblage des éléments anatomiques que, avec une certaine habitude du microscope, on peut arriver à déterminer certains tissus par les rapports que les éléments affectent entre eux, lors même que l'élément anatomique fondamental vient à manquer.

Division des tissus. — La plupart des micrographes, considérant l'évolution et les transformations des cellules, divisent les tissus en plusieurs groupes. C'est, à peu de chose près, la division adoptée par Kölliker, Leydig et Virchow, à laquelle nous nous rattachons.

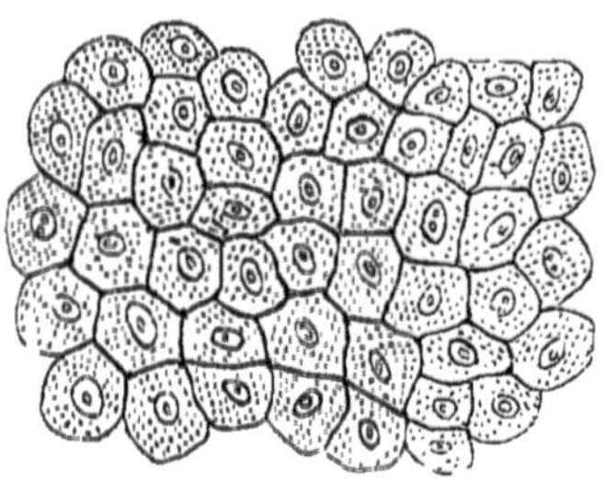

FIG 6. — Cellules épithéliales juxtaposées formant une membrane épithéliale.

1° Un premier groupe comprend les tissus dans lesquels les cellules sont abondantes, peu modifiées et séparées par une petite portion de substance intermédiaire : ce sont les *tissus celluleux* [1], qui comprennent le tissu épidermique, le tissu épithélial et le tissu des glandes. (Fig. 6.)

2° Dans le second groupe, les cellules sont séparées par une quantité plus ou moins considérable de substance intermédiaire, de densité variable. Les tissus appartenant à ce groupe sont désignés sous le nom de *tissus de la substance conjonctive,* et comprennent

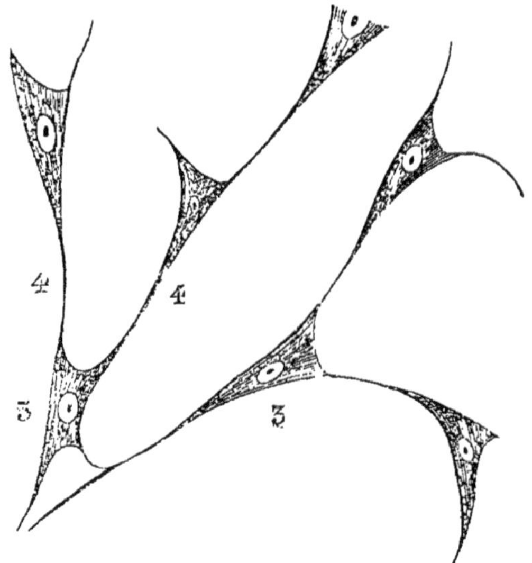

FIG. 7. — Tissu muqueux; les cellules sont disséminées au milieu d'une substance intercellulaire très abondante.

1. Quelques auteurs emploient l'expression *tissus cellulaires.* Il ne faut pas confondre ces tissus avec le tissu cellulaire des anatomistes désigné aujourd'hui sous le nom de tissu conjonctif.

le tissu conjonctif, le tissu cartilagineux, le tissu élastique, le tissu osseux et l'ivoire. (Fig. 7.)

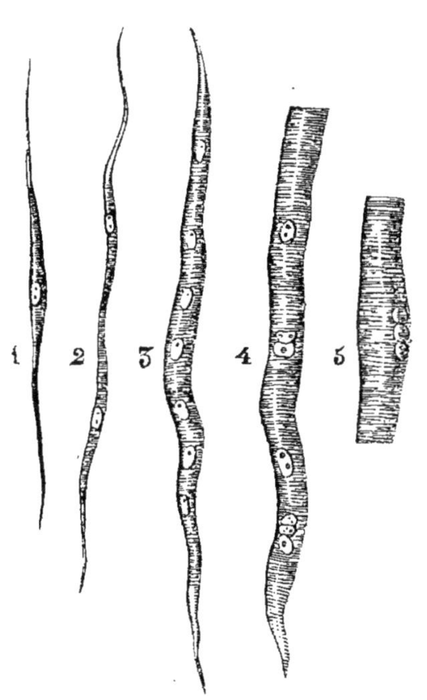

FIG. 8. — Éléments musculaires striés, développés aux dépens des cellules.

1. Cellule fusiforme se transformant en fibre musculaire. — 2. Deux cellules fusiformes se réunissant par une extrémité pour donner naissance à une fibre musculaire. — 3. Fibre plus âgée avec de nombreux noyaux, offrant une plus grande épaisseur. — 4. Fibre encore plus âgée avec des noyaux. — 5. Portion de fibre plus développée, avec noyaux groupés au-dessous du sarcolemme. Les noyaux sont le vestige des cellules primitives.

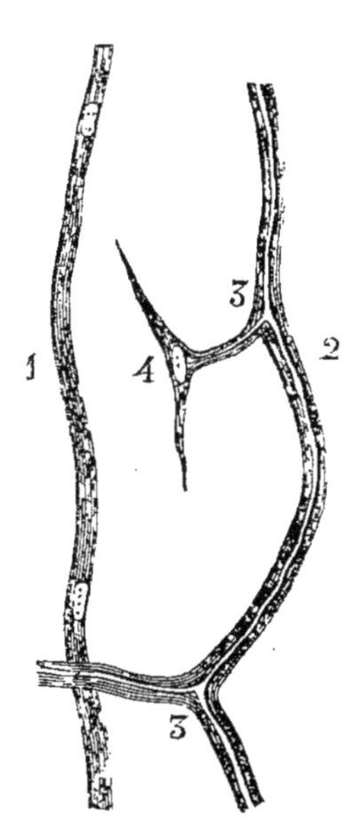

FIG. 9. — Éléments nerveux formés aux dépens des cellules.

1. Tube pâle avec deux noyaux; il n'y a pas encore de substance médullaire. — 2. Tube nerveux plus développé ayant un cylinder-axis et un peu de moelle. — 3. Bifurcation du tube nerveux. — 4. Cellule plasmatique non encore transformée, se confondant avec l'extrémité d'un tube nerveux.

3° Enfin, les cellules se sont complètement métamorphosées pour donner lieu à des tissus d'un ordre plus élevé, aux tissus les plus importants : le tissu musculaire et le tissu nerveux.

Le groupement des tissus, ainsi que nous venons de l'indiquer, montre qu'à mesure qu'on se rapproche du troisième groupe, les tissus prennent une configuration spéciale dans laquelle les cellules finissent par disparaître. Si l'on remonte, au contraire, vers le premier groupe, les cellules deviennent de plus en plus distinctes jusqu'aux tissus celluleux, uniquement composés de cellules. La présence, le nombre et l'arrangement des cellules jouent donc un rôle important dans cette classification, qui repose aussi sur des caractères chimiques et physiologiques.

Tableau des tissus.

1° Système des tissus celluleux : { Système épithélial.
                                                 — glandulaire.

Système conjonctif.
  — adipeux.
  — fibreux.
2° Système des tissus de la substance conjonctive :   — séreux.
  — tendineux.
  — élastique.
  — cartilagineux.
  — osseux.

3° Système des tissus à cellules méta-morphosées : { Système musculaire.
  — nerveux.

Nous suivrions l'ordre indiqué dans ce tableau, si nous écrivions un traité d'histologie ; mais tel n'est pas notre but. Aussi décrirons-nous simplement les tissus de l'économie d'après l'ordre alphabétique. Cette classification a l'avantage d'être simple et de ne point embarrasser le lecteur.

La plupart des auteurs décrivent séparément les *tissus* et les *systèmes*. Cette distinction entraîne des répétitions inévitables et nuit à la clarté du sujet. Nous procéderons différemment, et nous ferons rentrer dans l'étude d'un système celle du tissu du même nom. De cette manière, chaque chapitre présentera plus d'ensemble, et le lecteur ne sera pas embarrassé lorsqu'il consultera l'ouvrage.

Nous ne pouvons rien dire de général sur les tissus qui soit de quelque utilité ; nous les avons tous décrits, et nous avons fait précéder l'histoire de chacun d'eux du mode de préparation le plus convenable à son étude.

IV. — Formation et développement des cellules.

Pour expliquer le mode de formation des cellules, deux théories sont en présence : celle des blastèmes et celle de la cellule par la cellule.

1° Théorie des blastèmes. — Dans cette théorie, qu'on désigne encore sous le nom de *théorie de la libre formation des cellules*, et à laquelle on donne quelquefois le nom de *théorie cellulaire*, on suppose que les cellules naissent de toutes pièces au milieu de la matière amorphe et des blastèmes de la manière suivante : des granulations se fusionnent et constituent un petit corpuscule qui sera le nucléole; autour de celui-ci, agissant comme centre d'attraction, vient se grouper une nouvelle quantité de granules qui s'entourent d'une membrane mince; le noyau est constitué. Le noyau attire à son tour les granulations voisines qui l'entourent, puis le tout se recouvre d'une membrane. Dès lors la cellule est complète.

La théorie des blastèmes est presque entièrement abandonnée aujourd'hui ; il n'existe aucun fait pour en démontrer la justesse et la vérité (Virchow). C'était la doctrine de Schleiden pour expliquer la formation des cellules dans les végétaux. Schwann chercha vainement à démontrer l'identité de la cellule animale avec la cellule végétale, et il appliqua à la première la théorie de la libre formation au milieu des blastèmes. Sa théorie a joui d'une grande vogue, mais l'observation des faits l'a ruinée insensiblement. Enfin, elle n'a pu résister aux coups mortels que lui ont portés, dans ces derniers temps, les travaux d'un grand nombre de micrographes, parmi lesquels il faut citer au premier rang Kölliker, Remak et Virchow.

Disons toutefois que certains observateurs se sont faits les défenseurs de la théorie des blastèmes. Robin la soutient encore, quoique légèrement modifiée. Nous verrons plus loin que là est le pivot des dissidences qui existent entre ce professeur et l'École allemande.

2° Théorie de la cellule par la cellule. — Cette théorie s'est faite lentement. Les observations de Virchow ont été si multipliées et si concluantes, qu'on regarde à juste titre ce savant comme le fondateur de la doctrine. *Omnis cellula cellulâ* : toute cellule vient d'une cellule, a dit Virchow. Il n'existe pas un seul élément de nos tissus qui n'ait eu pour origine une cellule, soit que celle-ci ait conservé sa forme primitive, soit qu'elle ait subi des transformations.

L'origine de notre corps est une cellule, c'est-à-dire l'œuf. Rappelons en quelques mots son développement. L'œuf, l'ovule (fig. 4), est une cellule contenue dans la vésicule de de Graaf ; nous savons que cette cellule, cellule parfaite puisqu'elle est entourée d'une membrane, est composée, de la périphérie au centre : 1° par une membrane d'enveloppe, *membrane vitelline* ; 2° par une substance granuleuse, *vitellus* ; 3° par un noyau, *vésicule germinative*; 4° par un ou plusieurs nucléoles, *taches germinatives*. Dès que la fécondation a eu lieu, il se passe au centre de l'ovule une série de phénomènes qui vont nous faire comprendre la formation et le développement des cellules. Dans le vitellus, on voit un noyau qui condense autour de lui toute la masse granuleuse pendant que la vésicule germinative disparaît. (Voy. fig. 10.) Ce noyau, noyau vitellin, s'allonge, s'étrangle au milieu ; il se sépare en deux moitiés qui s'écartent et qui exercent chacune une sorte d'attraction su

une moitié de la masse granuleuse. (Au niveau de la division se
montrent un ou plusieurs globules polaires sans signification.)

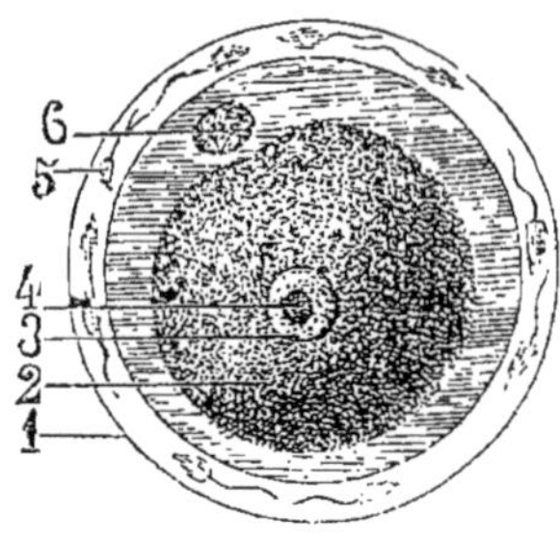

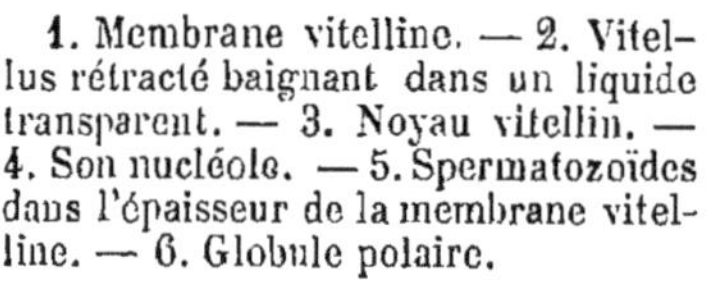

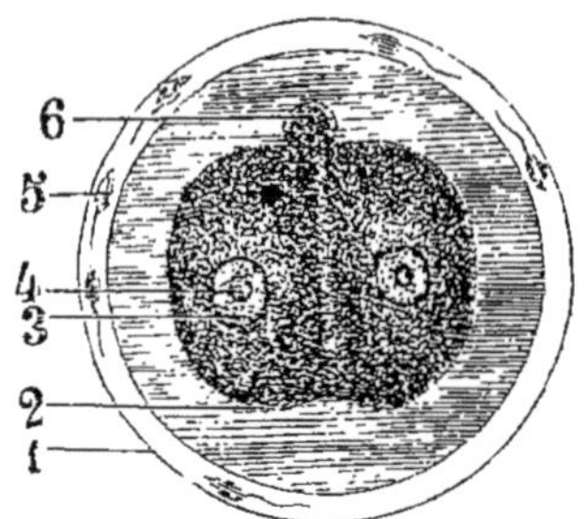

<table>
<tr><td>

Fig. 10.

1. Membrane vitelline. — 2. Vitel-
lus rétracté baignant dans un liquide
transparent. — 3. Noyau vitellin. —
4. Son nucléole. — 5. Spermatozoïdes
dans l'épaisseur de la membrane vitel-
line. — 6. Globule polaire.

</td><td>

Fig. 11.

1. Membrane vitelline. — 2. Les
deux masses vitellines. — 3. Noyau.
— 4. Nucléole. — 5. Spermatozoïdes.
— 6. Globule polaire.

</td></tr>
</table>

Chaque moitié du noyau subit la même division. Or, comme tout
noyau nouvellement formé a une action directe sur une certaine
quantité de masse granuleuse, il résulte de la division et de la sub-
division des noyaux que le contenu de l'œuf n'est plus une masse
granuleuse homogène, mais bien un certain nombre de masses de
cellules sans membranes, de protoblastes, qui deviennent rapidement cellules parfaites, en se recouvrant d'une mince pellicule. La
membrane vitelline persiste pour former l'enveloppe de l'œuf.
(Voy. fig. 10 à 16.)

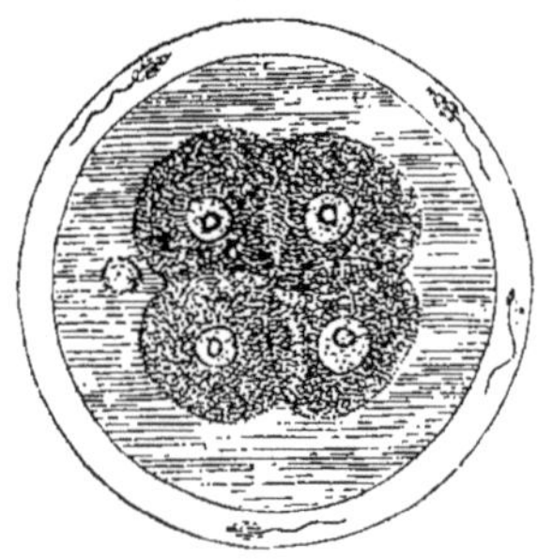

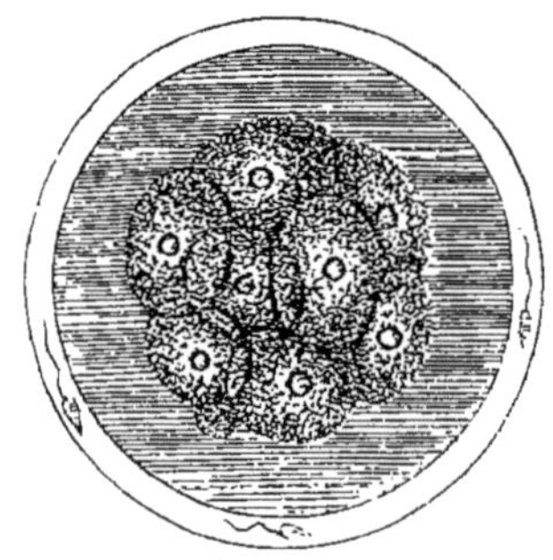

<table>
<tr><td>

Fig. 12. — Au centre, on
aperçoit un liquide trans-
parent et un nouveau stade
de segmentation représenté
par quatre masses vitelli-
nes. A droite, le globule
polaire.

</td><td>

Fig. 13. — Stade plus avancé
de la segmentation du vitel-
lus. Les spermatozoïdes sont
plus rares ; il existe huit
masses vitellines, l'œuf a
grossi. On aperçoit toujours
le globule polaire.

</td></tr>
</table>

Les cellules dont nous venons de voir la formation se portent à la face interne de la membrane vitelline, se juxtaposent et constituent une membrane régulière, le *blastoderme*. Elles se multiplient dans cette membrane qui augmente d'épaisseur ; enfin celle-ci se dédouble pour donner naissance au feuillet interne et au feuillet externe du blastoderme.

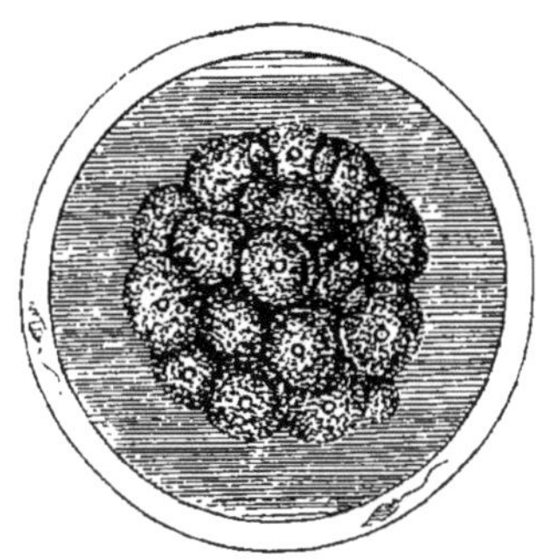

FIG. 14. — Stade encore plus avancé. Il y a seize masses vitellines ; le globule polaire s'efface, l'œuf grossit.

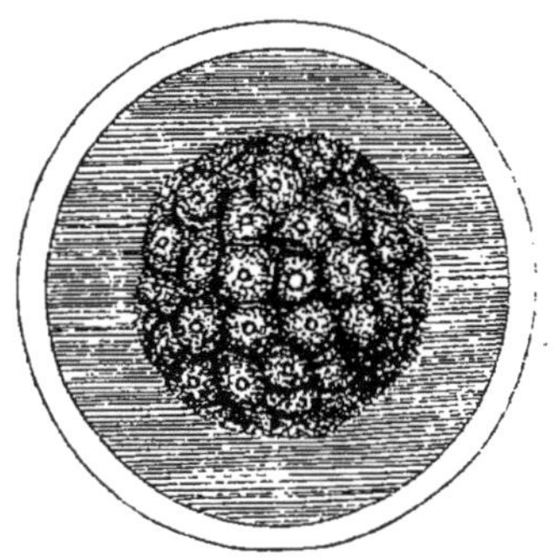

FIG. 15. — Fin de la segmentation. On voit la membrane vitelline, le liquide transparent et une masse de cellules dont l'ensemble constitue le *corps muriforme.*

En un point quelconque situé entre les deux feuillets du blastoderme, on voit une ombre, petite tache produite par la prolifération des cellules embryonnaires blastodermiques, cellules qui indiquent les premiers linéaments de l'embryon.

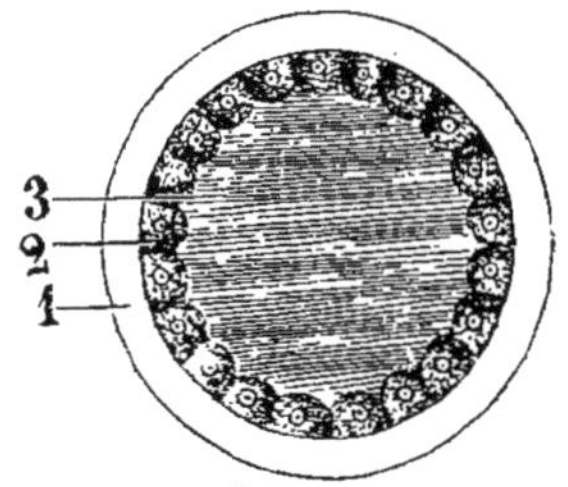

FIG. 16.— Formation du blastoderme.

Les cellules du corps muriforme se sont portées à la face interne de la membrane vitelline (1), pour y former le blastoderme (2). — La cavité est remplie par un liquide transparent (3).

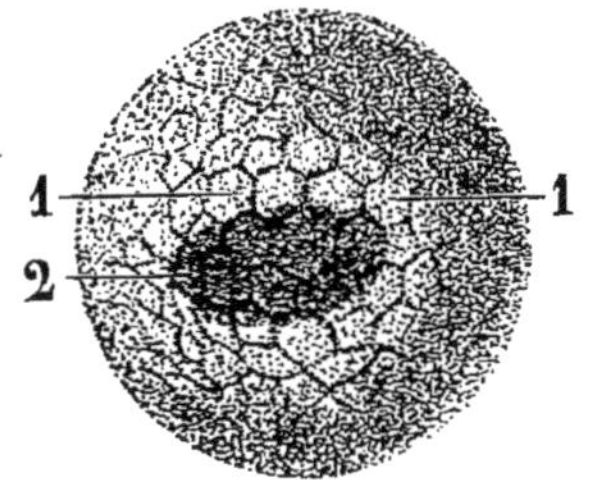

FIG. 17. — Formation des premiers rudiments de l'embryon.

1. 1. Cellules du blastoderme. — 2. Tache embryonnaire. Dans cette figure, le blastoderme est supposé entier ; on voit sa surface externe dépouillée de la membrane vitelline.

La prolifération cellulaire fait des progrès, la tache embryonnaire grossit ; bientôt les cellules se transformeront, il se formera des fibres , des tubes, etc. Pendant ce temps, la face dorsale de l'embryon s'arrondira en se confondant avec le feuillet externe du blastoderme qui formera la peau, tandis que sa face ventrale s'excavera et emprisonnera une portion du feuillet interne destiné à former la muqueuse intestinale, etc.

L'œuf est donc une cellule, il donne naissance à des cellules, et tous les éléments dont nos tissus sont constitués dérivent des cellules.

Les éléments anatomiques naissent de cellules, et aucun élément ne se développe de toutes pièces dans les blastèmes.

Examinons maintenant comment les cellules se multiplient pour amener l'accroissement des tissus.

Multiplication des cellules. — Les cellules se multiplient de deux manières : par scission et par formation endogène ; très rarement par bourgeonnement.

1° Par scission. — Ce sont surtout les cellules sans membrane, les protoblastes, qui se multiplient par scission. On peut observer le phénomène sur les globules des embryons de mammifères et d'oiseaux. On voit la cellule devenir oblongue et s'allonger de plus en plus pendant que le noyau s'allonge de son côté. Celui-ci

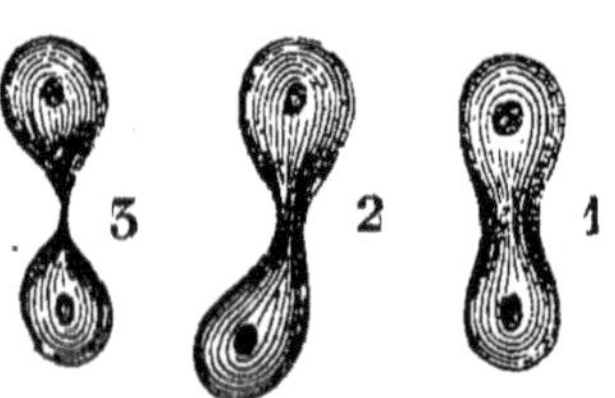

Fig. 18. — Phases de la scission dans un globule du sang d'un embryon de poulet.

1. Premier degré de l'étranglement. — 2. Degré plus avancé. — 3. L'étranglement est prêt à se rompre.

s'étrangle vers son milieu, le point rétréci se brise, les deux moitiés s'écartent de manière à représenter deux noyaux. Le protoplasma de la cellule s'étrangle alors , de sorte qu'une cellule a donné naissance à deux éléments semblables. Dès que la segmentation a eu lieu, les deux moitiés sont aptes à produire, à leur tour et de la même manière, de nouvelles cellules,

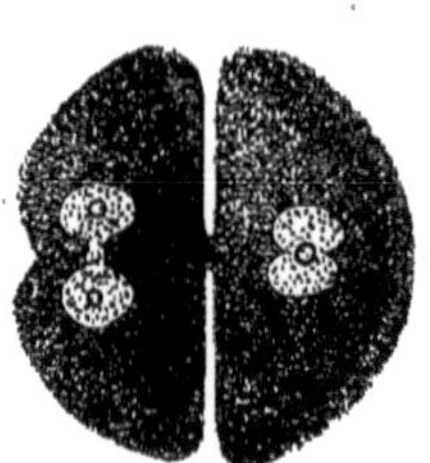

Fig. 19. — Segmentation d'une cellule sans enveloppe (protoblaste), qui se divise sans allongement sensible. Entre les deux moitiés, on voit encore un petit pont ; dans la moitié droite, on commence à apercevoir une scission du noyau, plus avancée à gauche, où le protoplasma commence à se diviser également.

et ainsi de suite, de sorte que la prolifération cellulaire présente quelquefois une extrême rapidité.

La multiplication des cellules par scission est très fréquente. C'est la seule qui existe pendant la période embryonnaire des tissus, attendu que les cellules des premières périodes sont toutes des protobla tes.

2° *Par formation endogène.* — On appelle ainsi la formation de nouvelles cellules au centre de la cellule primitive, de telle sorte que les cellules formées sont enfermées dans la membrane primitive, au lieu d'être libres, comme dans le cas de scission simple des protoblastes. On peut donc prévoir que les cellules parfaites, les cellules à membrane, présentent seules ce mode de multiplication.

Nous avons vu que les cellules embryonnaires qui constituent le blastoderme naissent par formation endogène. La membrane vitelline représente la *cellule-mère* par rapport aux petites cellules nouvellement formées, *cellules-filles.* Les cellules de cartilages se multiplient selon le même mode.

S'il est démontré que les cellules se multiplient par scission et par formation endogène, la chose n'est pas aussi certaine pour les noyaux et les nucléoles. Cependant, lorsque l'observation rigoureuse a été possible, on a constaté une scission du nucléole en deux parties qui s'écartent l'une de l'autre. On a vu aussi, dans quelques cas, les noyaux se multiplier par scission, de la même manière que le nucléole (Kölliker, Remak).

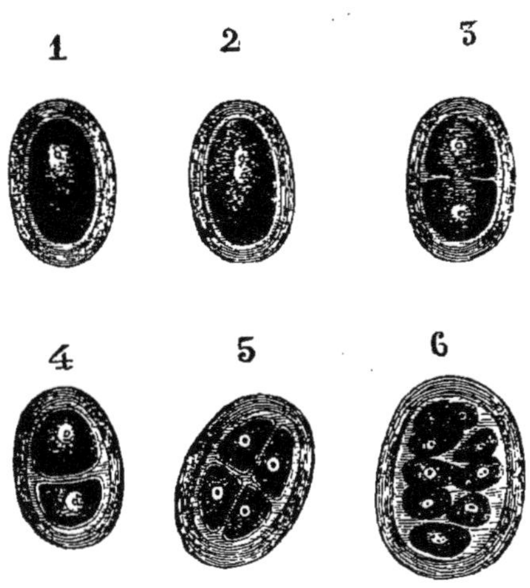

FIG. 20. —Multiplication endogène des cellules cartilagineuses.

1. Une cellule cartilagineuse entourée de plusieurs capsules. — 2. Division du noyau. — 3. Division consécutive du protoplasma de la cellule. —4. Il existe deux nouvelles cellules; chacune s'est entourée d'une capsule. —5. Segmentation plus avancée; il y a quatre cellules pourvues chacune d'une capsule. — 6. La prolifération marche si rapidement, que les capsules n'ont pas le temps de se former.

3° Nous ferons remarquer, avant de terminer, que quelques auteurs admettent un mode de formation des cellules *par bourgeonnement.* Une saillie, un bourgeon naîtrait de la cellule pour constituer une nouvelle cellule. Chaque bourgeon renferme un jeune noyau.

Tous les noyaux ne se multiplient pas par scission ; Kölliker et Virchow ont vu des noyaux se multiplier par une sorte de bourgeonnement du noyau primitif, chaque bourgeon présentant un pédicule qui s'étrangle de plus en plus.

Agents de la multiplication des cellules. — Schwann, croyant à la formation libre des cellules dans les blastèmes, expliquait cette formation par une sorte de cristallisation. On a beaucoup exagéré l'action de la membrane de cellule dans la division de ces éléments ; la membrane ne joue qu'un rôle passif. Les vrais agents incitateurs sont le noyau et le nucléole. Nous avons vu que la division du nucléole précède ordinairement celle du noyau ; chaque moitié agit par attraction sur la moitié du contenu, probablement contractile, du noyau. Celui-ci se segmente à son tour, et chaque moitié de noyau attire à lui la moitié du protoplasma de la cellule.

Il est probable, mais non démontré, que l'attraction exercée par le nucléole sur la masse nucléaire, et par celle-ci sur le protoplasma, est une action moléculaire analogue à celles qui sont soumises aux lois physiques et chimiques. Toutes les jeunes cellules possédant un noyau et un protoplasma contractile, et leur multiplication étant très rapide, on est en droit de se demander si la division des cellules ne se fait pas, dans le cas d'évolution normale, sous l'influence des contractions du protoplasma excitées par la présence du noyau.

Quant à la cause intime qui détermine la segmentation du nucléole et du noyau, nous ne pouvons la pénétrer, et nous devons nous contenter de la rapporter à la force vitale. C'est une aberration de cette force vitale, aberration inconnue, qui change la direction de la formation des cellules, et qui donne naissance aux nombreuses néoplasies pathologiques que l'on constate sous forme de tumeurs, de liquides inflammatoires, etc.

V. — Physiologie des cellules.

On peut considérer les cellules comme de petits êtres qui naissent, vivent et meurent. La naissance et la mort de ces organites seront étudiées plus loin ; occupons-nous ici des phénomènes qui se produisent dans leur épaisseur, lorsqu'ils sont en pleine activité.

Les cellules sont douées de mouvements, elles absorbent des matériaux qu'elles élaborent et dont elles excrètent une partie.

Mouvements. — Les cellules exécutent des mouvements propres dans lesquels la membrane d'enveloppe joue un rôle tout à fait passif. Ces mouvements sont dus à une propriété singulière du protoplasma, la *contractilité*, propriété qui se rencontre dans toutes les cellules vivantes, animales ou végétales. Ces mouvements, presque toujours partiels, se montrent de préférence dans les jeunes cellules constituées par du protoplasma sans enveloppe membraneuse. Si l'on observe une jeune cellule vivante avec attention, on voit des prolongements plus ou moins considérables naître d'un point quelconque de sa surface, s'allonger et revenir ensuite sur eux-mêmes. Ce sont ces mouvements spontanés qu'on décrit sous le nom de *mouvements amiboïdes* (expansions sarcodiques de Robin). Le mot amiboïdes vient de ce que ces mouvements sont fréquents et faciles à observer chez les animaux unicellulaires connus sous le nom d'*amibes*, animaux unicellulaires sans forme déterminée, presque diffluents et susceptibles de revêtir les formes les plus bizarres. Au moment où leur protoplasma granuleux va émettre un prolongement, on voit un certain nombre de granulations se porter vers le point où l'expansion prend naissance. Lorsque les prolongements du protoplasma rencontrent des particules colorées placées dans leur voisinage, celles-ci s'accolent à leur surface et pénètrent dans la masse de la cellule où elles sont incorporées. Des grains de cinabre, des globules de lait ont pénétré dans les corpuscules blancs du sang, comme l'a observé Recklinghausen. Frey et Kölliker admettent la pénétration de globules rouges du sang dans l'épaisseur des cellules lymphatiques.

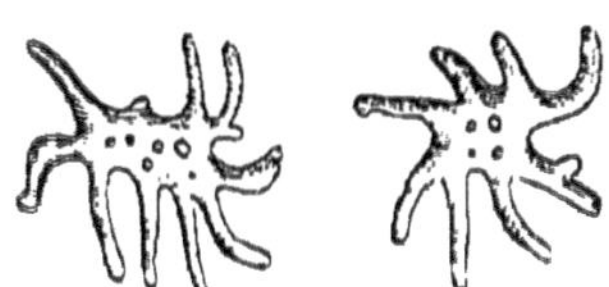

Fig. 21. — Deux amibes. Au niveau de leurs prolongements, *expansions sarcodiques*, on voit l'ombre formée par les granulations qui s'y accumulent.

Les mouvements amiboïdes ont été observés sur toutes les cellules, excepté sur les cellules nerveuses et les globules rouges du sang. Ce mouvement vital n'a pas toujours été vu sur des cellules placées dans des conditions naturelles : ainsi, jusqu'à présent personne n'a constaté les mouvements amiboïdes sur les globules blancs dans l'intérieur des vaisseaux, de sorte qu'on est en droit de se demander s'ils existent réellement à l'état normal dans ces cellules. Dans les corpuscules de la substance conjonctive, il est manifeste qu'on a observé les mouvements du protoplasma contractile chez l'animal vivant.

En outre de ces mouvements amiboïdes partiels, certaines cellules présentent des mouvements de totalité de déplacement. Quelques cellules sont douées du mouvement moléculaire ou mouvement brownien.

Les *mouvements de totalité*, la migration des cellules, ont été observés par Kölliker sur les corpuscules de la substance conjonctive. Recklinghausen, en particulier, a fait la même observation, et il a constaté aussi chez l'animal vivant le déplacement du protoplasma quittant la cavité d'un corpuscule de la cornée pour s'introduire dans celle d'un corpuscule voisin par l'intermédiaire d'une anastomose canaliculée.

Le *mouvemeut brownien* des cellules consiste en un tremblement des granulations contenues dans le protoplasma. Ce mouvement, plus ou moins rapide, est augmenté lorsqu'on met la cellule en contact avec de l'eau. Le mouvement brownien existe aussi pour les granulations situées en dehors des cellules.

Absorption. — Nous ne possédons que des notions assez vagues sur l'absorption des cellules; néanmoins cette fonction ne saurait être mise en doute. Une solution ammoniacale de carmin traverse rapidement le protoplasma de ces éléments. Dans l'absorption, le noyau de la cellule doit jouer un rôle important, car la solution colorée se porte d'abord sur le noyau qui se colore le premier.

Les jeunes cellules, ou protoblastes, absorbent plus facilement que les cellules parfaites, dont la membrane d'enveloppe, devenue un peu élastique, apporte un certain obstacle à la pénétration du liquide.

L'imbibition préalable, l'augmentation de la tension sanguine et quelques autres conditions de pression extérieure donnent de l'activité à l'absorption des cellules.

Élaboration. — Les substances absorbées sont élaborées très probablement par le protoplasma, qui forme la partie essentiellement vivante de la cellule. Kölliker admet comme démontré que l'oxygène porté par le sang dans les diverses parties du corps est le principe excitateur des phénomènes physiques et chimiques qui s'accomplissent au sein des cellules. On peut admettre dans ces organites une sorte de respiration consistant en absorption d'oxygène et exhalation d'acide carbonique. Du reste, on trouve ces deux gaz en dissolution dans les liquides interposés aux éléments des divers tissus. La respiration des éléments anatomiques et des tissus n'est-elle pas démontrée depuis longtemps pour le tissu musculaire?

Les phénomènes chimiques des cellules paraissent régis par le système nerveux.

Excrétion. — Les matériaux absorbés sont rejetés par la cellule, tantôt après avoir été modifiés, tantôt sans altération : ainsi les cellules des culs-de-sac de la plupart des glandes absorbent du plasma et rejettent un liquide complètement différent; d'autre part, les cellules des culs-de-sac de la glande lacrymale, du poumon, etc., restituent les matériaux tels qu'ils ont été absorbés.

La matière amorphe intercellulaire est-elle une sécrétion des cellules ou un produit du sang? Il semble que la cellule n'est pas étrangère à la formation de cette substance; il nous paraît raisonnable de considérer, avec la plupart des auteurs, comme des produits de sécrétion des cellules les substances environnantes, de qualité chimique variable, chondrine, gélatine, chitine. Quoiqu'il n'y ait aucun lien de formation bien déterminé entre les cellules et la matière qui les sépare, il faut néanmoins reconnaître que les premières ont une influence très marquée sur la substance intercellulaire. Nous avons déjà fait observer que, au début, les jeunes cellules des divers organes ne peuvent être différenciées et que la substance intermédiaire est aussi la même; à mesure que la forme des éléments figurés s'accuse, se détermine, elle indique à la matière amorphe la voie qu'elle doit suivre dans son évolution pour la constitution de tel ou tel tissu.

Activité cellulaire. — Quelle est la cause fondamentale de toutes les actions vitales des cellules? On ne peut nier la part qui revient au système nerveux relativement aux actes chimiques, mais il ne faut pas perdre de vue que la cellule possède en elle-même une propriété spéciale, l'*excitabilité*. C'est l'excitabilité de la cellule qui préside aux fonctions végétatives et animales de sa propre substance. Le siège de cette propriété ne réside pas dans la membrane d'enveloppe, qui manque souvent et qui joue, comme nous le verrons, un rôle tout à fait passif; elle ne siège pas dans le noyau, car le noyau est toujours en rapport avec le phénomène de division et de reproduction de la cellule. Il semble ressortir de l'observation que le contenu de la cellule, le protoplasma, est la partie excitable : il est en effet contractile; c'est lui qui donne aux cellules leurs propriétés, c'est encore lui qui se modifie avec la nature et avec l'âge de la cellule, tandis que le noyau et la membrane d'enveloppe paraissent être les mêmes dans les diverses cellules.

L'excitabilité du protoplasma se communique ordinairement au noyau, de sorte que les cellules se multiplient lorsqu'elles sont irritées par une cause quelconque. Plus la nutrition est active, plus les cellules sont excitables et se multiplient, comme on l'observe dans les tissus au moment de leur formation. L'inflammation agit de même sur les cellules : c'est ainsi que naissent les globules du pus. Dans l'évolution d'une tumeur, le même phénomène se produit; mais, dans ce cas, la cause de l'excitation échappe complètement aux investigations les plus minutieuses. On peut se rendre compte de l'excitabilité cellulaire en irritant directement les tissus. Pour cela, on plante un clou dans un os, on introduit un corps étranger dans le tissu cellulaire sous-cutané, on injecte un liquide irritant dans la cavité d'une séreuse. Prenons ce dernier exemple : si l'on irrite la

surface du péritoine d'un animal adulte avec une solution légère de
nitrate d'argent ou un liquide iodé, on peut constater au bout de
douze à dix-huit heures une modification des cellules épithéliales, qui
étaient primitivement aplaties. Leur protoplasma devient mou, se
remplit de granulations et présente des mouvements amiboïdes ; en

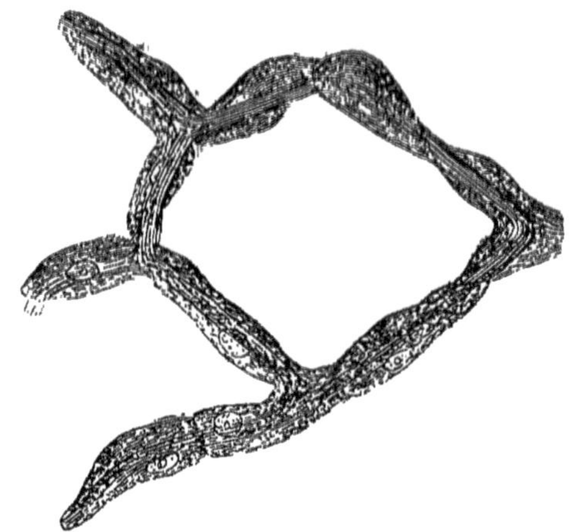

Fig. 22. — Première pé-
riode de l'inflammation
dans les cellules épithé-
liales de l'épiploon,
Dans cette figure, on voit
des filaments de tissu
conjonctif en forme de
travées fibreuses, recou-
verts de cellules épithé-
liales dont le proto-
plasma commence à se
tuméfier. Sur l'une d'el-
les, le noyau est déjà
divisé.

même temps, les noyaux se segmentent, et les cellules se multiplient
d'après le phénomène que nous étudierons lorsque nous nous occuperons de la multiplication des cellules. Les cellules épithéliales
tuméfiées et celles qui viennent de prendre naissance sont toutes

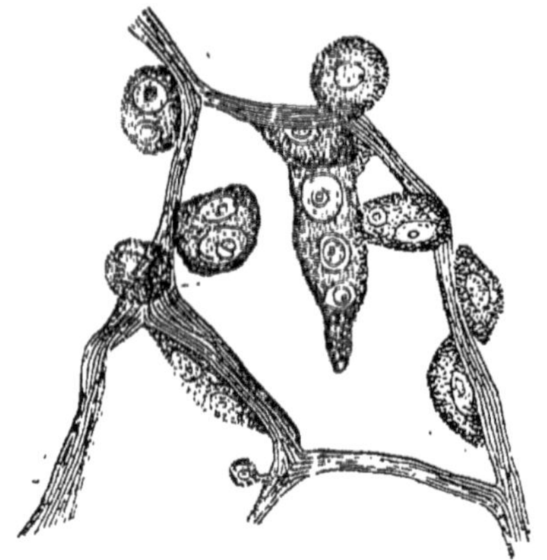

Fig. 23. — Deuxième pé-
riode de l'inflammation
des cellules épithéliales
de l'épiploon. Les unes
renferment plusieurs
noyaux, d'autres se dé-
tachent pour donner
naissance aux globules
purulents. Vers la partie
inférieure de la figure,
on voit une cellule pe-
tite soutenue par un
pédicule.

dépourvues de membrane. Si l'irritation du péritoine a été légère,
le gonflement des cellules diminue insensiblement, il finit même par
disparaître ; le protoplasma reprend sa consistance, les granulations disparaissent en partie, et la cellule reprend sa forme primitive en s'aplatissant sur le tissu sous-jacent (au bout de huit
jours). Mais si l'excitation a été portée à un degré plus élevé, le

gonflement des cellules devient considérable ; les unes restent atta-
chées au péritoine par une petite surface, d'autres se détachent,
tombent dans la cavité du péritoine et troublent le liquide péritonéal
produit par exhalation des vaisseaux : ces derniers sont de vrais
globules purulents.

Le protoplasma de la cellule communique ses propriétés à une
certaine portion de la substance intercellulaire environnante ; elle
régit une partie du terrain qui l'entoure, et son influence est telle
que l'altération morbide d'une cellule s'étend à la substance intercellulaire voisine. Voilà ce qui a fait dire à Virchow que l'organisme est divisé en un certain nombre de *territoires cellulaires.*

VI. — Transformation des cellules.

Quelques cellules, après leur formation, persistent dans les tissus : telles sont la plupart de celles qu'on trouve dans les glandes ;
d'autres se modifient ou se transforment.

La modification principale des cellules consiste dans l'augmentation de densité de la paroi, qui tend à prendre le caractère des
tissus élastiques ; on observe souvent en même temps leur aplatissement, comme dans les ongles, à la surface de l'épiderme et de
l'épithélium pavimenteux stratifié.

Leur modification est quelquefois telle, qu'elle devient une véritable métamorphose : tantôt les cellules métamorphosées conservent
encore une partie de leur forme, malgré le changement qui s'est
opéré en elles ; c'est ce qu'on voit dans les cellules pigmentaires
anastomosées, les cellules étoilées du tissu conjonctif, les cellules
anastomosées du cerveau, etc. ; tantôt toute trace de cellules disparaît, et ces éléments, en se fusionnant, perdent leur individualité.
C'est ainsi que les cellules, en se plaçant bout à bout, forment les
fibres et les canaux ; elles se juxtaposent quelquefois en grand
nombre et se confondent, suivant des modes variés, pour former des
réseaux, des membranes, etc. Aussi ne trouve-t-on plus trace des
cellules dans les fibrilles musculaires et dans les tubes nerveux.

VII. — Pathologie des cellules.

Sous l'influence de causes variées, dont il est le plus souvent
impossible de soupçonner l'origine, il survient une surexcitation
dans la nutrition des éléments anatomiques : ceux-ci se multiplient
avec une rapidité excessive, de telle sorte que la partie malade
augmente de volume. Tous les éléments anatomiques ne prolifèrent
pas, ne se multiplient pas avec la même facilité ; les éléments par-

faits, nobles, tels que les éléments nerveux et musculaires, les globules sanguins, ne prolifèrent pas ; mais ceux d'un ordre moins élevé, au premier rang desquels il faut placer les épithéliums et surtout les corpuscules du tissu conjonctif, se multiplient à l'infini. Voyez une plaie : le sang est étanché, il reste deux surfaces humides qui se recouvrent de ce liquide glutineux appelé par les chirurgiens *lymphe plastique ;* cette lymphe vient des vaisseaux, c'est le plasma du sang qui a été exhalé. Aussitôt les corpuscules du tissu conjonctif situés sur les parois de la solution de continuité et irrités par l'action de l'agent vulnérant, de l'air, etc., se divisent, se multiplient au sein de la lymphe plastique par le mécanisme qui a été indiqué plus haut (multiplication des cellules par scission), de sorte qu'une goutte de lymphe plastique, vue au microscope, montre une quantité innombrable de jeunes cellules arrondies et pourvues de noyaux.

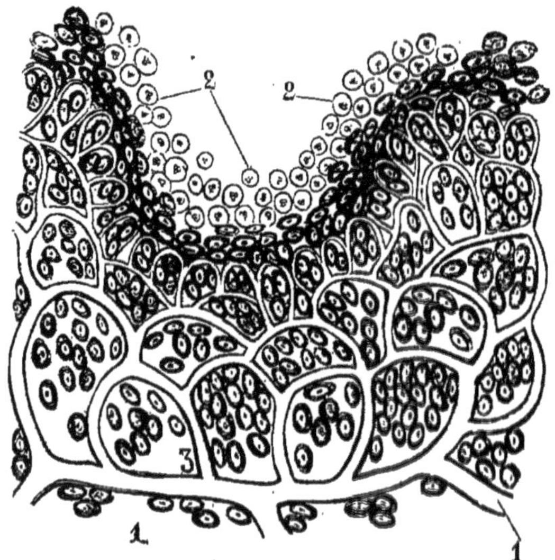

FIG. 24. — Coupe de la surface d'une plaie bourgeonnante avec suppuration.

1, 1. Vaisseaux ramifiés et disposés en anses.—2,2.Globules purulents. On voit, au-dessous des globules et entre les vaisseaux, des cellules résultant de la division des corpuscules du tissu conjonctif.

Que se passe-t-il dans l'inflammation ? Sous l'influence du processus morbide, la nutrition des éléments est excitée, un liquide transsude à travers les parois des capillaires, les corpuscules du tissu conjonctif se multiplient, et cette prolifération est tellement active qu'une goutte de liquide inflammatoire examinée au microscope laisse voir un nombre infini de cellules arrondies, comme dans le cas précédent. Ces cellules formeront les globules purulents. (Voy. fig. 24 et 25.)

Dans quelques circonstances, la cause agissant d'une manière différente, il se forme une tumeur solide, c'est-à-dire que la prolifération a lieu pour ainsi dire à sec, et que les éléments nouveaux persistent dans les tissus, où ils forment une production morbide plus ou moins consistante. Au moment où une tumeur se forme, il se développe d'abord une petite masse que Virchow appelle la *nodosité-mère* de la tumeur. Si l'on examine cette nodosité, on la trouve constituée par des cellules qui n'ont pas encore de caractère déterminé, elles sont trop jeunes ; ce sont des cellules à la

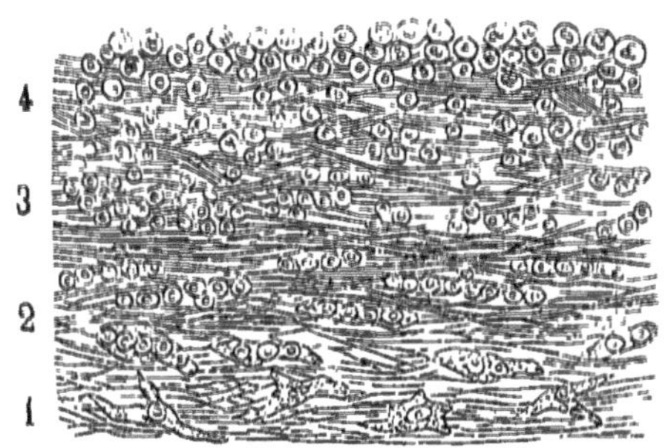

FIG. 25. — Prolifération des corpuscules du tissu conjonctif sous l'influence de l'inflammation ; formation des globules du pus.

1. Corpuscules étoilés du tissu conjonctif au milieu des fibres. — 2. Scission des noyaux et atrophie du protoplasma. — 3. Cellules arrondies résultant de la prolifération. — 4. Couche des globules purulents.

période embryonnaire. Autour de la nodosité-mère se groupent de petites masses semblables qui, sous le nom de *nodosités accessoires*, déterminent l'accroissement de la tumeur qui fait des progrès insensibles.

Par ce qui précède, on doit s'attendre à nous entendre dire ici que les éléments anatomiques qui entrent dans la constitution des tumeurs sont des éléments normaux. Une cellule donne naissance à des cellules ; celles-ci peuvent conserver leur forme ou subir des modifications ; tous ces éléments sont normaux, qu'il s'agisse de l'état physiologique ou pathologique. Il paraît invraisemblable qu'un élément dit *hétéromorphe* puisse se développer au milieu de nos tissus ; les éléments hétéromorphes n'ont été admis qu'après une observation incomplète des faits. On s'est laissé tromper par les différences de forme et de volume que présentent les cellules ainsi que leurs noyaux. Aussi faut-il être prévenu de ce fait, que des cellules en voie de prolifération active donnent naissance à d'autres cellules qui s'hypertrophient et se déforment à mesure que la multiplication s'effectue. (Fig. 26, 27, 28, 29.)

Ce qui est bien établi dans l'histoire des tumeurs, c'est que les unes, désignées sous le nom de *tumeurs bénignes*, ne déterminent, pour ainsi dire, aucun trouble dans l'organisme ; leur tissu, en se développant, refoule les tissus voisins sans les détruire ; elles ne récidivent pas lorsqu'on les a enlevées. Dans la formation de ces tumeurs, les premiers éléments sont de jeunes cellules arrondies ; elles se modifient plus tard et prennent les caractères de tel ou tel élément définitif. Il est une autre classe de tumeurs, *tumeurs malignes*, dont la cause est aussi inconnue que celle des précédentes.

Souvent héréditaires, ces tumeurs présentent les mêmes caractères d'évolution et de structure. Elles diffèrent des tumeurs bénignes par la prolifération beaucoup plus active de leurs éléments, par la destruction des tissus sains qui sont remplacés par les éléments

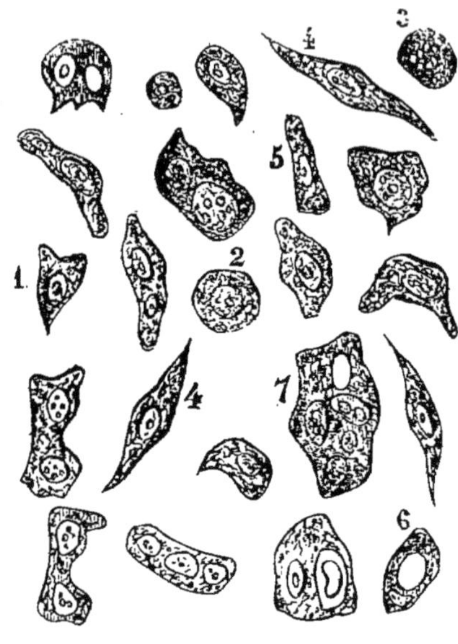

Fig. 26. — Diverses cellules extraites du suc cancéreux (250 diam.).

1. Cellule déformée en forme de triangle.—2. Cellule arrondie, noyau volumineux. — 3. Cellule arrondie avec quatre petits noyaux. — 4. Cellule fusiforme. — 5. Cellule prismatique. —6. Cellule excavée. Cette excavation, espace générateur de Virchow, devient souvent l'origine de nouvelles cellules. — 7. Grande cellule contenant de jeunes cellules et un espace générateur.

morbides, par le développement d'une cachexie fatale, enfin par leur récidive lorsque le chirurgien en a fait l'ablation.

On conçoit que des tumeurs puissent être intermédiaires aux unes

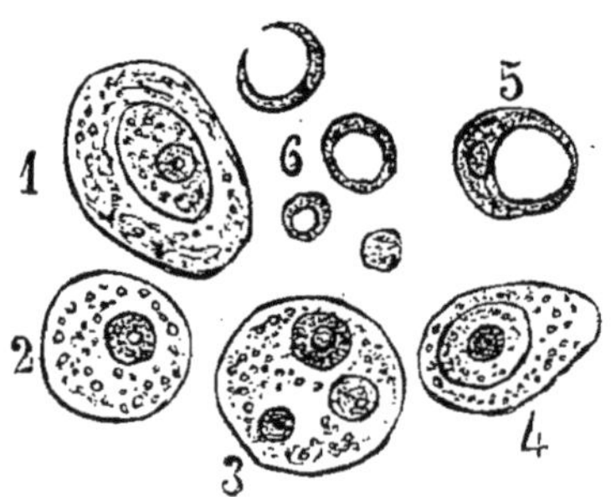

Fig. 27. — Cellules d'une tumeur maligne dite cancer colloïde.

1, 4. Énormes cellules vésiculeuses renfermant une cellule plus petite.—2. Cellule arrondie avec un gros noyau sphérique. — 3. Cellule contenant trois cellules plus petites. — 5, 6. Cellules excavées.

et aux autres, de sorte qu'il est difficile, dans quelques cas, de décider si la tumeur est bénigne ou maligne.

Quelle que soit la tumeur qui se forme, on peut, à l'exemple de Virchow, lui considérer quatre périodes ou stades : 1° de granulation ; 2° de différenciation ; 3° de floraison ; 4° de régression.

Le stade de *granulation*, ou indifférent, correspond à l'origine de la tumeur, à ce moment où les éléments sont des cellules arrondies, comme toutes les jeunes cellules.

Le stade de *différenciation* commence au moment où ces éléments celluleux prennent une forme déterminée, qui permet de les distinguer et de dire à quel type d'élément normal ils appartiendront.

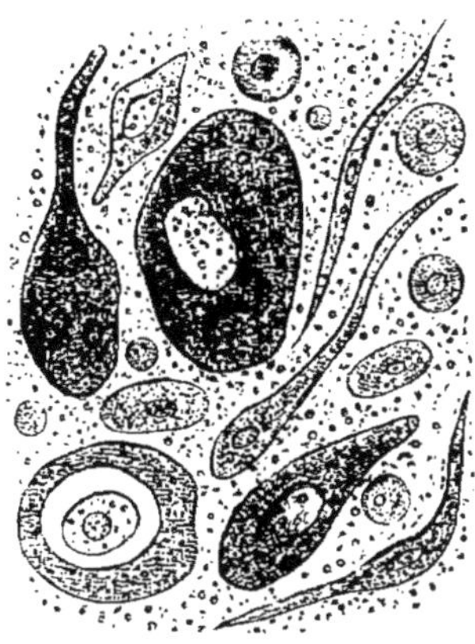

FIG. 28. — Éléments cancéreux en suspension dans le suc extrait par pression d'un cancer de l'utérus (250 diamètres). On voit que ces éléments ne sont que des cellules épithéliales altérées.

Le stade de *floraison* correspond au moment où la tumeur est formée d'éléments bien caractérisés, arrivés à leur summum de perfection.

Dans le stade de *régression*, le dernier, la vie des éléments est

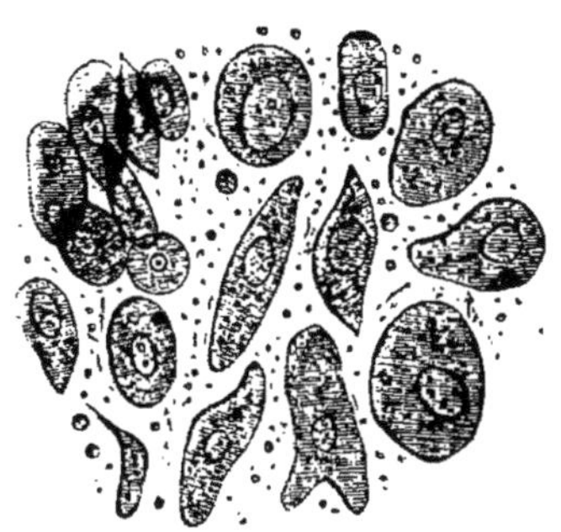

FIG. 29. — Autres éléments cancéreux en suspension dans le suc extrait, par pression, d'un cancer de l'utérus. Ce sont des cellules épithéliales déformées (250 diamètres).

terminée; ceux-ci s'altèrent et rétrogradent, pour ainsi dire; ils se ramollissent, deviennent graisseux, ou s'infiltrent de sels calcaires. Cette régression se montre plus rapidement peut-être dans les tumeurs malignes, qui présentent, plus fréquemment que les autres, des foyers puriformes, kystiques et hématiques.

Les expressions *cancer* et *tumeurs cancéreuses* sont synonymes de *tumeurs malignes*. On s'étonnera peut-être de voir que nous ne parlons pas des éléments cancéreux : c'est que ces éléments, dont l'existence n'est admise aujourd'hui que par un petit nombre de chirurgiens auxquels il coûte d'abandonner leur ancienne doctrine, n'existent pas. Il faut toutefois reconnaître que les tumeurs malignes, les cancers, renferment dans leur trame un liquide qu'on peut recueillir en râclant avec la lame d'un couteau la surface d'une tumeur que l'on vient d'inciser ; ce liquide lactescent, formant avec l'eau une émulsion caractéristique, contient en suspension des éléments celluleux qui ont été séparés de la tumeur maligne par le râclage. C'est là le *suc cancéreux* décrit en 1827 par Cruveilhier. Les cellules des tumeurs malignes, que l'on rencontre tou-

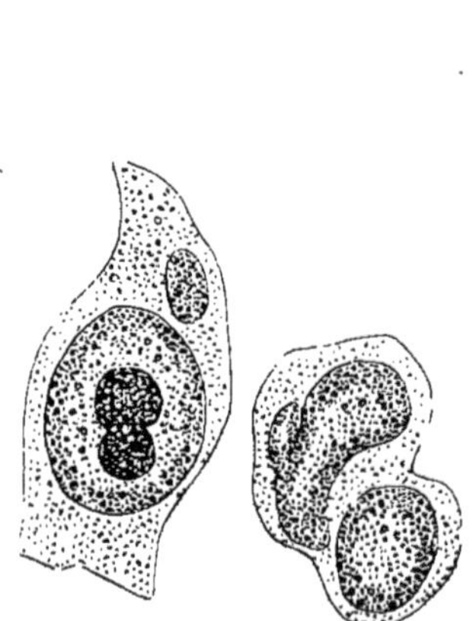

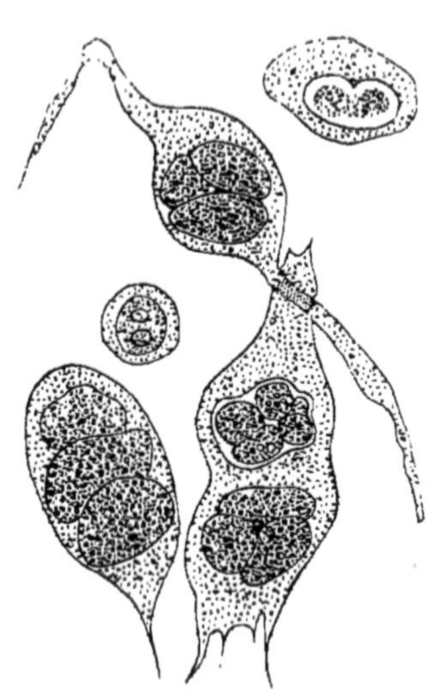

<table>
<tr><td>

Fig. 30. — Cellules avec des noyaux hypertrophiés et irréguliers dans une tumeur épithéliale, d'après Ch. Robin. (Cadiat.)

</td><td>

Fig. 31. — Noyaux multiples, se formant par segmentation dans des cellules d'une tumeur du diploé. (Cadiat.)

</td></tr>
</table>

jours dans le suc cancéreux, furent étudiées en 1845 par Lebert, qui les considéra comme sans analogues dans l'économie et les mit au rang des *éléments hétéromorphes*, ainsi désignés pour les distinguer d'éléments semblables à ceux des tissus normaux, *éléments homœomorphes*.

On voit donc que, dans l'état actuel de la science, le micrographe ne peut toujours dire si une tumeur est bénigne ou maligne, lorsque les caractères cliniques de la tumeur lui sont inconnus.

Disons cependant que s'il n'existe pas d'éléments cancéreux, on peut observer une structure particulière dans les tumeurs malignes. C'est moins en se basant sur la nature des cellules du suc cancéreux que sur la disposition de la trame qu'on arrive à dire si une tumeur est bénigne ou maligne. Une tumeur bénigne présente, en effet, dans la plupart des cas, une structure analogue à celle du tissu normal qu'elle représente, comme on le voit dans le lipome. Dans la tumeur maligne, au contraire, le tissu normal est détruit et le tissu morbide, composé de la trame et du suc cancéreux, présente l'aspect suivant : la trame forme des cloisons qui s'entre-croisent et dans lesquelles on trouve du tissu conjonctif arrivé à un plus ou moins haut degré de développement ; le suc cancéreux est contenu dans les aréoles de cette trame pleine de lacunes. (Fig. 32.)

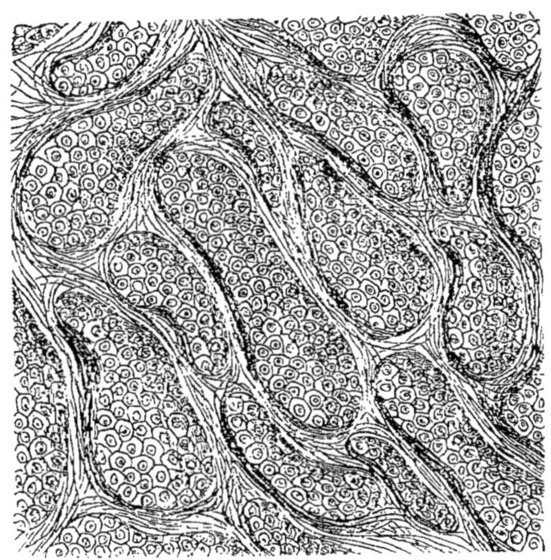

FIG. 32. — Trame des tumeurs malignes. On y voit nettement les cloisons de tissu conjonctif limitant les aréoles, et dans ces aréoles des amas de cellules arrondies. Cette trame appartient à la variété de tumeur maligne dite cancer encéphaloïde.

C'est en se fondant sur ces caractères extérieurs qu'on a donné aux tumeurs malignes certains noms particuliers : *cancer squir-rheux, encéphaloïde, colloïde, fibro-plastique*, etc.

Il résulte de ce que nous venons de dire qu'on reconnaîtra, anatomiquement parlant, une tumeur maligne aux caractères suivants : la tumeur n'est pas entourée, limitée par une enveloppe ; elle envoie des racines dans l'épaisseur des tissus sains auxquels elle adhère intimement, sa surface est par conséquent irrégulière ; si on la coupe, on peut, en la pressant ou en râclant la surface coupée, obtenir un liquide lactescent qui blanchit l'eau et dans lequel le microscope reconnaît la présence de cellules nombreuses parvenues à divers degrés de développement ; la trame de la tumeur présente des lacunes ou aréoles qui apparaissent surtout lorsque le suc cancéreux a été extrait par le râclage.

On conçoit que nous ne puissions nous étendre plus longuement sur ce sujet, nous avons dû nous borner à des données générales.

Nous ferons remarquer, en terminant, qu'il ne faut pas accorder au microscope une confiance à laquelle il ne saurait encore prétendre, et croire d'une manière absolue à ses affirmations. Ne savons-nous pas, aujourd'hui, que des tumeurs bénignes ont été réputées cancéreuses par les hommes les plus versés dans l'étude du microscope, et *vice versâ* ? Du reste, n'est-il pas admis que deux tumeurs de structure identique peuvent être, l'une bénigne, l'autre maligne ? Songez au cancroïde : il y a des cancroïdes bénins, il y en a de malins ; voyez une tumeur fibro-plastique, elle est bénigne chez celui-ci, maligne chez celui-là. Une tumeur fibro-plastique est bénigne à la première apparition, on l'enlève, elle récidive ; on l'enlève encore, elle récidive de nouveau sur place, et cependant elle a conservé les caractères des tumeurs bénignes ; mais une quatrième récidive, une cinquième surviennent (ceci peut se produire quelquefois à la troisième, et même à la seconde), la tumeur revêt le caractère malin, il semble qu'on ait affaire à une tumeur cancéreuse des plus actives, et cependant la structure de la tumeur est la même dans tous les cas.

VIII. — Des organes, des fonctions, des systèmes et des appareils.

Organes. — On donne le nom d'organes à une certaine masse de parties élémentaires ayant une forme et une fonction déterminées. Ainsi l'os, le muscle, le nerf sont des organes.

Systèmes. — Les organes se groupent de deux manières. Envisagés ensemble comme organes semblables, ils constituent un système. C'est ainsi que la réunion de tous les os forme le système osseux. Le système glandulaire comprend la réunion de toutes les glandes. On nomme *organes similaires* ceux qui sont formés du même tissu et dont l'ensemble constitue un système. — Les muscles, les nerfs, etc., sont des organes similaires.

Appareils. — On observe un autre assemblage d'organes bien différent de celui qui constitue les systèmes. Ce groupement est nommé *appareil*. L'appareil est formé par un groupe d'organes concourant à la même fonction. L'appareil digestif comprend une foule d'organes dont le but commun est la digestion. On distingue ainsi une foule d'appareils : l'urinaire, le respiratoire, le nerveux, le vasculaire, etc., etc.

Fonction. — Une fonction est un acte spécial exécuté par un appareil ou un organe. Car s'il est vrai que les organes du même appareil concourent à une même fonction, il faut dire aussi que chacun d'eux a son action spéciale. Par exemple : les organes urinaires ont pour fonction générale l'urination, mais chaque organe joue un rôle individuel ; le rein sécrète, l'uretère conduit le produit sécrété, la vessie tient l'urine en réserve, et l'urèthre est un conduit excréteur. — Dans les systèmes, chaque organe possède également sa fonction individuelle ; un muscle a pour fonction la contraction, etc.

PREMIÈRE PARTIE

NOTIONS PRÉLIMINAIRES
D'EMBRYOLOGIE, D'ANATOMIE GÉNÉRALE
ET D'HISTOLOGIE

I. — NOTIONS D'EMBRYOLOGIE.

Dans la troisième édition, nous avions placé l'embryologie après
la description des organes génitaux. Ce chapitre ayant subi des
remaniements considérables et ayant été mis au courant de la
science, nous a paru mieux placé en tête des notions d'anatomie générale et d'histologie.

CHAPITRE PREMIER.

EMBRYOLOGIE.

Nous connaissons l'élément mâle, le *sperme*, l'élément femelle,
l'*ovule*. (Voy. *Testicule* et *Ovaire*.)

Nous étudierons dans ce chapitre : 1° l'*évolution de la vésicule de
de Graaf*, qui renferme l'ovule ; 2° la *fécondation* ; 3° le *développement
de l'œuf* et de son contenu, l'embryon.

ARTICLE PREMIER.

ÉVOLUTION DE LA VÉSICULE OVARIENNE ET CHUTE DE L'ŒUF.

La vésicule ovarienne ou de de Graaf n'est que le réservoir de
l'ovule ; elle n'a d'autres fonctions que de favoriser l'entrée de l'o-
vule dans la trompe de Fallope.

A l'époque de la puberté, on voit grossir un certain nombre de vésicules de de Graaf, qui acquièrent le volume de la tête d'une petite épingle ou d'un grain de millet ; quelques-uns même atteignent les dimensions d'un pois. Ce développement se fait par l'augmentation du liquide intérieur de la vésicule. Pendant ce temps, ses parois deviennent vasculaires.

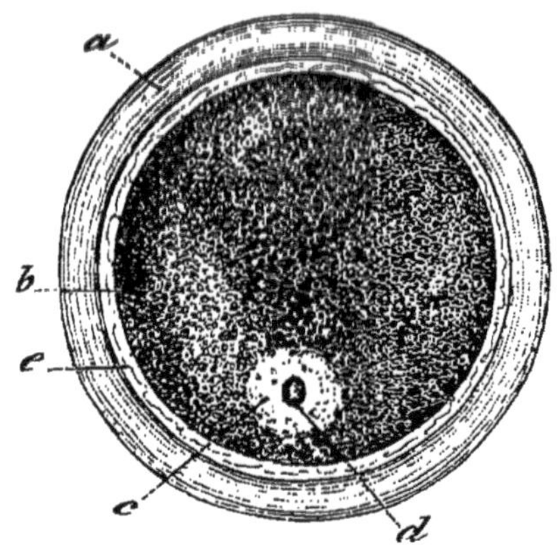

Fig. 33. — Ovule de femme (d'après Ch. Robin).

— *a.* Membrane vitelline ; — *b.* Vitellus ; — *c.* Vésicule germinative ; — *d.* Tache germinative ; — *e.* Espace laissé par le retrait du vitellus.

Tous les mois, une de ces vésicules doit se rompre pour livrer passage à l'ovule. Cette rupture se fait à chaque époque menstruelle, en vertu d'un travail particulier à la femme. Chez les animaux, cette rupture a lieu à l'époque du rut, qui correspond à la menstruation.

Pendant la menstruation, une grande quantité de sang afflue vers les organes génitaux. C'est à ce moment qu'une des vésicules se distend considérablement sous l'influence du travail de congestion ovarique. La vésicule acquiert des proportions si considérables, qu'on peut la voir atteindre le volume d'une noisette. Lorsqu'elle est arrivée à un certain degré, la résistance de la paroi de la vésicule est vaincue ; elle se déchire, se rétracte brusquement par son élasticité, projette vers l'orifice péritonéal de la trompe de Fallope le liquide avec l'ovule qu'elle renferme, et la rupture se fait dans le point le plus saillant de la vésicule, dont la paroi est amincie à ce niveau, comme on peut s'en rendre compte en jetant les yeux sur la figure suivante.

D'autres causes déterminent la rupture de la vésicule en dehors de l'époque menstruelle : tels sont le coït, les excitations des organes génitaux, et même la seule approche du mâle ; car si la chute de l'ovule n'avait lieu qu'au moment de la menstruation, la fécondation ne serait possible qu'à cette époque : on sait le contraire. D'après Rouget, et Sappey adopte son opinion, le bulbe de l'ovaire se contracte et tend ainsi à refouler au dehors la vésicule, qui se déchire sous l'influence de cette contraction, contraction que ces auteurs comparent à une véritable érection.

A l'état normal, et en dehors des causes qui viennent d'être énu-

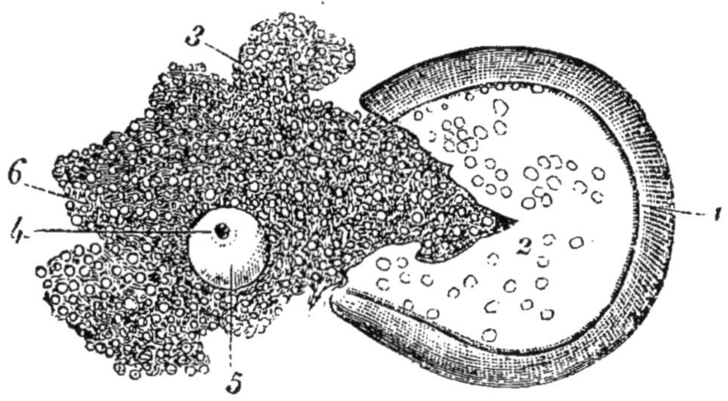

FIG. 34. — Rupture de la vésicule de de Graaf, et déhiscence de l'œuf.

1. Paroi de la vésicule. — 2. Déchirure de la vésicule. — 3 et 6. Granulations du disque proligère expulsées de la cavité de la vésicule. — 4. Vésicule germinative. — 5. Ovule.

mérées, une vésicule ovarienne arrive à maturité tous les mois. Ce phénomène se passe alternativement sur les deux ovaires, de sorte que, dans la période d'un an, on trouve les cicatrices de six vési-- cules rompues sur chaque ovaire.

L'ovule, projeté par le retrait de la vésicule, se porte dans la trompe de Fallope, qui, par les contractions de ses parois, a appliqué l'orifice de son pavillon sur l'ovaire. On conçoit que

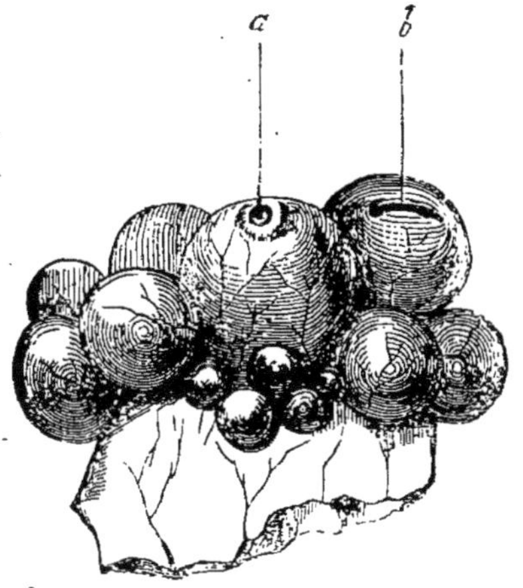

FIG. 35. — Fragment d'ovaire d'une truie, montrant plusieurs vésicules ovariennes à divers états de développement.

a, b. Variétés d'ouvertures dans les vésicules.

l'obstruction complète de cet orifice par des fausses membranes et que la déviation du pavillon entraînent l'impossibilité du passage de l'ovule, et par conséquent la stérilité. (Lorsque le passage de l'ovule ne peut avoir lieu, celui-ci tombe dans la cavité pelvienne et disparaît. Mais si cet ovule est fécondé, il se greffe dans le péritoine absolument comme il le fait à l'état normal dans la cavité utérine, et l'embryon se développe : telle est la *grossesse extra-utérine*, qui peut avoir lieu dans le cul-de-sac péritonéal aussi bien que dans la trompe ou dans l'ovaire même.) Arrivé dans la trompe, l'ovule marche vers l'utérus ; ses mouvements sont déterminés par la contraction des fibres musculaires de la trompe. Quelques auteurs croient que les cils vibratiles de la muqueuse déterminent ces mouvements ; l'expérience démontre que ces cils servent plutôt à faire cheminer les spermatozoïdes vers l'ovaire. Le trajet de l'ovule dans la trompe est très long : d'après les expériences faites sur des animaux, on croit pouvoir admettre qu'il dure de quatre à huit jours.

La rupture de la vésicule correspond ordinairement aux derniers moments des règles.

Le disque proligère qui entourait l'ovule dans la vésicule l'accompagne dans la trompe ; en même temps, l'ovule s'entoure d'une matière albumineuse, sorte de glu, qui prend les spermatozoïdes à leur passage. Le vrai rôle de cette matière albumineuse, c'est de nourrir l'œuf fécondé jusqu'à ce qu'il se développe des vaisseaux dans son épaisseur.

Les phénomènes que détermine l'évolution de l'ovule dans les organes génitaux sont immédiats ou consécutifs ; ils ont pour siège l'ovaire.

Les phénomènes immédiats sont les mêmes, que l'ovule expulsé soit ou non fécondé ; ils consistent : 1° dans la production d'une petite hémorrhagie ; 2° dans le retrait de la paroi vésiculaire.

L'hémorrhagie provient de la rupture des vaisseaux qui se distribuent aux parois de la vésicule. Elle manque très souvent (Coste), tandis que, dans certaines circonstances, elle peut être assez abondante pour former dans le cul-de-sac recto-vaginal un épanchement auquel on donne le nom d'*hématocèle rétro-utérine*. Dans la majorité des cas, le sang, peu abondant, remplit simplement la cavité de la vésicule et se coagule. Ce caillot se résorbe peu à peu et retarde la formation du *corps jaune*.

Le retrait de la paroi vésiculaire détermine, selon les auteurs qui admettent deux tuniques dans la vésicule, le plissement de la tunique interne non élastique. Les plis qu'elle forme sont comparables à des circonvolutions cérébrales qui augmentent insensiblement de volume jusqu'à ce qu'elles arrivent à contact (voy. fig. 36). Pour les auteurs qui n'admettent qu'une tunique dans l'ovisac, celle-ci s'hypertrophierait par suite de la multiplication des cellules qu'elle renferme dans sa paroi même.

En même temps, ces cellules se remplissent de granulations graisseuses jaunâtres. Un certain degré de congestion existe dans la paroi de la vésicule et concourt à augmenter le volume de ce tissu nouveau, qui formera plus tard une cicatrice. On donne à ce tissu saillant jaune rougeâtre, résultant de la rupture d'une vésicule, le nom de *corps jaune* ou *ovariule*.

A mesure que les replis de la paroi interne de la vésicule s'avancent vers le centre de la cavité, ils déterminent la résorption d'une sérosité épaisse qui s'y était développée aussitôt après la chute de l'ovule. De rouges que sont ces replis au début, ils deviennent bleuâtres ; ils passent, en un mot, par toutes les phases de coloration des infiltrations sanguines, et, après trente-cinq à quarante jours, la cicatrisation est à peu près complète.

Ce corps, intermédiaire à la rupture de la vésicule et à la cicatrice, est le *corps jaune de la menstruation*. Mais Coste a fait voir que le *corps jaune de la grossesse* n'est pas tout à fait le même. En effet, quand l'ovule a été fécondé, le corps jaune est volumineux.

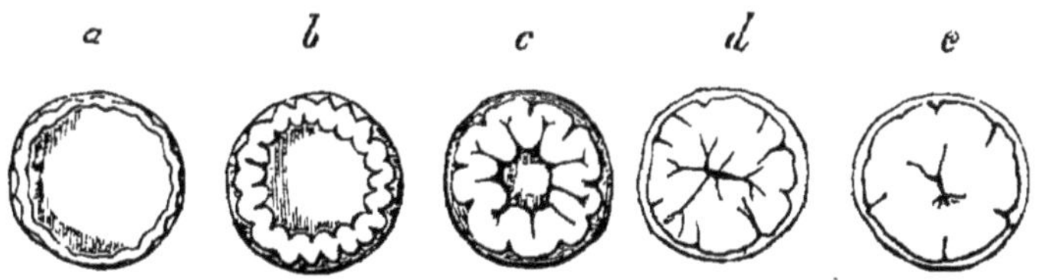

FIG. 36. — Formation des corps jaunes.

a. Paroi de la vésicule immédiatement après la rupture. — *b.* Plissement de la membrane interne non élastique. — *c.* Ces replis augmentent et forment des espèces de circonvolutions. — *d.* La cavité située entre ces replis se transforme en une fente. — *e.* Cicatrice.

Entre les replis de la paroi de la vésicule s'interpose une substance amorphe, plastique, et ce n'est qu'au troisième mois de la grossesse que ce corps jaune arrive à son apogée. Il occupe une surface double, triple de celle du corps jaune de la menstruation. Vers le quatrième mois, il commence à s'atrophier, et, à l'époque de l'accouchement, il n'a plus que le tiers de son volume primitif.

ARTICLE DEUXIÈME.

FÉCONDATION.

La fécondation est un phénomène des plus curieux, résultant du contact de l'élément mâle et de l'élément femelle. De nombreuses expériences démontrent que ces éléments doivent être dans un état d'intégrité parfaite. Nous savons déjà que l'élément mâle est le *spermatozoïde* et que l'élément femelle est l'*ovule*.

Pendant la copulation, le sperme est déposé sur le col de l'utérus et dans le cul-de-sac vaginal qui l'entoure. Par capillarité et peut-être, a-t-on dit, par des mouvements d'aspiration du col utérin, le sperme pénètre dans la cavité utérine, où il rencontre les cils vibratiles qui facilitent son mouvement ascensionnel. Il se passe au minimum de vingt à trente secondes avant qu'un seul spermatozoïde ait pénétré dans le col, d'où l'on doit conclure que tout moyen parvenant à enlever la totalité du sperme du fond du vagin peu de temps après le coït empêchera sûrement la fécondation. De la cavité utérine, ce liquide passe dans les trompes de Fallope, et les cils vibratiles de ces trompes font cheminer le spermatozoïde vers l'ovaire.

Si des vésicules de de Graaf sont près d'éclore, la fécondation peut avoir lieu, sinon les spermatozoïdes disparaissent au milieu des mucus.

Lorsque la fécondation doit avoir lieu, l'ovule et le spermatozoïde vont au-devant l'un de l'autre. Lorsqu'ils se rencontrent, le spermatozoïde enfonce sa tête dans l'épaisseur de l'ovule et disparaît. Dès ce moment l'ovule est fécondé, et l'être nouveau naîtra de l'ovule qui tient en dissolution le spermatozoïde. Le lieu de la fécondation varie ; tantôt les deux éléments se rencontrent dans l'utérus, tantôt sur l'ovaire, le plus souvent dans les trompes de Fallope (toujours sur l'ovaire d'après Coste).

Une fois fécondé, l'ovule continue sa marche vers l'utérus, où il se greffe. S'il s'arrête dans la trompe et qu'il s'y développe, il donnera lieu à une *grossesse tubaire extra-utérine*. Si, une fois fécondé sur l'ovaire ou à l'orifice du pavillon de la trompe, il glisse dans la cavité pelvienne, par suite d'un mouvement maladroit de la trompe, et qu'il s'y développe, il donnera lieu à une *grossesse péritonéale extra-utérine*.

D'après ce que nous savons sur l'ovulation spontanée et sur la menstruation, il est évident que le moment le plus favorable à la procréation est celui qui suit immédiatement l'écoulement menstruel. Cependant il ne faudrait pas croire, avec certains médecins, qu'on peut se livrer au coït, sans chance de procréer, pendant les quinze jours qui précèdent les règles. Nous savons, en effet, que, sous l'influence d'excitations vénériennes, le tissu de l'ovaire, en se contractant, peut expulser un de ces ovules prêts à éclore, et donner un démenti à de pareilles affirmations. Enfin y a-t-il un moment moins favorable à la fécondation? Le bulbe de l'ovaire étant contractile, les chances de fécondation sont plus grandes dans les jours qui précèdent les règles, parce que, à ce moment, les vésicules de de Graaf sont distendues par le liquide intérieur. Ces chances seront augmentées chez les femmes ardentes qui ont de l'érection et éprouvent des sensations voluptueuses, car il est infiniment probable que l'érection vulvaire coïncide avec l'érection ovarienne. Les femmes qui n'ont pas d'érection et n'éprouvent aucune sensation voluptueuse pendant l'accomplissement de cet acte naturel n'ont guère de chance d'être fécondées en dehors des jours qui suivent l'époque menstruelle. N'est-ce pas pour cette raison, et aussi à cause des lavages immédiats, que les filles publiques sont si rarement fécondées en dehors de cette époque ?

Il n'y a pas très longtemps que l'on a constaté la pénétration des spermatozoïdes dans l'ovule. Barry a signalé le premier ce fait en 1840. En 1854, Meissner a constaté cette pénétration dans l'ovule d'une lapine. Cette pénétration jusqu'au vitellus est indispensable à la fécondation.

La *fécondation* a été étudiée récemment, dans son phénomène intime, par Fol, de Genève, Hertwig et Selenka. Fol a arrosé des œufs d'oursin avec le liquide fécondant. Examinant alors les œufs fécondés avec le secours du microscope, il a vu que les spermatozoïdes se dirigent vers les ovules au moyen des mouvements de leur queue. Dès que la tête arrive au contact de l'ovule, elle reste prise. Quelques-uns pénètrent toute l'épaisseur de la membrane vitelline, mais un seul atteindra le jaune de l'œuf. Fol est très explicite sur ce point : un seul spermatozoïde produirait la fécondation, et les *grossesses doubles* ne seraient pas dues à l'éclosion de deux ovules, mais bien à la pénétration de deux spermatozoïdes. Ce serait donc l'effet du mâle et non de la femelle.

Au moment où le spermatozoïde va atteindre le jaune, il se forme une saillie conique à la surface de celui-ci. Cette saillie, *cône d'attraction* de Fol, s'empare du spermatozoïde, qui disparaît dans le vitellus.

Avant les observations de Fol, on admettait que les *fécondations multiples*, dans lesquelles on observe le plus souvent deux, trois, quatre et même cinq jumeaux, sont dues à l'éclosion simultanée de plusieurs vésicules, ou à ce qu'une même vésicule contenait plusieurs ovules, ce que l'on peut constater quelquefois. Lorsqu'une femme montrait une certaine prédisposition aux grossesses multiples, on croyait que l'homme n'avait aucune influence sur le nombre des enfants, car il possède dans une seule éjaculation assez de spermatozoïdes pour donner naissance à un million d'enfants. Les observations de Fol doivent modifier cette opinion.

La *superfétation* est une double fécondation survenant presque au même moment. Par exemple, un nègre cohabite avec une blanche et la féconde. Celle-ci cohabite presque en même temps avec un blanc. Chacun des mâles a fécondé un ovule, et la femme donne naissance à un blanc et à un mulâtre.

Lorsque deux enfants naissent à quelques semaines, ou à deux ou trois mois de distance, il n'est pas possible d'admettre que le second ait été procréé après le premier, mais bien que le développement de l'un a été retardé. (Voy. *Utérus dans la grossesse.*)

Inutile de dire qu'on ne sait rien sur la manière de procréer à volonté des enfants mâles et des enfants femelles.

ARTICLE TROISIÈME.

DÉVELOPPEMENT DE L'ŒUF.

L'œuf fécondé marche de la trompe vers l'utérus, où il arrive vers le huitième jour qui suit la fécondation. Pendant ce temps, il a augmenté de volume et il est quatre ou cinq fois plus volumineux.

Des transformations considérables se produisent dans l'œuf. Les unes sont indépendantes de la fécondation et tiennent uniquement à ce que l'œuf est arrivé à maturité, comme la *disparition de la vésicule germinative,* et la *formation des globules polaires.* Les autres, résultant de la fécondation de l'œuf, ont trait au développement de l'embryon et de ses annexes.

On est d'accord pour admettre que les premiers phénomènes sont identiques chez tous les animaux. Ceux du début, qui n'ont pu être étudiés chez la femme, cela se comprend, l'ont été sur des mollusques, la chauve-souris, et sur le poulet.

La vésicule germinative disparaît. Robin a beaucoup insisté sur la disparition de la vésicule germinative, phénomène qui se produit en dehors de la fécondation et par le seul fait de la maturité de l'œuf. D'après les recherches récentes de Fol, de van Beneden, il paraît que cette disparition est une illusion. La vésicule devient seulement moins apparente.

Les globules polaires se montrent. Ce phénomène est également indépendant de la fécondation et se produit sur tous les ovules qui parviennent à maturité. Ces globules s'appellent polaires parce que la première fente de segmentation de l'œuf commence au pôle de l'œuf où s'est porté le globule. Les globules polaires, au nombre de deux ou trois, se forment successivement et disparaissent ensuite. Ils n'ont donc aucune signification ; on les a appelés pour cela *globules de rebut.* Ils se forment par bourgeonnement de la manière suivante : on voit un point de la surface du vitellus devenir transparent par disparition des granulations vitellines. Sur ce point, on observe une saillie qui se soulève insensiblement, se pédiculise et s'étrangle à sa base, puis l'étranglement se détruit et le globule polaire se trouve libre entre le vitellus et la membrane vitelline. Un autre globule polaire, puis souvent un troisième, se forment de la même manière.

Développement de l'œuf après la fécondation.

Aussitôt après la fécondation, le vitellus se segmente, le blastoderme se constitue, l'embryon apparaît, le blastoderme se dédouble,

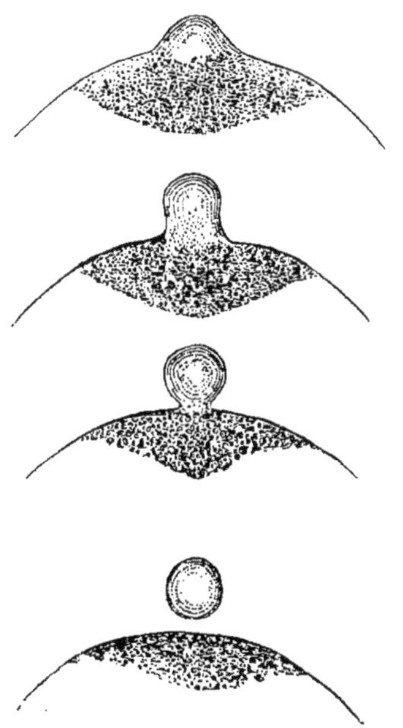

FIG. 37. — Forma-
tion des globules
polaires par gemma-
tion ou bourgeonne-
ment (d'après Ch.
Robin.) [Cadiat.]

La figure supérieure re-
présente le vitellus avec
soulèvement d'une partie
de la masse sous forme de
mamelon. Plus bas, la saillie se pédiculise, et plus
bas, le pédicule se rompant,
le globule polaire est libre.

et les deux feuillets du blastoderme se modifient pour donner
naissance aux diverses parties de l'embryon et à ses annexes.

Tous ces phénomènes se produisent avec une rapidité extraordinaire. On peut les suivre d'heure en heure.

1° **Segmentation du vitellus.** — Après la formation du
dernier globule polaire, on aperçoit dans le vitellus un corpuscule

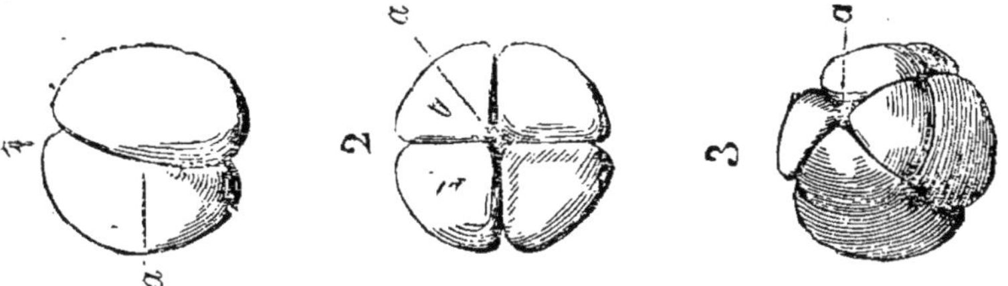

FIG. 38. — 1, 2, 3. Premières phases de la segmentation du vitellus.
— *a, a, a.* Point de réunion des sillons de segmentation.

brillant, dense, homogène et sphérique : c'est le *noyau vitellin*, dans
lequel on voit apparaître un nucléole brillant.

Une heure après, on voit le noyau s'allonger, s'étrangler au milieu, et une séparation se faire en même temps dans la masse du vitellus. Cette séparation, qui divise la masse en deux moitiés égales, correspond au point de naissance des globules polaires ; ces deux moitiés sont connues sous le nom de *masses vitellines* ou de *sphères vitellines*. Chacune des deux moitiés du noyau vitellin présente les mêmes changements ; elle s'allonge, s'étrangle au milieu, et l'on a quatre noyaux au lieu de deux. Les masses vitellines se séparent aussi, et l'on a quatre masses au lieu de deux, comme on peut s'en rendre compte dans la figure 39.

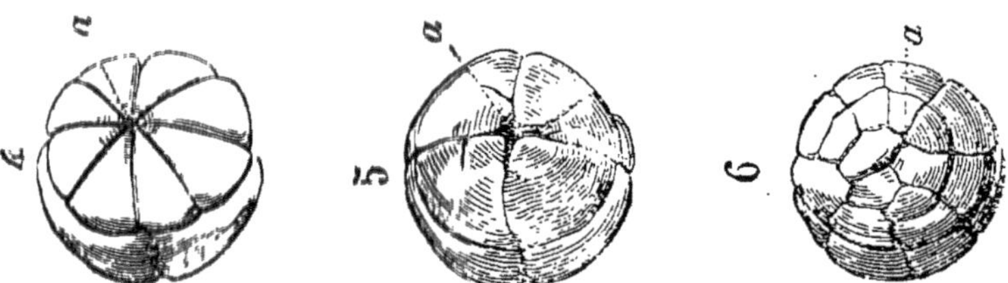

FIG. 39. — 4, 5, 6. Phases intermédiaires de la segmentation du vitellus. — *a, a, a.* Réunion des sillons de segmentation.

La segmentation des noyaux et des masses vitellines continue

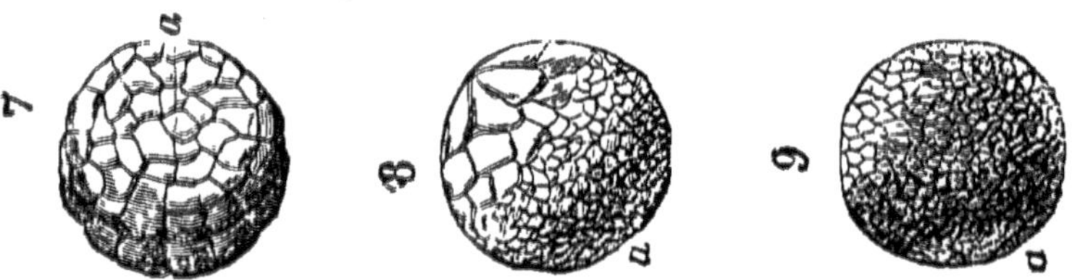

FIG. 40.—7, 8, 9. Dernières phases de la segmentation du vitellus. En 9 chaque masse vitelline se transforme en cellule embryonnaire.

jusqu'à ce que l'intérieur de l'ovule soit rempli d'une quantité considérable de petits corps dont l'ensemble est appelé *corps muriforme*. Chacun de ces corps va se transformer rapidement en cellule. Telle est l'origine des *cellules blastodermiques* ou *cellules embryonnaires*.

Il importe d'être bien fixé sur ces expressions. Ces fragments de protoplasma, sans enveloppe, véritables *protoblastes*, expression dont nous avons donné la signification en étudiant la cellule en général, vont servir à la formation du blastoderme ainsi que de l'embryon. L'expression *cellules blastodermiques*, signifie donc cellules qui vont former le blastoderme. Et comme ces mêmes cellules vont former également le corps de l'embryon, on les appelle aussi *cellules embryonnaires*. On donne encore le nom de *cellules embryonnaires* aux cellules de l'adulte, lorsqu'elles viennent de naître pour se transformer plus tard.

2° Le vitellus se transforme en une membrane appelée blastoderme. — Lorsque, par suite de la segmentation du vitellus, la cavité de l'œuf est remplie de cellules, celles-ci se portent vers la surface interne de la membrane vitelline, s'aplatissent et se juxtaposent pour former une membrane continue, pendant qu'un liquide albumineux se développe dans la cavité de l'ovule. C'est à cette membrane, formée par la juxtaposition des cellules blastodermiques, qu'on a donné le nom de *blastoderme* ou *vésicule blastodermique*.

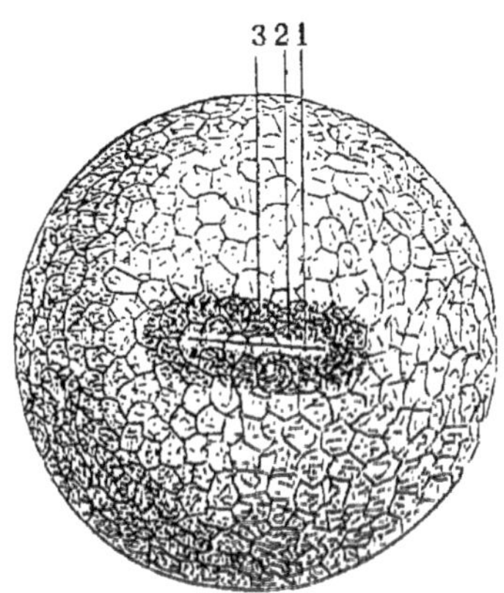

FIG. 41. — Schéma du blastoderme vu par sa face externe. Les cellules, aplaties, sont juxtaposées. On voit la tache embryonnaire, première apparence de l'embryon.

3° Apparition de l'embryon. — Immédiatement après la formation du blastoderme, on voit un point de cette membrane qui devient obscur et s'épaissit légèrement. Ce point est appelé *tache embryonnaire*, *area germinativa*. Il est formé par une certaine quantité de cellules embryonnaires qui n'ont pas participé à la formation du blastoderme. Cette tache, circulaire d'abord, devient bientôt elliptique, et présente au centre une ligne claire qui est l'indice de la moelle épinière.

4° Dédoublement du blastoderme. — Pendant que la tache embryonnaire augmente de volume, les cellules du blastoderme se multiplient avec une rapidité prodigieuse et elles se groupent de manière à former deux feuillets séparables, qu'il importe de bien connaître et qu'on désignera désormais sous les noms de *feuillet externe* et de *feuillet interne* du blastoderme.

a. Feuillet externe. — Le feuillet externe, appelé aussi feuillet *séreux*, feuillet *animal*, feuillet *corné* ou *ectoderme*, est appliqué à la face interne de la membrane vitelline. Il recouvre la face dorsale de l'embryon, dont il formera plus tard l'enveloppe, c'est-à-dire l'*épiderme* et les organes qui en dépendent. Il participera à la formation des *organes des sens*, et il donnera naissance aux *cellules nerveuses* des centres nerveux.

b. Feuillet interne. — Le feuillet interne, feuillet *muqueux* ou *endoderme*, recouvre la face intérieure ou ventrale de l'embryon. Celui-ci en s'ic urvant emprisonnera une portion de ce feuillet, qui formera plus tard *l'épithélium du canal intestinal*, la plupart des *glandes* annexées à ce canal, ainsi que le poumon.

— A ce moment, l'œuf est donc formé de trois membranes superposées : membrane vitelline, feuillet externe du blastoderme, feuillet interne du blastoderme. La cavité de l'œuf est pleine d'un liquide albumineux.

5° Apparition du feuillet intermédiaire et des premiers vaisseaux dans l'embryon. — Pendant que les deux feuillets du blastoderme se forment, les cellules embryonnaires de la tache embryonnaire se multiplient et produisent un épaississement du blastoderme. Des vaisseaux s'y montrent de toutes pièces et s'anastomosent en réseau. On comprend qu'on puisse considérer à ce moment le blastoderme comme composé de trois feuillets : l'externe, l'interne et la nouvelle formation intermédiaire résultant de la multiplication, de la prolifération des cellules embryonnaires. Cette formation est connue sous le nom de *feuillet intermédiaire* du blastoderme, feuillet vasculaire ou *mésoderme*.

C'est avec raison que Foster et Balfour rejettent toutes ces dénominations des trois feuillets et les nomment : l'externe *épiblaste*, le moyen *mésoblaste* et l'interne *hypoblaste*.

6° Incurvation de l'embryon et modification du feuillet externe du blastoderme. — L'embryon est situé de telle façon que sa face dorsale correspond au feuillet externe qui formera la peau, tandis que sa face antérieure ou ombilicale correspond au feuillet interne. Mais la tache embryonnaire s'épaissit et s'allonge. En même temps la face dorsale de l'embryon devient saillante, tandis que ses deux extrémités, de même que les côtés, s'incurvent vers le centre de l'œuf. L'incurvation est plus manifeste au niveau des extrémités, de sorte que l'embryon a la forme d'une petite nacelle. Si nous nous rappelons que le feuillet externe du blastoderme adhère à la face dorsale de l'embryon dont il forme la peau, nous comprendrons facilement qu'en s'incurvant vers le centre de l'œuf, les extrémités et les bords de l'embryon soulèvent le feuillet externe du blastoderme. Celui-ci, tout en suivant les bords et les extrémités de l'embryon, s'étale sur sa face dorsale en formant un repli circulaire qui se rétrécit insensiblement jusqu'au milieu de cette face. Lorsque toute la surface dorsale est recouverte, la fusion s'opère entre les replis du feuillet externe, qui se trouve alors divisé en deux parties : l'une qui continue à former le feuillet externe du blastoderme et qui est appliquée à la face interne de la membrane vitelline ; l'autre qui, après s'être complètement séparée de la précédente, entoure la face dorsale du fœtus et forme l'*amnios*.

Pour comprendre cette évolution, il faut fixer son esprit sur trois points : 1° la prodigieuse multiplication cellulaire qui s'opère dans l'embryon dont les organes commencent à se former ; 2° l'incurvation de l'embryon qui a la forme d'une plaque légèrement concave, comme une valve de moule ou une cuvette minuscule ; 3° la multiplication cellulaire qui se continue dans le feuillet externe du blastoderme, en sorte que ce feuillet grandit et s'étale en se repliant sur le dos de l'embryon, pendant que celui-ci s'incurve.

Il faut bien préciser comment se fait l'incurvation de l'embryon pour comprendre les modifications des feuillets du blastoderme. Nous savons que l'embryon a la forme d'une plaque concave ovalaire, dont les bords se continuent avec les feuillets du blastoderme. La concavité augmente insensiblement et se transforme en une sorte de cavité presque complète, de manière à simuler un petit flacon, un encrier dont l'ouverture formera plus tard l'ombilic.

La paroi interne de la cavité embryonnaire continuera à être recouverte par le feuillet interne du blastoderme ; cette portion formera la *muqueuse de l'intestin*, tandis que la portion du même feuillet restée en dehors et communiquant avec la cavité embryonnaire par l'ombilic portera le nom de *vésicule ombilicale*.

De même du feuillet externe. Les bords de la plaque embryonnaire, en se soulevant, entraînent également le feuillet externe ; mais comme celui-ci grandit et s'étale en même temps, il forme un repli sur la face dorsale de l'embryon, repli qui se rapproche insensiblement du milieu du dos de l'embryon jusqu'à ce qu'il y ait fusion. Ce repli se sépare alors du reste du feuillet externe et forme l'*amnios*. On appelle *ombilic amniotique* le point où s'est opérée la fusion.

Pendant que l'embryon s'incurve vers le centre de l'œuf, il s'épaissit à ses deux extrémités, plus d'un côté que de l'autre. L'extrémité la plus volumineuse s'appelle *extrémité céphalique*, tandis que l'autre formera l'*extrémité caudale* ; les bords de l'embryon de la plaque embryonnaire sont connus sous le nom de *lames ventrales*. C'est au niveau de ces deux extrémités qu'on a coutume d'étudier la réflexion du feuillet externe du blastoderme sur le dos de l'embryon pour former l'amnios ; aussi a-t-on appelé *capuchon céphalique* la portion qui se réfléchit sous la tête, et *capuchon caudal* la portion qui se réfléchit au-dessous de l'extrémité caudale.

Les capuchons céphalique et caudal ont été décrits par suite de l'habitude qu'on avait autrefois de présenter l'embryon sur des coupes longitudinales, comme on le voit dans les figures.

Il serait plus exact de dire que l'embryon présente un capuchon périphérique tout autour de sa face dorsale.

7° Modification du feuillet interne du blastoderme. — Pendant que l'embryon situé entre les deux feuillets s'incurve vers le centre de l'œuf et qu'il soulève le feuillet externe pour former les capuchons, et plus tard l'amnios, le feuillet interne se divise insensiblement en deux parties. La portion du feuillet interne du blastoderme enfermée dans le corps de l'embryon formera la *muqueuse intestinale*, tandis que l'autre représentera la *vésicule ombilicale*.

Tous les phénomènes précédents se montrent dans l'œuf fécondé avant le douzième jour, époque à laquelle l'embryon ne présente que 4 à 5 millimètres de longueur. Les premiers phénomènes, jusqu'au huitième, se sont opérés pendant le passage de l'œuf à travers la trompe, les autres ont lieu dans la cavité utérine.

Dans les premiers jours, l'œuf n'est pas vasculaire ; il se nourrit aux dépens de la couche albumineuse qui l'entoure. Ce n'est qu'après le huitième jour qu'il contient des vaisseaux, lorsqu'il s'est arrêté dans la cavité utérine.

Nous connaissons déjà : 1° l'*embryon* ; 2° le *feuillet externe* et sa dépendance l'*amnios* ; 3° le feuillet interne devant former la *cavité intestinale* et la *vésicule ombilicale* ; 4° l'enveloppe de l'œuf ou *chorion*. Nous verrons encore naître, aux dépens du feuillet interne du blastoderme, la *vésicule allantoïde*, le *placenta* et le *cordon ombilical*.

Nous allons suivre l'embryon dans son évolution, puis nous étudierons successivement l'amnios, les dépendances du feuillet interne du blastoderme, et le chorion.

Développement de l'embryon.

Jusqu'à présent nous avons laissé de côté à dessein l'évolution des tissus et des organes de l'embryon, pour ne nous occuper que de la forme et des rapports de la plaque embryonnaire.

Il s'agit maintenant de pénétrer les phénomènes intimes de l'évolution des tissus, et de les présenter de manière à être compréhensible. Nous sommes en présence d'une tâche extrêmement difficile, et nous nous voyons obligé de réclamer toute l'indulgence du lecteur.

Pour simplifier l'exposition, il est indispensable de bien préciser la position que nous donnerons à l'embryon dans ces descriptions. A l'exemple de Tarnier, Chantreuil et Sappey, nous donnerons à l'embryon la même position qu'on donne à l'homme pour les descriptions anatomiques, en sorte que l'extrémité céphalique sera supérieure, l'extrémité caudale inférieure, la face ventrale antérieure et la face dorsale postérieure.

Nous ferons remarquer que les détails qui vont suivre relativement à l'évolution des tissus et des organes de l'embryon résultent d'observations prises sur le poulet et non sur les mammifères. Les transformations qui s'opèrent dans l'embryon se produisent avec une rapidité vertigineuse. D'heure en heure l'embryon se transforme complètement. Il ne faudrait pas en conclure que les mêmes transformations s'opèrent avec la même rapidité dans l'espèce humaine. Elles sont un peu moins rapides.

Une chose digne de remarque est la suivante : jusqu'au sixième jour de l'évolution embryonnaire, les embryons des divers animaux sont absolument identiques ; celui du poulet ressemble à celui des mammifères, et celui-ci ressemble à l'embryon humain. Ce n'est qu'après le sixième jour qu'on commence à pouvoir établir une distinction. Quant au sexe de l'embryon, ce n'est que beaucoup plus tard qu'on peut le reconnaître.

Avant d'entrer en matière, il est nécessaire de rappeler les faits suivants :

1° Tout à fait au début, la présence de l'embryon est soupçonnée par une ombre, une tache, une sorte de léger épaississement du blastoderme.

2° A ce niveau, le blastoderme est formé de trois feuillets : l'externe, *épiblaste*, l'interne, *hypoblaste*, et le moyen, *mésoblaste*.

Prenons ce point épaissi du blastoderme, c'est-à-dire la *plaque embryonnaire*, étudions sa situation, sa forme, ses rapports et ses modifications ultérieures.

Situation de la plaque embryonnaire. —Aussitôt que l'œuf est fécondé chez les vivipares, aussitôt que l'incubation commence chez les ovipares, la plaque embryonnaire apparaît en un point quelconque de la paroi blastodermique ; c'est un point obscurci de la paroi du blastoderme, une véritable tache. Faites une tache d'encre ovalaire sur une coquille d'œuf, vous avez exactement l'image de la plaque embryonnaire, moins l'intensité des couleurs.

Forme de la plaque embryonnaire. — La plaque embryonnaire, dans son ensemble, est circulaire ; mais si on veut l'analyser, on remarque qu'elle offre trois parties bien distinctes, qui sont, du centre à la circonférence : 1° une ligne brune appelée *ligne primitive* ; 2° une surface transparente qui entoure la ligne, *aire transparente* ; 3° une autre surface en forme de zone qui entoure la précédente, *aire opaque*.

Ligne primitive. — Cette ligne indique ce qui sera l'axe de l'embryon, la région de la colonne vertébrale. Sur l'œuf du poulet, sa direction est perpendiculaire au grand axe de l'œuf. Elle se dessine lorsque l'aire transparente est allongée.

Aire transparente. — L'aire transparente apparaît dès le commencement de l'incubation. Elle est circulaire d'abord, mais elle devient bientôt ovale, entre la huitième et la douzième heure. Naturellement son axe, qui n'est autre que la ligne primitive, est perpendi-

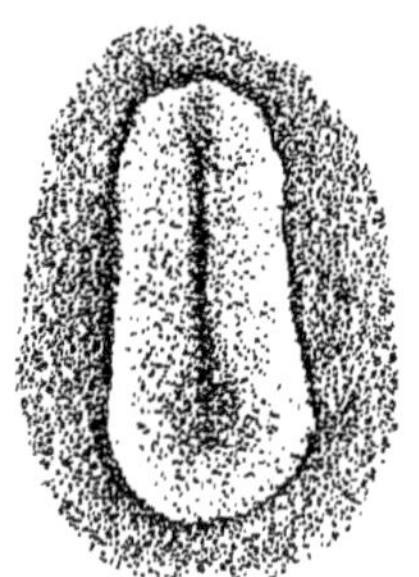

FIG. 42. — Embryon de poulet, dix à douze heures après l'incubation, vu par sa surface externe.

Au centre on voit la ligne primitive, autour d'elle l'aire transparente entourée par une portion de l'aire opaque. (Cadiat.)

culaire au grand axe de l'œuf. Sa situation est toujours la même dans tous les œufs, de telle sorte que si la grosse extrémité de l'œuf est tournée vers le *nord* et l'autre vers le *sud*, la petite extrémité de l'ovale regardera l'*ouest* et la grande l'*est*.

Aire opaque. — L'aire opaque entoure l'aire transparente, elle est complètement circulaire. Elle s'élargit rapidement.

Nous verrons plus loin que ces diverses colorations sont dues au développement du feuillet moyen du blastoderme ou mésoblaste.

Rapports de la plaque embryonnaire. — A ce moment, c'est-à-dire quelques heures après le début de l'incubation, la plaque embryonnaire forme un petit segment de sphère dont la concavité regarde l'intérieur de l'œuf, tandis que la convexité est appliquée contre la membrane vitelline. Les bords de la plaque embryonnaire se continuent sans ligne de démarcation avec le reste du blastoderme. La concavité de la plaque constituera plus tard la *face ventrale* de l'embryon, sa convexité sera à la *face dorsale*.

Modifications de la plaque embryonnaire. — Ces modifications sont surprenantes par la rapidité avec laquelle elles s'accomplissent. De plus, il est à remarquer qu'elles sont dues à la prolifération des cellules des feuillets du blastoderme, principalement du moyen. Quel curieux phénomène que ces modifications toujours les mêmes ! Quelle force invisible les dirige ? Mystère !

Les modifications, ainsi que nous allons le voir, portent sur la *ligne primitive*, sur la *forme totale de la plaque embryonnaire*, sur ses *bords* et jusque dans son *épaisseur*.

1° *Modifications de la ligne primitive.* — Nous avons vu que la ligne primitive se montre aussitôt que l'aire transparente s'est allongée ; elle occupe les deux tiers de la ligne médiane de l'aire transparente, du côté de la petite extrémité de l'ovale.

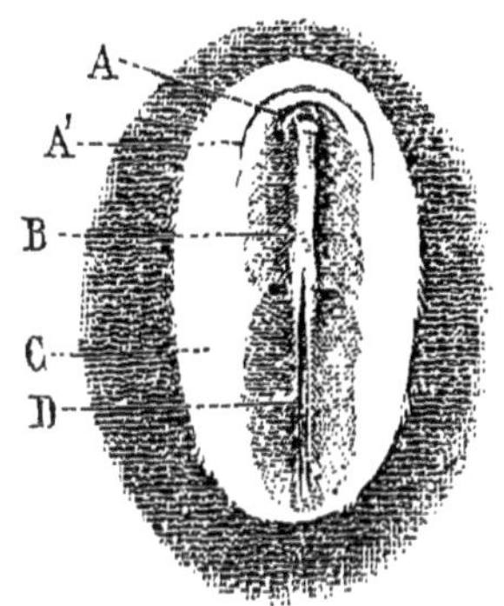

FIG. 43. — Embryon du poulet vu également du côté de la face externe, vingt-quatre heures après l'incubation.

On y voit toujours la ligne primitive D, l'aire transparente C, et en plus le sillon médullaire et le repli céphalique. — A. Repli céphalique formé par l'incurvation en avant de l'extrémité céphalique de l'embryon. — A'. Contour de ce repli. — B. Sillon médullaire se prolongeant vers la ligne primitive. (Cadiat.)

Sur toute la longueur de la ligne primitive se montre un sillon, *sillon primitif,* dû à une dépression linéaire du feuillet externe du blastoderme, ou épiblaste.

Quelques heures après, on voit apparaître une autre ligne opaque qui semble prolonger la précédente dans l'axe de la grosse extrémité de la zone transparente. Cette ligne se creuse également et très rapidement d'un sillon linéaire longitudinal auquel on donne le nom de *sillon médullaire.* Le sillon médullaire est la première trace du véritable embryon.

Le sillon médullaire sera désormais notre point de mire.

2° *Changements de forme de la plaque embryonnaire.* — Nous avons vu que la plaque embryonnaire a la forme d'un segment de sphère creuse. *L'aire opaque* s'étend à la surface du vitellus par prolongement de son bord externe. Dans la partie qui avoisine l'aire transparente se développent des amas de cellules aux dépens du feuillet moyen, cellules qui donneront naissance à des *vaisseaux sanguins* et à des *globules de sang,* d'où le nom d'*aire vasculaire* donné à la partie la plus interne de l'aire opaque.

L'aire opaque et la portion excentrique des feuillets du blastoderme donneront naissance aux annexes de l'embryon, tandis que l'embryon sera formé par le sillon médullaire et l'aire transparente.

La face dorsale ou convexe de l'embryon devient plus proéminente, tandis que la face ventrale paraît s'excaver légèrement. En même temps, les extrémités s'épaississent et constituent l'*extrémité céphalique* et l'*extrémité caudale* de l'embryon, la première étant située du côté de la grosse extrémité de l'ovale représenté par l'aire transparente.

3° *Changements dans les bords de la plaque embryonnaire.* — Vers

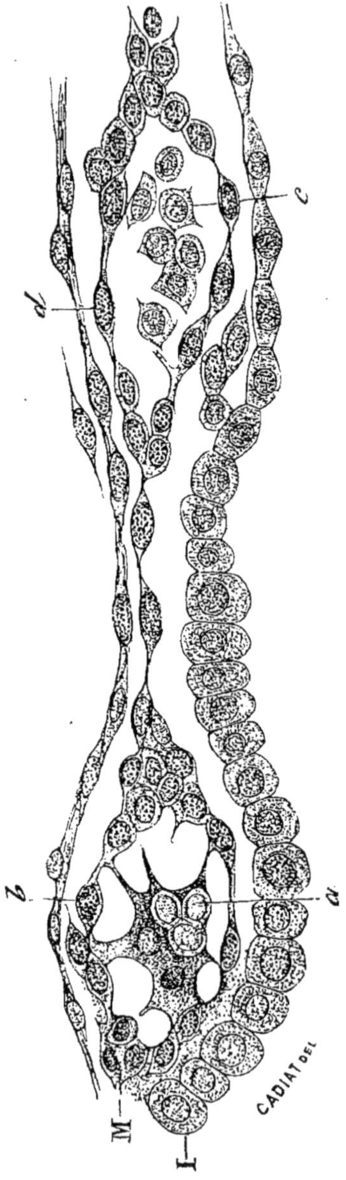

Fig. 44. — Coupe de l'aire vasculaire (feuillet moyen) à la fin du second jour de l'incubation.

On voit les cellules qui forment le feuillet interne I, ou hypoblaste. Ces cellules sont aplaties du côté de l'embryon, arrondies et volumineuses du côté opposé.

Dans l'épaisseur du feuillet moyen M, on aperçoit des îlots de cellules *a*, *b*, *c*, se transformant en globules sanguins. Autour de ces îlots, des cellules se modifient pour former les parois vasculaires. (Cadiat.)

le bord externe de l'aire transparente, il se forme un sillon visible du côté de la face convexe du blastoderme. Au niveau de ce sillon, le feuillet externe descend pour donner naissance à l'amnios. En même temps, l'aire transparente, qui forme la circonférence de l'embryon proprement dit, se replie vers le centre de l'œuf sur toute sa circonférence. C'est ce mode de redressement des bords de l'embryon qu'on appelle *incurvation*, mais ce n'est pas une incurvation, à proprement parler.

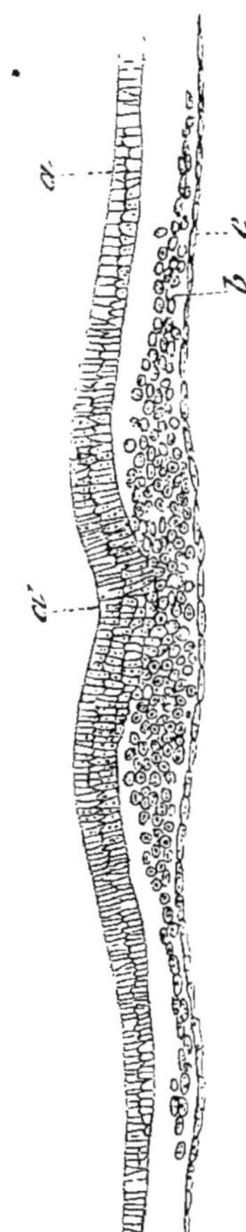

FIG. 45. — Embryon de poulet de vingt-quatre heures. Coupe transversale pratiquée au milieu de l'embryon sur la ligne primitive et sur l'aire transparente, pour montrer les trois feuillets du blastoderme.

A. Surface externe de l'embryon, épiblaste, feuillet externe du blastoderme, au niveau de l'aire transparente — a'. Sillon médullaire. — b. Feuillet moyen. — c. Feuillet externe, hypoblaste.

On voit au milieu même de la figure, au-dessous de la dépression a' du sillon médullaire, les cellules du feuillet moyen se multiplier extraordinairement en cellules arrondies. Les cellules du feuillet interne c sont des cellules aplaties. (Cadiat.)

Puisque les bords de la plaque embryonnaire se continuent avec le reste du blastoderme, on comprend que ces bords ne peuvent pas se renverser en dedans sans entraîner avec eux les feuillets du blastoderme. Le feuillet externe, en s'agrandissant du côté de la face dorsale de l'embryon, formera une sorte de capuchon tout autour des bords de l'embryon, et comme ces bords sont plus épais aux extrémités céphalique et caudale de l'embryon, on a décrit le capuchon en ces points sous les noms de *capuchons céphalique* et *caudal*. N'oublions pas que ces expressions se rapportent uniquement à la membrane amnios, au moment où elle commence à se former, ou au feuillet externe du blastoderme.

4° Modifications qui s'opèrent dans l'épaisseur de la plaque em-bryonnaire. — Jusqu'à présent nous avons vu les modifications extérieures, la formation du sillon médullaire sur le feuillet externe du blastoderme, l'incurvation des bords vers le centre de l'œuf, phénomènes sur lesquels nous devrons revenir ; voyons maintenant ce qui se passe au centre.

Les cellules du feuillet moyen se multiplient extraordinairement et forment des groupes qui se modifient selon les organes qu'elles doivent former. Les unes se groupent dans l'axe de l'embryon pour former la colonne vertébrale et les parties avoisinantes, les autres se multiplient latéralement vers les bords de l'embryon et séparent le feuillet interne et le feuillet externe du blastoderme.

Nous n'ignorons pas que la méthode que nous suivons dans cette exposition nous force à nous répéter souvent. Mais ce n'est pas là un inconvénient. L'embryologie est la partie la plus ardue, la plus difficile de l'anatomie ; nous avons remarqué qu'on y renonce souvent parce qu'on ne comprend pas ce qu'on lit. Voilà ce que nous voudrions éviter.

Il nous paraît que nous pouvons aborder maintenant l'évolution de l'embryon dans tous ses détails. Voici l'ordre que nous adopterons dans cette étude. Nous décrirons le sillon médullaire dont nous avons vu la formation, nous étudierons ensuite les bords et les extrémités de l'embryon, pour terminer par le centre et étudier la formation des organes et des tissus.

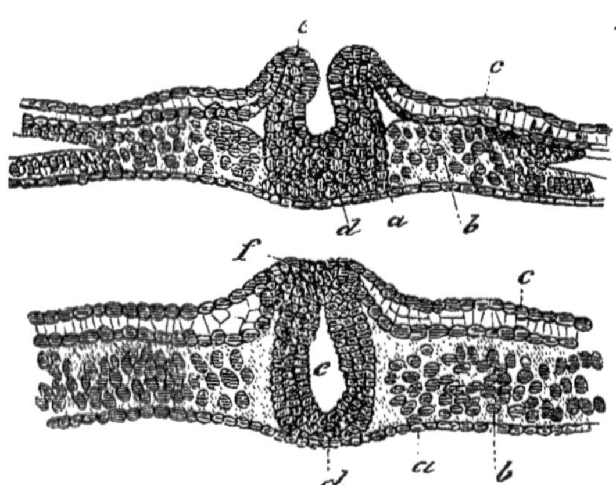

FIG. 46. — Embryon de poulet de quarante-huit heures. Coupe transversale montrant les trois feuillets et le commencement de la transformation du sillon médullaire en canal.

a. Feuillet interne, hypoblaste. — *b.* Feuillet moyen, mésoblaste. — *c.* Feuillet externe, épiblaste, s'enfonçant sur la ligne médiane pour former le sillon médullaire. — *e.* Crêtes médullaires, bords du sillon médullaire. — *d*. Épaississement du fond du sillon médullaire produit par la prolifération des cellules de l'épiblaste.

Fig. 46 *bis*. — Même coupe quelques heures après. — *a*. Feuillet interne. — *b*. Feuillet moyen. — *c*. Feuillet externe, — *d*. Fond du sillon médullaire. — *e*. Sillon médullaire transformé en canal, canal de la moelle. — *f*. Soudure des crêtes médullaires pour la formation du canal de la moelle. (Cadiat.)

Sillon médullaire. — Nous avons vu que ce sillon se montre sur le prolongement du sillon primitif, du côté de l'extrémité céphalique, sans se confondre avec le sillon primitif (voir plus haut). On croyait autrefois que le sillon primitif était le premier vestige de l'axe cérébro-spinal. Il n'en est rien. Dursy, Balfour et Foster ont montré que l'axe cérébro-spinal procède du sillon médullaire.

A mesure que le sillon médullaire se développe, le sillon primitif disparaît.

Le sillon médullaire est formé par une dépression du feuillet externe ou épiblaste. De chaque côté de la gouttière se forme une saillie longitudinale qui formera les bords de la gouttière et qui est produite par la multiplication des cellules du feuillet moyen du blastoderme en séries longitudinales.

Les *lames médullaires, lames dorsales*, sont les deux parois de la gouttière. Les *lames épidermiques, lames cornées*, sont les deux portions de l'épiblaste de chaque côté de la gouttière. Enfin, on appelle *crêtes dorsales* l'arête longitudinale formée par la réunion de la lame médullaire de la gouttière et de la lame épidermique.

Si l'on suit les progrès du développement, on voit que les deux crêtes dorsales se rapprochent de plus en plus, qu'elles finissent par se toucher et se fusionner de manière à transformer la gouttière médullaire en un véritable canal qui sera plus tard le *canal de la moelle épinière*, canal de l'épendyme. La réunion, la fusion des crêtes dorsales s'opère de l'extrémité céphalique de l'embryon vers l'extrémité caudale. Le canal de la moelle est donc formé par une involution du feuillet externe du blastoderme. Les cellules des parois du canal se multiplieront et donneront naissance aux cellules nerveuses. En se multipliant au-dessus de ce canal, elles écartent le feuillet externe du blastoderme, qui en sera tout à fait indépendant.

L'extrémité supérieure du canal médullaire, aussitôt que la gouttière est fermée, se dilate en forme d'ampoule ; puis une seconde dilatation se montre au-dessus de la première ; enfin une troisième au-dessus de la seconde. Ces ampoules portent le nom de *vésicules cérébrales* antérieure, moyenne et postérieure. Nous compléterons ce point d'embryologie en parlant du développement de l'encéphale et de la moelle. (Voir *Centres nerveux*.)

Passons aux parties latérales de la plaque embryonnaire.

Bords de l'embryon. — Nous avons vu que les bords de l'embryon, en s'incurvant vers le centre, entraînaient avec eux les

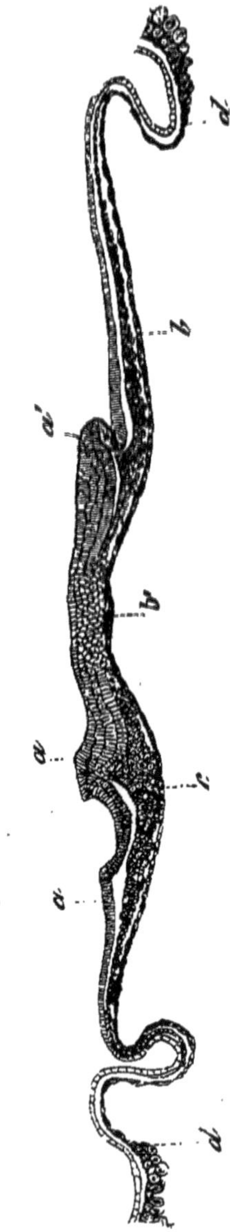

Fig. 47. — Embryon de poulet de vingt-huit heures. Coupe transversale pratiquée au milieu de l'embryon, comme dans la figure précédente, montrant un état plus avancé des trois feuillets du blastoderme.

a, a. Sillon médullaire largement ouvert. — *b, b.* Feuillet interne. — *c.* Feuillet moyen. — *d, d.* Limite de l'aire transparente et commencement de l'aire opaque.

On voit le feuillet moyen bien distinct des deux autres. (Cadiat.)

deux feuillets du blastoderme. Ces bords continueront leur trajet jusqu'à ce qu'ils se rencontrent pour former la paroi antérieure du tronc. Mais on comprend que les deux feuillets doivent suivre le même trajet. On verra en effet que le feuillet externe formera la paroi même, tandis que le feuillet interne sera emprisonné pour donner naissance à l'intestin. Mais n'anticipons pas.

Les bords de la plaque embryonnaire s'appellent *lames latérales*. On les appelle aussi replis latéraux, lames ventrales, lames abdominales. En se repliant vers la ligne médiane, du côté de la face ventrale de l'embryon, les lames latérales forment la paroi antérieure d'une gouttière analogue à la gouttière de l'hélix qui borde le pavillon de l'oreille.

Pour le moment, il s'agit de ne pas oublier ce qui suit. En s'incurvant, l'embryon tend à former une cavité intérieure par suite du rapprochement de ses *lames latérales,* qui se portent en dedans pendant que son *extrémité céphalique* s'incurve en bas et son *extrémité caudale* en haut. Le feuillet interne, l'hypoblaste, qui tapisse la face ventrale de l'embryon, sera emprisonné et donnera naissance à la muqueuse intestinale ; le feuillet externe formera la paroi abdominale et la paroi thoracique.

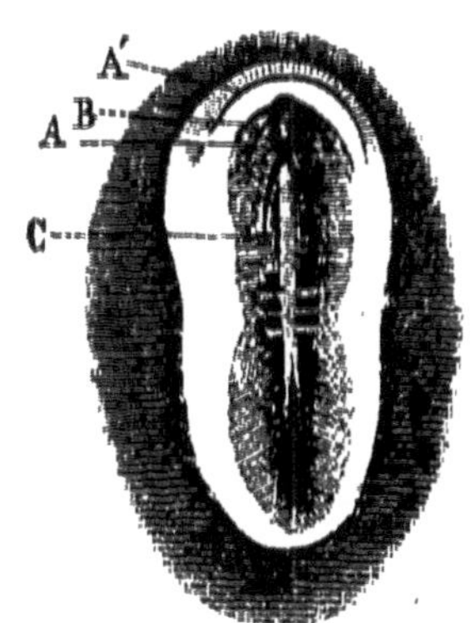

FIG. 48. — Embryon de poulet de trente heures, vu du côté de sa face externe. On y voit le dédoublement du repli céphalique et le commencement de l'apparition de la lame fibro-intestinale et de la lame fibro-cutanée.

A. Repli de la lame fibro-intestinale.—B. Repli de la lame fibro-cutanée. — A'. Pli circulaire de l'aire transparente soulevée par la saillie de l'extrémité céphalique de l'embryon.

On voit aussi le sillon médullaire, la ligne primitive et quelques protovertèbres. (Cadiat.)

Extrémités céphalique et caudale. — L'*extrémité céphalique* de l'embryon est la plus volumineuse ; elle est située du côté de la grosse extrémité de l'ovale formé par l'aire transparente. Au moment où elle commence a se replier, à s'incurver, le bord de la plaque embryonnaire se dirige en bas et en dedans, en formant ce qu'on a appelé un repli, *repli céphalique.* Ce repli qui précède l'apparition des replis caudal et latéraux n'est autre chose que le bord lui-même de la plaque embryonnaire. Il entraîne forcément avec lui le capuchon céphalique de l'amnios, en sorte que le capuchon céphalique recouvre le repli céphalique.

Le repli céphalique se montre en même temps que la ligne médullaire. De même que les lames latérales s'incurvent plus tard avec leurs trois feuillets constituants : interne, moyen et externe, de même le repli céphalique est formé par les trois feuillets du blastoderme. La cavité qui résulte de la formation de ce repli porte le nom de *cavité céphalo-intestinale.* On l'a appelée aussi intestin supérieur, intestin antérieur et pré-intestin.

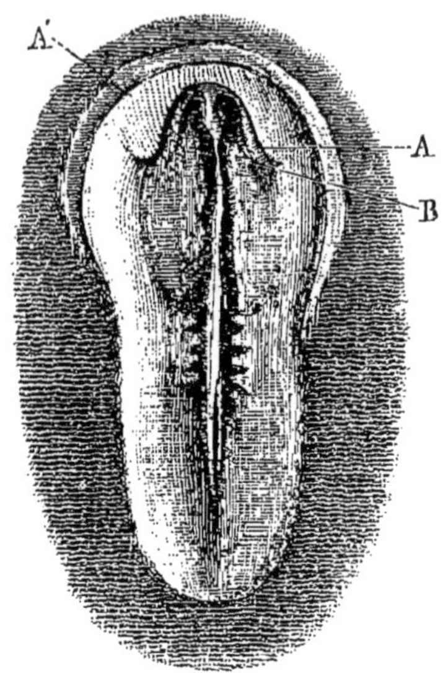

FIG. 49. — Embryon de poulet de 32 heures.

A. Lame fibro-cutanée formant un capuchon. — B. Autre capuchon formé par la lame fibro-intestinale. Le vide situé entre les deux est la fente pleuro-péritonéale. A'. Commencement du capuchon céphalique formé aux dépens du feuillet externe du blastoderme.

On voit aussi le sillon médullaire, la ligne primitive et les protovertèbres. (Cadiat.)

Lorsque les lames latérales s'incurveront, la gouttière limitée

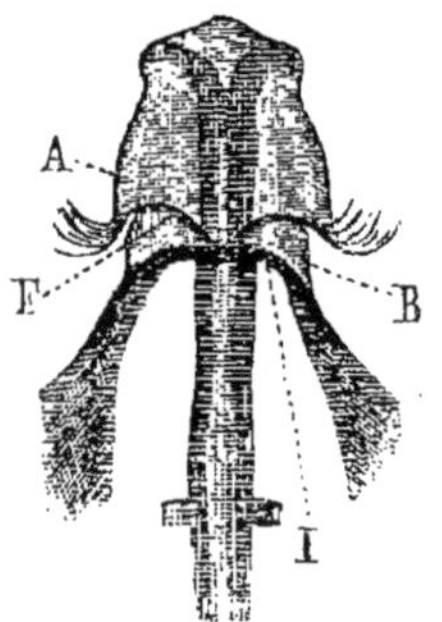

FIG. 50. — Extrémité céphalique d'un embryon de poulet de trente-quatre heures, vue par sa face antérieure. Cette figure peut être considérée comme l'extrémité céphalique de la figure précédente grossie.

A. Lame fibro-cutanée formant un capuchon. — B. Autre capuchon formé par la lame fibro-intestinale. — F. Partie supérieure ou céphalique de la fente pleuro-péritonéale. (Cadiat.)

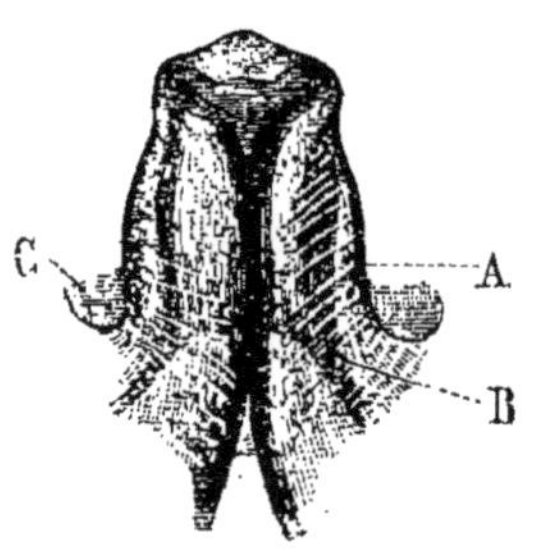

FIG. 51. — Extrémité céphalique du même embryon, vue par sa face postérieure.

A. Lame fibro-cutanée formant capuchon. — B. Autre capuchon formé par la lame fibro-intestinale. — C. Soulèvement du feuillet externe au niveau du point où il se continue avec le feuillet externe du blastoderme. (Cadiat.)

par ces lames se confondra avec la cavité céphalo-intestinale et avec une cavité analogue de l'extrémité caudale, pour former un sillon complet.

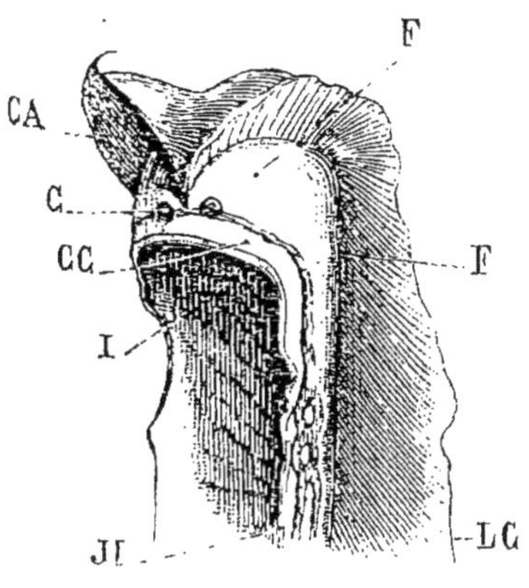

FIG. 52. — Schéma représentant tous les détails relatifs aux diverses parties constituantes de l'extrémité céphalique de l'embryon.

1. Cul-de-sac supérieur de l'intestin, *aditus anterior*. — LC. Lame fibro-cutanée de l'embryon sectionnée à son point de réflexion. — CA. Capuchon formé par la lame fibro-cutanée. — CC. Lame fibro-intestinale formant le second capuchon limitant l'intestin antérieur. — FF. Cavité pleuro-péritonéale. — C. Les deux points nodaux du cœur, dans la fosse cardiaque ; on voit des vaisseaux accotés à la lame fibro-intestinale converger vers les points nodaux du cœur. (Cadiat.)

L'*extrémité caudale* se comporte de la même manière. Au lieu de s'incurver par en bas, elle s'incurve par en haut. Elle forme, comme l'autre, un repli, *repli caudal*, et celui-ci ne commence à se montrer qu'après la disparition du sillon primitif. Comme le repli céphalique, le repli caudal limite une cavité appelée *intestin*

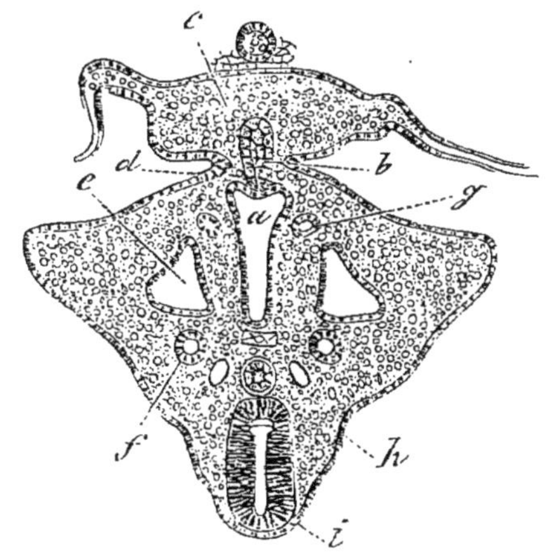

FIG. 53. — Extrémité caudale d'un embryon au commencement du troisième jour. Coupe transversale.

a. Intestin. — *c*. Coupe de l'allantoïde. — *d*. Dépression sous-caudale. — *e*. Cavité péritonéale. — *f*. Conduit de Welff. — *g*. Conduit de Müller. — *i*. Moelle et son canal. (Cadiat.)

inférieur ou *postérieur*. Comme le repli céphalique et les lames latérales, il est formé par les trois feuillets du blastoderme. A mesure que le repli caudal se forme, il entraîne avec lui la portion du feuillet externe qui forme le capuchon caudal, en sorte que le capuchon caudal de l'amnios recouvre le capuchon céphalique de l'embryon.

Voyons maintenant ce qui se passe dans les parties centrales.

Modifications du centre de l'embryon. — Par centre de l'embryon nous entendons le feuillet moyen du blastoderme. Nous avons vu le feuillet externe, l'épiblaste, donner naissance aux centres nerveux ; nous savons déjà que le feuillet interne sera emprisonné en partie pour former la muqueuse intestinale. Mais il n'a pas encore été question du *mésoblaste* ou feuillet moyen.

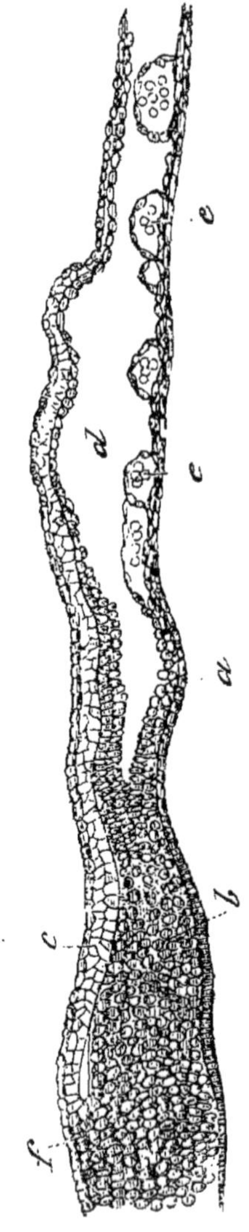

FIG. 54. — Embryon de poulet de trente heures. Coupe transversale de l'une des moitiés de l'embryon, à partir de la ligne médiane *f*. Cette figure est destinée à montrer la formation de la cavité pleuro-péritonéale et la séparation de la somatopleure et de la splanchnopleure.

a. Feuillet interne, splanchnopleure devant former la paroi intestinale. — *b*. Feuillet moyen, formant avec *b* et *c* les lames latérales de l'embryon. — *c*. Feuillet externe. — *d*. Cavité pleuro-péritonéale. — *e, e'*. Cellules se groupant pour donner naissance aux premiers vaisseaux. (Cadiat.)

Pendant que le canal de la moelle se forme par suite de la transformation du sillon médullaire, aux dépens du feuillet externe, les cellules du feuillet moyen ne restent pas inactives. Sur la ligne médiane, parallèlement au fond de la gouttière médullaire, elles se groupent en série linéaire, de manière à former un cordon allongé et arrondi, qui porte le nom de *corde dorsale* ou notocorde.

Le canal de la moelle et la corde dorsale sont situés dans l'axe même de l'embryon. De chaque côté de cet axe on trouve un groupe de cellules formant un autre cordon longitudinal plus large connu sous le nom de *lames vertébrales*. Il en résulte que la plaque embryonnaire présente au milieu le canal de la moelle, et la corde dorsale, sur les côtés, les lames latérales. Ces dernières sont séparées de la moelle per les lames vertébrales.

N'oublions pas que nous avons vu les lames latérales s'incurver en dedans. Ces lames, formées par les trois feuillets du blastoderme réunis, se dédoublent en deux feuillets, et le point de séparation, la fente, se produit au centre du feuillet moyen. Il résulte de la présence de cette fente que les lames latérales se trouvent partagées en deux feuillets : l'interne formé par l'hypoblaste et la moitié antérieure du mésoblaste, l'externe formé par l'épiblaste et la moitié postérieure du mésoblaste.

Le feuillet interne de la lame latérale dédoublée porte le nom de *splanchnopleure*, c'est-à-dire membrane qui va former les viscères. Le feuillet externe va constituer la *somatopleure*, c'est-à-dire membrane qui va former les parois.

La *splanchnopleure* est donc formée par le feuillet interne doublé de la moitié du feuillet moyen, moitié qui constitue la *lame fibro-intestinale* du feuillet moyen.

La *somatopleure* résulte de la réunion du feuillet externe doublée de l'autre moitié du feuillet moyen, moitié qui forme la *lame musculo-cutanée*.

Entre la splanchnopleure et la somatopleure il existe un espace, espace virtuel, qui est connu sous le nom de *cœlome* ou *cavité pleuro-péritonéale*.

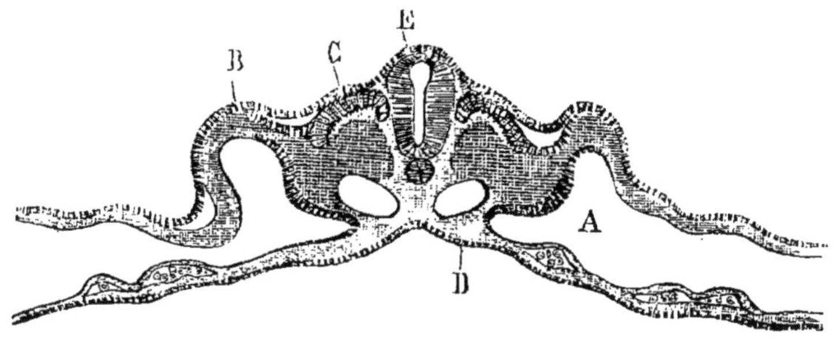

FIG. 55. — Embryon de poulet au troisième jour. Coupe transversale.

A. Cavité ou fente pleuro-péritonéale, séparant la somatopleure de la splanchnopleure — B. Feuillet externe. — C. Masse formée par l'épaississement du feuillet moyen. — D. Feuillet interne.—E. Paroi du canal de la moelle fermée par l'involution du feuillet externe. On voit la corde dorsale au-dessous du canal de la moelle et de chaque côté la coupe des aortes. (Cadiat.)

Nous avons vu que les bords de la plaque embryonnaire s'incurvent de la même manière en haut et en bas, c'est-à-dire au niveau des extrémités céphalique et caudale. Ces bords ne sont pas seulement divisés, dédoublés sur les lames latérales pour former la splanchnopleure, la somatopleure et le cœlome. Ce dédoublement a lieu aussi aux deux extrémités de l'embryon, dans les replis céphalique et caudal.

Il résulte de ce dédoublement que le *repli céphalique* de l'embryon est formé par la somatopleure en dehors et par la splanchnopleure en dedans. L'intervalle, la cavité située entre les deux membranes, est la continuation du cœlome ou cavité pleuro-péritonéale; on l'appelle *fosse cardiaque*, parce que le cœur se développera dans la paroi postérieure de cette cavité, c'est-à-dire dans la splanchnopleure.

Le *repli caudal* est constitué de la même manière. Entre les deux feuillets qui le constituent est une cavité qui se continue de chaque côté avec le cœlome

Les splanchnopleures et les somatopleures d'un côté se portent à la rencontre des mêmes feuillets du côté opposé, jusqu'à ce qu'elles se rencontrent et se soudent sur la ligne médiane, excepté au niveau de l'ombilic. Il résulte de cette rencontre la formation de deux cavités : l'*intestin primitif* en arrière des splanchnopleures soudées, et *la grande cavité du tronc* entre les splanchnopleures et les somatopleures. Cette grande cavité du tronc est la réunion des *cœlomes* ou *cavités pleuro-péritonéales*, que nous avons décrits dans le dédoublement des lames latérales de l'embryon.

Au niveau de l'ombilic, les deux somatopleures réunies se continuent avec les annexes de l'embryon (amnios) au moyen d'un canal ou pédicule, appelé *pédicule somatique*. De même, les deux splanchnopleures se continuent avec les annexes, vésicule ombilicale, par un autre canal, *pédicule splanchnique*.

La cavité pleuro-péritonéale se trouve divisée au niveau de ce pédicule en deux parties, l'un intra-embryonnaire, qui deviendra le *cœlome interne*, et l'autre extra-embryonnaire ou *cœlome externe*.

Nous avons posé les jalons qui nous permettent d'étudier le développement des organes et des appareils. On comprend que nous ne puissions pas traiter complètement de ce développement à propos de l'embryon, ce serait vouloir écrire toute l'anatomie dans le même chapitre. Mais nous présenterons un aperçu du développement de tous les organes, nous ferons entrevoir les chaînons de cette immense chaîne non interrompue, de sorte que le lecteur pourra ensuite compléter l'étude de chaque développement en se portant à la description anatomique des organes et des appareils.

Nous savons déjà que l'*épiblaste*, feuillet externe, donne naissance à l'*axe cérébro-spinal*, à l'*épiderme cutané*, et à certaines partie des *organes des sens*, comme le cristallin de l'œil.

Nous savons également que l'*hypoblaste*, feuillet interne, formera l'*épithélium* qui tapisse la surface interne du *canal intestinal*.

Le *mésoblaste*, feuillet moyen, produit par sa partie médiane la *corde dorsale*, le *rachis*, le *crâne*, la *face* et le *cou*.

Par les parties latérales de son axe, par les points appelés lames vertébrales, le mésoblaste donne naissance aux *muscles du dos*, à une masse cellulaire intermédiaire d'où naîtront les *organes génito-urinaires*, et à la *lame germinative* qui concourt à la formation des mêmes organes.

Nous verrons les *somatopleures*, feuillet externe doublé de la couche musculo-cutanée, produire les *parois du tronc*, les *membres*, et une partie des *organes des sens*.

Les *splanchnopleures*, feuillet interne doublé de la couche fibro-intestinale, produira par végétation les organes de l'*appareil digestif*, ceux de l'*appareil respiratoire* et ceux de l'*appareil circulatoire*.

Nous suivrons cet ordre dans l'exposé qui va suivre.

1. Corde dorsale. — La corde dorsale sera décrite ici parce qu'elle est un organe essentiellement embryonnaire. C'est un mince cordon, aplati d'avant en arrière, microscopique, qui se développe aux dépens des cellules du feuillet moyen, au devant de la moelle épinière.

Son extrémité supérieure correspond à la vésicule cérébrale moyenne.

Elle se montre à la fin du premier jour de l'incubation de l'œuf de poulet. Dès le troisième jour, elle s'entoure d'une gaine amorphe, extrêmement mince. Au sixième jour, elle est entièrement développée.

Pendant les jours suivants, cet organe, qui était un cordon régulier, présente une série d'étranglements qui lui donnent un aspect moniliforme.

Autour de ce cordon vont se développer les vertèbres et les disques intervertébraux. Chaque étranglement correspondrait, selon Balfour et Foster, à un disque intervertébral. Au niveau du corps de chaque vertèbre, il y aurait trois renflements superposés séparant deux étranglements.

2. Rachis. — Nous savons que la moelle dérive du feuillet externe ou épiblaste. Voyons comment le mésoblaste ou feuillet moyen va donner naissance à la colonne vertébrale et aux organes qui l'entourent.

N'oublions pas que nous avons vu un cordon longitudinal de cellules situé de chaque côté de la moelle épinière et connu sous le nom de *lames vertébrales*. Autrement dit, les lames vertébrales séparent, dans la plaque embryonnaire, les lames latérales de la moelle épinière.

Les *protovertèbres* se montrent, en même temps que la corde dorsale, à la fin du premier jour de l'incubation.

Ce sont des parties claires et transversales qui se montrent, de chaque côté de la moelle, dans l'épaisseur même des lames vertébrales. Ces parties claires, à peu près quadrilatères, sont disposées par paires ; elles offrent une certaine analogie avec une double rangée de touches de piano.

Les protovertèbres se développent de haut en bas, à mesure que le sillon médullaire se transforme en canal, également de haut en bas. Elle se développent jusqu'au point où se montrera le crâne.

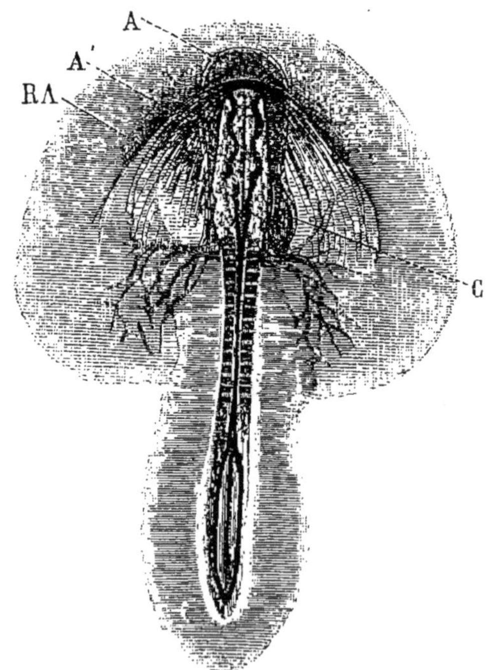

FIG. 56. — Embryon de poulet, après quarante-huit heures d'incubation, vu par sa face externe. Cette figure montre les protovertèbres et le développement des premiers vaisseaux. (Cadiat.)

Les carrés, ou plutôt les cubes formés par les lames vertébrales occupent toute l'épaisseur de ces lames ; mais bientôt les cellules qui forment les protovertèbres se dissolvent et se divisent en plusieurs groupes qui vont former les muscles du dos, les vertèbre et les ganglions rachidiens et les muscles situés en avant des vertèbres. Suivons cette évolution.

Chaque protovertèbre est uniquement formée, comme du reste toutes les parties de l'embryon à cette époque, par des cellules. Les *cellules centrales* sont sphériques, les *cellules périphériques* sont cylindriques, rayonnées.

a. Dès le troisième jour de l'incubation, les cellules périphériques de la partie antérieure et interne de la protovertèbre deviennent arrondies comme les centrales et forment avec elles la *protovertèbre* proprement dite.

Chaque protovertèbre, débarrassée des autres cellules, est une masse cellulaire triangulaire, dont l'*angle supérieur* se réunit à celui du côté opposé, en arrière de la moelle, pour former la partie postérieure du canal rachidien. L'*angle antérieur* se porte en avant et en dedans et s'unit à celui du côté opposé par deux prolongements, l'un antérieur qui passe entre la corde dorsale et l'aorte, l'autre postérieur qui s'insinue entre la corde dorsale et la moelle épinière. Ces deux prolongements donneront naissance au corps de la vertèbre. Quant à l'*angle externe* de la protovertèbre, il se sépare du reste du triangle pour former le *ganglion rachidien* et les *racines* du nerf rachidien correspondant.

b. Les cellules périphériques cylindriques externes et postérieures de la protovertèbre se détachent des autres pour former une portion distincte, dite *lame musculaire*, qui donnera naissance aux divers muscles du dos et des gouttières vertébrales.

Les cellules les plus externes des lames vertébrales, situées près de l'angle de séparation de la somatopleure et de la splanchnopleure, se dissocient et forment le groupe particulier que Balfour et Foster ont appelé *masse cellulaire intermédiaire,* d'où procéderont les *organes génito-urinaires.*

Apparition des vertèbres. — Dès le cinquième jour, on aperçoit des lignes claires diviser la colonne vertébrale en petits segments. Ces lignes sont situées de telle sorte que chaque vertèbre sera formée par la moitié inférieure de la proto-vertèbre qui était au-dessus, et par la moitié supérieure de celle qui était au-dessous.

La substance qui est située en avant et en arrière de la corde dorsale devient cartilagineuse. Les lames des vertèbres deviennent également cartilagineuses. Les ligaments jaunes se développent entre elles.

Puis l'ossification commence dans les vertèbres (voy. *Colonne vertébrale*).

3. Crâne. — Autour des vésicules cérébrales existe une couche de cellules qui leur forme une enveloppe complète sous le nom de *crâne* *membraneux*. A la base du crâne, le crâne membraneux envoie un prolongement qui entoure la moelle épinière et la corde dorsale.

La portion du crâne membraneux qui correspond à la base du crâne est plus épaisse. Elle donne naissance à deux *prolongements latéraux* qui se portent en arrière, en embrassant l'oreille interne et formant les limites du trou occipital. Deux prolongements antérieurs se portent en avant et se réunissent en circonscrivant l'espace pituitaire, selle turcique. Ces prolongements réunis se terminent dans le bourgeon fronto-nasal.

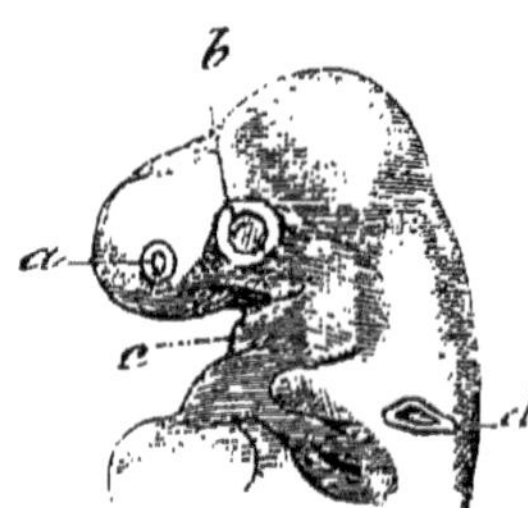

FIG. 57. — Extrémité céphalique d'un embryon de trois jours.

a. Fossette olfactive ; *b*. Fossette optique ; *c*. Fossette auditive ; *e*. Premier arc viscéral. (Cadiat.)

4. Face et cou. — N'oublions pas ce que nous avons appris avec le développement du repli caudal formé par l'incurvation de l'extrémité céphalique de l'embryon. Nous avons vu que la cavité formée par ce repli porte le nom de *cavité céphalo-intestinale*, ou pré-intestin. Dans cette cavité se développent le *pharynx* et la partie supérieure de l'*œsophage*.

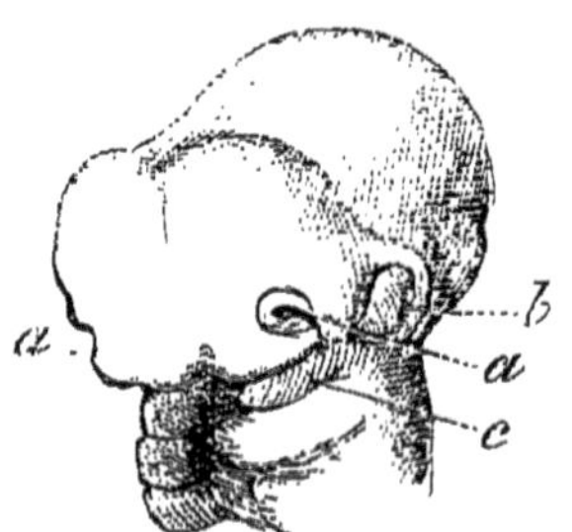

FIG. 58. — Extrémité céphalique d'un embryon de mouton de trois jours et demi.

aa. Fossettes olfactives, futures fosses nasales. Entre les fossettes se trouve le bourgeon incisif. — *b*. Œil. — *c*. Bourgeon maxillaire supérieur. (Cadiat.)

C'est la paroi antérieure de cette cavité, par conséquent le repli céphalique lui-même, qui va former la *face* et la partie antérieure du *cou*.

Ce repli, ainsi que nous l'avons vu, est formé des trois feuillets du blastoderme, et le feuillet moyen n'est séparé en deux feuillets (somatopleure et splanchnopleure) que dans sa partie inférieure, où il constitue la *fosse cardiaque*, point où le cœur se développera.

Sur tous les autres points, ce repli, qui forme au début une sorte de cuirasse à la cavité céphalo-intestinale, présente une modifica-

tion particulière et assez étrange. Il s'amincit, s'atrophie et disparaît par places. Les points où il se résorbe forment des espèces de
fissures aboutissant à une cavité médiane. Ces fissures, obliques en

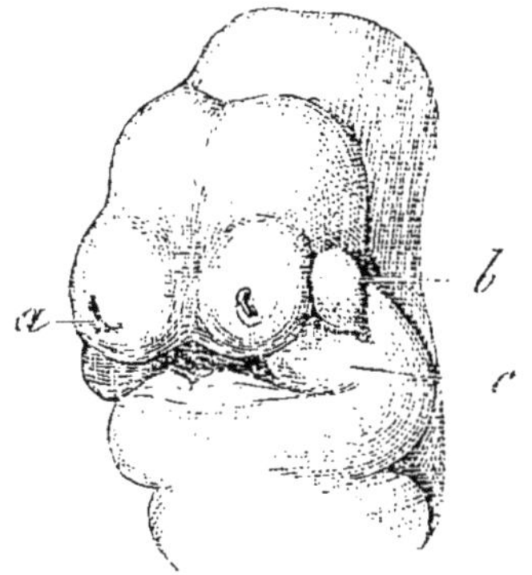

FIG. 59. — Extrémité
cephalique d'un em-
bryon de mouton un
peu plus avancé que le
précédent.

a. Fossette olfactive. — *b.*
Cristallin. — *c.* Bourgeon maxillaire supérieur. (Cadiat.)

bas et en avant, portent le nom de *fentes branchiales* ou *fentes pharyngiennes*. Les parties qui séparent les fentes représentent des prolongements connus sous le nom d'*arcs branchiaux* ou *arcs viscéraux*.

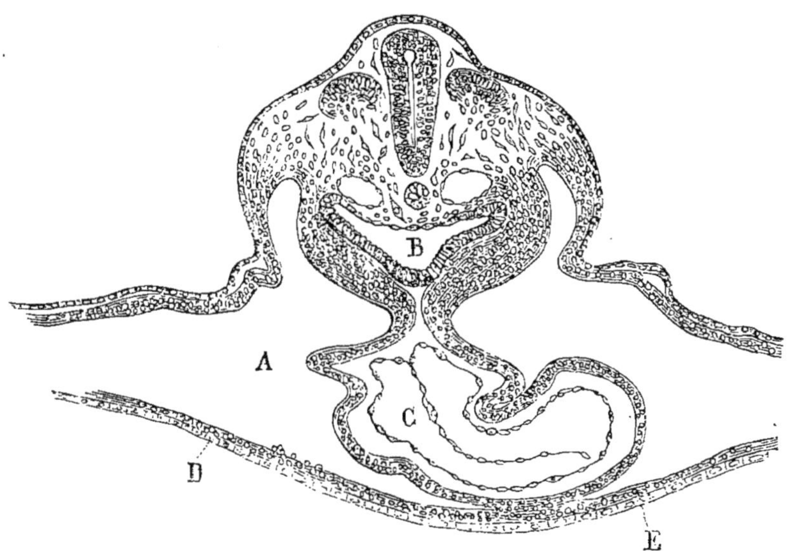

FIG. 60. — Embryon de poulet à la fin du deuxième jour de l'incubation. Coupe transversale faite au niveau du cœur.

A. Fente pleuro-péritonéale. — B. Intestin antérieur, *aditus anterior*. — C. Cœur
avec sa cloison unique. — D, E. Feuillet interne et lame fibro-intestinale.
On voit en haut la coupe de la moelle, des protovertèbres, de la corde dorsale et des
deux aortes. (Cadiat).

Les fentes résultent de l'atrophie du feuillet moyen ; les feuillets interne et externe s'adossent avant la formation de la fente. Au niveau des arcs, au contraire, le feuillet moyen s'hypertrophie et donne une certaine épaisseur à ces parties.

1° *Fentes pharyngiennes ou branchiales.* — Il y en a quatre ; on les nomme première, deuxième, etc., en comptant de haut en bas. L'apparition de ces fentes nous prouve quelle différence il y a dans la rapidité d'évolution entre l'embryon du poulet et l'embryon humain. Chez le poulet, les fentes pharyngiennes se montrent à la fin du *troisième* jour, tandis qu'elles n'apparaissent qu'au *quinzième* jour dans l'embryon humain.

Les fentes pharyngiennes sont légèrement obliques en bas et en dedans. Elles font communiquer la cavité du pharynx avec l'extérieur.

Ces fentes disparaissent à la fin du second mois par suite de la soudure des arcs branchiaux. Cette soudure marche de dedans en dehors et de dehors en dedans, de sorte que la partie moyenne de la fente est la dernière qui s'oblitère. Un arrêt de développement frappe quelquefois cette occlusion, et il en résulte une *fistule branchiale congénitale.*

La première fente pharyngienne ne s'oblitère pas à sa partie postérieure et externe, elle donne naissance à ce niveau ou *conduit auditif externe,* à la *caisse du tympan* et à la *trompe d'Eustache.*

2° *Arcs branchiaux ou viscéraux.* — Au nombre de cinq, séparés par les fentes pharyngiennes, les arcs viscéraux ont également une direction un peu oblique en bas et en avant. Le premier arc viscéral, ou *arc facial,* forme les parties dures et molles de la face ; les autres *arcs pharyngiens* forment le cou. Nous les examinerons séparément. Nous commencerons par ces derniers.

a. *Arcs pharyngiens.* — Il y en a quatre ; le premier et le second correspondent à l'os hyoïde ; le troisième et le quatrième forment les parties molles de la partie antérieure et inférieure du cou.

Le *premier arc pharyngien,* situé au-dessous de l'arc facial, apparaît vers le vingtième jour. Il va de la base du crâne à l'os hyoïde. Son extrémité supérieure produit l'*étrier* de la chaîne des osselets et l'*apophyse styloïde* du temporal, ou os *stylo-hyal.* En bas, cet arc donne naissance au *cérato-hyal* et à l'*apo-hyal* ou petite corne de l'os hyoïde. Le *ligament stylo-hyoïdien* en provient également.

Le *deuxième arc pharyngien* donne naissance aux parties molles de la partie supérieure du cou, au corps de l'*os hyoïde* et aux *grandes cornes.*

Les *troisième et quatrième arcs pharyngiens* donnent naissance aux parties molles de la partie inférieure du cou. Les cartilages du larynx procéderaient du troisième arc pharyngien, selon quelques auteurs.

b. *Premier arc viscéral ou arc facial.* — L'arc facial, premier arc viscéral, en se soudant avec celui du côté opposé, forme la lèvre inférieure, la mâchoire inférieure et tout ce qui constitue le menton, sans en excepter la langue.

Les deux moitiés de l'arc facial, avant leur soudure sur la ligne médiane, constituent les *bourgeons maxillaires inférieurs*. Dans chacun d'eux se forme la moitié correspondante du maxillaire inférieur. Le cartilage de Meckel, situé sur la face interne de cet os, s'étend jusqu'à la caisse du tympan, où il forme l'*enclume* et le *marteau*.

Comme l'os maxillaire, la lèvre se compose aussi de deux prolongements des bourgeons maxillaires inférieurs, qui se soudent sur la ligne médiane.

Un arrêt de développement peut atteindre cette soudure et produire un *bec-de-lièvre inférieur*, difformité fort rare.

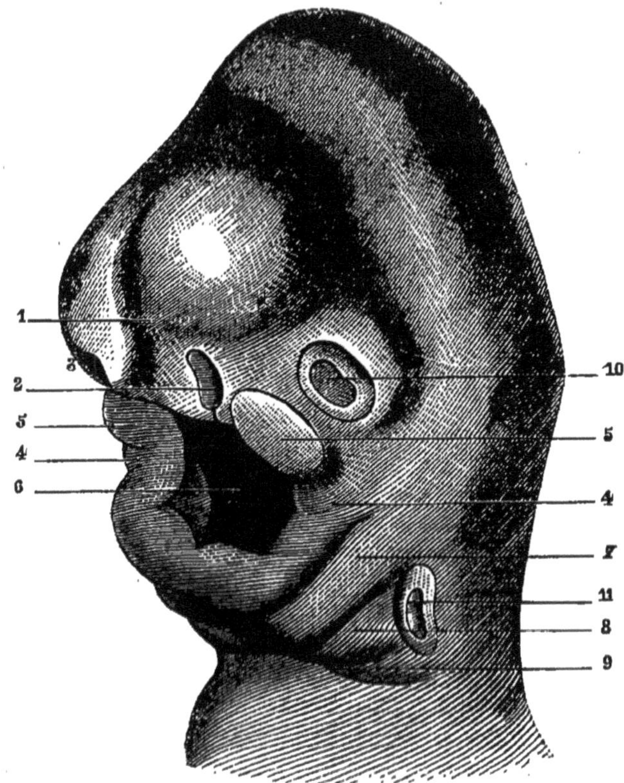

FIG. 61. — Face latérale de la tête d'un embryon d'un mois et demi, pour montrer la situation respective des arcs pharyngiens 7, 8, 9. On y voit la fossette olfactive 2, l'œil 10 et l'oreille 11.

La *langue* naît de l'extrémité des bourgeons maxillaires inférieurs par deux saillies, une de chaque bourgeon. Les deux saillies se confondent pour former la langue, et le sillon qui les séparait se montre à l'état de vestige sur la ligne médiane de la face dorsale de la langue, *sillon lingual.*

Sur le trajet des bourgeons maxillaires inférieurs, de chaque côté de l'hiatus qui sera la bouche, on voit proéminer deux bourgeons qui naissent de la partie supérieure et postérieure des bourgeons maxillaires inférieurs. Ces bourgeons, appelés *bourgeons maxillaires supérieurs*, se portent en haut, en avant et en dedans. Ils donneront naissance aux parties latérales de la lèvre supérieure, à l'os maxillaire supérieur, à l'os malaire, aux os palatins, à l'aile interne de l'apophyse ptérygoïde.

D'après ce qui précède, on voit que la lèvre supérieure est formée en grande partie par les bourgeons maxillaires supérieurs. Mais la partie médiane de la lèvre supérieure appartient à un autre bourgeon qui descend du crâne et qu'on nomme *bourgeon frontal* ou *fronto-nasal.* De même, les bourgeons maxillaires supérieurs forment par leur réunion la voûte palatine. Mais la partie antérieure et médiane de cette voûte est formée par un os spécial, *l'os incisif,* appartenant au bourgeon frontal, ou fronto-nasal, dont nous allons nous occuper.

On voit que le premier arc viscéral ou arc facial forme une grande partie de la face, tout ce qui existe au-dessus de la cavité buccale, les joues, les côtés de la lèvre supérieure et la plus grande partie de la voûte palatine. Nous allons, pour compléter la face, faire intervenir un nouveau prolongement ou bourgeon ; mais celui-ci va procéder d'en haut, il va faire suite à la partie antérieure du crâne membraneux. Devant former le *front*, le *nez*, la partie antérieure de la *voûte palatine*, la partie moyenne de la *lèvre supérieure*, ce bourgeon prend le nom de *bourgeon frontal* ou *fronto-nasal.*

Lorsque, vers le quinzième jour, la dépression centrale de la face s'accuse, on voit le *bourgeon frontal* ou *fronto-nasal*, très large, occuper l'espace qui sépare les deux yeux. Le bord inférieur du bourgeon frontal se divise presque aussitôt en trois parties, deux parties latérales ou *bourgeons nasaux externes*, et une partie médiane, *portion médiane* du *bourgeon frontal.*

Une large dépression sépare la partie médiane des parties latérales sous le nom de *fossette olfactive.* De cette fossette part un sillon vertical, le *sillon nasal.* En sorte que la portion médiane du bourgeon frontal est séparée des bourgeons nasaux externes par la fossette olfactive et le sillon nasal.

Alors la dépression buccale, allongée dans le sens transversal, est limitée en bas par l'arc facial, et en haut par les trois portions terminales du bourgeon frontal.

La cavité de la bouche se forme ensuite par liquéfaction des cellules dépendantes. du feuillet moyen du blastoderme. Cette liquéfaction faisant des progrès, la cavité s'ouvre en avant et bientôt en arrière dans le pharynx, avec lequel elle communique par suite de

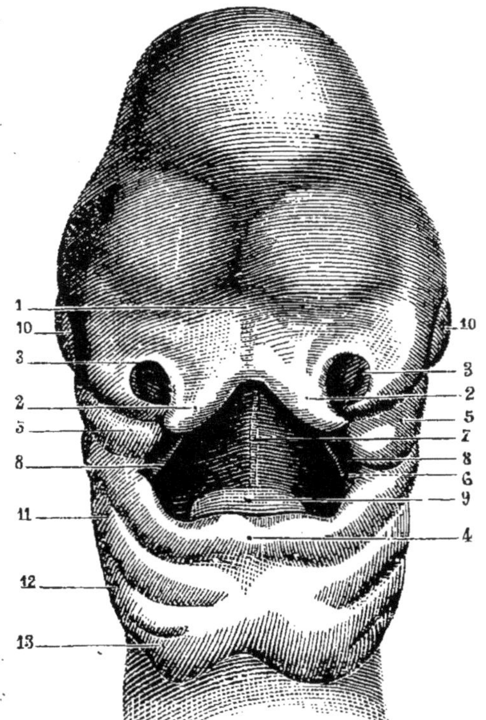

Fig. 62. — Tête d'un embryon de trente-cinq jours.

1. Bourgeon frontal. — 2, 2. Bourgeons nasaux internes ou incisifs. — 3, 3. Fossette olfactive. — 4. Bourgeons maxillaires inférieurs déjà soudés sur la ligne médiane. — 5, 5. Bourgeons maxillaires supérieurs s'appliquant en haut aux bourgeons nasaux pour former avec eux le sillon lacrymo-nasal. — 6. Cavité buccale. — 7. Vestige de la cloison des fosses nasales. — 8, 8. Vestige de la cloison qui séparera les fosses nasales de la bouche proprement dite. — 9. Langue. — 10, 10. Yeux. — 11, 12, 13. Arcs pharyngiens.

la destruction de la *membrane du pharynx*, diaphragme situé à l'isthme du gosier, entre la bouche et le pharynx.

A ce moment la cavité buccale est limitée par le pharynx en arrière, la base du crâne en haut, et l'arc facial en bas. Nous savons comment s'est formée sa paroi inférieure, ainsi que la lèvre inférieure.

Nous avons vu les bourgeons maxillaires supérieurs former les parties latérales de la lèvre supérieure ; voyons comment se forme la partie médiane.

La *portion médiane du bourgeon frontal* s'échancre au milieu, de manière à donner naissance à deux petites saillies latérales appelées *bourgeons incisifs*.

Par suite du développement, la face se constitue, d'une part par la descente des bourgeons incisifs, d'autre part par le rapprochement des bourgeons maxillaires supérieurs, qui viennent exercer une pression latérale sur les bourgeons incisifs.

En descendant, les deux bourgeons incisifs se soudent sur la ligne médiane pour former la partie médiane de la lèvre supérieure. Un arrêt de développement frappant cette soudure produit un *bec-de-lièvre médian supérieur*, difformité fort rare.

Par leur partie postérieure, les bourgeons incisifs donnent naissance aux *os propres du nez*, aux *unguis*, à la *lame perpendiculaire* de l'ethmoïde, au *vomer* et au *cartilage* de la cloison. Ils donnent naissance aussi aux deux *os incisifs* formés par l'*apophyse montante* du maxillaire supérieur, par la portion de maxillaire qui supporte les *deux incisives*, et par une portion triangulaire de la voûte palatine située entre le canal palatin antérieur et la partie externe de la petite incisive. On voit sur le squelette des sutures qui indiquent l'union de l'os incisif au reste du maxillaire supérieur. L'une de ces sutures va du canal palatin antérieur à la partie externe de la seconde incisive, l'autre s'étend sur la face antérieure de l'os, de ce dernier point à la partie externe de l'apophyse montante.

Les bourgeons maxillaires supérieurs s'appliquent en dedans aux précédents. En se soudant aux bourgeons incisifs, ils complètent la lèvre supérieure, et leur défaut de soudure par arrêt de développement donne naissance au *bec-de-lièvre latéral*. Si le défaut de réunion existe seulement d'un côté, c'est le *bec-de-lièvre unique*; si c'est des deux côtés, c'est le *bec-de-lièvre double*. Le bec-de-lièvre est *simple* s'il n'atteint que la lèvre; mais il devient *compliqué* si l'arrêt de développement porte sur des parties plus profondes. Ainsi il peut arriver que l'arrêt de développement frappe la soudure du maxillaire supérieur et de l'os incisif d'un ou de deux côtés. Il peut arriver aussi que l'arrêt de développement frappe le point de réunion des deux maxillaires supérieurs sur la ligne médiane de la voûte palatine, qu'il empêche la division médiane du voile du palais, et même qu'il se porte beaucoup plus en arrière. On voit que le bec-de-lièvre compliqué présente plusieurs variétés. La variété dans laquelle la voûte palatine manque, les fosses nasales et la bouche communiquant librement, porte le nom de *gueule de loup*.

Dans les premiers temps de la période embryonnaire, la face de l'embryon paraît comme aplatie de haut en bas. Autrement dit, ses dimensions verticales sont considérablement réduites.

Pendant que les bourgeons maxillaires supérieurs viennent se souder aux bourgeons incisifs sur la ligne médiane, ils subissent un prolongement entre le globe oculaire et le bourgeon nasal externe, partie latérale du bourgeon naso-frontal. Un sillon sépare le bourgeon maxillaire supérieur du bourgeon nasal externe: c'est le *sillon lacrymal*, indice de la gouttière lacrymale et du canal nasal.

5. Masse cellulaire intermédiaire. — On nomme ainsi un

oupe de cellules faisant partie du feuillet moyen ou mésoblaste,
mité en avant par l'hypoblaste, en arrière par l'épiblaste, en dedans
ar les protovertèbres et en dehors par une couche de cellules for-
ant la *lame germinative*. En hauteur, la masse cellulaire intermé-
iaire est étendue depuis la cinquième protovertèbre jusqu'à l'ex-
émité caudale de l'embryon. (Voy. *Développement des organes
énito-urinaires*.)

6. Lame germinative. — On appelle lame germinative une
ouche de cellules située dans l'angle de séparation de la splanch-
opleure et de la somatopleure, en dehors de la *masse cellulaire
intermédiaire*. Lorsque les corps de Wolff se développent dans la
masse cellulaire intermédiaire, celle-ci augmente de volume et la
ame germinative est refoulée dans la cavité pleuro-péritonéale, où

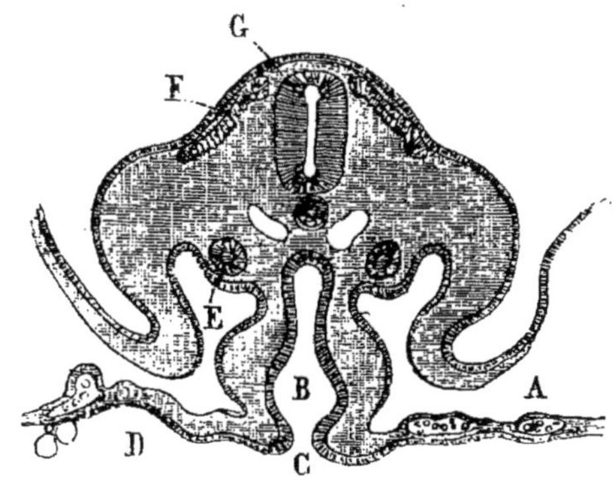

FIG. 63. — Embryon de trois jours. Coupe transversale.

A. Cavité pleuro-péritonéale. — B. Involution du feuillet interne, ou hypoblaste, pour
ormer l'intestin. — C. Orifice de communication entre l'intestin futur et la cavité de la
ésicule ombilicale D. — E. Conduit de Wolff. — F. Protovertèbre. — G. Moelle et
anal de l'épendyme.
On voit au-dessous de la moelle la corde dorsale et la coupe des aortes. (Cadiat.)

elle forme une légère saillie. La lame germinative est formée de
cellules d'épithélium cylindrique, tandis que le reste de la cavité
pleuro-péritonéale est tapissé d'épithélium pavimenteux. Sur les points
un peu saillants de la couche cellulaire intermédiaire, l'épithélium
forme plusieurs couches superposées ; mais à mesure qu'on se
rapproche de la splanchnopleure et de la somatopleure, l'épithélium
ne forme qu'une seule couche, et il se confond insensiblement avec
l'épithélium pavimenteux de la cavité pleuro-péritonéale. (Voy.
Développement des organes génito-urinaires.)

7° Développement des somatopleures. — Nous savons que
la somatopleure est le feuillet externe du blastoderme doublé à sa

face interne de la lame musculo-cutanée fournie par le dédoublement du feuillet moyen dans les lames latérales.

En se développant, les somatopleures donnent naissance aux parois du tronc, aux membres et aux organes des sens.

 a. Formation des parois du tronc. — Les somatopleures convergent vers la ligne médiane pour fermer la grande cavité du tronc, excepté au niveau de l'ombilic. Cette cavité se divise en trois, après la formation du diaphragme, péritoine et plèvres.

Un arrêt de développement peut frapper la soudure des deux somatopleures; il en résulte une *fissure médiane* qui laisse échapper les viscères abdominaux, lorsqu'elle a pour siège l'abdomen. Si la fissure siège à la région thoracique, on l'appelle *fissure sternale.*

Dans la formation des parois du tronc, l'épiblaste, ou feuillet externe, forme l'épiderme et le revêtement épithélial des glandes de la peau, ainsi que les ongles et les poils.

L'épiblaste est doublé à sa face profonde par la lame musculo-cutanée fournie par le mésoblaste, et nous avons vu que la somatopleure résulte de la réunion de ces deux couches. Un peu plus tard, la masse cellulaire intermédiaire envoie un prolongement lamelliforme, uniquement composé de cellules dans l'épaisseur de la somatopleure, entre l'épiblaste et la lame musculo-cutanée. De cette dernière couche naissent le derme, le tissu conjonctif sous-cutané, les os, les muscles, les vaisseaux et les nerfs des parois du tronc.

 b. Formation des membres. — Les membres apparaissent dès le quatrième jour, alors que la tête et la partie médiane du tronc sont en partie formées. Au moment où les somatopleures opèrent leur soudure, on voit une saillie longitudinale se produire de chaque côté. C'est l'*éminence de Wolff*, étendue de l'extrémité céphalique à l'extrémité caudale et appartenant aux somatopleures.

On voit apparaître les membres, sous forme de petits bourgeons aplatis, de chaque côté des extrémités céphalique et caudale. Dès qu'ils ont apparu, l'éminence de Wolff disparaît.

Les membres s'allongent de plus en plus et prennent enfin leur position naturelle. L'extrémité des membres, aplatie en forme de nageoires, donnera naissance à la main et aux pieds.

Les doigts apparaissent vers la sixième semaine chez l'homme. Au début, ils sont représentés par des traînées régulières de cellules séparées par des espaces clairs correspondant aux espaces interdigitaux.

Les divers organes et tissus qui constituent les membres sont donc formés par la somatopleure. L'épiderme et les glandes de la peau proviennent de l'extension de l'épiblaste ; le derme et tous les organes profonds sont fournis par le mésoblaste ou feuillet moyen du blastoderme.

c. Formation des organes des sens. — Nous avons vu que l'organe ⸗ *sens du goût*, la langue, se forme, aux dépens du feuillet moyen ⸗ mésoblaste, par deux bourgeons qui naissent du point de réu⸗ on des deux bourgeons maxillaires inférieurs. L'épiblaste ⸗tend dans la cavité buccale et tapisse la surface de la langue, ⸗mme les autres parties de la bouche.

Le *sens du tact*, la peau, est formé par l'épiblaste et le méso⸗ ⸗aste. (Voy. *Peau.*)

Le développement du *sens de l'olfaction* sera décrit avec le nerf ⸗factif.

Le *sens de la vue*, l'œil, se développe de la manière suivante. ⸗épiblaste et le mésoblaste concourent à former le globe oculaire.

L'épiblaste, feuillet externe, donne naissance à la rétine, au nerf ⸗ptique et au cristallin; voici comment. Tout à fait au début de la ⸗ériode embryonnaire, une sorte de bourgeon creux naît de la ⸗ésicule cérébrale antérieure (formée elle-même par la dilatation ⸗u sillon médullaire, et par conséquent par l'épiblaste). Ce bourgeon ⸗reux se porte en dehors, en se rétrécissant à son pédicule. Le ⸗oint rétréci est creux ; il formera le nerf optique, la partie ⸗enflée est creuse également : c'est la *vésicule optique*, d'où naîtra ⸗a rétine.

Le nerf optique s'allonge et son canal se rétrécit. Il s'ouvre avec ⸗elui du côté opposé, par une ouverture commune, dans le ventri⸗ ⸗cule moyen. Puis il se produit un écartement, et les deux nerfs ⸗ptiques s'ouvrent séparément.

La *rétine*, c'est-à-dire la *vésicule optique*, située à l'extrémité du ⸗nerf optique, arrive au contact de l'épiblaste général. La rétine est ⸗bien formée déjà par l'épiblaste, mais par une portion qui s'est ⸗invaginée dans l'embryon. La vésicule optique, dépendant de cette ⸗portion invaginée, vient en contact de l'épiblaste général, feuillet ⸗externe qui recouvre toute la surface du corps de l'embryon. Au ⸗niveau du point où a lieu le contact, l'épiblaste présente un ⸗épaississement.

L'épaississement de l'épiblaste, produit par une végétation ⸗cellulaire, prend la forme d'une lentille (cette lentille sera le ⸗*cristallin*), qui refoule peu à peu le sommet de la vésicule optique, ⸗de manière à l'invaginer dans elle-même et à appliquer la moitié ⸗antérieure dans la moitié postérieure. Les deux moitiés se soudent ⸗et la rétine aura désormais la forme d'une cupule, la forme que ⸗nous lui connaissons.

Le nerf optique se creuse d'une gouttière, solution de continuité ⸗apparente, connue sous le nom de *fente choroïdienne.* Elle s'étend ⸗à la cupule rétinienne. Par cette fente pénètrent les cellules du ⸗feuillet moyen, mésoblaste, pour former, d'une part, *l'artère cen-*

trale de la rétine dans le nerf optique, et d'autre part diverses parties constituantes du globe oculaire.

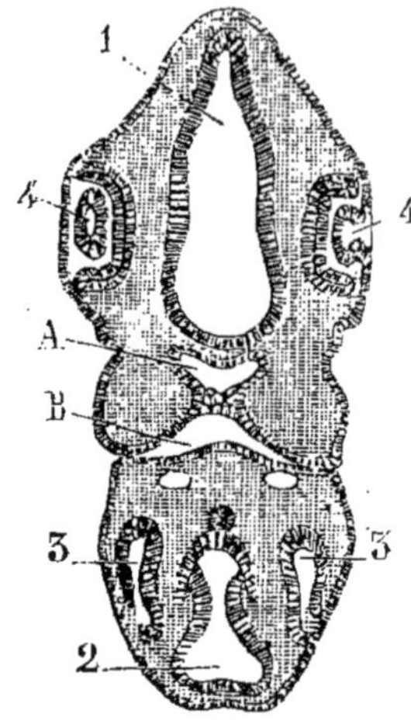

FIG. 64. — Coupe horizontale de l'extrémité céphalique d'un embryon de deux jours passant par les yeux et les oreilles.

A. Dépression buccale. B. Aditus anterior communiquant avec l'épiderme par la première fente branchiale. — 1. Vésicule cérébrale antérieure. — 2. Vésicule cérébrale postérieure. — 3. Fossette auditive. — 4. Formation du cristallin. (Cadiat.)

Puis la gouttière du nerf optique disparaît et l'artère est emprisonnée dans le nerf.

Par la *fente choroïdienne,* avant l'occlusion de la *gouttière optique,* les cellules du mésoblaste pénètrent et vont donner naissance au *corps vitré,* à la *membrane hyaloïde* et à la *zone de Zinn.*

Les cellules du mésoblaste forment une couche autour de la rétine et se disposent de manière à donner naissance à la *choroïde,* à l'*iris,* à la *sclérotique* et à la *cornée.*

La moitié postérieure de la vésicule rétinienne forme le *pigment choroïdien* en se transformant en cellules hexagonales qui se remplissent de granulations noires. Quant à la moitié antérieure, refoulée dans la postérieure, elle se transforme en éléments nerveux et forme la rétine, à proprement parler.

Revenons au *cristallin.* Nous avons vu qu'il est formé par un épaississement lenticulaire de l'épiblaste et qu'il refoule la moitié antérieure de la vésicule rétinienne dans la moitié postérieure. A ce moment, le cristallin est relativement considérable. Il se déprime insensiblement et forme une sorte de bourse dont l'ouverture, dirigée du côté de l'épiblaste, se resserre de plus en plus. Puis cette bourse se sépare de l'épiblaste.

Ayant la forme d'une lentille creuse, elle a donc une paroi antérieure qui regarde une paroi postérieure. Les deux sont recouvertes de cellules. Les cellules de la paroi postérieure s'allongent rapidement d'arrière en avant, en prenant leur point d'appui sur une membrane nouvellement formée, la *cristalloïde postérieure,* et forment les *fibres du cristallin.* Celles-ci, en s'allongeant d'arrière en avant, compriment les cellules antérieures contre la *cristalloïde antérieure*, où elles prennent l'aspect d'un *épithélium pavimenteux*.

Le *sens de l'ouïe*, oreille, se forme ainsi. L'*oreille externe* et l'*oreille moyenne* se développent avec les arcs viscéraux qui forment la face et le cou.

Le premier *arc pharyngien* donne naissance au *pavillon* de l'oreille et à l'os *étrier*.

Le *bourgeon maxillaire inférieur* forme le *marteau* et l'*enclume*.

La *caisse du tympan* et la *trompe d'Eustache* sont formées par la partie profonde de la première fente pharyngienne, tandis que la partie superficielle forme le *conduit auditif* externe. La *membrane du tympan* est une production un peu postérieure des mêmes parties.

L'*oreille interne* se développe de la manière suivante. Il y a une *vésicule auditive*, comme une vésicule olfactive et une vésicule oculaire ; seulement, au lieu de provenir des centres nerveux, elle est formée par l'épiblaste. Dès le second jour de l'incubation, on voit une dépression de l'épiblaste se montrer de chaque côté de la vésicule cérébrale antérieure. Cette dépression augmente de plus en plus et, comme celle que forme le cristallin, elle se transforme en vésicule, qui se détache vers la fin du second jour.

La *vésicule auditive*, ainsi isolée, s'aplatit aussitôt, elle s'allonge d'avant en arrière et elle présente trois petits noyaux ou bourgeons sur son côté externe. Sa partie antérieure s'enroule autour d'une petite portion de mésoblaste pour former la *lame des contours du limaçon* ; la portion du mésoblaste dont il vient d'être question formera l'*axe* ou *noyau* du limaçon. L'extrémité postérieure dilatée forme le *vestibule*. Quant aux trois bourgeons externes, ils se développent pour former les trois *canaux demi-circulaires*.

La séparation des canaux demi-circulaires membraneux et osseux s'opère ensuite.

Quant aux *nerfs* de l'oreille interne, ils naissent sur place. Le ganglion de Corti naît d'abord, les filaments de la lame spirale se montrent ensuite, enfin le nerf auditif s'étend du bulbe rachidien au ganglion de Corti.

Amnios. — La membrane amnios commence à se montrer dès le second jour de l'incubation. L'épiblaste, feuillet externe du blastoderme, se replie sur toute la circonférence de l'embryon, mais d'une manière plus manifeste au niveau de l'extrémité céphalique. Ce repli s'accentue davantage et forme une sorte de gouttière en arrière de la circonférence de l'embryon ; la portion de ce repli qui couvre les extrémités céphalique et caudale constitue le *capuchon* *céphalique* et le *capuchon caudal* ; celle qui correspond aux bords, aux lames latérales, donne naissance aux capuchons latéraux. Ce repli, qui est dû à l'accroissement rapide de la membrane qui le forme, s'avance insensiblement et rapidement vers le dos de l'embryon et converge vers le centre de sa face dorsale. Au moment où il va se confondre avec lui-même, on voit un petit orifice appelé

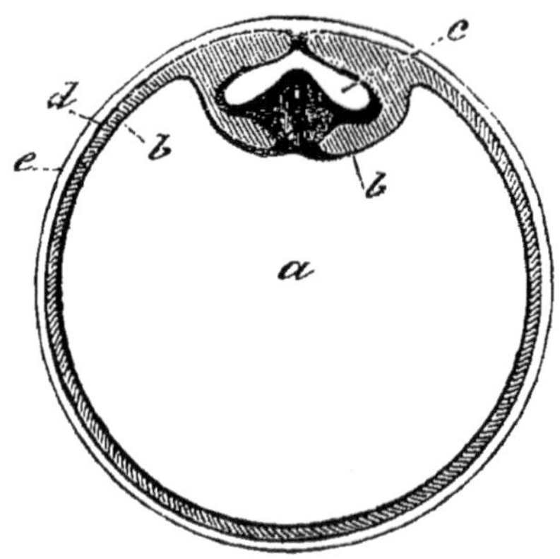

FIG. 65. — Schéma montrant le développement de l'amnios et la cavité du cœlome.

a. Vitellus entouré par le feuillet interne du blastoderme *b*. — *c*. Cavité de l'amnios. — *d*. Feuillet externe du blastoderme. — *e*. Membrane vitelline. (Cadiat.)

ombilic amniotique, de courte durée, car, dès le commencement du troisième jour, l'amnios, entièrement détaché de l'épiblaste, forme à l'embryon un véritable sac.

A partir de ce moment, l'amnios prendra de l'extension par suite de l'accumulation d'un liquide qui va s'interposer entre cette membrane et la face dorsale de l'embryon. En même temps que le liquide distendra la membrane amnios, celle-ci augmentera en étendue, par suite de la multiplication des éléments qui la constituent. Comme l'amnios est fixé à la circonférence de l'embryon, et pour mieux dire à la circonférence de la somatopleure et des replis céphalique et caudal, il en résulte que cette circonférence entraînera l'amnios jusqu'à l'ombilic, à mesure que les somatopleures se rapprocheront pour se confondre.

L'amnios persistera jusqu'au moment de l'accouchement. Cette membrane représente une poche pleine de liquide, dans lequel est suspendu le fœtus par le cordon ombilical. L'amnios est continue, elle tapisse toute la cavité de l'œuf, et elle forme une gaine aux éléments du cordon ombilical jusqu'aux bords de l'anneau ombilical, avec lesquels elle se confond. Sa disposition est exactement la même que celle du feuillet pariétal de la plèvre qui, après avoir tapissé la cavité qui entoure le poumon, forme une gaine au pédicule du poumon, jusqu'au poumon lui-même. Cette comparaison fort juste permet de comparer l'amnios au feuillet pariétal d'une séreuse, en sorte que le liquide amniotique peut être comparé à un épanchement qui éloigne le fœtus des parois de l'œuf.

Le liquide amniotique a pour but de protéger le fœtus et le cordon ombilical contre les effets des contractions de l'utérus pendant l'accouchement et contre les chocs extérieurs pendant la grossesse.

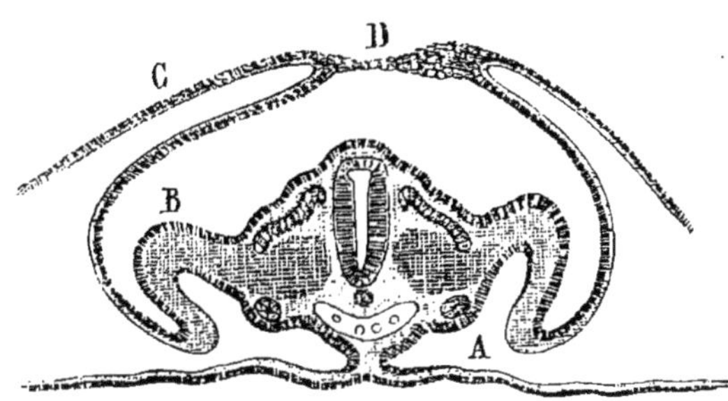

FIG. 66. — Embryon de poulet, après quarante-huit heures d'incubation. Coupe transversale pour montrer la formation de l'amnios.

Dans cette figure, la face dorsale de l'embryon regarde en haut, tandis que certains auteurs ont coutume de la diriger en bas.

On voit sur la ligne médiane le canal de l'épendyme au centre de la moelle, la corde dorsale et de chaque côté les protovertèbres.

A. Cavité pleuro-péritonéale. — B. Lame fibro-cutanée, feuillet externe du blastoderme se soulevant pour former l'amnios. — C. Portion du feuillet externe formant le chorion. — D. Point de réunion des deux lames, *ombilic amniotique*. (Cadiat.)

Au moment de l'accouchement régulier, la tête du fœtus, dilatant le col utérin et se moulant sur la circonférence du bassin, repousse du côté du col une petite partie du liquide amniotique qui fait saillir les membranes de l'œuf au niveau de l'orifice utérin dilaté. C'est la *poche des eaux*, dont la rupture indique que le travail de l'accouchement avance. Le reste du liquide amniotique est emprisonné par la tête, qui fait l'office de bouchon au niveau du col. Il continue à baigner le corps du fœtus jusqu'à la sortie du fœtus tout entier, qui entraîne le liquide avec lui. L'écoulement total du liquide amniotique avant la fin du travail est une mauvaise condition pour l'accouchement.

La *surface externe* de l'amnios est en rapport avec le chorion (voy. ce mot).

La *surface interne*, lisse et polie comme celle d'une séreuse, est baignée par le liquide amniotique. Au voisinage du cordon ombilical, elle présente de petites saillies, de la grosseur de grains de millet, *caroncules amniotiques* de Müller, et quelques prolongements filiformes, simples ou ramifiés, *villosités amniotiques*.

La *portion ombilicale* de l'amnios forme un tube complet aux éléments du cordon ombilical. Ce tube se resserre de plus en plus. Sa surface est luisante et comme gélatineuse. Elle glisse sous le doigt, comme ont pu s'en apercevoir les personnes qui ont pratiqué des accouchements.

Sa *structure* comprend deux couches : une épithéliale et une fibreuse.

L'épithélium est *pavimenteux simple*, à cellules aplaties, bien régulièrement juxtaposées et présentant une grande cohérence.

La *couche fibreuse* est formée de tissu conjonctif. Remak et Kölliker y ont trouvé des fibres musculaires lisses, ce qui donne à l'amnios un certain degré de contractilité.

Les vaisseaux de la membrane amniotique sont très rares. Il n'y a pas de nerfs.

Le *liquide amniotique* augmente insensiblement jusqu'à la quantité moyenne de 500 grammes.

Au début de la formation embryonnaire, c'est un liquide clair et transparent ; mais il change plus tard de composition, à cause de la présence du fœtus dont la peau baigne dans le liquide et dont les excrétions sont rejetées dans le liquide amniotique. Il devient blanc verdâtre. Sa saveur, nulle au début, devient salée plus tard.

Vers la fin de la grossesse, le liquide amniotique renferme, en outre des cellules épithéliales, de l'urée, de l'albumine, du chlorure de sodium, et en outre des sels de chaux et de soude, de la graisse, du sucre et de la créatine.

Le fœtus étant complètement baigné par l'amnios, il semble que ce liquide doive être profondément altéré. Il subit simplement des modifications chimiques ; mais, comme il est à l'abri de l'air, il ne s'altère pas. Il se putréfie rapidement au contact de l'air.

Du reste, il ne faudrait pas croire que les déjections fœtales soient considérables. La plupart des organes sommeillent chez le fœtus. A part la peau qui fonctionne un peu, et le rein, dont le produit, si peu abondant, est versé par la vessie dans le liquide amniotique, les organes du fœtus sont dans le repos le plus complet. Le liquide amniotique baigne les narines, dont les bords sont appliqués à eux-mêmes ; il ne peut pénétrer dans les voies respiratoires. Le thorax est sans mouvement. Le liquide amniotique baigne les lèvres hermétiquement fermées, de sorte que le liquide ne peut pas pénétrer dans la bouche.

— Les parties que nous allons étudier maintenant, vésicule ombilicale, vésicule allantoïde, cordon ombilical et placenta, sont des dépendances du feuillet interne du blastoderme, ou hypoblaste.

1° Vésicule ombilicale. — Formée par la portion extra-fœtale du feuillet interne, la vésicule ombilicale est de courte durée. Vers la fin du premier mois, elle remplit complètement la cavité de l'œuf. Mais à mesure que l'amnios se développe, elle diminue et se réduit à un cordon creux qui se porte de l'ombilic à un point de la paroi de l'œuf. Ce cordon creux est le *conduit omphalo-mésentérique*, établissant une communication entre la cavité de l'embryon et la vésicule ombilicale. La [paroi de la vésicule ombilicale est

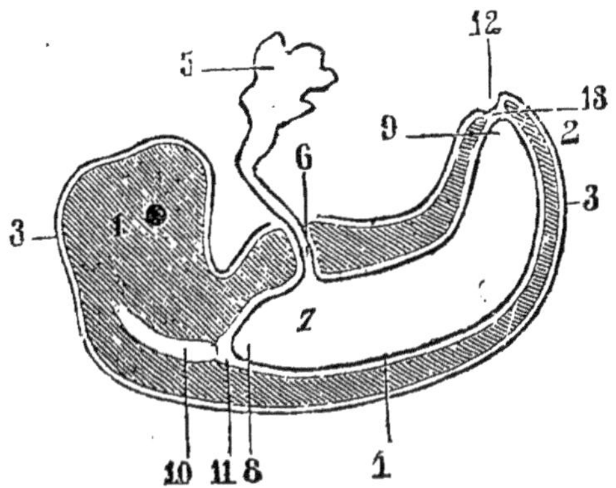

FIG. 67. — Schéma de l'embryon. Formation de l'anus.

1. Extrémité céphalique. — 2. Extrémité caudale. — 3. Épiderme, feuillet externe. — 4. Feuillet interne, intestin. — 5. Vésicule ombilicale. — 6. Ombilic. — 7. Cavité intestinale. — 8. Extrémité supérieure de l'intestin allant au-devant de l'intestin supérieur pour former l'œsophage. — 9. Extrémité inférieure allant au-devant de la dépression anale pour former le rectum. 10. Œsophage. —11. Point de réunion. — 12. Dépression anale. — 13. Point de réunion de l'intestin et de la dépression anale.

vasculaire ; ses vaisseaux se nomment *omphalo-mésentériques*; ils ont des communications avec ceux de l'embryon. Après le premier mois, cette vésicule se sépare de l'embryon, et s'atrophie peu à peu.

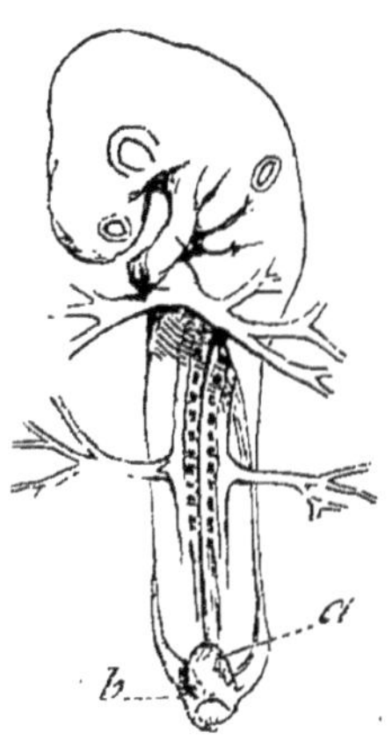

FIG. 68. — Embryon de poulet à la fin du troisième jour de l'incubation.

a. Émergence du bourgeon devant former la vésicule allantoïdienne. — *b*. Dépression sous-caudale (Cadiat).

2º **Vésicule allantoïde.** — Pendant que la vésicule ombilicale remplit presque complètement la cavité de l'œuf et que l'amnios commence à se développer, on voit se montrer [une petite saillie sur la portion du feuillet interne du blastoderme comprise dans la cavité abdominale, sorte de bourgeon creux. Cette saillie proémine à travers l'ombilic au-dessous de la vésicule ombilicale, du côté de l'extrémité caudale de l'embryon. Elle s'allonge insensiblement jusqu'à la surface interne du chorion et se trouve divisée, à la manière de la vésicule ombilicale, en deux portions : une contenue dans la cavité abdominale et qui formera la *vessie*, l'autre dans la

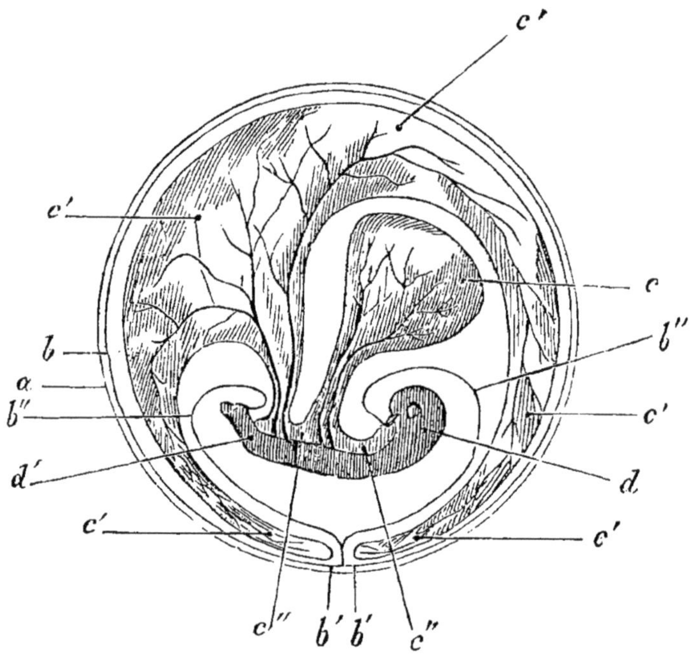

FIG. 69. — Vésicule allantoïde étalée à la surface interne de l'œuf.

a. Chorion. — *b.* Feuillet externe du blastoderme se confondant avec le chorion. — *b'*, *b'*. Replis du feuillet externe du blastoderme formant l'amnios. — *b"*, *b"*. Capuchon céphalique et capuchon caudal de l'amnios. — *c.* Vésicule ombilicale. — *c'*, *c'*, *c'*, *c'*. Vésicule allantoïde. — *c"*, *c"*. Rudiment de l'intestin de l'embryon. - *d.* Extrémité céphalique de l'embryon. — *d'*. Extrémité caudale de l'embryon.

cavité de l'œuf et qui constitue *l'allantoïde* proprement dite. L'étranglement ombilical sépare ces deux parties. Des *vaisseaux allantoïdiens* se montrent à sa surface et communiquent avec le corps de l'embryon.

La vésicule allantoïde se développe rapidement dans sa portion extra-fœtale, et s'étale entre l'amnios et la vésicule ombilicale. Arrivée au chorion, elle s'applique à sa surface interne, ou mieux à la face interne du feuillet externe du blastoderme, qu'elle recouvre dans toute son étendue, en dehors de l'amnios et de la vésicule ombilicale. Elle emporte avec elle les vaisseaux allantoïdiens, de telle sorte que ces vaisseaux viennent s'étaler à la surface interne du chorion. Quelques-uns de ces vaisseaux donneront naissance au placenta, les autres s'atrophieront, et la portion de vésicule allantoïde étendue de l'ombilic à la vessie formera *l'ouraque*. Ce sont les vaisseaux allantoïdiens qui constitueront plus tard les artères et la veine ombilicales. L'une des veines allantoïdiennes s'est atrophiée.

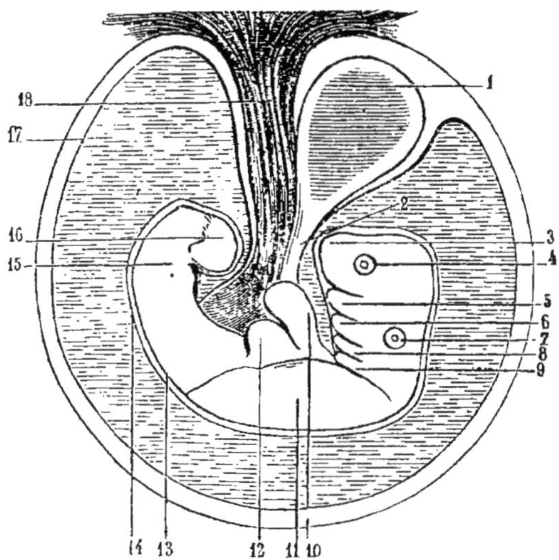

FIG. 70. — Embryon ; amnios développé ; atrophie de la vésicule ombilicale.

1. Vésicule ombilicale atrophiée. — 2. Conduit omphalo-mésentérique. — 3. Bourgeon frontal. — 4. Œil. — 5, 6, 8, 9. Les quatre arcs pharyngiens. — 7. Vésicule auditive. — 10. Cœur. — 12. Foie. — 13, 14. Surface de l'embryon. — 15, 16. Extrémité caudale de l'embryon. — 17. Amnios et liquide amniotique. — 18. Cordon ombilical.

3° Cordon ombilical.—On donne ce nom au cordon qui s'étend de l'ombilic au placenta, et qui maintient le fœtus au milieu des eaux de l'amnios. C'est par ce cordon que passe le sang du fœtus. D'après le mode de formation des trois membranes précédentes, rien n'est plus facile que de se faire une idée du cordon. Il est formé par trois vaisseaux contournés en spirale, la veine ombilicale et les artères ombilicales ; par le vestige de l'allantoïde, sorte de cordon fibreux ; par une enveloppe complète extérieure dépendant de l'amnios ; enfin par une substance conjonctive réunissant les vaisseaux, et appelée *gélatine de Warthon* (voy. *Circulation du fœtus*).

4° Placenta. — Le placenta est une masse spongieuse aplatie, seul moyen d'union vitale entre la mère et le fœtus.

Il s'insère ordinairement au fond de la cavité utérine; mais il peut s'implanter sur tous les autres points, même sur le col.

Cet organe, en forme de disque aplati, est quelquefois ovale. Il présente de 12 à 15 centimètres de largeur, de 2 à 3 d'épaisseur.

On lui considère deux faces et une circonférence.

La *face externe* ou *maternelle* est adhérente à la paroi utérine.

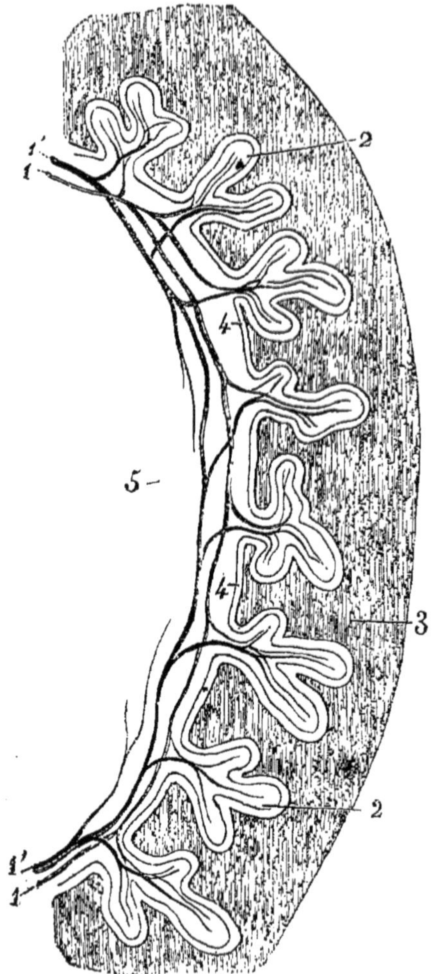

Fig. 71. — Physionomie des villosités au début de la circulation allantoïdienne.

1. Troncs artériels allantoïdiens. — 1'. Troncs veineux allantoïdiens. — 2. Villosités avec leurs capillaires. — 3. Muqueuse utérine pénétrant entre les villosités jusqu'au chorion. — 4. Chorion formant une membrane continue interrompue par l'orifice de la villosité ; cette membrane forme une cloison entre les troncs allantoïdiens et les capillaires des villosités. — 5. Cavité de l'œuf.

Elle est irrégulière et présente des saillies de la grosseur d'une noisette, d'une petite noix, séparées par des sillons. Ces saillies constituent les *cotylédons*. Nous verrons plus loin, en étudiant la structure de cet organe, que chaque cotylédon, formé par une touffe de villosités, possède une circulation indépendante de celle des cotylédons voisins.

Cette face est saignante au moment où la délivrance vient de s'opérer.

La *face interne ou fœtale* regarde la cavité de l'œuf. Elle est baignée par le liquide amniotique, et elle donne insertion par sa partie centrale au cordon ombilical. Quelquefois le cordon s'insère près de la circonférence du placenta, qui prend, dans ce cas, le nom de placenta en *raquette*.

La face fœtale est lisse et recouverte par la membrane amnios. On y voit des vaisseaux flexueux et très volumineux qui se portent du cordon ombilical vers la circonférence du placenta.

La *circonférence* est un peu plus mince que le reste de l'organe. On y trouve souvent une substance blanchâtre formée par de la fibrine.

Rapports. — Le placenta est constitué, d'une part, par le prolongement des vaisseaux allantoïdiens, situés entre l'amnios et le chorion, et se ramifiant dans les villosités choriales; d'autre part, par les vaisseaux de la muqueuse utérine. Par conséquent, il est en rapport par sa face externe avec le tissu même de l'utérus, et par sa face fœtale avec la membrane amnios, qui entoure le cordon, après avoir recouvert le placenta.

Structure. — Le parenchyme du placenta présente à étudier :

1° Les villosités du chorion, qui se ramifient et s'enfoncent dans la muqueuse utérine ; 2° les vaisseaux contenus au centre des villosités ; 3° la substance interposée entre elles.

Villosités. —Les *villosités* sont constituées par les mêmes éléments que le chorion. C'est une substance amorphe, résistante, grisâtre, non vasculaire, formée par la soudure de cellules pourvues de noyau. Elle n'est pas dissoute par l'acide acétique, qui la rend transparente. On y trouve des noyaux ovoïdes, longs de 8 à 10 μ, larges de 5 à 6 μ.

Les villosités sont ramifiées et creusées de cavités ; elles ne présentent aucune ouverture, si ce n'est du côté du chorion, où elles reçoivent les vaisseaux. Elles représentent donc un système de tubes ramifiés et fermés du côté de l'utérus. Leur paroi est très mince.

Vaisseaux. — Les *vaisseaux* contenus dans les villosités proviennent des vaisseaux allantoïdiens qui doivent former plus tard les vaisseaux ombilicaux. Ces vaisseaux se divisent dans les villosités, comme les villosités elles-mêmes. Quelques-unes sont vides. Dans chaque branche de ramification des villosités se trouve une anse vasculaire qui tient à l'artère ombilicale d'un côté, à la veine ombilicale de l'autre. C'est l'anse elle-même qui constitue le capillaire ; c'est elle aussi qui est le siège des transformations que subit le sang du fœtus dans le placenta. Les vaisseaux ont la même disposition dans toute l'étendue du placenta : ils constituent un système vasculaire tout particulier, formé uniquement par des anses. Nulle

3*

part il n'existe d'ouvertures sur ces vaisseaux, nulle part on ne voit ces vaisseaux communiquer avec ceux de la mère. Les phénomènes de respiration du fœtus se passent dans le placenta ; ils se font par

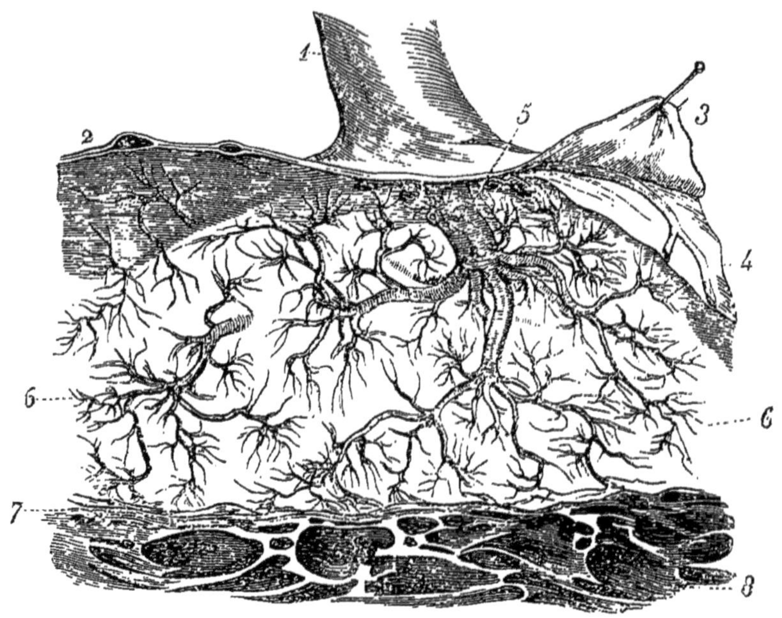

FIG. 72. — Disposition des villosités dans le placenta.

1. Cordon. — 2. Amnios. — 3. Le même soulevé par un crochet. — 4. Substance du placenta. — 5. Vaisseaux des villosités. — 6. Ramifications de ces villosités.— 7,8. Sinus utérins.

endosmose et exosmose au contact des vaisseaux de la mère, mais le sang fœtal ne passe jamais dans les vaisseaux de la mère. Les villosités que nous venons de décrire s'enfoncent dans la muqueuse interne et plongent dans les lacs sanguins de l'utérus.

Le placenta n'est pas uniquement formé par ces villosités ; il ne contient pas seulement des éléments provenant du fœtus. Du côté de la mère, on voit en effet la muqueuse utérine en contact avec le placenta se tuméfier et former des plis qui s'interposent aux cotylédons. L'ensemble de ces replis en forme de villosités constitue le *placenta maternel*. L'ensemble des cotylédons constitue le *placenta fœtal*. Les villosités qui proviennent de l'utérus présentent des anastomoses extrêmement fréquentes entre les vaisseaux qu'elles renferment. Ces anastomoses sont si nombreuses, si multipliées, qu'on a donné à cette portion de muqueuse le nom de lac placentaire.

Substance intermédiaire.— Entre les masses de villosités choriales, aussi appelées cotylédons, d'une part, entre ces cotylédons et le

tissu utérin, d'autre part, on trouve une substance interposée ;
cette substance est élastique, un peu gluante ou visqueuse, demi
transparente, grisâtre ; elle est partout continue à elle-même. Elle
est formée par de la matière amorphe granuleuse, au milieu de laquelle on rencontre les éléments de la muqueuse utérine, sans en

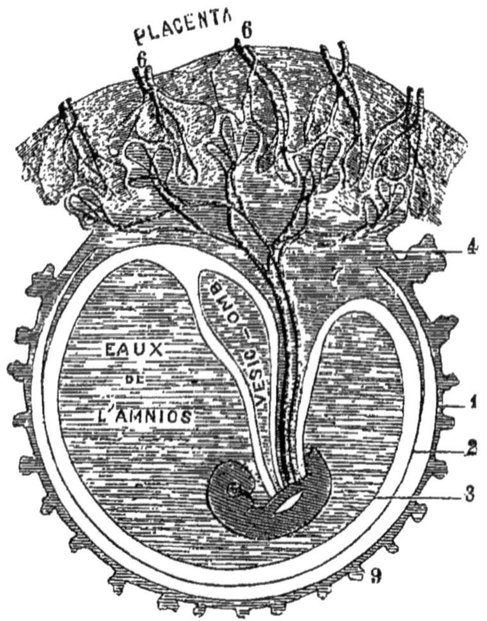

FIG. 72 *bis*. — Placenta fœtal et placenta maternel. Coupe schématique.

1. Chorion et ses villosités atrophiées. — 2. Prolongement de la vésicule allantoïde
entre le chorion et l'amnios. — 3. Amnios. — 4. Substance du placenta fœtal avec ses
villosités vasculaires. — 5, 5. Placenta maternel. — 6, 6. Vaisseaux du placenta maternel formant des anses entre les villosités du placenta fœtal. — 7. Vaisseaux ombilicaux
formant des anses dans les villosités.

excepter son épithélium. Mais ces cellules d'épithélium sont déformées de mille manières différentes.

Développement. — Après la fécondation, l'œuf arrive dans l'utérus ; aussitôt il se développe à sa surface des prolongements ou
villosités. Parmi ces villosités, il en est qui touchent directement
la muqueuse et qui deviendront le siège de la formation des vaisseaux ; les autres s'atrophient au bout de quatre ou cinq semaines.
Mais celles qui doivent constituer le placenta s'allongent et se creu-
sent de cavités ; en même temps, elles se ramifient et forment chacune une touffe qu'on appelle cotylédon. Des vaisseaux provenant
de l'allantoïde s'enfoncent dans les villosités et dans leurs ramifica-

tions tubuleuses en décrivant des anses. La circulation de chaque cotylédon est indépendante de celle des autres.

En même temps que se développent les villosités choriales du fœtus, se montrent les villosités de la mère et une substance amorphe intermédiaire aux villosités.

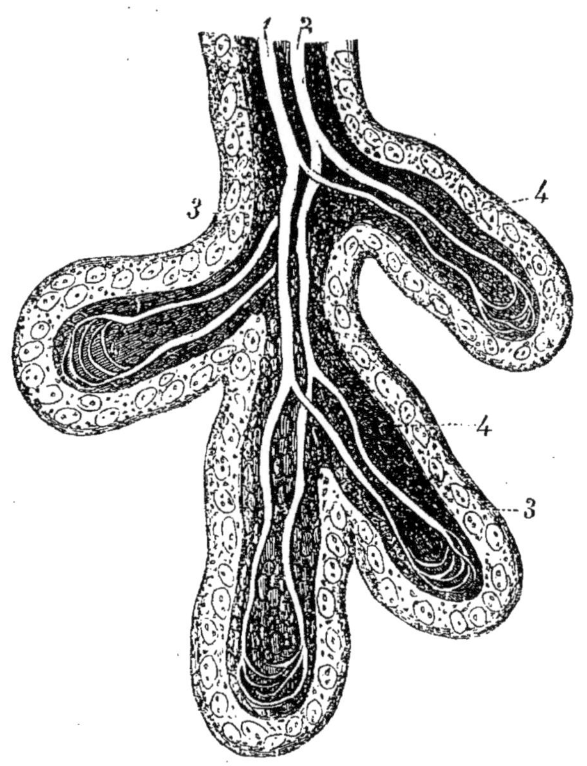

FIG. 73. — Portion de villosité.

1 et 2. Vaisseaux de la villosité s'anastomosant au fond du cul-de-sac. — 3. Tissu chorial formant la paroi villeuse. — 4. Tissu conjonctif qui isole les vaisseaux les uns des autres et de la paroi villeuse.

Chorion. — Le chorion est l'enveloppe la plus extérieure de l'œuf. Très mince dans les premiers temps de la vie embryonnaire, cette membrane augmente d'épaisseur à mesure que l'œuf grossit. Dans les premiers jours qui suivent la fécondation, le chorion est formé par la membrane vitelline. Un peu plus tard, à cette membrane vient s'ajouter le feuillet externe du blastoderme, qui en recouvre la surface interne. Quelque temps après, ce feuillet se trouve lui-même doublé, à sa surface interne, par l'épanouissement de la vésicule allantoïde qui s'interpose à la paroi de l'œuf et à la membrane amnios.

D'après Coste, et je puis dire que cette opinion a prévalu, les trois membranes précédemment citées formeraient trois chorions successifs, de telle sorte que le premier chorion serait formé par la membrane vitelline. Celle-ci disparaîtrait pour faire place au deuxième chorion, représenté par le feuillet externe du blastoderme, qui disparaîtrait à son tour pour être définitivement constitué par la vésicule allantoïde enveloppant l'amnios.

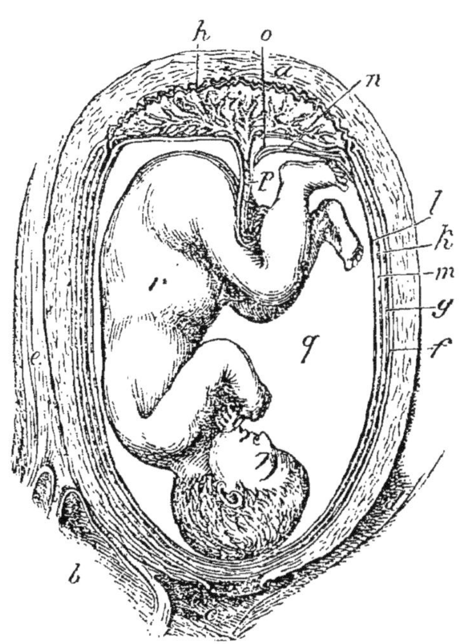

Fig. 74. — Montrant le fœtus dans la cavité utérine au moment de la naissance.

a. Paroi utérine. — b. Portion de vessie. — c. Vagin. — d. Paroi postérieure. — e. Paroi antérieure. — f, g. Les deux feuillets de la caduque. — h. Placenta maternel. — i. Placenta fœtal. — k. Chorion. — l. Amnios. — m. Matière albumineuse entre le chorion et l'amnios. — n, o. Vestiges de la vésicule ombilicale et du conduit omphalo-mésentérique. — p. Cordon ombilical. — q. Liquide amniotique. — r. Fœtus.

Dès que l'œuf est arrivé dans la cavité utérine, le chorion se recouvre de petits prolongements ou *villosités*. Au moment où la vésicule allantoïde s'étale à la surface interne du chorion, c'est-à-dire vers le treizième jour, les villosités deviennent vasculaires. Un peu plus tard, les villosités qui se mettent en rapport avec la muqueuse utérine et doivent former le placenta se développent, tandis que les autres s'atrophient.

Au moment de la naissance, l'œuf est constitué comme il suit. Il est formé de trois membranes superposées de dehors en dedans : la membrane caduque, le chorion et l'amnios ; d'un liquide intérieur ; du fœtus, suspendu au milieu du liquide au moyen du cordon ombilical ; et enfin du placenta, pédicule vasculaire qui établit la seule communication entre la mère et l'enfant.

Pendant l'accouchement, le col de l'utérus s'ouvre, et le fœtus, se présentant le plus souvent par la tête, s'engage dans le bassin. Poussée vers l'orifice du col utérin par les contractions utérines, la tête détermine la saillie d'une portion des enveloppes de l'œuf à travers l'orifice. Entre la partie saillante des enveloppes et la tête du fœtus est emprisonnée une partie du liquide amniotique. Il arrive un moment où cette poche se rompt ; le fœtus sort avec le liquide amniotique par l'ouverture faite aux membranes, et il entraîne avec lui le cordon. Au moment de la délivrance, l'accoucheur exerce des tractions *extrêmement douces et continues* sur le cordon, afin de séparer lentement le placenta de la paroi utérine. Cette séparation opérée, le placenta descend du fond de l'utérus vers l'orifice des membranes qui a donné passage au fœtus, et tire après lui les membranes de l'œuf, qui se renversent à la manière d'un parapluie retourné par le vent. Par conséquent, après la délivrance, si l'on voulait rétablir dans l'ordre de superposition les membranes de l'œuf, il faudrait les renverser, de façon à placer à l'intérieur la membrane lisse ou amnios, avec le cordon, et à l'extérieur la membrane tomenteuse ou *membrane caduque.* (La membrane caduque est la muqueuse utérine qui se détache avec l'œuf pendant l'accouchement.) Il faudrait aussi placer la face tomenteuse du placenta en dehors, et sa face lisse ou amniotique en dedans.

ARTICLE QUATRIÈME.

DU FŒTUS.

Jusqu'au cinquième mois, le produit de la conception est ordinairement désigné sous le nom d'embryon. Depuis cette époque jusqu'à la naissance, on l'appelle fœtus. Dans la cavité utérine et hors de la cavité, son existence n'est plus la même. Examinons ses dimensions et son poids aux différents âges ; nous étudierons ensuite la respiration et la circulation du fœtus.

1° *Dimensions et poids.*

Ces chiffres représentent des moyennes.

AGE.	LONGUEUR.	POIDS.
Arrivée à l'utérus.	0^m,001 millim..	» grammes.
15 jours. . . . :	0,01 cent.	»
35 id.	0,015 millim.	»

AGE.	LONGUEUR.	POIDS.
42 id..	0,02 cent.	»
2 mois.	0,03 id..	»
2 mois et demi..	0,045 millim.	50
3 mois..	0,10 centim.	80
4 id.	0,18 id..	200
5 id..	0,25 id.	400
6 id.	0,35 id.	700
7 id.	0,40 id..	1,250
8 id.	0,45 id.	2,250
9 id.	0,50 id.	3,500

2° *Respiration du fœtus.*

Le fœtus respire-t-il? Oui, seulement sa respiration diffère complètement de ce qu'elle sera dès qu'il aura vu le jour et qu'il sera en contact avec l'air. Evidemment le phénomène de la respiration ne peut s'accomplir au moyen de l'air atmosphérique, puisque le fœtus est plongé dans les eaux de l'amnios ; mais elle se fait par le placenta, que l'on peut considérer comme le poumon du fœtus.

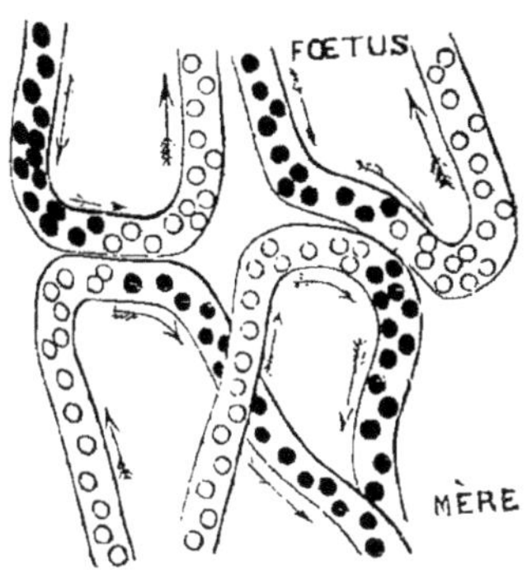

FIG. 75. — Schéma des vaisseaux du placenta et de la respiration du fœtus. — Les flèches indiquent le cours du sang ; les globules noirs représentent les globules chargés d'acide carbonique, les blancs sont supposés chargés d'oxygène. On voit comment les globules du fœtus prennent l'oxygène dans le sang de la mère.

L'hématose s'opère dans cet organe comme elle a lieu dans nos poumons. En effet, le sang artériel de la mère est apporté au placenta par les artères utérines ; celles-ci se ramifient et se subdivisent en capillaires, qui s'entremêlent avec les capillaires des vaisseaux ombilicaux. Le sang de ces vaisseaux, rapporté au placenta par les artères ombilicales, prend l'oxygène du sang de la mère et lui donne de l'acide carbonique à travers les parois membraneuses des capillaires, puis il retourne vers le fœtus, avec les propriétés du sang artériel, par la veine ombilicale.

L'appareil de la respiration du fœtus ne fonctionnant pas, il est facile de comprendre qu'il doit se trouver dans un état anatomique différent de celui qu'il présentera après la naissance. Les poumons sont petits, durs, d'un rouge foncé, et s'enfoncent dans l'eau. Ils sont nourris par l'artère bronchique et ne reçoivent pas de sang des artères pulmonaires (celles-ci ne fonctionnent qu'à la naissance, pour mettre le sang veineux en contact avec l'air dans les lobules pulmonaires) ; le diaphragme remonte très haut dans la

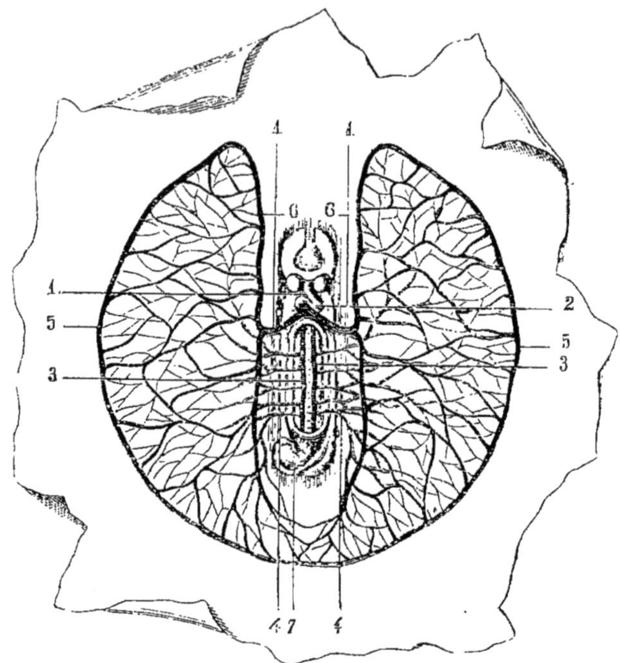

FIG. 76. — Première circulation chez l'embryon. Les vaisseaux sont étalés sur une portion de la vésicule ombilicale.

1. Tronc des veines omphalo-mésentériques. — 2. Cœur. — 3, 3. Artères vertébrales postérieures. — 4, 4. Plusieurs artères omphalo-mésentériques venues des vertébrales postérieures et se ramifiant sur la vésicule ombilicale. — 5, 5. Sinus terminal d'où naissent des veines nombreuses. — 6, 6. Branches supérieures des veines omphalo-mésentériques. — 7. Vésicule allantoïde.

cavité thoracique et peut atteindre la deuxième côte. Le tronc du fœtus présente peu d'épaisseur. Immédiatement après la naissance, au premier cri de l'enfant, les poumons se dilatent, reçoivent l'air et le sang. Le diaphragme et le foie sont refoulés vers la partie inférieure de l'abdomen, ce qui donne immédiatement un grand développement au thorax et à l'abdomen de l'enfant.

3° *Circulation du fœtus.*

Chez le fœtus, il faut distinguer la première circulation, qui se montre pendant le premier mois, et la deuxième, qui existe pendant les huit derniers mois de la grossesse.

La *première circulation* est liée à l'existence de la vésicule ombilicale ; elle est, pour ainsi dire, extra-fœtale, tandis que la *deuxième circulation*, ou intra-fœtale, ne commence qu'à la disparition de la vésicule ombilicale.

Première circulation. — Les vaisseaux se montrent vers le quin-

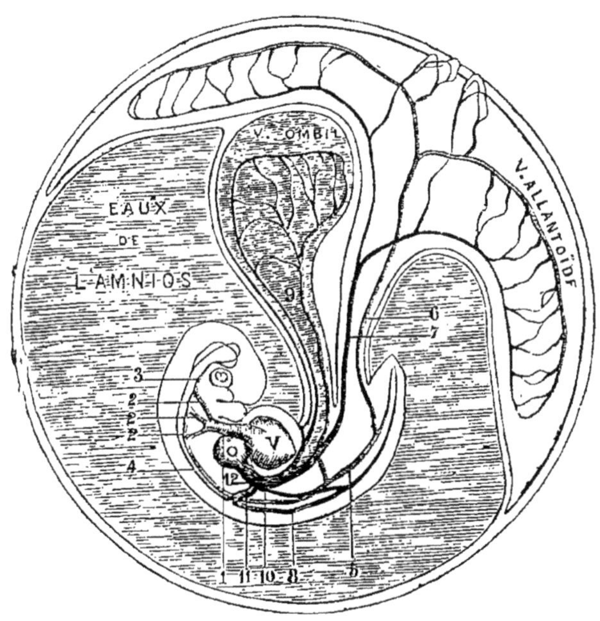

FIG. 77. — Formation de la deuxième circulation ; celle de la vésicule ombilicale disparaît, pendant que celle de la vésicule allantoïde se développe et que le placenta se forme.

V. Ventricule droit. — 1. Bulbe de l'aorte. — 2, 2, 2. Artères branchiales. — 3. Tronc artériel représentant l'aorte ascendante et ses branches. — 4. Tronc veineux représentant les azygos supérieures. — 5. Aorte descendante. — 6. Artère allantoïdienne. — 7. Veine allantoïdienne — 8. Azygos inférieures. — 9. Vésicule ombilicale et vaisseaux omphalo-mésentériques. — 10. Veine cave inférieure. — 11. Réunion des azygos. — 12. Confluent de toutes les veines apportant du sang au cœur.

zième jour qui suit la fécondation, sur le feuillet interne du blastoderme. Ces vaisseaux se groupent tout autour de la tache embryonnaire et forment un cercle appelé *sinus terminal*. Du sinus terminal partent deux ordres de rameaux : 1° des rameaux qui se répandent à la surface de la vésicule ombilicale et qui pénètrent, en formant deux troncs, par l'ouverture ombilicale du fœtus pour s'anastomoser avec deux gros vaisseaux, arcs aortiques, qui partent du cœur : ces deux troncs s'appellent *artères omphalo-mésentériques*, et le sang poussé par le cœur chemine dans ces artères, de la cavité fœtale vers le sinus terminal ; 2° d'autres rameaux partent du sinus terminal et pénètrent par l'ouverture ombilicale en formant deux troncs veineux, *veines omphalo-mésentériques*. Elles se terminent à la partie inférieure du cœur.

En résumé, le sang part du cœur, passe dans les artères omphalo-mésentériques, se distribue aux parois de la vésicule ombilicale, et arrive au sinus terminal, d'où il part en formant les deux veines omphalo-mésentériques qui viennent au cœur.

Pendant l'existence de la première circulation, l'embryon ne se nourrit point par le placenta, et les matériaux de la nutrition proviennent du liquide contenu dans la vésicule ombilicale et porté à l'embryon par les vaisseaux omphalo-mésentériques.

La première circulation cesse au moment où l'autre s'établit, c'est-à-dire après le premier mois. Tous les vaisseaux omphalo-mésentériques disparaissent, excepté une veine qui formera plus tard le tronc de la *veine porte*.

Deuxième circulation. — Après le premier mois, lorsque la vésicule allantoïde s'est développée, elle est extrêmement vasculaire et présente deux *artères allantoïdiennes* et deux *veines allantoïdiennes* allant du fœtus à la paroi de la vésicule allantoïde. Les ramifications de ces vaisseaux se portent aux villosités choriales, se développent au niveau du point où s'implante le placenta, et s'atrophient sur les autres parties. Au bout de peu de temps, le rôle de la vésicule allantoïde est rempli, une veine s'atrophie, et il reste deux artères et une veine, qui changent de nom et sont appelées *artères* et *veine ombilicales*. A ce moment, la deuxième circulation est définitivement constituée jusqu'à la naissance. Cette circulation diffère de celle qui suit la naissance par la présence de certains vaisseaux qui disparaissent plus tard : artères et veine ombilicales, canal veineux et canal artériel.

Si nous suivons le sang parti du placenta, nous le voyons, après avoir subi le contact vivifiant des vaisseaux de la mère, passer dans la veine ombilicale qui se porte vers le foie. Arrivé au foie, il se divise en deux courants, l'un qui pénètre dans le foie par une branche de communication de la veine ombilicale avec la veine porte, et qui se rend ensuite à la veine cave inférieure par les veines sus-hépatiques, l'autre qui se porte directement aussi dans la veine cave inférieure par un petit conduit, terminaison de la veine ombilicale, le *canal veineux*.

Dans la veine cave inférieure, le sang rencontre celui qui vient des extrémités inférieures, et, mélangé à lui, il monte au cœur pour se jeter dans l'oreillette droite. Arrivé là, au lieu de pénétrer dans le ventricule droit, le sang de la veine cave inférieure est porté dans l'oreillette *gauche* par une sorte de gouttière membraneuse, formée par la réunion de la valvule d'Eustache et de l'anneau de Vieussens. De l'oreillette gauche le sang passe dans le ventricule gauche. Le cœur gauche est donc rempli par le sang venu de la veine cave inférieure, tandis que la veine cave supé-

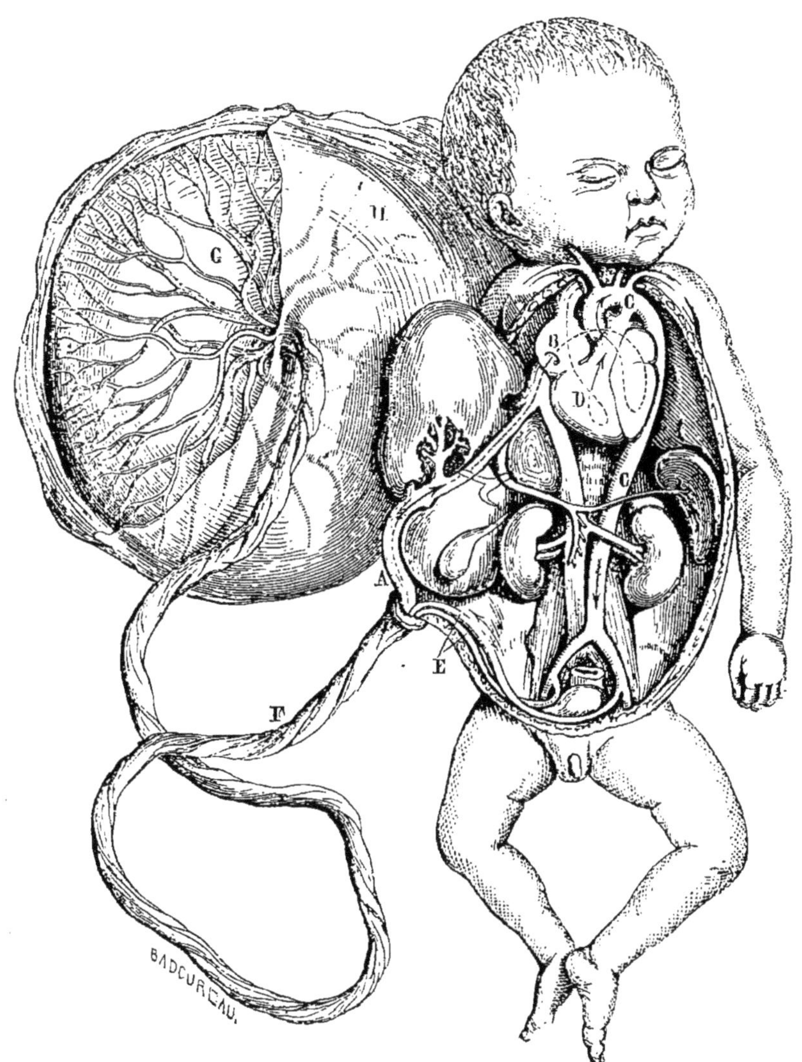

FIG. 78. — Deuxième circulation du fœtus, placenta et cordon.

A. Veine ombilicale. — B. Oreillette droite. — C, C. Aorte. — D. Ventricule droit. — E. Artères ombilicales. — F. Cordon. — G. Placenta. — H. Amnios recouvrant le placenta.

rieure remplit le cœur droit. Laissons pour un instant le cœur gauche.

Le sang de la veine cave supérieure, qui a les mêmes sources que chez l'adulte, arrive à la paroi supérieure de l'oreillette droite et tombe dans cette oreillette sans se mélanger au sang de la veine cave inférieure, de sorte qu'il existe dans cette oreillette deux

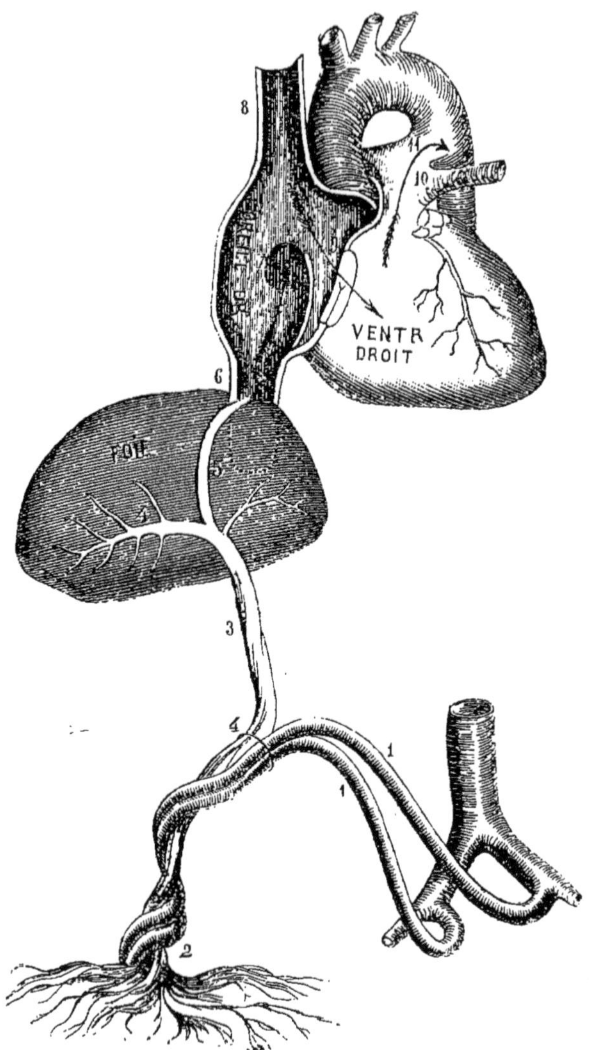

FIG. 79. — Circulation fœtale, principalement au niveau du cœur.
(Schéma.)

1. Artères ombilicales. — 2. Placenta et cordon. — 3. Veine ombilicale. — 4. Ombilic. — 5. Canal veineux d'Aranzi. — 6. Veine cave inférieure. — 7, 8. Veine cave supérieure. — 9. Trou de Botal (une flèche indique la direction du sang de la veine cave inférieure). — 10. Division de l'artère pulmonaire. — 11. Canal artériel. Deux flèches indiquent la direction du sang de la veine cave supérieure et du ventricule droit.

courants : un courant vertical descendant dans l'oreillette et le ventricule droit, et un courant oblique passant de droite à gauche dans l'oreillette gauche.

Reprenons la circulation au niveau des ventricules. Ceux-ci se contractent en même temps, le sang du ventricule gauche passe dans l'artère aorte, celui du ventricule droit se porte à l'artère pulmonaire, et de là par le *canal artériel* à la crosse de l'aorte, où

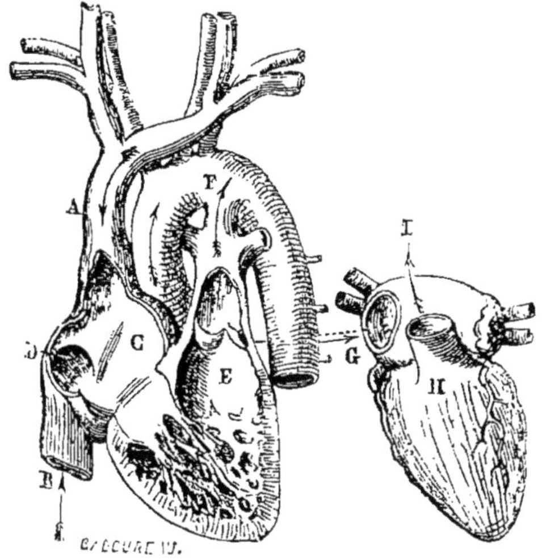

Fig. 80. — Cœur de fœtus ; les deux cœurs sont séparés.

A. Veine cave supérieure s'ouvrant dans le ventricule droit.— B. Veine cave inférieure dont le sang passe par le trou de Botal D. (Il faut, par la pensée, porter le cœur gauche en arrière du cœur droit, de sorte que l'orifice G se trouve derrière l'orifice D et l'artère I, au-dessous de la crosse de l'aorte F.) Le ventricule droit E et l'oreillette droite C sont ouverts. — H. Ventricule gauche.

il se mélange au sang venu du ventricule gauche. Ainsi mélangé, ce liquide descend le long de l'aorte et se porte à toutes ses divisions, dont les deux principales sont les artères ombilicales qui se rendent au placenta.

D'après cette description, on voit que les vaisseaux pulmonaires ne reçoivent pas de sang, et, par conséquent, que le fœtus est privé de la petite circulation.

Le sang artériel et le sang veineux du fœtus ne sont nulle part à l'état de pureté, et dans tous les vaisseaux ils présentent à peu près invariablement une couleur rouge brun.

Il n'y a aucune communication entre les vaisseaux de la mère et ceux du fœtus. Comment se forment donc les globules du sang ? On tend à admettre aujourd'hui que le foie est un organe d'*hématopoïèse*, c'est-à-dire de fabrication du sang, et il est probable que les globules sont formés par cet organe dans les ramifications de la portion de veine ombilicale qui pénètre dans le foie.

II. — NOTIONS D'ANATOMIE GÉNÉRALE
ET D'HISTOLOGIE.

Comme nous l'avons déjà dit plus haut, nous décrirons successivement les divers systèmes anatomiques, en suivant l'ordre alphabétique :

Système adipeux.	Système musculaire.
— cartilagineux.	— nerveux.
— conjonctif.	— osseux.
— élastique.	— séreux.
— épithélial.	— tendineux.
— fibreux.	— vasculaire.
— glandulaire.	

Nous ferons suivre l'étude de ces divers systèmes de celle des
liquides de l'organisme.

CHAPITRE PREMIER.

DU SYSTÈME ADIPEUX.

Préparation. — Le tissu adipeux ne réclame aucune préparation
spéciale ; les lobules se voient à l'œil nu ; ils se présentent sous la
forme de grains plus ou moins volumineux. Avec un grossissement de
20 diamètres environ, le lobule se présente sous l'aspect d'une petite
masse, du volume d'un pois, formée par l'agglomération d'une foule
de corpuscules brillants, d'un demi-millimètre environ. En faisant
usage d'un grossissement un peu plus fort, on voit ces corpuscules
augmenter de volume et prendre une forme polyédrique résultant de
leur pression réciproque. Pour bien voir les corpuscules isolés ou
vésicules graisseuses, il faut dilacérer le lobule ; on saisit alors quelques vésicules libres qui, à un grossissement de 300 diamètres, présentent une surface d'environ un centimètre carré.

Pour démontrer la paroi de cellule et son contenu liquide, on peut
se servir d'éther ou d'acide acétique affaibli. L'éther traverse la paroi
de la cellule et va remplacer la matière grasse qui se répand sur la
plaque de verre, où l'on peut constater sa présence sous forme de
petites gouttelettes libres et irrégulières. On voit la membrane de la
cellule ridée, affaissée. Si l'on emploie l'acide acétique faible et non
concentré (l'acide concentré dissoudrait immédiatement la paroi), la
membrane s'amincit, se ramollit, et l'on voit transsuder de petites
gouttelettes de graisse sur tous les points de la cellule graisseuse. On

peut aussi faire sortir de la graisse des vésicules en comprimant fortement celles-ci entre deux lames de verre. Pour apercevoir le noyau, il faut avoir recours à la liqueur de carmin, qui le colore d'un rose tendre, ou bien prendre des cellules incomplètement remplies de graisse, comme on les rencontre chez les sujets fortement amaigris.

On pourrait conserver des vésicules graisseuses dans la glycérine ou dans du vernis transparent. Pour étudier les capillaires, il faut, avant d'inciser l'animal sur lequel on opère, faire une injection fine.

§ 1. — Disposition générale. — Le *tissu adipeux* ou *graisseux* ne se rencontre que dans les régions où il existe du tissu cellulaire ou conjonctif. Ces deux tissus sont tellement inséparables, que souvent on dit : tissu *cellulo-adipeux*. Cependant il est quelques régions où il ne s'accumule jamais, et où il n'existe qu'en fort petite quantité : paupières, peau de la verge. Le tissu adipeux est très répandu dans l'économie. On le trouve principalement sous la peau, on le rencontre aussi sous les aponévroses, où il sépare les muscles, les vaisseaux, les nerfs, etc. Dans les cavités splanchniques, il se montre aussi en plus ou moins grande quantité.

Il existe chez tous les sujets. Dans les cas d'émaciation considérable, dans le choléra même, destructeur si rapide du tissu graisseux, il ne disparaît jamais complètement, et l'on en trouve des vestiges au fond de l'orbite et dans l'épaisseur de la joue, au niveau de l'angle que forment par leur réunion le masséter et le buccinateur.

Dans l'embonpoint, il se fait sous la peau une accumulation de graisse beaucoup plus considérable que dans les autres points du corps. Pendant que le tissu adipeux se dépose ainsi sous la peau, les formes s'arrondissent. Au visage, il se développe entre la peau et les muscles qui concourent au jeu de la physionomie. Aussi, dans cette région, la peau doublée de tissu adipeux est-elle plus épaisse et se plisse-t-elle plus difficilement : voilà pourquoi l'homme dont le visage est amaigri possède toujours une grande mobilité des traits et une physionomie très expressive.

§ 2. — Propriétés physiques. — Le tissu adipeux présente une couleur jaunâtre. Les lobules dont il est formé lui donnent un aspect granulé.

Dans certains points il est jaune rougeâtre et très mou, comme le paquet adipeux de l'articulation coxo-fémorale.

Il est facile de confondre les ganglions lymphatiques avec les lobules graisseux. Les premiers sont plus rouges et plus homogènes ; ils n'existent que dans des points déterminés. Certaines glandes en grappe, la glande sous-maxillaire, et surtout la glande parotique, ont une grande analogie avec le tissu graisseux, au milieu duquel elles

sont situées. On se rappellera que le tissu glandulaire de ces
organes est grisâtre et possède une teinte un peu rosée, tandis que,
dans ces mêmes régions, la graisse est d'une couleur jaune.

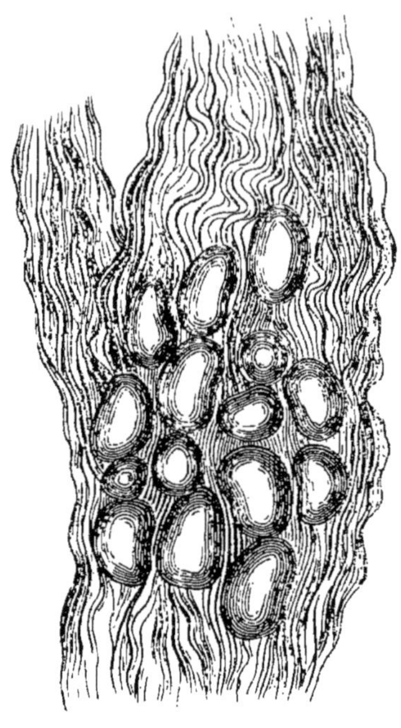

FIG. 81. — Amas de cellules adipeuses, au milieu de fibres de tissu conjonctif, vues à un grossissement de 320 diamètres.

§ 3. — Structure. — A la coupe, on voit manifestement que
le tissu adipeux est parcouru par des traînées de tissu cellulaire ou
conjonctif, constituant des cloisons entre-croisées qui limitent de
grands espaces ou aréoles. On remarque dans ces aréoles des grains
jaunâtres du volume d'un grain de millet, d'un petit pois ; ce sont
les lobules graisseux.

Lobules. — Le lobule est limité par une enveloppe de tissu conjonctif dans laquelle rampent des vaisseaux capillaires qui ne se
portent pas sur les cellules graisseuses elles-mêmes. Le lobule est
lui-même constitué par l'agglomération d'un certain nombre de
cellules, de 40 à 60 environ.

Cellules. — Chaque cellule, ou *vésicule graisseuse,* est en contact
immédiat avec les cellules voisines. Son diamètre varie depuis
22 μ jusqu'à 135 μ ; ce sont les plus grosses cellules; quelques-
unes peuvent être vues à l'œil nu. La vésicule graisseuse est ronde
ou ovale chez les sujets gras. Sur le cadavre, elle est plus petite,
souvent irrégulière, polyédrique, ce qui tient à ce que la graisse
qui y est contenue, liquide sur le vivant, se solidifie et se rétracte
en se refroidissant après la mort. La vésicule graisseuse est cons-

tituée par une mince paroi de 1 μ, transparente et amorphe, et par un contenu liquide, huileux et transparent. Cette graisse, qui remplit la cellule, constitue une goutte intérieure très uniforme. La cellule graisseuse est brillante au centre lorsqu'on l'examine à la lumière transmise; sa circonférence est bien limitée, et ses bords

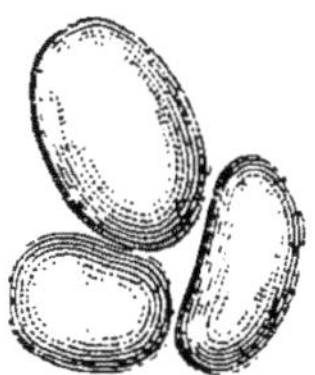

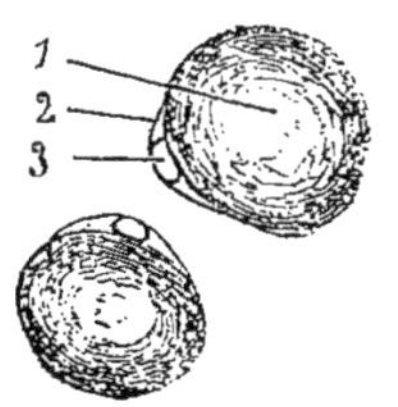

FIG. 82. — Trois cellules adipeuses sans noyau apparent.

FIG. 83. — Deux cellules adipeuses avec noyau apparent.

1. Contenu de la cellule. — 2. Paroi. — 3. Noyau.

paraissent noirs. Ces caractères n'appartiennent qu'aux cellules graisseuses et aux gouttelettes graisseuses suspendues dans les liquides qu'on examine au microscope. La paroi de la cellule présente un noyau difficile à apercevoir ; cependant il est apparent sur les cellules dont le contenu commence à se résorber, chez les personnes amaigries, par exemple.

Suivant Todd et Bowmann, chaque cellule graisseuse aurait une enveloppe pourvue de vaisseaux ; Vogel a démontré qu'on peut prendre pour des vaisseaux des arborisations cristallines de margarine à l'intérieur des cellules complètement refroidies. Aujourd'hui on s'accorde à reconnaître que les vaisseaux ne dépassent pas l'enveloppe du lobule.

Dans quelques cellules, chez les personnes amaigries, et notamment dans les parties enflammées, la margarine et la stéarine contenues dans les vésicules se séparent de l'oléine et forment des cristaux.

Graisse libre. — Il existe de la graisse libre indépendante des cellules graisseuses. En examinant les éléments du tissu graisseux, on aperçoit souvent des gouttelettes libres. Elles ont l'aspect des cellules graisseuses ; mais comme elles sont complètement arrondies, qu'elles se fusionnent entre elles et qu'elles se divisent en gouttelettes plus petites, on est assuré qu'elles n'ont pas de membrane d'enveloppe. Ces gouttelettes proviennent de la déchirure de quelques vésicules. Dans le chyle et dans le sang, pendant la digestion, on rencontre de la graisse libre.

§ 4. — **Développement.** — C'est dans le pli de l'aine, au fond

de l'orbite et en dehors du muscle buccinateur, que se montre
d'abord le tissu adipeux. Il commence à paraître à la fin du deuxième
mois de la vie fœtale. On voit les corpuscules du tissu conjonctif se
remplir insensiblement de matière grasse ; leur protoplasma s'atro-

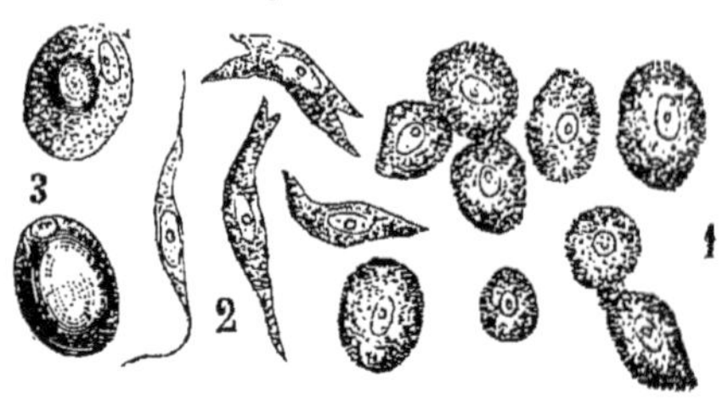

FIG. 84. — Développement
des vésicules graisseuses.

1. Corpuscules arrondis du tissu
conjonctif. — 2. Plusieurs de ces
corpuscules devenus fusiformes et
s'entourant déjà d'une mince membrane. — 3. Deux corpuscules dans
lesquels se développe une grosse
goutte de graisse qui refoule insensiblement le noyau contre la paroi.

phie et englobe le noyau, qui est refoulé contre la paroi de la
cellule. (Fig. 84.)

Dans la moelle des os, les vésicules graisseuses prennent naissance
aux dépens des cellules cartilagineuses ; la transformation du protoplasma de ces cellules en substance grasse ne diffère pas de celle
que nous venons d'indiquer pour les corpuscules du tissu conjonctif.

§ 5. — **Accroissement.** — Les cellules jeunes sont petites ; il
est rare d'observer de grosses cellules sur les embryons. Elles
grossissent insensiblement. Elles ne se multiplient pas par proliféra-
ration, comme la plupart des cellules, mais par transformation des
corpuscules du tissu conjonctif en cellules graisseuses.

§ 6. — **Propriétés physiologiques.** — On sait positivement
que le tissu adipeux constitue une provision emmagasinée par
l'économie qui s'en sert au besoin. En effet, pendant l'inanition, la
graisse est reprise et sert à fournir une partie de l'acide carbonique
de la respiration ; elle joue, en ce cas, le rôle d'un aliment non
azoté ou respiratoire : un sujet maigre meurt plus vite qu'un gras
d'inanition. Le tissu adipeux est le résultat de la digestion des matières féculentes, grasses et sucrées, qui servent à former la graisse
et l'acide carbonique de la respiration, tandis que les autres tissus
sont formés principalement par les substances azotées, chair des
muscles, etc. C'est de ces connaissances physiologiques que découle
le principe d'engraissage des animaux, que l'on gorge d'énormes
quantités de féculents.

§ 7. — **Applications pathologiques.** — Les vésicules graisseuses, différentes chez les sujets chargés d'embonpoint et chez les
personnes amaigries, forment quelquefois de véritables tumeurs.
Dans quelques cas, la graisse s'infiltre dans des tissus qui en sont
normalement dépourvus.

a. Ce qui prouve bien qu'il n'y a pas de tissu adipeux, à propre-

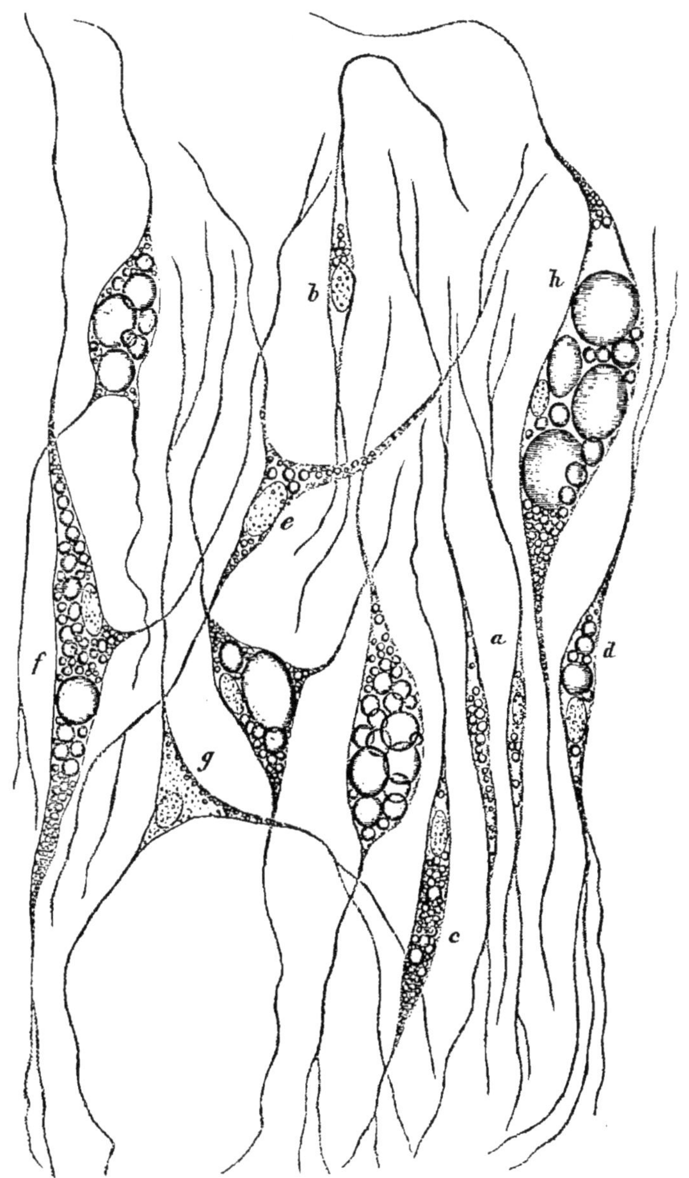

FIG. 85. — Vésicules adipeuses en voie de développement, dessin de Ch. Robin.

a, *b*, c, *d*. Degrés de plus en plus avancés des vésicules (Cadiat).

ment parler, c'est qu'il redevient tissu conjonctif dès que la matière grasse disparaît du centre des cellules. Dans certaines conditions physiologiques indéterminées, la matière grasse se développe dans les corpuscules du tissu conjonctif, s'accumule et détermine, selon le degré auquel arrive cet état graisseux, l'embonpoint, l'obésité, la polysarcie. Chez ces sujets, les cellules graisseuses sont volumineuses et arrondies. Des organes importants peuvent devenir graisseux, tels que les muscles, le cœur lui-même ; les corpuscules du tissu conjonctif situé entre les faisceaux musculaires se remplissent de matière grasse et forment des traînées jaunâtres entre les faisceaux de fibres musculaires.

Il ne faut pas confondre cet état gras avec la dégénérescence graisseuse, dans laquelle l'élément anatomique même d'un tissu est remplacé par de la matière grasse. A l'état normal, on rencontre aussi des gouttelettes graisseuses dans les capsules surrénales et dans les cellules du foie. Dans ces dernières, la graisse est plus abondante pendant la digestion et chez les animaux qui allaitent. Il en est de même des cellules épithéliales de l'intestin grêle, qui se remplissent de granulations graisseuses pendant la digestion.

b. Chez les individus amaigris, on ne trouve presque pas de cellules graisseuses arrondies et présentant les caractères que nous avons indiqués. Elles ont des formes différentes : 1° les unes sont granuleuses et renferment des gouttelettes graisseuses : elles se rencontrent dans les lobules adipeux d'un blanc jaunâtre ; 2° d'autres, toujours petites, contiennent une gouttelette graisseuse de couleur foncée, nageant au milieu d'un liquide transparent ; 3° quelques-unes sont remplies de sérosité sans gouttelettes graisseuses, comme dans le cas d'œdème ; 4° enfin, on en trouve qui contiennent des cristaux aiguillés de margarine, accompagnés ou non de gouttelettes graisseuses.

Dans l'amaigrissement très prononcé et rapide, la partie graisseuse de la cellule est résorbée, et l'enveloppe, isolée, forme un sac vide et plissé sur lui-même.

c. Les tumeurs graisseuses, *lipomes*, sont le résultat de l'hypergenèse du tissu adipeux limitée à un point. Selon la prédominance de tel ou tel élément, on a plusieurs variétés de lipomes : 1° le *lipome fibreux* ou *dur* est une tumeur graisseuse dans laquelle les cloisons de tissu conjonctif sont très développées, de sorte que la tumeur ressemble à une tumeur fibreuse infiltrée de graisse ; 2° le *lipome mou* ou *pur* est celui dans lequel les vésicules graisseuses sont très nombreuses et les cloisons celluleuses peu considérables ; on le prend facilement pour un abcès froid ; 3° on distingue encore le *lipome myxomateux*, dans lequel il existe du tissu conjonctif à l'état muqueux entre les vésicules graisseuses (fig. 86) ; 4° le *lipome érectile*, rare, est celui dont les vaisseaux sont très nombreux et disendus ; 5° enfin, sous le nom de *lipome infiltré*, on décrit des tumeurs graisseuses mal limitées, qui s'infiltrent entre les muscles du dos et de la nuque, pour arriver plus ou moins profondément, quelquefois jusqu'au squelette.

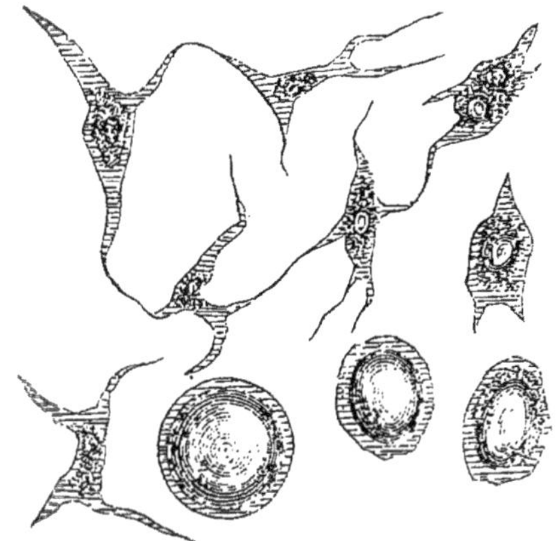

FIG. 86. — Éléments du lipome myxomateux On voit en haut les corpuscules étoilés du tissu muqueux ; à droite, ils commencent à se charger de graisse ; en bas, ils sont presque complètement transformés en vésicules adipeuses.

Müller a décrit sous le nom de *cholestéatomes* des lipomes formés de couches superposées, presque toujours concentriques, dues à l'adossement de cellules adipeuses, et au développement, entre ces cellules, d'une substance nacrée composée de cholestérine et de stéarine.

d. Lorsque la substance grasse remplace des éléments normaux, il y a, selon Virchow, *nécrobiose graisseuse, dégénérescence graisseuse*, état de destruction qu'il ne faut pas confondre avec la surcharge graisseuse indiquée plus haut. La dégénérescence graisseuse est un état régressif qui se montre dans divers tissus, et qui ne doit pas être étudié dans ce chapitre.

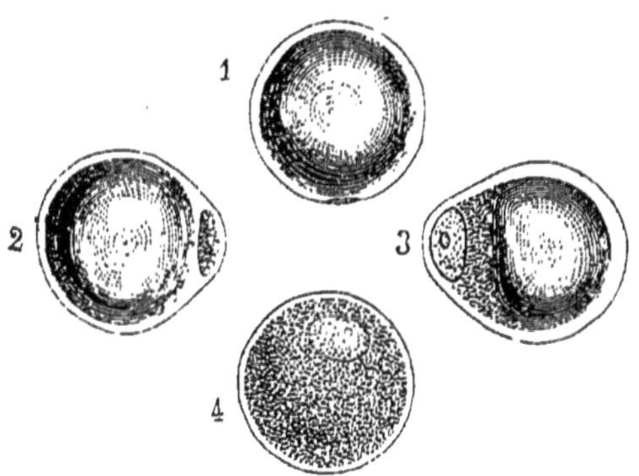

FIG. 87. — Irritation des cellules adipeuses.

1. Le noyau commence à augmenter de volume. — 2. Il est plus volumineux. — 3. Il s'entoure de protoplasma, et la matière grasse se résorbe. — 4. La matière grasse a complètement disparu, elle est remplacée par du protoplasma.

e. Dans l'*inflammation*, il se produit un phénomène particulier qui prouve d'une manière évidente l'existence du noyau dans les cellules adipeuses. Ranvier a montré que l'inflammation ramène la plupart des éléments anatomiques à leur forme primitive, embryonnaire. Lorsque les cellules adipeuses sont englobées dans un foyer inflammatoire, le premier phénomène qui s'accomplit dans ces éléments consiste en un gonflement du noyau dans lequel on distingue nettement un ou deux nucléoles. L'irritation continuant, le protoplasma atrophié reprend du volume aux dépens de la gouttelette graisseuse, qui est insensiblement refoulée jusqu'à sa disparition complète. A ce moment, la vésicule graisseuse est donc remplacée par un corpuscule de tissu conjonctif à l'état primitif ou embryonnaire ; la cellule a donc pris une marche inverse à celle qu'elle avait suivie pour passer de corpuscule de tissu conjonctif à l'état de cellule graisseuse. Si l'inflammation ne se borne pas là, la cellule, entourée d'une membrane, prolifère, l'enveloppe finit par se déchirer, et un groupe de cellules embryonnaires existe à la place d'une cellule graisseuse.

CHAPITRE II.

DU SYSTÈME CARTILAGINEUX.

Préparation. — Le tissu cartilagineux est certainement l'un des plus faciles à étudier ; il suffit de faire des coupes minces au moyen d'un rasoir. Pour rendre plus visible le contenu des cavités de cartilage, on peut plonger pendant 24 heures des lamelles cartilagineuses dans la liqueur suivante :

$$
\begin{array}{lr}
\text{Eau distillée.} & \text{15 gr.} \\
\text{Iodure de potassium.} & \text{4 gr.} \\
\text{Iode.} & \text{0 gr. 50 cent.}
\end{array}
$$

Faites dissoudre et conservez dans un flacon bouché à l'émeri.

Après l'immersion, le cartilage prend une teinte jaunâtre, et les cellules ont une couleur plus foncée.

Les lamelles cartilagineuses se dessèchent rapidement : il est préférable de les étudier dans un véhicule, eau ou glycérine.

L'acide picrique constitue un excellent réactif pour l'étude des cellules de cartilage. Au début de son action, il ne déforme pas le protoplasma des cellules, comme les autres réactifs ; il a encore pour avantage de toujours faire apparaître le noyau (Cornil et Ranvier). Pour rendre évidente la capsule qui, refoulée par les cellules de cartilage, tapisse la paroi des cavités de cartilage, il faut traiter la pièce par les alcalis ou l'acide acétique, qui augmentent la transparence de la substance fondamentale. On peut encore isoler ces capsules en faisant bouillir et macérer le cartilage dans les alcalis et les acides ; cet isolement s'obtient de lui-même dans les cartilages élastiques ou réticulés des grands mammifères (Kölliker).

Les cartilages comprennent un groupe de parties solides, flexibles et élastiques, répandues dans les points les plus divers de l'organisme. Le tissu cartilagineux appartient au groupe des tissus de substance conjonctive, c'est-à-dire qu'il est, d'une manière générale, formé par des cellules spéciales séparées par une substance intercellulaire.

Une étude complète des cartilages est encore difficile dans l'état actuel de la science, si l'on considère les divergences d'opinion des auteurs sur différents point de ce sujet.

Une *définition* anatomique applicable à tous les cartilages est aujourd'hui impossible, car celle de la plupart des auteurs s'applique également au tissu élastique et à certains tissus fibreux. Chimiquement, on peut les définir, et dire que le tissu cartilagineux est un tissu non vasculaire et insensible, composé de *cellules entourées d'une substance donnant de la chondrine par la coction*.

Au point de vue purement anatomique, il existe deux ordres distincts de cartilages : les uns recouvrent les surfaces articulaires des os, ils constituent le *cartilage articulaire*; les autres sont destinés à former les parois résistantes et élastiques de certaines cavités, comme les cartilages du larynx. Ces derniers diffèrent des cartilages articulaires en ce qu'ils sont entourés d'une membrane qui rappelle le périoste des os, et qu'on nomme *périchondre*.

Structure du cartilage en général. — D'une manière générale, le cartilage est un tissu *dépourvu de vaisseaux et de nerfs*, et formé uniquement par une substance homogène, dite fondamentale, creusée de cavités dans lesquelles on trouve des cellules.

La *substance homogène* est ferme, transparente, d'un blanc bleuâtre; elle est considérée comme un produit de sécrétion des cellules cartilagineuses, dont il va être question. Dans la plupart des cartilages, cette substance donne de la chondrine par la coction dans l'eau. D'après Schwann, les cartilages en voie de développement ne donneraient pas de chondrine.

La *cellule de cartilage* ne présente aucun caractère chimique ou physique qui puisse la faire distinguer. Cette cellule est de forme et de volume variables; ses dimensions varient entre $15\ \mu$ et $25\ \mu$, en moyenne. Elle est arrondie, ovoïde ou fusiforme dans le cartilage vivant; elle est formée d'un protoplasma finement granuleux, que la plupart des réactifs déforment et ratatinent; en même temps, il se forme entre la cellule et sa capsule un liquide transparent que quelques auteurs ont pris pour le corps de la cellule, tandis qu'ils prenaient la cellule ratatinée pour le noyau.

La cellule cartilagineuse possède un noyau vésiculeux arrondi ou ovalaire de 6 à 11 μ, et un ou plusieurs nucléoles. Ce qui fait son caractère essentiel, c'est que sa surface sécrète une substance analogue à la substance fondamentale intercellulaire, qui se condense sous forme de membrane autour de la cellule. Cette membrane est appelée *capsule de cartilage*; elle est tantôt

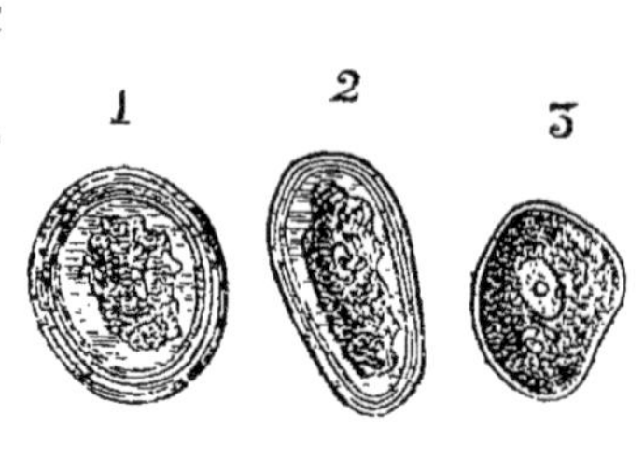

FIG. 88. — Trois cellules cartilagineuses avec leurs capsules à différentes périodes.

3. Jeune cellule à gros noyau, entourée d'une membrane dite *capsule cartilagineuse*. — 2. Cellule plus âgée, entourée de plusieurs capsules et présentant un commencement de ratatinement du protoplasma. — 1. Cellule plus ancienne avec un plus grand nombre de capsules et une déformation plus avancée du protoplasma. (Grossissement, 300.)

mince et tantôt formée de plusieurs couches superposées. Peu de cellules possèdent la propriété de s'entourer ainsi d'une capsule.

Ce sont les cellules du cartilage complètement développées, adultes, qui s'entourent ainsi d'une capsule; les cellules du cartilage embryonnaire ne possèdent pas cette propriété, pas plus que les cellules qui prolifèrent en même temps que la substance intermédiaire se calcifie. De même, les cellules en prolifération dans les irritations intenses du tissu cartilagineux ne s'entourent pas de capsules.

Les cellules cartilagineuses, une fois formées, se transforment souvent avec rapidité. Elles croissent rapidement, et leur protoplasma sécrète sans cesse une nouvelle capsule qui se confond par sa face externe avec la capsule ancienne, et ainsi de suite, de sorte que la substance intermédiaire est formée presque uniquement par la soudure de ces capsules, ce dont on se rend compte en examinant les cartilages d'une grenouille. Souvent les noyaux vésiculeux deviennent solides; alors ils restent unis ou ils prennent un aspect granuleux. Des gouttelettes graisseuses se montrent assez fréquemment dans le protoplasma.

Le nombre des cellules varie dans les divers cartilages.

Variétés de cartilage. — La description précédente s'applique à tous les cartilages en général. Il reste maintenant à montrer en quoi diffèrent les diverses variétés.

1° *Cartilage embryonnaire.* — Comme son nom l'indique, le cartilage embryonnaire est un cartilage naissant. Il se montre dans tous les points où du cartilage doit se développer. On le trouve aussi sur les bords des os du crâne en voie de formation, à l'extrémité de la diaphyse des os longs en voie de développement, dans le cal et dans les enchondromes. Il est caractérisé par la présence d'une grande quantité de cellules petites et sphériques avec peu de substance fondamentale ; ces cellules ne sécrètent pas de capsules. N'est-ce pas à cette variété qu'appartient le *cartilage celluleux* de Kölliker, c'est-à-dire le tissu cartilagineux sans substance fondamentale ?

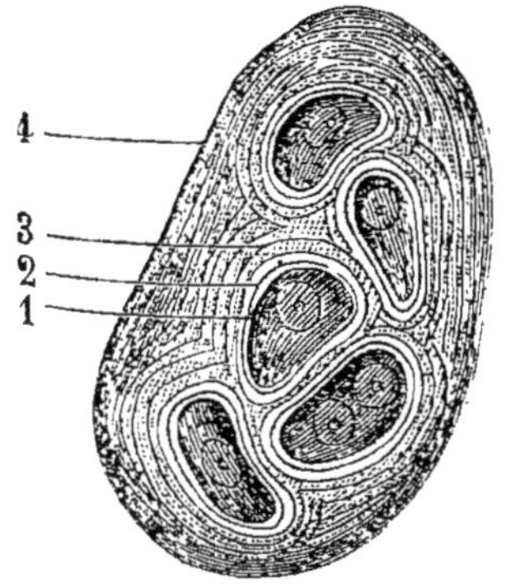

Fig. 89. — Quatre cellules de cartilage dont les capsules forment la substance fondamentale en se confondant.

1. Cellule cartilagineuse avec un noyau. — 2. Capsule nouvellement formée. — 3. Capsule plus ancienne commençant à se fusionner avec celles du voisinage. — 4. Substance fondamentale résultant de la fusion des capsules.

2° *Cartilage fœtal.* — On donne ce nom au cartilage qui précède les os du tronc et des membres ; chez le fœtus de deux mois, il forme à lui seul la charpente du corps, à l'exception du crâne. Dans une substance fondamentale homogène, on voit les cellules de cartilage plus volumineuses que dans la variété précédente. En raison du mouvement nutritif existant, ces cellules se multiplient rapidement et sont par conséquent nombreuses dans les cavités qui les renferment, au point de devenir polyédriques par suite de la pression qu'elles supportent de la part des cellules voisines. On peut voir des cellules dont le noyau s'est déjà divisé, et l'on peut quelquefois assister au phénomène de l'étranglement du noyau qui se segmente.

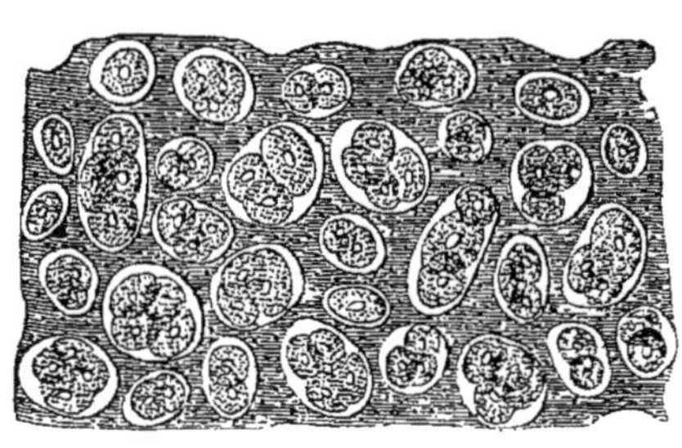

Fig. 90. — Cartilage fœtal au moment de l'ossification. On y voit la substance fondamentale et les cellules en prolifération ; ces cellules se multiplient si rapidement, que la capsule cartilagineuse n'a pas le temps de se former.

3° *Cartilage permanent.* — Comme leur nom l'indique, les cartilages permanents sont ceux qui ne changent pas, qui doivent toujours rester à l'état de cartilage, à moins d'altération : ce sont les *cartilages articulaires*, les *cartilages costaux* et tous ceux qui sont annexés à l'arbre respiratoire. Ce cartilage se trouve aussi sur les surfaces osseuses des symphyses, dans la gouttière du cuboïde ; dans la petite échancrure sciatique, au-dessous du point de réflexion du tendon de l'obturateur interne ; dans le crochet de l'apo-

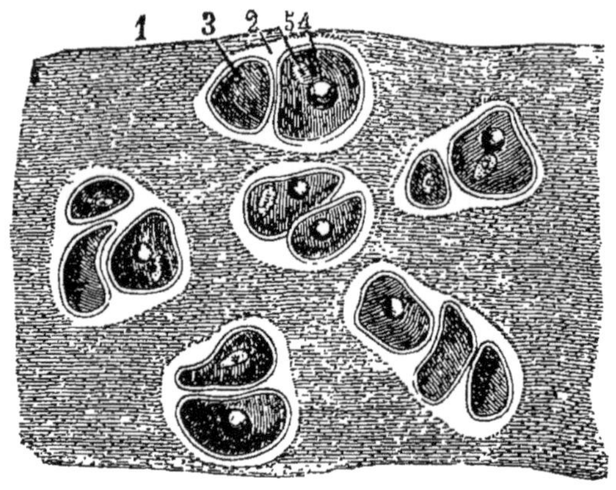

FIG. 91. — Cartilage permanent, hyalin.

1. Substance fondamentale. — 2. Cavité de cartilage. — 3. Cellule cartilagineuse. — 4. Gouttelette graisseuse dans une cellule cartilagineuse. — 5. Noyau de la cellule. Une capsule entoure chaque cellule.

physe ptérygoïde, au-dessous du tendon du péristaphylin externe ; sur le calcanéum, à la face profonde de la bourse séreuse qui sépare cet os du tendon d'Achille, et sur la poulie du tendon du grand oblique de l'œil.

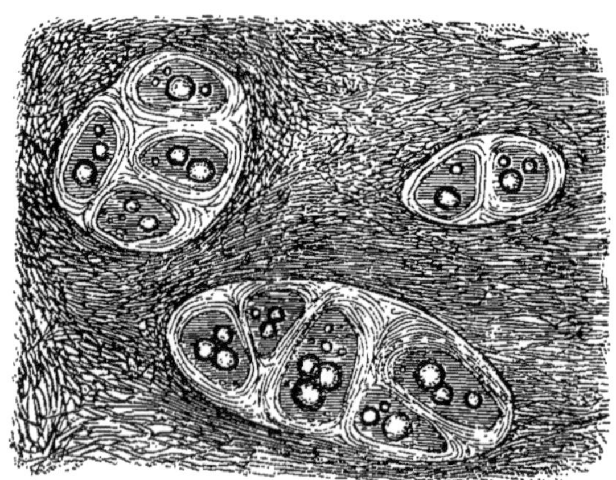

FIG. 92. — Cartilage costal. Préparation prise sur un chien adulte. Gr. 580. (Cadiat.)

La substance fondamentale est ici un peu granuleuse ; les cavités renferment des cellules de cartilage de moyen volume, quelquefois nombreuses, jusqu'à 20. Dans les cartilages articulaires, les cavités sont plus petites que dans les autres. Les cartilages costaux et ceux de l'arbre respiratoire sont recouverts d'un *périchondre*, membrane fibro-vasculaire qui représente le périoste des os.

Après quarante ou cinquante ans, on trouve fréquemment des gouttes d'huile dans les cellules de ces cartilages, un peu plus tard dans celles du *cartilage articulaire*. Immédiatement au-dessous du périchondre, il existe une couche de cellules embryonnaires comme au-dessous du périoste.

Les cavités du *cartilage articulaire* peuvent être divisées en trois couches : une couche superficielle, baignée par la synovie, dans laquelle ces cavités sont aplaties, allongées, petites, parallèles à la surface du cartilage et contenant ordinairement une seule cellule : cette disposition, permettant d'enlever la mince couche superficielle du cartilage, a fait croire à certains anatomistes qu'il existait là un feuillet épithélial ; une couche moyenne, dont les cavités arrondies, plus volumineuses, renferment souvent deux cellules ; enfin une couche profonde qui présente des cavités très longues, perpendiculaires à la surface du cartilage, et contenant un nombre variable de cellules.

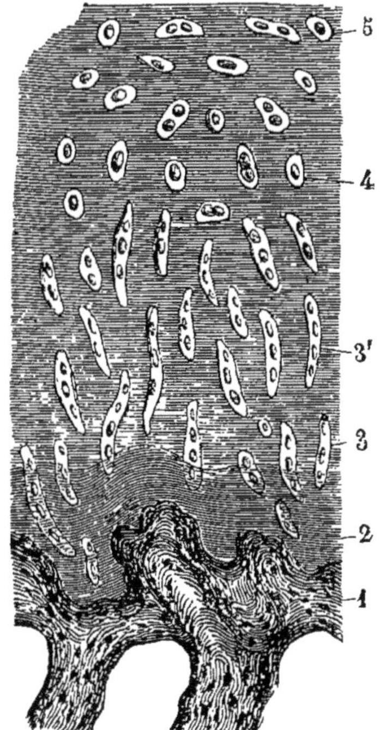

FIG. 92 *bis*. — Coupe d'un cartilage articulaire à l'extrémité d'un os.

1. Tissu osseux avec ostéoplastes. — 2. Couche intermédiaire au cartilage et à l'os remplie de sels calcaires et contenant quelques chondroplastes. — 3, 3, 4, 5. Chondroplastes avec leurs différentes dispositions dans les couches superficielle, moyenne et profonde du cartilage.

Hénocque (Soc. de Biol. 1872) a fait une communication intéressante sur la structure des cartilages articulaires. Les *stries*, les *fibrilles* décrites autour des cavités de cartilage sur des pièces fraîches, ou après macération dans l'acide chromique très dilué, ne sont autre chose que des *interstices, véritables canaux faisant communiquer les cavités de cartilage entre elles.* Le traitement du cartilage par le *chlorure d'or* le démontre.

Ayant placé sous le microscope une préparation de cartilage colorée en rouge par une *solution acidulée d'hématoxyline,* si on fait glisser entre les lamelles du verre deux gouttes de *solution d'alun* au 30e, on voit se dessiner les interstices à mesure que la préparation passe du rouge au violet.

On facilite aussi l'apparition des interstices en laissant macérer le cartilage dans une *solution de perchlorure de fer* au 50e et en portant ensuite la préparation dans une *solution de ferro-cyanure de potassium.*

4° *Cartilage calcifié.* — Toutes les fois qu'un cartilage repose sur un os, chez l'adulte, on observe sur la face profonde de ce cartilage une couche plus sombre, régulière, dans laquelle les cellules cartilagineuses persistent. Seulement l'infiltration calcaire existe dans la substance fondamentale et jusque dans les cellules. Cette couche se montre encore même après qu'on l'a décalcifiée par l'acide chlorhydrique ou l'acide chromique. Tels sont les caractères du cartilage calcifié.

5° *Cartilage élastique ou réticulé.* — On appelle ainsi les cartilages dont les cellules sont plongées au milieu d'une substance fondamentale parcourue par de nombreuses fibres élastiques. Cornil fait observer avec raison que ces fibres diffèrent des fibres élastiques, puisqu'elles sont gonflées par l'acide acétique, qui n'a d'ordinaire aucune action sur les éléments élastiques. A cette variété appartiennent l'épiglotte, les aryténoïdes, le pavillon de l'oreille, la trompe d'Eustache, les cartilages corniculés de Santorini et ceux de Wrisberg.

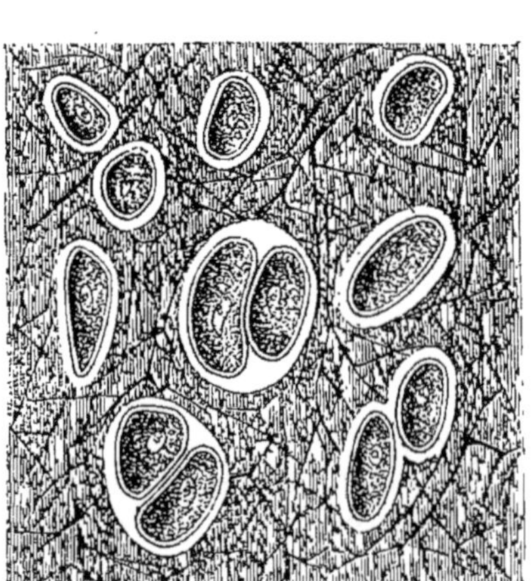

FIG. 93. — Cartilage réticulé. On y voit le réseau des fibres élastiques, les cellules cartilagineuses, les capsules et les cavités de cartilage.

6° *Cartilage muqueux.* — Ce cartilage se trouve au milieu des disques interarticulaires, vertébraux et autres. Il consiste en une substance molle muqueuse, dans laquelle on trouve des cellules étoilées avec leur capsule, ou bien des capsules emboîtées les unes dans les autres, et possédant chacune leur cellule cartilagineuse pourvue d'un noyau.

7° *Fibro-cartilage.* — On appelle ainsi des organes dans lesquels les cellules cartilagineuses sont séparées par une masse d'aspect fibroïde. Généralement, les cellules sont superficielles et forment une couche régulière ; quelques-unes sont infiltrées entre les éléments du tissu fibreux. Ces cellules sont très nettes ; on les trouve souvent réunies et pourvues chacune d'une capsule secondaire dans une capsule commune ou mère. La substance même du fibro-cartilage est constituée par du tissu fibreux, entre les fibres duquel on remarque quelques cellules graisseuses et des éléments élastiques. Sappey a décrit des vaisseaux et des nerfs dans les fibro-cartilages. Dans certains fibro-cartilages, la partie centrale est dépourvue de vaisseaux ; dans ce cas, ceux-ci se dirigent de la circonférence vers le centre, et rétrogradent avant d'y arriver, pour former une couronne d'anses vasculaires autour du centre. Ceci s'observe pour les fibro-cartilages des articulations temporo-maxillaire, sterno-claviculaire et cubito-carpienne. On doit ranger encore parmi les fibro-cartilages celui qui tapisse les surfaces articulaires de l'articulation temporo-maxillaire, les disques intervertébraux, excepté à leur partie centrale, les cartilages tarses, les disques semilunaires du genou, les bourrelets glénoïdiens et cotyloïdiens, etc.

Si l'on veut bien se rappeler qu'il est difficile de classer certains tissus qui se trouvent sur la limite du cartilage, du tissu élastique et du tissu fibreux, appartenant tous aux tissus de la substance conjonctive, on comprendra combien il doit exister de difficultés lorsqu'on veut délimiter exactement chaque espèce de cartilage. Voilà ce qui explique le désaccord de quelques savants sur la classification des cartilages. Le cartilage vrai, par exemple, peut, dans un âge avancé, se transformer en cartilage réticulé ou élastique : ces deux variétés de cartilage ne sont donc pas séparées par des limites précises.

Développement. — Les éléments du cartilage se montrent dès les premiers jours autour de la corde dorsale de l'embryon, sous forme de corpuscules ovoïdes séparés par un peu de matière hyaline.

Ils sont fournis par le mésoblaste, ou feuillet moyen.

Les éléments du cartilage ressemblent aux corpuscules du tissu conjonctif, mais ils en diffèrent en ce qu'ils ont la propriété d'engendrer autour d'eux une sorte de sécrétion qui forme la substance amorphe du cartilage.

Le développement de la capsule du cartilage est consécutif à celui de la cellule. Le cartilage fœtal est déjà formé à la fin du premier mois ; ce n'est que du deuxième au quatrième mois qu'apparaissent les cartilages permanents.

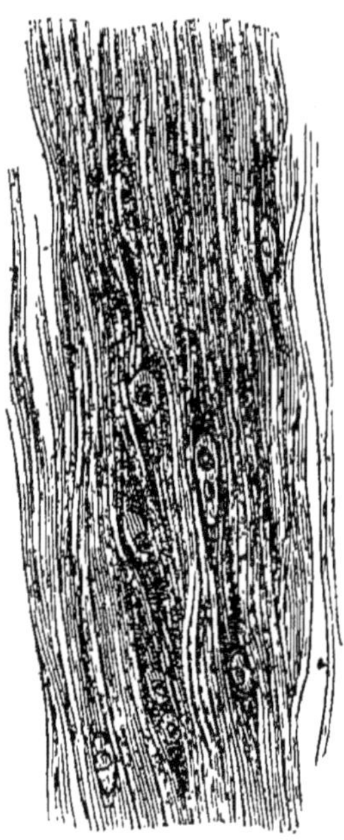

FIG. 94. — Fibro-cartilage.

Accroissement. — L'accroissement du cartilage se fait par les cellules. Le noyau de la cellule contenue dans la capsule s'hypertrophie, s'allonge, s'étrangle et se divise en deux parties. Le protoplasma de la cellule se divise aussi en deux parties, qui se groupent autour des deux noyaux. Ces deux cellules, nées par formation endogène, ont chacune la propriété de sécréter rapidement une nouvelle capsule, de sorte qu'à ce moment il y a, dans la *capsule primitive*, qui est devenue une capsule-mère, deux cellules ayant chacune une *capsule secondaire*, capsule-fille. L'accroissement se continue ainsi par prolifération des cellules, et la substance intercellulaire s'accroît, parce que les parois des capsules anciennes s'identifient avec elle. La figure 95 explique la multiplication endogène des cellules de cartilage.

D'une manière générale, l'accroissement du cartilage est plus actif du côté qui avoisine les parties vasculaires. Ainsi, dans les cartilages à périchondre, on observe la segmentation des grosses cellules de la couche cartilagineuse immédiatement sous-jacente.

Au niveau des os; les cartilages s'accroissent par les parties profondes qui avoisinent les vaisseaux de l'os (Kölliker).

A mesure que l'individu avance en âge, le cartilage se modifie, les cellules se multiplient avec moins d'énergie; il semble que quelques cavités s'atrophient, de sorte que la substance fondamentale prédomine de plus en plus,

On appelle *chondromes* les tumeurs cartilagineuses qui se développent ailleurs que dans l'épaisseur des os. Lorsqu'elles prennent

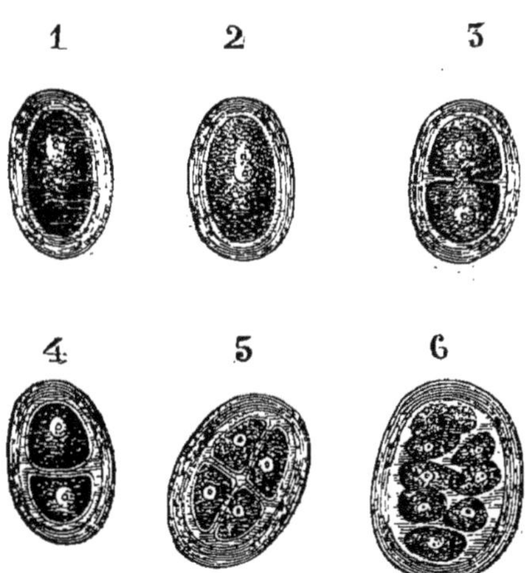

FIG. 95. — Multiplication endogène des cellules cartilagineuses.

1. Une cellule cartilagineuse entourée de plusieurs capsules. — 2. Division du noyau. — 3. Division consécutive du protoplasma de la cellule. — 4. Il existe deux nouvelles cellules ; chacune s'est entourée d'une capsule. — 5. Segmentation plus avancée; il y a quatre cellules pourvues chacune d'une capsule. — 6. La prolifération marche rapidement.

leur point de départ dans les os, on les appelle *enchondromes*. Dans ce cas, comme dans le précédent, il ne se produit pas une transformation du tissu en substance cartilagineuse, mais un développement hétérotopique de cette substance. On trouve les chondromes dans le testicule, la parotide, la mamelle, le périoste, la peau, les muscles. Ces tumeurs sont peu ou pas vasculaires. S'il y a des vaisseaux, on trouve quelquefois autour d'eux des éléments de la moelle. Toutes les variétés de cartilage peuvent se trouver dans ces tumeurs; le plus souvent, les cavités de cartilage qui s'y rencontrent rappellent celles du cartilage fœtal.

Le microscope est indispensable pour leur diagnostic. Il est, en effet, des tumeurs fibreuses dures, dans lesquelles il se fait quelquefois des concrétions, et que l'on prend pour des tumeurs cartilagineuses. Il en est d'autres qui sont réellement cartilagineuses, et cependant elles sont presque fluctuantes. On les décrit souvent sous le nom de tumeurs colloïdes. Elles se reproduisent, chez certains sujets, soit sur place, soit dans des régions voisines.

Applications pathologiques. — Il est fréquent d'observer l'accumulation de gouttelettes graisseuses dans le protoplasma des

cellules de cartilage. Quelquefois même, la graisse est tellement
abondante qu'on croirait avoir sous les yeux une cellule adipeuse. Dans ce cas, il faut se rappeler que le noyau est toujours
apparent sur l'un des points de la paroi. Cette infiltration est fréquente, surtout dans les cartilages costaux et laryngés, chez les

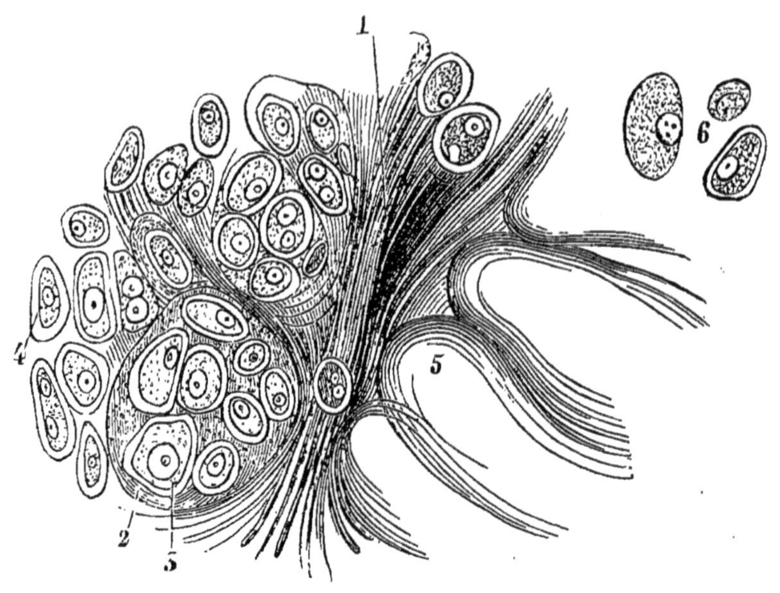

Fig. 96. — Enchondrome.

1. Faisceau fibreux. — 2. Substance cartilagineuse homogène. — 3. Cellule de cartilage avec son contenu, dans un chondroplaste. — 4. Cellule cartilagineuse avec son
contenu, entourée par une ligne indiquant la limite du chondroplaste. — 5. Portions
de faisceaux fibreux entourant les lobules cartilagineux. — 6. Cellules cartilagineuses
isolées : à gauche, vieille cellule libre ; au-dessus, cellule jeune ; à droite, vieille
cellule avec une ligne indiquant le chondroplaste. (Grossissement de 300 diamètres.)

individus avancés en âge ; ces cartilages présentent en même temps
une *dégénérescence muqueuse* de leur substance fondamentale, désignée par quelques auteurs sous le nom de *ramollissement* du cartilage.

La *calcification* du cartilage se montre comme altération du tissu
cartilagineux. Ce phénomène est souvent désigné, à tort, sous le
nom d'ossification ; il s'observe surtout dans les cartilages à périchondre (cartilages du larynx, cartilages costaux). Dans la calcification, des sels calcaires infiltrent la substance fondamentale plus
abondamment aux environs des capsules de cartilage. Ces dernières
se calcifient avec la plus grande facilité, les capsules-filles comme
les capsules-mères. Le plus souvent, le protoplasma de la cellule
ne se calcifie pas. La substance du cartilage prend une consistance
osseuse, mais il ne s'y montre pas d'ostéoplastes.

Les altérations graisseuse et muqueuse et la calcification ne sont pas les seules dégénérescences du tissu cartilagineux, il peut aussi subir la *transformation fibreuse* et une véritable *ossification*. Il suffit d'avoir nommé ces deux dernières altérations pour les faire comprendre.

Autrefois on niait la possibilité de l'*inflammation* du cartilage, par le seul fait que ce tissu n'est point vasculaire. Nous savons aujourd'hui qu'on peut chercher les résultats de l'inflammation ailleurs que dans la vascularisation des tissus, dans les cellules elles-mêmes. Le cartilage est, en effet, susceptible d'inflammation au même titre que les autres tissus; dans cet état, on observe une prolifération très active des cellules cartilagineuses, en même temps que la substance fondamentale devient fibreuse ou se ramollit. On observe souvent, en pareil cas, des granulations graisseuses dans le protoplasma des cellules. Ces altérations se montrent dans le rhumatisme articulaire aigu, etc.

Le tissu cartilagineux n'est pas apte à se régénérer; aussi ses blessures ne se cicatrisent pas par de la substance cartilagineuse, mais bien par du tissu fibreux.

Le tissu cartilagineux n'est jamais le siège d'hypergenèse, on n'observe pas de *tumeurs cartilagineuses* prenant leur point de départ sur des cartilages; la génération hétérotopique du tissu cartilagineux est, au contraire, fréquente.

CHAPITRE III.

SYSTÈME CONJONCTIF.

Préparation. — En examinant à plusieurs reprises de petits fragments bien étalés du tissu conjonctif provenant de diverses régions, on finit par se faire une idée de la disposition des éléments de ce tissu. On peut cependant employer certains artifices pour voir quelques-uns de ces éléments avec plus de netteté.

Pour apercevoir les fibres élastiques, par exemple, on plonge la préparation dans l'acide acétique, qui transforme les fibres du tissu conjonctif en une masse cristalline, transparente. Dans ce même but, on peut se servir d'un mélange de chlorate de potasse et d'acide azotique étendu, ou bien d'acide sulfurique étendu, ou bien encore d'une dissolution de potasse.

Pour apercevoir les corpuscules du tissu conjonctif, il faut traiter la pièce par une solution étendue de nitrate d'argent.

Pour voir nettement les fibres du tissu conjonctif, on fait tremper la pièce pendant plusieurs heures dans de l'eau de chaux et de baryte, et l'on imbibe la préparation, sous le microscope même, avec de l'acide acétique.

Ce système est formé par le tissu conjonctif, qui est si abondamment répandu dans l'économie animale. On remarquera que l'expression système conjonctif est peu ou point usitée; cependant, si l'on veut rester fidèle à la méthode, on ne peut s'empêcher de reconnaître un système conjonctif, comme un système musculaire ou osseux, puisqu'on entend par système anatomique l'ensemble de toutes les parties similaires du corps.

Le système conjonctif est certainement l'un des plus difficiles à exposer, parce que les auteurs ne s'accordent point sur les dénominations à donner au tissu qui le constitue, et principalement parce qu'ils n'envisagent pas tous de la même manière certains autres tissus dérivés de celui-ci.

Définition. — On appelle *tissu conjonctif* une substance blanchâtre, blanc grisâtre ou blanc jaunâtre, suivant les points où on l'examine, unissant entre eux les divers organes comme les muscles, répandue à profusion dans l'organisme, où elle forme aux organes une sorte de ciment qui les unit et pénétrant jusque dans l'épaisseur des tissus, pour unir entre elles leurs parties constituantes.

Le tissu conjonctif a reçu diverses dénominations qu'il est utile de connaître, parce que tous les auteurs ne se servent point du même terme pour le désigner.

Le *tissu conjonctif* des anatomistes allemands et de Sappey représente le *tissu cellulaire* de Haller, de Bichat et de la plupart des anatomistes français, le *tissu lamineux* de Robin; on lui donne aussi, quelquefois, le nom de *tissu réticulé, aréolaire, muqueux, connectif* ou *unissant*, et *coalescent*.

Chacune de ces dénominations a sa raison d'être : ainsi, ce tissu est dit conjonctif, connectif ou unissant, parce qu'il réunit entre eux les divers organes de l'économie ; on lui donne le nom de cellulaire, réticulé ou aréolaire, parce que, au moyen de l'insufflation, on développe dans son épaisseur des cavités ou aréoles ; enfin, on l'appelle lamineux parce qu'il est composé de lamelles appliquées les unes contre les autres et limitant les aréoles que détermine l'insufflation. Nous adoptons l'expression conjonctif, parce qu'elle est la plus généralement employée par la plupart des micrographes.

§ 1. — Distribution. — On le trouve partout, non seulement entre les organes, mais encore dans leur épaisseur; il existe comme élément accessoire dans un grand nombre de tissus. D'une manière générale, on le divise en trois sections : 1° le tissu conjonctif sous-cutané; 2° le tissu conjonctif profond ou sous-aponévrotique; 3° le tissu conjonctif splanchnique.

1° Le tissu conjonctif sous-cutané forme au-dessous de la peau une couche plus ou moins épaisse, qui est partout en communication avec elle-même. Cette couche, placée entre la peau et l'aponévrose sous-jacente, communique en plusieurs points avec le tissu cellulaire sous-aponévrotique, particulièrement à la racine des membres: aine, aisselle, et dans tous les points où des vaisseaux et des nerfs traversent l'aponévrose.

Velpeau, avec raison, divisait le tissu conjonctif sous-cutané en deux couches: la *couche aréolaire* et la *couche lamelleuse*. La première, située immédiatement sous le derme, lui est adhérente et renferme une plus ou moins grande quantité de graisse. C'est cette couche qui constitue la graisse. ou tissu apideux.

La couche lamelleuse, plus profonde, constitue le *fascia superficialis*; elle est formée par un tissu conjonctif à fibres lâches, peu résistantes, formant une sorte de membrane qui facilite le glissement de la couche aréolaire sur l'aponévrose sous-jacente; elle ne contient pas de graisse proprement dite, mais seulement quelques lobules adipeux isolés.

2° Le tissu conjonctif profond ou sous-aponévrotique est aussi partout en continuité avec lui-même; il entoure les muscles, les vaisseaux, les nerfs; il existe aussi dans l'épaisseur des muscles, dont il sépare les divers faisceaux, les faisceaux primitifs eux-mêmes, entre lesquels il porte le nom de *perimysium*.

A mesure qu'il devient plus profond dans l'épaisseur des membres et surtout dans l'épaisseur des organes, il se dépouille peu à peu du peu de graisse qu'il contenait, il devient plus blanc, plus homogène, plus gélatineux, de sorte que, dans la profondeur des organes, il simule une couche sirupeuse interposée aux diverses parties qui les constituent.

Il forme une gaine aux vaisseaux; il constitue la gaine des nerfs, *névrilème*. A la racine des membres, il entoure les ganglions lymphatiques superficiels et profonds, et de là il communique avec le tissu cellulaire splanchnique, en envoyant une traînée celluleuse autour des vaisseaux et des nerfs. C'est ainsi que le tissu conjonctif du membre inférieur se confond avec celui de l'abdomen par les traînées celluleuses qui passent : 1° par le canal crural, en accompagnant les vaisseaux fémoraux et iliaques externes ; 2° par la grande échancrure sciatique, en accompagnant le muscle pyramidal, les vaisseaux fessiers, ischiatiques, honteux internes, et les nerfs fessier, honteux interne, grand et petit sciatiques ; 3° par le trou obturateur, en accompagnant le nerf et les vaisseaux obturateurs. Celui du membre supérieur communique avec le tissu conjonctif du thorax, par la traînée celluleuse qui accompagne les vaisseaux sous-claviers et le premier nerf dorsal. Enfin, le tissu conjonctif profond des parois du thorax et de l'abdomen entre en communication avec la mince couche de tissu conjonctif située entre la dure-mère et le canal rachidien, en suivant les vaisseaux et les nerfs qui passent par les trous de conjugaison.

3° Le tissu conjonctif des cavités splanchniques est rare dans la cavité crânienne, où il concourt à la formation de la pie-mère.

Celui du thorax est situé dans le médiastin, où il entoure tous les organes qui y sont contenus. Il forme une couche plus ou moins épaisse autour du péricarde et de la plèvre. On en trouve une couche mince et très condensée entre le poumon et la plèvre viscérale, tandis qu'il en existe une plus grande quantité autour du cœur, sous le péricarde viscéral. Le tissu conjonctif du thorax communique avec celui de l'abdomen à travers les ouvertures du diaphragme, particulièrement l'ouverture aortique. Par les vaisseaux sous-claviers, il est en continuité avec le tissu conjonctif profond du membre supérieur; par la trachée, les artères carotides et les veines jugulaires, il se continue avec celui du cou. Enfin, en suivant le trajet des vaisseaux et des nerfs intercostaux, situés sous la plèvre, il communique avec le tissu conjonctif du canal rachidien.

Le tissu cellulaire, ou conjonctif, ne résiste pas à la suppuration; le pus le détruit avec la plus grande facilité, et il se forme à ses dépens. Aussi les suppurations rapides s'étendent en surface en suivant les nappes de tissu cellulaire, comme on le voit pour le *phlegmon diffus* superficiel ou sous-cutané. Ces suppurations fusent en suivant les traînées celluleuses; c'est ainsi qu'un abcès profond du cou fuse dans le thorax. C'est en suivant le tissu cellulaire qui perfore les aponévroses des membres qu'un phlegmon superficiel devient profond, c'est-à-dire sous-aponévrotique.

Le tissu conjonctif de la cavité abdominale est rare et serré autour des viscères, sous le péritoine viscéral; il est très abondant à la face profonde du péritoine pariétal, principalement dans les régions lombaire, iliaque et pelvienne.

De la cavité abdominale, le tissu conjonctif sous-péritonéal envoie des prolongements vers le membre inférieur, autour des vaisseaux fémoraux, du nerf crural, du pyramidal, des vaisseaux et nerfs qui traversent la grande échancrure sciatique. Il envoie des traînées celluleuses dans la cavité thoracique, autour des organes qui traversent le diaphragme, l'aorte principalement. Il entre en communication avec le tissu conjonctif du canal rachidien en suivant, comme celui du thorax, les vaisseaux qui passent par les trous de conjugaison.

§ 2. — **Propriétés physiques et chimiques**. — Le tissu

conjonctif est blanc. Il est souvent chargé de graisse et prend alors une couleur jaunâtre plus ou moins prononcée. On l'appelle souvent tissu cellulo-adipeux, parce que les tissus cellulaires et adipeux sont réunis dans presque tous les points de l'économie.

Le tissu conjonctif se gonfle au contact de l'eau. Exposé à l'air, il se dessèche, devient cassant et translucide. Si on le plonge dans l'eau après dessiccation, il reprend les caractères qu'il possédait auparavant. L'ébullition le convertit en gélatine.

§ 3. — Structure. — Le tissu conjonctif est formé de lamelles minces, d'une étendue ordinairement peu considérable, limitant des espaces ou aréoles communiquant toutes entre elles. Ces espaces sont virtuels et ne deviennent appréciables, de même que les cavités séreuses, qu'après avoir été insufflés ou remplis de liquide. C'est dans les aréoles qu'est déposée la substance graisseuse. On peut se rendre compte de cette structure aréolaire, lorsqu'on insuffle un animal auquel on fait une ouverture à la peau ; c'est ainsi que procède le boucher qui veut dépouiller l'animal qu'il vient d'assommer. Le développement de l'emphysème sous-cutané, consécutif à une plaie, montre également la communication qui existe entre les mailles du tissu conjonctif ; c'est aussi ce que l'on observe chez certains conscrits qui cherchent à se soustraire à la loi en insufflant de l'air sous leur scrotum.

§ 4. — Texture. — Parmi les éléments du tissu conjonctif, les uns sont fondamentaux, essentiels ; ils ne font jamais défaut : ce sont la substance fondamentale du tissu conjonctif et les cellules du tissu conjonctif ; les autres, accessoires, ne se rencontrent pas partout, comme les fibres élastiques, les vaisseaux, les nerfs, les vésicules graisseuses et les cellules de cartilage.

Substance fondamentale [1]. — La substance fondamentale ou in-

1. Depuis longtemps, une querelle sans intérêt se perpétue pour savoir si le strié de la substance intercellulaire du tissu conjonctif est dû à de véritables fibrilles, comme le veulent Henle, Kölliker, Robin, etc., ou bien à un plissement de cette substance qui, d'après Reichert et Leidig, en imposerait aux observateurs et serait tout à fait homogène. Virchow fait observer qu'on ne peut obtenir aucune fibre de tissu conjonctif par des moyens artificiels ; et si Reichert n'est pas dans la vérité, il n'est pas possible de le lui prouver. Cependant Henle (1857) et Rollet ont donné des procédés à l'aide desquels on peut arriver à constater l'existence des fibres. Mais qui pourrait affirmer que ces procédés *chimiques* ne forment pas des fibres artificielles ? On voit que la question n'est pas encore jugée. Toujours est-il que, depuis plus de vingt ans, Reichert a répété que les fibres, les corpuscules fusiformes ou étoilés du tissu conjonctif, etc., ne sont que des illusions d'optique dans un plissement de ce tissu, *toujours homogène.*

termédiaire est très abondante ; c'est au milieu d'elle que les cellules sont répandues. A l'œil nu, elle se présente sous forme de lamelles plus ou moins larges, limitant des aréoles par leur entrecroisement. Elle se montre au microscope, d'après Kölliker, sous trois formes différentes qui constituent trois variétés de tissu conjonctif : tissu conjonctif fibreux, tissu conjonctif rétiforme et tissu conjonctif homogène.

1° Dans le *tissu conjonctif fibreux*, tissu conjonctif ondulé de Virchow, le plus répandu, la substance intermédiaire est constituée par des *faisceaux de fibres* formant des cordons parallèles, légèrement onduleux et d'un diamètre uniforme de 10 μ à 60 μ (fig. 97), réunis par une petite quantité de matière amorphe. Chaque faisceau est constitué par la réunion de *fibrilles* ; celles-ci sont très minces (les plus grosses ont 1 μ 5), hyalines, un peu aplaties et d'une longueur indéterminée [1]. L'eau gonfle ces éléments, les écarte et les rend un peu transparents ; l'acide acétique les transforme en une masse complètement transparente, les ramollit, mais ne les dissout pas.

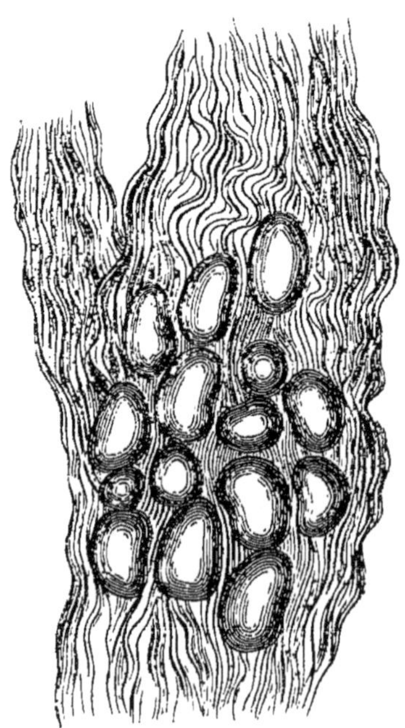

FIG. 97. — Faisceaux du tissu conjonctif fibreux, avec quelques cellules adipeuses. (Grossissement, 320.)

---

1. Ces *fibrilles* ressemblent aux fibrilles musculaires, dont elles se distinguent par leur couleur pâle, l'aspect homogène et le manque de stries. Les *faisceaux* ont aussi de l'analogie avec les faisceaux des muscles striés, mais ils en diffèrent par l'absence du sarcolemme et par leur diamètre moins uniforme.

En général, les faisceaux de tissu conjonctif sont plongés dans une matière amorphe qui les réunit ; ils n'ont pas d'enveloppe, mais en quelques points il semble que la surface du faisceau se soit condensée, de manière à former une mince enveloppe qui a toutes les apparences d'une membrane élastique (ceci s'observe dans les régions où le tissu conjonctif est très lâche, dans le tissu sous-arachnoïdien, sous la peau, etc.). (Voyez fig. 98.)

2° Le *tissu conjonctif rétiforme* est également formé par des faisceaux de fibres ; seulement, au lieu d'être parallèles, ces faisceaux s'anastomosent pour constituer des réseaux à la manière des fibres élastiques (fig. 99).

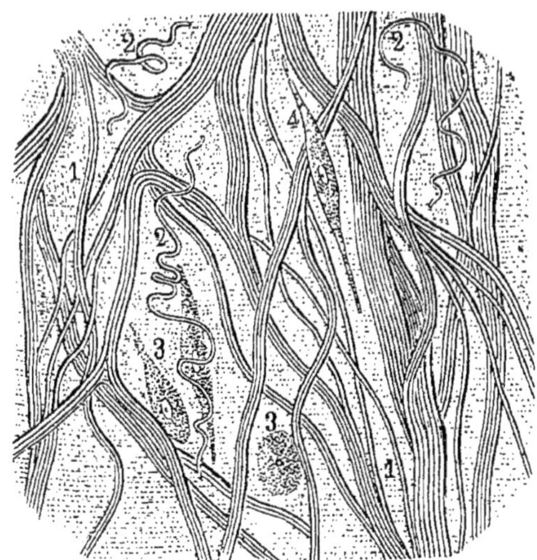

FIG. 98. — Tissu conjonctif réti-forme.

1, 1, 1. Faisceaux de tissu conjonctif. — 2, 2, 2. Fibres élastiques. — 3, 3. Corpuscules arrondis et fusiformes. — 4. Corpuscule fusiforme dont le développement est plus avancé.

3° On observe rarement la troisième forme, *tissu conjonctif homogène* ou de *Reichert* ; ici il n'y a pas de fibres, la substance intermédiaire forme une masse finement granulée, présentant des stries ; quelquefois elle est homogène et transparente.

Indépendamment de cette substance intermédiaire, nous signalerons une *matière amorphe* réunissant les fibres du tissu conjonctif. Dans les formes condensées de ce tissu, il est difficile de la mettre en évidence ; elle est, au contraire, manifeste dans les formes lâches, surtout chez le fœtus. Elle est très abondante dans la gélatine de Warthon.

Cellules du tissu conjonctif [1]. — Ces éléments sont quelquefois difficiles à observer, au point que quelques auteurs, comme Henle,

1. Les difficultés qu'on rencontre dans l'étude des cellules du tissu conjonctif tiennent surtout aux différentes dénominations employées par les auteurs. Il est donc utile d'insister sur la synonymie. Les cel-

en ont nié l'existence, et que d'autres, Robin, par exemple, n'en décrivent qu'une des variétés.

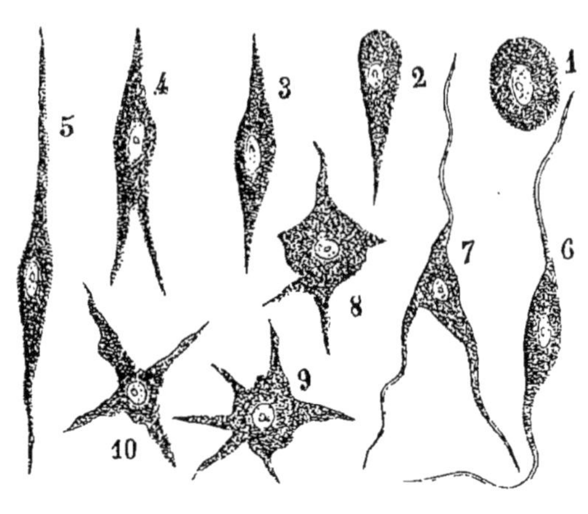

FIG. 99. — Variétés de corpuscules du tissu conjonctif, de différentes formes et à divers degrés de développement.

1. Corpuscule arrondi. — 2. Corpuscule à queue de Lebert. — 3. Corps fusiforme ou fibro-plastique. — 4 Corps fusiforme bifurqué à l'une de ses extrémités. — 5. Corpuscule fusiforme allongé. — 6. Le même plus développé et pourvu d'une membrane (capsule secondaire). — 7. Corpuscule triangulaire avec une capsule secondaire. — 8, 9, 10. Corpuscules étoilés.

Les corpuscules, ou cellules du tissu conjonctif, se présentent sous des formes différentes. (Voy. fig. 99.) Ils peuvent être ronds, effilés et terminés en pointe, en forme de fuseau, de triangle ou d'étoile [1]. Quelle que soit leur forme, ils sont toujours constitués par du protoplasma contenant un noyau ; c'est toujours le même élément ; mais comme ce fait n'était pas connu autrefois des micrographes, et qu'il n'est pas encore généralement admis aujourd'hui, on comprend que chacune des formes des corpuscules de tissu conjonctif ait reçu des noms différents : à la forme arrondie se rapportent les *noyaux embryoplastiques* et les *noyaux fibro-plastiques*. Les *corpuscules à queue* ne sont que des cellules pourvues d'un prolongement fin ; les *corps fusiformes* et *fibro-plastiques* désignent des cellules en forme de fuseau ; enfin les *cellules étoilées*

lules du tissu conjonctif ne diffèrent pas des *corpuscules du tissu conjonctif* de Virchow, des *noyaux embryoplastiques* de Robin. Le nom de *cellules étoilées*, et quelquefois celui d'*espaces stellaires*, donné par Virchow, indique une forme de ces corpuscules ; celui de *cellules plasmatiques* (Kölliker) fait allusion à la fonction de ces cellules que l'on suppose contenir un suc. On a encore donné à ces éléments les noms de *corpuscules à queue*, *corps fusiformes*, à cause d'une configuration spéciale qu'ils peuvent présenter. Enfin Lebert les a encore appelés éléments *fibro-plastiques*, les considérant, à tort, comme des éléments hétéromorphes.

1. On comprend qu'il soit difficile d'évaluer leurs dimensions, si variables. En général, ces éléments mesurent quelques μ.

indiquent celles qui sont pourvues de nombreux prolongements. Les corpuscules du tissu conjonctif ont une propriété analogue

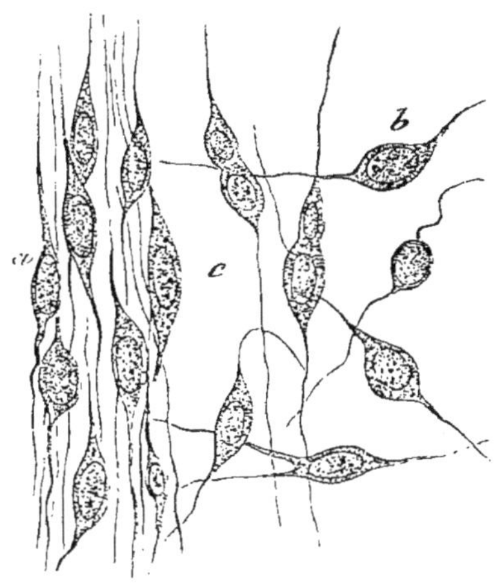

FIG. 100. — Corps fibroplastiques du tissu conjonctif d'un embryon de mouton.

a. Éléments fosciculés. — *b.* Éléments isolés. — *c.* Matière amorphe. (Cadiat.)

à celle que nous avons étudiée dans les cellules cartilagineuses. Le protoplasma de la cellule cartilagineuse peut former, sécréter autour de lui une membrane secondaire ou capsule de cartilage ; de même, les corpuscules du tissu conjonctif s'entourent d'une *membrane secondaire*, facile à démontrer, surtout autour des corpuscules ou cellules étoilées. Dans ces derniers corpuscules, il existe toujours un espace entre la membrane et le protoplasma. D'autre part, il faut ne pas perdre de vue que leurs prolongements s'anastomosent avec les prolongements des cellules voisines, de sorte qu'il existe un véritable réseau de cellules. Ces prolongements anastomosés sont creux, et communiquent avec l'espace qui sépare la membrane secondaire du protoplasma de la cellule ; il existe dans ce cas un système de canaux et de petites cavités en communication, système rempli d'une substance liquide. Virchow, qui compare ce système caniculé à dos vaisseaux séreux, *vasa serosa*, pense qu'il joue un grand rôle dans la nutrition, et qu'il est chargé d'apporter les sucs nutritifs dans les districts cellulaires éloignés des vaisseaux capillaires [1]. Ces mêmes cavités serviraient au transport des sucs morbides, dans les cas pathologiques. Kölliker, adoptant les idées de son compatriote, a donné à ces cellules le nom de *cellules plasmatiques*, et celui de *tubes plasmatiques* à leurs prolongements canaliculés et anastomosés [2]. Ce ne sont pas les cellules

1. Virchow, *Pathologie cellulaire.*
2. Robin nie absolument les anastomoses entre les cellules plasmatiques. (Robin, *Leçons sur les humeurs*, 1867, p. 278.)
Recklinghausen, ayant étudié le tissu conjonctif au moyen de l'in-

proprement dites qui s'anastomosent par leurs prolongements, mais bien leur capsule étoilée, de sorte que les corpuscules du tissu conjonctif sont contenus dans ces cavités. Sous l'influence de la contractilité du protoplasma, ces cropuscules peuvent passer d'un espace stellaire dans un espace voisin.

Quant à la fréquence relative de chaque forme de corpuscule dans les divers tissus, elle est difficile à préciser. D'une manière générale, on peut dire que les corpuscules fusiformes se montrent de préférence dans les tissus conjonctifs lâches, et que les cellules étoilées existent surtout dans les tissus conjonctifs condensés ; aussi, pour étudier ces corpuscules, est-il préférable de prendre un tendon ou une membrane fibreuse.

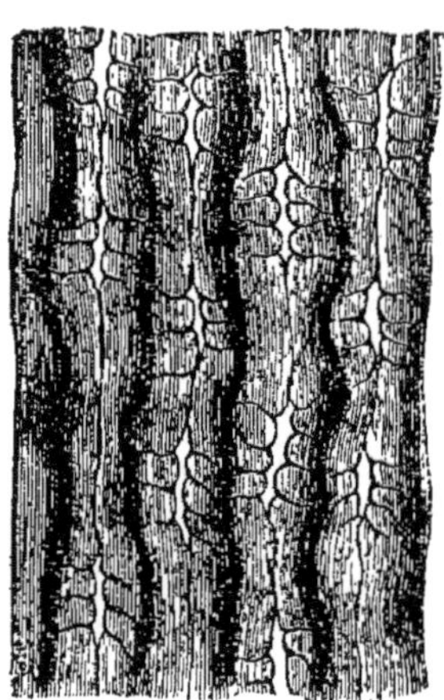

Fig. 101. — Fragment de tendon avec des corpuscules étoilés.

La situation des corpuscules du tissu conjonctif est irrégulière dans les formes lâches, et surtout dans le tissu muqueux, où ils sont anastomosés sans ordre au milieu de la substance intermédiaire; mais il n'en est pas de même dans les formes condensées. Ainsi, dans les tendons et les membranes fibreuses, et aussi dans le tissu conjonctif franchement fibreux, les corpuscules étoilés sont placés par séries régulières entre les faisceaux. Leur grand axe

prégnation par le nitrate d'argent, considère les espaces plasmatiques et leurs prolongements anastomosés comme un vaste réseau lymphatique, origine des vaisseaux du même nom. Il aurait constaté dans ces espaces, en outre des corpuscules du tissu conjonctif, des cellules analogues aux cellules lymphatiques, il aurait vu les tubes plasmatiques s'ouvrir entre les cellules épithéliales des séreuses, et enfin des poudres impalpables introduites dans les cavités séreuses passer dans les vaisseaux lymphatiques, et de là dans le sang. (Recklinghausen, *Die lymphgefässe.*)

est parallèle à la direction des faisceaux, et leurs anastomoses sont perpendiculaires, de sorte que les coupes transversales et perpendiculaires de ces tissus ont un aspect différent.

Il n'est pas très facile d'observer la membrane qui entoure les corpuscules du tissu conjonctif [1]. Cette membrane ne s'accuse pas au microscope, et l'on est obligé d'avoir recours à l'acide acétique, qui rend transparente la substance fondamentale, en respectant la membrane des corpuscules.

Il n'est pas sans intérêt de faire remarquer que le seul tissu conjonctif lâche qui possède des corpuscules étoilés est le tissu muqueux ou gélatineux [2] (voy. fig. 7), tandis que ces corpuscules n'existent en général que dans les tissus condensés, fibreux. Cela tient à cette circonstance que tout tissu fibreux passe primitivement par l'état muqueux; chez l'embryon, il y a du tissu muqueux partout où il y aura plus tard du tissu fibreux. Disons toutefois que les corpuscules, dans les tissus fibreux, sont plus irréguliers, présentent plus de prolongements, et sont pourvus d'un espace plus grand entre la membrane du corpuscule et son protoplasma. Ces différences tiennent aux modifications que le corpuscule a subies : son protoplasma s'est desséché, atrophié, de même que le noyau ; le tout est réduit à une petite masse granuleuse qui se présente sous la forme d'un corpuscule irrégulier.

L'étude des cellules du tissu conjonctif montre combien il est difficile de se faire, en histologie, une idée nette sur certains points d'observation délicate. Ce que nous venons d'exposer sur ces cor-

---

1. Aussi Henle et Bruch vont presque jusqu'à nier l'existence des corpuscules eux-mêmes, qui ne seraient pour eux qu'une *réunion mélangée* de fissures ramifiées, d'interstices entre les fibres ; ils admettent seulement que, de temps en temps, on peut trouver une cellule incluse dans ces espaces. Leydig croit aussi qu'on prend assez souvent des fissures et des interstices pour des corpuscules étoilés ou fusiformes.

2. On pourrait s'étonner de voir que nous citons le tissu muqueux comme tissu conjonctif. Nous ferons remarquer que la transition entre la substance conjonctive et le tissu conjonctif est insensible. Ainsi le tissu muqueux lui-même, qui ne donne que de la mucine (caractère de la substance conjonctive simple), donne de la gélatine lorsqu'il est plus âgé (caractère des tissus conjonctifs). A la naissance, il n'y a que deux parties du corps qui présentent du tissu muqueux : le cordon ombilical, où ce tissu prend le nom de gélatine de Warthon, et le corps vitré. Ces deux parties ne diffèrent l'une de l'autre qu'en ce que les cellules sont nombreuses et fréquemment anastomosées dans le cordon ombilical, tandis qu'elles sont rares et très écartées par la substance muqueuse intermédiaire dans le corps vitré. (Voyez mon *Traité d'Histologie.*)

puscules représente, dans l'état actuel de la science, l'opinion des micrographes les mieux autorisés : Kölliker, Virchow, etc. Depuis

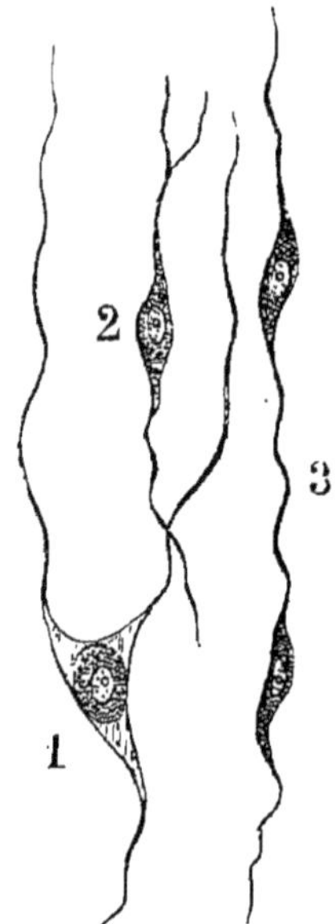

FIG. 102. — Corpuscule du tissu conjonctif.

1. Corpuscule étoilé avec sa membrane et sa cellule. — 2 et 3. Corpuscules fusiformes.

quelques années, plusieurs savants, parmi lesquels il faut citer Frey, Kühne et Recklinghausen, sont venus combattre les idées de Virchow. Voici ce que ces anatomistes pensent du corpuscule du tissu conjonctif :

1° Lorsqu'on emploie des réactifs pour examiner les corpuscules, ce qu'ont fait tous les auteurs, on n'a plus sous les yeux que des éléments altérés, modifiés.

2° Kühne les a étudiés sur l'animal vivant. Il a étalé sous le microscope un lambeau de tissu cellulaire pris entre les muscles de la cuisse d'une grenouille.

3° Au milieu des éléments ordinaires du tissu conjonctif, on voit des cellules diverses formées d'une masse de protoplasma contenant un beau noyau vésiculeux ; les unes sont aplaties, les autres fusiformes ; les premières présentent des mouvements amiboïdes manifestes.

4° L'eau, agissant sur ces cellules, rétracte fortement le protoplasma autour du noyau ; l'acide acétique le contracte encore davantage et détermine autour de l'élément un contour si net, qu'on le prendrait volontiers pour une membrane de cellule.

5° Conclusion : tel est le corpuscule du tissu conjonctif. Les corpuscules divers décrits par les auteurs sont des altérations des cellules précédentes ; les prolongements filiformes et la soi-disant membrane de cellule sont un effet de l'acide acétique employé comme réactif.

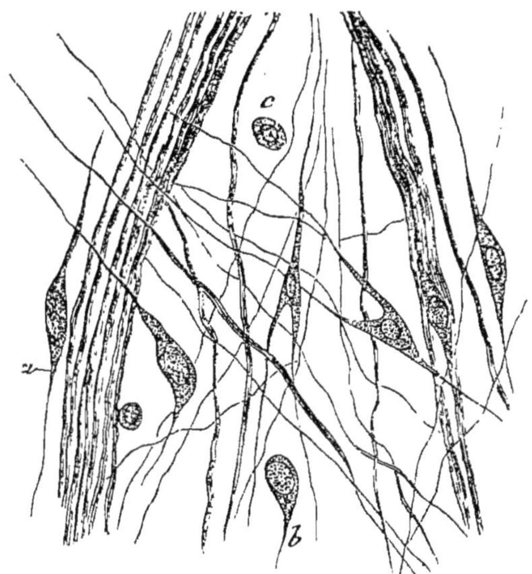

FIG. 103. — Tissu conjonctif. Cellules et fibres, corps fibro-plastiques.

a, *b*. Corps fibro-plasti-que. — *c*. Corpuscule du tissu conjonctif. Préparation du tissu conjonctif sous-cutané de la grenouille par M. Desfosses.

Recklinghausen, avec sa méthode de l'imprégnation des tissus par le nitrate d'argent, a poursuivi l'étude des corpuscules du tissu conjonctif.

D'abord sur la cornée, puis sur les autres parties du tissu conjonctif, il a remarqué que l'imprégnation par l'argent limitait des espaces étoilés (espaces stellaires) anastomosés entre eux, et dans lesquels les cellules du tissu conjonctif pourraient cheminer en vertu de leurs mouvements amiboïdes [1]. Des cellules rondes, tout à fait semblables aux cellules lymphatiques, peuvent être aperçues aussi; dans le tissu conjonctif, elles paraissent circuler librement dans les espaces stellaires, entre les faisceaux, et nous avons déjà dit que quelques auteurs les considèrent comme de véritables cellules lymphatiques, devant s'introduire plus tard dans les vaisseaux du même nom.

En résumé, pour s'accorder avec les auteurs dont nous venons de citer l'opinion, il faut admettre qu'il n'existe qu'une espèce de cellule, formée de protoplasma et contenant un noyau, cellule

[1]. Cet auteur admet donc les espaces plasmatiques de Kölliker et de Virchow ; seulement, tandis que ces derniers auteurs en font des espaces dans lesquels circulent des sucs nourriciers, Recklinghausen leur donne une signification plus précise en les désignant comme l'origine du système lymphatique.

ronde, aplatie ou fusiforme; les membranes en forme d'étoiles sont une production consécutive, dont les prolongements anastomosés constituent une sorte de réseau canaliculé autour des faisceaux du tissu conjonctif.

De ce qui précède, il résulte que l'étude des corpuscules du tissu conjonctif offre de grandes difficultés. Kühne a vu que ces corpuscules ne sont pas conformes, chez la grenouille vivante, à la description qu'on en donne chez l'homme : cela prouve-t-il que les corpuscules étoilés n'existent pas chez l'homme? Les explications données par Ranvier, dans son annotation du tissu conjonctif de Frey, pour faire croire à une illusion d'optique, ne sont pas satisfaisantes. Nous croyons à l'existence des corpuscules étoilés; trop de faits les mettent en évidence; mais une observation attentive est nécessaire pour les apercevoir.

Fibres élastiques. — Il est très rare d'observer ce tissu sans fibres élastiques. Dans certaines formes de tissu conjonctif, cet élément est très abondant : derme, périoste, parois vasculaires. Ailleurs, comme dans les ligaments et les tendons, les fibres élastiques sont fines et s'anastomosent entre elles pour former un réseau à larges mailles. On peut dire, d'une manière générale, que l'élément élastique se rencontre dans les points où le tissu conjonctif subit des tiraillements, des allongements, et où il est besoin de résistance.

Les rapports des fibres élastiques avec les corpuscules du tissu conjonctif sont indifférents. Il en est souvent de même de ceux qu'elles affectent avec les faisceaux des fibres qu'elles croisent sous les angles les plus divers. Cependant, le plus souvent les fibres élastiques sont parallèles aux faisceaux de tissu conjonctif; quelques-unes *paraissent* s'enrouler en spirales autour des faisceau x, *fibres spiroïdes* d'Henle [1].

1. Henle a décrit des *fibres spiroïdes*, c'est-à-dire des fibres élastiques s'enroulant en spirale autour des faisceaux du tissu conjonctif. Lorsqu'on humecte un faisceau de ce tissu, on voit bien, en effet, des étranglements successifs paraissant produits par une spirale qui empêche le gonflement en certains points. Mais Reichert, Leydig et plus récemment Klopsch ont montré qu'il s'agissait d'une illusion d'optique amenée par le gonflement inégal du faisceau en ses divers points, ce qui s'explique, du reste, par la différence de consistance que présentent les diverses parties de sa surface (Leydig). Frey est plus explicite : cette différence de consistance du faisceau tient à la condensation de sa surface, qui se transforme en une véritable enveloppe. Lorsqu'on a sous les yeux un de ces faisceaux gonflé par l'action de l'acide acétique, comme on le voit dans la figure 76, et qu'on en découpe une extrémité, le contenu ramolli s'échappe par l'extrémité

Vaisseaux et nerfs. — Le tissu conjonctif pur est presque dé-

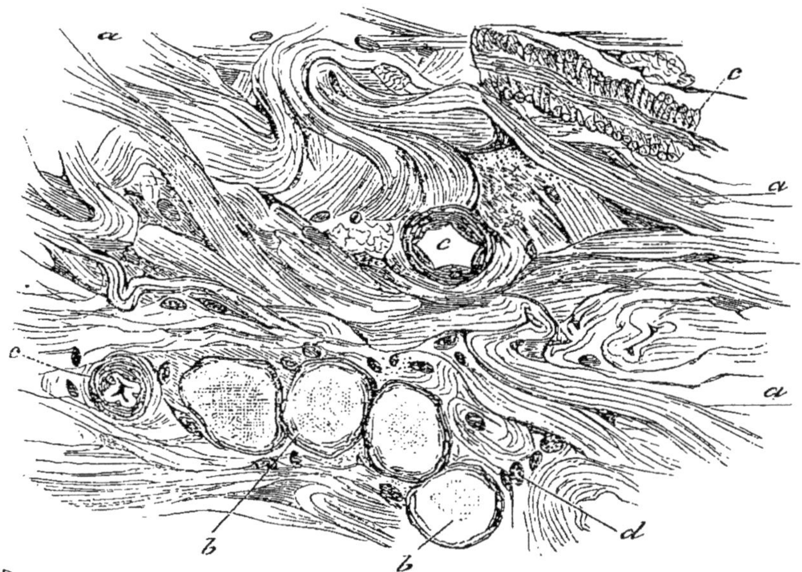

FIG. 104. — Tissu conjonctif de l'intestin d'après une coupe des trois tuniques.

a, a. Faisceaux onduleux de fibres de tissu conjonctif. — *b, b.* Vésicules adipeuses. — *c, c.* Vaisseaux sanguins. — *d.* Corpuscules de tissu conjonctif. (Cadiat.)

coupée, et l'enveloppe s'affaisse comme une membrane élastique (Frey).

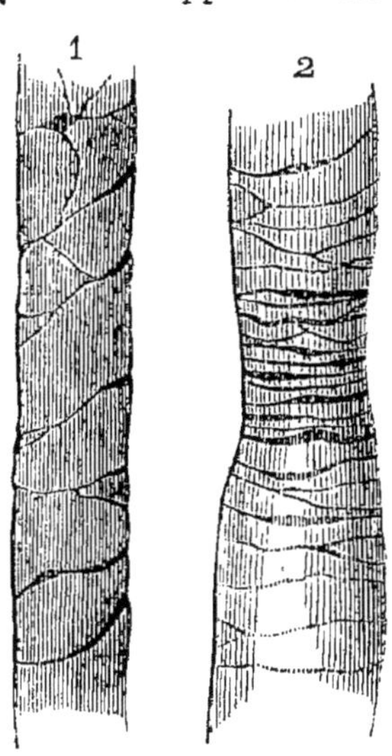

FIG. 105. — Deux faisceaux de tissu conjonctif du tissu sous-arachnoïdien avec des corpuscules de tissu conjonctif qui les enlacent, d'après Kölliker.

Kölliker attribue une autre origine aux fibres spiroïdes ou enlaçantes, que l'on rencontre plus spécialement autour des faisceaux du pourvu de vaisseaux (Kölliker); il n'en existe aucun dans le tissu muqueux du cordon ombilical et du corps vitré. Le tissu mou interstitiel des organes est au contraire très vasculaire ; dans ces cas, les capillaires forment des mailles assez serrées autour des faisceaux du tissu conjonctif, mailles ayant en général trois à quatre fois le diamètre des capillaires eux-mêmes. Malgré les nombreux capillaires qui le traversent, le tissu conjonctif a forcément besoin d'un système de canaux permettant la distribution spéciale et égale du suc nutritif dans les districts cellulaires particuliers; ce système de canaux serait précisément constitué par les cellules et les tubes plasmatiques (Virchow) [1].

Des *lymphatiques* nombreux traversent le tissu conjonctif; ils sont appliqués contre les lamelles que forment par leur réunion les faisceaux de ce tissu. Nous avons déjà parlé de leur prétendue connexion avec les espaces étoilés du tissu conjonctif.

Des *nerfs* le traversent aussi pour se rendre aux organes voisins ; mais ils ne se perdent pas dans le tissu conjonctif, qui est dépourvu de toute sensibilité.

Vésicules graisseuses et cellules de cartilage. — Ces dernières se rencontrent çà et là dans le tissu conjonctif, surtout sur les limites du tissu cartilagineux, au niveau des points où la transition se fait insensiblement entre ces tissus appartenant tous les deux au groupe des tissus de substance conjonctive. Les cellules graisseuses se montrent souvent dans le tissu conjonctif, n'étant elles-mêmes que des corpuscules de ce tissu devenus graisseux ; on les voit en abondance principalement dans les tissus conjonctifs lâches, tandis qu'elles sont rares dans les tissus condensés. Lorsqu'elles deviennent abondantes, elles forment des pelotons graisseux, et constituent alors le tissu cellulo-graisseux qui existe en grande quantité sous la peau, sous le péritoine et autour des gros troncs vasculaires.

§ 5. — Usages. Propriétés physiologiques. — Le tissu

tissu conjonctif de l'arachnoïde, de la peau, de l'épiploon, etc. Ce serait de véritables éléments allongés qui naîtraient des prolongements des corpuscules du tissu conjonctif, s'enrouleraient autour des faisceaux, et n'auraient aucun rapport avec les fibres élastiques. (Kölliker, 2ᵉ édition française, p. 104.)

1. Nous ne croyons guère à ce rôle de conducteur de sucs que Virchow s'efforce de donner aux canaux et aux cellules plasmatiques. Est-ce que les éléments du tissu conjonctif ne peuvent pas se nourrir par imbibition ? Est-ce que les cartilages, qui n'ont ni vaisseaux, ni anastomoses de cellules, ne se nourrissent pas ? L'opinion de Recklinghausen, qui en fait l'origine des vaisseaux lymphatiques, a plus de vraisemblance.

conjonctif sert évidemment à faciliter le glissement des organes ; il sert aussi de réservoir à la substance graisseuse.

Dans les cavités splanchniques, les viscères très mobiles sont pourvus de séreuses ; mais certains d'entre eux glissent par l'intermédiaire du tissu conjonctif qui les entoure ; exemple : la trachée, l'œsophage. Ordinairement, le tissu le plus voisin de l'organe qui est le siège du glissement devient plus lâche.

Le tissu conjonctif sous-aponévrotique facilite le glissement des organes profonds.

Le tissu conjonctif sous-cutané est destiné à recevoir la substance graisseuse dans sa couche aréolaire, tandis que la couche lamelleuse sert à faciliter le glissement de la peau. Lorsque le glissement de ces divers organes s'effectue, les lamelles de tissu conjonctif se meuvent les unes sur les autres, et leur mouvement est facilité par une couche onctueuse, analogue au liquide qui humecte la surface des séreuses, de sorte que le glissement dans le tissu conjonctif est une vraie locomotion des lamelles les unes sur les autres. Lorsque ces mouvements sont exagérés, ou longtemps répétés, on observe la destruction de quelques-unes de ces lamelles et la réunion de plusieurs aréoles en une seule. Pendant que cette cavité virtuelle se forme, les lamelles des aréoles rompues sont refoulées et constituent une sorte de paroi à cette nouvelle cavité, qui peut s'agrandir dans une certaine proportion : c'est ainsi que se forment les bourses séreuses sous-cutanées. (Voy. *Système séreux.*) Les unes se forment par suite des mouvements du fœtus dans la cavité utérine, mais la plupart se développent après la naissance.

Le tissu conjonctif jouit d'une sensibilité fort obscure.

§ 6. — **Mode de formation du tissu conjonctif.** — Chez l'embryon, les parties qui doivent devenir tissu conjonctif sont composées uniquement de cellules embryonnaires arrondies. Entre ces cellules se développe la substance intermédiaire amorphe, qui constitue alors la substance conjonctive simple, dont on n'extrait que de la mucine. Peu à peu, cette substance se modifie, elle se transforme insensiblement, et plus tard on peut, par la cuisson, en extraire de la gélatine. Les fibres du tissu conjonctif résultent de la division spontanée de la substance intermédiaire qui devient fibreuse : le tissu conjonctif est alors constitué, et il se montre tout d'abord entre les faisceaux musculaires, au moment où ceux-ci commencent à se développer (Kölliker).

Pour Schwann, les corpuscules fusiformes, fibro-plastiques de Lebert, existent dès le principe chez l'embryon ; la substance amorphe qui se trouve aux deux extrémités du corpuscule s'allonge et finit par se diviser en fibrilles, au milieu desquelles le noyau persiste.

Pour Henle, les corpuscules, qu'il appelle *noyaux*, et qui sont de vraies cellules, se forment dans un blastème primitif ; ce dernier, se solidifiant, se divise ensuite directement pour donner naissance aux fibres. Puis les noyaux s'allongent et s'unissent par leurs extrémités, de manière à former des fibres élastiques fines qui conser-

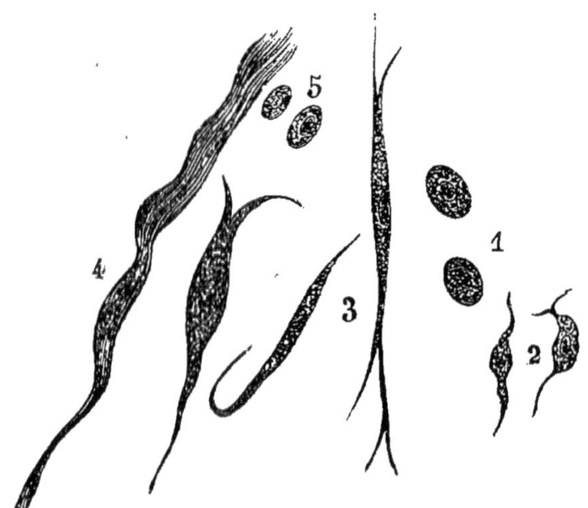

FIG. 106. — Éléments fibro-plastiques. Évolution du tissu conjonctif. On voit dans cette figure, sur le côté droit, des corpuscules du tissu cellulaire, entourés d'une certaine quantité de matière amorphe.

1, 5. Corpuscules du tissu conjonctif. — 2. Corps fibro-plastiques au commencement de leur formation. — 3. Corpuscules plus avancés se divisant en fibrilles à leurs extrémités. — 4. Faisceau de tissu conjonctif dont le développement est plus avancé.

vent les traces des noyaux. C'est là ce que Henle appelait la *fibre de noyau*.

Pour Reichert, les corpuscules sont nombreux dans le principe ; ils sont placés au milieu d'une masse intercellulaire. Il pense qu'à une certaine période la masse et les cellules se fusionnent, de manière à former un tout homogène. On comprend pourquoi cet auteur prétendait que la forme des fibres, des corpuscules, etc., était le résultat d'illusions d'optique.

Pour Robin, les corpuscules du tissu conjonctif, qu'il nomme *noyaux embryoplastiques*, reçoivent à leurs deux extrémités une certaine quantité de matière amorphe, de sorte qu'à ce moment l'élément a la forme d'un fuseau et constitue un *corps fusiforme*, dit encore *fibro-plastique*, parce qu'il doit donner naissance à des fibres. Les extrémités de ce corps fusiforme s'allongent et se divisent en fibrilles, pendant que le noyau s'atrophie et disparaît. Quelques-uns de ces corps fusiformes, ayant plusieurs prolongements, constitueraient pour Robin des cellules étoilées. On voit que la théorie de Robin est un mélange de celles de Schwann et de Henle.

Cette théorie est aujourd'hui celle qui a le plus de partisans.

§ 7. — Applications pathologiques. — De l'étude du tissu conjonctif découlent des considérations importantes en rapport avec un grand nombre de faits pathologiques. Nous dirons quelques mots des infiltrations gazeuses et liquides, de la suppuration, des bourgeons charnus et de la membrane pyogénique, des cicatrices, des tumeurs fibro-plastiques.

1° La communication des aréoles du tissu conjonctif entre elles est mise hors de doute par les diverses *infiltrations*. Ne sait-on pas qu'une plaie de poitrine, pénétrante ou non, peut s'accompagner d'une infiltration gazeuse (emphysème) de toute la couche de tissu conjonctif sous-cutané des parois du thorax, de l'abdomen, etc. ? La rupture du poumon, déterminant l'emphysème interlobulaire, n'est-elle pas suivie d'une infiltration gazeuse, qui gagne, à travers le pédicule pulmonaire, le tissu conjonctif du médiastin, et qui s'étend vers les régions du cou et des parois thoraciques ? Les infiltrations liquides ne se comportent pas autrement. Pratiquez une ponction sur la face dorsale du pied d'un malade affecté d'œdème des extrémités inférieures : le liquide séreux, produit de l'hydropisie, exhalé par les vaisseaux capillaires dans les aréoles du tissu con-

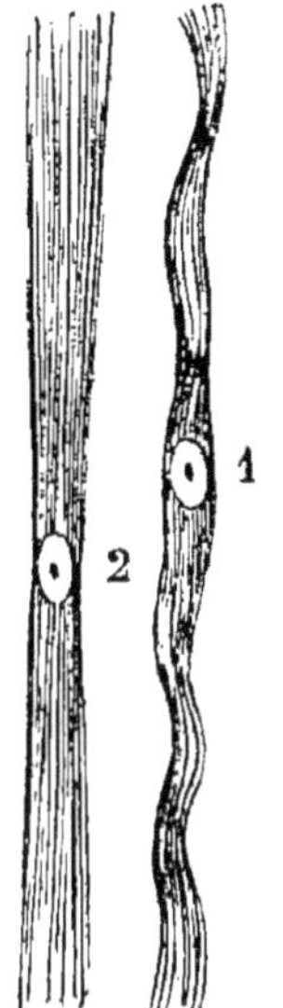

FIG. 107. — Deux corpuscules du tissu conjonctif ayant donné naissance à deux faisceaux de fibres. (Grossissement, 350 diamètres.)

jonctif, s'écoulera à peu près complètement du membre correspondant par la piqûre, et ne permettra pas de douter de la communication des aréoles du tissu conjonctif. Il en est de même du sang, qui s'infiltre dans la couche sous-cutanée à la suite d'une contusion, dans les mailles de la pie-mère à la suite d'une hémorrhagie méningée, dans les paupières et sous la conjonctive dans une fracture de la base du crâne.

2° Les corpuscules du tissu conjonctif jouent un grand rôle dans les productions pathologiques liquides ou solides. Aucun élément du corps ne prolifère avec autant d'activité que ces corpuscules.

Dans une région où existe la plus légère inflammation, tous les corpuscules de tissu conjonctif qui s'y trouvent augmentent de volume, en même temps que leur protoplasma devient granuleux ;

les noyaux grossissent, s'allongent, s'étranglent, se divisent, et les cellules prolifèrent avec une rapidité prodigieuse. Les jeunes cellules, *protoblastes*, sont toutes arrondies; elles remplissent les aréoles du tissu conjonctif. Ce phénomène s'observe dans tous les tissus, même dans ceux qui ne sont pas vasculaires, comme la

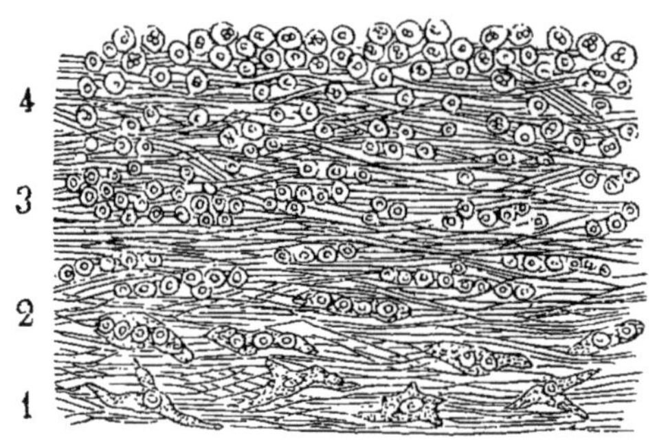

FIG. 108. — Prolifération des corpuscules du tissu conjonctif dans l'inflammation.

1. Couche de tissu conjonctif avec ses corpuscules étoilés. — 2. Couche de tissu conjonctif dans laquelle les noyaux des corpuscules se sont multipliés dans le protoplasma même de la cellule étoilée. — 3. Nombreux corpuscules arrondis, protoblastes, résultant de la prolifération; dans la couche superficielle 4, ils forment les globules purulents.

cornée. Ce sont ces cellules qui constituent les globules du pus, lorsqu'il y a suppuration.

Le même phénomène de prolifération s'observe dans les productions morbides solides, car le plus grand nombre des tumeurs est formé par la multiplication des corpuscules du tissu conjonctif.

3° Le tissu conjonctif est le siège des *phlegmons*, des *abcès*, et par conséquent de la suppuration. Il serait impossible, je crois, de trouver du pus dans un tissu dépourvu de tissu conjonctif. Il semble que ce liquide soit le résultat de la désorganisation de ce tissu et de la fibrine exhalée par les vaisseaux capillaires au moment de l'inflammation. (Voy. *Système vasculaire, Inflammation.*) Lorsque le tissu conjonctif devient le siège d'une inflammation circonscrite, on dit qu'il y a *phlegmon circonscrit*. Si l'inflammation envahit une grande étendue de ce tissu et qu'en même temps il se développe des symptômes généraux d'une certaine gravité, c'est un *phlegmon diffus*.

L'*abcès* est une collection purulente dans une cavité accidentelle. Toutefois, on donne assez souvent ce nom aux épanchements de pus dans les séreuses splanchniques et articulaires. L'abcès chaud est constamment la conséquence du phlegmon qui se termine par suppuration. (Voy. *Système vasculaire, Inflammation, Origine du pus.*)

Le *pus* est un bon instrument de dissection, il détruit le tissu conjonctif et sépare par conséquent les organes. Dans la couche sous-cutanée, il se propage avec une rapidité considérable, ravageant sur son passage les cloisons du tissu conjonctif. Les adhérences du derme aux aponévroses apportent un obstacle à cette marche envahissante du pus, comme on le voit à la paume de la main, à la plante du pied, et, à un degré moindre, sur la ligne médiane de la paroi abdominale. Les traînées de tissu conjonctif servent ordinairement de guide à la suppuration. Rien de plus fréquent que de voir le pus fourni par la carie vertébrale suivre le trajet de l'artère aorte, du plexus sacré et du grand nerf sciatique, pour se montrer sous forme d'abcès dans la région fessière. Plus fréquemment, venu de la région lombaire, le pus fuse dans l'épaisseur du muscle psoas, et suit le tissu conjonctif contenu dans ce muscle. Il n'est pas rare de voir le pus des vertèbres suivre le trajet des vaisseaux et des nerfs intercostaux, pour se montrer sur la paroi thoracique, à une distance plus ou moins considérable de la colonne.

Lorsqu'un abcès existe depuis un certain temps, il se forme sur ses limites une couche rougeâtre que les anciens auteurs ont nommée *membrane pyogénique* : or, cette membrane n'existe pas. Ils ont doué cette membrane pyogénique de la faculté de sécréter le pus [1]. Voici ce qu'il faut entendre par membrane pyogénique et sécrétion du pus :

Lorsqu'une collection purulente s'est développée dans le tissu conjonctif, le pus, qui était d'abord infiltré dans les aréoles de ce tissu, s'est réuni en foyer en détruisant une plus ou moins grande quantité des cloisons qui séparent les aréoles. Le pus, en augmentant de quantité, refoule excentriquement les tissus environnants. Remarquons qu'à ce moment il n'y a pas de membrane pyogénique, et cependant le pus est exhalé. Ces divers tissus refoulés, muscles, vaisseaux, nerfs, etc., deviennent le siège d'une exsudation fibrineuse (lymphe plastique, exhalée par les vaisseaux), qui forme sur les parois de l'abcès une couche d'une épaisseur qui varie entre un et deux millimètres. Dans cette couche se montrent des vaisseaux de nouvelle formation qui s'anastomosent avec ceux des vaisseaux voisins refoulés, et des corpuscules du tissu conjonctif. Telle est la couche fibrineuse, conjonctive et vasculaire, qu'on a décrite comme une membrane spéciale et à laquelle on a donné la propriété de sécrétion.

4° Des *bourgeons charnus* se trouvent à la surface des plaies qui suppurent. Ces bourgeons ont la même structure que la couche dite membrane pyogénique ; ils n'en diffèrent que par leur aspect mamelonné et par leur situation superficielle. Ils sont, par conséquent, formés de fibrine exhalée, de vaisseaux de nouvelle formation et de cellules embryonnaires, futurs corpuscules de tissu con-

---

1. Hunter appelait cette surface : *membrane glandulaire.*

jonctif. La vitalité de ces bourgeons charnus est quelquefois excessive, et l'on est forcé de la réprimer par des cautérisations au nitrate d'argent.

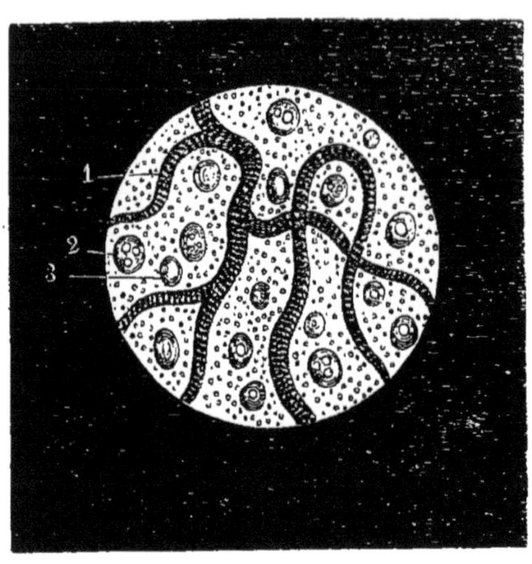

FIG. 109. — Structure des bourgeons charnus et de la couche dite membrane granuleuse.

1. Anses vasculaires. — 2. Globule purulent. — 3. Globule purulent en voie de formation. Entre ces éléments, on voit des granulations.

5° Les *cicatrices* succèdent aux plaies, aux ulcères, et ne se montrent qu'après suppuration. Le tissu cicatriciel qui les constitue est une sorte de modification des bourgeons charnus. Voici ce qui se passe. Lorsque la cicatrice doit se former, une certaine quantité de corpuscules du tissu conjonctif devient le point de départ de la formation de fibres élastiques, et au début on trouve quatre espèces d'éléments dans le tissu de cicatrice : une grande quantité de matière amorphe, des vaisseaux capillaires, des fibres élastiques et des corps fusiformes ou fibro-plastiques ; il y a en outre quelques corpuscules de tissu conjonctif à l'état de liberté, et quelques fibres de tissu conjonctif complètement développées. Lorsque le tissu cicatriciel est formé, il se recouvre d'une couche d'épiderme moins épaisse que l'épiderme de la peau, les corps fusiformes, selon Robin, deviennent fibres de tissu conjonctif, et alors commence le phénomène de rétraction, phénomène qui amène les plus affreuses difformités, et contre lequel la chirurgie est le plus souvent impuissante. La rétraction du tissu cicatriciel est due à la résorption de la matière amorphe qui forme la plus grande masse de la cicatrice. Pendant cette résorption, les vaisseaux capillaires diminuent de calibre, s'atrophient partiellement, mais ne disparaissent pas.

6° Les *tumeurs fibro-plastiques* sont des tumeurs pouvant se développer sur toutes les parties du corps, et formées par des éléments fusiformes ou fibro-plastiques.

Cet élément fibro-plastique a été pris pour un élément particulier, à existence indépendante. Mais les progrès de l'histologie nous ont démontré que ces prétendues tumeurs fibro-plastiques sont constituées par des fibres de tissu conjonctif en voie d'évolution. Les tumeurs fibro-plastiques sont donc formées par une hyper-

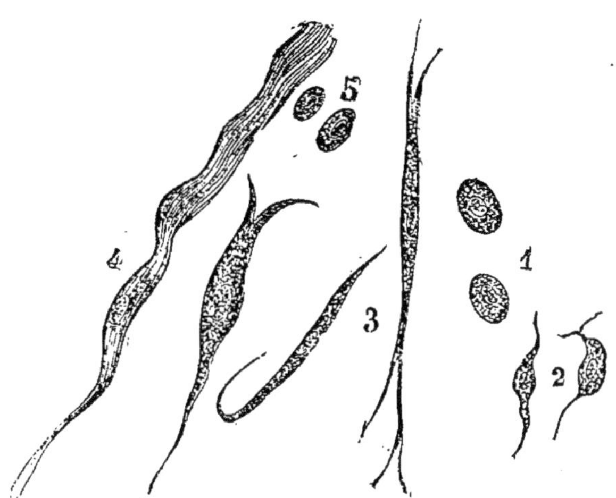

FIG. 110. — Éléments fibro-plastiques. Évolution du tissu conjonctif. On voit dans cette figure, sur le côté droit, des corpuscules du tissu cellulaire, entourés d'une certaine quantité de matière amorphe.

1, 5. Corpuscules du tissu conjonctif. — 2. Corps fibro-plastiques au commencement de leur formation. — 3. Corpuscules plus avancés se divisant en fibrilles à leurs extrémités. — 4. Faisceau de tissu conjonctif dont le développement est plus avancé.

genèse des fibres de tissu conjonctif, dont le développement et la multiplication sont si rapides que la plupart des éléments que l'on examine ne sont pas encore arrivés à leur complète évolution (Robin). Les tumeurs fibro-plastiques présentent une grande analogie avec les tumeurs cancéreuses; elles récidivent peut-être moins fréquemment; mais au point de vue théorique, au point de vue microscopique, il n'y a aucune différence à établir entre ces tumeurs et les tumeurs cancéreuses.

Les noyaux fibro-plastiques que l'on trouve au milieu de ce tissu ne sont autre chose que les corpuscules du tissu conjonctif. Quoique les éléments fibro-plastiques constituent, par leur accumulation, des tumeurs de même nom, on comprend néanmoins que ces éléments se rencontrent comme éléments accessoires dans une oule de tumeurs, tumeurs fibreuses et autres.

CHAPITRE IV.

SYSTÈME ÉLASTIQUE.

Préparation. — Les réactifs ayant peu d'action sur l'élément élastique, il suffit pour l'étudier de dissoudre ou de rendre transparents les éléments qui l'accompagnent. On peut procéder, par conséquent, de la même manière que pour le tissu conjonctif. Il est bon de varier les préparations. Pour apercevoir une grande quantité de fibres élastiques, on pourra prendre de petits fragments du derme.

Si l'on veut étudier par tranches minces les organes presque uniquement formés de substance élastique, on pourra avoir recours au procédé de W. Müller. Il plonge la pièce, ligament cervical des animaux, ligaments jaunes, par exemple, dans un mélange d'alcool et d'éther pendant plusieurs heures, et il fait bouillir ensuite la substance dans l'eau pendant une journée entière, afin de séparer les parties grasses et le tissu conjonctif. Le jour suivant, il fait bouillir la pièce dans l'acide acétique faible, puis, au bout de 15 heures environ, dans l'eau, qui enlève l'acide acétique. Enfin, pour avoir un tissu qui se prête complètement à l'étude, il le fait de nouveau bouillir dans une solution de potasse, jusqu'à ce qu'elle commence à le dissoudre. On le lave alors avec l'acide acétique, et l'on y pratique des coupes.

Dans ce système, nous étudierons tous les tissus élastiques répandus dans les points les plus divers de l'organisme. Nous savons déjà que l'élément élastique constitue un des principaux éléments accessoires du tissu conjonctif lâche ou condensé. On rencontre le tissu élastique en grande quantité dans le poumon; il forme à lui seul certains organes, tels que les ligaments jaunes des vertèbres, la tunique moyenne des artères, le ligament cervical de quelques animaux.

Propriétés générales. — Le tissu élastique n'est qu'une modification du tissu conjonctif; il appartient donc au groupe des tissus de la substance conjonctive. C'est en effet un tissu de soutien, comme le tissu conjonctif proprement dit. En outre, il est formé à son origine uniquement par du tissu conjonctif, ce qui veut dire que ce tissu est réellement, dans le principe, une substance fondamentale au milieu de laquelle sont disséminées les cellules. Enfin, par une ébullition longtemps prolongée, il donne de la gélatine.

Le tissu élastique est jaune. Sa propriété principale est d'être élastique; on peut, en effet, comparer son rôle à celui que joueraient des lames plus ou moins épaisses de caoutchouc placées dans les mêmes points. Il a une consistance assez ferme; son tissu paraît homogène.

L'élément élastique, vu au microscope, possède un pouvoir réfringent considérable. Ses bords sont nets et foncés; le centre, plein, est jaune et brillant. Les déchirures de cet élément sont très nettes, et les parties divisées s'enroulent immédiatement sur elles-mêmes. Cet élément est essentiellement élastique; il s'allonge lorsqu'il est distendu et peut, dans quelques régions, acquérir le double de sa longueur. Il revient subitement sur lui-même lorsqu'on cesse la traction.

Le tissu élastique contient la moitié de son poids d'eau, qu'il peut perdre par la dessiccation, et reprendre rapidement si on le plonge ensuite dans ce liquide.

Les réactifs chimiques sont à peu près sans influence sur ce tissu. Ni l'eau, ni l'alcool, ni l'éther, ni les acides ne l'altèrent. Il partage cette propriété de résistance aux agents chimiques avec les épithéliums. Je ferai remarquer, toutefois, que l'acide nitrique colore en jaune le tissu élastique, et que ce tissu se dissout dans l'acide acétique après une coction de plusieurs jours. Une solution de potasse concentrée agissant à froid finit par gonfler et pâlir les fibres élas-

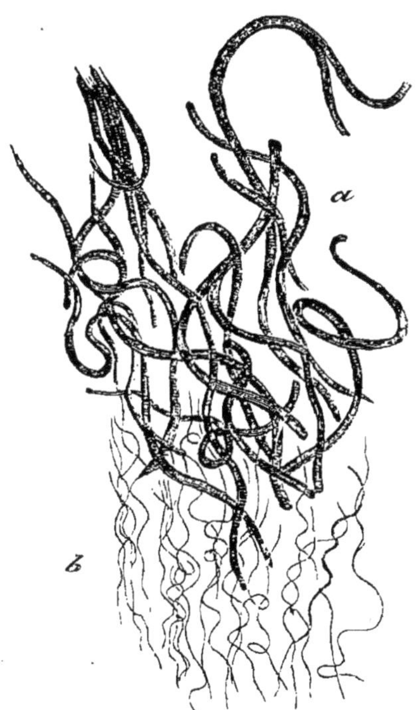

FIG. 111. — Fibres élastiques.

a. Fibres moyennes. — b. Fibres fines. (Cadiat.)

tiques; mais elles se dissolvent rapidement, si on fait bouillir ce liquide. Sa composition chimique n'est pas exactement connue.

Structure. — Ce tissu renferme un élément anatomique fondamental, élastique, et quelques éléments accessoires, fibres et cellules du tissu conjonctif, vaisseaux capillaires.

Les *fibres élastiques* peuvent se montrer sous trois formes différentes : sous forme de fibres fines, de fibres anastomosées, ou de fibres réunies en lamelles.

1° Les *fibres élastiques fines*, décrites par Robin sous le nom de *fibres dartoïques* ou *fibres de noyau*, ou fibres de la première variété, sont minces, enroulées, tortueuses, rarement anastomosées, ou ramifiées. Leur diamètre, variable, est le même dans toute l'étendue de la même fibre, 1 μ à 5 μ. On rencontre principalement cette variété d'élastique dans le derme et dans le tissu conjonctif (fig. 111).

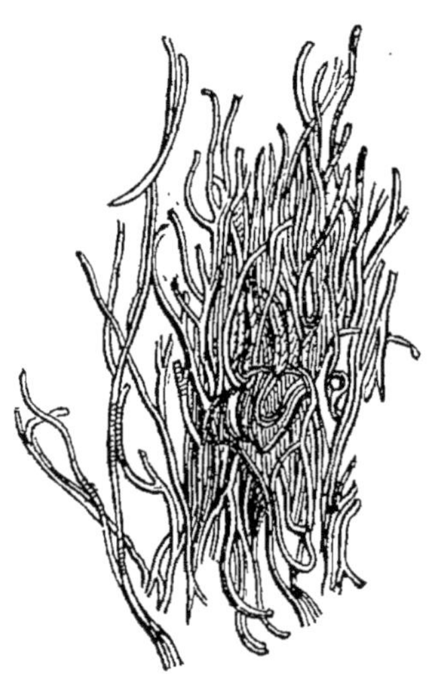

FIG. 112. — Fibres élastiques ramifiées et anastomosées.

2° Les *fibres élastiques anastomosées* diffèrent des précédentes par leurs ramifications, leurs anastomoses et leur diamètre un peu plus considérable. Entre leurs anastomoses sont comprises des mailles quadrilatères ou longitudinales. On rencontre ces fibres dans les ligaments jaunes des vertèbres et à la face profonde des membranes séreuses du cœur. Elles constituent la deuxième variété de Robin, qu'il nomme *élastique fibreuse anastomosée*.

3° Les fibres élastiques se réunissent quelquefois en lamelles minces, membraneuses, striées. Ces lamelles présentent de petits orifices, des incisures, résultant probablement de la soudure incomplète des fibres. La tunique moyenne des artères présente cette variété d'élastique, que l'on trouve aussi dans la couche sous-épithéliale de la tunique interne. C'est la troisième variété, ou *élastique lamelleuse*. Lorsqu'elle présente des ouvertures, on l'appelle *membrane fenêtrée*. (Voy. *Histologie, Tunique moyenne des artères*.)

Indépendamment de ces trois variétés d'élastique, il en est une autre dans laquelle il n'existe pas de fibres, mais qui est formée par des productions membraniformes élastiques, comme le myolemme, la membrane de Demours, la cristalloïde antérieure. La tunique élastique interne des artères tient le milieu entre ces productions membraniformes et la dernière variété d'élastique. Nous verrons bientôt que les éléments élastiques se forment au sein même de la substance intercellulaire. Aussi Leydig, qui soutient ce mode de développement, croit que cette même substance intercellulaire peut se condenser sur ses couches limites, en surface, de manière à former les *membranes propres* comme celles dont il vient d'être question, membranes que les anciens appelaient *membranes*

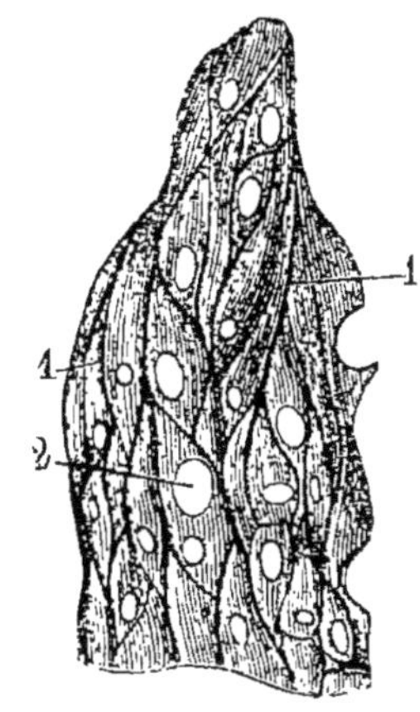

FIG. 113. — Lame élastique de tunique moyenne des artères.

1, 1. Traces de la soudure des éléments élastiques. — 2. Un orifice de la membrane fenêtrée.

hyalines, et que les Anglais désignent sous le nom de *basement membrane.* Le même auteur explique de la même manière la bordure claire, cette sorte d'*écorce amorphe* qui existe à la surface du derme de la peau, des muqueuses et des séreuses, ainsi que la *paroi propre* des éléments glandulaires.

Les *éléments accessoires* du tissu élastique sont extrêmement variables. Ainsi, le tissu élastique pur, comme celui de la tunique moyenne des artères, est dépourvu de vaisseaux et de tissu conjonctif. Dans d'autres régions, au contraire, il est mêlé, en différentes proportions, au tissu conjonctif, qui présente tous ses éléments propres.

Distribution et fonctions. — Le tissu élastique est destiné à donner de l'élasticité à certains organes, à certains tissus. Il fait l'office de ressort.

Il forme à la surface du poumon une couche sous-pleurale, et constitue les parois des lobules ; aussi le poumon est-il éminemment élastique et peut-il être comparé à un ressort tendu pendant l'inspiration, et se détendant spontanément pendant l'expiration. C'est en vertu de cette élasticité que l'expiration ordinaire se fait sans le secours des muscles.

Le tissu élastique donne aux parois artérielles une grande élasticité, nécessaire à la circulation. (Voy. *Système vasculaire.*)

Les ligaments jaunes placés entre les lames des vertèbres, d'une épaisseur et d'une force considérables, montrent de la manière la plus évidente quel est le rôle du tissu élastique. Dans la station verticale, la colonne vertébrale est sollicitée en avant par le poids des viscères; mais, d'un autre côté, elle est maintenue en arrière par la contraction des muscles du dos et de la nuque. Or, la contraction musculaire est essentiellement intermittente et ne dure jamais plus de quelques minutes; par conséquent, la force constante des viscères lutte contre la force intermittente des muscles. C'est précisément pendant le relâchement musculaire que les ligaments jaunes élastiques font l'office d'un ressort sans cesse tendu et luttent contre le poids des viscères.

Nous verrons bientôt que le tissu élastique n'est complètement développé qu'à l'âge de deux ou trois ans. Or, on sait que, dans la première année qui suit la naissance, la colonne vertébrale de l'enfant est incurvée en avant, et que les muscles postérieurs ne sont pas assez puissants pour lutter contre le poids des viscères. Avant cet âge, les courbures de la colonne ne sont pas encore formées.

Les fibres élastiques existent aussi partout où l'on trouve des muscles de la vie organique. Ces muscles étant par eux-mêmes dépourvus d'élasticité, il est nécessaire que des éléments élastiques les accompagnent, afin de faire reprendre à l'organe contracté la forme qu'il avait avant la contraction.

En somme, le tissu élastique est partout en antagonisme avec l'action de la pesanteur ou de la contraction musculaire.

Les propriétés vitales de ce tissu sont fort obscures ; sa nutrition présente la plus grande analogie avec celle des cartilages articulaires.

Mode de formation. — Dans les premiers temps de la vie fœtale, on ne trouve pas de tissu élastique, il y a du tissu conjonctif à la place qu'il doit occuper. Son évolution commence vers le troisième ou quatrième mois ; elle est terminée vers l'âge de deux ou trois ans.

Quatre opinions sont en présence pour expliquer la formation des fibres élastiques :

1° D'après la plus ancienne, les fibres élastiques se développent dans le tissu conjonctif par transformation des corpuscules étoilés et de leurs prolongements en fibres élastiques. On ignore si la cavité des corpuscules reste perméable ou si elle s'oblitère. (Virchow, Donders, Frey.)

2° Robin explique leur développement de la façon suivante : les noyaux embryoplastiques, corpuscules du tissu conjonctif des auteurs, se transforment en corps fusiformes par le dépôt de matière amorphe, comme cela a lieu pour la formation des fibres du tissu conjonctif; puis les extrémités de ce corps fusiforme s'allongent et forment des fibres élastiques, tandis que le noyau disparaît. Pendant que les extrémités s'allongent, elles se divisent plus ou moins, de manière à former des fibres élastiques fines ou des fibres élastiques anastomosées. Dans la variété élastique lamelleuse, les prolongements se soudent entre eux et forment des lamelles. Quant aux mailles que l'on y rencontre, elles résultent de la soudure plus ou moins incomplète des fibres.

3° Sappey croit que chaque fibre élastique a pour origine une ou plusieurs cellules de cartilage. Celles-ci se juxtaposent se soudent, s'allongent en s'amincissant, et constituent de longs filaments fusiformes dans lesquels les noyaux disparaissent peu à peu, à mesure que l'élément prend les caractères physiques et chimiques des fibres élastiques.

4° Les fibres élastiques résultent d'une transformation spéciale de la substance fondamentale du tissu conjonctif. On les voit se développer entre les corpuscules, et les trois éléments continuent de croître : fibres élastiques, corpuscules du tissu conjonctif et fibrilles conjonctives. Si le tissu doit être purement élastique, les corpuscules présentent un temps d'arrêt, puis ils entrent dans une période atrophique, et disparaissent insensiblement en même temps que les fibres de tissu conjonctif. Dans d'autres régions, les cellules et les fibres conjonctives persistent, de sorte que le tissu est un mélange de tissu élastique et de tissu conjonctif. (H. Müller, Henle, Reichert, Kölliker, Leydig.)

Les fibres élastiques sont pleines. Frey, s'appuyant sur le mode de formation des fibres élastiques au moyen des tubes plasmatiques ou prolongements creux des corpuscules du tissu conjonctif, et sur l'imbibition des pièces dans une dissolution de carmin, croyait autrefois qu'elles étaient canaliculées et comparables à des vaisseaux séreux ; mais aujourd'hui cet auteur reste dans le doute.

Les *fibres de noyaux,* que quelques auteurs décrivent à part, ne sont que des fibres élastiques très fines en évolution ; on les confond aujourd'hui avec les fibres élastiques fines. Elles sont au tissu élastique ce que les corps fibro-plastiques sont au tissu conjonctif.

Accroissement. — Il n'est pas douteux que les fibres élastiques s'accroissent et que les grosses fibres ont d'abord été fines. On sait aussi que des membranes élastiques résultent de l'accroissement, de la soudure des fibres ; mais on ne connaît pas plus les phénomènes intimes de leur accroissement que celui de leur développement. On suppose que de nouvelles molécules s'ajoutent à leur surface ; c'est là une simple hypothèse.

Applications pathologiques. — Le tissu élastique n'est le siège d'aucune espèce de tumeur. On n'a jamais constaté aucune maladie propre au tissu élastique. De même que les cartilages et le tissu fibreux, il peut rester longtemps en contact avec des parties enflammées sans s'altérer ; il ne s'altère pas non plus par la macération.

CHAPITRE V.

SYSTÈME ÉPITHÉLIAL.

Préparation. — Tendez une membrane recouverte de l'épithélium que vous voulez étudier, et plongez-la pendant deux jours dans la solution suivante :

♃ Bichlorure de mercure........	1 gramme.	
Chlorure de sodium..	2	id.
Eau distillée.	200	id.

Au bout de ce temps, l'épithélium se détache facilement par petits lambeaux et par cellules isolées, et forme un dépôt à la partie inférieure du vase. On peut recueillir ces cellules, les étudier, et même les conserver sous forme de préparations microscopiques.

Recklinghausen et His ont appliqué à l'étude des épithéliums l'imprégnation par le nitrate d'argent. Il faut, pour apercevoir nettement sous forme de lignes noires la substance intercellulaire des épithéliums, plonger la pièce dans une solution de nitrate d'argent : 1 gramme de nitrate d'argent cristallisé pour 300 grammes d'eau distillée. Si l'on veut distinguer les noyaux, il faut employer une solution plus forte, 1 : 150 : on jette un peu de la solution sur la surface épithéliale, puis on l'enlève au bout de 10 à 15 minutes au moyen d'un filet d'eau. Les noyaux sont encore plus distincts lorsqu'on plonge la pièce imprégnée de nitrate d'argent dans le picro-carminate d'ammoniaque. (Cette liqueur se prépare en ajoutant à une solution concentrée d'acide picrique de la solution ammoniacale de carmin, jusqu'à ce que le mélange prenne la teinte du jus de groseille.) (Ranvier.)

L'irritation, sur l'animal vivant, de la surface épithéliale des séreuses, donne lieu à un phénomène remarquable. En injectant dans le péritoine une solution légère de nitrate d'argent, on peut voir des transformations s'opérer dans les cellules épithéliales qui, d'aplaties, deviennent arrondies, volumineuses, et se détachent. Si l'irritation est légère, on peut assister à la prolifération des cellules, et l'on peut constater sur quelques-unes d'entre elles qu'elles reprennent leur forme primitive, une fois l'irritation passée.

Ce système est constitué par un ensemble de cellules ou *épithé-*

liums [1] disposés en couches plus ou moins régulières qui limitent des surfaces. Quelquefois les épithéliums sont agglomérés sous forme de petites masses, comme on l'observe dans certaines glandes [2].

Le tissu épithélial, dont l'épiderme fait partie, appartient au groupe des *tissus celluleux*, presque uniquement composés de cellules, avec peu de substance intercellulaire. Le plus souvent, en effet, cette substance est réduite à son minimum; il n'en existe qu'une mince lamelle interstitielle, presque imperceptible, destinée à coller les cellules les unes aux autres.

A ce qui précède, nous ajouterons les caractères suivants: les tissus épithéliaux ne sont *jamais vasculaires*, et il est probable qu'ils ne renferment pas de nerfs [3].

Caractères généraux.

Ces éléments anatomiques, les plus nombreux, sans contredit, dans l'économie animale, présentent une disposition qui varie avec la région qu'ils occupent. Malgré l'apparente différence qui existe entre eux, on peut néanmoins en former un seul groupe, auquel s'appliquent une foule de considérations générales.

Les épithéliums représentent une couche uniforme, régulière, à la surface libre de l'enveloppe cutanée, de toutes les membranes

1. *Cellule épithéliale* est synonyme d'épithélium. L'ensemble des cellules épithéliales constitue le *tissu épithélial*, qu'on appelle encore *système épithélial*. *Surface épithéliale*, qui veut dire surface revêtue d'épithélium, est synonyme de couche épithéliale.

2. Pour l'étude de l'épithélium des appareils et organes, voyez ces appareils et ces organes.

3. Des recherches récentes semblent faire croire que les épithéliums ne sont pas dépourvus de nerfs. En 1866, Cohnheim et Hoyer, et plus tard Kölliker, ont décrit les nerfs de l'épithélium qui recouvre la cornée; il existe un réseau nerveux sous-épithélial, d'où partent de nombreux filaments pâles, qui vont se terminer par des extrémités libres horizontales à la surface même de l'épithélium ou au voisinage de cette surface. Key a démontré la connexion des filets nerveux avec les cellules épithéliales qui recouvrent les papilles de la langue de la grenouille. Hensen (*Virch. Arch.*, t. XXXI) croit avoir vu dans la queue des têtards des filaments nerveux traverser les cellules épithéliales de la peau et s'unir aux nucléoles de ces cellules. Pflüger (*Centralblatt*, 1865) a décrit des filaments nerveux très déliés qui perforent la membrane propre des *acini* des glandes salivaires pour se terminer dans les cellules glandulaires. Enfin Kölliker a vu, entre les cellules profondes de l'épiderme, des cellules étoilées qui pourraient bien appartenir à des terminaisons nerveuses.

muqueuses sans exception, de toutes les membranes séreuses, parmi lesquelles nous comprenons la membrane interne du cœur, des artères, des veines et des lymphatiques, de tous les canaux sécréteurs et excréteurs des glandes, à la surface interne des ventricules du cerveau et du canal de la moelle (épendyme). On les trouvera tantôt à l'état de membranes, tantôt entassés et superposés au fond des culs-de-sac glandulaires.

La surface libre des membranes épithéliales ne présente aucune ouverture en dehors des orifices glandulaires; cependant Recklinghausen aurait constaté la présence d'ouvertures entre les cellules épithéliales des séreuses. Ces ouvertures mettraient en communication la cavité de la séreuse avec celle des capillaires lymphatiques.

Les couches épithéliales recouvrant les membranes peuvent être comparées à un vernis protecteur, dont les usages seraient de favoriser les actes vitaux qui se produisent dans les couches sousjacentes.

Le rôle de certains épithéliums est beaucoup plus important ; ils président à des phénomènes considérables : sécrétion, absorption, etc.

L'activité des cellules épithéliales ne se manifeste pas seulement dans les phénomènes physiologiques ; ces éléments sécrètent souvent une matière qui peut se concréter et former des couches plus ou moins régulières.

Bowmann a décrit, sous le nom de *basement membrane*, une mince couche située au-dessous de certaines membranes épithéliales, et formée de matière amorphe hyaline avec quelques noyaux. La *basement membrane* de Bowmann se rencontre au-dessous de l'épiderme, de l'épithélium des muqueuses et des glandes ; c'est un produit de sécrétion des cellules mêmes : la capsule du cristallin, la membrane de Demours, la lame vitrée de la choroïde sont des membranes analogues.

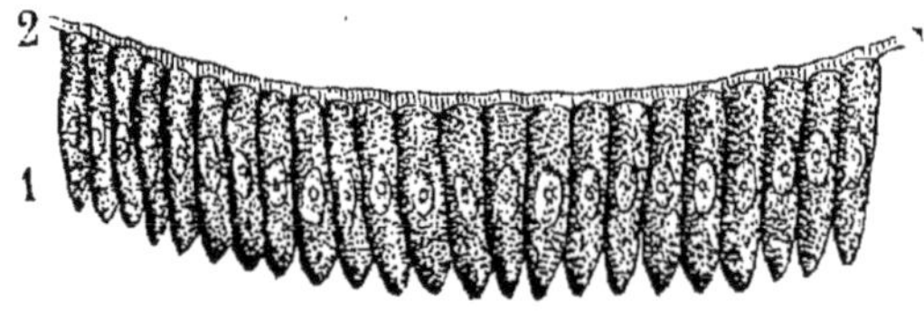

FIG. 114. — Épithélium de l'intestin grêle du lapin.

1. Cellules. — 2. Cuticule traversée par des canalicules. (Grossissement, 350.)

Sous le nom de *cuticula, cuticule, formations cuticulaires*, dont on trouve de bonnes indications dans Leydig, on décrit une mince membrane qui se forme, non pas au-dessous des cellules épithéliales comme la *basement membrane* de Bowmann, mais superficiellement, de sorte que la cuticule recouvrirait les cellules. Cette membrane, homogène, sécrétée par les cellules elles-mêmes, se voit surtout sur la partie libre des cellules cylindriques ; lorsque celles-ci sont pourvues de cils vibratiles, la cuticule est placée entre les cellules et leurs cils. A la suite de l'action des réactifs, on voit quelquefois les cellules se séparer et emporter chacune une portion de la cuticule ; on peut voir aussi cette portion se détacher de la cellule, comme un plateau, et conserver les cils vibratiles.

La cuticule est quelquefois assez épaisse ; Leydig la considère comme poreuse et traversée par une quantité infinie de canalicules en communication avec les cellules épithéliales. Kölliker, de son côté, a décrit un petit plateau creusé de canalicules sur la base des cellules cylindriques de l'intestin grêle, où la cuticule est désignée sous le nom de *tunica intima*. Chez les oiseaux, la cuticule de l'estomac est très épaisse et décrite sous le nom de couche cornée.

La membrane cuticulaire se montre aussi à la surface de certaines cellules des organes glandulaires ; elle est très manifeste dans les glandes salivaires inférieures de l'abeille (Leydig).

Chez l'homme, on peut considérer comme un produit de sécrétion épithéliale la *paroi propre* des éléments glandulaires, celle, par exemple, des canalicules urinifères et sudoripares, ainsi que les parois de l'ovisac.

Dès maintenant, nous établirons une division importante dans les épithéliums, qui formeront deux groupes :

1° Les épithéliums *protecteurs* ou *de revêtement* : épithéliums de la peau, des muqueuses ;

2° Les épithéliums *formateurs* ou *glandulaires, cellules de sécrétion* de Leydig, épithéliums des glandes, etc.

Quelques épithéliums ont été distraits par certains auteurs sous le nom de *faux épithéliums.* Nous continuerons à les décrire parmi les épithéliums, attendu qu'il est impossible actuellement de leur donner une limite précise :

Faux épithéliums ; membranes celluleuses de Kölliker ; *endothéliums* de His ; *cellules aplaties du tissu conjonctif* de Rindfleisch.

Rindfleisch (1862), His (1865), et plus tard Kölliker, ont remarqué qu'une certaine classe d'épithéliums présentait des caractères particuliers : ce sont les épithéliums des *séreuses*, des *vaisseaux*, des *bourses muqueuses* et *tendineuses*, de la *chambre antérieure de l'œil.* Kölliker les considère comme substance conjonctive simple celluleuse (voy. ce mot).

Les faux épithéliums, ou endothéliums, se distinguent par les particularités suivantes : 1° ils se développeraient seuls aux dépens du feuillet moyen du blastoderme, dont les éléments sont les mêmes que ceux des faux épithéliums au moment de leur formation

(His); 2° les cellules des faux épithéliums sont très aplaties et contiennent peu ou point de protoplasma, de sorte que les phénomènes de nutrition y sont très obscurs; 3° les couches qu'ils constituent présentent une conformation variable : tantôt c'est une couche uniforme et continue, comme dans les grandes séreuses, tantôt la couche manque par places, comme dans les gaines tendineuses et les bourses muqueuses; d'autres fois, elle fait complètement défaut, comme dans beaucoup de bourses muqueuses sous-cutanées et dans le labyrinthe osseux; 4° ils ne sont pas régulièrement disposés comme les véritables cellules épithéliales; ils forment des masses compactes, comme dans les franges synoviales; ils peuvent se transformer, comme on le voit dans les capillaires, dont les cellules pariétales deviennent quelquefois globules sanguins [1].

Variétés d'épithélium.

Lorsqu'on examine une cellule épithéliale, on peut dire à quel groupe elle appartient; mais très souvent il est impossible de savoir dans quelle région elle était située. Cependant, quelques cellules épithéliales complètement développées sont pourvues de caractères objectifs qui permettent de les reconnaître; ainsi :

Les cellules polygonales à cils vibratiles appartiennent uniquement aux ventricules du cerveau (Kölliker);

Les cellules cylindriques à cils vibratiles viennent, la plupart, des voies aériennes ou génitales (femme);

Les cellules à surface dentelée existent surtout dans la couche moyenne du corps muqueux de Malpighi et dans le col vésical;

Les cellules cylindriques, portant un plateau strié sur leur base, appartiennent à la muqueuse de l'intestin grêle ;

Les cellules cylindriques à ramifications existent uniquement dans les organes des sens.

En dehors de ces cas particuliers, les cellules épithéliales ne présentent que des caractères généraux qui permettent de les grouper.

Une distinction générale des épithéliums, quant au nombre des couches, est la suivante : certaines surfaces sont recouvertes d'une couche unique, simple, de cellules épithéliales juxtaposées; d'autres présentent plusieurs couches superposées de ces éléments. Dans le premier cas, on dit que l'épithélium est *simple*; dans le second cas, on le nomme épithélium *stratifié*, quelle que soit la variété à laquelle cet élément appartienne.

1. Kölliker, 2ᵉ édit., traduction de Sée, p. 66.

L'épithélium affecte des formes variées qui ont fait diviser les cellules en plusieurs espèces. L'importance de cette division est fort secondaire, car elle ne porte que sur la forme de ces éléments, et nullement sur leurs propriétés.

1° Épithélium simple. — Il comprend quatre variétés : l'épithélium pavimenteux simple, l'épithélium cylindrique simple, l'épithélium pavimenteux vibratile simple, et l'épithélium cylindrique vibratile simple.

A. *Épithélium pavimenteux simple.* — Les cellules, polyédriques, souvent aplaties, présentent sur leur contour des bords et des angles. L'aspect de cet épithélium rappelle celui d'une mosaïque ou d'un pavé, d'où son nom. Type de cet épithélium : cellules de la face interne de la choroïde. (Fig. 115.)

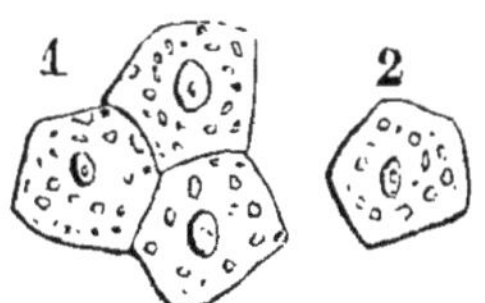

FIG. 115. — Cellules d'épithélium pavimenteux simple.

B. *Épithélium cylindrique simple* [1]. — La forme des cellules rappelle celle d'un petit cylindre, ou mieux celle d'un cône dont le sommet est adhérent et la base libre. Lorsqu'on les examine par groupe et par côté, elles ont l'aspect de petits cônes juxtaposés ; mais si on regarde leur base, qui est libre, elles rappellent l'épithélium pavimenteux, à cause de la pression que ces cellules exercent les unes sur les autres. Type : cellules de la muqueuse intestinale. (Fig. 114 et 116.)

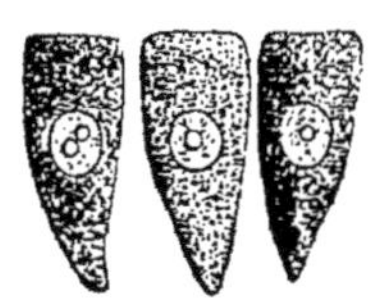

FIG. 116. — Trois cellules d'épithélium cylindrique simple.

C. *Épithélium pavimenteux vibratile simple.* — Les cellules sont disposées comme dans la première variété, un peu moins anguleuses ; mais leur surface libre est pourvue de cils vibratiles. Type: cellules de la membrane des ventricules du cerveau.

D. *Épithélium cylindrique vibratile simple.* — Il y a une seule couche de cellules cylindriques ou coniques, comme dans la deuxième variété ; la base des cellules est surmontée de cils vibratiles.

1. Synonymes : *épithélium conique, prismatique, à cylindres.*

Type : cellules des fines ramifications bronchiques. (Fig. 117.)

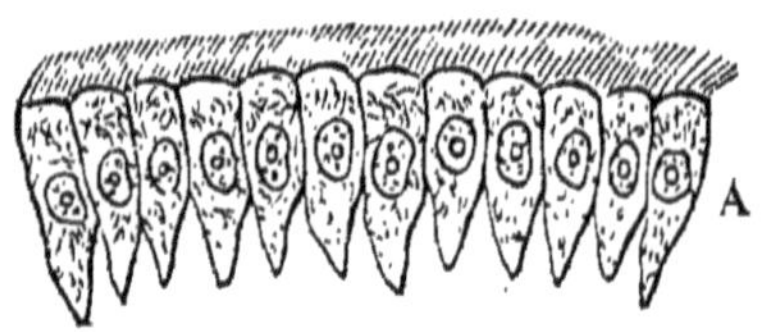

FIG. 117. — Cellules d'é-
pithélium cylindrique
vibratile simple.

2° Épithélium stratifié. — On trouve ici deux variétés :
l'épithélium pavimenteux stratifié et l'épithélium cylindrique vibratile stratifié.

A. *Épithélium pavimenteux stratifié.* — Ce sont des cellules
polygonales et aplaties, disposées par couches superposées qui
peuvent être très nombreuses. Type : cellules de la muqueuse
buccale.

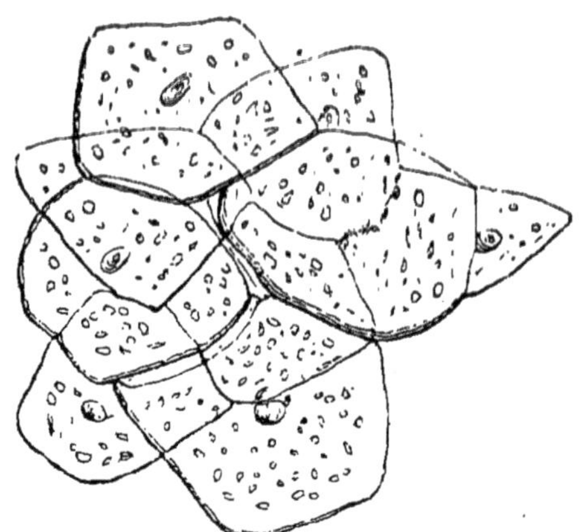

FIG. 118. — Cellules d'é-
pithélium pavimenteux
stratifié, prises sur la
langue.

B. *Épithélium cylindrique vibratile stratifié.* — Les couches
profondes sont formées de cellules arrondies, qui commencent à
s'allonger dans les couches moyennes et qui prennent l'aspect conique à la surface ; les cellules les plus superficielles sont pourvues
de cils vibratiles. Type : cellules de la muqueuse trachéale.

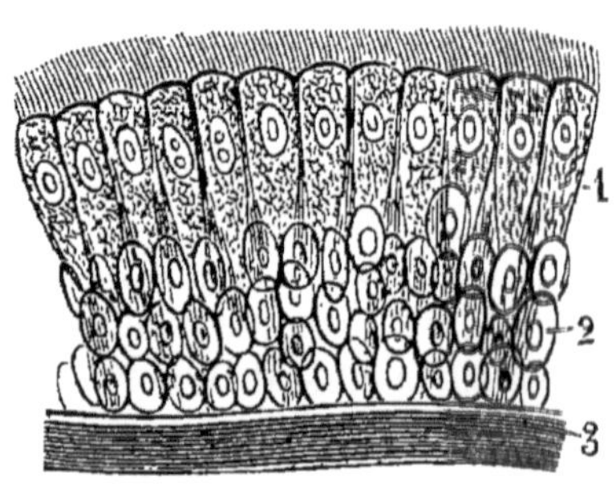

FIG. 119. — Épithélium
cylindrique à cils vibra-
tiles stratifié de la tra-
chée-artère.

1. Couche de cellules complètement développées et pourvues
de cils vibratiles. — 2. Cellules
profondes arrondies et devant
prendre la forme conique ou cylindrique à la chute des cellules
superficielles. — 3. Derme de la
muqueuse. (Grossissement, 350
diamètres.)

On pourrait multiplier les variétés, il nous suffira d'indiquer les suivantes pour montrer combien il est difficile d'établir entre elles une ligne bien nette de démarcation. Robin décrit dans les canalicules spermatiques un *épithélium sphérique*, formé de cellules arrondies ; si les cellules sphériques se déforment un peu en se comprimant réciproquement, il donne à l'épithélium le nom de *polyédrique*.

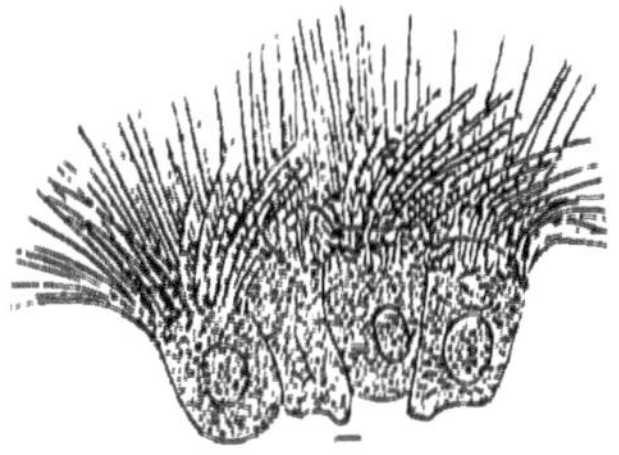

FIG. 120. — Cellules d'épithélium cilié des branchies d'une moule. (Cadiat.)

Le même auteur admet l'existence d'un *épithélium nucléaire*, uniquement formé de noyaux ; il ajoute le mot *ovoïde* ou *sphérique*,

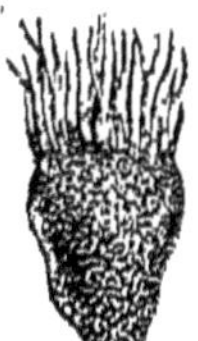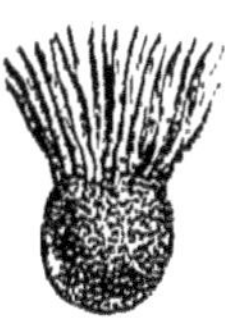

FIG. 121. — Cellules d'épithélium cilié isolées.

selon la forme arrondie ou ovoïde des noyaux [1].

On trouve des surfaces sur lesquelles il existe plusieurs espèces de cellules épithéliales sans prédominance d'aucune variété, comme on le voit dans le bassinet : dans ce cas, l'épithélium est dit *mixte*. Il est fréquent de rencontrer au milieu d'un épithélium des cellules d'une variété différente.

Il existe des régions dans lesquelles l'épithélium ne présente pas une forme régulière, comme celle des espèces précédentes. Souvent cet élément est intermédiaire à deux variétés, sans qu'on puisse le rattacher exactement à l'une ou à l'autre. Cet épithélium, qui indique le passage d'une variété à une autre, a reçu le nom d'*épithélium de transition* (Henle).

L'épithélium de l'estomac et celui de la surface interne du sys-

1. Selon Robin, l'épithélium nucléaire se trouverait à la face interne de toutes les vésicules closes, des culs-de-sac de la mamelle, des glandes de l'utérus, des glandes sudoripares.

tème circulatoire [1] sont un exemple d'épithélium de transition entre le pavimenteux et le cylindrique.

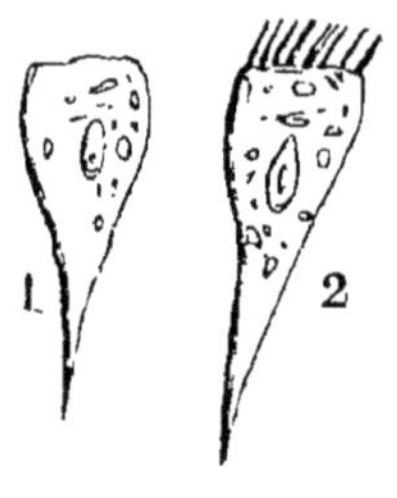

FIG. 122. — Trois cellules épithéliales isolées.

1. Cellule d'épithélium cylindrique. — 2. La même, surmontée de cils vibratiles. — 3. Cellule d'épithélium de transition.

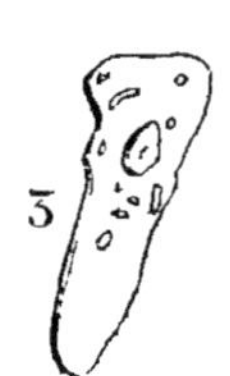

L'existence de cet épithélium fait voir le peu d'importance qu'il faut attacher, au point de vue physiologique, à la forme de tel ou tel épithélium ; on comprend, en effet, qu'entre deux variétés bien distinctes il puisse en exister une foule d'intermédiaires, qui embarrasseraient l'esprit, si chacune d'elles recevait une dénomination spéciale.

Tableau synoptique des épithéliums et des surfaces épithéliales de l'organisme.

a. Épithéliums simples.

1° *É. pavimenteux simple.* Membranes séreuses viscérales ; péritoine, arachnoïde, plèvre, tunique vaginale, péricarde, endocarde.

Tunique interne des veines, des artères et des lymphatiques.
Capillaires sanguins et lymphatiques.
Lobules des poumons et canalicules respirateurs.
Épiglotte et cordes vocales.
Périoste de l'oreille interne.
Surface interne du labyrinthe membraneux.
Membrane de Demours.

---

1. Cet épithélium est classé par Kölliker dans les endothéliums.

2° *E. cylindrique simple*. Tubes rectilignes du rein dans les pyramides
   de Malpighi.
   Estomac, intestin grêle, gros intestin.
   Canal déférent, vésicules séminales, canaux éjaculateurs,
   tiers moyen du canal de l'urèthre (cellules stratifiées).
   Conduits excréteurs de la plupart des glandes.

3° *É. cylindrique vibratile simple*. Utérus et trompes de Fallope.
   Épididyme et cônes efférents du testicule.
   Dernières ramifications bronchiques.
   Conduits lacrymaux, sac lacrymal, canal nasal.

b. Épithéliums stratifiés.

1° *E. pavimenteux stratifié*. Peau.
   Tube digestif depuis les lèvres jusqu'au cardia.
   Vagin, surface vaginale du col de l'utérus et cavité du col.
   Conjonctive.
   Narines.
   Anus.
   Synoviales (Sappey).
   Iris (membrane uvée), choroïde.
   Tiers antérieur de l'urèthre.

2° *É. cylindrique vibratile stratifié*. Voies respiratoires, c'est-à-dire :
   fosses nasales et sinus , tiers supérieur du pharynx,
   larynx, trachée, bronches, divisions bronchiques et trompes d'Eustache.

c. Épithéliums sphériques et polyédriques.

Cellules hépatiques.
Tubes flexueux du rein dans la substance corticale.
Ventricules du cerveau et canal de la moelle (épendyme).
Canalicules spermatiques.

d. Épithélium mixte.

Bassinet, uretère, vessie, tiers postérieur de l'urèthre.

e. Épithélium nucléaire de Robin.

En général, les petites glandes situées dans l'épaisseur des
muqueuses (Robin).

f. Épithélium polyédrique à cils vibratiles.

Ventricules du cerveau chez le fœtus.

Développement. — Les trois feuillets du blastoderme donnent
naissance à des éléments épithéliaux: du feuillet externe viennent
les cellules épithéliales qui constituent l'épiderme et qui recouvrent
les parois des glandes de la peau ; du feuillet moyen naissent les
épithéliums des vaisseaux et des séreuses; l'épithélium des

muqueuses et des glandes intérieures prend son origine dans le feuillet interne ou muqueux du blastoderme.

Le feuillet moyen, ou mésoblaste, donne naissance aussi aux épithéliums du poumon et des organes génito-urinaires.

Au début, les cellules épithéliales sont arrondies, et leur forme caractéristique ne se manifeste que plus tard ; elles peuvent être tout à fait vésiculaires.

Nutrition. Mue. — Dépourvues de vaisseaux et de nerfs, les cellules épithéliales se nourrissent par imbibition, à la manière des cartilages ; les phénomènes d'assimilation et de désassimilation sont plus marqués dans les jeunes cellules épithéliales et dans les épithéliums formateurs.

Un phénomène étrange et qui fait voir la différence qui existe entre l'épithélium formateur et l'épithélium de revêtement, c'est le renouvellement incessant des éléments de ce dernier. La mue de l'épithélium est évidente, personne ne doute de la mue de l'épiderme ; quant à celle de l'épithélium des muqueuses, on la constatera en examinant avec le microscope les liquides qui sont en contact avec ces membranes. Il suffit, en effet, de placer sous le champ du microscope une portion de mucus bronchique pour y constater la présence de cellules épithéliales à cils vibratiles ; une goutte d'urine, de salive, etc., pour apercevoir des éléments épithéliaux qui se sont détachés des surfaces parcourues par ces liquides.

Dans l'utérus, indépendamment du renouvellement incessant des cellules épithéliales, on remarque une desquamation périodique de la muqueuse utérine accompagnant l'écoulement menstruel.

La chute des cellules épithéliales est manifeste sur la peau de l'embryon. Ces cellules se détachent pendant que l'embryon est situé au milieu des eaux de l'amnios ; elles se mélangent à la matière excrétée par les glandes sébacées et forment avec elle cet enduit abondant, *vernix caseosa*, qui est un obstacle à la macération de la peau du fœtus.

L'enduit que l'on constate sur la langue d'une personne à jeun n'est autre chose qu'un amas de cellules épithéliales de la langue, détachées et macérées dans la salive.

Les éléments épithéliaux sont transitoires ; dans un temps donné et variable, chaque cellule épithéliale naît, se développe, devient de plus en plus superficielle et meurt. Prenons l'épiderme pour exemple (fig. 123.) Au niveau des papilles, les cellules sont cylindriques, plus superficiellement elles grossissent et deviennent globuleuses, puis elles se recouvrent de dentelures qui s'engrènent avec celles des cellules voisines ; dans une couche plus superficielle, elles sont encore plus volumineuses, puis elles se transforment en lamelles dont la superposition donne naissance à la lame cornée de l'épiderme ; enfin elles tombent.

Dans la muqueuse du larynx et de la trachée, le même phénomène se produit : la couche la plus superficielle des cellules est seule recouverte de cils vibratiles, se renouvelant sur les éléments celluleux qui succèdent à ceux qui se détachent.

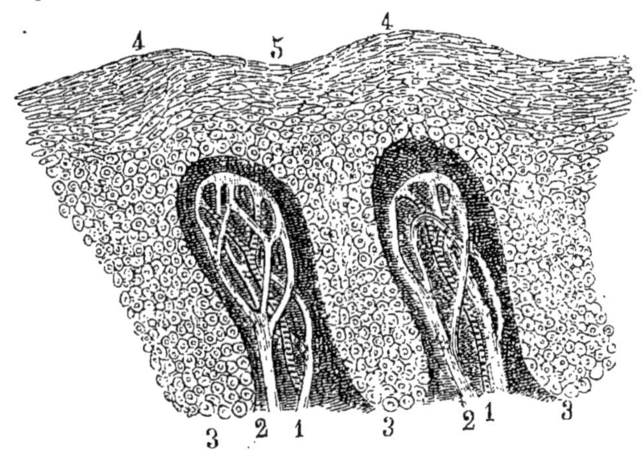

FIG. 123. — L'épiderme avec deux papilles.

1 et 2. Artère et veine de la papille. — 3, 3, 3. Jeunes cellules. — 4, 4, 5. Lamelles cornées de l'épiderme.

Les épithéliums formateurs ont une terminaison différente : ils sont utilisés au moment où ils se détachent, et ils constituent une partie essentielle du produit de la sécrétion [1].

Structure des cellules épithéliales. — Les cellules épithéliales sont transparentes, et peuvent quelquefois passer inaperçues si on ne porte à leur examen une grande attention. Leurs dimensions varient avec chaque espèce.

Les cellules de l'épithélium cylindrique présentent 30 à 40 μ de longueur sur 8 à 10 μ de largeur. Le grand axe de leur noyau ovoïde est dirigé dans le sens du grand axe de la cellule.

Les cils vibratiles, inclinés sur la base des cellules cylindriques qui en sont pourvues, mesurent de 5 à 6 μ de longueur sur 1 μ de largeur.

Les cellules d'épithélium sphérique mesurent de 15 à 20 μ.

[1] Les épithéliums glandulaires offrent quelques caractères qui les distinguent des épithéliums de revêtement ; nous en parlerons dans le *Système glandulaire*.

Le volume des cellules d'épithélium pavimenteux est fort variable : les plus petites se trouvent sur les séreuses, 10 μ, tandis que les plus larges sont celles de la langue, 50 μ.

Des cellules épithéliales réduites en cendre ont donné huit pour cent de cendres, consistant en phosphate et en carbonate de chaux (Tiedemann et Gmelin). D'une manière générale, les réactifs n'attaquent pas les éléments épithéliaux.

Ces éléments, quelle que soit leur forme, peuvent être divisés en deux espèces : les uns, mous, ayant conservé la forme de véritables cellules (celles de la plupart des parenchymes et les jeunes cellules profondes des couches épithéliales en font partie) ; les autres, durs, superficiels, et se trouvant principalement à la surface de la peau et des muqueuses à épithélium pavimenteux.

1° Les vieilles cellules, dures, auxquelles nous venons de faire allusion, sont aplaties et transformées en lamelles cornées ; leur cavité a généralement disparu, elles sont réduites à leur paroi adossée à elle-même, paroi qui présente quelque analogie avec le tissu élastique. Cette cornification se montre surtout dans l'épiderme, où les cellules superficielles atteignent le plus haut degré de dureté et d'aplatissement ; les mêmes cellules cornifiées forment les ongles, les griffes, les plumes et la corne.

2° Les cellules molles, jeunes pour la plupart, sont pourvues d'une paroi membraneuse, de nature albuminoïde, et renferment un contenu variable. Le contenu est en général un noyau, un liquide muqueux, albumineux, et des granulations salines, quelquefois même graisseuses.

Certaines cellules possèdent un contenu spécial, comme les cellules pigmentaires de la choroïde, de la peau, etc. Désignées quelquefois sous le nom de *cellules pigmentées*, elles ont la même paroi que les cellules épithéliales ; mais le contenu est complètement formé par des granulations pigmentaires, qui refoulent le noyau contre la paroi. Chez les albinos, les granulations pigmentaires manquent, et la paroi de la cellule représente exactement un épithélium pavimenteux.

Le cristallin représente un fragment d'épiderme transformé ; chaque fibre tubulée est une modification d'une cellule épidermique.

Les *cils vibratiles* sont des filaments constitués par une substance homogène, de même nature que celle de la cellule. Ils sont généralement inclinés, et leur inclinaison a lieu du même côté pour tous les cils d'une même muqueuse. On en trouve de 6 à 12 par cellule [1].

---

1. Les cils paraissent implantés sur la base de la cellule épithéliale. Cependant Eberth et Marchi pensent que les cils sont des prolongements du protoplasma qui traversent des canalicules situés sur la paroi

Les cils, chez l'homme, ne se montrent que sur les épithéliums de revêtement, jamais sur les cellules épithéliales des glandes. Leydig n'en connaît que de rares exemples chez les animaux : glandes utérines du porc, canalicules urinifères des poissons et des reptiles.

Fonctions. — 1° *Epithéliums protecteurs ou de revêtement.* — Sans aucun doute, l'épithélium protège les tissus sensibles et vasculaires situés au-dessous de lui. Il représente (pour l'épiderme, ceci est incontestable) une sorte de vernis formant une limite aux éléments sous-jacents.

Le rôle protecteur de ces éléments est immense. Nous savons, en effet, que la peau et les membranes muqueuses n'absorbent pas certains principes : venin, virus, si l'épithélium est intact. S'il a été enlevé, au contraire, les vaisseaux sous-jacents sont mis à nu et l'absorption a lieu. C'est ainsi que le virus syphilitique est absorbé lorsqu'il y a une érosion de la partie qui subit le contact. Le même phénomène s'observe à la bouche, au mamelon, à l'anus. Il découle naturellement de ce qui précède qu'il est imprudent de pratiquer la succion d'une plaie envenimée, si la muqueuse buccale n'est pas intacte.

Lorsque deux surfaces pourvues d'épithélium sont mises en contact, on ne voit jamais d'adhérences se produire ; mais l'épithélium vient-il à disparaître par une cause quelconque sur les deux surfaces en même temps, on voit aussitôt ces deux surfaces adhérer et leurs vaisseaux se confondre. Il est important de se souvenir du rôle de l'épithélium en pareil cas : il nous explique, en effet, pourquoi, à la suite des brûlures, il se produit si souvent des adhérences. Ne voit-on pas le même phénomène dans l'inflammation des grandes séreuses qui se dépouillent tout d'abord de leur épithélium, et qui contractent des adhérences avec ou sans interposition de fibrine?

Quoi qu'il absorbe, on peut dire d'une manière générale que l'épithélium apporte un certain obstacle à l'absorption. N'est-ce pas pour cela qu'on soulève l'épiderme au moyen de la vésication, lorsqu'on veut faire absorber par la peau certains médicaments, la morphine, par exemple? Ne voit-on pas tous les jours des accidents consécutifs à des fomentations narcotiques ou autres, à la surface d'une plaie, tandis que les mêmes fomentations ne produisent aucun effet sur la peau saine?

2° *Epithéliums formateurs.* — Ce rôle est surtout relatif aux

de la cellule. On peut, dans certains cas, enlever le plateau d'une cellule sans arracher les cils, qui paraissent traverser les pores du plateau.

sécrétions. Nous savons, en effet, que toutes les surfaces sécrétantes, si petites qu'elles soient, sont pourvues d'éléments épithéliaux. Il est également certain, pour beaucoup de glandes, que la sécrétion n'est que le développement, immédiatement suivi de sa dissolution, d'une cellule particulière qui n'est autre probablement qu'une cellule épithéliale. C'est ce que nous voyons dans les glandes sébacées, testiculaires, mammaires, salivaires. Dès à présent, on voit l'importance de la fonction de cet épithélium, et on peut déjà entrevoir que chaque espèce de sécrétion dépend de la nature de l'épithélium qui tapisse les culs-de-sac de la glande.

3° *Cils vibratiles.* — Nous avons vu que tous les animaux sont pourvus de ces filaments. On les rencontre à profusion chez beaucoup de mollusques, l'huître, par exemple. Il semble que, chez ces animaux, les cils vibratiles, très développés, aient pour fonction de renouveler le liquide qui les entoure et de rejeter au loin les excrétions. Chez l'homme, leur usage est, dit-on, inconnu, ce que nous ne pouvons admettre. (Voy. *Poumons* et *Utérus*.)

Les mouvements des cils vibratiles consistent dans une succession d'inclinaisons et d'élévations. Selon Valentin et Purkinje, il faut distinguer dans les cils plusieurs mouvements : 1° un *mouvement de flexion*, dans lequel le cil simule un doigt qui se fléchit et se relève, mouvement très commun ; 2° un *mouvement en entonnoir*, dans lequel l'extrémité libre du cil décrit un cercle complet ; 3° un *mouvement de pendule*, dans lequel l'extrémité libre du cil décrit un mouvement de va et vient ; 4° un *mouvement d'ondulation*, dans lequel le cil ressemble à un ruban qui flotte au gré du vent. Le nombre de leurs mouvements varie entre 100 et 300 par minute. Ces mouvements, complètement indépendants du système nerveux, persistent pendant plusieurs heures après que les cils ont été séparés du corps. Chez les reptiles, ils persistent plus longtemps ; Günther nous apprend qu'il a observé le mouvement des cils pendant plusieurs semaines chez une tortue dont il avait empêché le desséchement après la mort.

Les mouvements des cils sont excités et même ranimés par les attouchements. Les narcotiques ne les empêchent pas. Ces mouvements sont prolongés par le contact du sérum du sang, de l'urine, du lait. La bile paralyse instantanément les mouvements des cils ; l'acide acétique, les autres acides concentrés, l'ammoniaque, agissent de la même manière.

Les cils vibratiles produisent, sur les substances qu'ils sont susceptibles d'agiter, un mouvement inverse de leur mouvement d'inclinaison. Ce n'est qu'en se redressant qu'ils impriment leur impulsion. On peut s'en assurer en plaçant sur une surface vibratile une goutte d'eau contenant des granulations pigmentaires en suspension.

Applications pathologiques. — Comme tous les éléments et tissus *produits* (Robin), les épithéliums se renouvellent rapidement, même lorsque la couche épithéliale a été détruite dans toute son épaisseur.

Tous les épithéliums peuvent devenir fréquemment le siège d'hypergenèse. Sous l'influence d'une cause inconnue, on voit, en un point quelconque, une activité prodigieuse dans la formation de l'élément épithélial: là où dix cellules seraient nécessaires, il s'en développe des centaines, des milliers, et en définitive il survient une tumeur. Si cette tumeur siège à la surface d'une muqueuse ou de la peau, ce qui est plus rare, on dit qu'elle est de nature *épithé-*

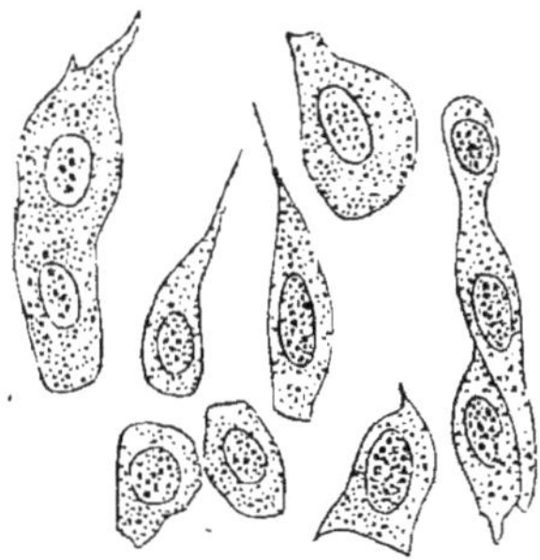

FIG. 124. — Cellules épithéliales prises sur une tumeur papillaire du trigone vésical. Noyaux multiples (Cadiat).

liale. C'est l'*épithélioma* ou *cancroïde* (il est reconnu que la tumeur peut prendre son point de départ dans l'épithélium des petites glandes situées dans l'épaisseur de la peau ou de la muqueuse). Lorsque cette *prolifération* des cellules épithéliales se montre profondément, comme cela se voit trop souvent dans l'épaisseur des organes glandulaires, ganglions lymphatiques, mamelles, foie, testicules, parotide, on ne donne plus à ces tumeurs le nom d'épithéliales, mais bien celui de *cancers*, au moins dans les cas où elles revêtent un caractère malin. Ce ne sont pas les seules tumeurs cancéreuses qui existent, comme nous le verrons ailleurs.

Les noyaux et les cellules d'épithélium peuvent s'hypertrophier et se modifier dans leur forme. Ces deux altérations s'observent surtout dans les tumeurs cancéreuses ; elles déterminent la formation de ce que l'on a appelé *cellules en raquette*, cellules *fusiformes*, cellules *excavées* du cancer. Toutes ces variétés de cellules se trouvent dans les figures 30, 31, 32 et 33.

La fréquence des altérations de ces éléments nous porte à croire que l'épithélium des nombreuses petites glandes et des follicules pileux de la peau doit jouer un grand rôle dans la production de certaines affections cutanées.

CHAPITRE VI.

DU SYSTÈME FIBREUX.

Préparation. — Pour la préparation des ligaments, voir les articulations ; pour celle des aponévroses, voir la myologie. Les préparations microscopiques de tissu fibreux sont faciles à faire : il suffit de prendre de petits lambeaux d'un tissu fibreux quelconque, et de les étaler sous le champ d'un microscope. Du reste, les procédés employés pour la préparation du tissu conjonctif sont applicables à ce tissu. (Page 54.)

Dans le système fibreux sont compris tous les organes formés de tissu fibreux : ligaments, aponévroses, etc.

On entend par tissu fibreux un tissu blanc ou blanc grisâtre, résistant, dépourvu d'élasticité et de contractilité, et servant presque toujours d'enveloppe ou de lien aux organes.

§ 1. — Siège, disposition générale. — Le tissu fibreux est très répandu dans l'économie. Il réunit les os dans les diarthroses et constitue les *ligaments* ; il forme aussi les ligaments des amphiarthroses, et de plus, en s'interposant à leurs surfaces articulaires, il concourt à former les fibro-cartilages. Indépendamment des ligaments périphériques, il forme une sorte d'enveloppe fibreuse aux articulations mobiles. Il entre dans la constitution du *périoste*, et forme le *périchondre*. Telle est sa distribution sur le squelette.

On trouve ce tissu disposé sous forme de membranes qu'on appelle *aponévroses*. Elles se rencontrent au-dessous du tissu conjonctif sous-cutané, où elles constituent les aponévroses d'enveloppe des membres. Elles existent aussi sur le tronc, où elles sont plus minces et moins régulières. De leur face profonde, les aponévroses d'enveloppe envoient des cloisons, d'une épaisseur variable, qui divisent le membre en un certain nombre de compartiments ou régions ; on les désigne sous le nom d'aponévroses inter-musculaires ; elles entourent chaque muscle, dont elles constituent la gaine fibreuse. Cette gaine elle-même fournit des prolongements intérieurs qui se portent dans l'épaisseur des muscles pour en séparer les faisceaux ; mais déjà l'amincissement progressif de ces prolongements est devenu tel, que le tissu fibreux n'est plus que du tissu conjonctif.

Au niveau des tendons, le tissu fibreux forme des *gaines* qui se continuent avec celles des muscles, dont elles se distinguent par leur épaisseur plus considérable et par la présence d'une séreuse qui les sépare des tendons.

Dans certaines régions, ce tissu forme des membranes destinées à protéger ou à maintenir certains organes: c'est ce qu'on voit pour les *aponévroses* du cou, du périnée, de la région inguinale et de la région inguino-crurale.

Le tissu fibreux forme aussi des membranes qui doublent les grandes *séreuses*. Autour de l'arachnoïde, il forme la dure-mère; il constitue le sac fibreux du péricarde, la membrane fibreuse qui double la vaginale; on le trouve sous forme d'un mince feuillet fibreux au-dessous de la plèvre costale. Sous le feuillet pariétal du péritoine, il est réduit à l'état de tissu conjonctif.

Beaucoup de viscères sont entourés par une membrane fibreuse; exemple : capsule fibreuse du foie, du rein, du testicule, etc.

Le tissu fibreux forme la tunique externe des artères, des veines et des lymphatiques.

Dans le tube digestif, il existe une membrane continue de tissu fibreux entre les tuniques muqueuse et musculeuse. C'est ici surtout qu'on voit la transition insensible du tissu fibreux au tissu conjonctif, car cette membrane, évidemment fibreuse dans le pharynx, dont elle constitue l'aponévrose, s'amincit dans l'œsophage, dans l'estomac et surtout dans l'intestin grêle, où elle est absolument réduite à l'état conjonctif.

Le tissu fibreux entoure les nerfs sous le nom de *névrilème*.

Il forme aussi la *sclérotique* et la *cornée*.

§ 2. — **Caractères du tissu fibreux.** — D'une blancheur plus ou moins accentuée, le tissu fibreux se fait remarquer par sa résistance et par sa ténacité. Il est absolument dépourvu d'élasticité. Dans toutes les régions, il est en continuité avec lui-même, et les anciens s'étaient imaginés que toutes les aponévroses du corps partaient d'un point central qu'ils plaçaient dans le centre phrénique.

Le tissu fibreux, soumis à une ébullition prolongée dans l'eau, se transforme en gélatine. Il est peu hygrométrique, sa matière amorphe maintient les fibres appliquées exactement les unes contre les autres, et empêche la pénétration des liquides. Aussi ce tissu ne participe-t-il à l'œdème que dans des limites extrêmement restreintes.

Les membranes fibreuses ne forment point des séparations complètes entre les régions et les organes. On voit, par exemple, que les aponévroses d'enveloppe des membres présentent des ouvertures à travers lesquelles passent des vaisseaux, des nerfs et des traînées de tissu conjonctif. C'est par ces mêmes ouvertures que l'inflammation peut se propager de la face superficielle de ces membranes à leur face profonde.

§ 3. — **Structure**. — On trouve dans sa composition des faisceaux fibreux et des corpuscules du tissu conjonctif qui en constituent l'élément fondamental ; on y rencontre aussi des fibres élastiques, une matière amorphe particulière et des vaisseaux.

Les *faisceaux fibreux* sont formés par des fibres de tissu conjonctif ; ils sont volumineux, très résistants, un peu ondulés, visibles à l'œil nu (de 100 à 200 μ), sous forme de stries ou de filaments blanchâtres. Ils s'entre-croisent dans tous les sens, comme dans le périoste et la dure-mère ; cependant ils sont quelquefois parallèles, comme dans les disques intervertébraux et la sclérotique. Leurs fibres adhèrent' entre elles par l'intermédiaire de la substance amorphe.

Les corpuscules du tissu conjonctif ne diffèrent pas de ce qu'ils sont dans les tendons. Du reste, ils se présentent de la même manière dans toutes les variétés de tissu conjonctif à fibres parallèles. Ces corpuscules sont disposés à intervalles égaux entre les faisceaux de fibrilles, de telle façon que leur grand axe est parallèle à la longueur des faisceaux. Dans ces corpuscules, qui sont très nombreux, le corps de la cellule est atrophié, et de nombreux prolongements s'anastomosent avec les plus voisins, de manière à former un réseau de canalicules qui serait chargé, ainsi que nous l'avons déjà dit, d'après Virchow, de transporter les sucs nutritifs dans l'épaisseur du tissu fibreux.

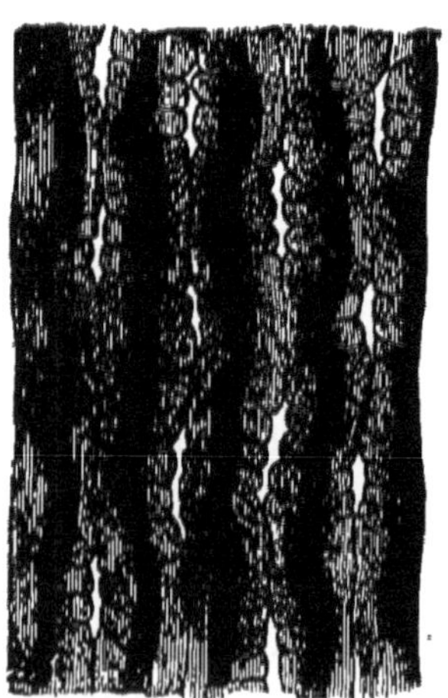

FIG. 125. — Fragment de tendon avec des corpuscules étoilés.

Les *fibres élastiques* qu'on y rencontre sont petites et plus nombreuses que dans le tissu tendineux ; on en trouve une ou deux par chaque faisceau de fibres de tissu conjonctif. Leur quantité varie selon les régions.

Les *vaisseaux* du tissu fibreux sont peu abondants dans les ligaments, tandis que certaines parties fibreuses, le périoste et la sclérotique, en sont abondamment pourvues.

Les *nerfs* font défaut dans ce tissu.

Telle serait la structure du tissu fibreux, d'après les auteurs.

Selon Sappey, on trouve dans le tissu fibreux des ligaments : fibres et corpuscules de tissu conjonctif, cellules de cartilages, fibres élastiques, artères et veines fort nombreuses, nerfs très multipliés, cellules adipeuses.

1° Les *fibres de tissu conjonctif* ont la même disposition que nous avons indiquée plus haut.

2° Les *corpuscules de tissu conjonctif*, ou cellules étoilées, ne seraient, d'après Sappey, que des cellules de cartilage déformées.

3° Les *cellules de cartilage* ont été constatées par Sappey, dans presque tous les ligaments, surtout au voisinage de leur insertion. Ces cellules sont nombreuses dans les ligaments intérosseux ; on peut les observer très nettement sur les ligaments latéraux de l'articulation tibio-tarsienne, le ligament rotulien et le ligament latéral interne du genou.

4° Les *fibres élastiques* se montrent sous forme de fibres de noyaux (fibres élastiques en voie de développement d'après Sappey), et sous forme de fibres élastiques fines. Les plus volumineuses se trouvent dans les ligaments qui sont les plus riches en cellules de cartilage: ligaments croisés du genou, ligaments interépineux. Les fibres élastiques représentent à peine la centième partie du tissu ligamenteux ; elles coupent perpendiculairement la direction des faisceaux fibreux, qu'elles semblent entourer comme des liens.

5° Les *vaisseaux* des ligaments sont si nombreux, que ces organes sont aussi vasculaires que le périoste. Les artères pénètrent dans le tissu fibreux, se divisent et se subdivisent pour donner naissance à des réseaux capillaires qui entourent les faisceaux de ce tissu. On peut constater, sur les artères qui pénètrent dans les ligaments, les trois tuniques de ces vaisseaux. Chaque artère est accompagnée par une seule veine, rarement par deux.

6° Les ligaments reçoivent un grand nombre de *nerfs*, comme le périoste. Ces nerfs accompagnent les artères, se divisent dichotomiquement sur certains points, émettent ailleurs de simples rameaux, et s'anastomosent avec les nerfs voisins. Les ligaments du genou, l'interne surtout, sont remarquables par l'abondance des rameaux nerveux.

7° Les *vésicules adipeuses* occupent les interstices des faisceaux fibreux et les entourent souvent.

Sappey n'admet pas les idées généralement reçues sur la physiologie et sur quelques points de l'anatomie pathologique des ligaments. Pour ce savant, la *sensibilité* des ligaments est très vive, mais d'une nature spéciale, bien différente de celle des parties superficielles du corps. Cette sensibilité est très obtuse à toutes les irritations mécaniques ; elle est, au contraire, réveillée par la torsion ou la distension des ligaments. Les douleurs de l'entorse ne tiendraient pas au tiraillement des nerfs périphériques articulaires, mais bien à celui des ligaments eux-mêmes. Sappey admet encore, ce qui est plus difficile à démontrer, que les phlegmasies articulaires aiguës ou chroniques exaltent cette sensibilité, qui passe à l'état de douleur la plus atroce. Il en serait de même de la goutte.

Dans les tumeurs blanches, les capillaires veineux offrent un état variqueux très prononcé. Au bout d'un certain temps, ils exhalent de la lymphe plastique, se déchirent et laissent échapper quelques parcelles de sang (Sappey).

§ 4. — **Développement.** — Partout où il doit exister du tissu fibreux, on trouve chez l'embryon du tissu muqueux. On peut donc le considérer comme du tissu muqueux à une époque avancée de son développement. Nous avons déjà vu, en étudiant le tissu conjonctif, que la substance intercellulaire se solidifie et se divise en fibrilles, pendant que les cellules étoilées du tissu muqueux sont comprimées insensiblement et déformées entre les faisceaux du tissu fibreux, de manière à prendre l'aspect des corpuscules que nous avons décrits.

§ 5. — **Physiologie du tissu fibreux.** — Le tissu fibreux fait, pour ainsi dire, partie du squelette, en ce sens qu'il en fixe les diverses pièces, et il sert de moyen de contention à la plupart des tissus.

Très résistant et dépourvu d'élasticité, le tissu fibreux jouit d'une insensibilité complète ; on peut, en effet, tordre en tous sens les ligaments et les aponévroses d'un animal sans déterminer chez lui la moindre douleur. Selon Flourens, le tissu fibreux deviendrait sensible lorsqu'il est modifié par un état pathologique. Ce que Flourens considère comme la règle n'est qu'une exception très rare ; les expériences de Jobert sur les animaux et l'observation journalière des chirurgiens prouvent jusqu'à l'évidence que les tissus fibreux sont insensibles, même à l'état pathologique. Nous venons de voir les conclusions contraires de Sappey. L'avenir nous éclairera.

§ 6. — **Applications pathologiques.** — *a.* Des lésions graves peuvent résulter du défaut d'élasticité du tissu fibreux. En effet, lorsqu'il est soumis à une pression lente et continue, il finit par céder, il se distend et ne revient plus sur lui-même. c'est ainsi que se développent les *staphylômes* de la cornée et de la sclérotique.

b. Dans certains cas, cette distension devient excessive ; c'est ce que l'on observe dans les *tumeurs anévrismales*, dont le sang refoule la tunique externe des artères pour s'en former une enveloppe ou *sac.*

c. La plupart des membranes fibreuses ne cèdent point aussi facilement à la distension, elles opposent aux liquides une barrière presque infranchissable. Il suffit de voir ce qui se passe au périnée, dans les *infiltrations urineuses*, dont on peut indiquer mathématiquement la marche par la seule disposition anatomique des aponévroses de cette région. Il en est de même dans les *infiltrations sanguines* sous-aponévrotiques, qui mettent toujours un temps plus ou moins considérable avant de se montrer sous la peau ; c'est pour cela que l'ecchymose des paupières, dans les fractures de la base du crâne, est toujours tardive et précédée de l'ecchymose sous-conjonctivale (l'obstacle est ici une mince membrane fibreuse appelée ligament large des paupières). Le même phénomène s'observe à la suite de certaines fractures, du col chirurgical de l'humérus, par exemple.

d. Les tissus fibreux opposent une grande résistance à la *suppuration*. Ils guident la marche du pus, et il est rare, à moins d'une inflammation extrêmement vive, de voir ce liquide perforer une membrane fibreuse. Cette influence de la disposition des tissus fibreux sur la marche du pus est telle, qu'on peut d'avance indiquer le trajet que suivra la suppuration dans tel ou tel cas donné. C'est ainsi qu'on peut prévoir la formation d'un abcès du pli de l'aine, à la suite d'une carie des vertèbres lombaires, le pus suivant la gaine du psoas. D'après les mêmes principes, on comprendra combien le pronostic doit varier dans les *abcès* du cou, selon qu'ils seront sous-cutanés, ou sous-aponévrotiques ; dans le premier cas, peu grave, l'abcès s'ouvrira du côté de la peau ; dans le second, au contraire, le pus glissera sous la face profonde de l'aponévrose cervicale et pourra pénétrer dans le thorax, en détruisant sur son passage le tissu conjonctif, et il s'infiltrera dans le médiastin.

e. La résistance des membranes fibreuses augmente souvent les difficultés du diagnostic ; dans certaines régions, elles sont si résistantes qu'il est presque impossible de percevoir la *fluctuation* d'un abcès sous-jacent, et que le chirurgien est souvent obligé d'arriver au diagnostic par le raisonnement. Dans le diagnostic des phlegmons profonds, à la cuisse, par exemple, il est difficile d'obtenir la fluctuation à travers l'aponévrose fémorale. Ce sont les aponévroses qui cachent à nos moyens d'exploration les symptômes des *varices* profondes des membres et la plupart de ceux de la *phlébite* profonde, etc.

f. Toutes les fois qu'une inflammation se développe dans un organe entouré de tissu fibreux, toutes les fois qu'il se produit un épanchement sanguin un peu abondant au-dessous d'une membrane fibreuse, ces tissus résistants ne se laissent point distendre et donnent lieu à de vives douleurs, ainsi qu'à la compression des parties profondes. C'est ce qu'on désigne en chirurgie sous le nom d'*étranglement*. On l'observe par suite de la résistance de la sclérotique dans les *ophthalmies*, de la tunique albuginée dans *l'orchite*, et souvent cet étranglement accompagne *l'anévrisme faux primitif*. C'est pour faire disparaître les douleurs de l'étranglement que Velpeau a proposé le débridement de la tunique albuginée dans l'orchite, avec la pointe d'une lancette.

g. Les *tumeurs cancéreuses,* dont la marche est envahissante, rencontrent quelquefois un obstacle dans les membranes fibreuses. Ceci est surtout remarquable dans le cancer de la peau de la verge, qui n'attaque que tardivement les corps caverneux ; aussi Lisfranc donnait-il le conseil de disséquer d'abord les tumeurs cancéreuses de cette région jusqu'à l'enveloppe fibreuse, que l'on trouve souvent intacte.

h. Le tissu fibreux peut se rétracter. Cette *rétraction* s'observe dans deux cas : 1º sur les ligaments qui sont raccourcis dans certaines luxations, et dans la flexion permanente des articulations; 2º sur l'aponévrose palmaire. La rétraction, dans le premier cas, fait des progrès à mesure que la luxation devient plus ancienne, elle est à peu près complète à trois ou quatre mois, et elle accompagne une distension plus ou moins considérable des ligaments qui sont tiraillés sur le côté opposé de la même articulation. La rétraction de l'aponévrose palmaire, dont on ignore absolument la cause, et que Gerdy attribuait sans raison à l'inflammation, peut s'observer chez tous les sujets. Partielle ou générale, cette rétraction plisse la paume de la main dans le sens transversal et détermine la flexion permanente d'un ou de plusieurs doigts. Cette difformité, difficile à guérir, cède quelquefois à l'action de l'iodure de potassium.

i. On a observé dans des cas, rares il est vrai, *l'ossification* des ligaments, qui peut être générale ou partielle.

On a vu plusieurs fois des sujets dont tous les ligaments articulaires étaient ossifiés, à tel point que, véritables statues, ils ne pouvaient être nourris que par des aliments plus ou moins liquides introduits dans leur bouche à travers une ouverture artificielle résultant de la brisure de plusieurs dents.

j. Lorsque le tissu fibreux est *déchiré*, il se régénère très lentement. Il peut séjourner longtemps au milieu des tissus enflammés, au contact du putrilage des tumeurs blanches, sans subir d'altération ; à la longue, cependant, il finit par se laisser imbiber et par se distendre : c'est ce qu'on observe dans les ligaments du genou, à la suite de certaines hydarthroses et tumeurs blanches.

k. Les gaines fibreuses, dont nous avons parlé, sont plus ou moins résistantes. Autour des tendons arrondis, elles forment des tubes dans lesquels les premiers glissent. Dans les amputations, il faut placer le moignon sur un point déclive, pour éviter les *fusées purulentes* qui ne manqueraient pas de se produire, sans cette précaution, dans les gaines tendineuses. Dans les entorses, et même dans les mouvements exagérés des articulations, sans entorse, on peut observer la *luxation* des tendons et la rupture de leur gaine fibreuse. Il n'est pas rare d'observer cette lésion sur les tendons des muscles péroniers latéraux. Je l'ai vue dans le service de Maisonneuve, chez un homme de peine qui s'était luxé les tendons des muscles radiaux. On voit souvent à la suite de ces luxations, comme cela existait chez ce malade, l'inflammation consécutive de la séreuse tendineuse, c'est-à-dire la *ténosite crépitante* ou *aï*.

l. Le tissu fibreux peut devenir le siège d'*hypergenèse* et former des tumeurs appelées *fibromes*. Elles comprennent les corps fibreux de l'utérus et les tumeurs fibreuses proprement dites, dans lesquelles rentrent les polypes naso-pharyngiens. Quelques auteurs font rentrer dans les fibromes les tumeurs du tissu conjonctif et les tumeurs fibro-plastiques. (Voyez *Tissu conjonctif*.)

Les *tumeurs fibreuses* peuvent se montrer dans tous les points de l'économie ; elles sont constituées par des faisceaux de tissu fibreux entre-croisés et souvent enroulés sur eux-mêmes. Ces fibres ont les mêmes caractères que celles du tissu fibreux et sont réunies par une matière amorphe, grisâtre et granuleuse. Le tissu des tumeurs fibreuses, peu vasculaire, atrophie souvent, en se développant, les tissus voisins. On trouve quelquefois au centre de ces tumeurs de petits kystes et des incrustations calcaires.

Les *corps fibreux* de l'utérus sont un peu différents : ils renferment bien des faisceaux fibreux et de la matière amorphe, mais ces faisceaux sont accompagnés par une grande quantité de fibres musculaires de la vie organique, ou fibres-cellules, disposées parallèlement à eux. La proportion des fibres musculaires varie et peut dépasser la moitié du volume de la tumeur.

CHAPITRE VII.

SYSTÈME GLANDULAIRE [1].

Les *glandes, organes glandulaires*, dont l'ensemble constitue le *système glandulaire*, sont annexées à l'appareil de la circulation, dont elles extraient des principes qui doivent être rejetés au dehors ou rentrer dans la circulation après avoir joué un rôle plus ou moins important.

Ces organes sont très répandus dans l'économie ; ils présentent entre eux une grande analogie de structure et de fonction.

Au point de vue physiologique, on pourrait, à l'exemple de Robin, diviser ces organes, encore appelés parenchymes, en deux groupes : les *parenchymes glandulaires* et les *parenchymes non glandulaires*.

Les premiers fabriquent de toutes pièces des principes immédiats qui n'existent pas dans le sang, et qui se forment dans l'épaisseur même de la paroi de l'élément glandulaire. Dans ce groupe rentrent presque toutes les glandes du corps : c'est ainsi que la ptyaline prend naissance au fond des culs-de-sac des glandes salivaires, la pepsine dans les glandes de l'estomac, etc.

Les parenchymes non glandulaires prennent dans le sang des principes tout formés qu'ils rejettent au dehors, jouant ainsi le rôle de filtres intelligents qui ne prennent au liquide sanguin que certaines substances déterminées. Le rein appartient à ce groupe : cet organe ne forme en effet aucun produit particulier, car tous les éléments de l'urine sont primitivement contenus dans le sang [2].

Au point de vue anatomique, groupons tous ces organes, et, sans avoir égard à la division précédente, nous établirons une autre division basée sur la conformation de l'élément glandulaire, et non sur sa structure, que nous montrerons identique dans toutes les glandes.

Disons d'abord que les glandes ont pour caractère commun de renfermer une grande quantité d'épithélium, que quelques auteurs appellent *tissu glandulaire*, tissu qui appartient, comme les épithéliums, aux tissus celluleux.

1. Pour l'étude complète du tissu glandulaire, voyez aussi les épithéliums, et les glandes en particulier.

2. Des travaux récents doivent faire considérer le rein, contrairement à l'opinion de Robin, comme une vraie glande ; il sécrète véritablement une partie de l'urée. (Voy. *Reins.*)

Ces organes sont très vasculaires. Lorsqu'ils sont le siège de blessures ou qu'une partie de leur substance est détruite, leur tissu ne se régénère pas, et il se produit une cicatrice prenant son origine dans le tissu conjonctif qui entre dans leur constitution.

Variétés de glandes. — La division des glandes, depuis si longtemps connue, est peu importante, car elle n'est basée ni sur

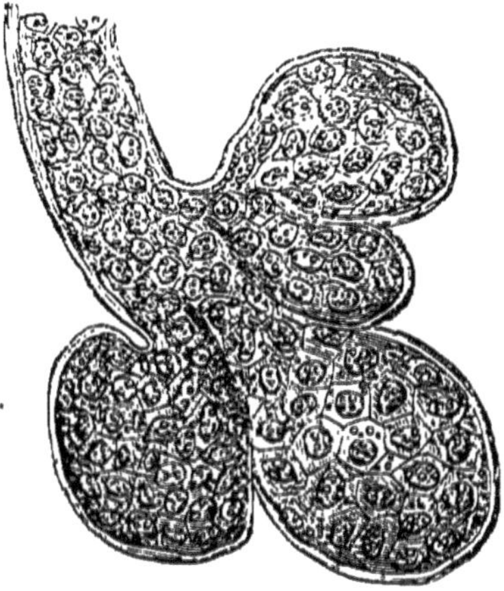

FIG. 126. — Un acinus comprenant quatre vésicules glandulaires et un canal sécréteur.

une différence de structure des éléments glandulaires, ni sur une différence dans leur rôle physiologique. Cette division repose uniquement sur une légère modification dans la disposition anatomique de ces organes. C'est ainsi qu'on a admis des glandes en grappe et des glandes en tube.

1° *Glandes en grappe*. — 1° On a appelé glandes en grappe celles dans lesquelles la partie sécrétante de la glande est disposée aux extrémités des conduits excréteurs, de la même manière que les grains de raisin sont disposés aux extrémités des ramifications de la grappe qui les supporte. Si la glande présente un grain *acinus*, ou un petit nombre de grains, c'est une glande en grappe *simple* ; s'il en existe un grand nombre dont les canaux convergent vers un conduit principal, c'est une glande en grappe *composée* [1].

Parmi les glandes en grappe simple, on décrit celles de l'œsophage, les glandes sébacées, etc.

Parmi les glandes en grappe composée, nous trouvons le pancréas, les glandes salivaires, le foie, le poumon.

2° *Glandes en tube*. — Lorsque la portion sécrétante de la glande est formée par un assemblage de tubes plus ou moins ramifiés, plus ou moins longs, la glande est dite en tube : testicules, reins, etc. La glande en tube peut être simple et formée par un seul tube, tantôt droit, comme dans les glandes de l'estomac, tantôt contourné

---

1. On les appelle encore *glandes acineuses*.

et flexueux, comme dans les glandes sudoripares et cérumineuses[1].

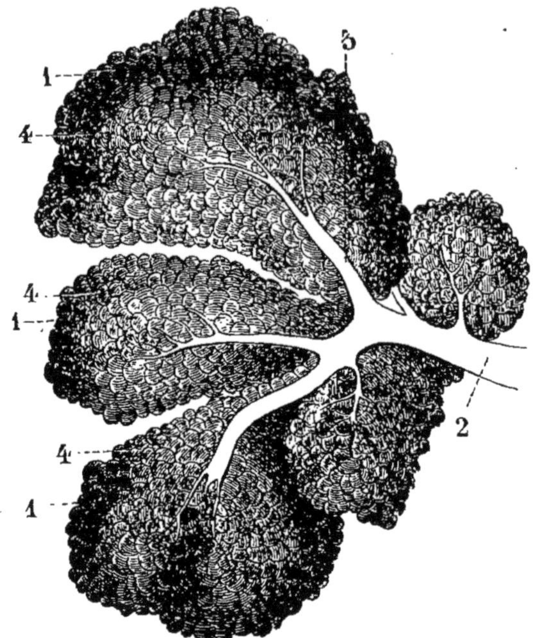

FIG. 127. — Lobe de la glande mammaire, d'après Kölliker.

1, 1, 1. Lobules bosselés de la glande. — 2. Canal excréteur. — 3. Ramifications de ce canal dans les lobules. — 4, 4, 4. Culs-de-sac de la glande formant une surface bosselée.

3° *Glandes séreuses.* — A ces trois espèces de glandes on pourrait en ajouter une quatrième, constituant un groupe nettement séparé des autres par la disposition anatomique des organes qui le constituent. Ce sont les glandes séreuses, présentant une structure analogue à celle des trois groupes précédents, dont elles ne diffèrent que par leur disposition en forme de membranes étalées. On ne peut se refuser à admettre ce groupe, car les membranes séreuses présentent la structure des éléments glandulaires, c'est-à-dire une mince paroi doublée à l'intérieur d'une couche épithéliale, et à l'extérieur d'une couche vasculaire. Si l'on considère en outre que ces membranes fournissent un liquide au niveau de la face épithéliale, on devra admettre l'existence de ces glandes, dépourvues de conduits excréteurs comme les glandes vasculaires sanguines.

Cette division permettrait d'envisager les glandes à un point de vue plus général qu'on ne l'a fait jusqu'à ce jour, et de les définir ainsi :

On appelle glandes des organes dont l'élément essentiel a la forme d'une membrane revêtue d'une couche d'épithélium sur l'une de ses faces, et d'un réseau vasculaire sur la face opposée, que cet élément soit étendu en surface, comme dans les séreuses, qu'il ait la forme de

1. Les glandes simples à tube droit ou flexueux sont appelées par quelques auteurs : *follicules, glandes folliculeuses.*

tubes ou bien celle de cavités présentant des culs-de-sac sur leur paroi, comme dans les glandes en tube et en grappe.

Les nombreuses séreuses splanchniques : plèvre, péricarde, péritoine, arachnoïde, tunique vaginale, sont par conséquent des glandes fournissant un liquide particulier. Les séreuses articulaires, ou synoviales, sont également des glandes sécrétant la synovie. Envisageant les synoviales de la sorte, nous ne pouvons admettre, à la manière de quelques auteurs, l'existence d'une couche d'épithélium sur les cartilages articulaires. En effet, la couche épithéliale ne paraît nécessaire que sur les points où se fait la sécrétion, et personne ne voudrait, croyons-nous, admettre que la synovie fût sécrétée par les cartilages qui revêtent les os au niveau des articulations. Notre manière de voir exclut également de la structure des synoviales les glandules que quelques auteurs ont décrites dans l'épaisseur de ces membranes, et dont Robin a déjà fait justice, en montrant que ces prétendues glandes ne sont autre chose que des dépressions de la membrane synoviale à travers des éraillures des tissus sous-jacents.

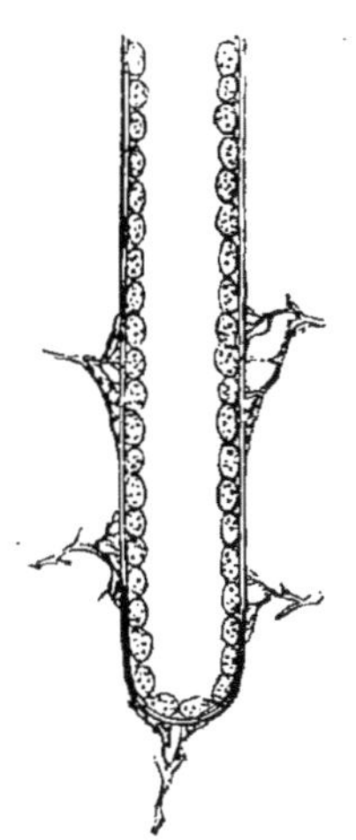

FIG. 128. — Membrane glandulaire revêtant la forme d'un tube. (Schéma.)

Du reste, comment ne pas admettre l'existence de glandes séreuses, lorsqu'on examine le liquide qu'elles sécrètent, la synovie, par exemple ? Si ces membranes ne *sécrétaient* point comme les autres glandes, le liquide contenu dans les articulations aurait la consistance de la lymphe, du plasma du sang, et il serait dépourvu de cette consistance particulière qui indique un liquide spécial, et conséquemment un rôle actif de la paroi synoviale, prenant dans le sang les éléments de cette sécrétion.

D'après notre définition des glandes, il faut séparer les séreuses sous-cutanées et les séreuses tendineuses des vraies séreuses, avec lesquelles elles n'ont aucune connexion. En effet, ces cavités se développent par suite de frottements, et deviennent d'autant plus vastes que ces frottements sont plus énergiques ou plus fréquemment répétés ; elles ne sont qu'un agrandissement des mailles du tissu cellulaire, un résultat de la déchirure de quelques cloisons de ce tissu. Elles sont presque partout dépourvues d'épithélium ; on ne peut y démontrer l'existence d'une membrane, et elles ne contiennent pas de liquide à l'état normal 1.

____

1. Nous avons voulu dire ici notre pensée sur le tissu glandulaire ;

C'est donc d'après l'apparence extérieure de la portion sécrétante de telle ou telle glande, qu'on a donné à cette glande le nom de glande en grappe, de glande en tube, ou de glande folliculeuse. Démontrons l'identité de ces glandes, et par conséquent le peu d'importance de cette division, que nous conservons seulement comme moyen d'étude.

Structure. — Quelle que soit la glande que l'on examine, si l'on étudie l'*élément glandulaire*, on peut, dans tous les cas, le ramener au même type, et ce type est représenté par une membrane mince, ayant sur l'une de ses faces une couche épithéliale, et sur l'autre des vaisseaux capillaires disposés en réseau.

Toutes les glandes, disons-nous, doivent être ramenées par la pensée à cette membrane type : en effet, ces organes ne sont autre chose qu'une surface sécrétante plus ou moins vaste, repliée sur elle-même, et, pour ainsi dire, condensée en un point de l'organisme, surface de laquelle suinte le produit de la sécrétion. Cette membrane est conformée de telle façon qu'elle représente, tantôt des grains plus ou moins parfaits, tantôt des tubes plus ou moins flexueux, tantôt enfin de petites cavités closes.

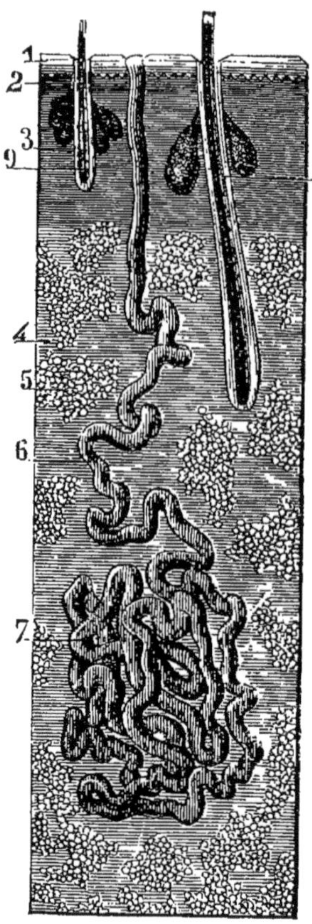

Fig. 129. — Glande en tube flexueux (glande sudoripare).

La figure 130 montre étalée la membrane type, qui peut donner une idée de toute glande. La face supérieure, formée d'épithélium, représente la couche épithéliale de l'élément glandulaire ; la couche sous-jacente n'est autre chose que la paroi propre de cet élément ;

si, ailleurs, nous avons parlé des séreuses, des épithéliums et du tissu conjonctif selon la manière de voir de la majorité des anatomistes, c'est que nous tenons avant tout à laisser à notre ouvrage un caractère didactique. Nous voulons que le lecteur, en lisant un chapitre, puisse trouver une exposition complète du sujet, en même temps qu'une description au niveau des connaissances acquises jusqu'à ce jour.

enfin les ramifications vasculaires qui sont placées au-dessous montrent le réseau vasculaire sur la surface extérieure de la paroi.

Si nous comparons cette membrane aux éléments glandulaires [1] des trois espèces de glandes, nous voyons :

1° Que la structure de la glande en tube n'en diffère en aucune façon. En effet, le *tube* possède une paroi propre comme la membrane type; cette paroi est revêtue à l'intérieur par une couche

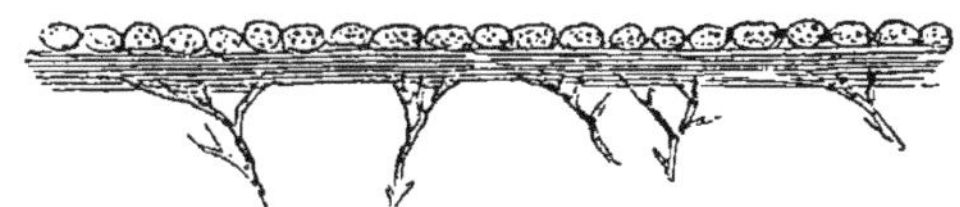

FIG. 130. — Schéma de l'élément glandulaire étalé sous forme de membrane. La paroi propre est revêtue d'une couche d'épithélium, du côté de la surface sécrétante, et reçoit des vaisseaux par sa surface adhérente.

d'épithélium, à la manière de la membrane type; enfin, de même que cette dernière, le tube présente un réseau vasculaire à la surface extérieure de la paroi propre (fig. 128);

2° Que la glande en grappe présente une structure identique à celle de toutes les autres. La paroi propre de la glande en *grappe* revêt la forme d'un tube renflé à son extrémité terminale et présentant à l'intérieur de ce renflement des dépressions ou culs-de-sac glandulaires, analogues aux alvéoles d'un gâteau de ruche d'abeille. Cette paroi propre, revêtue intérieurement d'épithélium et à l'extérieur d'un réseau de vaisseaux, ne diffère nullement des éléments glandulaires ayant forme de tubes ou de follicules (fig. 128).

Les éléments glandulaires présentent donc la plus grande analogie dans leur conformation. Étudions leur texture intime, nous verrons si l'épithélium et la membrane propre sont les mêmes dans toutes les glandes.

Texture. Élément glandulaire. — Nous passerons successivement en revue l'épithélium, la paroi propre, les vaisseaux et les nerfs.

Épithélium. — L'épithélium glandulaire diffère à peine de l'épithélium en général; c'est lui qui constitue les cellules glandulaires. Il recouvre la surface interne de toute la portion sécrétante des glandes, et au niveau de la portion excrétante. Il se continue insen-

---

1. L'expression *élément glandulaire* s'adresse au follicule clos, ainsi qu'au tube sécréteur; lorsqu'on l'emploie dans l'étude des glandes acineuses ou en grappe, elle est synonyme de *grain glanduleux* et *d'acinus*.

siblement avec les cellules épithéliales des canaux excréteurs. Il ne faudrait point voir entre ces deux espèces d'épithélium une différence marquée, elle est tout à fait insensible. Dans quelques glandes, il n'y a aucune différence appréciable, et lorsqu'elle existe, elle tient uniquement à un changement de forme ou à une augmentation de volume des cellules épithéliales glandulaires. Ces cellules sont pourvues d'une enveloppe délicate.

Dans quelques glandes, les culs-de-sac ne sont pas seulement tapissés par l'épithélium, mais entièrement remplis de cellules.

Deux formes d'épithélium seulement se rencontrent dans les glandes de l'homme : l'épithélium cylindrique et l'épithélium pavimenteux, avec les modifications suivantes : les cellules pavimenteuses, au lieu d'être aplaties en forme d'écaille comme sur les surfaces épithéliales, sont volumineuses [1] et affectent une forme cubique [2], changement de forme dû à l'accumulation de matériaux au centre de la cellule. Les glandes sébacées et les glandes gastriques sont remarquables sous ce rapport.

Dans les glandes qui sécrètent du mucus, comme la glande sous-maxillaire du chien, sur laquelle des études ont été faites par plusieurs savants depuis les belles expériences de Ludwig et de Cl. Bernard sur la corde du tympan, on trouve deux espèces de cellules, grandes et petites Les petites occupent le fond, l'extrémité du cul-de-sac glandulaire ; elles ont un noyau arrondi et leur masse est granuleuse. En raison de leur position et de l'adhérence qu'elles contractent entre elles, elles se montrent au microscope sous forme de croissants qui ont été indiqués et bien décrits par le professeur Giannuzzi. Les grandes cellules [3] occupent le reste de la surface du cul-de-sac ; elles sont volumineuses, presque sphériques, transparentes, et renferment un noyau aplati, entouré d'une petite quantité de protoplasma ratatiné et appliqué sur le côté de la cellule qui adhère à la membrane propre.

Lorsqu'on a excité la sécrétion de la glande sous-maxillaire par la galvanisation de la corde du tympan, on constate que les grandes cellules, dites *muqueuses* parce qu'elles sécrètent du mucus, ont

1. Leur diamètre varie de 6 μ à 12 μ. Les plus grosses sont celles des glandes gastriques et du foie ; elles mesurent de 20 μ à 30 μ.

2. En raison de la forme des culs-de-sac, la plupart de ces cellules ont la forme d'une pyramide dont la base repose sur la paroi propre du cul-de-sac, tandis que le sommet tronqué en regarde la cavité.

3. On peut dissocier les cellules muqueuses, les grandes cellules, en faisant macérer pendant quelques heures un fragment de glande sous-maxillaire dans du sérum iodé ou dans une solution de bichromate de potasse, 2 : 1,000.

disparu, et qu'il ne reste plus que les petites. On admet généralement que ces cellules muqueuses se sont détruites pour former le produit de la sécrétion, et qu'elles sont remplacées par les petites cellules de Giannuzzi, qui se sont multipliées.

Selon Ranvier, les choses se passeraient différemment. Après la galvanisation prolongée de la corde du tympan, les cellules muqueuses persisteraient, mais elles auraient rejeté le liquide qu'elles contenaient [1]. Cette galvanisation amènerait en même temps des phénomènes qui rappellent ceux que nous avons constatés dans un grand nombre de cellules pendant l'inflammation, c'est-à-dire augmentation de volume du noyau, qui devient arrondi, et gonflement du protoplasma atrophié qui remplit en partie la cellule. On trouverait également les cellules des croissants de Giannuzzi augmentées de volume, et quelquefois toutes les cellules d'un cul-de-sac devenues granuleuses [2].

Paroi propre. — La paroi propre de l'élément glandulaire est très mince et transparente. Elle est très résistante et élastique [3]. On la considère généralement comme une membrane amorphe, sans structure (*basement membrane* de Bowmann). En l'observant avec attention, on y trouve des noyaux aplatis. Frey ne la considère pas comme une sécrétion des cellules glandulaires, ces cellules ne sécrétant pas, dit-il, par leur face extérieure. L'épaisseur de la paroi propre de l'élément glandulaire varie en général de $1\,\mu$ à $2\,\mu$; elle peut atteindre jusqu'à $10\,\mu$, dans les cas où elle est doublée à l'extérieur par une couche de tissu conjonctif. Dans quelques glandes, comme la prostate, l'épaisseur de cette paroi est encore augmentée par la présence de fibres musculaires lisses situées à l'extérieur du grain glanduleux.

Vaisseaux. — Les vaisseaux capillaires forment un réseau situé autour de la paroi propre de l'élément glandulaire; ils se comportent avec elle comme autour du myolemme des muscles, c'est-à-dire qu'ils ne la traversent pas. Dans les glandes dont les cellules glandulaires ne sont pas entourées de paroi propre, comme le foie, les capillaires entourent chaque cellule.

Les vaisseaux lymphatiques sont nombreux dans les glandes, ce qu'il est facile de constater à leur sortie de l'organe. Naissent-ils

---

1. De sorte que le liquide sécrété par la glande serait uniquement formé par le mucus venu des cellules muqueuses.

2. Observations faites sur des fragments de glande sous-maxillaire durcis dans l'acide picrique et colorés avec le picro-carminate d'ammoniaque; grossissement, 400 à 600 diamètres.

3. Elle est difficilement attaquée par les solutions acides et alcalines étendues.

par un fin réseau à la surface de la paroi propre ? Font-ils suite seulement aux espaces lymphatiques qui entourent les éléments glandulaires, comme on le voit dans le testicule et dans le corps thyroïde ? Il est difficile de résoudre cette question. Nous devons dire cependant qu'il existe entre les tubes séminifères et entre les acini des glandes en grappe des espaces considérables dans lesquels circule la lymphe. Ces espaces sont limités par des faisceaux de tissu conjonctif ; dans le testicule, ils se continuent avec les vaisseaux lymphatiques venus du parenchyme de cet organe. (His.)

Nerfs. — Les nerfs accompagnent les vaisseaux des glandes, ils se terminent en partie dans les parois vasculaires et en partie dans l'élément glandulaire. Leur nombre est très restreint ; cependant les glandes lacrymales et salivaires en sont abondamment pourvues. D'après Krause, les dernières ramifications nerveuses se détachent du conduit sécréteur des grains glanduleux, et se terminent par des extrémités libres sur la paroi propre ; ces filaments ultimes sont pâles, mesurent 2 μ, et sont pourvus de noyaux. Krause a signalé de petits ganglions nerveux sur le trajet des nerfs de ces glandes.

D'après Pflüger, les filaments terminaux des nerfs traverseraient la paroi propre pour se perdre dans les cellules glandulaires elles-mêmes.

Terminaison des nerfs dans les glandes. — Rouget est le premier qui a montré d'une manière incontestable la terminaison des nerfs dans les éléments glandulaires proprement dits. Ses observations ont eu lieu sur des glandules situées dans la queue des batraciens. (*Soc. de Biol.* 1873.)

Ces cellules se groupent en amas globuleux, au centre desquels se trouve une lacune qui s'ouvre à l'extérieur et représente le canal excréteur. Or, au-dessous se voit très nettement un tube nerveux, large, à double contour et très analogue aux nerfs moteurs. Il suit un trajet parallèle à l'axe de la queue ; puis, au niveau de chaque glande, il émet une division qui se dirige en bas et va se perdre au milieu des cellules glandulaires. Mais, auparavant, elle se bifurque elle-même, chaque tube nouveau n'en continue pas moins à se revêtir de myéline, et cela jusque dans l'épaisseur de la glande. Comment se termine cette division ? Ce point n'est pas élucidé : lorsqu'on cesse de la distinguer, elle est encore entourée de moelle ; c'est-à-dire qu'elle continue son trajet, car l'élément nerveux se débarrasse toujours de la moelle avant sa terminaison. Sans cela le contact du cylindraxe ne serait pas immédiat et l'action nerveuse ne saurait s'exercer. Il est donc probable que la myéline disparaît ; seul le cylindraxe persiste, et comme les cellules glandulaires ont un protoplasma dépourvu d'enveloppe, le contact est direct ; l'excitation nerveuse pourra éveiller l'activité sécrétante de la cellule.

On ne saurait trop insister, d'après Rouget, sur cette persistance de la myéline. Elle prouve à n'en pas douter que le tube n'est point à son dernier terme, car, dans ce dernier cas, le cylindraxe est toujours nu, et il faut qu'il se débarrasse de cette substance isolante pour se mettre au contact des éléments sur lesquels il agit. Cette observation suffit pour ébranler fortement les conclusions du travail de Pflüger. En effet, on voit sur les figures de son mémoire que les nerfs qui pénètrent les cellules ont un double contenu. Elles doivent donc poursuivre leur trajet. Mais les glandes salivaires, outre leurs cellules sécrétantes, possèdent de nombreux éléments dans lesquels pourraient se perdre les divisions ultimes du nerf. Bien que, dans ses observations, il n'ait pu arriver jusqu'au cylindre nu, Rouget échappe à cette objection, car les glandules de la queue des batraciens sont isolées et loin de tout organe animé par les nerfs. C'est donc bien dans l'épaisseur des glandules que les tubes nerveux se terminent, et l'on peut désormais, grâce à Rouget, considérer comme démontrée, au moins en ce cas, l'existence des nerfs glandulaires.

Caractères généraux des glandes. — Jusqu'à présent, nous avons fait connaître la division des glandes, signalé le peu d'importance qu'il faut y attacher, et ramené tous les organes glandulaires à l'unité, en prouvant qu'en définitive, quelles que soient leur forme et leur disposition anatomique, tous ces organes peuvent être réduits à une membrane particulière doublée d'épithélium sur l'une de ses faces et d'un réseau vasculaire sur la face opposée. Nous allons maintenant, pour compléter cette étude, examiner quels sont les caractères communs de disposition anatomique appartenant à chaque groupe de glandes.

1° Les *glandes séreuses* présentent des caractères qui sont décrits dans le système séreux.

2° Les *glandes en tube*, qui comprennent le rein, le testicule, les glandes sudoripares, etc., ne se prêtent point à une description commune. (Voy. chacune de ces glandes.)

3° Les *glandes en grappe* sont celles dont les caractères anatomiques sont le mieux tranchés. Nous avons vu qu'en dernière analyse, la glande en grappe représente un acinus (de ακινος, grain de raisin) placé à l'extrémité d'un tube. Ainsi constitué, cet élément forme la glande en grappe simple, comme les glandes de l'œsophage, de la trachée, etc.

Dans la glande en grappe composée, il y a plusieurs acini, et il peut en exister un très grand nombre, d'où partent des conduits qui convergent pour donner naissance à un canal excréteur commun. Toutes ces glandes ont entre elles la plus grande analogie, et on peut leur distinguer deux portions : l'une sécrétante et profonde, formée par le tissu propre de la glande, et l'autre excrétante, constituant un système de canaux ramifiés.

La *portion sécrétante* d'une glande en grappe est composée de tous les petits grains glanduleux, ou acini de l'organe, et d'une foule de petits tubes de même structure que les acini. L'acinus n'est pas un cul-de-sac ; ce n'est pas l'extrémité fermée du canal excréteur, comme le croyait Malpighi, mais la réunion de plusieurs culs-de-sac microscopiques. Ces culs-de-sac, dont le nombre varie de 5 à 50, s'ouvrent dans un petit conduit, dit *sécréteur*, et sont souvent entourés d'une mince couche de tissu conjonctif, et quelquefois même de fibres musculaires de la vie organique qui donnent à leur ensemble l'aspect d'un petit grain. La mince couche de tissu qui les entoure ne s'enfonce presque pas entre les culs-de-sac, qui sont juxtaposés. Les vaisseaux sanguins se trouvent dans cette couche et ne pénètrent pas entre les culs-de-sac ; ils forment des mailles plus ou moins serrées, selon les glandes. Les acini sont séparés les uns des autres par du tissu conjonctif, dans lequel on rencontre quelques fibres musculaires de la vie organique, et souvent des cellules adipeuses.

La paroi propre des culs-de-sac de l'acinus a une épaisseur variable d'une glande à l'autre ; elle est tapissée à sa face interne par l'épithélium, qui quelquefois remplit complètement la cavité. La texture du conduit sécréteur est identique à celle du cul-de-sac.

Dès que les conduits sécréteurs provenant des culs-de-sac glandulaires se réunissent pour former le conduit excréteur commun, la texture n'est plus la même. Le conduit excréteur est formé en effet par une couche de tissu conjonctif, avec une plus ou moins grande quantité de fibres élastiques. Il est ordinairement pourvu de fibres musculaires. A la face interne du conduit excréteur, on trouve une simple couche épithéliale, mais il n'y a pas de muqueuse séparable. L'épithélium est toujours différent de celui qui tapisse les conduits sécréteurs et les culs-de-sac glandulaires. C'est en général un épithélium cylindrique, à cellules plus petites que les cellules glandulaires.

D'après la disposition du conduit excréteur, qui se ramifie de plus en plus à mesure qu'il s'enfonce dans l'épaisseur de la glande, d'après l'existence de petits tubes sécréteurs particuliers faisant suite aux dernières divisions des canaux excréteurs, et se terminant aux acini, ou renflements bosselés, on est autorisé à comparer l'ensemble de toutes ces parties à une grappe de raisin. Les grains et leurs petits pédicules représentent les acini et les tubes sécréteurs, tandis que les canaux excréteurs sont représentés par les diverses ramifications qui supportent les pédicules des grains.

Cette comparaison s'applique également au poumon, dont la structure est identique à celle d'une glande en grappe. Si les acini des glandes et du poumon étaient arrondis et n'affectaient pas une forme polyédrique par suite de la pression réciproque qu'ils exercent les uns sur les autres, la comparaison serait parfaite. Prenons une de ces glandes au hasard, le poumon ou le pancréas, par exemple, nous verrons cette analogie frappante que présente la glande avec une grappe de raisin.

Si, au lieu de considérer la glande avec les grains isolés, on l'examine dans son ensemble, comme dans la figure 127, qui nous montre un lobule de glande mammaire, nous voyons que les acini, réunis et comprimés les uns contre les autres, présentent une grande analogie avec un raisin dont les grains très serrés se comprimeraient réciproquement.

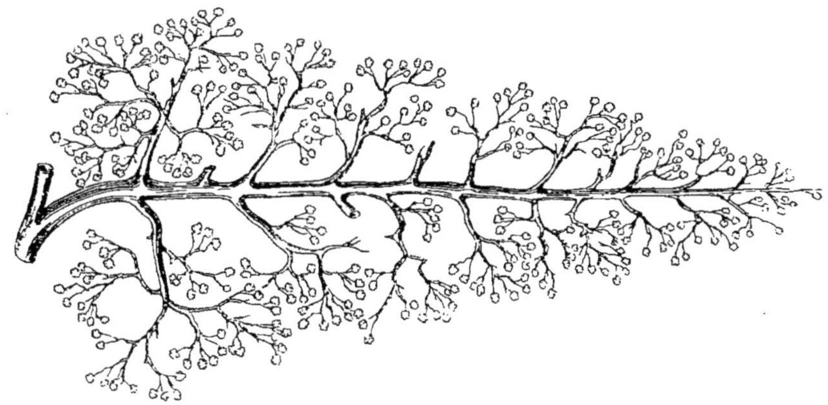

Fig. 131. — Schéma d'une glande en grappe (pancréas). On y voit les acini, les tubes sécréteurs et les canaux excréteurs, qui forment par leur réunion le canal principal ou de Wirsung. On y voit aussi la réunion de ce canal avec le canal cholédoque à leur terminaison. — Analogie de cette glande en grappe avec une grappe de raisin et un poumon.

Nous avons déjà vu que les acini sont entourés par une couche de tissu conjonctif contenant quelques fibres musculaires de la vie organique. Plusieurs acini se reunissent en envoyant leurs tubes sécréteurs sur un petit conduit excréteur commun, pour former un *lobule*. Les lobules sont séparés les uns des autres par des cloisons un peu plus épaisses ; réunis en groupes, ils forment des *lobes* dont la réunion constitue la glande proprement dite.

Kölliker admet, en outre, l'existence d'une autre espèce de glande dont le tissu serait uniquement constitué par des cellules en forme de réseaux. Le foie constituerait pour cet auteur l'unique glande de ce groupe. (Voy. *Foie*.)

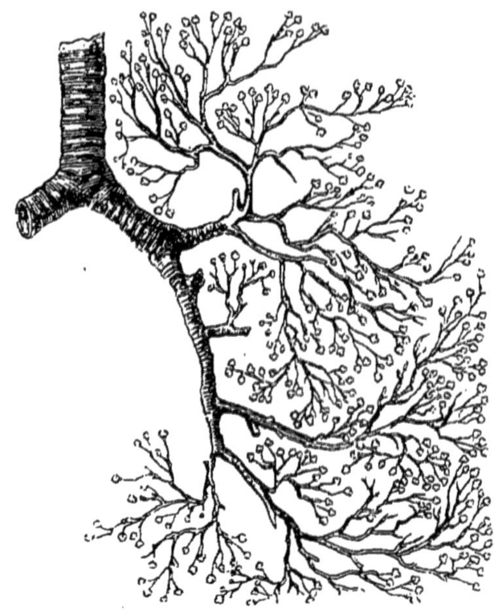

Fig. 132. — Schéma du poumon. On voit les lobules pulmonaires aux extrémités des dernières divisions bronchiques. L'ensemble rappelle la disposition des acini des glandes acineuses et de leurs conduits.

Rôle des glandes. — Le sang passe des artères dans les capillaires des glandes, et circule sur la paroi des éléments glandulaires avant de revenir par les veines. Il est très probable, et cela a été démontré pour quelques glandes, que le sang en retour n'a pas la même composition que celui qui est porté par l'artère. Pendant que le liquide nourricier circule dans les capillaires de la glande, il se produit un phénomène particulier : la partie liquide du sang, ou plasma, sort par exhalation à travers la paroi des capillaires, et traverse la paroi propre de l'élément glandulaire pour se mettre en contact avec l'épithélium qui tapisse cet élément. En traversant la paroi glandulaire et la couche épithéliale, le plasma du sang a subi une transformation : ici, il est changé en salive ; là, il forme la bile.

Parmi les matériaux qui entrent dans la composition du liquide sécrété, il en est qui viennent incontestablement du sang, de sorte qu'on est obligé de douer le tissu glandulaire de la propriété particulière de choisir dans le sang les éléments qui conviennent au produit de sa sécrétion. Quelques-uns des principes qui concourent à la formation du liquide sécrété n'existent point tout formés dans le sang. On est donc forcé d'admettre que, indépendamment de la propriété élective que possède la glande, cet organe est doué aussi de la faculté de créer certains principes, au moins en ce qui concerne les *parenchymes glandulaires* proprement dits.

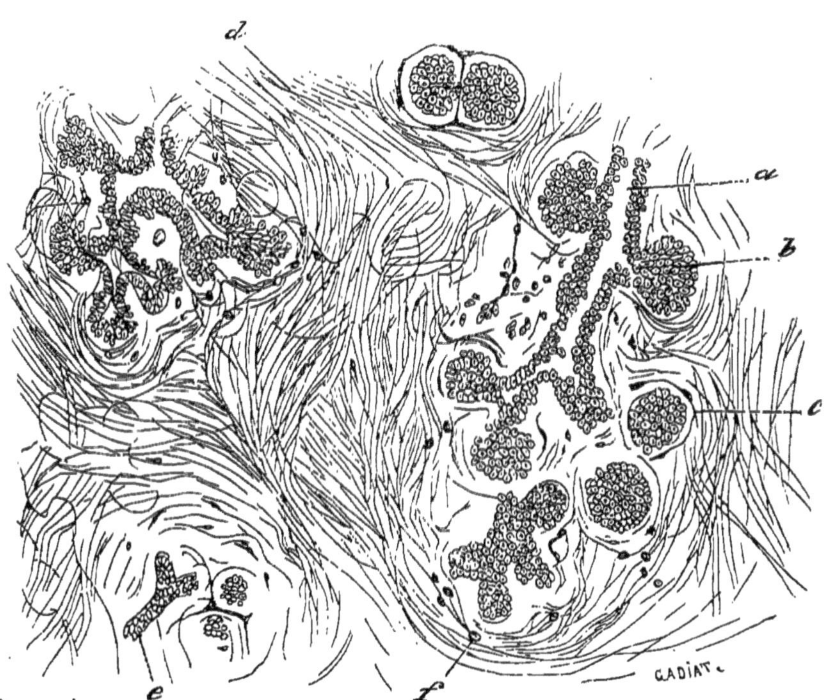

FIG. 133. — Mamelle de jeune fille de vingt et un ans n'ayant jamais fonctionné.

a. Conduits épithéliaux avec de petites cellules, sans parois propres, pour la plupart. — *b.* Extrémité des conduits épithéliaux prête à entrer en voie de développement. — *c.* Paroi propre, visible sur certains conduits. — *d.* Tissu fibreux intermédiaire. — *e.* Petits conduits. — *f.* Corpuscules du tissu conjonctif intermédiaire. (Cadiat.)

La cause de la différence des liquides de sécrétion réside dans la nature de l'épithélium. Il est remarquable de voir toutes les glandes, sans exception, revêtues profondément, remplies même de cellules épithéliales, au point qu'on pourrait les ranger parmi les tissus épithéliaux. Kölliker, Goodsir et Luschka, et la plus grande partie des physiologistes, admettent qu'au moment de la sécrétion il se développe au fond des culs-de-sac glandulaires des *cellules* particulières *de sécrétion* qui se détruisent dans le cul-de-sac de la glande même et dont la dissolution donne au liquide ses propriétés. Nous savons, d'un autre côté, que certaines glandes se dépouillent de leur épithélium pendant la sécrétion, de sorte que ces organes ne présentent un revêtement épithélial qu'au moment du repos. Exemple : glandes salivaires, mamelles.

Il suffit de jeter les yeux sur les figures 133, 134 et 135 pour se rendre compte du changement de structure qui s'opère dans les culs-de-sac glandulaires au moment de la sécrétion 1.

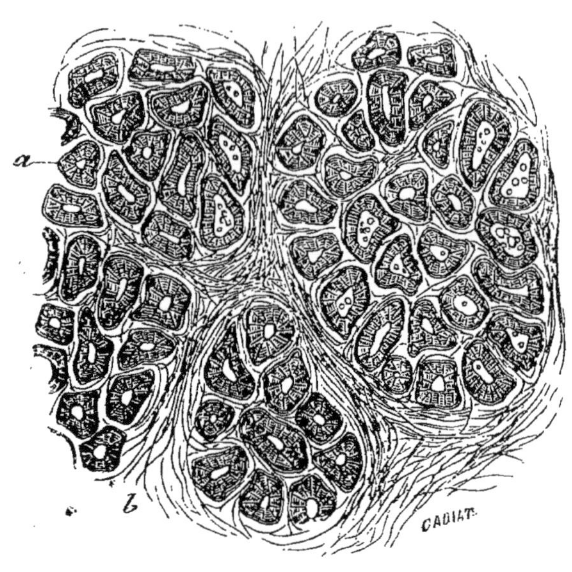

FIG. 134. — Glande mammaire pendant la lactation.

a. Culs-de-sac remplis d'épithélium régulièrement disposé. — *b*. Tissu conjonctif intermédiaire. (Cadiat.)

L'épithélium glandulaire donne aux glandes une propriété bien singulière : *l'action élective* qu'elles exercent sur le sang. Ainsi le rein prend l'urée qui ne passe par aucune autre glande ; le poumon, et les glandes sudoripares, à l'état de repos, sécrètent des gaz. Cette propriété élective des glandes ne s'exerce pas seulement sur les éléments contenus dans le sang, mais aussi sur les substances médicamenteuses et toxiques. C'est ainsi que le foie s'empare du phosphore et des préparations de plomb, le rein du nitrate de potasse et de l'iodure de potassium, les glandes salivaires des sels mercuriaux, le poumon de toutes les substances gazeuses et volatiles introduites dans le sang : éther, chloroforme, principe volatil de l'ail, alcool, etc.

Développement. — Les glandes de la peau naissent du feuillet externe du blastoderme, celles qui sont en connexion avec les muqueuses viennent du feuillet interne.

Dans le principe, ces glandes sont réduites à de petites saillies tuberculeuses qui se trouvent, non pas sur la surface libre de la

1. *Voy.* la sécrétion des glandes en particulier

muqueuse, mais sur la surface adhérente. Ces saillies se divisent en deux séries : les unes correspondent à des dépressions de la surface libre de la muqueuse, les autres, pleines, non apparentes sur

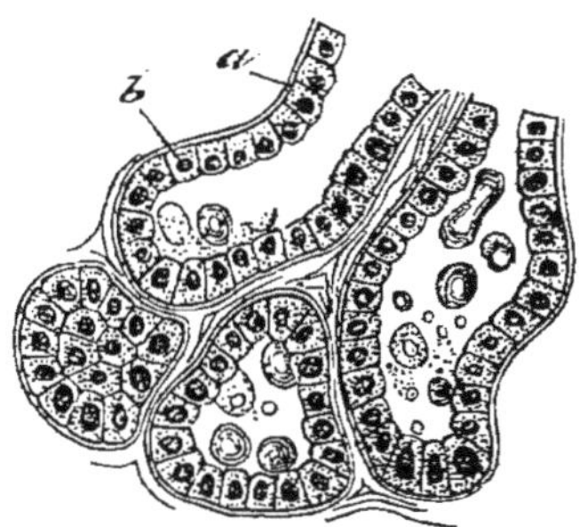

FIG. 135. — Cul-de-sac glandulaire de la mamelle d'une brebis pendant la lactation.

a. Paroi propre glandulaire. — *b*. Épithélium (Cadiat).

la surface muqueuse, s'excaveront plus tard. Elles sont constituées, ainsi que Remak l'a démontré, par des cellules épithéliales en prolifération. Les canaux glandulaires sont formés aussi par des cellules épithéliales qui se placent en séries linéaires et qui forment un conduit par leur dissolution.

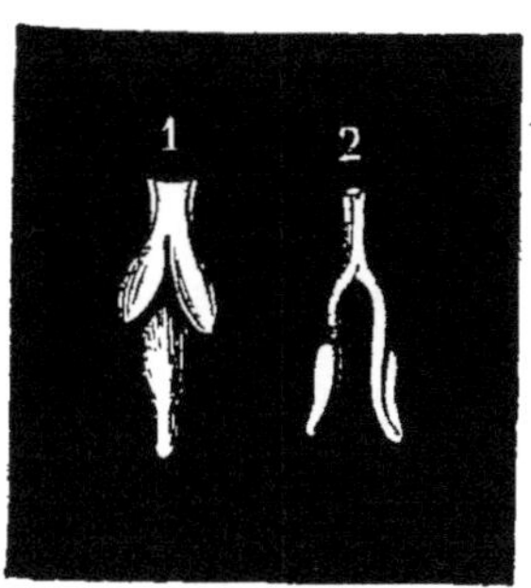

FIG. 136. — Développement des glandes en grappe.

1. Canal excréteur et trois lobules en voie de développement. — 2. Un canal excréteur avec deux lobules. Le poumon se forme de la même manière.

Lorsque la première formation du canal excréteur a eu lieu, elle établit une communication entre la glande et la surface muqueuse. Ce canal émet des branches et des rameaux vers l'amas de cellules jusqu'à ce que la glande ait atteint un volume définitif. Il ne faut pas considérer ces ramifications comme une extension simple du canal excréteur, mais comme la jonction de nouvelles cellules qui prolifèrent et qui viennent s'aboucher aux extrémités des petits canaux, en perdant une portion de leur paroi.

Quant à la paroi propre de l'élément glandulaire, sa formation est toujours consécutive à celle des cellules épithéliales ; il est probable que cette paroi propre est un produit de sécrétion des cellules épithéliales, comme la *basement membrane* de Bowmann et les *formations cuticulaires*. (Voy. *Épithéliums*.)

Dans certains cas, la formation de la *paroi propre* pourrait être attribuée à la condensation du tissu conjonctif voisin, comme semble l'admettre Frey.

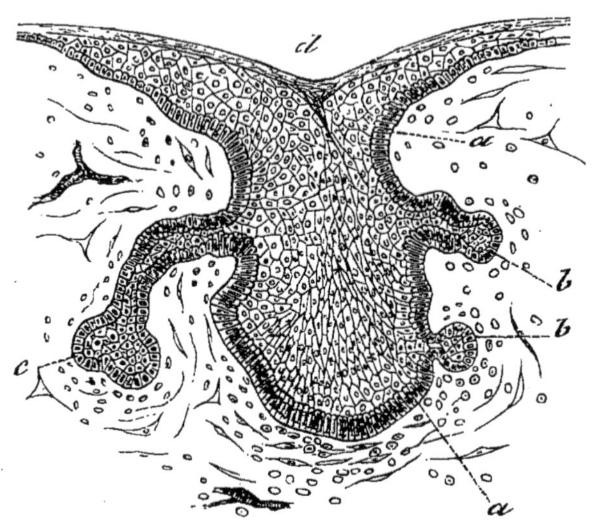

FIG. 137 — Développement de la glande mammaire.

a. Couche profonde de petites cellules prismatiques se continuant avec la couche de Malpighi. — *b, c*. Bourgeons épithéliaux en voie de développement. — *d*. Couche cornée de l'épiderme. (Cadiat.)

Glandes vasculaires sanguines.

Il existe dans le corps humain un certain nombre d'organes que l'on décrivait autrefois sous le nom de glandes et dans lesquels on recherchait en vain la présence d'un conduit excréteur.

Ces organes ont des rapports intimes avec le système vasculaire ; ils sont arrosés par une grande quantité de sang, comme les vraies glandes. Leur produit serait versé dans le sang même, de sorte que le sang veineux se chargerait de leur produit de sécrétion.

Quelques auteurs, se basant sur les rapports que ces organes affectent avec le système lymphatique et aussi sur leur fonction, les ont décrits sous le nom d'*organes lymphoïdes*.

Nous devons avouer que les organes les plus divers ont été réunis dans ce groupe : la rate, le corps thyroïde, le thymus, les capsules surrénales, les ganglions lymphatiques, les amygdales, les glandes de Peyer, les glandes de la base de la langue, etc. Lorsque nous étudierons le corps thyroïde, nous verrons que la structure de cette glande diffère entièrement de celles du même groupe. Ces réserves étant faites, voici, selon nous, comment on doit comprendre les glandes vasculaires sanguines.

D'une manière générale, ces organes, dits *lymphoïdes*, contiennent un élément particulier appelé *follicule clos*. Le follicule clos n'est pas, comme on l'a cru autrefois, un sac complètement fermé et contenant un liquide. Les follicules clos sont de petits organes ar-

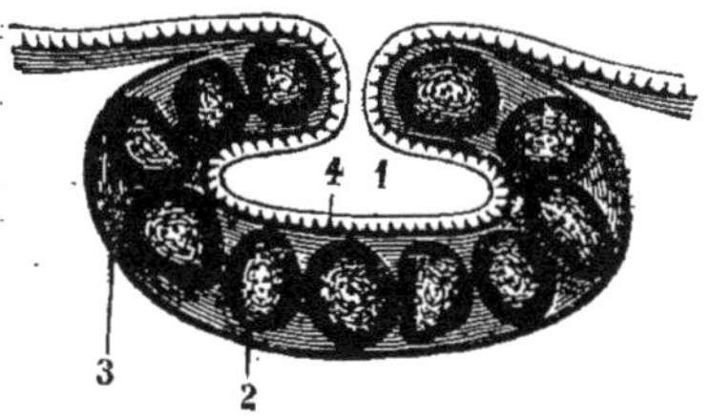

FIG. 138. — Coupe d'une glande folliculeuse de la base de la langue.(Gross. 25.)

1. Cavité de la glande tapissée d'épithélium. — 2. Follicules. — 3. Tissu conjonctif. — 4. Papilles de la muqueuse tapissant la cavité de la glande.

rondis disséminés dans les organes lymphoïdes et se mettant en rapport intime avec les vaisseaux sanguins et lymphatiques.

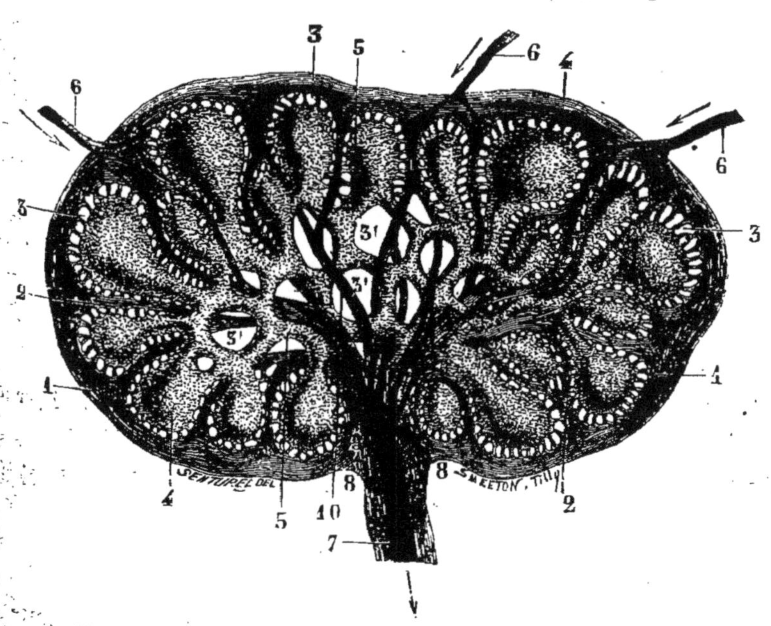

FIG. 139. — Structure d'un ganglion lymphatique.

On y voit l'enveloppe, les follicules clos, et les vaisseaux lymphatiques afférents et efférents.

Le follicule clos, abondant dans la rate, dans les ganglions lymphatiques, dans l'amygdale, est composé d'un tissu conjonctif spécial, *tissu adénoïde* de His, tissu conjonctif réticulé (Frey).

A la surface, le tissu du follicule clos est un peu dense, sans paroi propre, à proprement parler. A mesure qu'on se rapproche du centre, la densité du tissu diminue, elle devient de moins en moins consistante, jusqu'au centre où elle paraît *presque liquide*.

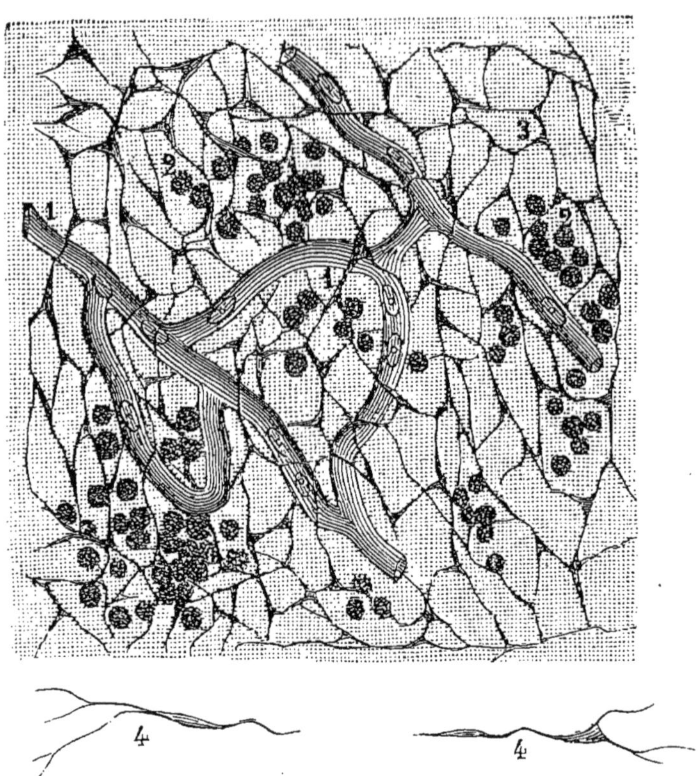

FIG. 140. — Tissu conjonctif réticulé, tissu adénoïde.

1, 1. Capillaires. — 2. Amas de cellules lymphatiques. — 3. Reticulum formé par les fibres anastomosées. — 4, 4. Deux corpuscules avec les fibres qui en dépendent.

Ce tissu est une sorte de canevas cellulo-fibreux à fibres de tissu

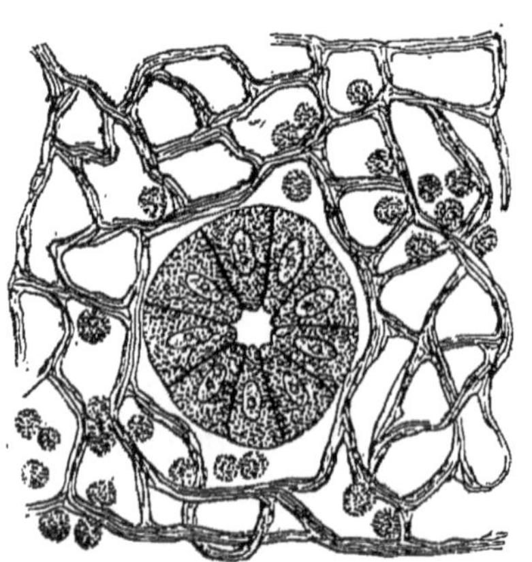

FIG. 141. — Coupe transversale d'une glande de Lieberkuhn. Autour de cette glande se trouve le reticulum, le canevas dans les mailles duquel sont dissiminées les cellules lymphatiques.

conjonctif entre-croisées et anastomosées, au point d'entre-croisement desquelles on trouve des corpuscules de tissu conjonctif. Entre les fibres et dans toute l'épaisseur du follicule, on rencontre des *cellules lymphatiques* nombreuses.

Le tissu adénoïde ne se trouve pas seulement sous forme de follicules ; on le rencontre aussi disséminé dans l'épaisseur de la muqueuse de l'intestin grêle, où il entoure les nombreuses glandes qui y sont disséminées.

CHAPITRE VIII.

DU SYSTÈME MUSCULAIRE.

Le système musculaire comprend tous les éléments contractiles qui font partie de l'organisme. Ces éléments, fort répandus, forment deux tissus bien distincts : 1° le tissu musculaire de la vie animale ; 2° celui de la vie organique.

. — Dans l'étude de la myologie, nous nous occuperons de la préparation des muscles en général ; nous indiquerons ici le mode de préparation du tissu musculaire. Pour étudier simplement la fibre musculaire, on peut se contenter de placer sous le champ du microscope un faisceau pris sur un animal vivant, une grenouille, par exemple ; on y constatera les stries qui en constituent le caractère principal. Les stries sont beaucoup plus apparentes lorsqu'on examine des fragments musculaires d'animaux supérieurs, et mieux encore d'un supplicié après la décapitation. On observe facilement les fibrilles en examinant des muscles frais d'insectes.

Pour conserver des pièces pouvant servir à l'étude pendant plusieurs semaines, on les soumet à la préparation suivante (Moleschott) : prenez un fragment musculaire frais, placez-le pendant 6 heures dans le mélange suivant :

$$\begin{array}{lr}
\text{℞ : Eau distillée.} \ldots \ldots \ldots & 100 \text{ gr.} \\
\text{Acide acétique..} \ldots \ldots \ldots & 3 \text{ gr.}
\end{array}$$

Au bout de ce temps, placez le vase dans une étuve chauffée à 50°, et retirez-le après 30 minutes. Le muscle peut servir alors à l'étude ; mais, pour l'utiliser pendant plusieurs semaines, il faut le placer dans le liquide conservateur suivant :

$$\begin{array}{lr}
\text{℞ : Acide acétique.} \ldots \ldots \ldots & 10 \text{ gr.} \\
\text{Alcool.} \ldots \ldots \ldots \ldots & 10 \text{ gr.} \\
\text{Eau distillée..} \ldots \ldots \ldots & 20 \text{ gr.}
\end{array}$$

Il est facile de conserver d'une autre manière le tissu musculaire. Les faisceaux primitifs sont faciles à séparer lorsqu'on a soumis le muscle à la coction, ou qu'il a été conservé dans l'alcool, une solution de sublimé ou l'acide chromique.

Pour voir un muscle à différents degrés de contraction, on prend un porte-objet en bois, percé à son centre d'une ouverture, et on y place un muscle mince d'animal vivant. Il est facile d'observer le myolemme sur les muscles des poissons conservés dans l'alcool ; on le voit souvent s'écarter des fibrilles musculaires. Chez l'homme, on le voit sur des muscles qui ont macéré dans l'acide chlorhydrique étendu, l'acide acétique, ou qui ont été soumis à l'ébullition. La soude caustique en contact avec les faisceaux musculaires rend les fibrilles tellement fluides qu'elles s'écoulent de l'intérieur du myolemme ; on le distingue ensuite très nettement. C'est surtout sur les muscles atrophiés ayant subi la dégénérescence graisseuse qu'on observe très nettement le myolemme. Les noyaux des faisceaux musculaires se voient très bien après l'addition de l'acide acétique. Les vaisseaux ne peuvent être étudiés que sur des pièces injectées et sur de petits muscles frais. Les nerfs seront examinés sur les plus petits muscles de l'homme et des petits mammifères. En pratiquant des coupes transversales sur des muscles en partie desséchés, on se rendra compte de la disposition des fibrilles musculaires et du périmysium.

A. — Tissu musculaire de la vie animale.

Les muscles de la vie animale, ou de relation, sont ainsi nommés à cause de leurs fonctions et des rapports qui les relient au système nerveux du même nom. On les appelle aussi muscles striés, à cause de la disposition que présentent leurs fibres au microscope. Ils portent le nom de muscles extérieurs, parce qu'ils sont presque tous placés en dehors du squelette. On les nomme encore muscles volontaires, parce qu'ils sont soumis à l'influence de la volonté. Nous verrons plus tard que le tissu musculaire de la vie organique a reçu des dénominations opposées.

§ 1. — **Distribution**. — Les muscles de la vie animale forment la masse charnue des membres ; ils constituent une couche plus ou moins régulière autour de la tête ; le cou en renferme une grande quantité ; enfin, ils doublent le thorax à l'extérieur et concourent à la formation de la paroi abdominale. Quelques-uns, rares il est vrai, sont placés à l'intérieur du tronc ; ce sont : le psoas iliaque, le triangulaire du sternum, et le cœur.

§ 2. — **Disposition générale** — Les muscles de la vie animale, sans exception, s'attachent au squelette par leurs deux extrémités, ou par une seule, ce qui est beaucoup plus rare. Les premiers sont destinés à faire mouvoir les diverses pièces du squelette ; les seconds, dont l'une des extrémités s'insère à la face profonde de la peau, sont appelés muscles peauciers et concourent par leur contraction au jeu de la physionomie.

Dans les muscles de la vie animale, on distingue la masse charnue ou musculaire, et les extrémités ou tendons. (Pour la description des tendons, voyez *Système tendineux*.)

La portion charnue, ou corps du muscle, est rouge et présente des caractères physiques que nous étudierons avec plus de fruit en traitant des propriétés physiologiques. Le corps du muscle est entouré par une gaine fibreuse, formée par les prolongements de l'aponévrose principale de la région. Il est souvent situé à côté d'autres muscles, dont il est séparé par une mince cloison de tissu conjonctif.

Le corps des muscles, en contact avec le squelette, glisse généralement sur lui ; dans quelques cas, il prend des insertions directes sur la surface de l'os, et dans ces points le périoste s'amincit : cela s'observe pour le brachial antérieur et le triceps sur l'humérus, le triceps crural sur le fémur, le jambier antérieur sur le tibia, etc. Les gros vaisseaux sont ordinairement séparés des muscles par des cloisons de tissu conjonctif ; mais dans certains cas ils les traversent, et alors dans le point où le muscle est traversé, il existe un anneau fibreux destiné à modérer la compression que le muscle exerce sur les vaisseaux pendant sa contraction ; le diaphragme est traversé par l'artère aorte et la veine cave inférieure, le grand adducteur par les vaisseaux fémoraux, le soléaire par les vaisseaux poplités.

Les nerfs se comportent de même, car le plus souvent ils accompagnent les vaisseaux. Cependant, il arrive assez fréquemment que de gros troncs nerveux traversent la masse charnue d'un muscle : le nerf radial traverse le triceps, la branche terminale profonde du radial traverse le court supinateur, le musculo-cutané du membre supérieur traverse le coraco-brachial, le nerf occipital traverse l'extrémité supérieure du trapèze, le nerf spinal traverse le sterno-cléido-mastoïdien, et les nerfs tibial antérieur et musculo-cutané traversent le long péronier latéral.

§ **3.** — **Structure.** — Lorsqu'on examine à l'œil nu la partie charnue d'un muscle, on voit à sa surface des filaments parallèles au grand axe du muscle, ou tombant un peu obliquement sur lui. Ces filaments, désignés sous le nom de fibres musculaires par les anatomistes, sont des faisceaux [1] dont la longueur égale celle du

---

1. Nous attirons spécialement l'attention du lecteur sur cette distinction du tissu du muscle à l'œil nu et au microscope, et aussi sur l'expression *faisceau* ; le faisceau dont il est question ici est le faisceau secondaire : il se compose de faisceaux primitifs, visibles seulement au microscope.

muscle, et dont on ne peut étudier la structure qu'avec le secours du microscope. Si l'on coupe un muscle en travers, la surface de la coupe montre la section de ces mêmes faisceaux séparés par des espaces linéaires.

Sans instrument grossissant, on peut voir aussi que le tissu conjonctif forme pour ainsi dire la trame, la substance de soutien de la portion charnue du muscle. En effet, tout autour de l'organe on voit une enveloppe de tissu conjonctif, *gaine musculaire*, qui se continue avec la gaine qui entoure le tendon. De la surface interne de cette gaine se détachent des prolongements, des cloisons qui divisent le muscle en faisceaux graduellement décroissants. Les prolongements les plus minces séparent les faisceaux que nous venons de signaler. C'est dans les cloisons de tissu conjonctif que pénètrent les vaisseaux et les nerfs, c'est là qu'ils se ramifient avant de se terminer dans l'élément musculaire.

Si l'on veut avoir une connaissance plus approfondie du tissu du muscle, il faut se servir du microscope. Examinons donc : 1° les faisceaux musculaires dits secondaires ; 2° la trame du tissu conjonctif qui les sépare et qui entoure l'ensemble du muscle ; 3° les vaisseaux ; 4° les nerfs.

Faisceaux secondaires des muscles. — Les faisceaux secondaires, c'est-à-dire les fibres que l'œil peut suivre sur un muscle et qui en occupent toute la longueur, offrent une épaisseur qui varie depuis 300 μ jusqu'à un millimètre. Ils sont entourés par les cloisons les plus déliées du tissu conjonctif, ou *périmysium interne*, ce dont on peut se rendre compte en examinant directement la surface de la section de la partie charnue d'un muscle. Les éléments du tissu conjonctif ne pénètrent jamais au centre du faisceau secondaire, qui se compose uniquement de la réunion de filaments appelés faisceaux primitifs, entre lesquels passent les vaisseaux capillaires et les nerfs.

Les *faisceaux primitifs* sont des filaments microscopiques dont la largeur moyenne est de 30 μ à 50 μ [1], tandis que leur longueur, difficile à apprécier, serait de trois à quatre centimètres (Kölliker, Krause, Kühne). Ils ne sont pas cylindriques ; en se comprimant, ils deviennent anguleux et prennent la forme de polyèdres à angles arrondis. En même temps ils s'amincissent aux deux extrémités, de manière à présenter un aspect fusiforme, ainsi que l'ont démontré Herzig, Kölliker et Krause.

La surface du faisceau primitif est également rayée, striée en

---

1. Les plus volumineux se montrent sur les membres ; ils mesurent jusqu'à 70 μ ; les plus minces, dont le diamètre descend jusqu'à 10 μ, se trouvent à la face.

travers ; on y voit aussi des lignes longitudinales ordinairement moins accusées [1]. Les rayures, ou stries transversales, exactement parallèles, sont alternativement pâles et foncées, de telle sorte que le faisceau paraît résulter de l'assemblage de petits fragments clairs et foncés placés les uns à la suite des autres. Chez l'homme, les

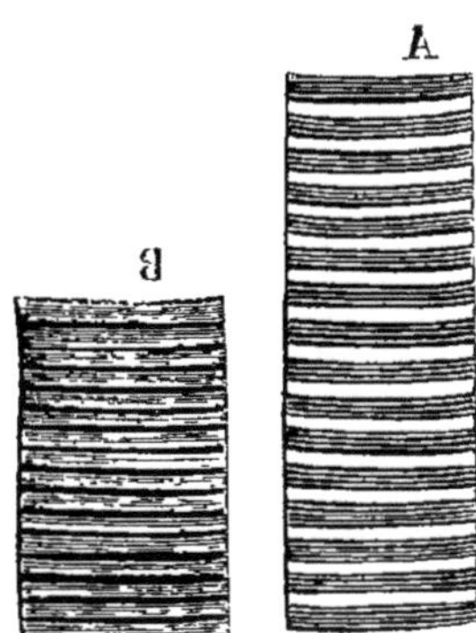

FIG. 142. — Faisceaux musculaires.

A. Faisceau musculaire à l'état de relâchement. — B. Le même en contraction.

stries foncées sont un peu plus grosses que les intervalles, et ces intervalles clairs mesurent de 1 à 3 μ [2]. Quant aux stries longitudinales du faisceau primitif, nous verrons plus loin qu'elles représentent les interstices d'éléments plus minces juxtaposés.

Les faisceaux primitifs, pour former les faisceaux secondaires, se placent bout à bout dans le sens de leur longueur. Ils sont disposés parallèlement [3], et leurs extrémités terminées en pointe s'insinuent

1. Il existe quelques variétés sous le rapport de la striation ; on rencontre des faisceaux qui ne présentent que des stries transversales, tandis que d'autres faisceaux ne sont striés que dans le sens de leur longueur (Kölliker).

2. Quand on observe un faisceau primitif en contraction, on voit qu'il se raccourcit pendant qu'il augmente d'épaisseur. En même temps, on constate que les stries foncées se rapprochent. Au lieu de voir dans ce phénomène un simple raccourcissement, quelques auteurs attribuent celui-ci à des zigzags, à des inflexions du faisceau.

3. Excepté à la langue et au cœur, où les faisceaux s'anastomosent en subissant une légère modification dans leur structure.

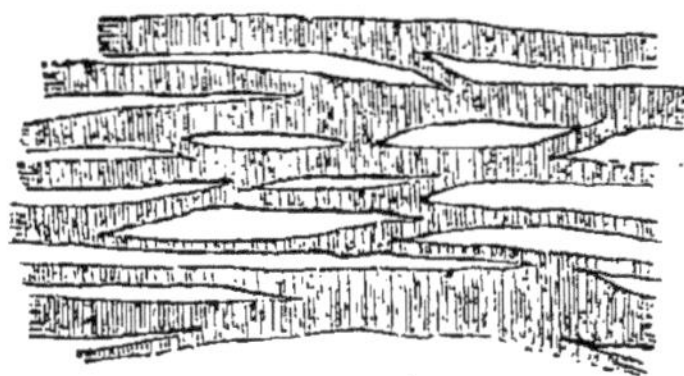

FIG. 143. — Faisceaux primitifs anastomosés du cœur de l'homme.

entre les extrémités des faisceaux les plus voisins [1]. Ils adhèrent entre eux par simple contact, sans interposition d'aucune substance intermédiaire.

Quelle est la *structure* des faisceaux primitifs ? Les auteurs ne sont pas complètement d'accord sur ce point. Ils admettent tous qu'une mince membrane, sarcolemme ou myolemme, entoure immédiatement le faisceau et lui constitue, à proprement parler, une enveloppe totale. Quant au contenu, la plupart admettent qu'il est composé par des filaments, *fibrilles,* extrêmement ténus et dirigés parallèlement.

Le *sarcolemme* ou *myolemme* est une membrane délicate, mince et transparente [2], douée d'une grande élasticité, dont la disposition autour du faisceau primitif rappelle celle de la capsule qui existe autour des cellules de cartilage. Cette membrane, qui a la forme d'un tube fermé à ses deux extrémités, présente à sa face interne un grand nombre de noyaux [3], un peu allongés parallèlement au grand axe du faisceau et renfermant un ou deux nucléoles. Ces noyaux, irrégulièrement disposés, ont une longueur moyenne de 8 μ [4].

La *fibrille musculaire,* ou *fibrille primitive des muscles,* constitue l'élément anatomique du tissu musculaire strié. C'est un filament contractile d'une extrême ténuité. Il a une longueur moyenne de

---

1. Les faisceaux primitifs les plus rapprochés des tendons diffèrent un peu ; leurs deux extrémités ne sont pas pointues; celle qui entre en contact avec la fibre tendineuse est arrondie ou à pointe mousse.

2. Rouget croit que la substance qui constitue le sarcolemme se rattache au tissu conjonctif ; Robin la dit résistante et *élastique,* et lui assigne pour rôle de ramener le muscle à sa forme primitive, lorsqu'il s'est contracté.

Pour cet auteur, l'action du sarcolemme serait analogue à celle des fibres élastiques qui se trouvent disséminées au milieu des éléments musculaires dans les muscles lisses.

3. Chez les animaux d'un rang peu élevé, amphibies, poissons, les noyaux n'existent pas dans le sarcolemme, mais au centre du faisceau, entre les fibrilles.

Il reste ordinairement un vestige de protoplasma aux extrémités du noyau ; c'est à l'ensemble du noyau et du protoplasma atrophié que Schultze a donné le nom de *corpuscule musculaire.*

4. Rouget décrit des cloisons minces longitudinales partant de la face interne du sarcolemme, s'insinuant entre les fibrilles et arrivant rarement jusqu'au centre du faisceau primitif. Le point d'insertion de ces cloisons sur le sarcolemme correspond aux noyaux. Ces cloisons, signalées seulement par Rouget, ne sont autre chose, sans doute, que la substance interstitielle de Kölliker.

3 à 4 centimètres ; son diamètre est de 1 μ à 1 μ 1/2 [1]. En général, sa surface est striée en travers comme celle du faisceau primitif. Les fibrilles sont disposées parallèlement à l'intérieur du myolemme pour former le faisceau primitif, mais on ne sait pas exactement combien en renferme chaque faisceau ; Kölliker évalue à plus de 2,000 celles qui entrent dans la constitution d'un faisceau volumineux.

Ce que nous avons dit précédemment des stries transversales des faisceaux primitifs s'applique également à celles des fibrilles, car les premières résultent de la juxtaposition des fibrilles, dont les stries, pâles et foncées, se correspondent dans le sens transversal. Dans certains cas, ces stries ne se correspondent pas exactement, elles alternent, et la surface du faisceau prend un aspect ponctué, comme on le voit dans le cœur et dans les sphincters.

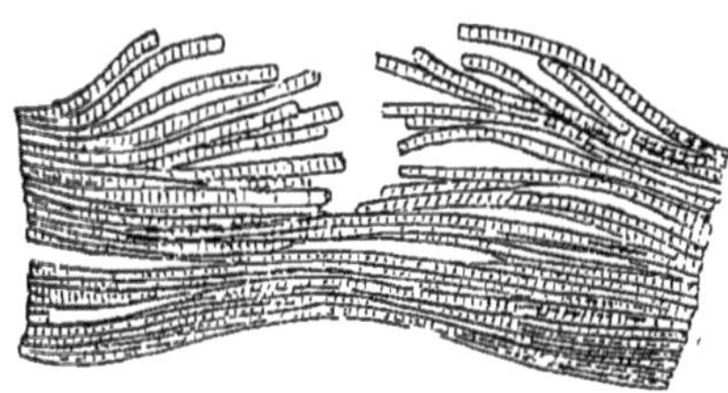

FIG. 144. — Un faisceau primitif dépourvu de myolemme ; les fibres sont déchirées en bas. (Grossissement, 250.)

Les fibrilles sont réunies entre elles par une *substance intersti-tielle*, homogène, qui les entoure.

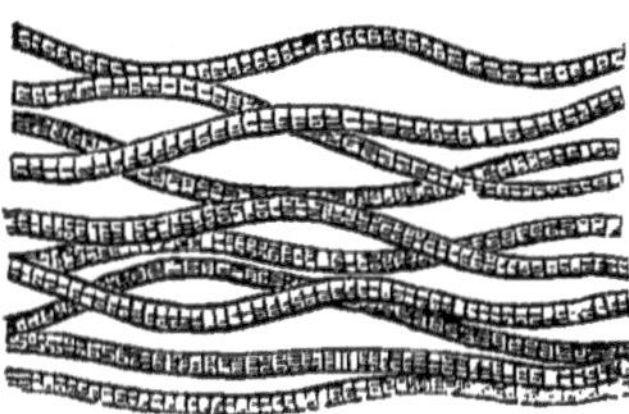

FIG. 145. — Fibrilles musculaires striées. (Grossissement, 650.)

C'est en étudiant le groupement des fibrilles dans un même faisceau qu'on se rend compte des *colonnes musculaires* de Kölliker et des *champs de Cohnheim*. Nous avons vu que les faisceaux primitifs, volumineux, contiennent jusqu'à 2,000 fibrilles. Quoique celles-ci soient parallèles, elles ne constituent pas un faisceau homogène ; elles se groupent et forment à l'intérieur d'une même gaine sarco-lemmique plusieurs petits faisceaux séparés par de la substance interstitielle. C'est à ces faisceaux que Kölliker a donné le nom de *colonnes musculaires*. On remarque quelques fibrilles qui se déta-

---

1. La longueur de la fibrille est difficile à apprécier ; ce chiffre est admis provisoirement par Herzig, Kölliker et Krause ; la largeur 1 μ à 1 μ 1[2 a été évaluée par Harting.

chent d'une colonne pour se jeter sur les colonnes voisines, de la même manière que certains filaments unissent les faisceaux primitifs des nerfs. D'après ce qui précède, il est facile de se représenter l'aspect de la coupe transversale d'un faisceau primitif. A la périphérie, on verra une circonférence formée par la coupe du sarcolemme ; chaque fibrille coupée montrera sous le champ du microscope une surface égale à l'épaisseur de la fibrille, et la substance interstitielle sera représentée par des lignes qui sépareront les surfaces coupées des fibrilles, Ce sont les surfaces homogènes, représentant la section des fibrilles, qui constituent les *champs de Cohnheim* [1]. L'ensemble des champs de Cohnheim forme donc une belle mosaïque, dont les espaces polygonaux sont séparés par des lignes étroites de substance interstitielle (fig. 146).

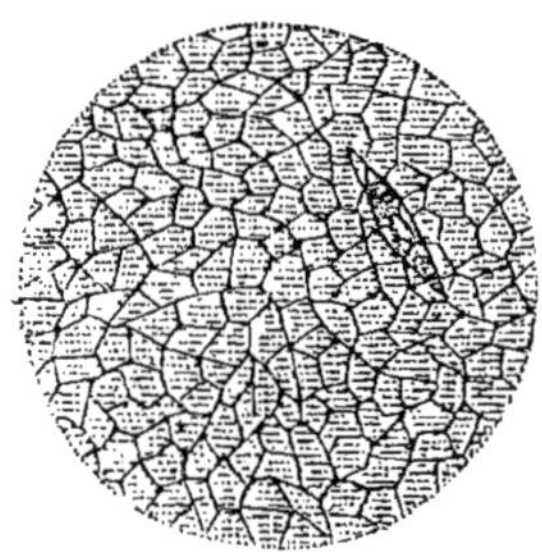

FIG. 146. — Coupe d'un faisceau primitif montrant les champs de Cohnheim. Les surfaces blanches indiquent la coupe des fibrilles, les lignes noires sont formées par la substance interstitielle limitant les champs de Cohnheim. La tache noire est un noyau situé entre les fibrilles.

L'*union du muscle au tendon* se fait par contact direct entre le myolemme du faisceau primitif et la fibre tendineuse. Tantôt l'extrémité arrondie du myolemme se place sur l'extrémité de la fibre tendineuse, tantôt elle se place sur ses côtés, de sorte que plusieurs fibres musculaires peuvent s'insérer sur la même fibre tendineuse, ce qui explique pourquoi un muscle volumineux correspond quelquefois à un tendon relativement peu considérable. Le périmysium interne du muscle se continue directement avec le tissu conjonctif qui sépare les faisceaux des fibres du tendon.

Tissu conjonctif. — Le tissu conjonctif qui entoure le muscle constitue le *périmysium externe*, autrement dit la *gaine musculaire*, ou l'*aponévrose d'enveloppe* du muscle. Continu à la gaine des tendons, le périmysium est formé par du tissu conjonctif condensé, entre les éléments duquel il existe de nombreuses fibres élastiques fines, quelques-unes isolées, la plupart anastomosées, et quelques vésicules graisseuses. Les cloisons, parties de la face interne de

---

1. Selon Kölliker, les *champs de Cohnheim* ne sont pas formés par la surface coupée des fibrilles, comme cet auteur l'admet, mais bien par celle des colonnes musculaires, de sorte que, dans les champs de Cohnheim, il y aurait plusieurs champs plus petits.

l'enveloppe commune et s'insinuant entre les faisceaux musculaires en s'amincissant de plus en plus, forment le *périmysium interne*. Le tissu conjonctif qui le constitue est moins riche en fibres élastiques et ne présente que quelques cellules adipeuses. Les cloisons les plus déliées de tissu conjonctif entourent les faisceaux secondaires, ceux qu'on voit à l'œil nu sous forme de filaments ayant la même longueur que le muscle. Nous avons déjà dit que le périmysium ne pénètre pas dans l'épaisseur de ces faisceaux pour séparer les uns des autres les faisceaux primitifs.

Vaisseaux. — Les *artères* pénètrent dans les muscles, le plus souvent obliquement, et se ramifient dans les cloisons qui séparent les gros faisceaux musculaires; des divisions plus fines cheminent dans les cloisons plus minces, enfin les capillaires qui font suite à ces divisions entourent les faisceaux secondaires et s'introduisent dans leur épaisseur, pour former un réseau très riche entre les faisceaux primitifs.

Les vaisseaux *capillaires* ne pénètrent jamais dans l'épaisseur du faisceau primitif; ils ne traversent pas le myolemme, d'où il faut conclure que les fibrilles se nourrissent par imbibition. Le réseau capillaire présente un aspect caractéristique: il forme autour des faisceaux primitifs des mailles rectangulaires un peu allongées dans le sens des faisceaux, de sorte que les capillaires longitudinaux sont parallèles aux faisceaux, tandis que les capillaires transversaux croisent leur direction en suivant leur courbe, pour s'anastomoser avec les capillaires longitudinaux voisins. Ces capillaires sont les plus fins du corps; ils sont quelquefois plus petits que les globules sanguins, et peuvent ne présenter que 5 à 6 μ de diamètre.

Les *veines*, nées des capillaires, cheminent, comme les artères, entre les gros faisceaux musculaires; elles sont au nombre de deux pour chaque artère, excepté pour les muscles de la tête, où une seule veine correspond à une artère. Les veines musculaires contiennent un nombre considérable de valvules, dont le nombre diminue dès que le vaisseau abandonne le muscle.

Les *lymphatiques* existent dans les muscles; on les voit accompagner les vaisseaux sanguins volumineux destinés à ces organes. Ils peuvent être suivis entre les principaux faisceaux musculaires, mais non au delà. Par analogie avec ce qui se passe pour les capillaires sanguins et dans quelques autres tissus, Sappey suppose qu'ils naissent entre les faisceaux primitifs; mais personne jusqu'à présent n'a pu le constater. Cet anatomiste les a injectés à la sortie des muscles grand fessier, grand adducteur, grand pectoral, sur le cœur et jusque dans les interstices musculaires du diaphragme. Kölliker pense qu'ils sont rares dans le muscle proprement dit, et qu'une certaine quantité d'entre ceux qu'on voit sortir des muscles viennent probablement du périmysium.

Nerfs. — Les nerfs des muscles peuvent être divisés en nerfs vasculaires et nerfs musculaires.

Les *nerfs vasculaires* se rencontrent chez l'homme sur les parois des vaisseaux, tant que ceux-ci ont les caractères d'artérioles ou de veinules ; on ne peut pas les suivre sur les capillaires (Kölliker).

Les *nerfs musculaires* pénètrent dans les muscles, vers leur moitié supérieure, à des hauteurs variables, en formant avec l'axe du muscle un angle aigu à ouverture supérieure. Ils sont d'autant plus nombreux que les contractions musculaires doivent être plus précises et plus fréquentes ; aussi voit-on les muscles de la langue et surtout ceux de l'œil pourvus d'un nombre considérable de nerfs, si on les compare aux muscles des membres qui en reçoivent relativement une fort petite quantité. Une fois qu'ils ont pénétré dans le muscle, les nerfs se divisent dans l'épaisseur des cloisons du tissu conjonctif, pour se terminer ensuite sur les éléments musculaires proprement dits.

Le *mode de terminaison des nerfs musculaires* occupe depuis longtemps les anatomistes ; dans ces derniers temps, le microscope a fait faire d'immenses progrès à cette partie de l'anatomie, mais, il faut l'avouer, le dernier mot n'est pas encore dit en ce qui concerne certains détails.

Il faut se tenir en garde contre les résultats annoncés par les savants qui ont fait leurs observations sur différents animaux, rarement chez les mammifères et chez l'homme. Or, s'il existe une différence entre la constitution des tissus des animaux, c'est assurément relativement aux faisceaux musculaires et aux nerfs terminaux qu'ils reçoivent, comme l'ont démontré Weismann pour les muscles et le sarcolemme des insectes, Kölliker pour la terminaison des nerfs musculaires de la grenouille.

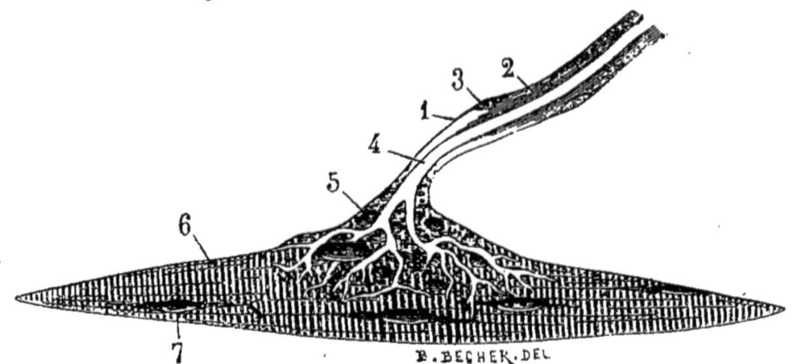

FIG. 147. — Tube nerveux se terminant dans le faisceau primitif, au-dessous du myolemme, d'après Rouget.

1. Gaine de Schwann. — 2. Myéline disparaissant au moment où le tube s'amincit. — 3. Noyaux de la gaine de Schwann. — 4. Cylinder-axis. — 5. Noyaux de la plaque terminale. — 6. Myolemme. — 7. Noyaux du myolemme.

Valentin, Prévost et Dumas pensaient que les nerfs se terminaient dans les muscles par des *anses* qui embrassaient les fibres musculaires, et que les fibres nerveuses, après avoir formé les anses, revenaient vers leur point de départ. Cette opinion a eu cours dans la science jusqu'à ce que des recherches plus minutieuses soient venues démontrer la terminaison des nerfs par des *extrémités libres*.

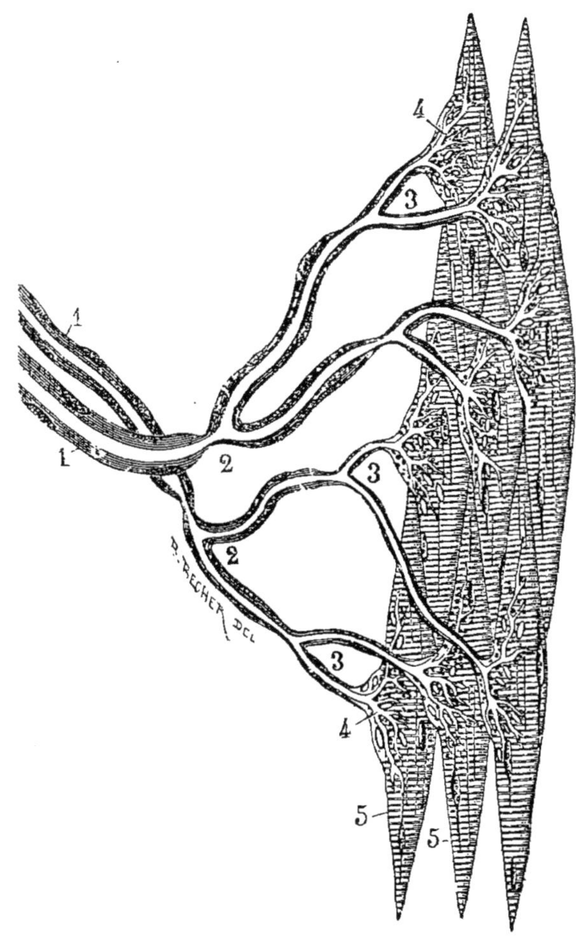

FIG. 148. — Schéma de la terminaison d'un nerf dans un groupe de faisceaux musculaires primitifs.

1. Nerf terminal se ramifiant en 2 et en 3. — 4. Ramifications terminales dans les faisceaux primitifs, 5, 5.

Au moment où les nerfs pénètrent dans les muscles, ils se divisent et se subdivisent en une grande quantité de rameaux, qui s'anastomosent entre eux pour former les *plexus terminaux* de Valentin. Ces plexus ne sont pas formés par les fibres nerveuses elles-mêmes, mais par les divisions et subdivisions des tubes nerveux, divisions observées d'abord par G. Müller et par Brücke [1], de sorte qu'on doit admettre que chaque faisceau primitif reçoit une extrémité nerveuse détachée du plexus.

En 1862, Rouget découvrit que l'extrémité terminale du nerf, arrivée au faisceau primitif, se résoud en une lamelle, en une sorte de plaque à laquelle il donne le nom de *plaque terminale*. Ces plaques furent recherchées et constatées immédiatement par les micrographes (Cohnheim, Kölliker, Krause, Kühne, etc.). Jusque-là tous les anatomistes s'accordent, mais les contradictions se montrent relativement aux rapports de la plaque avec le faisceau primitif, à la terminaison ultime des nerfs.

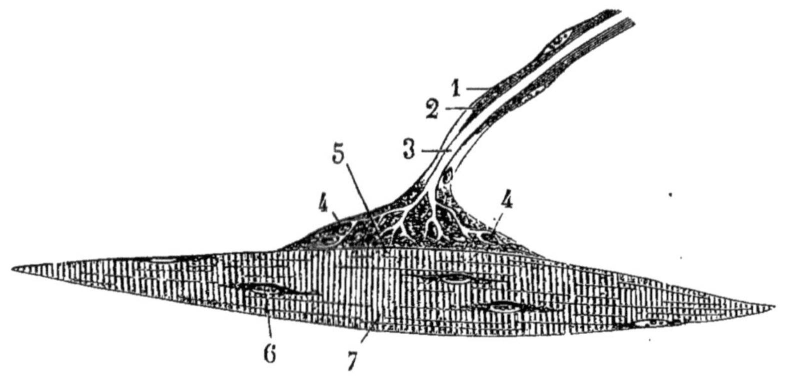

FIG. 149. — Tube nerveux se terminant sur le faisceau primitif, à la surface externe du myolemme, d'après Kölliker.

1. Gaine de Schwann. — 2. Myéline au moment où elle va disparaître. — 3. Cylinder-axis. — 4, 4. Plaque terminale et ses noyaux. — 5. Myolemme. — 6. Noyau du myo-lemme. — 7. Stries du faisceau primitif.

Cette *terminaison ultime* est ainsi appréciée par Rouget : la fibre nerveuse primitive arrive au niveau de la plaque terminale, sa gaine garnie de noyaux s'évase et se confond avec le sarcolemme; sa couche médullaire cesse d'exister au même niveau, et le cylinder-axis pénètre dans le faisceau primitif pour se terminer dans la plaque terminale. Celle-ci, située *entre les fibrilles et la face pro-*

1. Ces divisions des fibres nerveuses ont été étudiées par Wagner sur la grenouille; Kölliker les a observées chez l'homme. Reichert pense que 7 à 10 tubes nerveux donnent, en se divisant dans un muscle de la grenouille, 290 à 340 extrémités terminales, et Kölliker est arrivé à subdiviser chacune de ces extrémités en 3, 5 ou 10 ramuscules. En prenant le chiffre moyen 5 et en multipliant par le chiffre moyen de Reichert 315, on arrive à trouver que 7 à 10 tubes nerveux fourniraient 1,575 extrémités terminales.

fonde du sarcolemme, ovalaire, de 4 à 6 μ, est formée par une substance granuleuse contenant de 6 à 12 noyaux analogues à ceux de la gaine du tube nerveux.

D'après Cohnheim et Kühne, le cylinder-axis se terminerait dans la plaque en se ramifiant en petits filaments qui partent d'excroissances que Rouget et Kölliker regardent comme des produits artificiels.

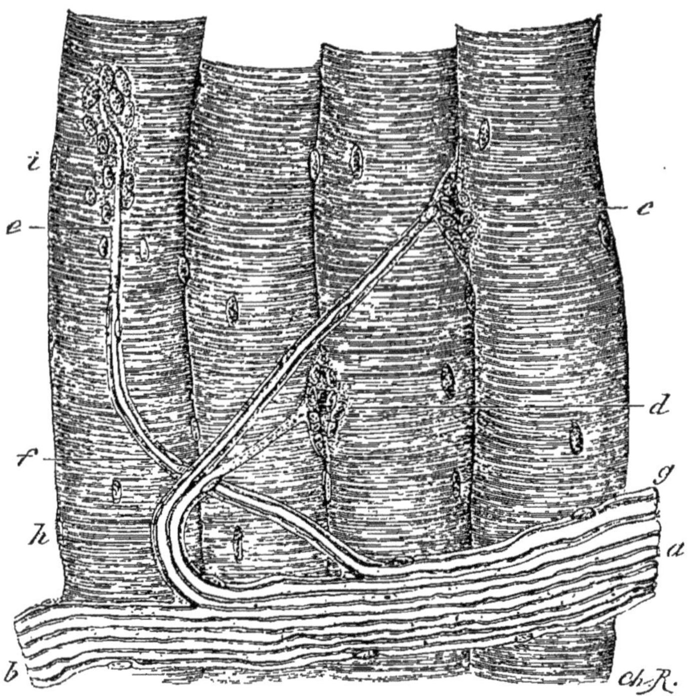

FIG. 150. — Terminaison des nerfs moteurs dans les muscles striés.

a, *b*. Faisceaux de tubes nerveux avec le périnèvre et la gaine de Schwann. — *c*, *d*, *e*. Plaques motrices avec leurs noyaux. — *f*. Tube nerveux isolé se dirigeant vers une plaque motrice. — *h*, *i*. Noyaux du myolemme. Dessin de Ch. Robin. (Cadiat.)

Kölliker et Krause pensent que le cylinder-axis envoie vers le faisceau primitif un ou plusieurs prolongements, renflés en forme de massue à leur extrémité, et, contrairement à Rouget et à la plupart des auteurs, ils placent la plaque terminale de Rouget *à la surface externe du sarcolemme*, point sur lequel il est très difficile de se prononcer.

Toutes les observations précédentes ont été faites sur des reptiles, des oiseaux et des mammifères. *Chez la grenouille et chez quelques poissons*, il semble que la plaque terminale soit dissociée ;

la fibre nerveuse se termine par plusieurs fibrilles pâles de 1 à 2 μ qui se répandent sur le faisceau primitif du muscle, et présentent des noyaux isolés, analogues aux noyaux de la plaque terminale. Kühne donne le nom de *colline nerveuse* à la saillie formée par la plaque terminale, qu'il place avec Waldeyer au-dessous du sarcolemme, tandis que Kölliker, Krause et Rouget la placent au-dessus [1].

Remarques sur la structure de la fibre musculaire.

Il est curieux d'étudier les diverses interprétations qu'ont fournies les savants au sujet des stries musculaires et de la structure de la fibre musculaire.

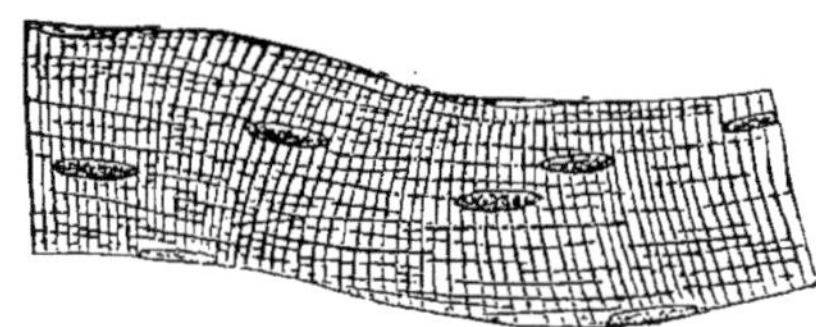

Fig. 151. — Faisceau primitif sur lequel on aperçoit les *sarcous elements* juxtaposés et superposés.

1° La plus ancienne de celles que nous rapporterons date d'une trentaine d'années, c'est celle de Bowmann : le faisceau primitif, qu'il appelle fibre musculaire, n'est pas divisible en fibrilles. Cette fibre est composée de particules polyédriques qu'il appelle *sarcous elements* (fig. 151); ces particules adhèrent et sont juxtapéoses parallèlement dans le sens de la longueur et dans le sens de l'épaisseur de la fibre ; si les adhérences longitudinales se détruisent, la fibre se réduit en fibrilles (fig. 152); si ce sont les adhérences

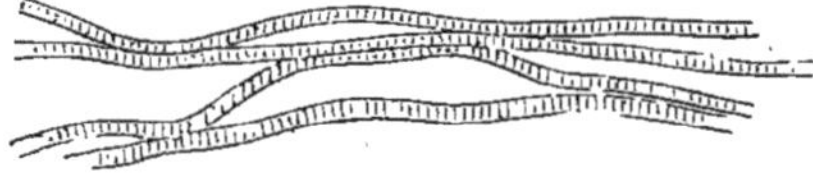

Fig. 152.—Quatre fibrilles d'un faisceau primitif.

transversales, la rupture a lieu au niveau des parties claires, et la fibre se divise en une foule de petits disques, *dics* de Bowmann (fig. 153). Ces deux modes de division seraient aussi naturels l'un que l'autre, selon Bowmann ; aussi croit-il qu'on peut considérer la fibre musculaire comme un assemblage de fibrilles aussi bien que comme une colonne de disques superposés.

Au moment où les disques se séparent, on les voit souvent se

1. Rouget, plaçant la plaque terminale en dehors du sarcolemme chez la grenouille, et en dedans chez l'homme, donne une certaine valeur à l'opinion qui veut que les fibres nerveuses se terminent à la surface interne du sarcolemme de l'homme.

diviser par groupes, parce que les noyaux du sarcolemme, contractant une certaine adhérence avec eux, les empêchent de s'isoler complètement (fig. 153 et 154).

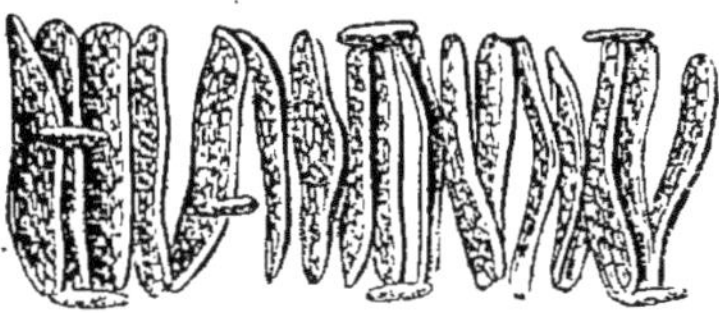

FIG. 153. — Dics de Bowmann ; la désagrégation du faisceau primitif s'est faite en travers, au lieu de se faire en long.

Brücke, Leydig et Remak partagent ces idées et n'admettent pas l'existence des fibrilles, celles-ci étant des produits artificiels. Toutefois, Leydig fait une réserve en faveur des muscles thoraciques des insectes, où il serait facile d'observer les fibrilles.

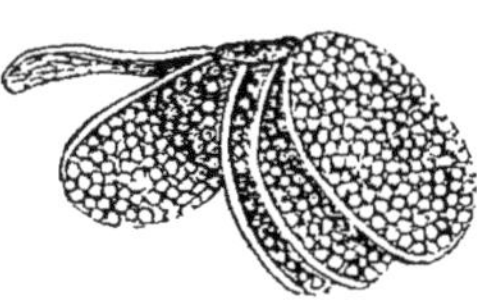

FIG. 154. — Quatre dics de Bowmann adhérents à un noyau du sarcolemme.

Cohnheim croit à l'existence des sarcous elements. Chaque champ de Cohnheim serait un petit prisme très court formant une pièce de mosaïque à la manière d'un petit pavé ; il n'admet donc pas la nature fibreuse de la fibre musculaire.

Cornil et Ranvier regardent comme démontrée l'existence des sarcous elements ; ce dernier auteur trouve l'un des meilleurs arguments dans la réduction des fibrilles en petits fragments sous l'influence du picro-carminate d'ammoniaque. Chaque fragment de substance musculaire, dit *sarcous element*, est formé d'une plaque claire et d'une plaque foncée ; il a, chez l'homme, une longueur de 1 μ. Lorsqu'on traite les fibrilles par l'acide chlorhydrique, on voit les plaques claires devenir plus distinctes, probablement parce que la substance unissante des sarcous elements se gonfle avant de se dissoudre.

2° Raspail et Mandl ont émis une singulière opinion. Les faisceaux de fibrilles seraient entourés par une spirale analogue à celle des élastiques métalliques qu'on voit sur certains instruments de musique, et les stries seraient déterminées par les saillies des tours de spire. Le raccourcissement et l'allongement de cette spirale détermineraient la contraction et le relâchement du muscle.

3° Kölliker, Robin et Virchow ne croient pas à l'existence des sarcous elements de Bowmann. Pour ces auteurs, le faisceau primitif est une réunion de fibrilles à substance homogène au début, mais dans laquelle se forment, par suite des contractions, des régions plus denses, légèrement renflées, qui correspondent aux stries foncées. Les parties claires, plus délicates, seraient plus accessibles à l'action des réactifs, qui dissolvent la substance musculaire à leur niveau. Les sarcous elements de Bowmann seraient des produits artificiels, et les réactifs, qui dissolvent la substance charnue claire pour former ces petits fragments, finissent par dissoudre les fragments eux-mêmes. Contre l'opinion de Bowmann que les disques sont les parties foncées, Kölliker objecte que, chez l'écrevisse, ce sont les parties foncées qui sont les premières détruites, de sorte que les parties blanches constitueraient chez cet animal les sarcous elements. Si l'on admet l'existence des sarcous elements, il faut reconnaître deux espèces de substance unissante : l'une qui unit les sarcous elements en travers, l'autre qui les réunit en long. En effet, selon les réactifs employés, la séparation se fait dans l'un de ces sens ; les faisceaux primitifs traités par l'acide chlorhydrique se réduisent en disques, tandis que le traitement par une solution de bichromate de potasse les divise en fibrilles.

4° D'après Brücke, l'examen des éléments musculaires à la lumière polarisée permet d'admettre qu'il ne s'agit pas d'une substance homogène, mais bien d'une substance monoréfringente, contenant des éléments biréfringents très petits et invisibles à l'œil nu. Brücke donne le nom de *disdiaclastes* à ces éléments microscopiques biréfringents, qui formeraient par leur réunion des éléments plus volumineux, les sarcous elements de Bowmann. (Bereicht, 1858).

5° Kühne, cité par Hermann (Berlin, 1863), conclut à la fluidité de la substance musculaire, car : 1° lorsqu'on fait passer un courant électrique à travers l'élément musculaire vivant, la substance musculaire se transporte au pôle négatif, *phéno mène de Porret*; 2° Kühne a vu au centre d'une fibre fraîche de grenouille un nématode se mouvant en tous sens sans rencontrer d'obstacle mécanique. Pour cet auteur, le contenu liquide se solidifie sous l'influence de différents réactifs qui le désagrègent pour former soit les sarcous elements et les dics de Bowmann, soit les fibrilles des autres auteurs.

6° En 1843, Will et Günther pensaient que la fibre musculaire était un élément hyalin, plein, homogène, mais infléchi sur lui-même et présentant des *ondulations*, des *zigzags*. La saillie de l'ondulation, n'étant pas placée sur le même plan que les parties infléchies, donnerait naissance à la strie foncée, les parties infléchies paraissant plus claires.

Rouget, en 1863, a repris la théorie des ondulations, en l'appliquant aux faisceaux primitifs; Sappey s'est complètement rallié à son opinion. Pour Rouget, les stries transversales des faisceaux primitifs sont dues à des ondulations de leur surface se répétant dans toute leur épaisseur; les zones obscures et claires résultent du jeu des ombres et des lumières au niveau des reliefs et des dépressions; car : 1° un simple changement du foyer de l'objectif suffit pour transformer les stries claires en stries obscures, et réciproquement; 2° si l'on examine les faisceaux primitifs pris sur un animal vivant, on voit se produire des ondulations qui sont accusées sur les bords par des dentelures dont l'étendue est en rapport avec elles; le sommet de la dentelure correspond aux lignes claires, et les angles rentrants aux lignes foncées; 3° à l'aide d'un stéréoscope, les images prises sur un grossissement de 300 à 500 diamètres laissent voir les ondulations d'une manière très évidente, et ressemblent tout à fait à des vis à cannelures transversales.

Pour prouver que les stries des faisceaux primitifs ne sont pas dues à la juxtaposition des stries des fibrilles, Rouget fait observer qu'on peut voir, entre les stries foncées du faisceau primitif, d'autres stries fines qui appartiennent évidemment aux fibrilles.

7° Reste l'explication des stries de la fibrille musculaire. Tandis qu'elles seraient expliquées par les sarcous elements pour Bowmann, par une différence de densité pour Kölliker, par une différence de teinte et de réfringence pour Robin, ces stries seraient dues pour Sappey, qui se rattache à l'opinion de Günther, à des fluxuosités, à des ondulations. Dans ces dernières années, Rouget a émis une opinion nouvelle: chaque fibrille représenterait une hélice, une vrille, une spirale contractile dont les spires se rapprocheraient dans le raccourcissement du muscle, de sorte que la contractilité ne serait autre chose qu'un phénomène d'élasticité.

De tout ce qui précède il résulte qu'il est impossible de savoir quelle est positivement la cause réelle des stries des éléments musculaires.

§ 4. — **Physiologie des muscles de la vie animale.** — Les propriétés du tissu musculaire sont généralement peu étudiées par les élèves. Nous serions heureux si nous pouvions leur faire comprendre l'avantage immense qu'ils pourront retirer de l'étude de ces propriétés. En effet, il existe un grand nombre d'affections musculaires, médicales et chirurgicales, de la plus haute importance, et dont il est impossible de se rendre un compte exact, si l'on ne connaît pas parfaitement la physiologie des muscles.

Nous examinerons la valeur des expressions suivantes: contractilité et contraction, rétractilité et rétraction, tonicité. Nous passerons ensuite à l'étude de l'état des muscles sur le cadavre.

Contractilité et contraction. —La *contractilité* est une propriété du tissu des muscles en vertu de laquelle ces organes se raccourcissent, sous l'influence de certains excitants On appelle *contraction* le phénomène de raccourcissement qui s'opère par suite de l'excitation de la contractilité du muscle.

C'est comme si l'on disait : le muscle doué d'une propriété spéciale est contractile; si on le fait traverser par un courant électrique qui l'excite, il se raccourcit, il entre en contraction. La contraction est donc le résultat de la contractilité musculaire.

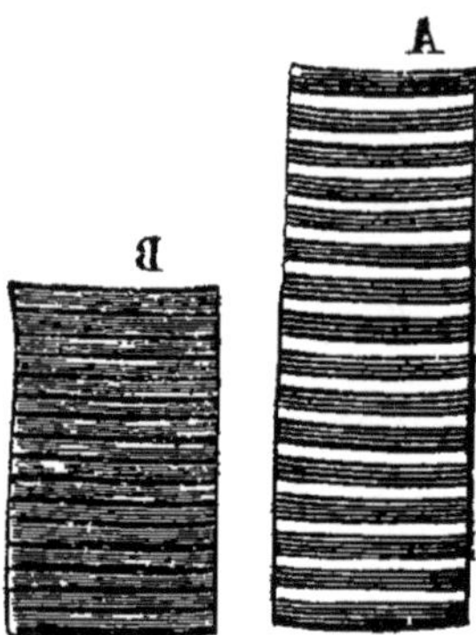

FIG. 155. — Faisceaux musculaires.

A. Faisceau musculaire à l'état de relâchement. — B. Le même en contraction.

L'excitant par excellence de cette propriété est la volonté. Notre cerveau donne l'ordre à tel muscle de se contracter, et immédiatement il se contracte; cet ordre est transmis au muscle par un fil télégraphique spécial qu'on appelle nerf de mouvement. Si ce nerf vient à être coupé, la volonté n'a plus d'action sur le muscle. On peut exciter la contractilité, et par conséquent produire des contractions au moyen d'excitants mécaniques, chimiques et galvaniques portés sur la fibre musculaire elle-même; mais, dans ce cas, la contraction est bien moins évidente que dans celui où l'on porte l'excitation sur le nerf du muscle. On se sert, en physiologie expérimentale, du galvanisme, qui constitue l'excitant le plus énergique après la volonté.

Pendant la contraction musculaire, les deux extrémités du muscle se rapprochent, et la partie moyenne augmente de volume en même temps qu'elle durcit. Pendant ce raccourcissement, si on examine un petit muscle d'insecte ou de grenouille, on constate qu'il ne se produit point dans la fibre musculaire de zigzags, comme on l'a cru longtemps, mais bien un simple raccourcissement.

Les muscles, en se contractant, font entendre un bruissement particulier que l'on peut constater au moyen du stéthoscope, et qui est dû à l'agitation fibrillaire. Ce phénomène est surtout sensible dans un muscle en contraction soutenue. Il est facile de le constater sur le cœur. Ce mouvement fibrillaire peut être perçu à l'œil nu.

Les physiologistes ont beaucoup discuté pour savoir si la contractilité est inhérente à la fibre musculaire ou aux éléments nerveux qui l'accompagnent. Il était difficile de résoudre la question, car il est à peu près impossible de détruire tous les éléments nerveux d'un muscle. Dans ces dernières années, Claude Bernard a tranché la question en employant un poison qui a le singulier privilège d'abolir l'excitabilité des nerfs, tout en laissant aux muscles le pouvoir de se contracter sous l'influence des excitants directs. Cette substance, solide, brun foncé, d'apparence résineuse, se dissolvant dans l'eau, est un poison végétal avec lequel les indigènes de l'Amérique méridionale empoisonnent leurs flèches : c'est le *curare*, ou *woorara*.

Voici l'expérience : on introduit sous la peau d'une grenouille quelques gouttes de dissolution de curare ; au bout de deux ou trois minutes, l'empoisonnement est complet. On enlève la peau de l'animal en mettant à nu les nerfs et les muscles. Il est alors facile de constater que toutes les excitations sur les nerfs sont sans influence sur la contractilité, tandis que les muscles entrent immédiatement en contraction si l'excitant agit directement sur eux.

L'expérience suivante sert de contre-épreuve : si, avant d'empoisonner l'animal, on coupe le nerf sciatique en même temps qu'on pratique la ligature des vaisseaux fémoraux, on remarque, après la mort, que le nerf du côté où les vaisseaux ont été liés a conservé la propriété de faire contracter les muscles sous l'influence des excitants. Cette expérience montre aussi que les poisons sont portés dans l'épaisseur des tissus par les voies de la circulation, car, dans l'expérience citée, le membre inférieur n'a pas été atteint par le poison, puisque l'artère fémorale est liée.

Nous verrons, en étudiant le système nerveux, que cet étrange poison n'a aucune action sur les nerfs sensitifs, en sorte que l'animal empoisonné est privé de toute sorte de mouvement, en même temps qu'il est susceptible de ressentir toute espèce de douleurs.

La contractilité musculaire disparaît si l'on prive complètement les muscles de la circulation sanguine. En effet, lorsqu'on pratique, sur un animal à sang chaud, les ligatures nécessaires pour empêcher l'arrivée du sang dans le membre inférieur, on remarque, au bout de quelques heures, que la contractilité musculaire est perdue ; mais on peut la faire reparaître en enlevant la ligature et en rétablissant le cours du sang.

Quelques auteurs donnent le nom d'*irritabilité* à la contractilité musculaire.

Lorsque sur l'animal vivant on divise un nerf moteur (on observe ce phénomène chez l'homme à la suite des plaies), les muscles correspondants conservent leur contractilité pendant quelques jours; mais, au bout de quatre jours, ils ne se contractent plus sous l'influence du courant électrique. Ils subissent alors très rapidement l'atrophie graisseuse (Duchenne de Boulogne).

Rétractilité. — La rétractilité est aussi une propriété inhérente à la fibre musculaire, et en vertu de laquelle un muscle se raccourcit d'une manière permanente, lorsque ses extrémités ont été maintenues rapprochées pendant un certain temps. On appelle *rétraction* l'acte par lequel le muscle revient sur lui-même. La rétraction, sorte de phénomène pathologique, ne disparaît pas, et lorsque le muscle est vraiment rétracté, il est raccourci pour toujours: c'est ce qu'on observe dans les luxations anciennes, dans les ankyloses, dans les pieds-bots, etc. Le muscle en rétraction est souvent frappé de dégénérescence. Cependant, certaines rétractions sont passagères et peuvent être produites par le froid. Exemple: torticolis.

Lorsque les deux bouts d'un muscle divisé se raccourcissent en vertu de la tonicité, on dit quelquefois qu'ils se rétractent; il faut prendre ici le mot rétraction dans le sens de raccourcissement.

Tonicité. — La tonicité, ou force tonique, est une propriété inhérente à la fibre musculaire. C'est une demi-contraction involontaire des muscles. Sur le vivant, les muscles en repos sont constamment à l'état de tonicité. Cette force tonique est évidente dans les sphincters, qui sont constamment fermés; elle est démontrée par les paralysies, qui détruisent la tonicité en plaçant les muscles dans le relâchement. On comprend pourquoi les matières s'écoulent des réservoirs dont les sphincters sont paralysés, pourquoi les muscles du côté sain entraînent ceux du côté opposé dans la paralysie faciale, pourquoi les membres se placent spontanément dans la flexion, lorsque les extenseurs sont paralysés, etc.

C'est en vertu de la tonicité musculaire que les deux extrémités d'un muscle divisé se raccourcissent.

Les muscles, par leur tonicité, règlent et mesurent les mouvements des muscles antagonistes, les extenseurs pour les fléchisseurs, et réciproquement.

La tonicité est un phénomène nerveux réflexe, dont le point de départ est la moelle épinière. Lorsqu'on interrompt la continuité nerveuse entre un muscle et la moelle épinière, le muscle perd sa tonicité. Si l'on enlève la moelle à un animal, tous les muscles du corps sont privés de tonicité.

Contractilité spontanée et contractilité provoquée. — Nous venons de décrire brièvement la *contractilité* et la *contraction*, la *rétractilité* et la *tonicité* des muscles. Nous avons considéré ces propriétés comme indépendantes, parce que nous avons cru utile d'expliquer la signification de ces expressions, si souvent employées en pathologie. En nous plaçant au point de vue exclusivement physiologique, nous rattacherons, à l'exemple de Richet, toutes ces propriétés à la *contractilité*, que nous diviserons, à la manière de ce chirurgien, en *spontanée* et *provoquée*.

La *contractilité spontanée*, qui comprend la tonicité, l'élasticité et la rétractilité des muscles, est, selon l'expression de Richet, « la manifestation de cette propriété de raccourcissement inhérente « à la fibre charnue, en dehors de tout stimulant appréciable à nos « sens. Elle s'exerce d'une manière incessante et continue, en « sorte qu'il n'est pas exact de dire qu'un muscle vivant soit jamais « dans un relâchement absolu ».

En effet, lorsqu'un muscle est coupé en travers, dans toute son épaisseur, on voit les deux bouts s'écarter, sans cesse, d'une manière lente et continue, jusqu'à ce que des limites soient posées à cette rétraction. Voilà ce que Richet entend par contractilité spontanée.

La *contractilité provoquée*, ou *irritabilité*, est cette propriété que possède la fibre charnue de se contracter sous l'influence d'un stimulant. Richet l'appelle *provoquée*, par opposition à celle qu'il a appelée *spontanée*.

« Elle diffère de cette dernière en ce qu'elle se manifeste d'une « manière brusque et saccadée, et qu'elle ne dure guère au delà « de l'application de l'excitant qui la sollicite; tandis que la con- « tractilité spontanée, ainsi que nous venons de le voir, s'opère « lentement, insensiblement, d'une manière continue et presque « indéfinie, sans qu'on puisse la rapporter, d'ailleurs, à aucun sti- « mulant appréciable. » (Voy. Richet, *Anat. méd.-chir.*)

Nous ne pourrions nous étendre plus longtemps sur ce sujet sans nous exposer à des répétitions inutiles.

§ 5. — État des muscles après la mort. — Après la mort, les muscles conservent pendant un certain temps les propriétés inhérentes aux fibres musculaires; elles sont ensuite remplacées par la rigidité cadavérique.

Sur les animaux à sang chaud et chez l'homme, sur un supplicié, par exemple, la contractilité musculaire persiste pendant dix à douze heures. Elle persiste également sur un muscle qu'on sépare d'un animal vivant.

Lorsque la contractilité disparaît, cette disparition a lieu dans l'ordre suivant, chez les animaux à sang chaud, d'après Nysten. Le ventricule gauche du cœur perd d'abord sa contractilité, puis viennent le tube digestif, le ventricule droit, les muscles du tronc, ceux des extrémités postérieures, ceux des extrémités antérieures, et enfin les oreillettes du cœur.

La durée de la persistance de la contractilité varie selon le milieu dans lequel le cadavre est placé. Elle dure moins, par exemple, si le cadavre se refroidit lentement. Si on place le cadavre dans un milieu d'acide carbonique ou d'hydrogène sulfurée, la durée est moindre aussi. Les acides, l'alcool, l'éther, certains poisons, l'anéantissent plus ou moins rapidement.

Rigidité cadavérique.—C'est un durcissement de la fibre charnue, survenant en général de douze à dix-huit heures après la mort, et cessant au moment où commencent les premiers phénomènes de la putréfaction. La rigidité cadavérique est due à la *coagulation de la musculine*, substance qui compose en grande partie les fibres musculaires.

Cette roideur oppose une vive résistance au mouvement de flexion qu'on cherche à imprimer aux parties. Elle saisit les muscles dans la position où ils se trouvent. Elle commence par les extrémités des membres, d'où elle gagne insensiblement le tronc.

Elle est indépendante du système nerveux et se montre également sur les membres paralysés.

On peut produire artificiellement la rigidité cadavérique. Pour cela, Stannius liait sur un lapin l'aorte abdominale et l'artère crurale d'un membre ; trois heures après, la rigidité commençait dans le membre refroidi ; elle était complète au bout de cinq heures. S'il enlevait les ligatures et que l'animal survécût, la rigidité disparaissait au bout d'une heure ou deux.

Il ne faut pas confondre la rigidité cadavérique avec la congélation ; on voit quelquefois, en hiver, les liquides du cadavre se congeler et donner au sujet la consistance du marbre.

§ 6. — Développement. — Les éléments musculaires commencent à se montrer vers la fin du deuxième mois, chez l'embryon humain. Vers le quatrième mois, ils prennent une couleur rougeâtre, et ils se perfectionnent insensiblement.

On croyait autrefois, d'après Schwann, que les fibres musculaires résultaient de la fusion d'un certain nombre de cellules rangées en séries longitudinales.

Aujourd'hui, depuis les observations de Lebert et de Remak, on admet généralement que chaque faisceau primitif se développe aux dépens d'une seule cellule embryonnaire, qui formerait le sarcolemme, ses noyaux et les fibrilles musculaires.

D'après Kölliker, on peut observer sur un embryon humain de sept à huit semaines des fibres à diverses phases de leur évolution. Aux mains et aux pieds, on trouve des cellules fusiformes contenant un seul noyau ; à mesure qu'on s'avance vers la racine du membre, les fibres deviennent de plus en plus longues, les noyaux se multiplient, et l'on voit à leur surface les indices des stries transversales. Si l'on suit le développement, on voit que les fibres s'épaississent et s'allongent, en même temps que le protoplasma de la cellule primitive se transforme en substance musculaire. Au qua-

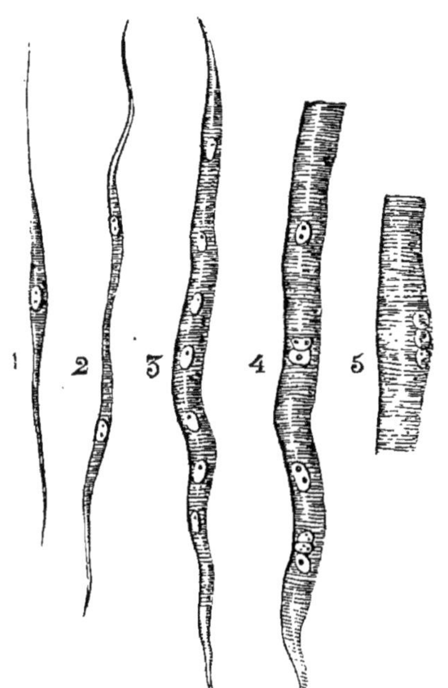

Fig. 156. — Développement des fibres musculaires striées.

1. Cellule fusiforme se transformant en fibre musculaire. — 2. Deux Cellules fusiformes se réunissant par une extrémité pour donner naissance à une fibre musculaire. — 3. Fibre plus âgée avec de nombreux noyaux, offrant une plus grande épaisseur. — 4. Fibre encore plus âgée avec des noyaux. — 5. Portion de fibre plus développée avec noyaux groupés au-dessous du sarcolemme. Les noyaux sont le vestige des cellules primitives.

trième mois, on peut déjà constater les stries transversales et longitudinales, et la formation du sarcolemme. Il résulte de ce qui précède que le sarcolemme peut être considéré comme une membrane d'enveloppe de la cellule primitive, que les noyaux accolés à sa face interne sont le résultat de la multiplication du noyau primitif, et que les fibrilles sont formées par une scission du protoplasma transformé de la cellule.

Pour Robin, les myolemmes se montrent d'abord ; ils apparaissent lorsque l'embryon a 6 ou 7 millimètres de longueur : des noyaux embryoplastiques se recouvrent de matière amorphe à leurs extrémités, ils se soudent entre eux et forment un long ruban. Lorsque l'embryon a 18 à 20 millimètres de longueur, ce ruban se creuse d'une cavité, et il conserve dans ses parois les noyaux primitifs, qui seront les noyaux du sarcolemme. Dans cette cavité se montrent spontanément des noyaux embryoplastiques qui s'entourent de matière amorphe, se soudent et constituent les fibrilles musculaires.

Rouget admet qu'au début la substance musculaire est représentée dans toute son étendue ; cette substance s'accroît et se segmente ; mais rien ne s'ajoute ni ne se soude. Dès les premiers indices de segmentation, il se forme des cylindres creux qui seront les faisceaux secondaires ; ceux-ci se segmentent à leur tour pour former les faisceaux primitifs. (Rouget, 1868, *Journal de physiologie de Brown-Séquard.*)

Accroissement. — Les éléments, une fois formés, grandissent en longueur et en épaisseur. Les fibrilles n'augmentent pas en épaisseur, mais elles se multiplient pour grossir le diamètre du faisceau primitif (les fibrilles de l'adulte et celles du fœtus ont la même largeur). (Harting.) On ne sait pas positivement si tous les faisceaux primitifs existent à la naissance, ou s'il peut s'en développer dans la suite.

§ 7. — Applications pathologiques. — L'hypertrophie, la dégénérescence graisseuse, l'atrophie, la contracture, les convulsions, etc., peuvent affecter les muscles de la vie animale.

L'hypertrophie consiste dans l'augmentation de volume des fibrilles, qui refoulent le myolemme élastique ; mais il ne se développe pas de nouvelles fibres : c'est ce qu'on observe dans *l'hypertrophie du cœur* et celle de l'utérus pendant la grossesse.

La *dégénérescence graisseuse,* appelée encore *atrophie graisseuse,* est une altération du tissu musculaire, consistant dans le développement, à l'intérieur du myolemme, de granulations graisseuses qui augmentent insensiblement de nombre et de volume, en même temps que les fibrilles s'atrophient. Au bout d'un certain temps, la partie charnue du muscle est formée de myolemmes remplis de substance grasse. (Fig. 157.)

Il existe une autre espèce d'atrophie, *l'atrophie fibreuse,* dans laquelle les faisceaux primitifs diminuent de longueur et de largeur, et déterminent l'amincissement, la rétraction des membres. Au bout d'un temps variable, le myolemme se remplit de granulations non graisseuses.

La dégénérescence graisseuse des muscles avec atrophie s'observe dans une variété de maladie conduisant fatalement à la mort, la *paralysie musculaire progressive.* Elle s'annonce généralement par une atrophie des muscles interosseux de la main et de ceux des éminences thénar et hypothénar ; cette atrophie gagne les muscles de l'avant-bras, où elle peut s'arrêter ; mais, le plus souvent, elle envahit progressivement tout le système musculaire et réduit le malade à un squelette recouvert par la peau.

Cette maladie n'est point une vraie paralysie, car les centres nerveux, les nerfs de mouvement et de sentiment sont dans une intégrité parfaite. Elle consiste uniquement dans la perte de la puissance musculaire. Tous les actes qui nécessitent les contractions musculaires sont diminués ou abolis, et les malheureux qui sont ainsi frappés meurent avec toute leur intelligence ; ils n'ont point le pouvoir de contracter les muscles pour respirer ; la mastication, la déglutition, etc., sont impossibles.

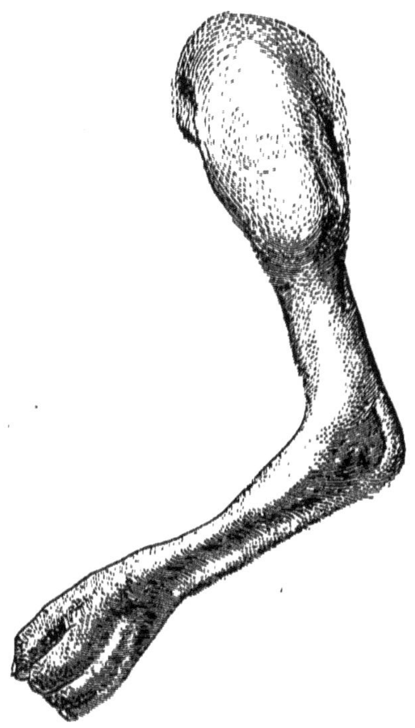

FIG. 157. — Atrophie du membre supérieur gauche. La plupart des muscles de l'avant-bras sont atrophiés, le long supinateur est conservé ; il existe aussi une atrophie complète du triceps.

Dans cette singulière affection, le malade, complètement anéanti, n'a plus seulement la force de se supporter lui-même ; il ne peut plus soulever ses membres, et sa tête tombe de tout son poids sur la poitrine.

La *contracture* est un état anormal d'un ou de plusieurs muscles consistant en une contraction permanente ; c'est une rétraction momentanée. Elle est le plus souvent produite par le froid ; exemple : torticolis. Dans la contracture, qui est souvent très douloureuse, les muscles se raccourcissent, et impriment des inclinaisons vicieuses aux différentes parties du corps.

Les *crampes* sont des contractures momentanées. Elles reviennent quelquefois à intervalles réguliers.

On appelle *convulsions* des contractions musculaires successives et saccadées. Les convulsions *toniques* sont celles qui s'accompagnent d'un certain degré de contracture, et qui maintiennent le malade dans un état de roideur plus ou moins complète, comme dans le tétanos et l'épilepsie. Dans les convulsions *cloniques*, les contrac-

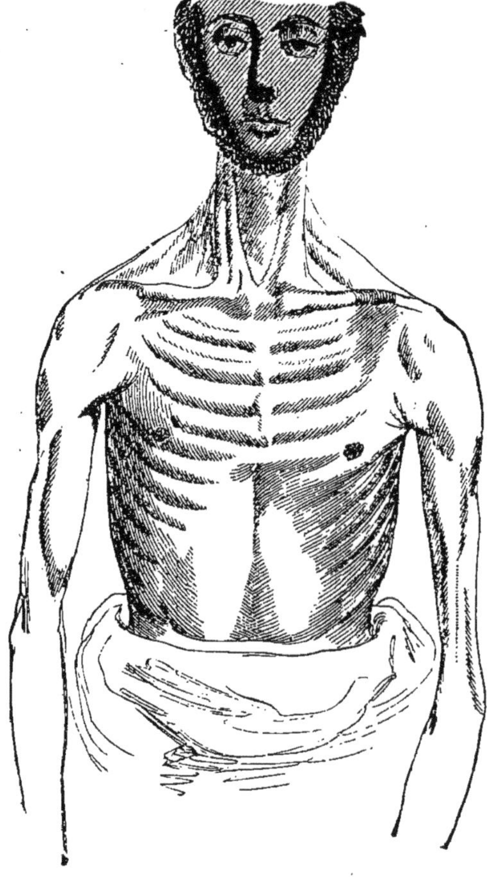

Fig. 158 — Atrophie complète des muscles pectoraux ; les côtes sont aussi visibles que si elles n'étaient recouvertes que par la peau.

tions musculaires sont très énergiques et ne sont point accompagnées de contracture. Dans ces sortes de convulsions, le malade exécute des mouvements très étendus, comme on le voit dans la chorée et l'hystérie.

B. — Tissu musculaire de la vie organique.

Les muscles de la vie organique, animés par le système nerveux du grand sympathique, ont encore reçu le nom de muscles lisses, à cause de l'absence des stries sur leurs éléments.

On les a appelés muscles intérieurs, parce qu'il en existe un grand nombre dans les cavités splanchniques. Enfin on les nomme aussi muscles involontaires.

Préparation. — On se sert avec avantage des tissus du nouveau-né. On prend une couche membraneuse de tissu musculaire, de la vessie, par exemple, et on le fait macérer pendant quelques jours dans le liquide suivant :

$\mathrecal{R}$: Eau distillée. . . . . 10 gr.
Acide azotique.. . . . . . . 1 gr.

Pendant la macération, le tissu conjonctif est dissous, et il ne reste plus que les fibres élastiques et les faisceaux de fibres-cellules.

§ 1.— Disposition générale. — Les muscles de la vie organique sont extrêmement répandus. Ici, ils forment des membranes ; là, ils sont disséminés au milieu des tissus les plus divers. On les trouve à l'état de membrane : dans le tube digestif, depuis l'orifice supérieur de l'œsophage jusqu'à l'anus ; dans les voies respiratoires, depuis l'extrémité supérieure de la trachée jusqu'aux dernières ramifications bronchiques ; dans le système circulatoire, où ils forment une membrane à peu près continue sur les artères, les veines et les lymphatiques. Ils entrent dans la constitution des parois des voies spermatiques, des voies urinaires, de la trompe de Fallope, de l'utérus, du vagin, etc.

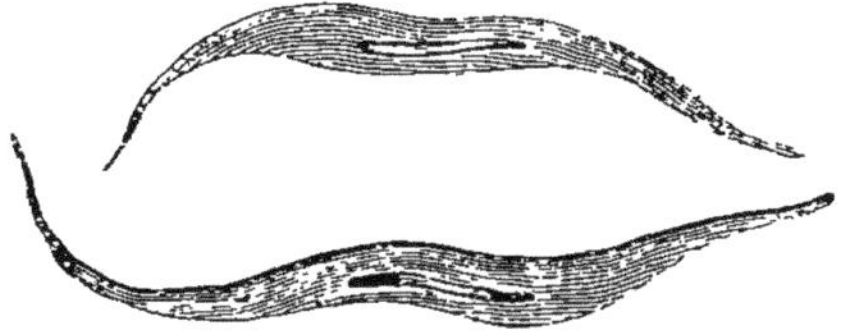

FIG. 159. — Deux fibres musculaires lisses avec noyau allongé et homogène.

On trouve encore des fibres musculaires de la même espèce, mais disposées moins régulièrement, dans l'épaisseur du derme de la peau et des muqueuses, à l'intérieur de l'œil, où elles concourent à former l'iris et la choroïde, et où elles forment complètement le muscle ciliaire ; on les trouve encore disséminées dans l'épaisseur du parenchyme pulmonaire, dans la membrane d'enveloppe de la rate, dans le tissu cellulaire sous-péritonéal du petit bassin. Elles concourent à la formation du dartos.

§ 2. — Structure. — Lorsqu'on dissèque avec soin le tissu musculaire lisse, on voit qu'il est formé de *faisceaux* arrondis ou aplatis, réunis par du *tissu conjonctif* et recevant des *vaisseaux* et des *nerfs*.

Faisceaux musculaires. — Les faisceaux musculaires, *faisceaux secondaires*, sont représentés par des filaments qu'on peut suivre à l'œil nu sur les membranes musculaires, et qui dépassent rarement 2 dixièmes de millimètre. Ces faisceaux sont parallèles ou bien anastomosés en réseaux. En certains points, ils se continuent avec de petits tendons, comme Kölliker l'a montré pour les faisceaux musculaires de la portion membraneuse de la trachée, qui se terminent par des tendons de tissu élastique. Chacun de ces faisceaux renferme un certain nombre de *faisceaux primitifs*, séparés les uns des autres par du tissu conjonctif (périmysium) contenant des vaisseaux.

Il y a à peine une vingtaine d'années, on croyait que l'élément musculaire lisse était constitué par des rubans à nombreux noyaux résultant de la soudure de plusieurs rangées de cellules [1]; plus tard, on y trouva des filaments.

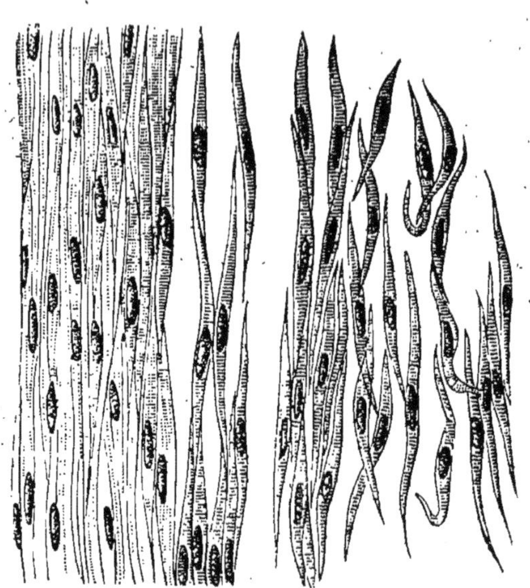

Fig. 160. — Fibres musculaires lisses. A gauche elles forment un faisceau ; à droite elles sont dissociées par les réactifs. (Grossissement, 200.)

Kölliker fit voir que chaque filament n'est qu'une cellule modifiée, connue aujourd'hui sous le nom de fibre musculaire lisse, opinion à laquelle ne tardèrent pas à se rallier tous les anatomistes.

Fibres musculaires. — Chaque faisceau primitif renferme des *fibres musculaires lisses* [2] et une matière amorphe qui les réunit.

Les fibres musculaires sont des éléments microscopiques, fusi-

1. Ceci ne doit pas nous étonner, car la réunion des fibres musculaires lisses est tellement intime, qu'on ne peut les séparer que par des moyens artificiels.

2. Le nom de *fibres-cellules* est employé par quelques micrographes pour désigner les éléments musculaires lisses ; c'est à tort, parce qu'en histologie, le mot *fibre-cellule* s'applique, en général, à toute cellule plus ou moins allongée en forme de fibre ; beaucoup de fibres fusiformes sont dites fibres-cellules.

formes, formés d'une substance homogène [1] transparente et contenant au centre un noyau caractéristique, homogène, allongé en forme de bâtonnet et dépourvu de nucléole.

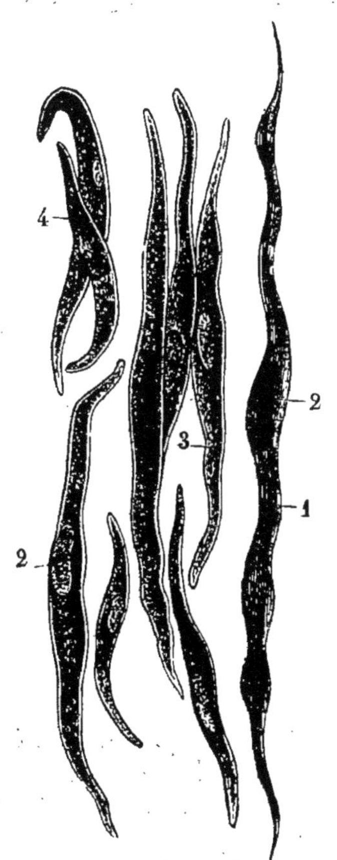

FIG. 161. — Variétés de fibres musculaires de la vie organique (fibres-cellules).

1. Fibre musculaire de l'intestin grêle. — 2. Fibre musculaire de l'enveloppe de la rate. Sur les deux fibres, le chiffre 2 indique le noyau. (Gross., 350 diam.) — 3 et 4. Diverses fibres musculaires vues à un grossissement de 300 diamètres.

Elles sont aplaties ou cylindriques, et mesurent en moyenne 100 μ de longueur sur 5 μ de largeur. Il n'est pas possible de distinguer à leur surface une membrane d'enveloppe.

Les caractères précédents se rencontrent le plus souvent, mais ils ne sont pas constants : on trouve des fibres musculaires courtes et larges comme des cellules aplaties; quelquefois leurs extrémités

1. L'analyse chimique prouve que la substance de la fibre musculaire lisse a beaucoup d'analogie avec la fibrine du sang ; les seuls caractères qui l'en distinguent sont les suivants ; elle est insoluble dans le nitrate de potasse et dans le carbonate de potasse ; l'acide chlorhydrique étendu la dissout. Cette substance s'appelle *fibrine musculaire* ou *syntonine*.

sont divisées[1] ; dans certains cas, la substance de la cellule est granuleuse et même un peu striée ; il existe parfois des renflements ou nodosités sur leur trajet, comme on l'observe à l'œsophage, à l'intestin, à l'estomac et à la vessie, où ces nœuds peuvent se montrer au nombre de cinq ou six par fibre. (Voy. fig. 161, 1) ; enfin

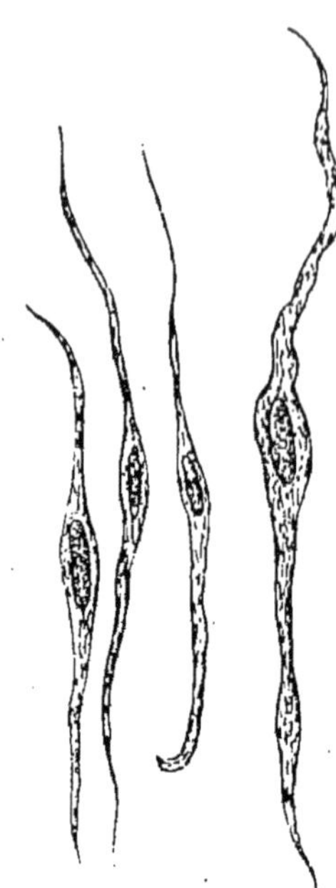

FIG. 162. — Fibres musculaires lisses de l'artère crurale du chien. (Gr. 350.) (Cadiat.)

trer au nombre de cinq ou six par fibre. (Voy. fig. 161, 1) ; enfin on trouve une membrane d'enveloppe, véritable *sarcolemme*, autour des fibres-cellules de l'utérus pendant la gestation et chez tous les invertébrés, sauf les arthropodes.

Les *rapports* de ces éléments sont intimes dans la constitution des faisceaux primitifs ; ceux-ci sont formés par des fibres parallèles, juxtaposées et engrenées les unes dans les autres par leurs extrémités. La matière amorphe qui les réunit est si peu abondante,

1. Chez les animaux inférieurs, les fibres s'anastomosent entre elles. Cette disposition n'existe pas chez l'homme. Les divisions des fibres musculaires ont été étudiées tout spécialement par Moleschott et Piso-Borme. (*Archivio per la zoologia, l'anatomia e la fisiologia.* Modena, 31 marzo 1863.) Ces savants se sont servis de la solution de potasse selon la formule de Moleschott, 35 %. Ils ont constaté la présence d'un grand nombre de fibres bifurquées dans les organes suivants : utérus gravide, prostate, rectum, vessie ; quelques-unes existent aussi dans l'iris, le pylore et les artères : la bifurcation se montre quelquefois aux deux extrémités de la fibre.

et leur adhérence est telle, qu'il est presque impossible de les séparer sans avoir recours aux réactifs.

Tissu conjonctif. — Une couche de tissu conjonctif recouvre les deux faces des membranes musculaires ; il s'insinue sous forme de cloisons de différentes dimensions entre les faisceaux secondaires ; enfin il envoie des cloisons très minces entre les faisceaux primitifs eux-mêmes. Ces cloisons, analogues au *périmysium* des muscles striés, sont formées d'éléments de tissu conjonctif avec des fibres élastiques fines [1]. On trouve, dans les cloisons d'un certain volume, des *cellules adipeuses* disséminées entre les éléments du tissu conjonctif, surtout à la vessie et au gros intestin.

Vaisseaux. — Les vaisseaux capillaires forment autour des faisceaux primitifs des mailles allongées, presque rectangulaires ; on ne voit jamais les vaisseaux pénétrer dans l'épaisseur du faisceau primitif.

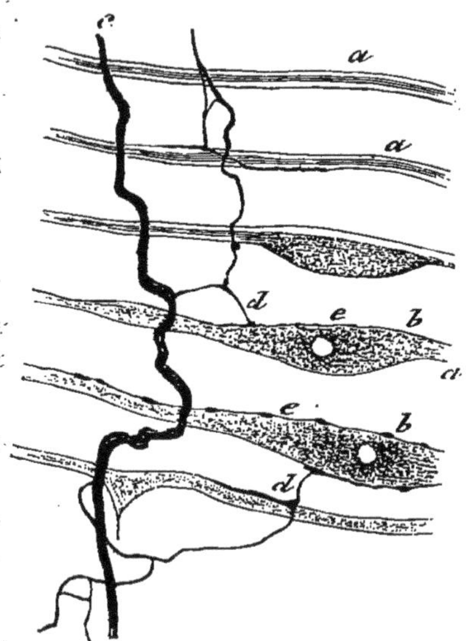

Fig. 163. — Terminaison des nerfs dans les fibres musculaires des culs-de-sac de l'estomac de la sangsue d'après Gscheidlen.

a, a. Fibres musculaires. — b, b. Noyaux des fibres musculaires. — c. Nerf. — d. Renflement punctiforme de la fibre nerveuse au voisinage de sa terminaison. (Cadiat.)

Nerfs. — Les ramifications terminales des nerfs s'anastomosent pour former un plexus autour des faisceaux primitifs. Les fibres de ce plexus ont généralement moins de 2 μ, et elles présentent un noyau au niveau du point où elles s'entre-croisent. Ce plexus a été étudié par G. Arnold (iris), par His (vessie), par Auerbach (intestin), par Lehmann (vaisseaux). Quelques auteurs croient que ce plexus

[1]. Il est rare de rencontrer des fibres musculaires lisses qui ne soient pas accompagnées de fibres élastiques, celles-ci étant chargées de ramener le tissu à sa forme primitive après sa contraction.

donne naissance à de nouveaux filaments plus déliés qui vont former un plexus plus serré autour des fibrilles elles-mêmes.

§ 3. — Développement. — Les fibres musculaires lisses sont des cellules embryonnaires dont le protoplasma se transforme en substance contractile, à mesure que la cellule s'allonge et que le noyau s'effile à la manière d'une baguette.

§ 4. — Physiologie et applications pathologiques. — *La contraction* du tissu musculaire de la vie organique présente des caractères particuliers. La volonté n'a aucune action sur elle; elle peut se produire en dehors des nerfs du sentiment et du mouvement, et par conséquent dans les paralysies dépendantes du système nerveux cérébro-spinal. Elle est placée, en effet, sous l'influence du nerf grand sympathique, qui préside spécialement aux fonctions organiques.

Lorsqu'on soumet les fibres lisses à l'action d'un excitant, il se produit des contractions de nature particulière, et qui ont reçu le nom de *vermiculaires*. Ces contractions sont très lentes à s'établir, mais aussi elles sont lentes à s'éteindre après que l'excitant a exercé son action. Quoique la volonté n'ait point d'influence sur les contractions de ce tissu, il y a néanmoins quelques organes qui en sont formés et qui sont en partie soumis à la volonté : le rectum et la vessie, par exemple.

Ces organes creux sont animés par le grand sympathique, complètement soustrait à l'empire de la volonté; mais ils reçoivent aussi quelques branches des nerfs sacrés, par l'intermédiaire desquels nous pouvons volontairement agir sur eux. Voici une preuve de la lenteur des contractions des fibres-cellules. L'homme urine, s'il le veut, et cependant, au moment où la volonté intervient dans l'acte de la miction, il se passe un certain temps entre le moment où il a voulu et celui où le premier jet d'urine s'élance; si la vessie n'obéit pas instantanément à sa volonté, c'est que ses éléments contractiles, appartenant à la vie organique, se contractent très lentement.

Les maladies du tissu musculaire de la vie organique ont été peu étudiées.

Nous avons déjà vu que ce tissu concourt à la constitution des *corps fibreux* de l'utérus.

Il n'est pas douteux que ses fibres ne puissent subir la *dégénérescence graisseuse.* Cette altération s'observe sur les artères, dans le développement des plaques athéromateuses et stéatomateuses. Ces dépôts graisseux déterminent l'atrophie des éléments élastique et musculaire; la paroi artérielle perd ainsi sa résistance et son élasticité, et, sous l'influence de la tension sanguine, la tunique externe

de l'artère est soulevée et forme le sac d'un anévrisme. (Voyez
Artères.)

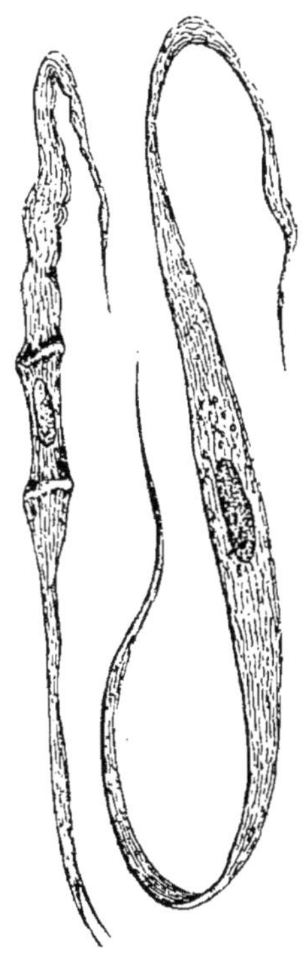

FIG. 164. — Fibre musculaire d'un utérus de vache pendant la gestation. Gr. 350. (Cadiat.)

On observe quelquefois des *paralysies* du tissu musculaire de la
vie organique. Elles siègent surtout sur le rectum et sur la vessie ;
on les trouve également dans les parois de l'intestin. Cette paralysie
des fibres intestinales est plus ou moins marquée dans la péritonite ;
elle est la cause de la tympanite qu'on observe dans cette maladie,
parce que les fibres musculaires, ayant perdu leur tonicité, ne peuvent plus s'opposer à la distension des parois intestinales. Chez les
hystériques, il existe quelquefois des portions isolées du tube digestif qui sont atteintes de paralysie. Dans ces paralysies hystériques,
des gaz développent extraordinairement l'intestin dans le point paralysé, où ils peuvent constituer des tumeurs qui persistent quelquefois pendant des années entières, et qui, d'autres fois, sont passagères. On les appelle *tumeurs hystériques.*

CHAPITRE IX.

DU SYSTÈME NERVEUX.

Au point de vue anatomique, et bien plus au point de vue phy-siologique, on distingue deux systèmes nerveux : celui de la vie animale et celui de la vie organique.

A. *Système nerveux de la vie animale.* — Ce système se compose d'une partie centrale et de prolongements périphériques.

La partie centrale, désignée sous le nom de centres nerveux, d'axe cérébro-spinal, comprend l'encéphale et la moelle épinière, conte-nues dans la cavité céphalo-rachidienne.

Les prolongements périphériques, c'est-à-dire les nerfs, prennent tous leur origine dans les centres nerveux pour se terminer dans les divers organes de l'économie.

Des renflements ou ganglions nerveux se rencontrent sur le tra-jet de quelques-uns des nerfs crâniens et de tous les nerfs rachi-diens.

B. *Système nerveux de la vie organique.* — Un seul nerf consti-tue ce système; mais ce nerf particulier présente une quantité innombrable de racines, de parties centrales et de prolongements : c'est le nerf grand sympathique ou nerf végétatif.

Il présente une origine, une structure et des fonctions qui lui sont propres. Toutefois, on trouve dans sa constitution des parties qui présentent la plus grande analogie avec certaines portions du système nerveux de la vie animale : ce sont les ganglions.

Nous étudierons le système nerveux dans l'ordre suivant : 1° élé-ments du tissu nerveux; 2° les nerfs cérébro-spinaux; 3° nerf grand sympathique; 4° ganglions nerveux.

(Pour l'étude de la substance blanche et de la substance grise des centres nerveux, voyez l'*Encéphale* et la *Moelle épinière*, tome II.)

§ 1. — Éléments du tissu nerveux.

Préparation. — Le *cylinder-axis* peut être vu lorsqu'on examine attentivement les fibres nerveuses fraîches de la substance blanche du cerveau.

Il apparaît rapidement dans les tubes nerveux des nerfs, lorsqu'on traite par l'acide acétique très concentré un filet nerveux pris sur un animal vivant ou mort récemment. Sous l'influence de l'acide, la gaine se rétracte et se raccourcit, pendant que la myéline s'échappe sous forme de grumeaux entourant de minces filaments transparents, qui sont les cylinder-axis.

On ne peut voir la *myéline* normale que sur les tubes nerveux d'un nerf pris sur un animal vivant ou venant de mourir, et portés immédiatement sous la lentille du microscope, sans avoir recours aux réactifs ; ceux-ci altèrent la myéline. On peut encore voir la myéline dans les tubes vivants, en étudiant les parties transparentes de certains animaux, grenouilles, etc.

Lorsqu'on plonge des fragments de nerfs dans la solution ammoniacale de carmin, on voit le cylinder-axis se colorer en rouge à ses extrémités et gagner de proche en proche toute la longueur du filament en deux ou trois jours.

Pour rendre manifestes les cylinder-axis sur les nerfs frais desséchés, Frey recommande, d'après Pflüger, d'employer le collodion ; les filaments apparaissent sur-le-champ.

Les *noyaux* de la gaine de Schwann deviennent visibles lorsqu'on colore les tubes nerveux avec la solution ammoniacale de carmin.

La même solution de carmin sert aussi pour étudier les cellules nerveuses, dont le nucléole se colore d'abord, le noyau ensuite, enfin le protoplasma de la cellule ; mais le nucléole est toujours la partie la plus colorée. (Gerlach.)

On isole la *gaine de Schwann* en faisant bouillir un nerf, d'abord dans l'alcool absolu, puis dans l'acide acétique.

On peut également traiter les fibres nerveuses par une solution froide de soude caustique. On isole des portions assez étendues de cette gaine en faisant bouillir les fibres nerveuses pendant cinq à six secondes dans une solution de soude ; les fragments de gaine se montrent alors sous forme de petits canalicules vides.

On réussit mieux encore en traitant les fibres par l'acide nitrique fumant, et en y ajoutant ensuite de la potasse caustique ; la graisse s'écoule sous forme de gouttelettes, le cylinder-axis se dissout, et il ne reste plus que la gaine vide et colorée en jaune. (Kölliker.)

On étudiera avec avantage les fibres nerveuses en les traitant par la solution suivante, selon la méthode du professeur Pacini, de Florence : bichlorure de mercure, 1 ; chlorure de sodium, 2 ; eau distillée, 200.

Pour l'étude des *cellules nerveuses*, il faut agir délicatement, les prolongements des cellules sont très fragiles. Remak recommande l'immersion de la pièce pendant vingt-quatre heures dans l'acide chromique, pour apercevoir la *structure fibrillaire* du contenu des cellules nerveuses.

Beale a pu faire des observations sur des cellules soumises à l'action lente de l'acide acétique dilué, et Frommann sur des cellules traitées par une solution de nitrate d'argent, 1 : 200. Ce dernier se sert encore du blanc d'œuf pour étudier la structure intime des cellules.

Les cellules des centres nerveux sont difficiles à observer, surtout dans le cerveau et dans le cervelet ; on facilitera leur étude en se servant de pièces conservées dans l'acide chromique et traitées par la soude. C'est le meilleur procédé pour arriver à constater les *prolongements des cellules* et les ramifications terminales des tubes nerveux dans la substance grise.

La substance nerveuse diffère un peu dans les différentes parties du système nerveux, à cause de l'arrangement différent de ses éléments anatomiques. Disons cependant que si on ne rencontre point ces derniers réunis dans toutes les parties, on constate du moins que les éléments fondamentaux ne font défaut en aucun point. Nous allons étudier le tissu nerveux en général, et décrire successivement les divers éléments qui le constituent.

Il existe dans le tissu nerveux deux éléments anatomiques fondamentaux qui lui donnent ses propriétés : le tube nerveux et la cellule nerveuse. Des éléments anatomiques accessoires concourent en grand nombre à sa constitution ; ce sont : les fibres de Remak, les myélocytes (Robin), de la matière amorphe, du tissu conjonctif, des vaisseaux capillaires, un épithélium, les corps amylacés et la névroglie. Ces trois derniers éléments seront décrits avec les centres nerveux, dans lesquels ils sont contenus. (Voyez *Encéphale.*)

Fibres nerveuses ou tubes nerveux [1]. — Les fibres nerveuses se rencontrent dans toutes les parties du système nerveux; on en considère deux espèces : les *fibres à moelle* et les *fibres sans moelle.*

En général, ces deux espèces de fibres sont nettement séparées, mais dans certains cas il n'en est pas de même, de sorte qu'il existe entre elles une transition insensible. Ainsi, lorsqu'une fibre à moelle se développe, elle est d'abord fibre pâle avant d'être fibre foncée ou à moelle. Il n'est pas rare de voir une fibre nerveuse foncée se transformer en fibre pâle par manque de moelle, comme on le voit dans les filets terminaux des nerfs de la cornée, du nerf olfactif, ou bien donner naissance à un faisceau de fibres pâles, comme dans les faisceaux primitifs des muscles de la grenouille. (Voy. *Nerfs des muscles.*)

Un autre élément en forme de filament se rencontre encore dans les nerfs : c'est la *fibre de Remak.*

1o. Les *fibres nerveuses à moelle* [2] sont les plus nombreuses; on les trouve dans les nerfs et dans la substance blanche des centres nerveux. Ce sont des filaments d'une longueur considérable, qui s'étendent des parties grises du système nerveux central aux organes dans lesquels ils se terminent.

Si on les examine par transparence, ils paraissent limpides et diaphanes ; à la lumière directe, ils sont opaques, et même tout à fait blancs s'ils sont réunis en grand nombre.

Leur diamètre, à peu près uniforme dans chaque tube nerveux, varie de l'un à l'autre, depuis 1 μ jusqu'à 20 μ. Kölliker les divise

---

1. Synonymes : *fibres nerveuses primitives, tubes primitifs.*
2. Synonymes : *fibres nerveuses à bords foncés, tubes nerveux à contours foncés, fibres médullaires.*

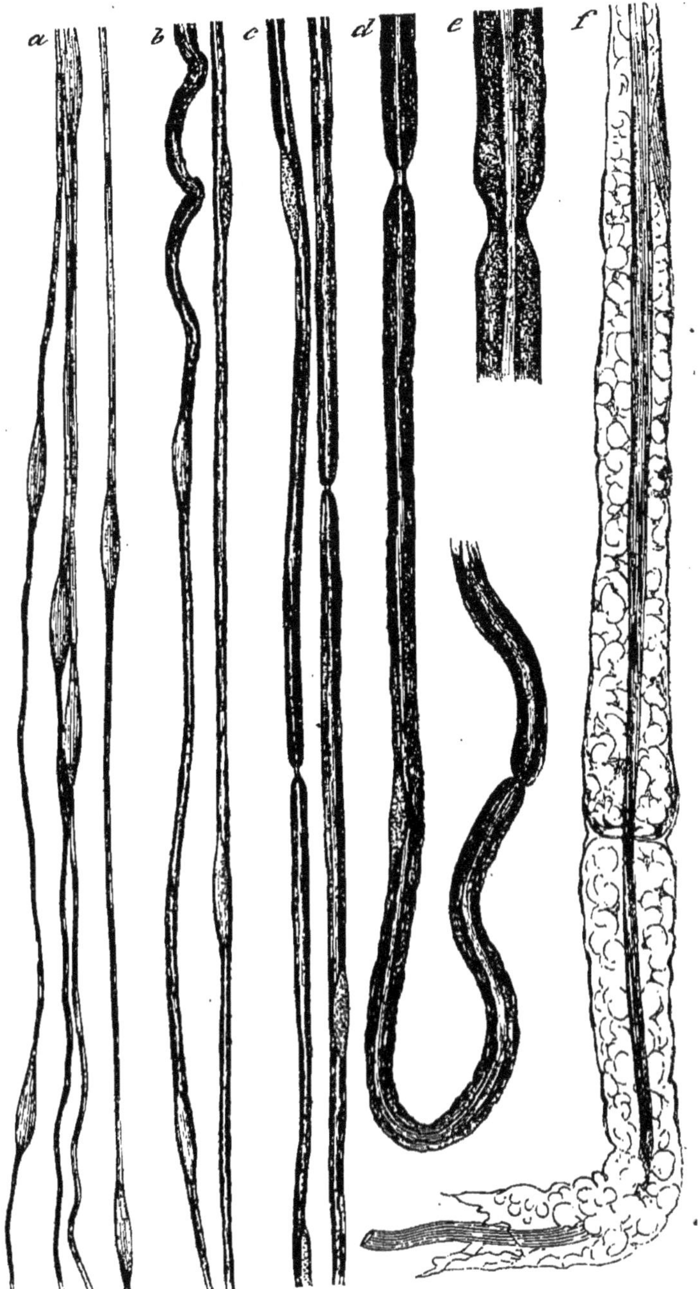

FIG. 165. — Eléments des nerfs.

a. Fibres de Remak. — *b*. Petits tubes minces sans étranglements. — *c*. Tubes minces avec étranglements. — *d*. Tubes de moyenne dimension. — *e, f*. Tubes larges. Gr. 580. (Cadiat.)

en très fins, minces, moyens, gros, forts ; nous n'adoptons pas ces distinctions, qui sont au moins inutiles.

La fibre nerveuse n'est pas homogène : elle est formée par un filament central, *cylinder-axis,* par une substance molle particulière qui entoure ce filament, *myéline,* et par une enveloppe qui recouvre le tout, *gaine de Schwann.*

Le *cylinder-axis* [1] existe dans toutes les fibres nerveuses, même dans les fibres fines. Il mesure, en général, la moitié du diamètre de la fibre dont il fait partie. C'est un filament cylindrique ou aplati, pâle, grisâtre, homogène, et présentant une surface régulière. La substance qui le constitue se rapproche de l'albumine par ses propriétés chimiques ; elle est solide, souple et flexible. Quelquefois le cylinder-axis est granuleux, strié, et présente des irrégularités dans son contour et dans son diamètre, altérations dues probablement à l'action des réactifs [2].

La *myéline* ou *moelle nerveuse* [3], qui entoure le cylinder-axis, est une substance homogène, analogue à une huile épaisse. Elle est formée en grande partie de matière grasse et communique aux nerfs leur couleur blanche. Lorsqu'on comprime un fragment de tube nerveux frais entre deux lames de verre, on voit la myéline s'échapper par les extrémités du tube sous forme de gouttelettes. La myéline est durcie et rendue granuleuse par les divers réactifs, alcool, acides, etc. ; l'éther et l'essence de térébenthine la dissolvent [4]. D'après Schultze, on peut encore apercevoir la myéline sur des fibres de 1 μ. (*Archives de Müller,* 1858, p. 193.)

1. Synonymes : *cylindre de l'axe, fibre centrale des tubes nerveux, fibre de l'axe, ruban primitif* ou *tube primitif de Remak, filament axile.*

2. Stilling, faisant usage d'un très fort grossissement, 700 à 900 diamètres, a publié le résultat de ses recherches sur la structure du cylinder-axis. (1855, Académie des sciences de Paris ; 1856, Francfort.) Ce filament, au lieu d'être homogène, serait composé au moins de trois couches concentriques, de chacune desquelles partiraient un nombre plus ou moins considérable de petits tubes se dirigeant vers la périphérie de la fibre nerveuse, pour se confondre avec un réseau spécial de cette partie périphérique. On ne se sert pas, en général, de ces forts grossissements, par la crainte des illusions d'optique.

3. Synonymes : *substance blanche* de Schwann, *gaine médullaire* de Rosenthal et Purkinje.

4. D'après Stilling, la myéline et la gaine de Schwann ne sont autre chose qu'un lacis inextricable de petits tubes très délicats qui cheminent dans toutes les directions, se divisent, s'entre-croisent et s'anastomosent entre eux et avec ceux qui viennent des trois couches qui constituent le cylinder-axis.

La *gaine de Schwann* [1], enveloppe des tubes nerveux, est une membrane transparente, élastique et très mince, immédiatement appliquée sur la myéline. En raison de sa transparence, elle est difficile à apercevoir sur un tube nerveux frais ; mais lorsqu'on comprime ce tube entre deux lames de verre, la myéline qui s'écoule permet de voir la paroi du tube. La gaine de Schwann est analogue au myolemme des faisceaux primitifs des muscles ; elle possède les mêmes propriétés chimiques. La substance qui la constitue est homogène et renferme dans son épaisseur des noyaux ovoïdes entourés d'un vestige de protoplasma. Le volume et la direction de ces noyaux rappellent ceux du myolemme.

La gaine de Schwann est formée, à la manière des capillaires, par des cellules aplaties et soudées par leurs bords ; ces cellules appartiennent aux faux épithéliums, c'est-à-dire à l'une des variétés de substance conjonctive simple. La gaine de Schwann n'a pas encore été démontrée sur les fibres du système nerveux central ni sur les fibres les plus fines des nerfs.

Variétés. — Pour observer des tubes nerveux à moelle avec les caractères précédents, il faut les examiner sans le secours des réactifs, sur de petits animaux vivants ou qu'on vient de tuer ; le *desséchement*, le *refroidissement*, et à plus forte raison la *décomposition*, les *réactifs chimiques*, altèrent les tubes nerveux. Les *tubes variqueux* et les *tubes à double contour* sont des tubes nerveux dont la myéline est altérée. Cette altération consiste en une coagulation qui se propage de la surface vers les parties profondes. Si la myéline est coagulée à la surface seulement, les limites du tube sont accusées par deux lignes qui correspondent à la gaine de Schwann et à la surface de la myéline coagulée ; ces tubes altérés ont été appelés *tubes nerveux à double contour*. Dans quelques cas, la myéline se coagule dans toute son épaisseur, et cette substance se groupe par masses plus ou moins régulières autour du cylinder-axis. La gaine est déformée et le tube prend un aspect moniliforme ; les tubes nerveux ainsi altérés constituent les *tubes variqueux* dont on a tant parlé. On les observe surtout dans les centres nerveux et sur les filets nerveux très minces. Dans d'autres circonstances, la myéline se transforme en petits grumeaux qui remplissent l'intérieur de la gaine de Schwann. Dans toutes ces altérations, le cylinder-axis reste ordinairement intact, mais l'enveloppe du tube est souvent altérée en même temps que la myéline (fig. 166).

Parmi les tubes nerveux à moelle, les uns sont *moteurs*, les autres *sensitifs* ; leur structure est la même ; leur différence anatomique

1. Synonymes : *membrane limitante* de Valentin, *gaine primitive, membrane primitive, névrilème* de Schultze.

consiste en ce que les tubes sensitifs traversent des cellules ganglionnaires avant d'arriver aux centres nerveux, tandis que les tubes moteurs ne présentent aucun ganglion.

Nos connaissances sur l'*origine* et la *terminaison* [1] des tubes nerveux ne sont pas encore complètes, cependant elles ont fait des progrès considérables dans ces dernières années. Chaque tube peut

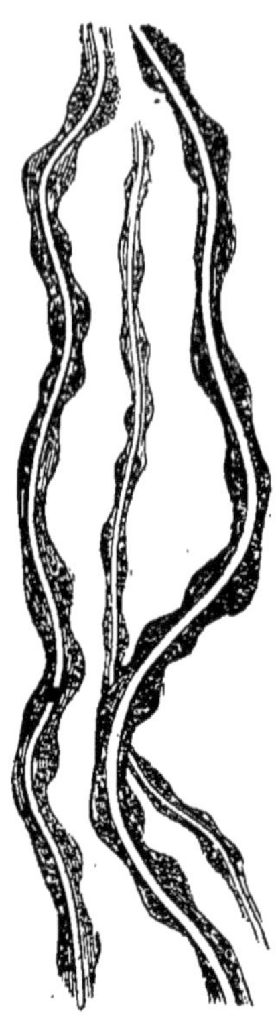

FIG. 166. — Tubes présentant l'altération variqueuse (tubes variqueux). On voit les renflements du tube correspondant aux noyaux de la gaine de Schwann.

être considéré comme un fil électrique mettant en communication les cellules des centres nerveux avec des parties motrices ou sensibles du corps. L'extrémité centrale, considérée généralement comme origine, prend naissance de la façon suivante : au moment où le tube pénètre dans les centres nerveux, la gaine de Schwann disparaît et semble se confondre à la surface du cerveau ou de la moelle

1. Il convient de s'expliquer sur ce qu'il faut entendre par origine et terminaison : les uns appellent origine l'extrémité centrale de la fibre nerveuse, l'extrémité périphérique étant considérée comme terminaison ; anatomiquement, c'est plus simple. Physiologiquement, et en suivant le courant de l'influx nerveux, quelques auteurs disent que les nerfs moteurs naissent dans les centres nerveux, tandis que les nerfs sensitifs s'y terminent. Pour nous, l'origine sera le point d'insertion des nerfs sur les centres nerveux.

épinière avec les éléments de la pie-mère. Le tube nerveux, réduit au cylinder-axis et à la myéline, continue son trajet dans l'épaisseur de la substance blanche. Au moment où il approche de la cellule qui lui correspond, il se dépouille insensiblement de la myéline et ne présente plus que le cylinder-axis, qui se confond avec l'un des prolongements de la cellule nerveuse. Après un trajet plus ou moins long dans lequel la fibre nerveuse se divise rarement, l'extrémité périphérique, terminaison du tube, se ramifie pour former un bouquet d'extrémités libres (muscles) [1], se porte sur une cellule terminale (rétine, oreille interne, pituitaire), finit dans un corpuscule spécial (corpuscules du tact), ou enfin donne naissance à de nombreux filaments, qui s'anastomosent entre eux pour former des *réseaux*, des *plexus*, comme Axmann l'a observé dans la peau de la grenouille et His dans la cornée. (Voy. *Terminaison des nerfs.*) Dans la plupart de ces modes de terminaison, on voit les tubes nerveux à bords foncés se transformer en tubes nerveux pâles.

2º Les *fibres nerveuses sans moelle* [2] existent en grand nombre dans le système nerveux, principalement dans le grand sympathique. Souvent elles font suite aux extrémités terminales des fibres à moelle, comme on le voit dans les organes des sens, dans la cornée, dans les muqueuses et dans les corpuscules du tact. Ces fibres terminales pâles, ordinairement très fines, deviennent de plus en plus nombreuses à mesure que la science avance dans l'étude de la structure des nerfs.

La fibre nerveuse sans moelle est pâle et grisâtre, parce qu'elle ne renferme pas de myéline ; elle est constituée par le cylinder-axis et par une enveloppe à noyaux. Si l'on examine le point où une fibre nerveuse à contours foncés se continue avec une fibre nerveuse pâle, on voit la couche de moelle diminuer insensiblement, puis disparaître tout à fait au moment où l'élément devient transparent ; la myéline n'existant plus, la gaine de Schwann avec les noyaux se trouve immédiatement appliquée sur le cylinder-axis [3]. Le diamètre des fibres sans moelle, comme celui des fibres à moelle, varie de 1 à 20 μ.

On voit des fibres nerveuses pâles ou sans moelle faire suite aux fibres nerveuses à moelle, dans les muscles striés, dans le cœur,

---

1. Voyez les nerfs des muscles ; les tubes nerveux se divisent en un nombre considérable de filaments.

2. Synonymes : *fibres nerveuses pâles, fibres nerveuses sympathiques*.

3. Il y a certainement des fibres pâles sans enveloppe, et, dans beaucoup de cas, celle-ci est tellement adhérente à la surface du cylinder-axis, que son existence ne peut être soupçonnée que par la présence de noyaux à la surface des fibres.

dans les muscles lisses, dans les muqueuses et dans les parois des vaisseaux de la grenouille. Il est facile de constater sur les fibres pâles une enveloppe à noyaux.

Mais dans les fibres pâles qui se terminent dans les cellules épithéliales de la cornée, la gaine paraît faire défaut ; elle manque également autour des prolongements simples partis des cellules nerveuses, et qu'on considère assez généralement comme des cylinder-axis, ainsi que dans les parties terminales du nerf acoustique et des fibres radiées de la rétine.

3° Des *fibres nerveuses spéciales*, n'appartenant à aucune des deux variétés précédentes, se rencontrent quelquefois. Ainsi : 1° les *fibres grises du grand sympathique* et les *fibres terminales grises* du nerf olfactif paraissent être formées par un faisceau de cylinder-axis entouré d'une gaine à noyaux ; 2° les *prolongements ramifiés* des cellules multipolaires des centres nerveux seraient également, d'après Frommann, des faisceaux de cylinder-axis entourés d'une gaine à noyaux ; 3° les *fibres pâles terminales* dans les corpuscules de Pacini et dans les corpuscules de Meissner sont entourées de capsules, et probablement dépourvues de gaine. Ces fibres nerveuses spéciales sont encore à l'étude, et leur constitution ne doit pas être considérée comme définitivement connue.

L'origine et la *terminaison* des fibres nerveuses pâles ne sont pas encore exactement fixées. Indépendamment du *mode d'origine* des fibres faisant suite aux extrémités des fibres à moelle, mode d'origine dont nous venons de parler, il semble qu'au niveau des ganglions du grand sympathique, le cylinder-axis fait suite immédiatement aux prolongements des cellules nerveuses, et que l'enveloppe

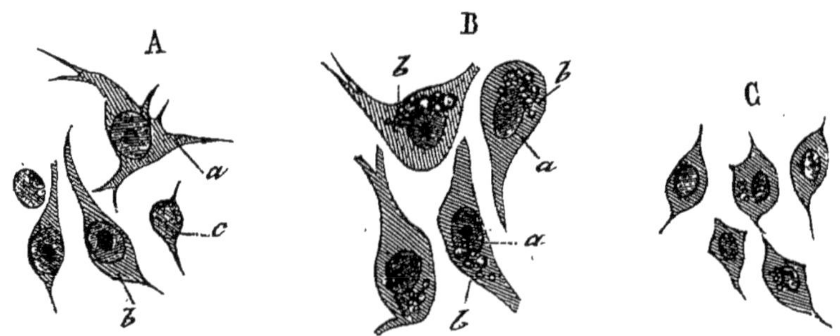

FIG. 167. — Cellules nerveuses.

A. Cellules du corps strié. — B. Cellules de la couche optique de l'homme. — C. Cellules des circonvolutions cérébrales du bœuf. Gr. 350. (Cadiat.)

à noyaux se continue directement avec l'enveloppe de la cellule ganglionnaire. La terminaison des fibres pâles se fait de plusieurs manières : tantôt elles perdent leur enveloppe et se terminent dans des corpuscules spéciaux, corpuscules de Pacini, de Meissner et de Krause; tantôt, dépourvues aussi d'enveloppe, elles se ramifient et se terminent par des extrémités libres très ténues, comme on le voit dans les cellules épithéliales de la cornée; en d'autres points, elles conservent leur gaine et se terminent en s'élargissant pour constituer de petits plateaux, ainsi qu'on le voit dans les muscles.

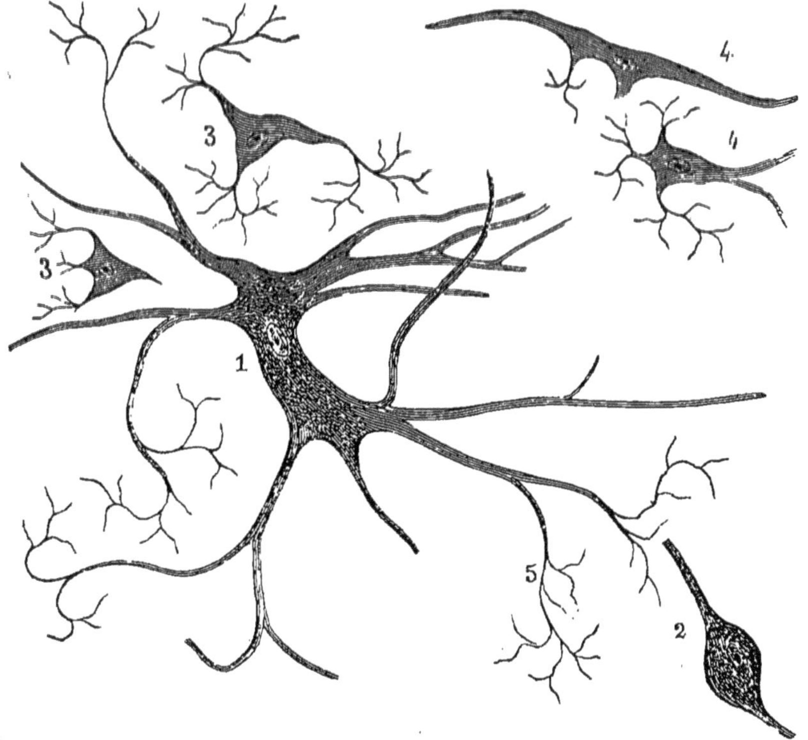

FIG. 168. — Variétés de cellules nerveuses provenant des centres nerveux.

1. Cellule *motrice*, *polyclone*, multipolaire, provenant des cornes antérieures de la moelle. — 2. Cellule *sympathique*, bipolaire, *diclone*, provenant du voisinage de la commissure postérieure de la moelle. — 3, 3. Cellules de la substance corticale du cerveau. — 4, 4. Cellules *sensitives*, prises sur les cornes postérieures de la moelle. — 5. Grossissement, 300 diamètres.

Cellules nerveuses [1]. — Les cellules nerveuses se rencontrent principalement dans la substance grise des centres nerveux et dans les ganglions; on les trouve aussi aux extrémités terminales de certains nerfs (organes des sens, muqueuses). Leur *dimension* varie

1. Synonymes : *globules nerveux*, *globules ganglionnaires* de Leydig, *corpuscules nerveux*.

depuis 10 μ jusqu'à 140 μ, de sorte que les plus volumineuses se voient à l'œil nu sous forme de petits points grisâtres. Leur *forme* est variable également : elles paraissent arrondies, à queue, fusiformes ou étoilées, selon qu'elles donnent ou non naissance à un, deux ou plusieurs prolongements. En raison du nombre des prolongements, on les appelle *apolaires* si elles n'en fournissent pas (leur existence est mise en doute par R. Wagner et Leydig) ; *unipolaires, bipolaires* et *multipolaires*, si elles en fournissent un, deux ou plusieurs (on peut en compter jusqu'à huit).

Au point de vue de leur structure, il faut distinguer deux espèces de cellules nerveuses : les cellules avec enveloppe, cellules ganglionnaires, qu'on ne trouve que dans les ganglions, et les cellules sans enveloppe, telles qu'on les rencontre dans les centres nerveux.

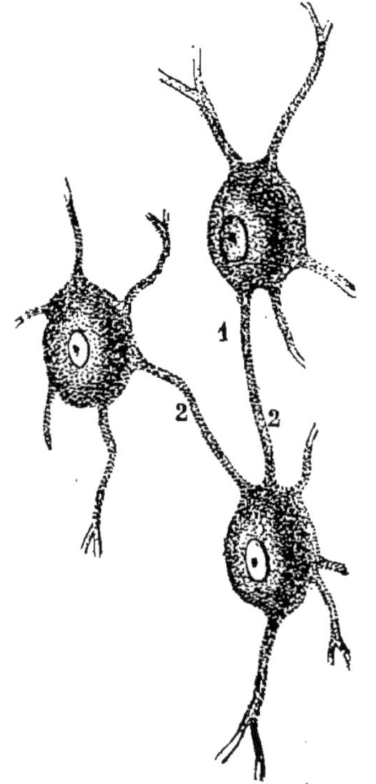

FIG. 169. — Cellules nerveuses du cerveau.

1, Trois cellules reliées entre elles par deux anastomoses. — 2, 2. Anastomoses.

1° Les *cellules des centres nerveux*, ainsi que celles des parties terminales des nerfs, totalement dépourvues de membrane d'enveloppe [1], sont formées par une masse de protoplasma consistant et granuleux, qui renferme souvent une plus ou moins grande quantité de pigment. Au centre, on trouve un gros noyau franchement vésicu-

1. Ce sont, par conséquent, des protoblastes. (Voy. *Cellules en général.*)

leux (de 3 à 18 μ), pourvu d'un gros nucléole [1] (de 1 à 7 μ). Le proto-plasma, dans les cellules volumineuses de la moelle, du cervelet et des ganglions, présente une structure fibrillaire (Kölliker et Schultze) [2]. Les granulations pigmentaires et autres s'accumulent

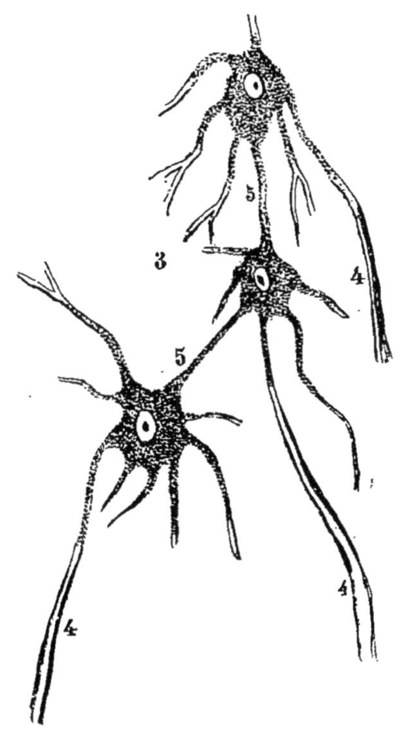

Fig. 170. — Trois cel-lules nerveuses anas-tomosées et unies aux nerfs.

3. Les trois cellules. — 4, 4. Continuité des pôles avec des fibres nerveuses. — 5, 5. Commissures unis-sant les cellules.

ordinairement autour du noyau, lorsque la cellule n'en est pas com-plètement remplie. Le noyau renferme une substance fluide, trans-parente, dans laquelle nagent le ou les nucléoles. Les plus grosses cellules nerveuses se rencontrent dans les cornes antérieures de la moelle épinière.

2° Les *cellules nerveuses des ganglions* ne diffèrent des précé-dentes que par la présence d'une gaine extérieure pourvue ou non de noyaux. Cette gaine n'est pas une membrane de cellule, mais une sorte de capsule formée par une substance d'apparence homo-gène, contenant un grand nombre de noyaux. (Voy. *Ganglions*.)

1. Il existe souvent un *nucléolule* dans le nucléole. Ce serait une vé-sicule d'après Mauthner, tandis que Frommann prétend qu'il est solide et qu'il constitue l'origine d'une fibrille.

2. Leydig l'a aussi observée. Beale ne voit dans ces fibrilles qu'une disposition striée, qui indique la direction des courants nerveux à l'in-térieur des cellules.

Les prolongements des cellules nerveuses sont formés probablement d'une substance azotée analogue à celle qui constitue le cylin-

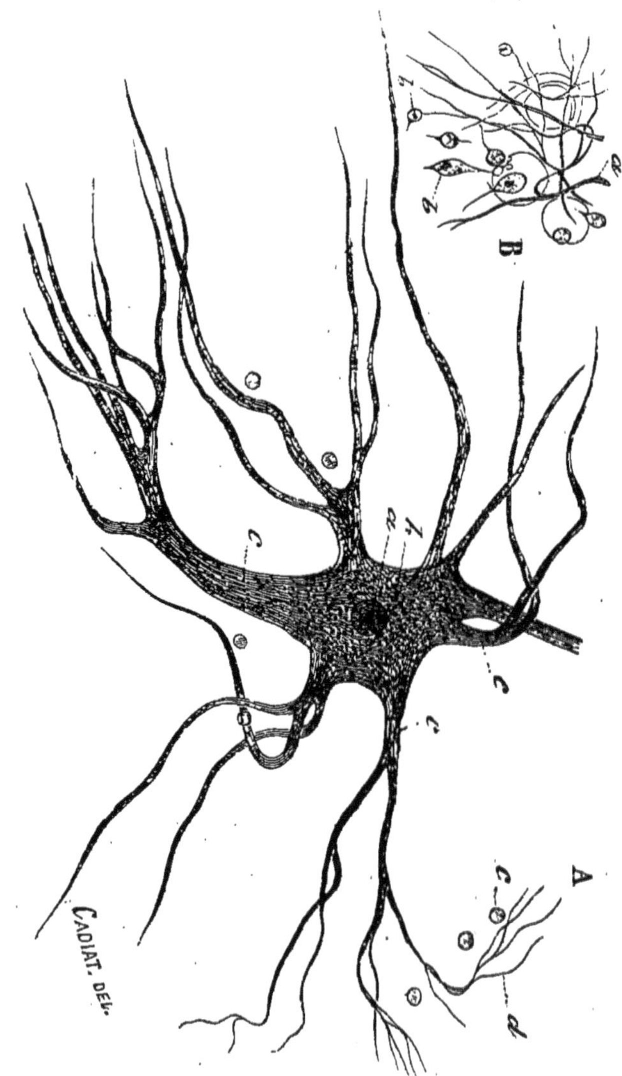

FIG. 171. — Grosse cellule nerveuse de la corne antérieure de la moelle du bœuf.

A. Cellule nerveuse. — *a'*. Noyau. — *b*. Protoplasma de la cellule. — c, c. Prolongements. — *d*. Ramifications des prolongements. — *e*. Myélocytes.
B. Prolongements de cellules, cylinder-axis, et myélocytes dans la substance grise. (Cadiat.)

der-axis. Les uns se portent d'une cellule à l'autre pour les mettre en communication ; les autres pénètrent dans les tubes nerveux, dont ils constituent l'origine. On n'a pas pu suivre tous ces prolongements; peut-être quelques-uns se terminent-ils par des extrémités libres ou bien s'anastomosent-ils entre eux pour former des réseaux. Quoi qu'il en soit, il est bien certain que tous ces filaments peuvent être comparés à un système de fils électriques réunissant entre elles toutes les cellules des centres nerveux et des ganglions.

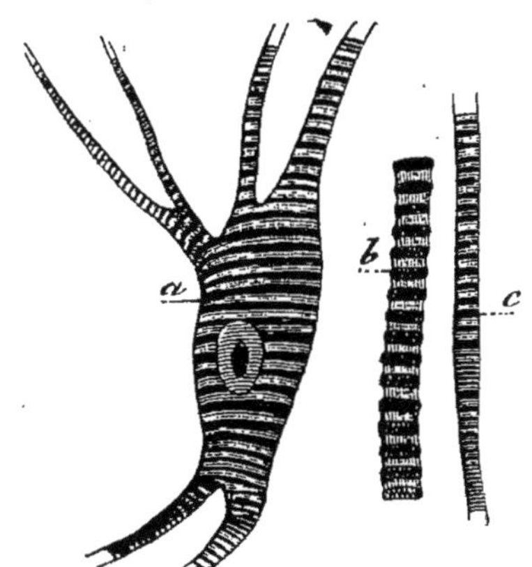

FIG. 172. — Cellule nerveuse et cylinder-axis préparés au nitrate d'argent.

a. Cellules. — b, c. Cylinder-axis. (Cadiat.)

Fibres de Remak. — Les *fibres de Remak* sont des filaments analogues aux fibres nerveuses sans moelle. Elles se rencontrent en très grande abondance dans le grand sympathique. Ces fibres sont un peu aplaties, en forme de ruban, transparentes comme les fibres pâles, homogènes, et pourvues, de distance en distance, de noyaux ovalaires ou allongés ; leur diamètre rappelle celui des tubes nerveux minces (de 2 μ à 7 μ); les noyaux ont de 6 à 15 μ de longueur, sur 4 à 7 μ de largeur.

Le dernier mot n'est pas dit sur la signification des fibres de Remak. Robin les considère comme des tubes nerveux en voie de développement; lorsqu'un nerf divisé se répare, les tubes nerveux passent par l'état de fibres de Remak avant d'arriver à leur évolution complète. Chez l'embryon, les tubes nerveux passeraient par l'état de fibres de Remak. Pour Leydig, Remak et Müller, les tubes nerveux pâles et les fibres de Remak sont une seule et même chose.

Pour Kölliker, la plupart des fibres dites de Remak appartiennent au tissu conjonctif. D'après cet auteur, les fibres de Remak, dont nous venons de donner la description, existent dans le grand sympathique, où elles sont très nombreuses : ce sont de véritables fibres sans moelle. Il existe aussi dans le grand sympathique d'autres éléments que l'on range parmi les fibres de Remak, et qui sont constitués par du tissu conjonctif réticulé. Dans le grand sympathique, il n'est pas rare de voir certains prolongements, tout à fait identiques aux fibres de Remak, prendre naissance sur l'enveloppe même des cellules nerveuses des ganglions. (Voy. *Ganglions*.)

Myélocytes. — Cet élément anatomique existerait, d'après Robin, dans le système nerveux seulement, et se montrerait sous deux formes différentes : 1° sous forme de noyau libre ; 2° sous forme de cellules.

Les *myélocytes à noyau libre* sont beaucoup plus nombreux que les autres. Ces noyaux sont sphériques, quelquefois ovoïdes, plus foncés que la matière amorphe qui les contient ; ils accompagnent les cellules multipolaires. Tantôt ces noyaux ont un nucléole, tantôt ils en sont dépourvus. Le centre du nucléole est brillant, ses contours sont noirâtres. Il est environné de granulations grisâtres. Le diamètre du noyau est de 5 à 7 μ.

L'acide acétique a peu d'action sur ces noyaux ; il les resserre un peu, et il dissout les substances environnantes.

Ces noyaux pourraient être confondus avec les noyaux libres des médullocelles ; mais ceux-ci sont plus gros, plus transparents, et ne se rencontrent pas dans les régions où l'on trouve les myélocytes.

Les *myélocytes à cellules* sont rares chez l'homme ; ils ont de 12 à 15 μ. Ils sont ovoïdes. On trouve dans ces cellules un noyau semblable aux noyaux libres. La cavité n'est pas distincte de la paroi. L'eau n'a aucune action sur ces éléments.

Robin n'admet pas le tissu conjonctif dans les centres nerveux ; les myélocytes sont probablement les corpuscules du tissu conjonctif des autres auteurs.

Substance amorphe. — Cette substance n'existe que dans les parties grises des centres nerveux ; elle est homogène, grisâtre, finement granuleuse. Avec les cellules nerveuses, elle concourt à donner à la substance grise la coloration qu'elle présente.

Tissu conjonctif. — Ce tissu constitue un élément accessoire du tissu nerveux ; il existe partout. Il est très peu abondant dans le système nerveux central, où il constitue la *névroglie* ; mais sur les nerfs il forme une enveloppe assez résistante, qui envoie de minces cloisons entre les faisceaux primitifs : c'est le *névrilème*. Le tissu conjonctif, ou lamineux, forme aussi une enveloppe aux ganglions nerveux, enveloppe de laquelle partent de petites cloisons qui séparent les uns des autres les éléments qui constituent ces renflements.

Vaisseaux capillaires. — Les vaisseaux du tissu nerveux présentent quelques particularités remarquables, que nous étudierons lorsqu'il sera question des nerfs de l'encéphale et de la moelle épinière.

§ 2. — Nerfs cérébro-spinaux.

Les nerfs cérébro-spinaux sont des cordons blancs, étendus des centres nerveux à la plupart des organes et tissus de l'économie.

On appelle *nerfs crâniens* ceux qui naissent de l'encéphale et qui sortent par les trous de la base du crâne ; on en compte douze paires. Ceux qui partent de la moelle, et qui traversent les trous de conjugaison, sont les *nerfs rachidiens*, au nombre de trente et une paires.

Parmi les nerfs crâniens, les uns sont des nerfs de mouvement, les autres de sensibilité ; quelques-uns enfin, nerfs sensoriaux, sont spécialement destinés aux organes des sens. Les nerfs rachidiens naissent sur la moelle par deux ordres de racines distinctes, les unes motrices et les autres sensitives ; mais au moment où les nerfs sortent des trous de conjugaison, les deux racines se confondent pour former un nerf mixte, d'où partiront des filets nerveux destinés au mouvement et à la sensibilité.

Nous allons successivement étudier le trajet des nerfs, leurs rapports, leur conformation extérieure, leurs anastomoses, leur structure, leur origine et leur terminaison.

A. Trajet. — Après avoir traversé le trou de la base du crâne ou celui de conjugaison, le tronc nerveux suit un trajet à peu près direct jusqu'à sa terminaison. Les troncs nerveux ne sont pas flexueux ; ils sont tellement rectilignes, avec des bords si nettement tranchés, qu'il est facile de les distinguer des vaisseaux.

B. Rapports. — Les nerfs affectent des rapports particuliers avec les vaisseaux ; ils suivent souvent le trajet des artères et des veines, et ils forment avec ces vaisseaux un paquet vasculo-nerveux que l'on rencontre dans beaucoup de régions. De même que les vaisseaux qu'ils accompagnent, ils sont entourés d'une gaine de tissu conjonctif plus ou moins condensé.

A la tête, il est remarquable de voir avec quelle constance les rameaux nerveux accompagnent les artères dans les trous et conduits dont les os sont pourvus.

Certains muscles sont traversés par des troncs nerveux : le sterno-mastoïdien par le spinal, le coraco-brachial par le musculo-cutané, le court supinateur par la branche profonde du radial, et le long péronier latéral par le sciatique poplité externe.

C. Conformation extérieure. — Les nerfs sont de couleur blanche ; ils forment des cordons arrondis et pleins, que l'on ne confond pas avec les artères quand on prend l'habitude de leur contact.

Leur surface est très rarement colorée en rose ou en rouge, comme cela se voit pour les artères. Mais on y remarque des stries longitudinales, ordinairement très visibles, et indiquant les faisceaux primitifs qui constituent le nerf.

Les troncs nerveux diminuent de volume à mesure qu'ils fournissent des branches collatérales, qui se détachent presque toujours en formant un angle aigu avec le nerf, au moins pour les membres.

La surface du nerf est régulière, uniforme. On trouve cependant sur le trajet de tous les nerfs sensitifs, sans exception, un ganglion nerveux qui est l'apanage des nerfs de sensibilité [1]. Comme nous le verrons plus loin, la plupart des ganglions sont situés près de l'origine des nerfs, au niveau des trous osseux.

D. Anastomoses. — Les anastomoses sont fréquentes ; lorsqu'elles sont un peu nombreuses, elles constituent des plexus, souvent inextricables, comme cela se voit pour les plexus pharyngien, solaire, hypogastrique, etc. Dans leurs anastomoses, les nerfs ne présentent jamais de fusion entre leurs tubes ; ce sont simplement des tubes nerveux qui se séparent d'un nerf pour se porter sur un autre et s'accoler à lui.

E. Structure. — Si l'on examine un nerf à l'œil nu, on voit qu'il est formé par de longues fibres blanches disposées parallèlement et réunies entre elles par du tissu conjonctif. L'ensemble de l'organe est entouré également par une couche de tissu conjonctif dans lequel viennent se ramifier les vaisseaux.

Les *fibres nerveuses* ne se divisent point dans leur trajet ; elles s'étendent depuis leur origine jusqu'à la terminaison du nerf dans les tissus. Lorsque deux nerfs s'anastomosent, quelques fibres vont d'un tronc nerveux à l'autre, mais il n'y a pas fusion des fibres ; il en est de même des plexus nerveux dans lesquels plusieurs rameaux nerveux s'entrelacent. Nous verrons qu'il n'en est pas ainsi au niveau de la terminaison des nerfs, où les fibres nerveuses se ramifient fré-

---

1. Il ne faut pas croire qu'on soit encore bien fixé sur les fonctions des nerfs. Tel nerf est réputé sensitif par quelques auteurs (glossopharyngien, par exemple), et considéré comme moteur par d'autres. S'il est vrai qu'en général les ganglions se trouvent seulement sur le trajet des nerfs sensitifs, nous devons dire que plusieurs anatomistes ont signalé des corpuscules ganglionnaires et même des ganglions sur des nerfs moteurs proprement dits. Purkinje, Reissner et Rosenthal ont rencontré des corpuscules ganglionnaires sur le tronc de la troisième paire ; l'observation de Reissner était faite sur l'homme ; Volkmann affirme qu'il existe un petit ganglion sur la petite racine du grand hypoglosse, racine évidemment motrice (observation faite sur le veau). (Kölliker.)

quemment, et quelquefois dans les ganglions nerveux, où l'on peut voir une cellule recevoir une fibre afférente et donner naissance à deux fibres efférentes.

Les fibres qui constituent les nerfs crâniens viennent de l'encéphale, ainsi que nous le verrons bientôt, et ces nerfs sont, en général, les uns sensitifs, les autres moteurs. Il n'en est pas de même pour les nerfs rachidiens, qui sont tous des nerfs mixtes; les fibres qui constituent ces derniers viennent de trois sources : de la face antérieure de la moelle épinière (racines motrices), de la face postérieure de la moelle (racines sensitives), et des ganglions spinaux. (Voy. plus loin *Origine*.)

Nous avons vu que la présence d'un ganglion nerveux sur le trajet d'un nerf indique que le nerf est sensitif ; est-il possible de distinguer un tronçon nerveux moteur d'un tronçon nerveux sensitif dépourvu de ganglion ? La seule différence qui existe entre ces deux espèces de nerfs, c'est que le nerf moteur est formé principalement de fibres larges, tandis que les fibres minces dominent dans le nerf sensitif. Donc, les nerfs crâniens moteurs sont en général pourvus de fibres larges, tandis que les nerfs sensitifs sont formés par des fibres minces; les nerfs rachidiens, qui sont mixtes, sont un mélange des deux espèces de fibres. Nous verrons qu'au niveau de leur terminaison les fibres larges se portent vers les muscles et les autres dans les parties sensibles.

Du reste, chaque fibre nerveuse prise isolément présente la structure que nous avons indiquée en décrivant cet élément.

Le *tissu conjonctif* forme aux nerfs une gaine analogue à celle qui existe autour d'un muscle. Connue sous le nom de *névrilème*, cette gaine s'accentue au niveau des points où les nerfs traversent la dure-mère [1] et accompagne ces organes jusqu'à leur terminaison, où elle présente quelques modifications que nous étudierons avec la terminaison des nerfs. De la face interne du névrilème partent de minces cloisons de tissu conjonctif qui divisent le nerf en gros faisceaux ; ces cloisons envoient des prolongements de tissu conjonctif encore plus minces dans l'épaisseur de ces faisceaux, qu'ils divisent en faisceaux plus petits appelés par quelques auteurs *faisceaux primitifs* du nerf. On voit qu'il y a une grande analogie entre la disposition du tissu conjonctif d'un nerf et celle que ce tissu affecte dans un muscle.

Le tissu conjonctif du névrilème proprement dit est un tissu fibrillaire résistant ; on le trouve encore autour des principaux fais-

---

1. Au moment où les racines nerveuses sortent des centres nerveux, la pie-mère leur fournit un mince névrilème, qui se trouve renforcé au niveau des trous de conjugaison par des expansions de la dure-mère.

ceaux nerveux ; mais dans les minces cloisons qui séparent les fais-

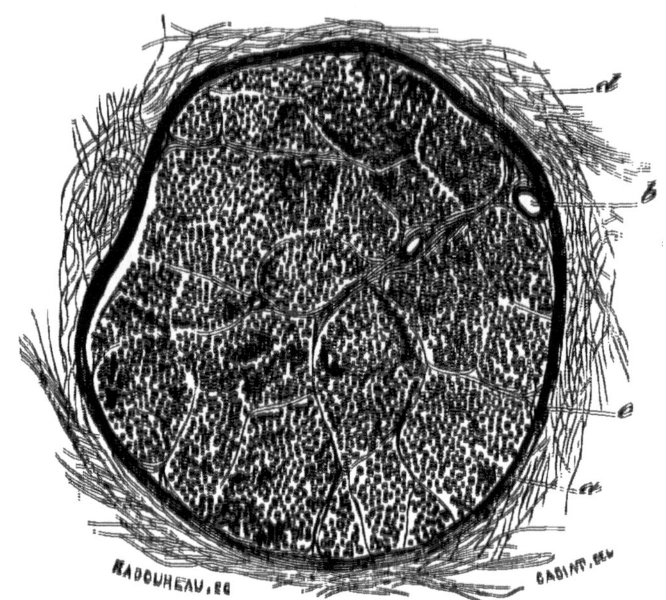

FIG. 173. — Coupe transversale d'un nerf.

a. Tubes nerveux. — b. Vaisseaux sanguins renfermés sous la gaine du périnèvre. — c. Périnèvre. — d. Névrilème.

ceaux plus petits et les faisceaux primitifs, le tissu devient lâche,

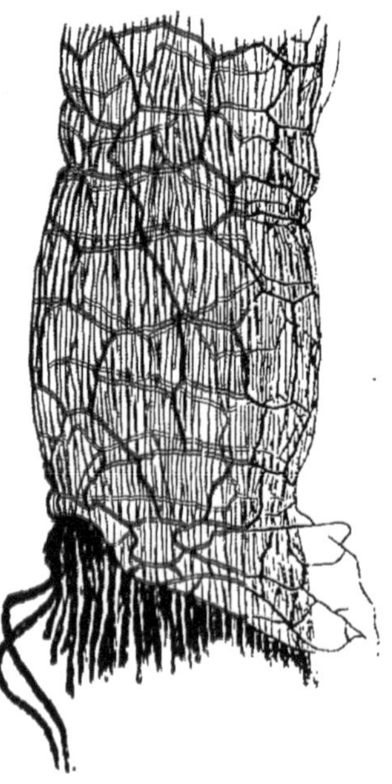

FIG. 174. — Faisceau de tubes nerveux avec la gaine de périnèvre (préparation au nitrate d'argent) (Cadiat).

perd son caractère fibreux, et se montre comme une substance plus homogène pourvue de corpuscules de tissu conjonctif.

Cette modification du tissu conjonctif est encore plus sensible dans les parties plus ténues du nerf; on doit envisager le périnèvre comme du tissu conjonctif modifié.

Le *périnèvre,* que beaucoup d'auteurs ne séparent pas du névrilème, nous montre des caractères particuliers. C'est assurément une membrane conjonctive, mais presque transformée et rappelant les productions élastiques, à la manière du myolemme des muscles. C'est Robin qui s'est servi le premier du mot périnèvre pour désigner une enveloppe transparente, formée de substance conjonctive condensée, qui entoure les faisceaux primitifs des nerfs.

Sa substance est homogène, très résistante, élastique, d'une épaisseur de 2 à 3 μ. Dans sa paroi on trouve des noyaux longitu-

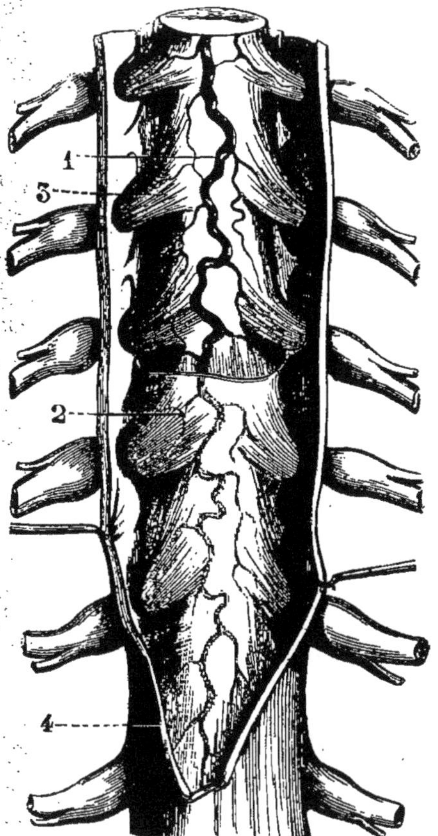

FIG. 175. — Tronçon de moelle avec ses enveloppes.

1. Pie-mère avec ses vaisseaux bien apparents. — 2. Feuillet viscéral de l'arachnoïde voilant en partie les vaisseaux de la pie-mère. — 3. Racines antérieures des nerfs rachidiens. — 4. Bords de la dure-mère incisée, écartés avec deux crochets. On voit le ligament dentelé sur cette figure.

dinaux de 3 à 5 μ de largeur sur 12 à 20 μ de longueur. Le périnèvre commence à se montrer sur les faisceaux primitifs, à la surface des centres nerveux, dès leur origine apparente; il les accompagne jusqu'à leur terminaison. Il cesse au niveau des points où les nerfs traversent les ganglions, pour reparaître ensuite.

Lorsque deux faisceaux nerveux s'anastomosent pour n'en former qu'un seul, leur périnèvre se fusionne et leur constitue une enveloppe commune ; il se divise lorsque deux faisceaux nerveux se séparent. L'idée d'anastomose et de division nerveuse se rattache à lui, et non au tube nerveux lui-même.

A la terminaison des nerfs, la périnèvre accompagne les nerfs sensitifs jusqu'à des corpuscules particuliers avec lesquels il se continue ; sur les nerfs moteurs, il cesse d'exister avant la terminaison du tube nerveux lui-même. Lorsqu'il accompagne des tubes nerveux isolés, il peut acquérir une épaisseur de 10 μ.

L'eau n'a aucune action sur le périnèvre, l'acide acétique le rend transparent, l'acide azotique étendu le durcit.

Les *vaisseaux* pénètrent dans le névrilème et dans ses cloisons. Ils forment un réseau capillaire à vaisseaux très ténus (7 μ) et à mailles longitudinales ; ces vaisseaux n'arrivent pas jusqu'aux tubes nerveux, ils entourent le périnèvre comme ils entourent le myolemme des muscles.

F. Origine. — Les nerfs prennent naissance sur les centres nerveux par des groupes de filaments, ou *racines*, qui se réunissent de manière à former un tronc nerveux. (Voy. tome II, *Névrologie*.)

G. Terminaison. — Depuis que le microscope a été appliqué à la recherche des terminaisons nerveuses, la science a fait des pro-

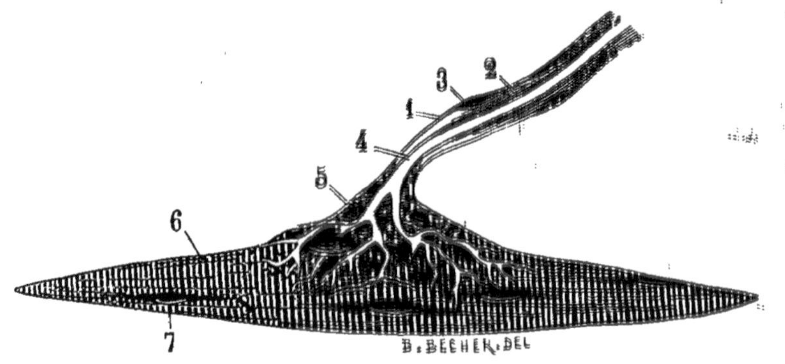

FIG. 176. — Plaque terminale à la terminaison d'un nerf moteur chez l'homme.

1. Gaine du tube nerveux. — 2. Myéline. — 3. Noyau de la gaine. — 4. Cylinder-axis. — 5. Noyaux de la plaque terminale. — 6. Sarcolemme. — 7. Noyau du sarcolemme. — 8. Substance musculaire.

grès considérables. Les nerfs ne se terminent point par des anses, comme on le croyait il y a encore quelques années ; les anses que l'on rencontre sont des filaments nerveux récurrents, qui passent d'un nerf dans un autre nerf en remontant de la périphérie vers le centre, et qui expliquent le phénomène de la sensibilité récurrente.

Tous les nerfs, sans exception, offrent cette particularité, que les fibres nerveuses se dépouillent de leur moelle et se transforment en fibres pâles au niveau de leur terminaison.

La terminaison ultime se fait : 1° par des corpuscules particuliers, affectant la forme de petites massues, situées à l'extrémité même de la fibre ; 2° par des extrémités effilées et libres ; 3° par un réseau.

Nous ne parlerons pas ici des nerfs sensoriels, qui seront complètement décrits avec les appareils dont ils font partie.

1° *Terminaison par les corpuscules.* — Les corpuscules terminaux se montrent sous différents noms et avec des formes diverses.

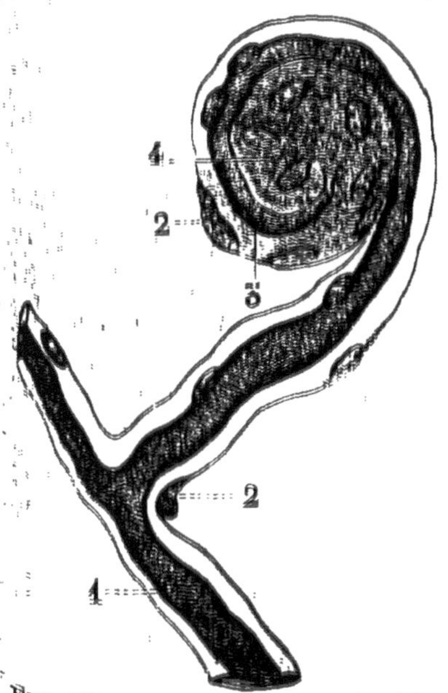

FIG. 177. — Corpuscule de Krause de la conjonctive, d'après Rouget.

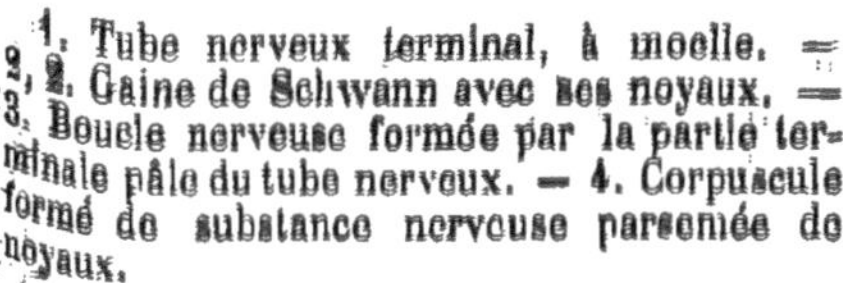

1. Tube nerveux terminal, à moelle. — 2, 2. Gaine de Schwann avec ses noyaux. — 3. Boucle nerveuse formée par la partie terminale pâle du tube nerveux. — 4. Corpuscule formé de substance nerveuse parsemée de noyaux.

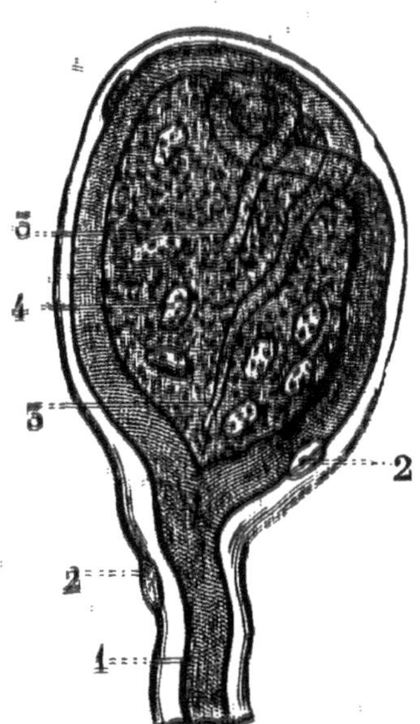

FIG. 178. — Corpuscule de Krause, avec bifurcation du filament nerveux terminal.

1. Tube nerveux à moelle. — 2, 2. Gaine de Schwann avec ses noyaux. — 3, 3. Terminaison du tube nerveux dépouillé de sa moelle. — 4. Substance nerveuse du corpuscule avec ses noyaux.

La *plaque terminale* est le corpuscule placé aux extrémités des fibres des nerfs moteurs ; les *corpuscules de Krause, de Meissner* et de *Pacini* terminent une grande quantité de nerfs sensitifs. Quel-

quefois on observe de véritables cellules nerveuses aux extrémités
des fibres pâles.

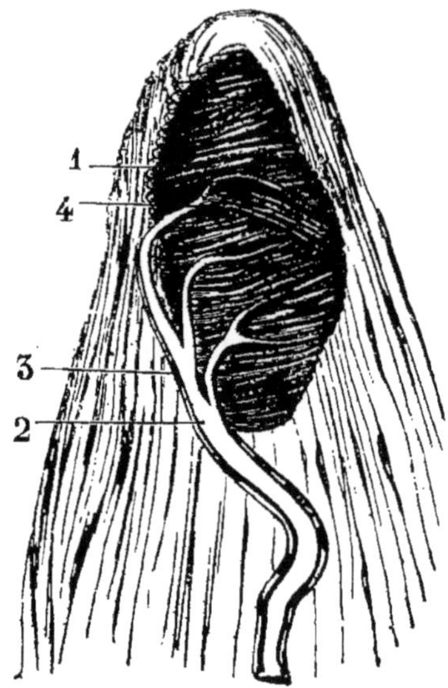

FIG. 179. — Corpuscule
de Meissner , d'après
Rouget.

1. Enroulement des tubes nerveux terminaux. — 2. Tube nerveux arrivant au corpuscule et
se dépouillant de sa moelle. —
3. Il s'amincit. — 4. Il s'enroule.

La *plaque terminale* est un renflement aplati placé à la surface
des fibres musculaires striées ; elle est en connexion avec la fibre
nerveuse. Tous les nerfs moteurs se terminent ainsi chez l'homme ;
chez les animaux inférieurs, la grenouille notamment, on voit des
filaments pâles partir de la plaque terminale et se répandre dans
l'épaisseur de la fibre musculaire. (Voy. la fig. 176 et les nerfs des
muscles striés.)

Les *corpuscules de Krause* se rencontrent aux extrémités termi-

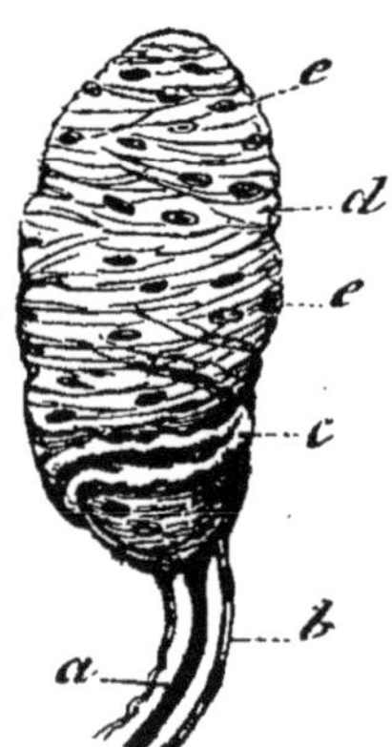

FIG. 180. — Corpuscule
de Meissner chez l'hom-
me ; on voit les noyaux
distincts.

a. Tube nerveux avec la myéline. — *b*. Spirales du tube
nerveux. — *c*. Noyaux du corpuscule.

nales des nerfs sensitifs, dans la peau et dans les muqueuses : conjonctive, langue, voile du palais, gland et clitoris. Chez l'homme,

ces corpuscules sont ovoïdes, et leur grand axe a une longueur trois fois, six fois et même neuf fois supérieure au diamètre d'un globule rouge du sang, c'est-à-dire 21 μ, 42 μ et 63 μ. (Voy. la fig. 178 et les nerfs de la peau.)

Les *corpuscules de Meissner,* ou corpuscules du tact, sont trois ou quatre fois plus volumineux que les corpuscules de Krause. Ils sont abondants surtout à la pulpe des doigts et des orteils. On les observe dans les papilles nerveuses, dont ils occupent le sommet. Ils existent seulement chez l'homme et chez le singe (Krause, Meissner). (Voy. la fig. 179 et les nerfs de la peau.)

Les *corpuscules de Pacini* sont encore plus volumineux, ils égalent le volume d'un grain de millet ; leur grand axe mesure en moyenne 1 à 2 millimètres. On les trouve en abondance au niveau des doigts et des orteils. Ce corpuscule est formé par une série de capsules superposées, dont le filament nerveux occupe toujours le centre. (Voy. la fig. 181 et les nerfs de la peau.)

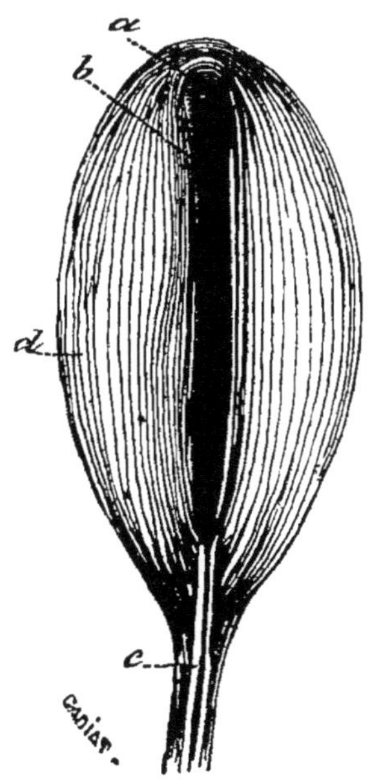

FIG. 181. — Corpuscule de Pacini.

a. Bulbe central. — b. Cylinder-axis. c. Tube nerveux. — d. Couches concentriques de périnèvre.

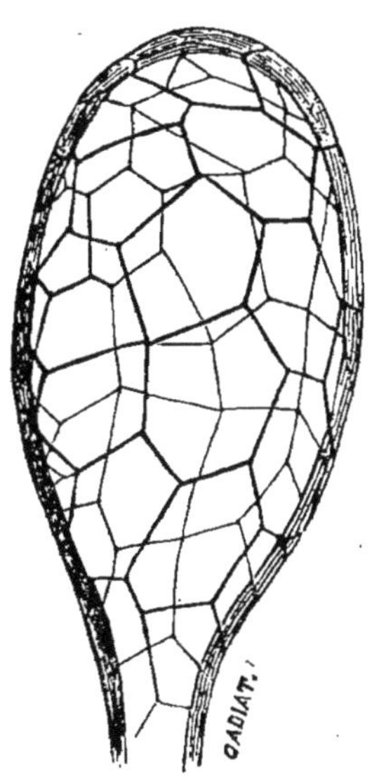

FIG. 182. — Corpuscule de Pacini dont les cellules ont été mises en évidence par le nitrate d'argent. (Cadiat.)

Les *cellules terminales* sont toujours des cellules multipolaires. On les observe principalement à la terminaison des nerfs sensoriels, quelquefois aussi dans l'épaisseur des muqueuses, et en dehors des acini des glandes en grappe. Elles sont dépourvues de membrane d'enveloppe, et constituent par conséquent de véritables protoblastes.

2° *Terminaison par des extrémités libres.* — Chez l'homme, ce mode de terminaison devient de plus en plus rare à mesure que l'histologie fait des progrès. On observe des extrémités nerveuses libres entre les cellules épithéliales de la cornée et dans les papilles de la langue. Les nerfs sensitifs des muscles semblent aussi se terminer par des extrémités libres. (Voy. les nerfs de la cornée et de la langue.)

3° *Terminaison par des réseaux.* — 1° Dans les muscles lisses, les tubes nerveux se ramifient au niveau de leur terminaison ; leurs ramifications s'anastomosent pour former un réseau. Ces fibrilles, larges au plus de 2 μ, sont pourvues de noyau à leur point d'entrecroisement. Les réseaux entourent les faisceaux musculaires lisses, comme on l'a observé dans l'iris (J. Arnold), dans la vessie (His), dans le canal intestinal (Auerbach), dans les vaisseaux (His), [Frey, p. 392]. Quelques auteurs admettent que des filaments plus ténus partent de ce réseau pour former un réseau plus fin entre les fibrilles elles-mêmes. 2° Tomsa a décrit dans la peau de la main et dans la muqueuse du gland, chez l'homme, un réseau de fibres terminales pâles se terminant dans de petites cellules analogues aux cellules nerveuses. (Frey, p. 400.) 3° Des réseaux nerveux ont été vus fréquemment chez les animaux : dans la muqueuse œsophagienne de la salamandre, par Billroth et Kölliker ; dans la muqueuse de l'intestin grêle de la grenouille, par Kölliker ; dans la conjonctive, par J. Arnold ; dans la peau de la grenouille, par Axmann et Ciaccio ; dans la peau de la souris, par Kölliker, etc.

Le Dr Jobert a fait des observations sur la terminaison des nerfs sensitifs (*Soc. de Biol.* 1873). Jobert avait déjà découvert, dans l'aile de la chauve-souris, un appareil tactile remarquable, développé autour des bulbes pileux ; il a de nouveau retrouvé cet appareil dans la queue des rongeurs. Cette queue est, comme on le sait, constituée par un certain nombre d'anneaux articulés les uns avec les autres et d'un rayon d'autant plus petit que de la base on s'avance vers la pointe. Les anneaux ne sont pas nus, mais bien recouverts par des espèces d'écailles imbriquées entre lesquelles apparaissent de rares poils, longs et raides. Or, chacun de ces poils est muni, au-dessous des glandes sébacées, d'une sorte de collier dû à l'épaississement du tissu conjonctif. Les tubes nerveux à moelle, au nombre de 4 à 6, se dirigent vers ces colliers. Dans leur trajet, ils se renflent en une cellule à noyau, se reforment en tant que tubes, puis se bifurquent en conservant leur myéline et vont, définitivement, se terminer dans le tissu des colliers, où ils s'enchevêtrent en un plexus d'une richesse extrême. Il est fort difficile de voir comment finit le cylindraxe, peut-être par une pointe libre, ce que Jobert a cru reconnaître parfois. Mais il ne voudrait rien affirmer à ce sujet.

Le moindre contact, qui détermine un mouvement dans le poil, se communique immédiatement à l'appareil nerveux. On doit donc se trouver ici en présence d'un organe du toucher très parfait. C'est ce qu'il est très facile d'observer d'après Jobert. Lorsqu'un rat marche ou court, il appuie sur le sol sa queue qui lui révèle le moindre accident de terrain, tout en lui servant d'organe de progression. Lorsqu'il veut sauter, il la replie, puis la redresse brusquement ; elle agit alors comme un ressort qui se détend et donne à l'animal l'impulsion nécessaire. Aussi, pour conserver les rats en cage et pour éviter leur évasion, ce qui parfois est difficile, il suffit souvent de leur couper la queue. Avec elle, ils perdent la plus grande partie de leur moyen d'action.

§ 3. — Nerf grand sympathique [1].

Le nerf grand sympathique est rattaché aux nerfs cérébro-spinaux par des racines ; son tronc, parsemé de ganglions nerveux, d'où le nom de nerf ganglionnaire, donne naissance à des branches innombrables qui se répandent dans les organes animés par le grand sympathique.

Les *racines* du grand sympathique naissent sur les nerfs rachidiens, qui envoient chacun deux faisceaux de fibres nerveuses au tronc du grand sympathique, aussitôt après leur sortie des trous de conjugaison. La plupart des nerfs crâniens fournissent aussi des racines à ce nerf ; des filaments nerveux se détachent des 3e, 4e, 5e et 6e paires crâniennes, et donnent naissance à la racine crânienne antérieure, qui descend le long de la carotide interne jusqu'au ganglion cervical supérieur, après avoir formé le plexus carotidien dans le canal du même nom. Il existe une racine crânienne postérieure qui naît des 9e, 10e, 11e et 12e paires, et qui se porte aussi à l'extrémité supérieure du ganglion cervical supérieur. Il serait peut-être plus rationnel de considérer les deux racines crâniennes comme des branches efférentes.

Les racines du grand sympathique sont formées de fibres nerveuses minces et larges, avec prédominance très marquée de fibres minces ou sensitives. Arrivées aux ganglions, c'est-à-dire au tronc du nerf, ces fibres se réunissent aux fibres propres nées des gan-

1. *Voyez* la description du grand sympathique au deuxième volume.

glions mêmes. Elles viennent de la moelle et directement des ganglions spinaux.

Le *tronc* du grand sympathique descend sur les parties antérieures et latérales de la colonne vertébrale jusqu'au sommet du coccyx; on observe sur son trajet un grand nombre de ganglions nerveux que nous étudierons dans le chapitre suivant. Le tronc est formé par les racines, dont les fibres deviennent longitudinales, et par les fibres propres venues des ganglions. Il est difficile de poursuivre ces fibres, cependant il est certain qu'elles passent dans l'épaisseur des branches. En général, les racines pénètrent dans le tronc, et les branches vont s'anastomoser avec les cellules des ganglions. Quant aux fibres qui constituent le tronc du nerf, elles sont de trois espèces : il y a des fibres larges, des fibres minces, et en outre des fibres pâles et très minces qui ne dépassent pas 5 μ. Ces dernières naissent dans les ganglions mêmes du grand sympathique, tandis que les autres représentent les fibres des racines.

Ces fibres minces, extrêmement nombreuses dans le grand sympathique, ont été considérées par Bidder et Wolkmann (1842) comme possédant des caractères anatomiques particuliers ; ils les désignèrent sous le nom de *fibres nerveuses sympathiques*. Plus tard, Valentin et Kölliker démontrèrent que ces fibres ne diffèrent pas des fibres cérébro-spinales. En effet, elles ne possèdent aucun caractère distinctif; on les rencontre en d'autres points, comme dans les racines sensitives des nerfs rachidiens, dans les nerfs crâniens sensitifs et dans la moelle; au moment de leur terminaison, les tubes larges deviennent souvent identiques à ces fibres minces ; enfin, lorsque les fibres larges se développent, elles passent d'abord par l'état de fibres minces.

Les *branches* du grand sympathique sont innombrables; elles naissent des ganglions, et la plupart s'anastomosent entre elles pour former des plexus. Les unes sont blanches, d'autres sont grisâtres et même grises, différences de coloration qui tiennent à la quantité plus ou moins considérable de fibres fines et de fibres de Remak qui s'y trouvent contenues.

Si l'on fait la somme des branches nerveuses du grand sympathique au voisinage de leur terminaison, on voit qu'elle est de beaucoup supérieure à celle des branches au sortir des ganglions. Cette particularité est due à la présence de ganglions, et souvent de simples cellules ganglionnaires sur le trajet des nerfs; au niveau de ces renflements, on observe presque toujours une multiplication des fibres nerveuses. (Voy. *Ganglions.*)

Les éléments qui entrent dans la constitution des branches du grand sympathique, abstraction faite des vaisseaux et du tissu conjonctif, qui se comportent sensiblement comme sur les autres nerfs, sont donc les suivants : 1° les fibres nerveuses venues des nerfs rachidiens par les racines ; 2° les fibres fines nées des ganglions situés le long du tronc du nerf ; 3° les fibres fines nées des petits ganglions situés sur le trajet des nerfs ; 4° les fibres de Remak. Tous ces éléments marchent parallèlement dans les cordons nerveux : selon les régions, tel ou tel élément devient prédominant ; dans les nerfs du foie et de la rate, par exemple, les fibres de Remak existent en quantité considérable.

A mesure qu'on se rapproche de leur *terminaison*, on voit les fibres larges s'amincir de plus en plus et revêtir les caractères des fibres minces. Il est difficile de dire positivement quelle est la terminaison ultime des fibres nerveuses du grand sympathique ; cependant on croit qu'elles se résolvent en fibres pâles ou sans moelle, lesquelles fibres forment des réseaux d'où partent des filaments qui se terminent par des extrémités libres.

§ 4. — Ganglions nerveux.

Les ganglions sont des renflements situés sur le trajet des nerfs et contenant des cellules nerveuses. On les rencontre sur les gros troncs nerveux des nerfs cérébro-spinaux et du grand sympathique, et sur le trajet des rameaux périphériques. Nous étudierons d'abord les ganglions centraux placés sur les gros troncs nerveux.

A. — *Ganglions spinaux.*

Les ganglions spinaux, situés sur le trajet des racines postérieures des nerfs rachidiens, sont ovoïdes ; leur grand diamètre est parallèle à la direction des racines nerveuses. Ils sont entourés par une enveloppe membraneuse qui fait suite au névrilème du nerf ; cette enveloppe est formée de tissu conjonctif fibrillaire contenant quelques filaments analogues aux fibres de Remak. L'enveloppe du ganglion envoie des prolongements au centre, entre les diverses cellules ; elle est pourvue de nombreux vaisseaux sanguins qui se portent sur les prolongements intérieurs et qui forment un réseau vasculaire autour de chaque cellule nerveuse.

Les fibres nerveuses afférentes du ganglion, venues de la moelle, forment un faisceau moins volumineux que celui des fibres efférentes, attendu que les premières, qui traversent le ganglion, se réunissent à d'autres fibres, dites *ganglionnaires*, naissant dans le ganglion même pour se porter dans les nerfs périphériques.

Le ganglion renferme, indépendamment de l'enveloppe et de ses prolongements, un grand nombre de cellules nerveuses et les fibres nerveuses qui le traversent. Nous étudierons les cellules et les rapports qu'elles affectent avec les fibres nerveuses.

Cellules ganglionnaires. — Sous ce nom et sous ceux de globules ganglionnaires, corpuscules ganglionnaires, nous désignons les cellules nerveuses des ganglions nerveux. Ces cellules offrent les caractères des cellules nerveuses tels que nous les avons décrits page 227; elles ont la même forme, la même structure ; elles sont si variées qu'on les désigne généralement sous le nom de petites, moyennes et grandes. Les cellules ganglionnaires diffèrent cependant des cellules nerveuses des centres par plusieurs caractères :

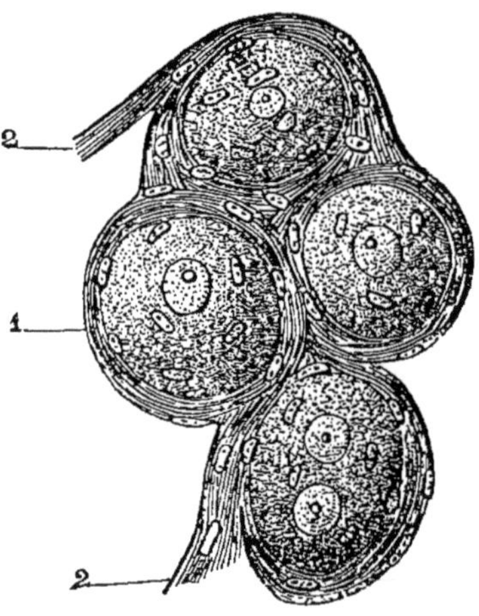

FIG. 183. — Quatre cellules ganglionnaires avec leur enveloppe, 1, se continuant avec les fibres de Remak en 2, 2.

1° Elles atteignent rarement un volume aussi considérable et mesurent un diamètre de 45 à 70 μ environ.

2° Les cellules unipolaires prédominent dans les ganglions spinaux, et constamment le pôle est tourné vers la périphérie pour donner naissance à une fibre ganglionnaire [1]. On y trouve aussi des cellules bipolaires et apolaires. Il est possible que ces dernières soient des cellules dont les prolongements ont été détruits par la préparation. Quant aux cellules multipolaires, elles ne se rencontrent pas dans les ganglions spinaux.

3° Les prolongements des cellules ganglionnaires paraissent ne point se diviser comme ceux des cellules des centres nerveux.

4° Les cellules ganglionnaires sont pourvues d'une enveloppe, non d'une membrane de cellule analogue à celle des cellules épithé-

---

1. D'après Frey, toute cellule unipolaire était bipolaire, l'un de ses prolongements ayant été arraché. Il est probable que Frey a fait ses observations sur les cellules ganglionnaires du poisson, qui sont presque toutes bipolaires.

liales ou adipeuses, mais d'une gaine, d'une sorte de capsule particulière dont il va être question.

La gaine des cellules paraît formée d'une substance homogène, presque toujours parsemée de noyaux. Il est difficile de savoir au juste quelle est sa nature. On a pris cette substance pour du tissu

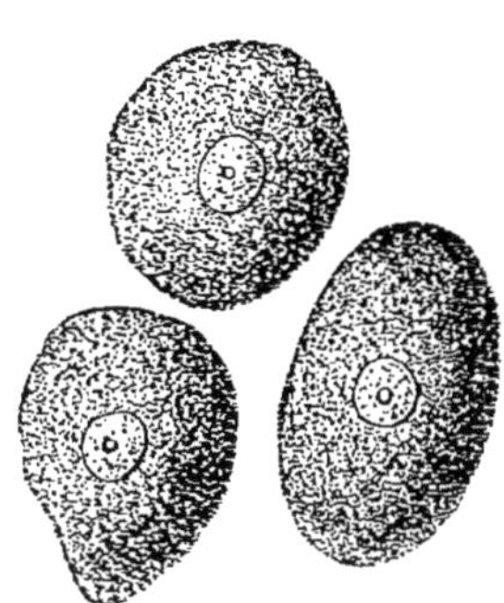

FIG. 184. — Trois cellules ganglionnaires dépourvues de leur enveloppe.

conjonctif. L. Beale et Remak la considèrent comme de nature nerveuse, attendu qu'elle donnerait naissance à des fibres de Remak.

Pour Kölliker, la gaine des cellules, de même que les cloisons qui séparent ces éléments, serait formée de substance conjonctive simple. Eberth, Kölliker et Valentin sont parvenus à démontrer que, dans les ganglions des mammifères, cette gaine est composée de petites cellules analogues aux cellules épithéliales. Chaque noyau est le noyau d'une cellule. Ces cellules épithéliales, que Kölliker place dans les faux épithéliums, sont analogues à celles qui constituent la paroi des capillaires; leur contour est rendu visible lorsqu'on traite la substance par le nitrate d'argent.

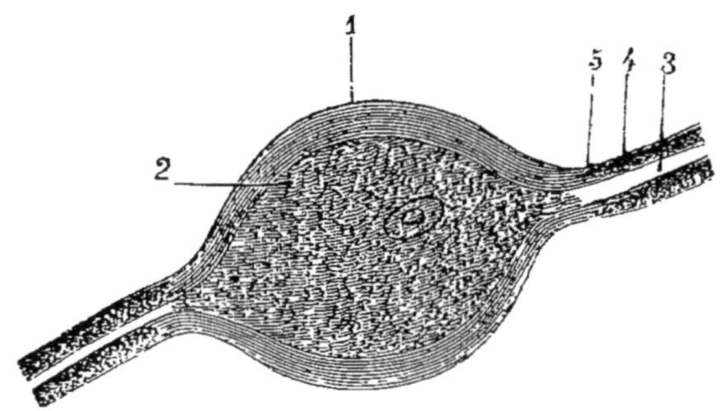

FIG. 185. — Cellule ganglionnaire (bipolaire) du brochet.
(Grossissement, 350.)

1. Enveloppe de la cellule se continuant avec celle des tubes nerveux. — 2. Contenu de la cellule avec son noyau. — 3. Cylinder-axis transparent se continuant avec le contenu de la cellule. — 4. Myéline du tube nerveux. — 5. Son enveloppe.

Fibres nerveuses. = Les ganglions spinaux donnent naissance à deux espèces de fibres : celles qui, venues de la moelle, traversent le renflement nerveux, et les fibres ganglionnaires, qui prennent naissance dans le ganglion lui-même.

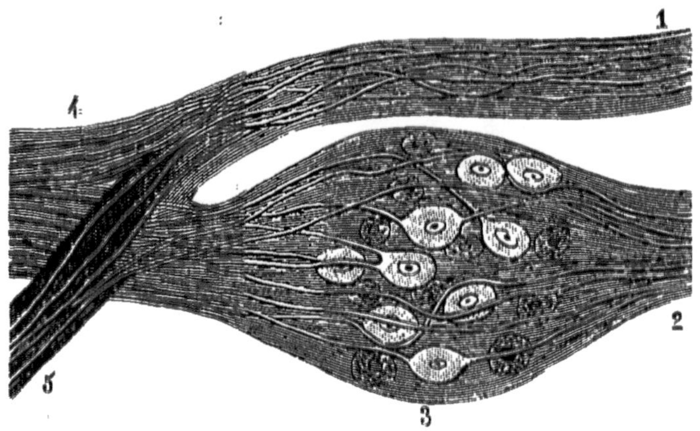

FIG. 186. — Ganglion rachidien.

1. Racine antérieure, motrice. — 2. Racine postérieure, sensitive ou ganglionnaire. — 3. Ganglion rachidien. — 4, 5. Entre-croisement des deux racines pour donner naissance à un nerf mixte. On voit, dans ce ganglion, des tubes traverser les cellules nerveuses, d'autres traverser le ganglion sans affecter des rapports avec les cellules, d'autres enfin prendre naissance (fibres ganglionnaires) dans les cellules elles-mêmes.

Les premières traversent le ganglion sans se confondre avec les cellules, avec lesquelles elles n'ont que des rapports de contact. Elles occupent principalement l'axe du ganglion, de sorte que les cellules sont en partie refoulées vers la périphérie. Il est extrêmement rare de voir une de ces fibres se bifurquer en traversant le renflement nerveux [1].

Les fibres ganglionnaires sont celles qui prennent naissance dans les cellules du ganglion et qui se dirigent vers la périphérie. Ces fibres sont pourvues de moelle. A leur origine, elles sont fort minces, de 3 à 5 μ : elles décrivent un arc de cercle, et quelquefois un cercle complet autour des cellules d'où elles naissent, avant de se porter dans l'épaisseur du nerf, où elles augmentent rapidement d'épaisseur, jusqu'à égaler le diamètre des fibres larges, 15 μ et plus. Le

1. Les ganglions de l'homme et des mammifères sont tout à fait différents de ceux des poissons ; notre description se rapporte aux premiers. Chez les poissons, il n'existe que des cellules bipolaires, traversées par les fibres des racines nerveuses, il n'y a pas de fibres ganglionnaires. C'est d'après l'étude des ganglions des poissons que la plupart des auteurs décrivent les ganglions spinaux.

cylinder-axis du tube se continue directement avec le contenu de la cellule, tandis que l'enveloppe, la gaine de Schwann, fait suite à la gaine qui entoure la capsule. Au moment où la cellule donne naissance à une fibre ganglionnaire, celle-ci est d'abord dépourvue de moelle, elle est fibre pâle ; la moelle se montre un peu plus loin.

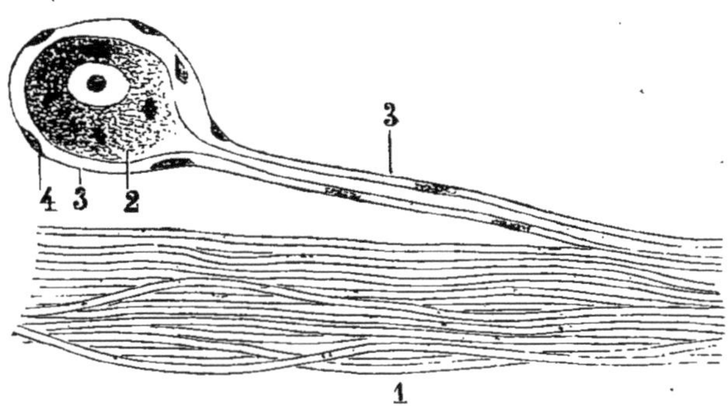

FIG. 187. — Un faisceau de racines du nerf coccygien pris dans le canal rachidien, dans la queue de cheval (chez l'homme).

1. Faisceau de tubes nerveux. — 2. Cellule ganglionnaire (ganglion solitaire). — 3. Gaine de la cellule ganglionnaire se prolongeant sur le tube 3 qui y prend naissance. — 4. Noyaux de cette gaine. (Grossissement, 350.)

Sur le trajet des racines postérieures des nerfs, indépendamment des ganglions spinaux dont nous venons de parler, on trouve des cellules ganglionnaires agglomérées : ce sont les *ganglia aberrantia* de Hyrtl, qu'on trouve fréquemment sur les racines du cinquième nerf sacré. Ces ganglia aberrantia sont quelquefois formés d'une cellule solitaire, rattachée au nerf par un petit pédicule qui n'est autre chose que l'origine de la fibre ganglionnaire qui y prend naissance (fig. 187).

B. — *Ganglions sympathiques.*

Les ganglions du nerf grand sympathique sont fort nombreux ; les plus volumineux se trouvent échelonnés le long du tronc nerveux à la manière de grains de chapelet ; on en trouve dans le plexus solaire et dans d'autres plexus. Leur forme est irrégulière, à cause des nombreuses branches qu'ils fournissent.

La *structure* des ganglions sympathiques offre une grande analogie avec celle des ganglions spinaux. Ils sont limités par une enveloppe de tissu conjonctif qui envoie des cloisons entre les cellules nerveuses du centre du ganglion. Ces prolongements sont formés de substance conjonctive au milieu de laquelle sont situées les cellules nerveuses ; ils supportent les vaisseaux du ganglion.

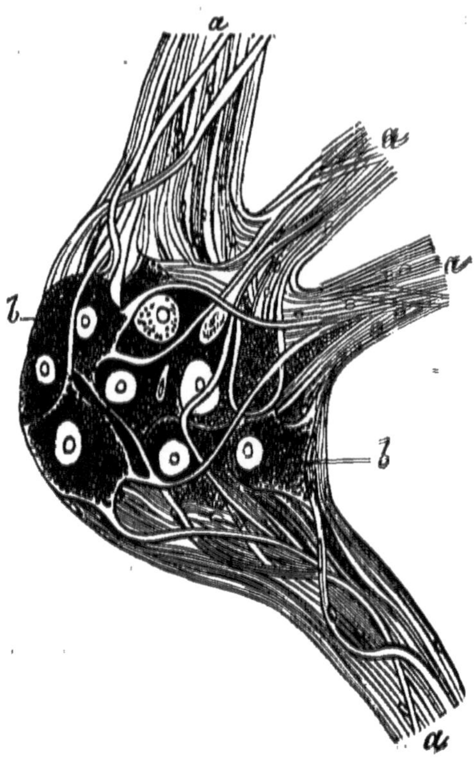

FIG. 188. — Ganglion du grand sympathique.

a, a, a, a. Filets nerveux émanant du ganglion, en connexion avec les cellules multipolaires *b, b,* qui le constituent.

Les cellules nerveuses sont plus petites que celles des ganglions spinaux ; elles ont en moyenne de 18 à 22 μ [1] ; elles sont plus pâles et quelquefois complètement incolores. Leur structure est la même que celle des cellules des ganglions spinaux ; elles sont également entourées par une capsule de substance conjonctive. Comme les ganglions spinaux, les ganglions sympathiques possèdent peu de cellules bipolaires, et beaucoup de cellules unipolaires qui donnent naissance aux fibres ganglionnaires du grand sympathique. Contrairement à ce qui existe pour les ganglions spinaux, on rencontre ici un grand nombre de cellules sans prolongements et des cellules multipolaires signalées par Remak.

Les fibres des ganglions sympathiques se comportent comme

1. Les petites cellules n'existent pas exclusivement dans le grand sympathique, car on en trouve dans le cerveau et dans la moelle. De même, il ne faudrait pas admettre que toutes les cellules sont petites, attendu que les plus grosses cellules nerveuses peuvent s'y rencontrer : seulement ces dernières sont rares.

celles des ganglions spinaux : celles qui viennent des nerfs rachidiens et des ganglions voisins ne font que traverser les ganglions, sans s'unir aux cellules ; elles décrivent de nombreuses sinuosités dans le ganglion. Quant aux fibres ganglionnaires, ce sont des fibres minces qui naissent des petites cellules unipolaires et multipolaires dont nous venons de parler ; ces fibres sont les plus fines que l'on trouve dans les nerfs périphériques.

Les fibres fines ganglionnaires dont il est question décrivent de nombreux détours, s'infléchissent fréquemment, et même se pelotonnent quelquefois autour des cellules avant de sortir du ganglion.

J. Arnold et Beale admettent dans ces cellules, comme dans celles des ganglions spinaux, l'existence de deux fibres de nature nerveuse, l'une droite, l'autre en forme de spirale autour de la première.

C. — *Ganglions des nerfs périphériques.*

1° — Sur le trajet des branches nerveuses du grand sympathique, on trouve une grande quantité de ganglions dont le siège et le nombre sont indéterminés. Dans quelques organes en particulier, on peut définir leur situation, mais pour certains d'entre eux, il est difficile d'affirmer s'ils appartiennent au grand sympathique ou aux nerfs cérébro-spinaux.

Dans le plexus nerveux situé au milieu des fibres du muscle ciliaire, Krause a signalé l'existence de petits renflements ganglionnaires, quelquefois formés par une seule cellule, au point d'entre-croisement des filets nerveux.

H. Müller a indiqué dans les nerfs de la choroïde de petits ganglions, quelquefois des cellules isolées sur les rameaux nerveux partis du plexus du muscle ciliaire.

J. Arnold a vu aussi de petits ganglions sur le trajet des rameaux nerveux situés dans les parois du larynx et des bronches.

Remak (1844, 1852) a décrit des ganglions de très petit volume, contenant seulement quelques cellules nerveuses, le plus souvent unipolaires, sur les nerfs des parois du cœur, dans les parois auriculaires et ventriculaires. On les désigne sous le nom de *ganglions de Remak* [1].

Des plexus nerveux remarquables, avec présence de petits ganglions au point d'entre-croisement des rameaux nerveux, ont été

---

1. Ces ganglions se rencontrent exclusivement sur les rameaux nerveux fournis par le grand sympathique ; ils n'ont aucune connexion avec le pneumogastrique (Kölliker).

décrits dans le tube digestif par plusieurs auteurs, notamment par Meissner, Remak (1858), Auerbach (1862). L'un de ces plexus occupe le tissu cellulaire sous-muqueux de l'estomac et de l'intestin; les petites cellules qui le constituent, ainsi que les fibres pâles qui réunissent les cellules, sont enveloppées par un névrilème parsemé de noyaux.

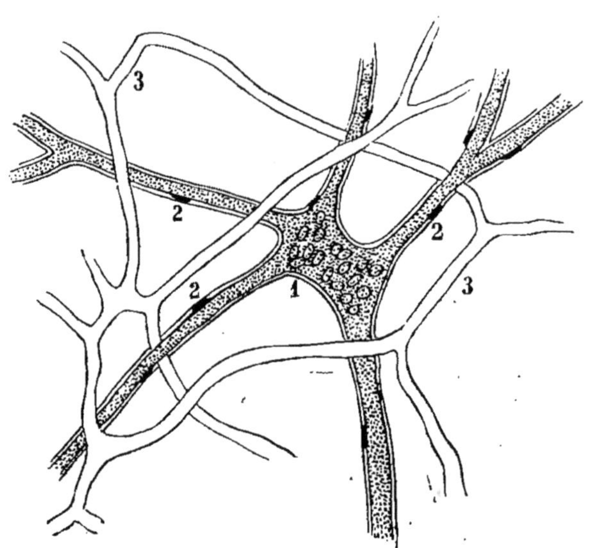

FIG. 189. — Ganglion du tissu cellulaire sous-muqueux de l'intestin grêle chez un enfant de dix jours. Le tissu a longtemps macéré dans l'acide pyroligneux (Frey).

1. Ganglion. — 2, 2, 2. Troncs nerveux partant du ganglion et noyaux de leur gaine. — 3, 3, 3. Réseau capillaire.

Un plexus nerveux intra-musculaire a été découvert par Auerbach (1862). Il l'a nommé *plexus myentericus*, à cause de sa situation entre les deux couches de fibres musculaires, longitudinale et circulaire, de l'intestin. Ce plexus occupe toute la longueur de l'intestin grêle et du gros intestin ; il offre une grande analogie de structure avec le précédent.

En 1852, Remak a décrit de petits ganglions sur le trajet des nerfs de la vessie du cochon.

Dès 1830, H. Müller en avait signalé dans les corps caverneux de la verge.

On en trouve encore dans le tissu cellulaire sous-muqueux du vagin et de l'utérus.

Krause en a découvert récemment dans les glandes salivaires et lacrymales des mammifères, autour des acini (Frey).

Dans tous ces ganglions, les cellules multipolaires font défaut; on y rencontre surtout des cellules unipolaires, et quelquefois bipolaires et apolaires.

2° — Il existe un grand nombre d'autres ganglions nerveux dont on peut préciser le siège.

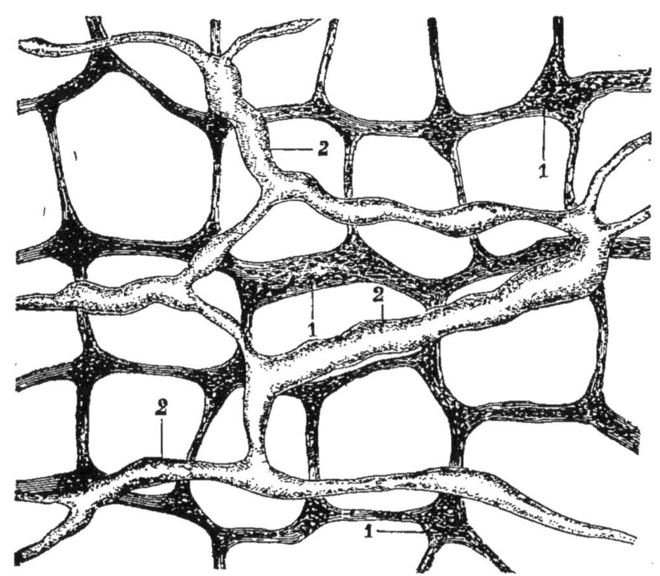

FIG. 190. — Plexus ganglionnaire de l'intestin grêle d'un cochon d'Inde ; *plexus myentericus*, d'après Auerbach.

1, 1, 1. Ganglions sur le trajet des nerfs anastomosés en réseau. — 2, 2, 2. Vaisseaux lymphatiques.

Indépendamment des *ganglia aberrantia* de Hyrtl, placés sur les racines sensitives des nerfs rachidiens, dans le voisinage des ganglions spinaux, on rencontre les renflements ganglionnaires suivants, la plupart bien connus :

a. Le *ganglion de Gasser*, sur le tronc du trijumeau. Ce ganglion, situé dans un repli de la dure-mère, au sommet du rocher, renferme des cellules de moyen volume, pourvues d'une gaine à noyaux, telle que nous l'avons décrite avec les ganglions spinaux. Sa structure rappelle celle de ces ganglions ; les fibres nerveuses passent entre les cellules ; celles-ci, unipolaires, rarement bipolaires, donnent naissance à des fibres de moyen calibre qui se dirigent vers la périphérie.

De petits ganglions périphériques, composés d'un petit nombre de cellules nerveuses, se rencontrent sur les ramifications terminales du nerf lingual.

Sur les diverses branches du trijumeau, on rencontre différents ganglions qui offrent une grande analogie de structure avec les ganglions sympathiques, si ce n'est que leurs cellules sont un peu plus volumineuses : tels sont les ganglions *ophthalmique*, *sphéno-palatin*, *otique*, *sub-lingual* et *sous-maxillaire*.

b. Le *ganglion géniculé* du facial, placé sur le premier coude de ce nerf, derrière l'hiatus de Fallope. De grosses cellules ganglionnaires forment ce ganglion, qui est traversé par les fibres du nerf intermédiaire de Wrisberg.

c. Les nombreux ganglions du glosso-pharyngien, parmi lesquels on trouve :

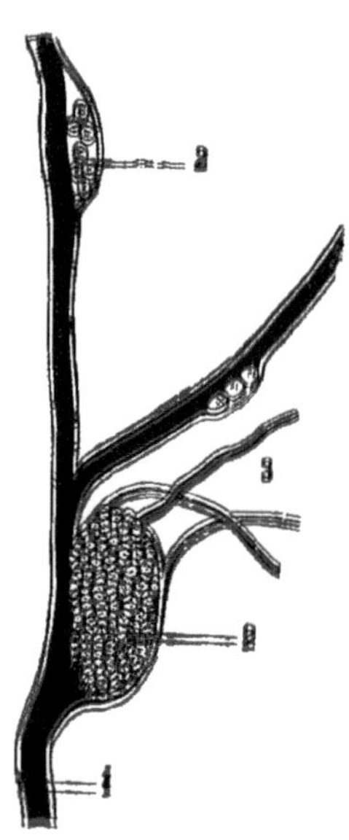

FIG. 191. = Rameau terminal du nerf glosso-pharyngien avec trois ganglions microscopiques.

1. De petites *cellules ganglionnaires* isolées sur le trajet des racines de ce nerf et signalées par Bidder ;

2. Le *ganglion d'Ehrenritter*, un peu plus volumineux, situé sur les racines du glosso-pharyngien, avant que ces filaments aient atteint le trou déchiré postérieur ;

3. Le *ganglion pétreux* ou *d'Andersh*, le plus volumineux, placé dans le trou déchiré, et dont la structure est la même que celle des ganglions spinaux. Comme dans ces derniers ganglions, on trouve dans le ganglion pétreux des cellules unipolaires, donnant naissance à des fibres ganglionnaires qui se portent dans les branches périphériques ;

4. De nombreux *petits ganglions* sur les rameaux de ce nerf, qui se rendent à l'oreille moyenne sous le nom de rameaux de Jacobson ;

5. Enfin de *petits ganglions* sur les ramifications de ce nerf, qui se distribuent à la langue et au pharynx.

d. Le *ganglion jugulaire* et le *plexus gangliforme* du pneumogastrique. Ces deux ganglions offrent la même structure que les ganglions spinaux.

3º — Nous venons de voir que les ganglions se rencontrent sur les nerfs sensitifs. Ce rapport entre les nerfs sensitifs et les ganglions est si constant, qu'on est dans l'habitude de considérer un nerf comme sensitif par la seule raison qu'il est pourvu d'un ganglion.

Nous devons signaler cependant les faits suivants, qui montrent que les corpuscules ganglionnaires peuvent se rencontrer exceptionnellement sur les nerfs moteurs :

a. Reissner a vu quatre cellules nerveuses sur le trajet du nerf moteur oculaire commun, dont trois paraissaient dépourvues de prolongements ; la quatrième était multipolaire. Purkinje et Rosenthal ont fait la même observation sur le bœuf.

b. Wolkmann a signalé un petit ganglion sur l'une des racines du nerf grand hypoglosse [1].

§ 5. — Développement des éléments nerveux.

Développement. — Les cellules nerveuses dérivent des cellules embryonnaires primitives [2], dont le protoplasma se transforme. D'après L. Beale et M. Schultze, une portion du protoplasma primitif persisterait autour du noyau. Le développement des fibres nerveuses n'est pas bien connu. On sait cependant que les filaments polaires qui partent des cellules donnent naissance par une sorte de bourgeonnement aux cylinder-axis. L'enveloppe du tube résulterait de cellules conjonctives qui se soudent et s'allongent de manière à

1. Nous ne décrivons pas le *ganglion intercarotidien*, renflement situé sur la branche du grand sympathique qui accompagne l'artère carotide interne. Sa structure se rapproche, ainsi que l'a fait remarquer Luschka (*Reichert's und du Bois-Raymond's Archiv*, 1862, p. 405), d'un groupe d'organes particuliers situés aux extrémités et sur le trajet du grand sympathique : glande pituitaire, capsules surrénales, glande coccygienne. La structure du ganglion intercarotidien, *glande intercarotidienne* de Luschka, rappelle surtout celle de la *glande coccygienne*, organe arrondi, de 2 millimètres environ, situé à la pointe du coccyx, découvert et décrit par Luschka en 1859 (*Virchow's Archiv*, vol. XVIII).

On trouve dans le ganglion intercarotidien : du tissu conjonctif, des vaisseaux et des nerfs nombreux. Entre ces éléments sont logées des vésicules closes renfermant des cellules épithéliales ; on y rencontre aussi certains éléments en forme de canaux, mais ils ne sont pas exactement connus.

2. Kölliker, Lockhart-Clarke et Remak.

former une sorte de canal dans les parois duquel on retrouve les
noyaux des cellules. Quant à la myéline, on ne sait rien de positif
sur son mode d'évolution ; elle apparaît plus tard.

Lorsque la myéline ne s'est pas encore montrée dans les tubes
nerveux, ceux-ci sont pâles et grisâtres ; ils constituent de véritables fibres pâles ou de Remak. D'après Robin, lorsque les fibres
nerveuses se développent dans la cicatrice des nerfs, il existe
d'abord des fibres de Remak dans lesquelles la moelle se montre
plus tard ; les fibres pâles ou sans moelle seraient donc des fibres
nerveuses à moelle en voie d'évolution.

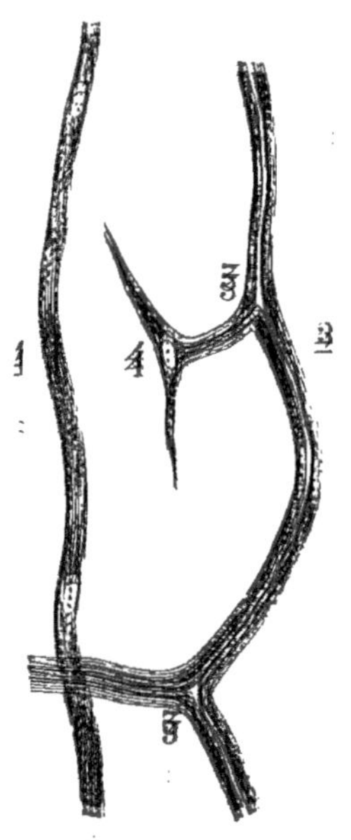

FIG. 192. = Développement
des fibres nerveuses.

1. Tube pâle avec deux noyaux ;
il n'y a pas encore de substance
médullaire. = 2. Tube nerveux
plus développé ayant un cylinder-
axis et un peu de moelle. = 3.
Bifurcation du tube nerveux. =
4. Cellule plasmatique non encore
transformée, se confondant avec
l'extrémité d'un tronc nerveux.

Il est incontestable que les fibres nerveuses augmentent de diamètre après leur formation : ainsi les fibres du nerf médian d'un
embryon de quatre mois ayant en moyenne 3 μ ; celles de l'enfant
nouveau-né mesurent 10 μ, et celles de l'adulte 16 μ (Kölliker). Il
ne se développe pas de nouvelles fibres, de sorte que l'augmentation
de volume d'un tronc nerveux tient uniquement à l'augmentation
du diamètre des éléments.

Dans les centres nerveux, le cylindre-axis des fibres se développe
de la même manière, par élongation des prolongements des cellules ;
la myéline apparaît plus tard.

§ 6. = Fonctions des nerfs.

Nous croyons inutile de rappeler que le cadre de cet ouvrage ne
nous permet pas de nous appesantir sur une question aussi vaste

que celle des fonctions des nerfs. Nous n'oublions pas toutefois que nous nous sommes donné la tâche, tout en étant concis, d'initier les élèves, non seulement à la disposition anatomique des organes, mais encore à leurs fonctions et aussi à leurs altérations.

Sur un grand nombre de points, les physiologistes ne s'entendent pas encore ; toutefois, il faut reconnaître que ce désaccord ne règne que sur de petits détails. Nous nous contenterons d'énoncer les faits véritablement acquis à la science.

La masse nerveuse contenue dans le crâne remplit les fonctions les plus importantes : elle est le siège de la volonté, du sentiment, du jugement et de ses conséquences, déduction, induction, etc. Elle est aussi le siège de la mémoire, des instincts ; elle est enfin l'instrument de l'intelligence.

La moelle épinière et les nerfs de la vie animale, serviteurs fidèles de l'encéphale, ne sont que des conducteurs analogues à ces fils télégraphiques inertes qui mettent instantanément en communication les points les plus éloignés : tels sont la moelle et les nerfs, dont les uns sont les conducteurs du mouvement, les autres de la sensibilité. Un exemple : vous vous brûlez le bout du doigt ; instantanément, votre cerveau, averti par les nerfs conducteurs de la sensibilité, donne aux muscles l'ordre de se contracter pour soustraire le doigt à la douleur, et cet ordre est transmis par les nerfs conducteurs du mouvement. Si ces derniers sont altérés, s'ils présentent une interruption sur leur trajet, les nerfs de sensibilité restant intacts, la douleur sera portée au cerveau qui ordonnera en vain aux muscles de se contracter. Vous serez impuissant, malgré la volonté, à soustraire le doigt à la douleur.

Les nerfs sont donc des conducteurs, ils sont par conséquent le siège de courants nerveux incontestables, mais de nature inconnue.

Le courant nerveux sensitif marche de la terminaison des nerfs vers le cerveau : on le dit *centripète*.

Le courant moteur va, au contraire, du cerveau vers les organes : il est *centrifuge*. Notre corps est donc le siège de courants nerveux incessants.

Dans les nerfs rachidiens, qui sont mixtes, c'est-à-dire formés de tubes sensitifs et de tubes moteurs, tous les tubes sensitifs se portent sur la moelle épinière, sous le nom de *racines postérieures* des nerfs rachidiens ; ces racines se jettent sur la corne postérieure de la substance grise, en dehors du cordon postérieur de la moelle. Toutes ces parties sont dites sensitives, et lorsqu'on les irrite sur un animal, il manifeste de la douleur. Si elles viennent à être altérées ou détruites par une cause pathologique, il y aura une *paralysie de la sensibilité* dans les organes où elles se rendent.

Les tubes nerveux qui forment les nerfs moteurs se comportent d'une manière analogue. Sous le nom de *racines antérieures* des nerfs rachidiens, ils parviennent sur les cordons antérieurs de la moelle épinière, qu'ils traversent pour se jeter dans les cellules nerveuses de la corne antérieure de la substance grise. Si l'on irrite ces parties, on ne provoque pas la moindre douleur, mais des mouvements désordonnés, des convulsions. Lorsqu'elles sont altérées pathologiquement ou divisées, on observe une *paralysie du mouvement* dans les organes correspondants.

Propriétés des fibres nerveuses.

Les fibres nerveuses, nous l'avons vu, sont des conducteurs de la sensibilité et du mouvement. Mais il ne faudrait pas croire que la motricité ou la sensitivité soient des propriétés physiologiques de ces fibres nerveuses. Quoique les fibres nerveuses excitées déterminent une excitation des centres nerveux ou des muscles, selon qu'elles sont sensitives ou motrices, il ne faudrait pas croire que ce sont là des propriétés inhérentes à chaque espèce de fibre nerveuse. On peut, en effet, transformer un nerf de sensibilité en nerf de mouvement, et *vice versâ*, comme l'a fait Vulpian.

Les nerfs sont sensitifs, moteurs ou mixtes. Des nerfs exclusivement *sensitifs* ou *moteurs* se rencontrent parmi les nerfs crâniens, qui renferment aussi des nerfs mixtes. Les nerfs rachidiens ne sont pas aussi variés, ils sont tous mixtes. Au point de vue anatomique, tous ces nerfs sont identiques, à cette différence près que les nerfs sensitifs portent, sur un point quelconque de leur trajet, un ganglion nerveux, ordinairement rapproché de leur origine.

Sensibilité récurrente.

Cl. Bernard a fait connaître une relation fort curieuse existant entre nerfs sensitifs et moteurs. Un nerf sensitif et un nerf moteur s'uniraient pour former une *paire nerveuse* physiologique. C'est ce qu'il a constaté pour le facial et le trijumeau, qui seraient entre eux dans des rapports physiologiques analogues à ceux des racines antérieures et postérieures d'un même nerf rachidien.

Vers les parties terminales d'un nerf rachidien, une partie des filaments sensitifs rétrograderaient vers la moelle épinière, en passant dans les rameaux moteurs du nerf rachidien. De la même manière, au niveau des rameaux terminaux du trijumeau, des filets nerveux *sensitifs* rétrograderaient vers l'encéphale, en se mélant aux rameaux moteurs du facial. Ces filets récurrents sont centripètes pour le facial, tandis que les filets du facial sont centrifuges.

Ce sont ces anastomoses entre nerfs moteurs et nerfs sensitifs qui établissent une paire nerveuse physiologique, pour Cl. Bernard. Le trijumeau et le facial formeraient donc une paire nerveuse.

Ces anastomoses entre nerfs sensitifs et nerfs moteurs sont démontrées par les expériences suivantes :

1° Divisez le tronc du nerf facial (nerf moteur) sur un chien. Le bout central du nerf divisé est insensible aux irritations mécaniques; le bout périphérique est sensible.

2° Divisez les racines antérieures (motrices) des nerfs rachidiens sur un animal. Le bout central est insensible, et le bout périphérique est pourvu de sensibilité.

Cette sensibilité du bout périphérique du nerf moteur divisé est transmise aux centres nerveux par les filets sensitifs anastomotiques que nous avons signalés aux extrémités des nerfs. On la nomme *sensibilité récurrente*. Elle a été étudiée par Magendie, Longet et Cl. Bernard.

La sensibilité récurrente a été découverte deux fois. Magendie et Longet l'avaient d'abord constatée, puis ils ne la retrouvèrent plus. Plus tard, Cl. Bernard la découvrit de nouveau, et fit voir qu'elle ne se montre qu'après que l'animal est remis de l'épuisement nerveux dans lequel le jette l'opération qu'on est obligé de faire sur lui pour l'expérience. C'est pour ne pas avoir observé ce phénomène que Magendie ne sut pas retrouver cette sensibilité qu'il avait constatée plusieurs fois. Cl. Bernard fait voir, à l'appui de son assertion, que la sensibilité récurrente existe toujours sur le bout périphérique du facial, parce que la mutilation nécessaire pour découvrir ce nerf est insignifiante.

État anatomique et physiologique des nerfs séparés
des centres nerveux.

Lorsqu'on divise un nerf moteur ou sensitif sur un point quelconque de son trajet, il se produit *dans le bout périphérique* des altérations anatomiques que nous allons faire connaître; en même temps, les fonctions du nerf éprouvent des modifications.

1° Les altérations du *bout périphérique* commencent vers le cinquième jour après la section, et augmentent graduellement jusqu'à trois mois et plus.

Le cinquième jour, en comparant le nerf avec un autre nerf intact, on peut voir que les tubes nerveux deviennent un peu opaques et que les bords en sont moins nettement dessinés. Le huitième jour, les tubes nerveux sont véritablement troubles; il existe des sinuosités à leur surface, et leur substance médullaire présente des étranglements de distance en distance. Plus tard, la segmentation continue, et la paroi du tube renferme des gouttelettes d'aspect graisseux. Après deux ou trois mois, la paroi du tube est remplie de fines granulations, qui disparaissent plus tard. Alors la paroi du tube se plisse, les nerfs prennent un aspect grisâtre.

Nasse [1] est le premier qui ait fait connaître cette sorte de dégénérescence du bout périphérique du nerf divisé. Les travaux de Shiff, de Vulpian et de Waller nous ont appris tout ce que nous savons aujourd'hui sur ces altérations [2].

En 1852, Waller a proposé d'utiliser ces lésions pour suivre les ramifications nerveuses dans leurs anastomoses, autrement dit de *disséquer physiologiquement* des rameaux nerveux que le scalpel est impuissant à découvrir. A l'aide de ce procédé, on peut suivre les filets terminaux de la corde du tympan dans l'épaisseur de la langue. Il en est de même pour l'étude de la branche interne du spinal, qui se jette dans le pneumogastrique. C'est à ce procédé qu'on fait allusion lorsqu'on parle de la *méthode wallérienne*.

Le *bout central* ne s'altère pas après la section ; cependant il est à remarquer que les tubes nerveux subissent une sorte d'atrophie, ils *diminuent de diamètre ;* c'est ce qu'a constaté Vulpian sur le bout central des nerfs rachidiens divisés.

1. *Muller's Archiv*, 1839.

2. Nous ne pouvons passer sous silence les communications faites en 1878, par Ranvier, à la Société de biologie, sur la structure des tubes nerveux et la dégénérescence des nerfs après leur section. Les faits que nous allons énoncer sont en opposition avec ce que l'on savait sur la structure des nerfs.

a. Pour Ranvier, la fibre nerveuse n'est pas un filament uniforme dans toute sa longueur, c'est la réunion *d'un grand nombre de tubes placés bout à bout.* Chacun de ces tubes a une longueur de 1 millimètre et une largeur moyenne de 15 μ.

De millimètre en millimètre, on constate sur la fibre nerveuse des étranglements correspondant au point de fusion des petits tubes. Chacun de ces tubes, situé entre deux étranglements, est appelé par Ranvier *segment interannulaire.*

Chaque segment ou tube offre, vers sa partie moyenne, un noyau. Il est formé du cylinder-axis, de la myéline et de la gaine de Schwann.

La gaine de Schwann est doublée d'une couche de protoplasma dans laquelle se trouve le noyau ; le cylinder-axis est aussi revêtu probablement d'une couche de protoplasma, qui se réfléchit au niveau des deux étranglements de l'extrémité du tube. Donc chaque segment interannulaire représente une individualité histologique.

Ces particularités s'observent difficilement à l'état frais, et Ranvier recommande d'avoir recours au picro-carminate d'ammoniaque, au nitrate d'argent, à l'acide osmique.

b. Ranvier a étudié les *altérations des nerfs sectionnés* sur le pneumogastrique et le sciatique du lapin.

Hayem assure que l'arrachement et la résection du nerf sciatique amènent une dégénérescence atrophique des cellules nerveuses de la substance grise correspondant au point d'insertion du nerf sur la moelle.

2° L'*excitabilité* des nerfs divisés diminue graduellement à partir du moment de la section jusqu'au quatrième jour, où elle a complètement disparu ; l'excitabilité des fibres motrices se perd *du point sectionné vers les muscles* ; celle des fibres sensitives se perd, au contraire, *du point sectionné vers la moelle.*

3° Peu de jours après la section, *la contractilité musculaire diminue*, en même temps que *les éléments musculaires s'altèrent.* Cette altération consiste en une diminution progressive du diamètre des faisceaux primitifs ; quelques faisceaux s'atrophient complètement et disparaissent. Longet a fait observer que la contractilité se conserve pendant *plus de douze semaines après la section des nerfs.*

Ces modifications dans la structure et les fonctions du muscle tiennent-elles à la section des fibres motrices du nerf, de ses fibres sensitives ou de ses fibres sympathiques?

Les expériences que Vulpian a faites sur les animaux répondent à cette question: *les altérations des muscles sont dues à la section des fibres nerveuses motrices.*

1re expérience : la section du nerf lingual n'amène aucune mo-

1° *Bout périphérique. Au bout d'un jour* (vingt-quatre heures), gonflement du noyau dans chaque segment interannulaire et gonflement du protoplasma autour du noyau.

Au bout de deux jours, le protoplasma forme des amas qui dépriment et déforment la myéline.

Au bout de trois jours, le noyau et le protoplasma sont tellement gonflés qu'ils remplissent complètement le tube ; le protoplasma est parsemé de granulations graisseuses, le noyau est placé au centre du protoplasma.

Le quatrième jour, le cylinder-axis est brisé au niveau de chaque noyau ; à ce moment l'excitabilité du nerf est perdue.

Le sixième jour, la dégénérescence fait des progrès, la myéline est fragmentée, les granulations graisseuses du protoplasma sont plus nombreuses, et *les noyaux se sont multipliés.*

Tous les éléments qui avoisinent les tubes subissent aussi la dégénérescence graisseuse : tissu conjonctif, cellules épithéliales des vaisseaux, fibres de Remak. Les noyaux des fibres de Remak se multiplient également.

2° *Bout central.* La myéline devient granuleuse ; le *cylinder-axis se conserve* jusqu'au point de section du nerf, parce qu'il reçoit l'influence trophique des centres nerveux ; les noyaux se multiplient et sont maintenus aplatis contre la membrane de Schwann par le protoplasma devenu très évident.

dification des muscles de la langue; *celle de l'hypoglosse amène rapi-dement l'atrophie des muscles.*

2e expérience : la section du nerf facial sur le plancher du quatrième ventricule, au moment où ses fibres motrices prennent leur origine réelle sur leurs noyaux d'origine (section faite dans l'épais-seur de la protubérance) *produit la dégénérescence du nerf et s'ac-compagne de l'atrophie des muscles.*

Quelle est la cause de l'altération des muscles ? Ce n'est pas le repos auquel les muscles sont condamnés, puisque les muscles con-servent leur structure et leurs fonctions dans les membres inférieurs des paraplégiques.

Ce n'est pas l'irritation qui se propage aux muscles à partir du point de section, puisque l'altération musculaire se montre de la même manière et avec la même rapidité, quel que soit le procédé employé pour diviser le nerf.

Ce n'est pas une lésion vasculaire du muscle, car les vaisseaux restent sains.

Ce n'est pas davantage la propagation du travail de dégénéres-cence du nerf au muscle, puisque la réparation du muscle n'a pas lieu lorsque le bout périphérique du nerf moteur se répare sur place.

Pour que le muscle se régénère, il faut que le bout périphérique du nerf se restaure et communique avec les centres nerveux; il faut, en un mot, que le muscle subisse l'influence des centres nerveux, comme l'a démontré Vulpian dans un mémoire lu à l'Académie des sciences dans la séance du 8 avril 1872.

La véritable cause de cette altération *réside donc dans la solution de continuité qui existe entre le muscle et les centres nerveux, ceux-ci exerçant sur les muscles une action trophique (nutritive) sur les muscles, comme sur les nerfs moteurs eux-mêmes,* car la cause de la dégénérescence du nerf moteur est la même [1].

De ce qui précède on doit conclure qu'une paralysie consécutive à la section d'un nerf est incurable au bout d'un certain temps.

Voici un exemple qui prouve une fois de plus qu'il ne faut pas se hâter de conclure des expériences sur les animaux à l'homme.

Le docteur *Reger*, médecin militaire à Postdam, fit la suture du nerf radial à un soldat qui avait les muscles de l'avant-bras para-lysés depuis plusieurs années. Il recouvra complètement l'usage de son bras. (*Gaz. méd. de Berlin*, 26 mai 1884.)

______

1. La substance grise de la moelle est le centre trophique des racines motrices des nerfs rachidiens, les ganglions spinaux sont le centre tro-phique des racines sensitives. (Waller divise les racines postérieures d'un nerf rachidien entre la moelle et le ganglion, et il constate que l'altéra-tion anatomique des tubes nerveux se fait du point divisé vers la moelle.)

Dans ces derniers temps, Tillaux a pratiqué avec succès deux opérations analogues sur le nerf médian. Dans l'un des cas qui ont réussi, la paralysie datait de quatorze ans.

Moi-même, j'ai pratiqué deux fois avec succès la même suture des nerfs à Montévideo. Dans l'un des cas, il s'agissait d'une blessure du bras ayant divisé le nerf médian et l'artère humérale; dans l'autre, j'ai eu à suturer le radial qui avait été divisé pendant une opération pratiquée sur l'humérus.

De la régénération des nerfs divisés.

Étudions les phénomènes qui se passent entre les deux bouts de la division et dans les bouts eux-mêmes.

Il se passe deux espèces de phénomènes : 1° des phénomènes de régénération entre les deux bouts; 2° des phénomènes de restauration dans les deux bouts.

Il est évident que le travail de réparation sera d'autant plus court que les deux extrémités du nerf divisé seront plus rapprochées. Ce travail a lieu lorsqu'il y a de 1 à 4 centimètres entre les deux bouts du nerf; il peut même se produire, d'après Vulpian, dans une étendue de 6 centimètres, mais non au delà.

Pendant que la dégénérescence atrophique se montre dans les troncs nerveux, le travail réparateur se fait dans le lieu de la division. Le bout central est le siège de tous les phénomènes. On voit en effet, sur ce bout central, se développer une sorte de champignon, de saillie grisâtre, qui se termine par une pointe libre et qui s'allonge lentement, insensiblement, jusqu'à ce qu'elle arrive au contact du bout périphérique.

Dans cette saillie, on voit apparaître des tubes nerveux parfaitement constitués et plus minces que les tubes du tronc nerveux. Ces tubes sont un prolongement, une sorte de bourgeonnement de ceux qui existent dans le bout central.

Au moment où l'extrémité du prolongement atteint le bout périphérique, celui-ci devient le siège d'une restauration complète. Les cylinder-axis des tubes altérés s'entourent d'une nouvelle gaine médullaire; la gaine de Schwann se trouve remplie de nouveau. Cette restauration se fait dans toute l'étendue du nerf en même temps, et les propriétés des fibres nerveuses reparaissent.

Les mêmes phénomènes se produisent dans les nerfs sensitifs, moteurs et mixtes.

La restauration des nerfs ne s'observe pas seulement dans les cas où il se fait un travail de réparation entre les deux bouts, mais encore *dans les cas où les nerfs sont définitivement séparés des centres nerveux*. Il est donc reconnu qu'un nerf dont on a excisé une portion et dont les deux bouts ne sont pas réunis, se restaure au bout d'un certain temps. Il conserve sa propriété d'excitabilité, quoiqu'il ait perdu sa fonction. (Nous savons, en effet, que la fonction d'un nerf moteur, par exemple, est d'exciter la contractilité musculaire ; or, ce phénomène ne peut se produire, puisqu'il manque une condition essentielle, la continuité du nerf et des centres nerveux.)

Lorsqu'un nerf mixte divisé est soudé, on remarque que *la sensibilité se rétablit avant la motricité*. Ce retard dans la motricité tient à quelques modifications subies par les muscles, qui ne répondent que difficilement aux excitations.

Ce travail de régénération et de restauration nerveuses est d'autant plus rapide que l'animal est plus jeune :

Vulpian. Jeunes rats. — Excision de 6 mill. de sciatique ; durée du travail : dix-sept jours.

Schiff. Jeunes chats. — Excision de 3 cent. du lingual ; durée du travail : quatorze jours.

Vulpian. Jeunes animaux allaités. — Excision de 1 à 2 cent. de troncs nerveux divers ; durée du travail : cinq à six semaines.

CHAPITRE X.

SYSTÈME OSSEUX.

Nous comprendrons dans le système osseux tous les os qui entrent dans la constitution du squelette, et nous rattacherons à ce système le périoste et la moelle des os.

Définition. — Les os sont des organes blancs, durs, dont l'ensemble constitue le squelette, et dont le caractère distinctif est la présence, à leur surface, d'une membrane fibro-vasculaire appelée périoste.

Préparation. — Pour faire des préparations d'os entiers et de squelettes artificiels, c'est-à-dire sans ligaments, on commence par faire macérer les os pendant huit à neuf mois dans l'eau pure. Au bout de ce temps, on les nettoie plus ou moins complètement avec un linge rude, une rugine et une forte brosse pour terminer l'opération. On les plonge ensuite, pendant toute une nuit, dans de l'eau saturée de chlorure de chaux. Après cela, on les étend sur des claies, et on les expose à l'air libre et au soleil pendant un à deux mois, en ayant soin de les retourner souvent et de les arroser avec de l'eau.

Il y a une précaution à prendre pour les os des membres : il faut percer sur différents points de leur étendue, et surtout à leurs extrémités, de petits trous qui permettent à l'eau de pénétrer, et au sang et à la graisse de sortir.

Cette dernière précaution est surtout mise en usage lorsqu'on veut préparer rapidement des pièces sèches, pour les concours, par exemple. Dans ces circonstances, on remplace la macération dans l'eau par un courant à forte pression que l'on fait passer dans les os au moyen d'un système de tubes de verre et de caoutchouc.

Pour avoir des os parfaitement blancs, on peut s'y prendre de la manière suivante. Après une macération de huit à neuf mois dans l'eau on place le squelette dans de l'eau de chaux complètement saturée (l'eau de chaux se prépare en plaçant dans l'eau pure des fragments de chaux vive dont l'eau ne dissout qu'une quantité déterminée). On renouvelle cette eau de chaux tous les deux jours, et au bout d'un certain temps, qui varie de quelques semaines à deux mois, la graisse est détruite et les os sont très blancs.

Nous devons la plupart de ces renseignements à l'obligeance de M. Guérin, fabricant de squelettes et naturaliste.

Lorsqu'on veut étudier le tissu osseux avec le microscope, on peut prendre un os frais ou un os sec, et il est bon de faire une étude comparative de ces deux états.

Pour l'os frais, on coupe, à l'aide d'une scie, des lamelles excessivement minces, dont on polit les deux surfaces en amincissant la lame sur une meule à repasser, ou bien en frottant cette lamelle osseuse entre deux pierres à user. On ne parvient à avoir une préparation convenable qu'avec une certaine habitude. La lamelle osseuse est ensuite lavée dans l'eau et mise en macération pendant un à deux jours dans l'éther, qui en détruit la matière grasse. A cet état, la substance osseuse est bonne pour l'observation. Son exploration est facilitée par une goutte de glycérine placée sur la préparation au moment où on l'examine (Robin). On peut encore imbiber la préparation, sous le champ du microscope, avec une goutte d'huile ou de sulfure de carbone ; le liquide s'infiltre dans les ostéoplastes, qui deviennent obscurs, comme dans les os desséchés.

Autre procédé. — On fait macérer la substance osseuse pendant un à deux jours dans un mélange de trois parties d'eau pour une partie d'acide chlorhydrique. Les sels se dissolvent, et l'os ramolli se laisse couper avec un rasoir par tranches minces, comme le tissu cartilagineux. Les coupes seront variées, tantôt perpendiculaires à l'os et tantôt parallèles.

Les vaisseaux des os peuvent être injectés avec une injection fine, qui réussit bien sur les os frais.

On peut préparer des lamelles d'os desséchés par le procédé que nous avons indiqué plus haut ; dans ce cas, les ostéoplastes se montrent sous forme de points irréguliers ; ils sont d'une couleur noire, à cause de l'air qui les remplit. (On sait que l'air emprisonné paraît noir sous le champ du microscope.)

Avec une injection très pénétrante (voy. *Injections*), on peut injecter les ostéoplastes, les canaux de Havers et même les canalicules osseux. Pour cela, on enduit la surface osseuse d'un vernis imperméable qu'on laisse sécher. On introduit ensuite l'extrémité de l'appareil à injection dans un trou que l'on pratique à l'une des extrémités de l'os ; après cela, on lute l'appareil sur le trou de l'os, pour empêcher la matière de sortir, et l'on procède à l'opération.

§ 1. — Division. — Pris dans leur ensemble, les os sont divisés en trois espèces : os longs, os plats, os courts.

Les *os longs* ont une étendue plus ou moins considérable ; quelques-uns sont très courts, comme les phalanges. Ils sont pourvus d'un canal, appelé *canal médullaire*. Leur corps, ou *diaphyse*, est formé de substance compacte. Leurs extrémités, ou *épiphyses*, représentent des os courts et sont formées comme ceux-ci par de la substance spongieuse revêtue d'une lamelle compacte. Les aréoles de la substance spongieuse communiquent toutes entre elles et avec le canal médullaire, de sorte qu'en perçant un os long à ses deux extrémités, on peut le faire traverser par un courant d'eau.

Les *os plats* ou larges sont formés de deux lames de substance compacte, comprenant entre elles une quantité ordinairement peu considérable de substance spongieuse. Au crâne, la lame qui regarde la cavité crânienne est appelée *table interne* ou *lame vitrée* ; par opposition, l'autre s'appelle *table externe*. Le *diploé* est la substance spongieuse qui sépare ces deux tables.

Les *os courts*, ordinairement de petite dimension, sont formés de substance spongieuse et revêtus d'une lame compacte ; ils ont la même structure que les extrémités des os longs. Les lamelles osseuses qui composent leur portion spongieuse sont toujours perpendiculaires aux surfaces de pression.

§ 2. — Squelette. — Le squelette peut être *naturel* ou *artificiel*. Le premier est celui dans lequel les os et les ligaments ont été conservés ; le squelette artificiel, dont on se sert ordinairement pour l'étude, est formé par les os réunis entre eux au moyen de liens artificiels.

Le nombre des os qui constituent le squelette n'est pas le même pour tous les auteurs, parce que les uns considèrent les os de l'ouïe, par exemple, comme trop petits pour être comptés ; parce que les autres ne comptent pas les sésamoïdes parmi les os ; parce qu'enfin d'autres décrivent plusieurs os là où il n'en existe réellement qu'un seul, comme le sternum et l'os coxal.

Il y a dans le corps humain 208 os :

Colonne vertébrale.	26
Crâne.	8
Face.	14

Osselets de l'ouïe	8
Os hyoïde	4
Thorax	25
Membres supérieurs	64
Membres inférieurs	62
	208

On trouve en outre dans le squelette des os irréguliers, les os *wormiens*, qui se développent dans les sutures du crâne, et les os *sésamoïdes*, qui se montrent dans l'épaisseur des tendons. La rotule est un os sésamoïde, mais tellement développé que nous avons cru devoir le ranger parmi les os du squelette.

§ 3. — Conformation extérieure des os. — Les os sont situés sur la ligne médiane, *os impairs ;* ou bien sur les côtés, *os pairs*.

Leur *direction* est fort variable. Nous insisterons sur la direction de chaque os en particulier, dans l'ostéologie.

Leur *volume* et leur *poids* ont été peu étudiés. Cependant, selon de Luca, tous les os réunis chez l'homme de vingt-cinq à trente ans auraient un poids de 5 à 6 kilog., la moitié droite étant un peu plus lourde que la gauche. Une section du squelette au niveau de la deuxième vertèbre lombaire le diviserait en deux parties d'un poids égal. Nous verrons bientôt que le poids absolu, de même que le poids spécifique des os, diminue chez le vieillard.

Les os sont d'une résistance et d'une dureté considérables, qui diminuent chez le vieillard en même temps que leur poids. La raréfaction de la substance osseuse à cet âge est l'unique cause de tous ces changements. Ceci explique pourquoi les fractures sont plus fréquentes chez les vieillards.

La *forme* des os varie pour chacun d'eux. Leur surface est parsemée d'éminences, de dépressions et de trous.

Les éminences portent différents noms : apophyses, épiphyses, protubérances, épines, crêtes, rugosités, etc.

Les *apophyses* sont des saillies d'un certain volume situées à la surface des os, avec lesquels elles se continuent : apophyses coracoïde, olécrânienne, coronoïde, etc.

Les *épiphyses* sont également des saillies de l'os, mais elles en sont séparées par une couche de cartilage qui s'ossifie à une époque plus ou moins avancée ; elles ne diffèrent point alors des apophyses.

On appelle *protubérances* certaines saillies ordinairement moins développées que les apophyses : protubérances occipitales interne et externe.

Les *épines* sont des prolongements ordinairement minces ; on les décrit souvent sous le nom d'apophyses ; les crêtes sont des lignes plus ou moins saillantes ; enfin on appelle rugosités des surfaces inégales, recouvertes d'aspérités, et sur lesquelles s'insèrent des muscles.

Les *dépressions* sont, les unes articulaires, les autres non articulaires. Les premières tirent le plus souvent leur nom de la forme qu'elles présentent : cavités glénoïde et cotyloïde. Les cavités non articulaires forment des fosses, des sinus, des gouttières, des rainures, etc.

Les *trous* des os sont presque tous destinés au passage de vaisseaux et de nerfs ; on en observe quatre variétés, et on leur donne le nom d'orifices de premier, second, troisième et quatrième ordre.

Les orifices de premier ordre, assez larges, donnent accès à l'artère principale de l'os ; on les appelle *trous nourriciers*. Ces trous sont situés en avant pour les trois os longs du membre supérieur et se dirigent vers le coude ; en arrière, pour les trois os longs du membre inférieur, et ils s'éloignent du genou. A la main, les trous nourriciers sont situés sur la face palmaire des os et s'éloignent de l'articulation métacarpo-phalangienne ; ceux du pied, à la face plantaire, se comportent de même.

Les orifices de second ordre siègent aux extrémités des os longs, à la circonférence des os plats et à la surface des os courts ; ils sont traversés aussi par de petites artères.

Les orifices de troisième ordre se montrent sur le corps des os longs et sur la surface des os plats et des os courts ; ce sont de petits pertuis que l'on peut voir distinctement avec une loupe. Ces orifices, au nombre de 40 à 50 par centimètre carré, sont l'origine des canaux de Havers, qui s'enfoncent dans l'épaisseur de la substance osseuse.

Les orifices de quatrième ordre, microscopiques, innombrables, correspondent à des canalicules osseux qui viennent des ostéoplastes. Ces orifices ne contiennent pas de capillaires.

§ 4. = Composition chimique. Structure du tissu osseux. = La constitution des os est différente, suivant qu'on examine un os sec ou un os frais. L'os sec, qui forme le squelette artificiel dont on se sert pour l'étude, est uniquement constitué par la substance osseuse ; tandis qu'à l'état frais, l'os est formé non seulement de substance osseuse, mais encore d'une membrane extérieure, le périoste ; d'un contenu qui remplit les vides de la substance osseuse, la moelle ; enfin de vaisseaux et de nerfs.

1° Des os à l'état sec (substance osseuse).

La substance de l'os est partout la même. Si l'on divise un os quelconque, on voit qu'il est formé, à la surface, par une couche blanche, condensée, plus ou moins épaisse, à laquelle on donne le nom de *substance compacte*. L'intérieur de l'os est constitué par de minces cloisons, qui s'entre-croisent pour limiter des cavités plus ou moins larges communiquant toutes entre elles dans le même os ; l'ensemble de ces cloisons et de ces cavités forme la *substance spongieuse*. Dans certains points indéterminés de la diaphyse, et principalement aux extrémités du canal médullaire des os longs, on trouve des filaments osseux très déliés et entre-croisés, auxquels Gerdy a donné le nom de *tissu réticulaire*.

La substance compacte et la substance spongieuse sont d'une texture identique, et ne diffèrent que par la forme condensée de l'une d'elles, lâche et aréolaire de l'autre. S'il était permis d'établir cette comparaison, nous dirions que la substance spongieuse est à la substance compacte ce qu'un fragment de mie de pain est à la masse condensée et serrée qu'elle forme après avoir été pétrie.

Au point de vue chimique, les os sont composés d'une matière organique et d'une matière inorganique, soit qu'on examine la substance spongieuse ou la substance compacte, soit un os long, un os plat ou un os court. D'après Berzélius, ces deux matières seraient associées dans les proportions suivantes :

MATIÈRE ORGANIQUE.

Matière animale réductible par la coction. . .	32,17	} 33,30
Matière animale insoluble.	1,13	

MATIÈRE INORGANIQUE.

Phosphate de chaux.	54,04	
Carbonate de chaux.	11,30	
Fluate de chaux.	2,00	
Phosphate de magnésie.	1,16	} 66,70
Soude et chlorure de sodium	1,20	
	100,00	

On peut séparer la partie organique d'un os de la partie inorganique. Si l'on fait brûler un os jusqu'à calcination, la matière organique est complètement détruite, et il ne reste plus que les sels, qui conservent encore la forme de l'os, mais qui se réduisent en poussière au moindre contact.

Si on le soumet à l'action de l'acide chlorhydrique étendu, les sels de l'os sont dissous, et il ne reste que la matière organique molle, élastique, conservant la forme de l'os. Cette matière ne se dissout pas dans les alcalis aussi facilement que la fibrine et l'albumine ; elle se décompose facilement par l'action de l'eau bouillante, qui la fait passer à l'état soluble. A cet état, elle prend le nom de gélatine, et se prend en masse par le refroidissement. Cette

matière organique, différente de l'albumine, de la fibrine et de la
gélatine au moment où elle vient d'être obtenue, a reçu le nom
d'*osséine* ou *ostéine* (Robin et Verdeil). L'osséine ainsi obtenue,

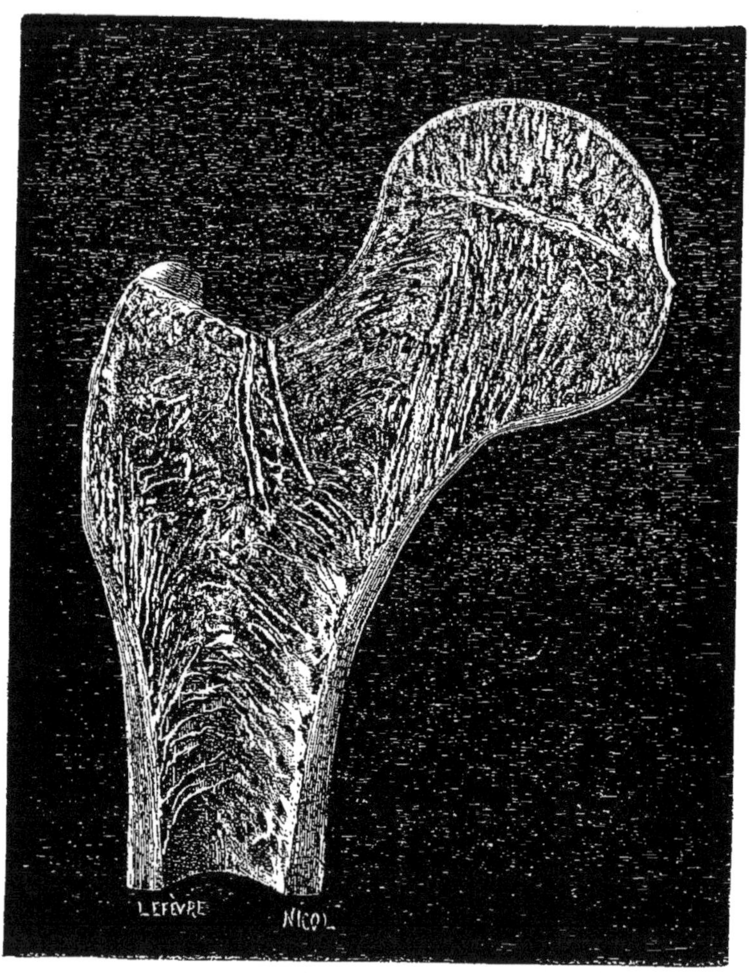

FIG. 193. — Substance spongieuse du col du fémur d'un adulte (cinquante ans). Les parois compactes du col sont un peu amincies.

traitée par l'eau bouillante, laisse voir la mince pellicule qui tapisse
la cavité des ostéoplastes.

Les proportions de matières organique et inorganique varient-
elles avec l'âge ? C'était l'opinion de Bichat, combattue par Nélaton
et Sappey. Ces savants ont remarqué :

1º Que la partie organique diminue jusqu'au complet développement des os, les sels augmentant dans les mêmes proportions ;

2º Depuis le moment où l'ossification est complète (vingt-cinq ans), jusqu'à l'extrême vieillesse, les proportions des deux substances ne changent pas ;

3° Dans l'extrême vieillesse, on voit se produire un phénomène inverse à celui qu'on remarque sur les jeunes sujets, c'est-à-dire augmentation de la partie organique et diminution des sels.

Dans ces expériences, qui ont été faites sur des sujets de tout âge, les différences entre les deux substances sont tellement minimes que nous continuerons à considérer la substance osseuse comme un composé défini : ce sont les conclusions de Nélaton et Sappey, c'était aussi l'opinion de Malgaigne.

Au point de vue microscopique, l'os sec est uniquement formé de substance osseuse ; celle-ci constitue l'élément anatomique fondamental du tissu des os frais.

La *substance osseuse* est une substance fondamentale, combinée intimement avec les sels calcaires qui la rendent rude et rigide. Elle est creusée de petites cavités appelées *ostéoplastes* et de canaux connus sous le nom de *canaux de Havers.*

Substance fondamentale. — Elle résulte de la combinaison intime d'une matière organique, matière collagène, l'*osséine,* et de sels, phosphate et carbonate de chaux principalement. Dure et rigide, cette substance est disposée par couches; elle est, en un mot, lamelleuse ; quelquefois elle est homogène, granuleuse, ou même fibreuse.

Sur des os calcinés ou privés de leurs sels au moyen d'un acide, on peut voir distinctement les *lamelles osseuses,* qui affectent une disposition particulière dans les divers os.

La substance de chaque lamelle est homogène et parsemée d'un pointillé granuleux très fin, pointillé plus accentué surtout sur l'un des bords de la lamelle, de sorte que chacune d'elles paraît formée d'une zone claire et d'une zone granuleuse.

Dans quelques cas, la substance des lamelles paraît *homogène* ; ailleurs elle a un aspect *fibreux.* Il existe parfois des fibres transversales, *fibres perforantes* de Sharpey [1]. En 1856, Sharpey a décrit des fibres qui partent du périoste et qui, véritables fibres perforantes, s'enfoncent dans l'épaisseur des lamelles de la substance osseuse (fig. 200).

1° *Lamelles osseuses des os longs.* — a. Sur le corps des os longs (diaphyse), les lamelles osseuses constituent deux systèmes distincts :

---

1. Les *perforating fibres* de Sharpey ont été très bien étudiées par H. Müller, qui leur attribue une longueur de 3 millimètres en moyenne et une épaisseur de 15 μ au maximum. Ces mêmes fibres ont été vues canaliculées dans certaines observations par Williamson, qui leur a donné le nom de *lepidines tubes.*

les unes forment une série de petits cylindres emboîtés autour de chaque canal de Havers ; les autres se rencontrent sur les surfaces interne et externe du corps de l'os, où elles représentent de grands cylindres.

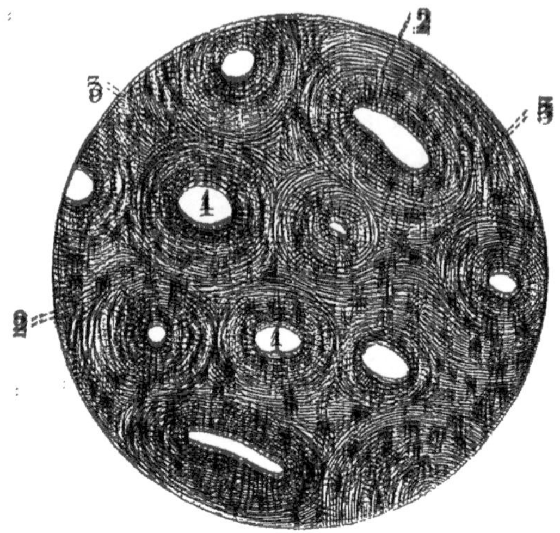

FIG. 194. = Coupe horizontale du fémur. (Grossissement, 90.)

1, 1 : Coupe des canaux de Havers. = 2, 2 : Cylindres de substance osseuse emboîtés les uns dans les autres. = 3, 3 : Ostéoplastes.

Les lamelles des canaux de Havers varient en nombre et en épaisseur : on en trouve de dix à douze en moyenne ; chaque lamelle présente une épaisseur de 7 à 8 μ, épaisseur d'un globule sanguin [1]. (Voy. fig. 194.)

Les lamelles générales [2], constituant les grands cylindres, forment habituellement deux couches [3] : l'une à la surface interne du corps de l'os, contre la moelle, l'autre à la surface externe, sous le périoste. De ces deux couches on voit partir des prolongements [4] qui s'insinuent entre les systèmes de lamelles qui entourent les canaux de Havers. Ces prolongements sont rares chez l'homme et peuvent être confondus avec des lamelles cylindriques entourant des canaux horizontaux. L'épaisseur de chaque lamelle est aussi de 7 à 8 μ ; leur nombre varie de 10 à 100, de sorte que l'épaisseur de chaque couche dépasse rarement un demi-millimètre [5].

1. Ces chiffres représentent des moyennes, car il y a des lamelles plus minces, comme il en existe de plus épaisses.

2. *Lamelles fondamentales* de Kölliker.

3. *Couches fondamentales interne et externe* de Kölliker.

4. *Lamelles fondamentales interstitielles* de Kölliker.

5. Il faut souvent, pour rendre une description compréhensible, sacrifier des détails. Le lecteur doit donc comprendre qu'il existe des points où les lamelles des deux systèmes se confondent ; d'autre part, il n'est pas possible de mesurer l'étendue des lamelles, qui sont inter-

b. Sur les *extrémités* des os longs (épiphyses), il existe superficiellement une mince couche de lamelles externes ; la substance spongieuse de l'épiphyse ne permet pas la formation de lamelles internes. Au-dessous de cette couche superficielle, on trouve quel-

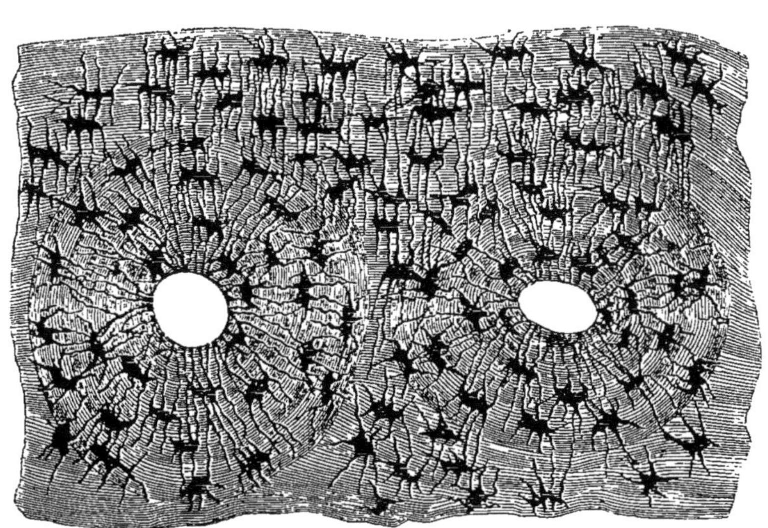

Fig. 195. — Tranche osseuse horizontale prise sur le corps du fémur. On y voit la coupe de deux canaux de Havers, les ostéoplastes avec leurs canalicules osseux. Autour des canaux de Havers on voit les lamelles concentriques de la substance osseuse, *lamelles propres* des canaux de Havers. En haut on distingue plusieurs lamelles générales, *couche fondamentale externe* de la surface de l'os. (Grossissement, 300.)

ques canaux de Havers avec leurs lamelles concentriques ; plus profondément existent les cloisons de la substance spongieuse, dans lesquelles on trouve aussi des canaux de Havers avec leur système de lamelles qui suivent la direction des cloisons.

2° *Lamelles osseuses des os plats et des os courts.* — Les cloisons de la substance spongieuse des os plats et des os courts contiennent des canaux de Havers autour de leurs lamelles, comme les cloisons de la substance spongieuse des épiphyses des os longs. A leur surface, il existe des couches de lamelles analogues à celles que nous avons vues sur les faces interne et externe du corps des os longs.

rompues à chaque instant par la rencontre d'autres lamelles affectant une direction différente. Pour se faire une juste idée de leur disposition, il suffit d'avoir bien présente à l'esprit celle des canaux de Havers.

Elles forment deux feuillets qui constituent au crâne les tables interne et externe. Ils sont si minces qu'ils font défaut en quelques points, et là on voit les lamelles spéciales aux canaux de Havers arriver jusqu'à la surface de l'os.

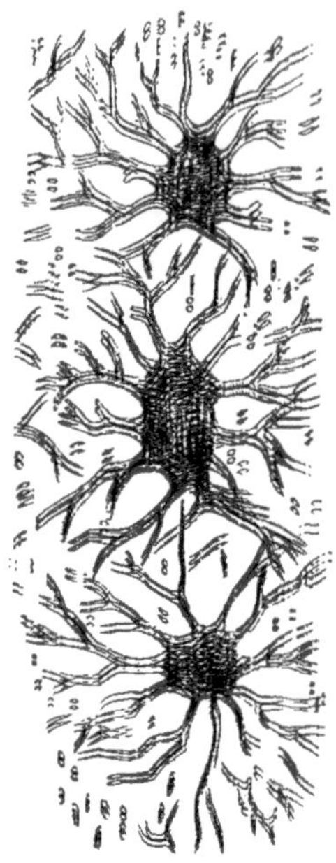

Fig. 196. — Ostéoplastes vus à un grossissement de 450 diamètres. On voit sous forme de points noirs des canalicules osseux coupés en travers.

Ostéoplastes [1]. — Les ostéoplastes sont des cavités microscopiques creusées au sein de la substance fondamentale. Ils existent partout où il y a de la substance osseuse, et ils sont caractéristiques du tissu osseux : aussi les trouve-t-on entre les lamelles et dans leur épaisseur, dans la substance spongieuse la plus déliée comme dans la substance compacte. L'ostéoplaste se présente sous la forme d'une petite cavité [2] ovoïde, lenticulaire ou polyédrique. Sa couleur paraît foncée, presque noire, parce que l'air a pénétré dans la cavité. Les dimensions de ces cavités sont en moyenne : longueur, 20 à 50 μ ; largeur, 5 à 15 μ ; épaisseur, 5 à 10 μ. Leur nombre est si considérable que Harting l'a évalué à 910 en moyenne par millimètre carré.

L'ostéoplaste émet de tous les points de sa surface une foule de prolongements creux qui communiquent avec sa propre cavité ; ce

1. Synonymes : *cavités osseuses, lacunes osseuses, corpuscules osseux, corpuscules calcaires.*

2. Nous ne décrivons ici que la cavité de l'os sec ; plus loin, nous étudierons la cellule qui y est contenue à l'état frais.

sont les *canalicules osseux*. Ceux-ci, d'un diamètre de 1 à 3 μ, traversent la substance osseuse dans toutes les directions et se ramifient. Ces ramifications se terminent rarement en cul-de-sac ; le plus souvent elles s'anastomosent avec des canalicules voisins, ou bien elles s'ouvrent dans les canaux de Havers, à la surface de l'os, dans le canal médullaire ou dans les aréoles de la substance spongieuse. La substance osseuse, à l'état sec, est donc parcourue par un système de conduits et de cavités qui vont de l'extérieur de l'os à l'intérieur, en formant un réseau très serré dans l'épaisseur de la substance osseuse. La couleur des canalicules est foncée comme celle des cavités où ils prennent naissance ; leur direction est sinueuse.

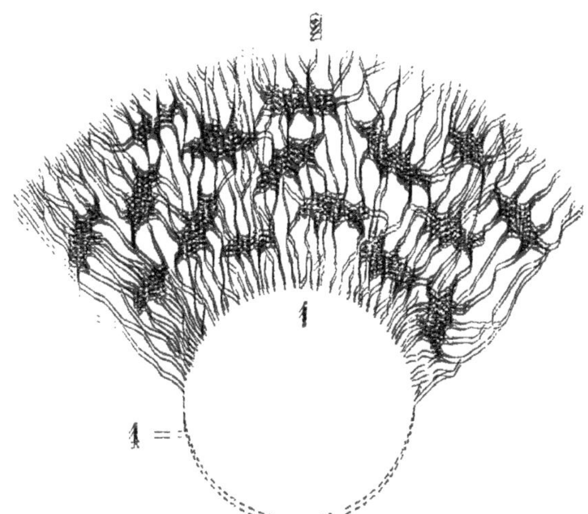

FIG. 197. — Système de cavités et de conduits sillonnant en tous sens la substance osseuse.

1, 1. Canal médullaire d'un os long et ligne ponctuée limitant ce canal, dans lequel s'ouvrent les canalicules osseux. — 2. Surface extérieure de l'os, sur laquelle s'ouvrent les canalicules.

Les *rapports* des ostéoplastes et des canalicules osseux ne sont pas les mêmes dans tous les points du système osseux. Toujours les faces des ostéoplastes sont parallèles aux surfaces des lamelles, et les deux faces donnent naissance à un très grand nombre de canalicules. Ceux-ci traversent directement la substance des lamelles, et, comme les ostéoplastes décrivent des courbes concentriques autour des canaux de Havers, il en résulte que les canalicules osseux se dirigent des ostéoplastes vers les canaux de Havers sous forme de stries rayonnantes très serrées. Dans les lamelles générales des surfaces interne et externe du corps des os longs, les ostéoplastes, toujours parallèles aux lamelles, ne décrivent plus de courbes comme dans le système des lamelles des canaux de Havers. Dans les prolongements interstitiels qui séparent les systèmes des canaux de Havers, les ostéoplastes sont irrégulièrement distribués et arrondis. Enfin, dans les cloisons de la substance spongieuse, leurs faces sont parallèles aux faces de la closion osseuse, et leur grand axe est dirigé dans le sens de la longueur de la cloison.

Canaux de Havers [1]. — Les canaux de Havers sont des conduits microscopiques destinés à recevoir des vaisseaux et sillonnant toutes les parties de la substance osseuse. Leur contenu est

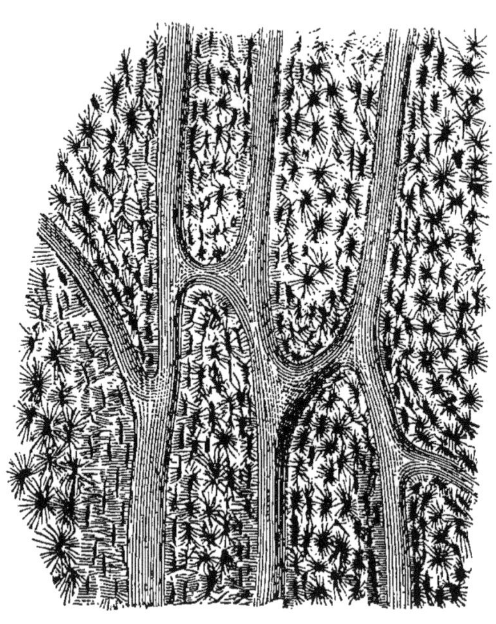

FIG. 198. — Lamelle superficielle d'un os long. On y voit les canaux de Havers, longitudinaux et parallèles au grand axe de l'os, leurs anastomoses transversales, et les ostéoplastes.

un véritable réseau capillaire. Anastomosés entre eux, les canaux de Havers constituent un système canaliculé s'ouvrant par des orifices très nombreux à la surface des os, dans la cavité du canal médullaire et dans les aréoles de la substance spongieuse. Leur paroi est criblée d'une quantité considérable de petits pertuis formés par les embouchures des canalicules osseux.

La *paroi* des canaux de Havers est formée par la substance osseuse elle-même, par un petit cylindre osseux qui constitue la plus centrale des lamelles dont il a été déjà question [2]. Leur *largeur* est très variable : les uns sont extrêmement fins, $10\ \mu$; d'autres peuvent atteindre jusqu'à $400\ \mu$ et admettre l'extrémité d'une fine aiguille à coudre. Leurs anastomoses sont transversales, rarement

1. Synonymes : *canalicules vasculaires, canaux vasculaires, canalicules médullaires*.

2. Frey et Neumann croient qu'il existe une paroi propre calcifiée, formant la limite même des canaux de Havers et des canalicules osseux. Neumann est parvenu à l'isoler sur des os frais et même sur des os desséchés.

obliques, de sorte que le réseau vasculaire forme des mailles rectangulaires allongées. L'*intervalle* qui les sépare est moindre dans les couches osseuses de nouvelle formation que dans celles qui sont complètement développées ; il est en moyenne de 150 à 300 μ. On comprend que les cloisons très minces de la substance spongieuse, ayant moins de 100 μ, en soient dépourvues [1]. Les *ouvertures* de ce système de canaux sont très nombreuses : les unes se voient à l'extérieur de l'os sous forme d'un pointillé noir [2] (ces orifices, circulaires ou elliptiques, en bec de flûte, reçoivent à l'état frais les vaisseaux du périoste ; il y en a d'assez considérables) ; les autres sont situées du côté du canal médullaire ou des aréoles de la substance spongieuse ; elles laissent passer les vaisseaux sanguins qui de la substance osseuse se portent sur la moelle. Parmi ces ouvertures, il y en a de très larges ; elles se trouvent au point de contact des substances compacte et spongieuse, où le canal de Havers s'ouvre directement dans une aréole, par un orifice distinct ou par un élargissement progressif, de manière à former une sorte d'entonnoir. La *direction* des canaux de Havers varie un peu : dans les os *longs* et dans quelques autres : pubis, ischion, côte, clavicule, maxilliaire inférieur, ils sont parallèles au grand axe de l'os ; dans les os *plats*, ils partent le plus souvent d'un point central pour s'arrondir vers les bords affectant une direction parallèle à la surface des os, comme on le voit pour le frontal et le pariétal. Dans le sternum, cependant, ils sont parallèles. Dans les os *courts*, une direction principale l'emporte sur les autres. Enfin, dans la plupart des apophyses, ils sont le plus souvent longitudinaux, comme dans les os longs.

2° *Des os à l'état frais (tissu osseux).*

La substance osseuse, telle que nous venons de l'étudier, représente l'os sec et la partie dure, fondamentale, du tissu osseux vivant. Pour compléter l'étude du tissu osseux vivant, il faut ajouter à celle de la substance osseuse la description : 1° du contenu des

---

1. On peut trouver des portions entières d'os formées de substance compacte sans canaux de Havers : une partie du palatin et de l'unguis, la lame papyracée de l'ethmoïde. Les osselets de l'ouïe, spongieux au centre, sont recouverts d'une lame compacte sans canaux de Havers.

2. Au niveau des points d'insertion des tendons et des ligaments, les canaux n'arrivent pas à la surface de l'os ; ils forment à ce niveau un réseau vasculaire, séparé de l'insertion de l'organe par une lamelle osseuse.

ostéoplastes, les *cellules* ; 2° du contenu des canaux de Havers, les *vaisseaux*, les *nerfs* et les *éléments de la moelle*. Nous compléterons cette étude par celle du périoste et de la moelle, si intimement unis aux os.

Cellules osseuses 1. — Lorsqu'on examine des pièces microscopiques fraîches, on voit que chaque ostéoplaste n'est plus sombre et foncé comme à l'état sec ; il renferme une cellule qui le remplit entièrement, et qui est formée par un protoplasma transparent, contenant un noyau ovalaire de 6 μ de long. La cellule osseuse est une cellule étoilée au même titre que les corpuscules étoilés du tissu conjonctif, qu'elle représente exactement. Les prolongements de cette cellule semblent se comporter comme ceux des corpuscules du tissu conjonctif, ils pénètrent dans les canalicules osseux, d'où on les extrait difficilement ; mais il est à présumer qu'ils forment un véritable réseau de cellules [2]. Virchow fait jouer un rôle important à ces cellules (qui présenteraient un espace vide entre leur protoplasma et la membrane secondaire dont elles se seraient entourées) et à leurs anastomoses canaliculées. Toutes ces cavités seraient chargées d'un suc nutritif destiné au maintien physiologique des territoires cellulaires ; ou mieux, elles recevraient, par exhalation des vaisseaux, un liquide nutritif pour la cellule elle-

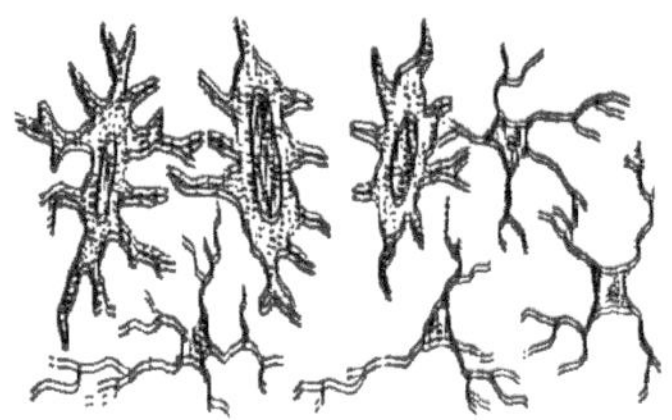

FIG. 100. — Diverses cellules osseuses avec leurs prolongements.

même et une partie de la substance osseuse environnante. On voit

1. Ces cellules ont été découvertes par Virchow, qui a donné le moyen de les extraire avec leurs prolongements des cavités osseuses où elles sont contenues. On les appelle aussi *cellules osseuses de Virchow*.

2. Fürstenberg, Neumann et Kölliker ne croient pas que cette cellule soit analogue aux corpuscules du tissu conjonctif. Ces auteurs pensent qu'il existe dans l'ostéoplaste un vestige de la substance fondamentale non ossifiée, car si le contenu était un corpuscule étoilé, on ne pourrait pas le mettre en évidence avec l'acide chlorhydrique et l'acide nitrique, après avoir fait bouillir l'os dans la potasse caustique, aucune cellule ni membrane de cellule de nos tissus ne résistant à ce traitement. Kölliker ne se déclare pas sur la nature du contenu du corpuscule ; cependant il prétend avoir le premier indiqué, avec Donders, le noyau contenu dans la cavité osseuse.

donc qu'il y aurait dans le tissu osseux deux systèmes de canaux : 1° les canaux vasculaires formant un réseau très serré, étendu de la surface osseuse aux vaisseaux de la moelle ; 2° les canalicules et cavités osseuses réunis constituant un système dans lequel sont stiuées les cellules osseuses avec leurs anastomoses (ce système serait un réseau cellulaire contenant un liquide séreux et non sanguin). Comme le réseau vasculaire, celui-ci s'ouvre à l'extérieur et à l'intérieur de l'os par des orifices microscopiques. Le point de contact de ces deux systèmes se trouve sur les parois des canaux de Havers, où l'on peut constater les ouvertures innombrables des canalicules osseux.

Vaisseaux. — Les *lymphatiques* des os n'ayant pas encore été observés, de l'avis de tous les anatomistes, nous n'avons à nous occuper que des *vaisseaux sanguins*.

Le tissu osseux est fort riche en vaisseaux ; ceux-ci sont pour la plupart contenus dans les canaux de Havers, où ils forment un réseau à mailles allongées et rectangulaires.

1° Dans les *os longs*, on voit pénétrer deux espèces de vaisseaux : ceux de la moelle et ceux de la substance osseuse.

a. Les vaisseaux de la moelle sont les plus volumineux ; une ou deux *artères* assez considérables traversent le trou nourricier du corps de l'os, un plus grand nombre pénètre dans les orifices des extrémités ; ces vaisseaux abandonnent quelques rares capillaires à la substance osseuse et se jettent, en conservant leurs trois tuniques, sur les lamelles de la portion spongieuse et sur la moelle, dont ils constituent le réseau vasculaire. Sur les limites de la moelle, à son contact avec la substance osseuse, à la surface interne du canal médullaire comme sur les parois des cloisons de la substance spongieuse, le réseau vasculaire est assez abondant pour mériter le nom de réseau médullaire que lui ont donné certains anatomistes ; mais il ne faudrait pas voir là un périoste interne, contre l'existence duquel se sont élevés Gosselin et Regnault, ainsi que tous les anatomistes.

b. Les vaisseaux de la substance osseuse viennent du périoste même. Après s'être ramifiés dans cette membrane, les artérioles pénètrent dans les petits orifices qu'on aperçoit à l'œil nu sur la surface osseuse, et qui ne sont que les ouvertures des canaux de Havers (les ouvertures microscopiques de la surface de l'os, embouchures des canalicules osseux, ne donnent pas passage à des vaisseaux ; il est probable que, à leur niveau, les prolongements des corpuscules étoilés des ostéoplastes superficiels s'anastomosent avec ceux des corpuscules du tissu conjonctif contenu dans le périoste). La plupart de ces vaisseaux perdent une partie de leurs tuniques,

ils sont réduits à une couche de tissu conjonctif tapissée d'épithélium ; quelques-uns forment de véritables capillaires. Ils parcourent
les canaux de Havers qu'ils remplissent en général, et ils s'anastomosent du côté du canal médullaire et de la substance spongieuse
avec les vaisseaux de la moelle.

Le sang apporté à l'os par tant de voies différentes revient par
trois espèces de *veines*, qui passent par les mêmes ouvertures : l'une,
volumineuse, traverse le trou nourricier, un plus grand nombre
sortent par les orifices des extrémités de l'os, enfin une grande
quantité de veinules viennent de la surface osseuse pour se jeter
dans le périoste.

2° Dans les *os plats* qui ont des trous nourriciers, comme l'os
coxal, la circulation est sensiblement la même que dans les os
longs ; une artère principale pénètre par le trou nourricier principal pour se porter dans la moelle et sur les cloisons de la substance
spongieuse, tandis que de tous les points du périoste des artérioles
et des capillaires s'insinuent dans la substance compacte de l'os. On
aperçoit distinctement de nombreux petits trous qui laissent passer
ces artérioles dans tous les os plats. Au crâne, en particulier, les
veines ont une disposition spéciale : au lieu de sortir par des orifices
distincts, elles communiquent avec les sinus de la dure-mère, après
avoir décrit de nombreuses sinuosités dans des canaux creusés dans
le diploé (canaux veineux de Dupuytren et Breschet).

3° Dans les *os courts*, il existe sur tous les points qui ne sont pas
revêtus de cartilage une foule de petits trous d'inégale dimension
qui reçoivent les petites artères. Leurs ramifications cheminent
dans l'épaisseur du tissu osseux pour donner naissance à des veines
qui sortent par des orifices différents. Dans le corps des vertèbres,
il existe un gros trou à la face postérieure, du côté du canal rachidien ; c'est par cet orifice que passent les veines des vertèbres pour
concourir à la formation des veines intra-rachidiennes.

Nerfs. — Les os possèdent des nerfs. Dans les os longs, ils
pénètrent sous forme de rameaux très délicats par le trou nourricier et les orifices des épiphyses, en suivant les vaisseaux pour se
porter à la moelle. Des filets nerveux venus du périoste entrent
dans les canaux de Havers ; on ne connaît pas leur mode de terminaison. Dans les os plats et dans les os courts, il est facile également
d'observer des filaments nerveux qui accompagnent les vaisseaux.
Kobelt, Kölliker et Luschka ont démontré que les uns appartiennent
au grand sympathique et que les autres sont des nerfs sensitifs de
la vie animale. Kölliker aurait trouvé un *corpuscule de Pacini* sur
un nerf, au niveau de son entrée dans le trou nourricier du tibia,
et un autre sur le nerf principal du premier métatarsien.

Éléments de la moelle. = Les éléments de la moelle se rencontrent dans certains canaux de Havers ; ils sont placés entre les parois du canal et le vaisseau, et ils n'existent, comme substance de remplissage, que dans le cas où le vaisseau ne remplit pas exactement le canal.

Périoste.

Le périoste est une membrane fibro=vasculaire, immédiatement appliquée sur tous les os. Il passe par deux phases distinctes : dans la première, il recouvre la surface des cartilages qui doivent s'ossifier, et porte alors le nom de *périchondre* ; il n'est *périoste* qu'après l'ossification. Le périchondre qui recouvre les cartilages permanents, comme ceux du larynx, offre la même structure que le périoste.

La *couleur* du périoste est blanchâtre, ou blanc jaunâtre, et sa *résistance* est considérable, comme celle des tissus fibreux en général. Son *épaisseur* varie selon les régions. Elle est ordinairement de quelques dixièmes de millimètre ; mais en certains points elle peut acquérir 2 et 3 millimètres, comme on le voit à la face antérieure du col du fémur, où l'épaisseur et la résistance du périoste maintiennent souvent en contact les fragments dans les fractures. Ce phénomène s'observe aussi à l'extrémité inférieure du fémur et à l'olécrâne, où le périoste est très épais. Elle est considérable aussi à la surface basilaire de l'occipital, qui forme la voûte du pharynx. C'est sur le périoste de cette région que s'implantent la plupart des polypes naso=pharyngiens. L'épaisseur du périoste est plus considérable chez l'enfant ; aussi, dans le jeune âge, les fractures sont-elles plus rarement accompagnées de déplacement ; exemple : fracture du corps du fémur.

L'*adhérence* de cette membrane au tissu osseux varie selon les régions. Elle est due aux vaisseaux et aux nerfs qui pénètrent dans les trous innombrables de la surface de l'os. Elle est due aussi à des filaments particuliers de tissu conjonctif, incrustés, en partie ou en totalité, de sels calcaires, partant du périoste et s'enfonçant perpendiculairement dans la substance osseuse : ces fibres sont connues sous le nom de *fibres perforantes* de Sharpey [1].

Assez forte dans certains points, l'adhérence du périoste est quelquefois peu accusée. C'est ainsi que les os de la face, le maxillaire inférieur surtout, se laissent facilement dépouiller de leur périoste. Il en est de même pour la cavité orbitaire et la voûte palatine,

---

1. Voy. page 282 et figur. 200, fibres de Sharpey.

où le périoste s'insinue dans les sutures et dans les orifices. A mesure qu'on avance en âge, cette membrane devient plus adhérente.

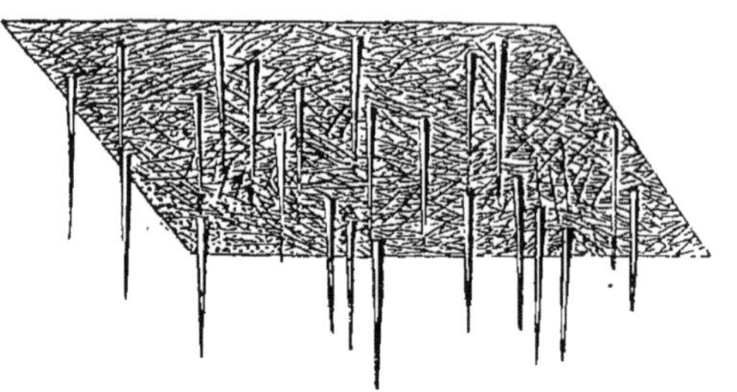

FIG. 200. — Fragment de périoste avec les fibres perforantes.

Le périoste présente : 1° une *face profonde*, en rapport avec l'os, auquel elle est unie par ses nombreux prolongements ; 2° une *face superficielle*, en rapport avec les organes qui entourent l'os. Cette face contracte de nombreux rapports avec les tissus conjonctif, fibreux, tendineux, cartilagineux, séreux, musculaire, vasculaire, avec les organes des sens, la peau et les muqueuses.

Dans certains points de la face superficielle du périoste, on trouve du *tissu conjonctif*. Cela s'observe dans les points qui sont le siège de glissements, comme dans la région épicrânienne, où le périoste péricrâne est séparé de l'aponévrose par une couche celluleuse lâche. Il en est de même à la face interne du tibia, dans son tiers moyen.

Sur un grand nombre d'os, ur les os longs des membranes, par exemple, le périoste reçoit non seulement l'insertion des deux ligaments interosseux de l'avant-bras et de la jambe, mais encore celle des cloisons aponévrotiques qui se détachent de l'aponévrose principale du membre pour diviser en plusieurs groupes les muscles de la région. Le *tissu fibreux* qui compose ces cloisons et les ligaments se confond avec celui du périoste.

Aux extrémités des os, le périoste est recouvert par une couche de tissu fibreux assez épaisse qui le renforce, et qui se creuse des canaux, gaines tendineuses, pour laisser glisser les tendons. Cela s'observe surtout aux extrémités des os longs des membres, principalement au radius, au tibia, etc.

Aux extrémités des os, quand un ligament prend insertion, le périoste disparaît, de sorte que le ligament s'implante directement sur la substance osseuse. Les fibres qui composent le périoste sont contiguës à celles du ligament.

Ce sont les nombreuses connexions du périoste avec le tissu fibreux qui ont fait considérer par quelques anatomistes cette membrane comme le point de départ des tendons, des ligaments et des aponé-vroses.

Aux points d'insertion des *ligaments* et des *tendons*, le périoste manque souvent, les éléments du tissu conjonctif du périoste se confondant insensiblement avec ceux du tendon [1]. Nous avons déjà vu qu'à ce même niveau il n'existe aucune embouchure de canaux de Havers sur la surface osseuse.

Au niveau des articulations, le périoste s'amincit peu à peu, et cesse exactement sur les limites du *cartilage* articulaire, auquel il adhère assez pour pouvoir être enlevé avec lui après une macération prolongée.

A la tête, le périoste contracte une adhérence intime avec le cartilage sutural, qui remplit les sutures des jeunes sujets. C'est cette raison qui fait que le céphalœmatome, ou tumeur sanguine des nouveau-nés, développé entre le périoste et l'os, existe presque constamment à côté de la ligne médiane.

Le périoste affecte des rapports avec le *système séreux*. Sans parler de la dure-mère, qui possède des rapports étendus avec l'arachnoïde, nous voyons le périoste de la face interne des côtes être en rapport avec la plèvre. Dans des points nombreux, il est en rapport avec des séreuses tendineuses et sous-cutanées; les premières se trouvent aux extrémités des os longs, dans les points mêmes où l'on rencontre les gaines tendineuses, les secondes sur les saillies osseuses, épitrochlée, épicondyle, olécrâne, etc., etc., où la peau est soumise à des frottements.

La membrane nourricière des os est en rapport avec des *muscles* nombreux. Les uns glissent sur elle au moyen de tissu cellulaire ; mais en certains points les fibres musculaires s'implantent directement sur le périoste, qui s'amincit à ce niveau; exemple : le brachial antérieur sur l'humérus, le court péronier latéral, les extenseurs des orteils, les jambiers, le poplité, sur les os de la jambe, etc.

Quelques gros *vaisseaux* rares, tels que l'aorte et la veine cave inférieure, passent sur le périoste au niveau des vertèbres. Ils en sont séparés par du tissu cellulaire. C'est dans la plupart des points où le périoste est en rapport avec de gros vaisseaux que l'on peut sentir les pulsations artérielles; exemples: l'artère faciale sur le maxillaire inférieur, l'artère fémorale sur l'éminence ilio-pectinée et

---

1. Les tendons et les ligaments se fusionnant avec le périchondre pour adhérer aux surfaces cartilagineuses, et cette adhérence étant déjà solide au moment où se développent les éléments élastiques, il en résulte que, dans ces points, le périchondre, véritable périoste, est dépourvu de fibres élastiques.

sur le tiers inférieur du fémur, l'artère tibiale antérieure à la partie inférieure de la face externe du tibia.

Le périoste pénètre dans *l'oreille interne* et se continue sur la face interne de la lame des contours et du limaçon, sur la face interne du vestibule et des canaux demi-circulaires. Il s'applique aussi sur la face interne du tympan secondaire de Scarpa, qui ferme la fenêtre ronde. Le périoste de l'oreille interne est très mince; rosé chez le fœtus, blanc chez l'adulte, il exhale le liquide de Cotugno ou périlymphe. Le point de continuité entre le périoste de l'oreille interne et le périoste extra-crânien est l'aqueduc du limaçon. D'après Kölliker, il se transformerait sur tous ces points en substance conjonctive réticulée.

Le périoste présente peu de rapports avec la *peau*. Une seule région est dans ce cas : c'est la face interne du tibia, où dans toute son étendue, excepté au tiers supérieur et au tiers inférieur, elle est séparée de la peau seulement par une couche mince de tissu cellulaire. Aux extrémités des troisièmes phalanges, le périoste se confond avec le derme de la peau.

Dans les cavités de la face, les *muqueuses* sont extrêmement adhérentes au périoste, avec lequel leur derme se confond. C'est ce qui leur a fait donner le nom de *fibro-muqueuses*. Dans ces régions, le périoste adhère plus à la muqueuse qu'à l'os; exemples : fosses nasales, voûte palatine, caisse du tympan, gencives. Il faut excepter la voûte du pharynx, où le périoste, bien que très adhérent à la muqueuse, est aussi très adhérent à l'os.

Dans certaines régions, le périoste mérite quelques considérations. Nous avons vu les particularités qu'il présente : 1° aux extrémités des os longs; 2° au col du fémur; 3° à la surface basilaire de l'occipital; 4° à la voûte palatine et aux gencives; 5° aux fosses nasales; 6° dans l'oreille interne. Sur les os larges et sur les os courts, il se comporte comme sur les os longs, cessant d'exister au niveau des surfaces articulaires et affectant de nombreux rapports avec les divers tissus, surtout avec le tissu fibreux. Mais au *crâne* et à la *colonne vertébrale*, il présente quelques particularités intéressantes. A la voûte du crâne, le périoste ou péricrâne, au lieu de cesser au niveau des articulations, contracte une adhérence intime avec le cartilage sutural, qui adhère intimement aussi à la dure-mère. A la base du crâne et à l'extérieur de la colonne vertébrale, le périoste se comporte comme sur les autres points du squelette; mais au niveau des trous de la base du crâne, il pénètre pour se continuer avec la dure-mère crânienne, comme il se continue à la voûte à travers les sutures, de sorte qu'on pourrait considérer ces deux membranes comme deux feuillets entre lesquels se seraient développés les os du crâne. La dure-mère est donc considérée avec raison comme un périoste interne, puisque la surface interne de ces os n'est pas pourvue d'une deuxième membrane fibreuse, que la dure-mère la tapisse dans tous les points, et qu'enfin l'expérience démontre que la dure-mère est douée des mêmes propriétés que le périoste. Il est vrai que ces propriétés ne sont pas aussi énergiques que celles du périoste, mais elles existent évidemment, et, seraient-elles encore plus faibles, on ne pourrait lui refuser le nom de *périoste*. Nous verrons bientôt que le périoste du crâne diffère aussi du reste du périoste, au point de vue physiologique. Au niveau des trous de conjugaison, le périoste des vertèbres pénètre dans le canal rachidien pour en tapisser toute la surface.

Structure. — Le périoste est composé : 1º d'un *tissu propre* qui a des propriétés spéciales (il exhale un blastème particulier dans lequel doit se développer la substance osseuse); 2º de *vaisseaux* ; 3º de *nerfs*.

Tissu propre. — Il est formé de deux éléments : la fibre de tissu conjonctif et la fibre élastique. Ces deux éléments ne forment pas deux couches distinctes, comme le prétendent certains auteurs, et l'on ne saurait trop s'élever contre ces abus de divisions des membranes en plusieurs couches, lorsqu'elles n'existent réellement pas. Ce qu'on peut dire, c'est que la fibre de tissu conjonctif est plus abondante à la face superficielle du périoste, tandis que la fibre élastique prédomine dans les parties profondes ; mais quant à la séparation de ces deux couches en membranes distinctes, elle est impossible.

Les fibres de tissu conjonctif situées dans la *couche superficielle* du périoste forment un tissu feutré ; ces fibres, isolées et fasciculées, affectent une direction longitudinale dans les os longs; c'est entre elles qu'on trouve quelques cellules adipeuses ; c'est encore dans cette couche que les vaisseaux et les nerfs du périoste se divisent, pour se porter ensuite dans l'os en traversant les couches profondes.

A la face profonde de la couche élastique du périoste, on trouve une mince couche, molle, blanc jaunâtre, appelée par Ollier *blastème sous-périostal* (tissu d'ossification de Kölliker). Très mince chez l'adulte, cette couche se présente dans tout son développement pendant la période d'accroissement des os. Elle est plus adhérente à l'os qu'au périoste, car elle ne suit pas cette membrane lorsqu'on l'arrache. Le blastème sous-périostal représente les couches profondes du périoste au moment où elles se transforment en substance osseuse. Sa structure comprend : des cellules, une substance intercellulaire et des vaisseaux. Les cellules dites *sous-périostales* ont une grande analogie avec les cellules médullaires, ou ostéoblastes, qui donnent naissance à l'os dans le cartilage : les unes ont un ou deux noyaux ; elles sont arrondies ou allongées, et mesurent en moyenne de 15 à 30 μ ; les autres, qui ne sont qu'une agglomération des premières, forment des plaques plus ou moins larges, à plusieurs noyaux, *myéloplaxes* de Robin. Dans les points qui avoisinent la substance osseuse, quelques-unes de ces cellules prennent la forme étoilée, car, ainsi que nous le verrons, elles constituent plus tard les cellules osseuses, tandis que les autres forment des éléments de moelle. La *substance intercellulaire* a beaucoup d'analogie avec un jeune tissu conjonctif dont les fibrilles ne sont pas encore bien distinctes 1 ; si on l'enlève, on voit que la surface osseuse est pleine d'aspérités irrégulières, formées par de la nouvelle substance osseuse. Les *vaisseaux* qu'on y rencontre sont toujours de nouvelle formation ; ils résultent de la fusion des cellules médullaires ; ils se forment par conséquent d'une manière incessante, et, une fois formés, ils se mettent en communication avec ceux du périoste proprement dit et avec ceux de l'os lui-même.

La *face profonde* du périoste renferme une grande quantité de fibres élastiques ; les unes sont libres, fines, mais la plupart s'anastomosent et donnent naissance à des réseaux élastiques serrés ; quelques-unes représentent même de véritables membranes élastiques superposées, sans mélange de tissu conjonctif. Cette couche élastique, réunie au blastème sous-périostal dont il va être question, constitue ce qu'Ollier appelle la *couche ostéogène* du périoste.

Vaisseaux. — Les *artères* du périoste sont nombreuses ; elles se répandent dans la couche extérieure du tissu conjonctif, où elles forment un réseau serré, à mailles polygonales, dont les capillaires ont en moyenne 10 à 12 μ. De ce réseau les vaisseaux se portent vers l'os, traversent perpendiculairement la couche élastique, et pénètrent dans les petits trous de la surface osseuse, qui ne sont autre chose que les embouchures des canaux de Havers. Les *veines* du périoste sont plus nombreuses ; il y a ordinairement deux veinules pour une artériole. Les *lymphatiques* n'y ont pas été démontrés.

Nerfs. — Ils sont assez nombreux. Indépendamment de ceux qui traversent le périoste pour se rendre dans l'épaisseur de l'os, on trouve des nerfs périostiques proprement dits. Ils se détachent des nerfs destinés aux os et se portent sur le périoste, où ils cheminent en se divisant ; ils finissent par se résoudre en extrémités libres

---

1. Dans quelques cas, les fibrilles se distinguent comme dans le tissu fibreux. A ceux qui voudraient nier l'existence de ces fibrilles, on pourrait répondre en montrant les fibres perforantes de Sharpey, qui ne sont que des filaments ossifiés de tissu conjonctif. (Kölliker.)

(Kölliker, sur l'os coxal de l'homme ; J.-N. Czermak, sur l'os frontal du chien). Les ramifications nerveuses siègent dans la couche superficielle ou conjonctive du périoste ; elles paraissent plus nombreuses dans le périoste des extrémités articulaires des os longs, coude, genou, cou-de-pied.

Fonctions. — Le tissu du périoste fournit un liquide qui forme l'os. Cette propriété est des plus évidentes pendant la période d'accroissement des os. Elle se manifeste dans la cicatrisation des fractures, dans la formation du nouvel os après l'évidement. Enfin, expérimentalement, Ollier a démontré péremptoirement les propriétés du périoste.

Les expériences d'Ollier [1] démontrent que le périoste porte en lui-même la propriété de régénérer le tissu osseux, car il a pu, par des transplantations de fragments de périoste, produire des os artificiels non seulement dans les tissus du même animal, mais encore dans les tissus mous d'une espèce différente (du chien au lapin). Il a pris des lambeaux du périoste sur un animal mort depuis une heure, et après les avoir greffés sur un autre animal de la même espèce, il a vu se reproduire un os présentant la forme du lambeau périostique, et des vaisseaux s'y développer. Ces expériences ont été faites dans la crête des coqs, sous la peau du crâne et de l'aine du lapin, et sur le cabiai, le poulet, le pigeon.

Ollier a expérimenté aussi sur la dure-mère. Il a fait des transplantations de cette membrane, comme il l'avait fait pour le périoste, et il a remarqué qu'elle donnait naissance à de petits os parfaitement constitués et possédant les caractères anatomiques de la substance osseuse. Cette propriété de la dure-mère diminuerait avec l'âge. De plus, la surface externe seule de cette membrane serait douée de la propriété de régénérer le tissu osseux, de sorte que la surface externe de la dure-mère devrait seule être considérée comme périoste. Les cloisons de la dure-mère, comme la faux du cerveau et la tente du cervelet, ne sont pas susceptibles de s'ossifier par la transplantation.

Bien que le périoste serve à la formation du tissu osseux, il ne faudrait pas croire qu'un décollement, même étendu, de cette membrane entraîne nécessairement la mort de l'os. J.-L. Petit et Ténon s'étaient élevés dès le XVIIIe siècle contre cette pratique erronée qui consistait à recouvrir de topiques irritants les surfaces osseuses dénudées, dans le but d'en hâter la mortification, persuadé qu'on était que les os dénudés devaient inévitablement être frappés de mort.

1. Académie des sciences et *Gazette hebdomadaire* 1858-59-60.

Le périoste externe du crâne, de même que la dure-mère ou périoste interne, a une force de réparation beaucoup moins grande qu'ailleurs. L'absence de cal, dans la plupart des fractures de la base du crâne, le démontre. J.-L. Petit et Ténon dans le siècle dernier, Velpeau et Richet de nos jours, ont insisté sur ce point et ont fait voir que, dans les réparations osseuses du crâne, la surface de la plaie de l'os fournit plus de matériaux que les membranes elles-mêmes, comme cela s'observe après l'opération du trépan.

Développement. — Il n'est pas possible de préciser l'époque d'apparition du périoste. Les premiers éléments se montrent probablement dès le second mois; les os sont cartilagineux, ils sont recouverts d'une couche de tissu conjonctif mou dont la substance intercellulaire se transforme rapidement en fibrilles, pendant que les corpuscules deviennent fusiformes, puis étoilés.

Les cellules de la couche du blastème sous-périostal tirent leur origine de la face profonde du périoste, probablement par prolifération des corpuscules de tissu conjonctif.

Tant que les os sont cartilagineux, le périoste porte le nom de périchondre; plus tard, le changement de nom n'entraîne aucune modification dans la structure de la membrane. A partir du cinquième mois, on voit dans les parties profondes de la couche conjonctive une condensation de la substance intercellulaire sous forme de filaments : ce sont des fibres élastiques fines qui se constituent. Dans les derniers mois de la vie fœtale, ces fibres grossissent, s'anastomosent pour former les réseaux élastiques, et un certain nombre d'entre elles se soudent par leurs bords pour former des lamelles élastiques. Les vaisseaux et les nerfs se développent sur place de bonne heure ; ils envoient même des rameaux dans le cartilage avant la formation des dépôts osseux.

Moelle des os.

La moelle des os, *substance médullaire*, est cette matière molle qui remplit le canal médullaire des os longs et toutes les aréoles de la substance spongieuse. On trouve aussi des éléments de la moelle dans les principaux canaux vasculaires de la substance osseuse, et à la surface des os au-dessous du périoste.

La moelle est en contact direct avec les parois du canal médullaire et les cloisons de la substance spongieuse. Elle se présente sous deux aspects différents: elle est jaune ou rouge. La *moelle jaune*, qu'on pourrait encore appeler *graisseuse*, se rencontre dans le canal médullaire des os longs; la *moelle rouge* occupe principalement les aréoles de la substance spongieuse, c'est-à-dire les os courts, les os plats et les extrémités des os longs.

La moelle des os longs ou courts est le siège de *battements* isochrones aux pulsations artérielles (Bæckel, *Thèses de Strasbourg* 1872). Les battements ne sont pas dus à l'artère principale de l'os, mais aux capillaires de la moelle. Ils se produisent chaque fois que la moelle est à nu, à condition que la plaie cutanée ne soit pas considérable. Toute cavité formée par des parois rigides, tapissée de capillaires et remplie d'un liquide quelconque ou d'une masse molle, offre avec la cavité médullaire des os la plus grande analogie, et, comme telle, présente des battements isochrones aux pulsations artérielles.

Éléments de la moelle. — La moelle se compose de cellules médullaires et de cellules graisseuses, traversées par quelques filaments de tissu conjonctif, et recevant des vaisseaux et des nerfs. On trouve un peu de matière amorphe et des gouttelettes grasses entre ces éléments.

Cellules médullaires. — Le dernier mot n'est pas dit sur ces cellules. Si l'on considère leur développement, leur origine, on voit qu'elles procèdent toutes de jeunes cellules arrondies, résultant de la multiplication des cellules cartilagineuses dans les cartilages en voie d'ossification. Nous appelons cellules médullaires toutes celles que l'on trouve dans la moelle en dehors des vésicules graisseuses et des corpuscules du tissu conjonctif ; les médullocelles et les myéloplaxes, dont nous allons parler, sont par conséquent des cellules médullaires.

Robin a signalé ces deux éléments anatomiques caractéristiques de la moelle ; il leur a donné les noms de médullocelles et de myéloplaxes.

Les *médullocelles* se montrent, dit-il, sous forme de noyaux ou de cellules. Cet élément existe surtout dans les aréoles de la substance spongieuse des os. La variété *noyau libre* serait constituée par des noyaux arrondis, de la dimension d'un globule rouge du sang, granuleux, généralement sans nucléole et insoluble dans l'eau et dans l'acide acétique. La variété *cellule* est représentée par une cellule à masse granuleuse, de 12 à 15 μ, contenant un noyau semblable aux précédents ; elle pâlit sous l'influence de l'acide acétique.

Les *myéloplaxes* de Robin, *plaques à noyaux multiples* des autres auteurs, sont des éléments aplatis, de forme variée, quelquefois polyédriques, à bords irréguliers, composés d'une masse finement granuleuse, parsemée de noyaux ovoïdes (jusqu'à trente) de 7 à 10 μ chacun. Ces éléments se rencontrent aussi dans les aréoles de la substance spongieuse des os, rarement dans le canal médullaire. On les trouve surtout adhérents aux parois osseuses. Ils ont de 30 à 60 μ et jusqu'à 100 μ.

On est en droit de se demander si ces deux éléments sont différents, ou s'ils ne représentent que deux formes d'un même élément. Cette dernière supposition nous paraît conforme à l'étude des faits. Robin ne donne aucun caractère chimique qui permette de les distinguer. Les seules différences seraient les sui-

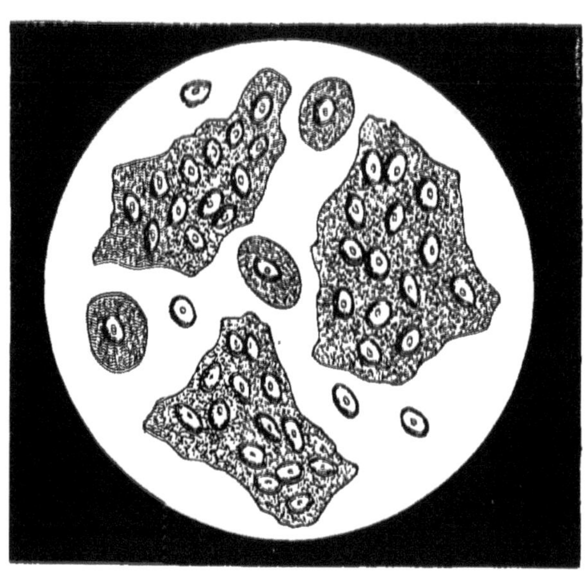

Fig. 201. — Médullocelles et plaques à noyaux multiples de la moelle. On y voit trois myéloplaxes, trois médullocelles à cellule et quatre noyaux libres.

vantes : 1° leurs noyaux, de même dimension d'ailleurs, seraient arrondis dans les médullocelles et ovoïdes dans les myéloplaxes ; 2° l'élément serait arrondi dans l'un et aplati dans l'autre.

La question serait-elle jugée par les tumeurs à médullocelles et par les tumeurs à myéloplaxes, qui peuvent se montrer formées de l'un ou l'autre de ces éléments ?

Nous ferons observer : 1° que ces éléments ont à peu près le même siège ; 2° qu'il est démontré aujourd'hui que les myéloplaxes se segmentent fréquemment pour donner naissance à des cellules plus petites et arrondies ; 3° que leurs réactions ne diffèrent pas ; 4° que les tumeurs à myéloplaxes renferment le plus souvent quelques médullocelles, et *vice versâ*.

Nous ne sommes pas le seul à porter un tel jugement. Kölliker (page 292, 2e fascicule, 2e édition française) écrit : « Je ne ferai que « signaler, relativement aux cellules à noyaux multiples, *dont le* « *développement peut facilement être rapporté aux cellules à noyau* « *unique*, que ces cellules se transforment *aussi* en cellules os-

« seuses. » Cornil et Ranvier s'expriment d'une manière analogue
(page 7, *Manuel d'histologie pathologique*) : « Les cellules à noyaux
« multiples que l'on rencontre à côté d'elles (cellules à noyau
« unique)... offrent les mêmes propriétés générales : la substance
« protoplasmique qui les forme *possède exactement* les mêmes
« réactions. »

Nous admettrons donc que les médullocelles et les myéloplaxes
constituent le même élément, la *cellule de la moelle, cellule médullaire*, sous deux aspects différents : 1° sous forme de cellules plus
ou moins arrondies ; 2° sous forme de *plaques à noyaux multiples*
représentant une masse de protoplasma avec noyau, pouvant donner
naissance par bourgeonnement aux cellules arrondies.

Les *éléments de la moelle* sont disséminés dans toutes les parties
de l'os. Mais il ne faudrait pas croire à l'existence dans les canaux
de Havers et sous le périoste d'une *moelle osseuse* ayant des caractères identiques à ceux de la moelle contenue dans les cavités dia-
physaires ou les trabécules épiphysaires ; ce n'est point dans ce
sens qu'il faut comprendre les expressions de *moelle périostale* et de
moelle endostale. Ce que les histologistes et certains pathologistes
distinguent sous ces noms ne constitue pas, à proprement parler, la
moelle des os telle qu'on la comprend en anatomie descriptive,
mais ces expressions correspondent plutôt aux diverses phases du
développement du tissu osseux.

On voit sous le périoste les éléments qui sont la caractéristique
anatomique de la moelle, c'est-à-dire les *cellules embryonnaires* de la
moelle qui sont les analogues des médullocelles.

Ces cellules embryonnaires ou médullocelles se retrouvent dans
les canaux de Havers volumineux, et ce sont elles qui, en subissant
certaines transformations, prennent un aspect particulier et transitoire qui leur a mérité une dénomination spéciale, celle d'*ostéoblastes* ; ces ostéoblastes ne sont en réalité que des cellules embryonnaires qui se transforment en *ostéoplastes* ; les déductions les plus
importantes à retenir dans les recherches histologiques les plus
modernes se rapportent donc plutôt au processus de genèse de l'os,
aux conditions de sa régénération ou de ses dégénérescences inflammatoires ; partout où le tissu osseux se forme, là ou il s'accroît,
alors qu'il est le siège d'irritation inflammatoire, l'on peut constater l'existence des cellules embryonnaires de la moelle, et c'est
par ces considérations de physiologie générale qu'on a été amené
à mieux comprendre le rôle de la moelle dans l'inflammation des
os, et à lui attribuer plus d'importance.

Il nous suffirait même de rappeler ici les raisons que Gosselin a
invoquées (*Nouveau Dict. de méd. et de chir.*) pour ne pas séparer
l'ostéite de la périostite et de l'ostéomyélite : « C'est, dit-il, parce

« qu'une longue observation m'a appris qu'en pathologie ces trois
« parties, le *périoste*, l'*os* et la *moelle*, déjà si étroitement liées
« dans leurs dispositions anatomiques et leurs fonctions, sont soli-
« daires les unes des autres, atteintes par les mêmes causes mor-
« bides, et en définitive malades simultanément à des degrés
« divers. »

Grâce aux travaux des histologistes et de Ranvier au premier
rang, nous savons quelle est la condition intime de cette solidarité,
c'est-à-dire que c'est en partie la persistance des éléments embryonnaires de la moelle sous le périoste, dans les plus gros canaux de
Havers, dans les espaces médullaires, et que c'est en partie la néo-
formation des éléments ou du tissu embryonnaire de la moelle sous
l'influence d'un processus irritatif qui expliquent la rapidité de
propagation de l'inflammation d'une des parties constituantes de
l'os à l'autre.

On saisira tout l'intérêt de ces détails relativement aux liens
qui unissent les diverses inflammations des os, *périostite, ostéite,
ostéomyélite*.

Cellules graisseuses. — Elles sont nombreuses dans la moelle
jaune ; elles ne sont pas réunies en masses ou lobules, et leur structure ne diffère pas de celle des cellules du tissu adipeux.

Tissu conjonctif. — Il est peu abondant ; c'est un tissu conjonctif
lâche, avec quelques corpuscules de tissu conjonctif, mais sans
fibres élastiques. On le trouve surtout à la surface de la moelle
dans le corps des os longs ; quelques filaments traversent la substance médullaire pour former un réseau très lâche ; il n'existe pas
dans la moelle qui remplit les aréoles de la substance spongieuse.
Les corpuscules du tissu conjonctif sont étoilés et s'anastomosent
par leurs prolongements 1 .

Vaisseaux. — L'*artère nourricière*, dans les os longs, arrivée
dans le canal médullaire, se bifurque, et chacune des divisions va
s'anastomoser aux extrémités de l'os avec les vaisseaux de second
ordre. Toutes ces artères, se divisant et se subdivisant, forment un
réseau vasculaire extrêmement riche, situé en partie entre la substance osseuse et la moelle ; les vaisseaux arrivent à la moelle avec
leurs trois tuniques, après avoir abandonné quelques fins capillaires à la substance osseuse. Ils forment un réseau capillaire dont
les mailles polygonales ont les angles arrondis. Les mailles ont deux
ou trois fois le diamètre des capillaires. Les *lymphatiques* ne sont
pas connus.

Nerfs. — Les *nerfs* de la moelle accompagnent l'artère nourricière de l'os. Ils pénètrent dans le canal médullaire et se divisent

______

1. Selon Robin, le tissu conjonctif ferait défaut dans la moelle.

comme l'artère nourricière, dont ils suivent les branches. Ils disparaissent dès que les artères, en pénétrant dans la substance médullaire, se dépouillent des fibres musculaires. Ces nerfs sont plutôt destinés à la paroi vasculaire qu'à la moelle elle-même.

La *matière amorphe* qui réunit ces éléments est rougeâtre et demi transparente ; elle est très granuleuse, surtout après la mort.

On trouve aussi dans la moelle des *gouttelettes graisseuses* indépendantes des cellules graisseuses. On les rencontre dans les cas où l'on a la certitude qu'elles ne viennent pas de cellules déchirées. C'est là une sorte d'huile de moelle.

Variétés de moelle. — Nous avons dit, au commencement de cet article, qu'il y a une *moelle jaune* et une *moelle rouge*. Robin distingue la moelle fœtale, la moelle gélatiniforme et la moelle adipeuse. Ces diverses dénominations prouvent que la moelle peut varier quant à ses propriétés physiques et à sa structure; cependant on peut les réduire aux deux premières variétés.

En effet, la variété *gélatiniforme* peut être éliminée, attendu qu'elle représente une moelle altérée par de longues maladies ; on l'appelle encore la moelle des convalescents. Voici ses caractères : elle est molle, rosée, demi transparente ; elle renferme beaucoup de matière amorphe et de cellules médullaires, presque pas de cellules graisseuses.

La moelle jaune ne diffère pas de la moelle *adipeuse*. Elle se montre presque exclusivement dans le canal médullaire des os longs ; elle est plus répandue chez les vieillards, et elle remplit les vides de la substance spongieuse dans la raréfaction des os. Caractères : elle renferme beaucoup de vésicules graisseuses, peu de vaisseaux et peu de cellules médullaires ; c'est l'élément graisseux presque pur (96 pour 100 de graisse) [Berzélius].

La moelle *fœtale* ou *sanguine* est la moelle rouge ; elle se trouve dans les aréoles de la substance spongieuse. Caractères : elle est presque dépourvue de vésicules graisseuses, contient de la matière amorphe et une grande quantité de cellules médullaires ; elle est très vasculaire (75 pour 100 d'eau) [Berzélius].

Fonctions. — La moelle remplit les vides qui se produisent dans la substance osseuse ; elle remplace les parties osseuses qui sont résorbées par suite de raréfaction.

La moelle est un *organe hématopoiétique*, disent deux savants qui se disputent la propriété de cette découverte, Bizzozero et Neumann [1].

Il résulterait de nombreux travaux publiés dans ces dernières

____

1. *Gazz. med. Lambarda*, 1868. *Archiv. der Heilkunde*, 1868.

années (Recueils italiens et allemands) par ces deux professeurs, que les cellules de la moelle sont formées d'un protoplasma contractile présentant des mouvements amiboïdes énergiques (moelle rouge des gallinacées et des grenouilles, Bizzozero). A côté de ces cellules, on rencontrerait des corpuscules rouges à un noyau, de même dimension que les globules rouges du sang. De plus, entre ces deux types de cellules, on trouverait une foule de formes intermédiaires dont l'existence serait expliquée par une transformation probable des éléments incolores et contractiles en globules rouges. De ce qui précède, Neumann conclut qu'il se produit dans la moelle des os une transformation active et continue des cellules incolores en globules rouges.

Pour expliquer la pénétration de ces globules dans les vaisseaux sanguins et compléter leur théorie, Bizzozero et Neumann disent qu'il se passe un phénomène inverse de celui que Cohnheim a signalé dans l'inflammation pour la formation du pus : par leurs mouvements amiboïdes, les cellules médullaires colorées, incolores ou intermédiaires, pénétreraient dans les vaisseaux sanguins de dehors en dedans, à travers la paroi des capillaires.

Il faudrait donc, d'après les auteurs que nous venons de citer, placer la moelle des os au nombre des organes hématopoiétiques, au même titre que les glandes vasculaires sanguines.

Selon Dubuisson-Christôt, de Lyon, la principale fonction de la moelle serait d'opérer la résorption de la substance osseuse.

Développement. — Les premiers rudiments de la moelle se montrent dès le commencement du travail d'ossification ; ils forment cette matière molle contenue dans les boyaux du cartilage déjà calcifié. C'est dans la clavicule, vers le 60e ou le 65e jour, qu'on rencontrerait les premiers éléments (Robin). Dès l'origine, la moelle est rougeâtre et composée uniquement d'une substance liquide, remplie de jeunes cellules arrondies, rougeâtres elles-mêmes, à noyau très apparent et à protoplasma granuleux, dérivant de la multiplication des cellules de cartilage. Ces cellules prennent des directions différentes : les unes se transforment en cellules osseuses, les autres en éléments définitifs de la moelle [1]. Peu de temps après, il se forme sur place des vaisseaux dont le nombre s'accroît rapidement. Plus tard, les nerfs [2] et les cellules adipeuses se dévelop-

1. Celles que l'on rencontre sous le périoste et dans les canaux de Havers superficiels tirent leur origine des cellules du blastème sous-périostal.

2. Pour apercevoir ces nerfs chez le fœtus, ce qui est plus facile que chez l'adulte, il suffit de faire tomber sur la moelle un filet d'eau, qui entraîne toutes les parties molles.

pent. Les nerfs se montrent dans les derniers mois de la vie fœtale ; quant aux cellules graisseuses, elles sont rares à la naissance et se multiplient peu à peu.

Chez les oiseaux, la plupart des os contiennent de l'air au lieu de moelle, à partir de l'évolution complète de ces animaux. Pendant leur développement, tous les os sont remplis de moelle.

FORMATION DES OS.

Le tissu osseux, avant d'être constitué, passe en général par deux phases que depuis longtemps on a appelées l'*état muqueux* et l'*état cartilagineux*. L'*état osseux* est l'ossification proprement dite.

§ I. — Etat muqueux.

L'état muqueux des os est pour ainsi dire un état nul ; on veut dire par l'état muqueux que le squelette n'existe pas, et que les parties qui doivent se cartilaginifier, puis s'ossifier, participent de l'état général de l'embryon, qui a une consistance molle, muqueuse. En effet, si l'on examine les éléments de l'embryon dans les points où le cartilage doit se former, on constate qu'il existe seulement des cellules embryonnaires n'ayant aucun des caractères de la substance cartilagineuse.

§ II. — État cartilagineux.

L'état cartilagineux correspond à cette période où, à la place des os, on trouve des cartilages ayant la forme de l'os futur. Ces organes cartilagineux sont pleins, c'est-à-dire qu'il n'existe pas d'espaces médullaires ; ils offrent, du reste, toutes leurs parties : ainsi, les os longs sont pourvus de la diaphyse, des épiphyses, des apophyses, etc. ; de plus, ils sont revêtus d'une membrane, le *périchondre*, qui prendra plus tard le nom de *périoste*. Tous les os ne passent pas par l'état cartilagineux ; tels sont : la voûte du crâne, comprenant la portion écailleuse du temporal et la moitié postérieure de la portion écailleuse de l'occipital, l'aile interne de l'apophyse ptérygoïde, le cercle tympanal et tous les os de la face. Les autres pièces du squelette sont souvent soudées entre elles pendant l'état cartilagineux : tous les os du bassin ne forment qu'une pièce ; il en est de même des côtes et du sternum, qui sont réunis, ainsi que des os de la base du crâne ; mais la colonne vertébrale et les membres sont formés d'autant de pièces cartilagineuses séparées qu'il y aura d'os.

Au moment où l'état cartilagineux va se dessiner, on constate une modification des cellules embryonnaires, qui revêtent les caractères des cellules cartilagineuses. Par leur réunion, elles forment un tissu peu consistant ; chaque cellule s'entoure d'une fine membrane, *capsule de cartilage*; un peu plus tard, il se développe entre les capsules une substance fondamentale transparente. Le cartilage grandit, non seulement par l'addition de cette substance fondamentale, mais aussi par la prolifération des cellules.

La *corde dorsale* correspond à la période cartilagineuse du squelette.

§ III. — État osseux.

L'ossification, *état osseux,* commence au moment où apparaissent les premières incrustations calcaires du cartilage, et se continue jusqu'à une période avancée de la vie. Tous les os, nous l'avons vu, ne sont pas précédés par du cartilage; aussi étudierons-nous les différents modes d'ossification : 1º dans le cartilage; 2º dans le tissu conjonctif.

A. — *Ossification dans le cartilage.*

Lorsque l'ossification du cartilage a lieu, elle ne se fait pas dans toute la substance cartilagineuse en même temps ; elle se produit dans des points isolés où, dès son apparition, elle donne lieu à des *points d'ossification*. Ces points d'ossification se montrent d'abord sous forme de taches sombres dans le cartilage; si on les divise, on voit que ces taches sont formées par un dépôt de substance rougeâtre que le scalpel traverse avec facilité.

Une fois formés, les points osseux s'étendent insensiblement et finissent par se réunir, par se souder aux points voisins du même os [1].

1. Les points d'ossification qui se montrent les premiers occupent presque toujours la partie centrale de l'os, d'où ils s'étendent pour en former la totalité, ou du moins une grande partie : on les nomme *points primitifs.* Dans beaucoup d'os, ces derniers ne suffisent pas à leur développement total ; on voit alors se développer, sur des parties plus ou moins éloignées du centre de l'os, des points d'ossification qui complètent la forme de l'organe : on les appelle *points complémentaires* ou *épiphyses.*

Le premier point d'ossification qui se montre chez l'embryon est celui de la clavicule (à la fin du premier mois) ; viennent ensuite ceux du maxillaire inférieur et du corps des trois grands os longs des deux membres (du trentième au quarantième jour).

La réunion des divers points osseux varie avec les divers os du sque-

1° Formation des points osseux. — La formation des points osseux résulte des phénomènes suivants, qui se produisent dans la substance cartilagineuse : l'incrustation de la substance intercellulaire par des sels calcaires, la prolifération des cellules du cartilage, la production des vaisseaux.

a. Incrustation calcaire. — De petits grains de sels de chaux se montrent dans la substance fondamentale du cartilage et en même temps dans les capsules de cartilage ; ces grumeaux sont d'abord disséminés, mais bientôt ils forment des masses serrées et compactes. Cette incrustation s'étend vers les parties voisines, qu'elle envahit à leur tour. Au moment où elle va recevoir le dépôt calcaire, la substance cartilagineuse prend une couleur jaunâtre, elle devient striée et d'apparence fibreuse.

b. Prolifération cellulaire. — Les cellules contenues dans les cavités du cartilage sont soumises dans le même point à un mouve-

lette ; elle est complète lorsque l'extrémité inférieure du fémur se réunit au corps de cet os, c'est-à-dire vers l'âge de vingt-cinq ans.

Les points d'ossification, tant primitifs que complémentaires, au nombre de 579 (Sappey), diffèrent beaucoup dans la manière dont ils se soudent. Cependant, d'après Sappey, on sait que :

1° Un os développé par plusieurs points d'ossification primitifs ne présente de points complémentaires qu'après la soudure complète des premiers ;

2° Les points complémentaires d'un os apparaissent d'autant plus vite qu'ils prennent une part plus importante à sa formation ; exemples : épiphyse inférieure du fémur, épiphyses supérieures du tibia et de l'humérus, épiphyses des corps vertébraux ;

3° Dans les os très nombreux qui ont pour origine un seul point primitif et un seul point complémentaire, l'apparition de ce dernier est d'autant plus précoce qu'il aura un volume plus grand ; exemples : métacarpien, métatarsien et phalange.

En général, les épiphyses précoces se soudent lentement au reste de l'os, tandis que celles qui se montrent tardivement se soudent très vite.

Serres a établi des lois sur le mode de réunion des points osseux. Quoiqu'elles présentent de très nombreuses exceptions, il faut reconnaître qu'elles possèdent un caractère certain de généralité.

1° *Lois des éminences.* — Toute saillie osseuse prend naissance par un point d'ossification propre, excepté : apophyses mastoïde, zygomatique, etc.

2° *Loi de symétrie.* — Cette loi souffre peu d'exceptions. Tout os médian et impair est formé de deux moitiés qui se réunissent sur la ligne médiane ; exemple : frontal, etc.

3° *Loi des cavités.* — Toute excavation osseuse est formée par la conjugaison de deux ou plusieurs points d'ossification ; exemples : cavités cotyloïde de l'os coxal, glénoïde de l'omoplate, fosse ptérygoïde, trou vertébral, trous optique, condylien antérieur, vidien, etc.

ment nutritif considérable ; elles se segmentent, elles prolifèrent ;
chaque nouvelle cellule s'entoure d'une capsule secondaire.

Les cellules nouvellement formées augmentent de volume et

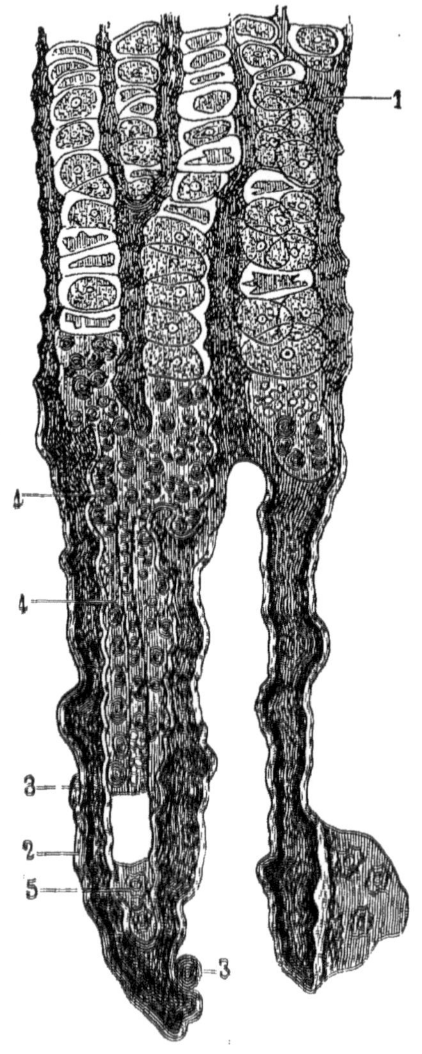

Fig. 202. — Section longitudinale du point d'ossification du corps d'un métatarsien chez l'embryon du veau, d'après H. Müller.

1. Substance fondamentale du cartilage avec ses cellules. — 2. Substance osseuse. — 3, 3. Cellules médullaires en voie de transformation osseuse. — 4, 4. Moelle au milieu de laquelle on voit un vaisseau qui se forme. — 5. Corpuscule osseux presque complètement développé.

refoulent la capsule-mère ou primitive, qui s'agrandit. Il résulte
de cet agrandissement que plusieurs cavités finissent par communiquer entre elles pour former ce que nous appellerons plus tard
des *boyaux* ou *alvéoles*.

Ce travail très actif de génération précède toujours l'incrustation
calcaire, de sorte que sur les limites des points d'ossification on
trouve de grandes cavités et de grosses cellules cartilagineuses,

dans une étendue assez petite, qui ne dépasse pas 1 millimètre·

c. *Production des vaisseaux.* — Plus ou moins longtemps avant l'ossification, les cartilages deviennent vasculaires [1], les vaisseaux partent du périchondre et pénètrent dans la substance cartilagineuse creusée de petits canaux, *canaux vasculaires du cartilage.* On sait que les parois de ces canaux sont limitées par de petites cellules de cartilage, mais on ne connaît pas la manière dont se fait la circulation dans les vaisseaux. Les canaux et les vaisseaux qui y sont contenus résultent du ramollissement de la substance cartilagineuse avec multiplication des cellules; celles-ci, par leur prolifération, donnent naissance aux parois des vaisseaux et aux globules sanguins. Ces vaisseaux sanguins servent à l'accroissement du cartilage, et leur apparition hâte toujours l'ossification. Ils s'anastomosent plus tard avec ceux qui se développent sur place dans la substance médullaire [2].

2° Formation du tissu osseux. — Les phénomènes précédents préparent la transformation du cartilage, mais ils ne la constituent pas. Il faut donc examiner comment se forment la substance fondamentale, les ostéoplastes et les canaux de Havers.

Au moment où l'incrustation calcaire de la substance fondamentale s'est montrée, immédiatement après la prolifération si féconde des cellules cartilagineuses, un phénomène nouveau se produit : les *capsules cartilagineuses* se dissolvent; en même temps *une partie de la substance interstitielle incrustée est résorbée*, et la *prolifération des cellules se continue* [3]. Celles-ci changent alors de caractères : elles sont arrondies, molles, et renferment toujours un noyau; elles ressemblent aux cellules embryonnaires [4], dont elles présentent parfois les mouvements amiboïdes.

1. Ce qui ne veut pas dire qu'un cartilage ne peut pas s'ossifier sans vaisseaux, car cela se voit pour le premier point osseux du corps des os longs.

2. Selon Robin, les cartilages ne se vascularisent que vers la dixième ou la onzième semaine après que la substance osseuse a commencé à se substituer au cartilage.

3. Ce phénomène de dissolution des capsules et de formation des boyaux est facile à observer sur les limites de l'ossification, aux deux extrémités d'une diaphyse.

4. Indépendamment de ces cellules arrondies et isolées, on observe certains éléments aplatis, formés de protaplasma et contenant plusieurs noyaux : *cellules à noyaux multiples, myéloplaxes* de Robin. On considère généralement ces éléments comme une fusion de plusieurs cellules ; l'ossification peut les envahir et donner naissance à de gros éléments spéciaux anfractueux, désignés par Kölliker sous le nom de *cellules osseuses composées.*

Ces cellules jouent un rôle considérable par leur destination multiple : une partie se transforme en *cellules osseuses*, une autre donne naissance aux cellules de la moelle ; une autre partie, enfin, forme par des transformations rapides les autres éléments de la moelle et de l'os, vaisseaux, nerfs, etc. Sous l'influence de la prolifération, une certaine quantité de cavités de cartilage se confondent et donnent naissance à des espaces anfractueux, caverneux.

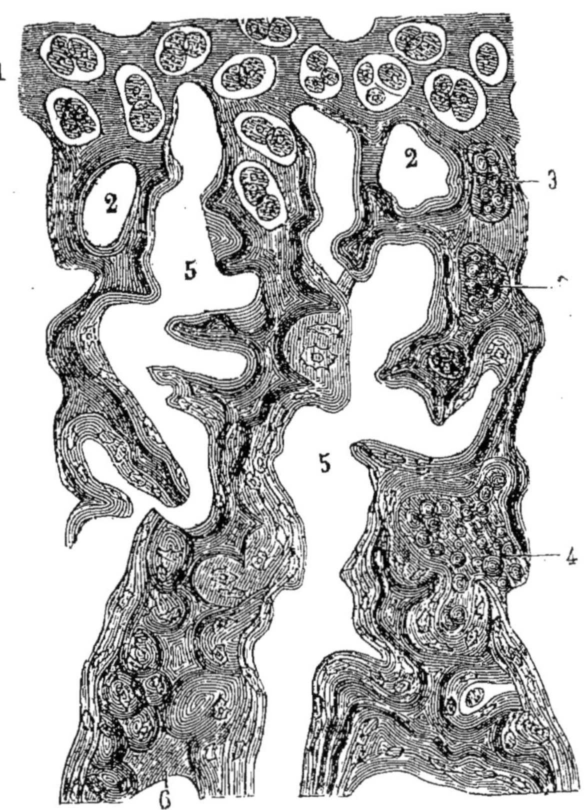

FIG. 203. — Section longitudinale du point d'ossification de l'extrémité d'une phalange de veau, d'après H. Müller.

1. Cartilage avec sa substance fondamentale, ses cavités contenant des cellules cartilagineuses en prolifération. — 2, 2. Espaces médullaires, boyaux séparés par des cloisons calcifiées. — 3, 3. Espaces renfermant des cellules médullaires et devant communiquer plus tard avec les précédents. — 4. Un grand espace médullaire. — 5. 5. Vaste espace médullaire ou boyau anfractueux. — 6. Restes de capsules de cartilage remplis de cellules osseuses et entourés de substance osseuse.

Résumons. Il n'y a plus de tissu cartilagineux, celui-ci étant détruit, mais il n'y a pas encore de tissu osseux. Le cartilage est transformé en une substance dure, calcifiée, dans laquelle on trouve des cavités anfractueuses. Ces cavités, dites *boyaux* ou *alvéoles* [1], sont remplies de jeunes cellules qui donnent naissance plus tard à la moelle [2], et séparées par des cloisons calcaires irrégulières et anfractueuses. Cornil et Ranvier appellent cette substance *tissu ossiforme*. Voyons maintenant se former les éléments de la substance osseuse.

Une partie des jeunes cellules contenues dans les grandes cavités anfractueuses dont nous venons de parler vient s'appliquer contre les parois des cavités [3] ; elles y forment une couche assez régulière et prennent une forme polyédrique par suite de la pression qu'elles exercent les unes sur les autres [4]. Il se produit autour des cellules,

[1]. Espaces médullaires primitifs de Kölliker.

[2]. Ces nouvelles cellules constituent ce que quelques auteurs, Kölliker, etc., appellent moelle osseuse primitive, moelle fœtale, moelle formatrice.

[3]. Les cellules qui résultent de la prolifération active des cellules du cartilage, et qui remplissent les boyaux ou lacunes de la substance qui nous occupe, se divisent donc en deux parties bien distinctes : les unes donnent naissance aux éléments de la moelle, et les autres s'appliqueront, en modifiant leur forme, contre les parois de ces boyaux, pour donner naissance à la substance osseuse ; ces cellules sont désignées sous le nom d'*ostéoblastes* par Gegenbauer, qui en a fait une étude approfondie.

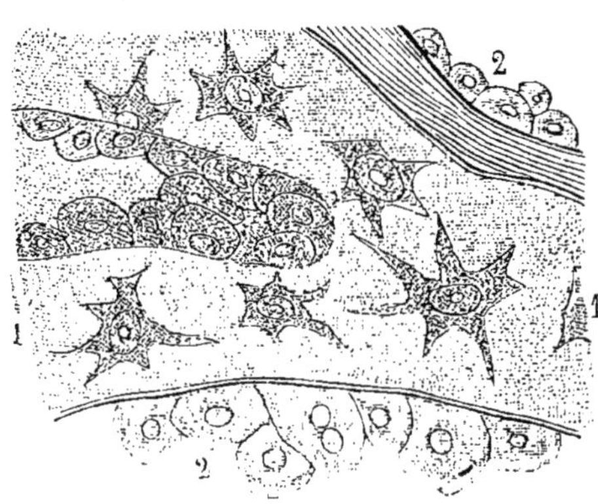

FIG. 204. — Ostéoblastes du pariétal d'un embryon humain de treize semaines. (Gegenbauer.)

1. Trabécules osseuses au milieu desquelles on voit les cellules osseuses résultant de la transformation des ostéoblastes. — 2, 2. Couches d'ostéoblastes.

[4]. La disposition de ces cellules varie selon les circonstances. Quand l'ossification a lieu dans une direction déterminée, comme cela se voit dans la diaphyse des os longs, les cellules forment des boyaux longitudinaux, entre lesquels la substance fondamentale s'incruste de sels. Dans les os courts, au contraire, et dans les points osseux des épiphyses, l'ossification se propageant irrégulièrement dans tous les sens, le groupement des cellules est accidenté, et les boyaux sont tortueux, de manière à présenter des lacunes, sans direction déterminée (fig. 205).

probablement par exhalation de ces éléments, une substance interstitielle qui les englobe et qui se condense. En même temps, la cellule elle-même présente des prolongements qui s'anastomosent avec ceux du voisinage, elle se transforme en cellule étoilée et s'entoure d'une mince membrane [1]. En songeant que ce phénomène se répète en même temps sur les espaces voisins, on peut se faire une idée de l'ossification : chaque cellule est devenue un corpuscule de tissu osseux, *cellule osseuse* [2] de Virchow, logé dans un *ostéoplaste*, et la *substance fondamentale* du tissu osseux n'est autre

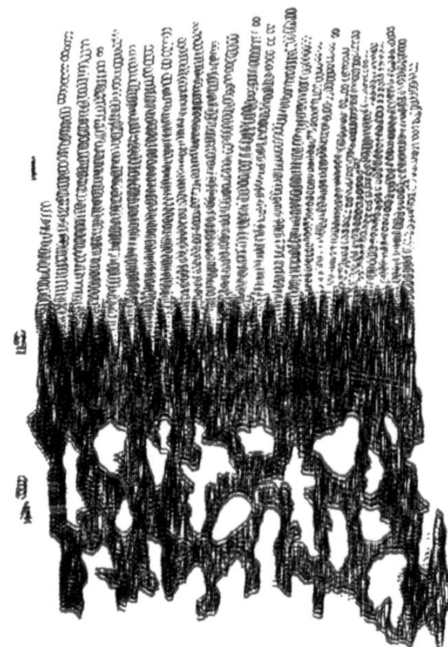

FIG. 205. — Coupe d'un point d'ossification dans le corps du fémur d'un nouveau-né.

1. Cellules cartilagineuses en séries longitudinales. — 2. Bord du point d'ossification avec ses dentelures de substance osseuse; plus bas est une couche de substance compacte. — 3, 4. Substance spongieuse formée par résorption de la substance compacte. Les espaces médullaires 4 sont vides de moelle. (Grossissement, 20. Kölliker.)

chose que la réunion de la substance de nouvelle formation qui s'est durcie autour des cellules et de la substance primitivement incrustée de sels. Les boyaux qui résultent de la réunion d'une série de cavités de cartilage diminuent insensiblement de largeur, parce que

1. La cellule ne devient étoilée qu'à l'époque de son inclusion dans la substance fondamentale, et ces anastomoses se feraient dans cette substance.

2. Quelques rares auteurs, Lieberkühn, Robin, croient encore que la cavité du cartilage peut elle-même se transformer en corpuscule osseux, en ostéoplaste.

H. Müller, par de nouvelles recherches sur des préparations traitées par l'acide chromique, s'est assuré que les véritables cellules osseuses ne naissent *jamais* directement des cellules cartilagineuses, mais bien du résultat de leur prolifération, c'est-à-dire de leur jeune progéniture, sauf pour la clavicule chez l'homme. (Lieberkühn et Kölliker.)

de nouvelles couches de cellules se comportent de la même manière et donnent naissance à une nouvelle couche osseuse. Ces couches se multiplient et constituent les *lamelles* qui entourent les canaux de Havers; la cavité du boyau diminue de plus en plus jusqu'à ce qu'elle ne contienne plus que quelques éléments de la moelle et quelques vaisseaux : voilà la formation du *canal de Havers*. Il résulte donc de ce mode de développement que tous les canaux de Havers et leurs anastomoses sont le vestige de ces espaces aréolaires, caverneux, primitivement remplis de cellules cartilagineuses.

Selon Robin, la cavité du cartilage, *chondroplaste*, se trouverait rétrécie et déformée par les dépôts successifs de sels calcaires dans la substance fondamentale ; telle serait l'origine des ostéoplastes. D'après le même auteur, les cellules cartilagineuses se résorbent en même temps, disparaissent, et l'ostéoplaste se remplit d'un liquide clair et transparent. On a de la peine à comprendre une distance aussi immense entre les auteurs.

3° Formation des substances spongieuse et compacte. — Au début de l'ossification du cartilage, il n'y a pas de substance compacte, l'os est tout entier spongieux; les cloisons sont formées par les trabécules calcifiées de substance interstitielle et les couches nouvellement ossifiées, tandis que les cavités, les aréoles, résultent de la formation des espaces anfractueux qui logent la jeune moelle. S'il s'agit de la diaphyse d'un os long, ces espaces caverneux se réunissent, se confondent, les cloisons interstitielles sont résorbées en même temps qu'elles sont remplacées par de la moelle : ainsi se forme le canal médullaire. Les aspérités et les enfoncements situés sur les parois du canal et aux extrémités donnent naissance aux cloisons et aux aréoles de la substance spongieuse des os longs. Quant à la substance compacte, elle est formée presque uniquement par les couches superposées venues du périoste.

4° Accroissement des os en épaisseur. — Lorsque le périoste est développé, il a pour fonction de produire de l'os par sa face profonde. Il dépose incessamment de minces couches de substance osseuse qui se superposent, ainsi qu'il est facile de le démontrer par des expériences [1]. Nous avons vu, en étudiant le

---

1. Les mémorables expériences de Duhamel du Monceau sur la racine de garance (1742) ont été attaquées par plusieurs savants, Rutherfordt, Bibra, etc., sous prétexte que la garance mêlée aux aliments d'un animal en croissance ne teint pas seulement la surface de l'os, mais aussi les parties profondes. Quoique l'objection soit en partie fondée, il n'en reste pas moins vrai, comme l'a démontré Lieberkühn opérant sur des pigeons (1847), que le maximum de coloration, très facile à limiter, forme des couches distinctes, ainsi que Duhamel l'avait annoncé.

périoste, que le blastème sous-périostal se transforme en substance osseuse de la manière suivante : la substance intercellulaire s'incruste, à partir de sa face profonde ou osseuse, de sels calcaires qui forment des aspérités irrégulières ; les cellules du blastème sous-périostal, analogues aux ostéoblastes, suivent deux voies : les unes se transforment en une substance rougeâtre, molle, qui se vascularise pour former de la moelle ; les autres s'appliquent contre les parois solides des aspérités, pour se transformer insensiblement en cellules osseuses étoilées s'anastomosant entre elles (Virchow) [1]. Reste l'explication de la formation des canaux de Havers et du système des lamelles osseuses qui les entourent.

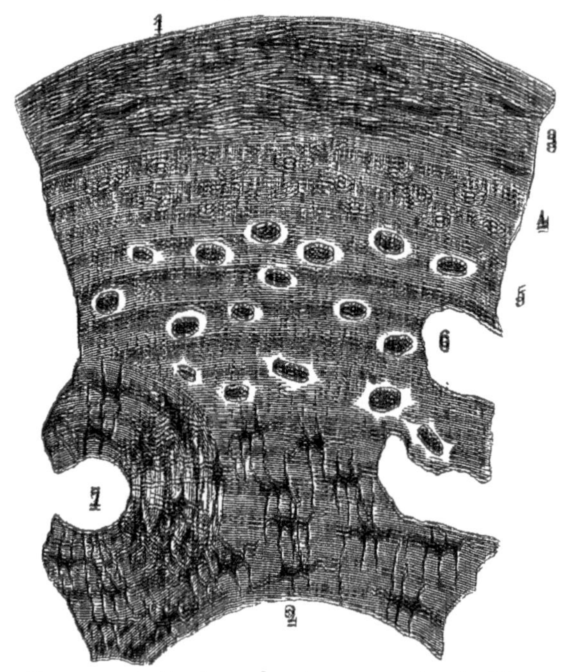

Fig. 206. — Fragment de tranche transversale de l'humérus sur un embryon de huit mois, montrant l'ossification par le périoste.

1. Surface externe du périoste. = 2. Surface courbe correspondant à la section d'un canal de Havers. — 3. Périoste. = 4. Tissu ostéogène nouveau. = 5. Tissu ostéogène à une période plus avancée. — 6. Espace médullaire. = 7. Coupe d'un canal de Havers entouré de substance osseuse complètement formée, avec ses ostéoplastes.

Supposons qu'on sépare un fragment assez étendu de la surface de l'os, couche osseuse incomplètement ossifiée, on aura une lamelle

1. Sharpey et Kölliker ont prouvé que les couches osseuses de la surface de l'os ne passent pas par l'état cartilagineux, ainsi qu'on le croyait autrefois.

criblée de trous plus ou moins larges, une vraie lame fenêtrée, un tissu caverneux. Eh bien! chacun des trous est un futur canal de Havers; la substance osseuse se dépose par couches successives sur les parois de ces aréoles et forme des lamelles superposées et concentriques; à la fin, il reste un petit canal de Havers, renfermant des vaisseaux et quelques éléments de la moelle. Ceci explique la quantité considérable d'orifices de canaux de Havers qui se concentrent à la surface de l'os.

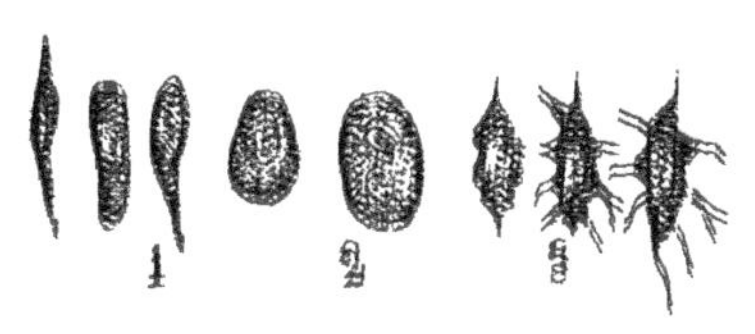

Fig. 207. — Cellules de la figure précédente.

1. Cellules de la couche ostéogène. — 2. Les mêmes plus avancées. — 3. Les mêmes transformées en cellules osseuses.

Comment s'accroissent les os au niveau du point d'insertion des tendons et des ligaments? Il est, dans l'état actuel de la science, difficile de résoudre cette question dans tous les cas. Cependant on sait que beaucoup de tendons s'insèrent sur des parties qui restent longtemps cartilagineuses : c'est *le cartilage qui s'accroît*; beaucoup d'épiphyses sont dans ce cas. Il est certain qu'on voit quelquefois le tissu du tendon ou du ligament s'ossifier dans une certaine étendue; on trouve, entre les fibres, des cellules de cartilage dont quelques-unes sont déjà calcifiées. Enfin Lieberkühn croit qu'il existe entre ces organes et la surface osseuse une mince couche de périoste chargée de pourvoir à l'ossification.

Dans les os courts, l'accroissement se fait par suite de la superposition de couches nouvelles émanées du blastème sous-périostique, et à mesure qu'une nouvelle couche se forme, l'ancienne passe de l'état compact à l'état spongieux, en sorte que les os courts comme les autres sont soumis à un mouvement continu de composition et de décomposition, surtout pendant toute la durée de leur développement.

L'accroissement des os en épaisseur est très sensible pendant toute la durée du développement des os, et il se continue encore jusqu'à l'âge de vingt-huit à trente ans chez la femme, et de trente-cinq à quarante chez l'homme (Sappey).

5° Allongement des os. — C'est par leurs extrémités que l'accroissement en longueur se fait dans les os longs. Jusqu'à vingt-cinq ans ordinairement chez l'homme et chez la femme, cet allongement des os se produit, et à cette époque la dernière épiphyse se soude au corps de l'os (extrémité inférieure du fémur). Pendant toute la durée de l'accroissement, les diaphyses des os longs sont séparées de leurs épiphyses par une membrane cartilagineuse ap-

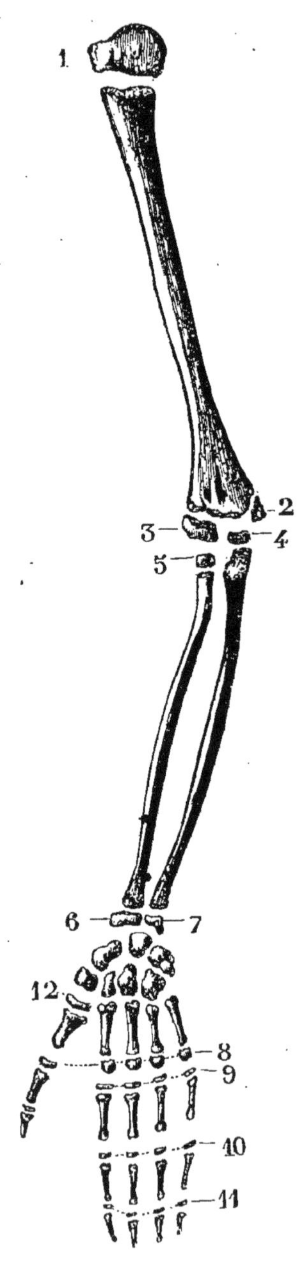

FIG. 208. — Diaphyses et épiphyses des os longs du membre supérieur (d'après une pièce naturelle du musée Orfila).

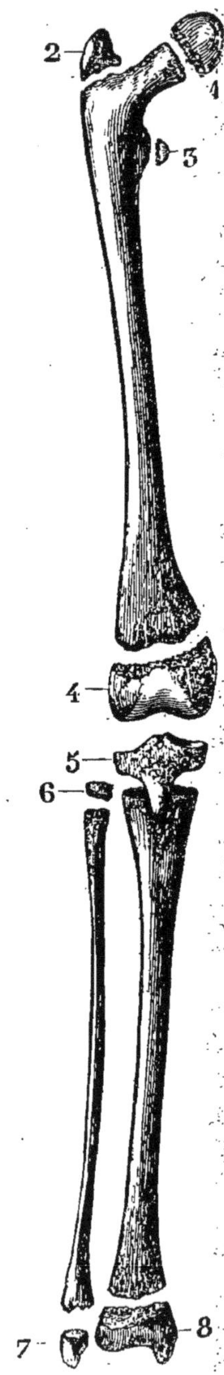

FIG. 209. — Diaphyses et épiphyses du fémur, du tibia et du péroné (d'après une pièce naturelle du musée Orfila).

pelée *cartilage épiphysaire*. Tant que la soudure n'a pas eu lieu, on peut, par l'ébullition, séparer la diaphyse de ses épiphyses.

Les épiphyses s'accroissent si peu que leur progrès est inappréciable; c'est surtout par la diaphyse, au voisinage du cartilage épiphysaire, que l'allongement a lieu [1].

6° Résorption physiologique et raréfaction des os. — A mesure que les os s'accroissent par l'addition de nouvelles couches à leur surface, il se produit un singulier phénomène dans la profondeur de leur tissu : leur substance diminue, se résorbe [2]. La résorption qui s'est opérée primitivement à l'intérieur de l'os pour la formation des canaux médullaires et des aréoles de la substance spongieuse se continue d'une manière plus lente, de sorte que l'os *se détruit à l'intérieur à mesure qu'il se forme à l'extérieur.* Ce phénomène est tel que, d'après Kölliker, *l'os entier se régénère plusieurs fois;* il se produit dans tous les os, mais il est surtout sensible au niveau de la diaphyse des os longs [3].

A un certain âge, la résorption osseuse, n'étant plus compensée par l'accroissement, prend des proportions plus considérables, et l'on peut dire qu'elle constitue presque un état pathologique. On dit alors qu'il y a *raréfaction osseuse.* Vers l'âge de quarante à cinquante ans, ce phénomène, déterminé par les seuls progrès de l'âge, se produit à l'intérieur des os, dont les lamelles de la sub-

---

1. C'est Duhamel du Monceau qui, vers le milieu du dernier siècle, constata expérimentalement ce fait. Il pratiqua trois trous sur la diaphyse du tibia d'un poulet, au milieu et aux deux extrémités, ayant bien soin de ne point dépasser la limite du cartilage épiphysaire. Il fit passer dans ces trous un fil d'argent, et il tua le poulet au bout d'un certain temps, alors que le tibia s'était allongé. L'espace qui séparait les trois fils d'argent était resté le même, tandis que l'os s'était accru de deux centimètres environ; il était évident que cet allongement s'était fait aux extrémités Hunter a obtenu les mêmes résultats en plantant des clous dans les os de quelques animaux. Ces savants pensaient que l'allongement avait lieu par extension du tissu de l'os. Flourens a démontré qu'il n'en est pas ainsi, et que l'allongement se produit par l'addition de couches osseuses nouvelles déposées par le cartilage épiphysaire du côté de la diaphyse.

2. Qui ne connaît l'expérience qui consiste à entourer d'un anneau métallique un os chez un animal en croissance? Au bout d'un certain temps, on peut constater que l'anneau a pénétré dans le canal médullaire. Cette expérience, faite par Duhamel, et répétée par Hunter et Flourens, est décisive.

3. L'agent de résorption de la substance osseuse serait la moelle. (Voy. Dubuisson-Christôt, de Lyon, thèse inaugurale : *Sur la moelle des os longs.*)

stance spongieuse s'amincissent, pendant que les aréoles prennent du développement. Les lames de substance compacte qui forment la surface des os et la paroi des canaux médullaires s'amoindrissent par la résorption des couches profondes.

La raréfaction, qui fait des progrès à mesure qu'on avance en âge, est beaucoup plus marquée sur certains points du squelette, au col du fémur, au calcanéum et au corps des vertèbres, par exemple. Ces parties osseuses, qui étaient formées de substance spongieuse, finissent par se creuser d'une vraie cavité analogue à un canal médullaire, et se remplissent de moelle graisseuse. C'est ce qui explique l'affaissement des vertèbres produisant la diminution de la taille chez les vieillards ; c'est à la même cause qu'il faut rapporter la fréquence, plus grande à cet âge, des fractures du col du fémur et du calcanéum.

B. = *Ossification dans le tissu conjonctif.*

Nous avons vu (voy. *État cartilagineux*) que tous les os ne sont pas précédés par un cartilage ayant la forme de l'os futur. Ici nous étudierons l'ossification de ces os, dits secondaires [1], dont la plupart compléteront le crâne en s'ajoutant au *crâne primordial* [2], et qui sont : la voûte du crâne, la portion écailleuse du temporal et la moitié postérieure de l'écaille de l'occipital comprises, l'aile interne de l'apophyse ptérygoïde, tous les os de la face et le cercle tympanal.

L'ossification, dans ces os, a beaucoup d'analogie avec celle des dépôts qui se produisent à la face profonde du périoste.

La voûte du crâne d'un embryon humain de deux mois est formée par une coiffe membraneuse de tissu fibreux, qui complète la cavité crânienne. C'est dans l'épaisseur de cette membrane que se montrent les premiers points d'ossification, sous forme de minces plaques occupant la partie centrale de chaque pariétal, chacune des moitiés du frontal, la portion écailleuse du temporal et la partie postérieure de l'occipital. Ces plaques osseuses s'étendent insensi-

---

1. Nous n'aimons pas cette multiplication des termes, le sujet étant par lui-même assez hérissé de difficultés. On a donné le nom d'*os primitifs* à ceux qui sont précédés par du cartilage représentant la forme exacte de l'os. Les autres, tels que les os de la voûte du crâne, sont nommés *os secondaires*.

2. On a donné ce nom à la portion du crâne (base) qui se montre chez l'embryon à l'état cartilagineux. Kölliker propose de donner aux os secondaires le nom d'*os de revêtement*. Quel besoin de créer des mots nouveaux !

blement sous forme de rayons divergents et visibles à l'œil nu, véritables aiguilles osseuses qui se dirigent vers les os voisins pour constituer la voûte du crâne. Au moment de la naissance, ces os, dont les bords convergent vers le sommet du crâne, sont encore séparés par des intervalles nombreux qui leur permettent de che-

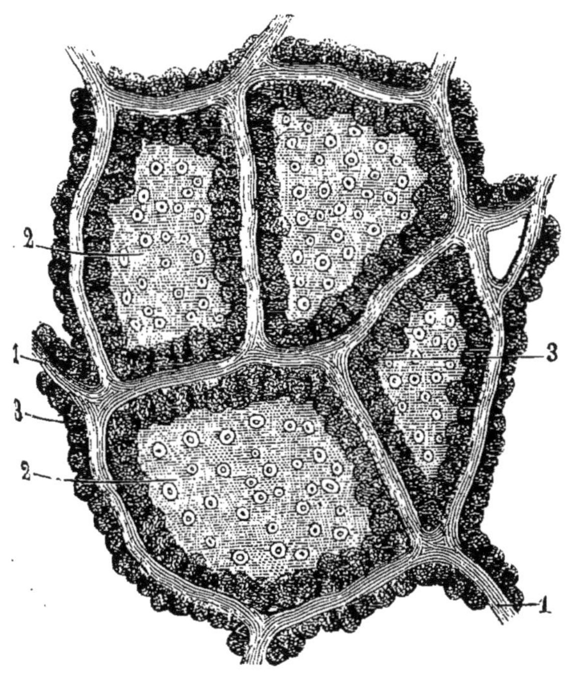

FIG. 210. — Lamelle osseuse venant du maxillaire d'un fœtus de veau.

1, 1. Traînées osseuses de formation récente, non encore envahies par les ostéoblastes. — 2, 2. Substance médullaire avec vaisseaux sanguins. — 3, 3. Ostéoblastes. (Grossissement, 300. Kölliker.)

vaucher les uns sur les autres. Quelque temps après, ils se rencontrent et s'engrènent pour former les sutures. Il reste encore, à l'union de ces divers os, des espaces non ossifiés qu'on appelle *fontanelles.*

Les os secondaires croissent en étendue et en épaisseur.

1° *En étendue.* — On ne connaît pas exactement la substance qui donne naissance au premier noyau osseux. Il est probable qu'il prend son origine dans la substance fondamentale du tissu fibreux. Dès que ce noyau est formé, on remarque sur ses bords et sur ses faces la présence d'une mince couche de substance molle, analogue à celle que nous avons vue sous le périoste. Elle est composée d'une matière intercellulaire fibroïde, et de cellules arrondies ou polyédriques qui se transforment en cellules étoilées et plus tard en cellules osseuses. Les cellules, comme sous le périoste et dans la moelle primitive, peuvent affecter les formes de cellules uninucléaires ou de plaques à noyaux multiples ; les unes formeront les corpuscules osseux, *ostéoblastes*, les autres donneront naissance à la moelle.

Le long des aiguilles osseuses que nous avons signalées plus haut, et qui sont formées par une incrustation calcaire de la substance intercellulaire du tissu conjonctif, on voit une couche de jeunes

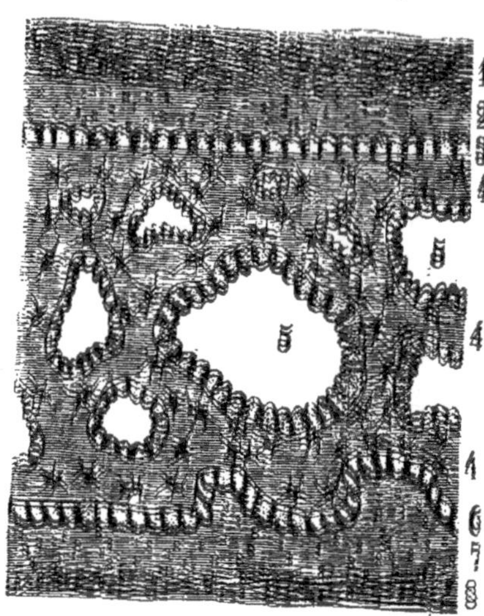

Fig. 211. = Fragment de pariétal d'un fœtus de veau.

1. Périoste externe. = 2. Diastème sous-périostal. = 3. Couche d'ostéoblastes au-dessous du périoste. = 4, 4, 4. Substance osseuse avec ostéoblastes. = 5, 5. Espaces vides préalablement remplis de moelle et tapissés par une couche d'ostéoblastes. = 6. Couche d'ostéoblastes sous le périoste interne. = 7, 8. Périoste interne. (Grossissement, 100. Kölliker.)

cellules résultant de la prolifération des corpuscules du tissu conjonctif [1]. Entre les aiguilles, on observe des prolongements anastomosés, de sorte que l'aspect de la substance osseuse est celui d'un réseau. A mesure que les cellules se transforment en corpuscules osseux, elles exhalent autour d'elles un liquide qui se condense et se transforme en substance fondamentale des os. C'est donc exactement le même phénomène que nous avons vu dans le cartilage : des cavités se remplissant de moelle, et analogues à celles que nous avons étudiées plus haut, se forment, s'agrandissent en usant la substance interstitielle calcaire, et donnent naissance à la substance spongieuse [2].

1. Ce phénomène est le même que celui de la prolifération des cellules cartilagineuses ; la substance propre de la cellule prolifère, tandis que la membrane, la paroi de la cellule, se dissout, en même temps qu'une portion de la substance intercellulaire. On peut donc dire que partout le tissu osseux se forme selon une loi générale qu'on peut formuler ainsi : *dissolution, destruction de la substance fondamentale, prolifération des cellules cartilagineuses, dont les filles forment les corpuscules osseux, pendant qu'elles sécrètent autour d'elles une nouvelle substance fondamentale.*

2. Robin admet trois modes d'ossification : l'ossification par substitution, l'ossification par envahissement et l'ossification immédiate.

2° *En épaisseur.* — La substance compacte des deux tables des os du crâne se développe de la même manière que les couches osseuses superficielles nées du périoste, car il existe pour les os du crâne un périoste interne, et un périoste externe qui n'est autre chose que la dure mère. C'est ainsi que les os du crâne croissent en épaisseur. Nous n'avons rien à ajouter à ce que nous savons déjà sur la formation des canaux de Havers, le mécanisme est ici exactement le même que dans l'ossification du cartilage.

Applications pathologiques.

De l'étude du système osseux découlent une quantité innombrable de déductions pathologiques. Le cadre de cet ouvrage ne nous permet pas de nous étendre longuement sur ce sujet; néanmoins, nous ne négligerons rien pour initier les élèves à la pathologie du système osseux, dans lequel on rencontre un si grand nombre de maladies, encore mal connues pour la plupart.

A. Périostite, ostéite. = Les fonctions du périoste nous expliquent pourquoi, dans la *périostite*, la nutrition étant exagérée, il se produit au-dessous de cette membrane des couches osseuses plus ou moins épaisses, connues sous le nom d'*ostéophytes*.

L'ossification par substitution est celle dans laquelle les os sont précédés par des organes cartilagineux ayant la même forme; l'organe osseux s'est substitué à l'organe cartilagineux.

L'ossification par envahissement est un genre d'ossification dans lequel il existe sur les limites de la substance osseuse en évolution une couche très mince de cartilage, qui est envahi par le travail d'ossification à mesure qu'elle se montre. Robin croit que l'ossification des os de la voûte du crâne et des couches exhalées par le périoste se fait par envahissement. Nous avons vu que la plupart des auteurs n'admettent pas que le cartilage joue un rôle dans le phénomène de l'ossification. A quoi tient le désaccord? A la difficulté de préciser la nature des éléments celluleux qui se montrent sur les limites de l'os en évolution. Virchow a prouvé que les cellules des blastèmes d'ossification sont tout à fait analogues aux jeunes cellules de cartilage. C'est plus une affaire d'appréciation que d'observation. La couche de cartilage admise par Robin sur les limites des os du crâne n'est donc pas considérée par la généralité des micrographes comme cartilagineuse. Pour Robin, les os qui présenteraient une ossification par envahissement seraient les mêmes qui s'ossifient par ossification du tissu conjonctif selon les autres (voy. plus haut); et, de plus, l'arcade zygomatique, l'ethmoïde, le condyle et les branches du maxillaire inférieur présenteraient une ossification par envahissement.

Par *ossification immédiate*, Robin entend l'ossification sans intermédiaire de cartilage; ce mode d'ossification serait très limité.

Ces couches osseuses de nouvelle formation persistent presque toujours après la guérison de la périostite, et constituent des tumeurs plus ou moins étalées qu'on appelle *périostoses*.

La dureté du tissu osseux est la cause de la différence qui existe entre les lésions de l'ostéite et celles de l'inflammation des tissus mous.

Dans l'*ostéite*, comme dans tous les tissus, l'inflammation débute par un afflux considérable du sang, qui amène une résorption très active de la substance osseuse. En même temps, les vaisseaux augmentent de nombre et de volume, prennent la place de la substance osseuse résorbée, et finissent même par user, de la profondeur vers la superficie, la lame compacte qui limite le tissu osseux, pour se répandre à la surface de l'os, où ils déterminent la formation de bourgeons charnus. Ce qui caractérise l'ostéite, c'est que l'os affecté ne change pas de consistance. Dans la plupart des cas, après la guérison, l'os reste poreux et raréfié. C'est ce que Gerdy appelait *ostéite raréfiante*. Quelquefois, au moment de la rétrocession de la maladie, il se forme des exsudats interstitiels : à mesure que les vaisseaux diminuent de volume, l'os devient plus compact, *ostéite condensante* de Gerdy.

B. Carie. — La *carie* est une lésion vitale des os survenue lentement, le plus souvent chez les scrofuleux, et caractérisée par l'augmentation de la vascularité, le ramollissement et la suppuration du tissu osseux. On voit qu'elle diffère de l'ostéite en ce que l'os est ramolli. Le point carié se laisse diviser par le scalpel et écraser sous le doigt. Il suppure dans tous les cas, et la carie donne toujours naissance à des abcès qui se montrent, au bout d'un temps plus ou moins long, à une distance variable du siège du mal.

C. Nécrose. — Lorsqu'une portion d'os est privée de vie, elle se sépare du squelette. Cette maladie est appelée *nécrose*, et la portion mortifiée *séquestre*. Au moment où le séquestre se forme, il joue le rôle d'un corps étranger dont l'organisme tend à se débarrasser. A cet effet, la portion osseuse vivante qui se trouve en contact avec le séquestre s'enflamme pour provoquer l'élimination de ce corps étranger. On observe en ce point tous les phénomènes de l'ostéite, c'est-à-dire production de vaisseaux nouveaux et de bourgeons charnus sur toute la surface osseuse en contact avec le séquestre. Les bourgeons charnus suppurent, se développent, et soulèvent la partie mortifiée. Le séquestre, chassé de l'os vivant, est abandonné au milieu des parties molles, à travers lesquelles il voyage lentement. Il détermine autour de lui une suppuration qui le transporte, au bout d'un temps variable, sous la peau, où il se forme un abcès analogue à ceux que produit la carie. Cet abcès peut se former pendant que le séquestre est encore adhérent à l'os. Si la nécrose se montre dans ces conditions, le séquestre est dit *libre*.

Mais si la partie mortifiée occupe la surface interne du canal médullaire, ou si, en étant superficielle, elle est recouverte par un périoste vivace, on voit le séquestre complètement entouré par une couche osseuse vivante, formée dans le premier cas par la paroi même du canal médullaire, et dans le second par des couches osseuses de nouvelle formation. Le séquestre est dit alors *invaginé*.

Dans ces cas, son élimination n'est plus aussi simple. Il se développe bien autour du séquestre une ostéite avec bourgeons charnus et suppuration ; mais cette ostéite est incapable de détruire la barrière osseuse qui s'oppose à l'élimination, et ses efforts, prolongeant la durée de la suppuration, peuvent coûter la vie au malade. Le pus qui est produit autour du séquestre invaginé finit pourtant par se frayer une voie pour former des abcès par congestion ; il sort par des trous qui se montrent sur la portion de l'os recouvrant le séquestre ; ces trous ont reçu le nom de *cloaques*. L'art est obligé d'intervenir dans presque tous les cas de séquestre invaginé.

Le séquestre présente la structure et la composition chimique de l'os sec et normal ; la face qui était en contact avec l'os vivant est recouverte d'aspérités, son volume total est plus petit que la cavité d'où il provient. Pourquoi ? On admettait autrefois qu'il se faisait sur le point correspondant de l'os vivant une *exfoliation insensible*, au moyen de laquelle on expliquait pourquoi la cavité osseuse était plus grande que le séquestre, et pourquoi aussi sa surface était lisse et polie, pendant que la surface correspondante du séquestre était rugueuse. Aujourd'hui qu'on a rejeté avec raison l'exfoliation insensible, on explique tous ces phénomènes par l'ostéite, qui détermine la raréfaction des parties osseuses qu'elle affecte.

D. Tubercules. — Les tubercules des os s'observent rarement ; ils ne diffèrent pas des tubercules qui se développent dans les autres tissus. Ils sont constitués par de petits grains grisâtres, analogues à de petites perles disséminées dans le tissu (granulations grises). Ces tubercules sont dépourvus de vaisseaux et de nerfs ; ils sont formés uniquement par des cellules arrondies ou fusiformes. Ils finissent par entraîner la suppuration de l'os.

E. Abcès osseux. — La plupart des lésions du tissu osseux donnent naissance à des collections purulentes qu'on désigne sous le nom d'*abcès ossifluents*. Ces abcès, se développant avec lenteur, appartiennent au groupe des abcès froids. Parti du point malade de l'os, le pus chemine lentement à travers les organes, et peut former, au niveau même de la lésion, des abcès qu'on nomme abcès *sessiles*.

Lorsque le pus se porte dans un point éloigné, il constitue l'*abcès par congestion* ou *migrateur*. Gerdy, qui a créé les dénominations précédentes, appelait *abcès de voisinage* les collections purulentes développées auprès de l'os malade et ne communiquant pas avec la lésion.

F. Hyperostose et exostose. — L'*hyperostose* est une maladie caractérisée par l'augmentation de volume de toute l'étendue de l'os.

On appelle *exostoses* les tumeurs des os formées par la substance osseuse. On admettait autrefois des exostoses ostéo-cartilagineuses: ce sont des enchondromes ; il en a été question avec les cartilages.

G. Tumeurs. — Des *tumeurs fibreuses*, ou fibromes, se développent rarement dans l'épaisseur des os, ou à leur surface, dans la couche périostique, comme les polypes naso-pharyngiens sur l'apophyse basilaire de l'occipital.

Les *anévrysmes des os* ou *tumeurs sanguines* ne sont que des tumeurs érectiles du tissu osseux, avec développement considérable des vaisseaux. Ces tumeurs sont rares, et ont souvent été confondues avec des tumeurs à myéloplaxes et avec des cancers.

Elles sont caractérisées par un accroissement rapide de la tumeur, par la présence de battements isochrones à ceux du pouls, et d'un bruit de souffle coïncidant, lorsqu'il existe, avec ces battements.

Les os présentent quelquefois des *kystes*, fréquents surtout dans le maxillaire inférieur.

Des *tumeurs fibro-plastiques* peuvent naître dans les os, principalement dans les maxillaires. Elles prennent très souvent naissance à la face profonde du périoste, d'où elles se propagent rapidement dans la substance osseuse. Ces tumeurs, qu'on ne peut point distinguer symptomatiquement du cancer des os, sont constituées par les éléments du tissu morbide fibro-plastique dont nous avons déjà parlé. (Voyez *Système conjonctif*.) On ne pourrait, à la rigueur, les diagnostiquer qu'en examinant une parcelle de la tumeur, retirée au moyen du trocart de Duchenne de Boulogne.

On trouve quelquefois dans les os, et surtout dans les maxillaires, des *épithéliomas*. Il est très probable que ces tumeurs ne prennent pas naissance dans la substance osseuse ; ce sont presque toujours des cancroïdes des gencives ou d'une autre portion de la muqueuse buccale, qui gagnent le maxillaire par propagation. Ils peuvent prendre leur point de départ sur des cicatrices.

Le *cancer* envahit assez rarement les os. Il peut se développer *primitivement* dans la substance osseuse, ou bien, *secondairement*, par propagation du tissu morbide, comme on le voit quelquefois pour les côtes dans le cancer du sein. Le tissu cancéreux dilate l'os en l'amincissant, et finit par le détruire de même que le périoste. Vers les extrémités osseuses, sa propagation est arrêtée par le cartilage articulaire. Le cancer des os est, le plus souvent, caractérisé par : douleurs sourdes, craquements pendant la compression , amincissement de la peau, dilatation des veines sous-cutanées, souvent œdème au-dessous de la tumeur, bruit de souffle, enfin ulcération de la peau, etc.

La forme la moins rare est l'encéphaloïde ; le squirrhe s'observe très rarement ; le colloïde, de même que le mélanique, ne s'observent presque jamais.

On ne doit pas songer à conserver l'os dans lequel une tumeur cancéreuse s'est développée; il faut toujours désarticuler au-dessus du mal, car dans tous les cas où l'on a voulu pratiquer l'amputation proprement dite, le cancer s'est propagé plus haut.

H. Rachitisme. — On observe quelquefois des maladies tenant à une lésion de la nutrition des os, le rachitisme et l'ostéomalacie. Le *rachitisme*, maladie des enfants, est caractérisé par un arrêt dans le développement des os. Les extrémités des os longs se tuméfient par suite du tassement de la substance osseuse nouvellement formée et trop molle pour supporter le poids du corps ; le corps de l'os, peu consistant, est lui-même le siège des torsions les plus bizarres.

I. Ostéomalacie. — L'*ostéomalacie* est une maladie caractérisée par un ramollissement de la substance osseuse, amenant des déformations considérables du squelette. L'os devient mou et très flexible ; la substance compacte se transforme en substance spongieuse, la surface de l'os est criblée de pores, et la moelle est transformée en une bouillie d'une couleur lie de vin.

Dans cette maladie, propre à l'âge adulte, on constate une diminution considérable dans la proportion des sels et une augmentation proportionnelle de la matière organique.

L'ostéomalacie, qui pardonne rarement, détermine des lésions microscopiques de la substance osseuse, bien différentes de celles qu'on trouve dans le rachitisme.

Dans la moelle, on constate l'hypergénèse et l'hypertrophie des médullocelles, et une quantité prodigieuse de cellules graisseuses. Des granulations graisseuses et des médullocelles envahissent les canaux de Havers. Ces granulations graisseuses s'infiltrent en outre dans la substance fondamentale de l'os. Les couches les plus superficielles du tissu osseux présentent les ostéoplastes altérés et devenus fusiformes ; leurs canalicules ont disparu, même dans les couches un peu plus profondes.

J. Tumeurs à myéloplaxes. — Les éléments de la moelle peuvent devenir le point de départ de tumeurs. Connus sous le nom de *tumeurs à myéloplaxes*, ces pseudoplasmes renferment quelques médullocelles et peuvent prendre leur point de départ à la surface de l'os ou dans son épaisseur. Elles sont d'une couleur rouge remarquable.

Indolentes, produisant un bruit de craquement lorsqu'on les comprime, paraissant fluctuantes si elles ne sont pas recouvertes par du tissu osseux, marchant rapidement, ces tumeurs présentent, dans quelques cas, un bruit de souffle et des pulsations.

Les tumeurs à myéloplaxes se développent sans cause connue, mais seulement pendant la période d'accroissement des os, c'est-à-dire jusqu'à vingt-cinq ans.

Ces tumeurs, qui siègent plus fréquemment aux maxillaires (*épulis*) et à l'extrémité inférieure du fémur, n'altèrent pas la santé générale. Elles se distinguent très difficilement des kystes, des fibromes, des enchondromes et des cancers. Elles n'ont pas la gravité des cancers ; elles ne se généralisent pas et ne récidivent pas lorsqu'elles ont été entièrement enlevées. Elles ne peuvent guérir que par l'ablation.

K. Fractures. — L'étude du système osseux nous fait comprendre certains phénomènes particuliers aux *fractures*.

Consolidation des fractures. Cal. — Si l'on étudie le foyer d'une fracture datant de plusieurs semaines ou de plusieurs mois, on remarque que les fragments sont consolidés. Le foyer de la fracture a été comblé par une substance dure réunissant les deux fragments, et qu'on appelle *cal*.

Le cal est donc le tissu cicatriciel des fractures. C'est un tissu osseux de nouvelle formation. Dans les premiers temps de son existence, il présente une certaine mollesse, il est malléable ; mais ensuite il durcit et prend tous les caractères de l'os normal. Le cal se recouvre tardivement de périoste, et plus tard il participe aux mêmes phénomènes de nutrition que le tissu osseux en général. Dans les os longs, il remplit ordinairement toute l'épaisseur du canal médullaire, et la moelle est interrompue au niveau du point qui a été le siège de la fracture.

Dans l'étude du cal, on distingue trois parties : l'une occupant le canal médullaire, c'est le *bouchon* ; une autre située à l'extérieur de l'os, entourant la fracture à la manière d'un anneau ou d'un bracelet, on lui donne le nom de *virole externe* ; enfin une troisième, *portion intermédiaire*, qui réunit les deux autres et qui est exactement située entre les deux surfaces fracturées. Le bouchon n'existe que dans la fracture du corps des os longs ; si la fracture siège à l'extrémité spongieuse de l'os ou sur un os plat, le liquide épanché remplit les aréoles du tissu spongieux au voisinage de la fracture. Examinons la formation du cal.

Une fracture étant produite, que se passe-t-il dans le foyer ? Nous parlons, bien entendu, des fractures simples, c'est-à-dire exemptes de complication.

Dans la plupart des cas, la brisure de l'os s'accompagne de déchirure du périoste, et la moelle est divisée.

La surface fracturée des deux fragments fournit immédiatement du sang par les vaisseaux du tissu osseux qui sont divisés. Les vaisseaux du périoste et ceux de la moelle contribuent aussi pour leur part à la formation de cet épanchement sanguin. Les muscles eux-mêmes, lorsqu'ils sont divisés, fournissent du sang. Ce liquide s'épaissit, les globules sanguins disparaissent, et il se fait au sein du liquide épanché des transformations successives; il passe d'abord par l'état cartilagineux, et se convertit ensuite en os.

Il n'y a qu'une espèce de cal, et la division du cal, établie par Dupuytren, en *provisoire* et *définitif*, n'est pas fondée.

CHAPITRE XI.

DU SYSTÈME SÉREUX.

Le système séreux est formé par l'ensemble des membranes qui tapissent les cavités closes.

On appelle *tissu séreux* le tissu dont elles sont formées. Il appartient au groupe des tissus de la substance conjonctive; il est en effet une des formes condensées du tissu conjonctif, et il donne comme ce tissu de la gélatine par la coction.

Ces membranes étaient considérées par Bichat comme des sacs sans ouvertures. Velpeau a fait voir que les membranes séreuses sont plutôt des surfaces, et que la comparaison que faisait Bichat d'une membrane séreuse à un bonnet de coton n'est vraie que pour les séreuses splanchniques.

Velpeau, imité par les auteurs, a divisé les séreuses en quatre classes : 1° *séreuses splanchniques*, 2° *séreuses articulaires*, 3° *séreuses tendineuses*, 4° *séreuses sous-cutanées*.

Elles ont toutes pour caractère commun de présenter une surface lisse, polie, humectée d'un liquide filant destiné à faciliter le glissement de quelque organe. Cette surface, que l'on pourrait comparer à la face interne d'une vessie vide, glisse sur elle-même, et limite une cavité virtuelle qui n'existe, à proprement parler, qu'à l'état pathologique, lorsque, par exemple, la plèvre est le siège d'un épanchement gazeux (pneumothorax) ou d'un épanchement liquide, ou qu'une synoviale est affectée d'hydarthrose.

1° Séreuses splanchniques ou grandes séreuses.

Cette classe comprend l'arachnoïde, la plèvre, le péricarde, le péritoine et la tunique vaginale.

Partout continues, ces membranes sont comparables à un sac sans ouverture, excepté le péritoine qui présente, chez la femme, une petite ouverture faisant communiquer la cavité péritonéale avec l'intérieur de la trompe de Fallope.

Ces membranes ont une surface intérieure libre ou superficielle, lisse et recouverte d'épithélium, qui regarde la cavité même de la séreuse, et une surface extérieure adhérente ou profonde, tomenteuse, formée de tissu conjonctif. On peut supposer une séreuse libre : elle représenterait une vessie vide, dont la surface intérieure serait épithéliale et la surface extérieure formée de tissu conjonctif. La membrane séreuse (prenons la plèvre pour exemple) enveloppe le viscère, le poumon, *feuillet viscéral,* puis se réfléchit sur la surface interne de la cavité thoracique, *feuillet pariétal.* A la manière de Bichat, on peut comparer cette membrane à un bonnet de coton, dont la partie profonde, qui est en contact avec la tête, représente le feuillet viscéral de la séreuse, tandis que la partie superficielle, en rapport avec l'air libre, rappelle le feuillet pariétal. La cavité située entre les deux feuillets du bonnet de coton simule la cavité séreuse ; enfin le bord de cette coiffure qui entoure la tête, et qui réunit le feuillet profond du bonnet au feuillet superficiel, représente les moyens de communication qui établissent la continuité du feuillet pariétal et le feuillet viscéral.

Le feuillet pariétal des séreuses est ordinairement plus épais que le feuillet viscéral ; il est souvent doublé de tissu fibreux, et il est un peu transparent.

Le feuillet viscéral, plus mince, n'est point en général séparable des viscères qu'il recouvre ; sa transparence est plus grande que celle du feuillet pariétal.

Les deux feuillets sont en continuité par des prolongements, sortes de gaines entourant les divers organes qui se portent des viscères aux parois de la cavité.

Éléments qui entrent dans leur structure. — Il n'est pas possible de décrire ici la structure de toutes les séreuses ; nous

donnons des indications générales, que le lecteur complétera en
étudiant chaque séreuse en particulier.

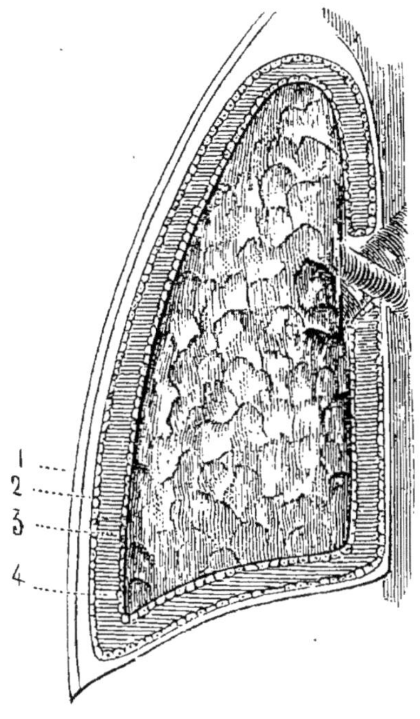

FIG. 212. — Grande séreuse
(plèvre).

1. Paroi. — 2. Feuillet pariétal.
— 3. Feuillet viscéral écarté à
dessein pour montrer la cavité, 4,
de la séreuse. A droite de la figure, on voit la bronche et les
vaisseaux pulmonaires, autour
desquels la plèvre forme une gaine
en se réfléchissant.

Il y a deux couches dans une séreuse : le derme et l'épithélium.
On peut dire que le *derme* n'est autre chose que du tissu con-

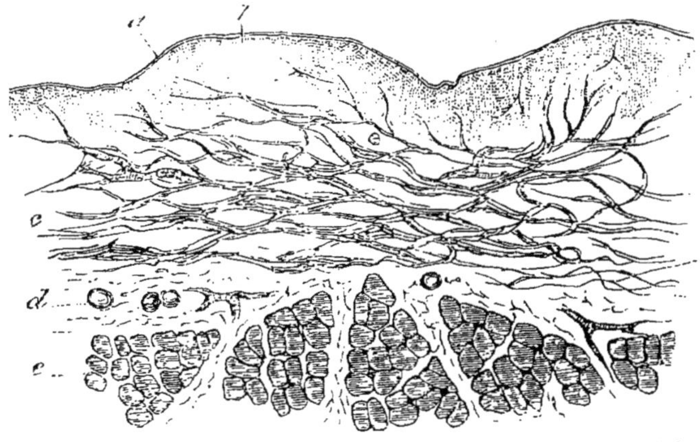

FIG. 213. — Coupe du péritoine au niveau de la paroi abdominale.

a. Couche hyaline. — *b.* Tissu séreux proprement dit. — *c.* Réseau élastique. —
d. Tissu conjonctif sous-séreux. — *c.* Faisceaux musculaires. (Cadiat.)

jonctif condensé sur les parois de la cavité. En effet, il renferme tous les éléments de ce tissu. Les fibres de tissu conjonctif forment, comme dans les membranes fibreuses, des faisceaux entrecroisés, fortement condensés au voisinage de l'épithélium. Les corpuscules du tissu conjonctif présentent les caractères généraux que nous avons étudiés avec ce tissu. Des fibres élastiques nombreuses existent dans cette couche; tantôt elles s'entrelacent, tantôt elles s'anastomosent et forment de véritables réseaux. Cette couche est vasculaire, et les vaisseaux, d'autant plus fins qu'on les observe plus près de l'épithélium, forment un réseau à mailles serrées et polygonales; ils viennent du tissu sous-séreux, qu'il est difficile de séparer nettement du derme de la séreuse. Dans les séreuses un peu épaisses, ces vaisseaux forment deux ou trois plans superposés, et n'arrivent jamais jusqu'à l'épithélium.

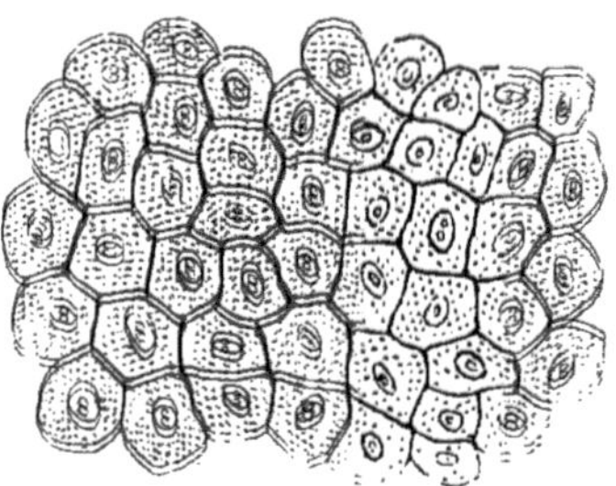

Fig. 214. == Cellules épithéliales juxtaposées. (Épithélium des séreuses.)

On rencontre dans les séreuses quelques capillaires lymphatiques qu'on met en évidence en les traitant par le nitrate d'argent. Ils présentent en certains points des dilatations, sorte de *lacunes*, décrites sous ce nom par les Allemands, mais devant être considérées comme des dilatations des vaisseaux, puisqu'elles sont tapissées par le même épithélium que les vaisseaux.

L'*épithélium* appartient à la variété *pavimenteux simple*. Il est constitué par conséquent par une seule couche de cellules aplaties et polygonales. Ces cellules sont pâles et minces; elles se plissent facilement; elles possèdent un noyau assez volumineux. Chez le fœtus, la couche épithéliale est régulière et continue, tandis que chez l'adulte elle manque par places.

La surface des séreuses présenterait chez la plupart des animaux des orifices, véritables *stomates*, situés entre les cellules épithéliales. Signalées dès 1862 par Von Recklinghausen, ces ouvertures sont considérées par ce savant comme autant d'embouchures des vaisseaux lymphatiques dans les séreuses. Les stomates se laisseraient traverser par les cellules lymphatiques contenues dans les séreuses, de sorte que ces membranes seraient considérées comme l'une des sources des cellules lymphatiques (leucocytes).

Quelques séreuses paraissent dépourvues de ces stomates chez certains animaux, particularité qui entraîne des variétés patholo-giques des plus singulières. C'est ce qu'affirmait G. Pouchet, en 1873, à la Société de biologie. Il a présenté un *axolotl* blanc, atteint d'ascite, en faisant remarquer que cet épanchement séreux s'ob-serve aussi chez les autres batraciens dépourvus de stomates dans le péritoine, comme chez les *tritons*. Il en est de même chez la *carpe*. On ne trouve pas l'ascite, au contraire, chez la *grenouille*, le *crapaud* et la *rainette*, qui présentent les orifices lymphatiques décrits par Recklinghausen.

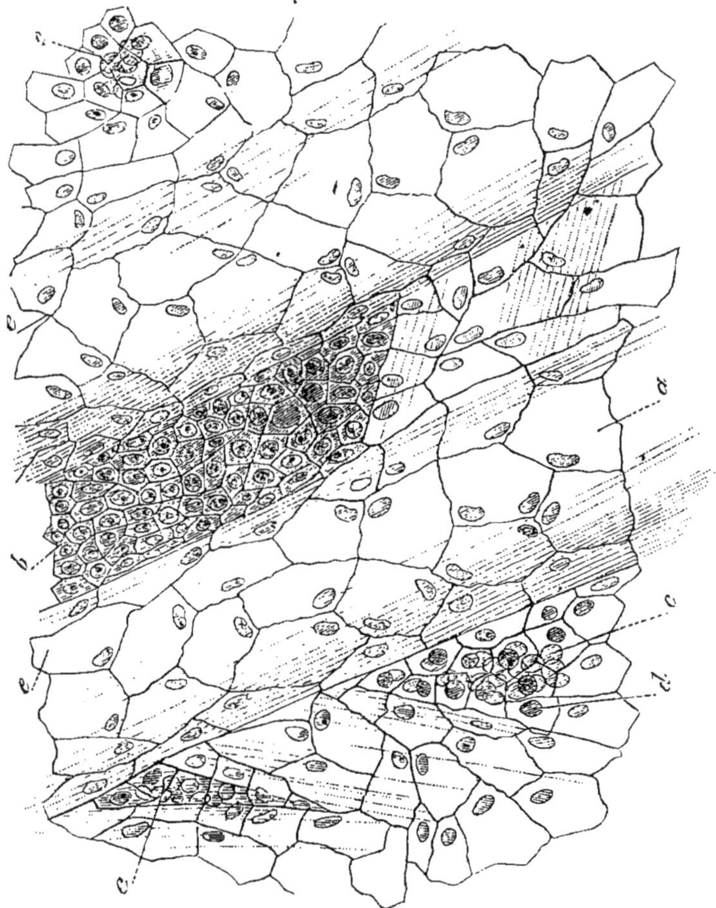

Fig. 215. — Épithélium du péritoine au niveau du centre phrénique
(préparation de MM. Tourneux et Hermann).

a. Cellules épithéliales à l'état lamellaire. — *b.* Centre de génération situé entre deux faisceaux tendineux. — *c, c.* Centres de génération reproduisant les *puits lym-phatiques* de quelques auteurs. — *d.* Noyaux de cellules faisant saillie à la surface des cellules. (Cadiat.)

Les stomates, ou *puits lymphatiques*, ont reçu de quelques auteurs une interprétation différente. Les puits lymphatiques n'existeraient pas, suivant Robin, Cadiat, Tourneux et Hermann. On aurait pris pour des stomates des centres de génération cellulaire au niveau desquels les vieilles cellules se détachent. (Voy. fig. 215, *c, c.*)

Développement. — Ce n'est que vers la quatrième semaine de la vie embryonnaire que l'arachnoïde commence à se montrer. On commence à apercevoir le péricarde presque en même temps, et après les deux premiers mois les membranes séreuses sont manifestes. Les synoviales ne se montrent que plus tard, et ce n'est qu'à la naissance qu'on peut véritablement constater leur présence. C'est à Velpeau qu'on doit les premières notions sur le développement des membranes séreuses.

Usages. == Les séreuses servent à faciliter le glissement des viscères sur les parois des cavités splanchniques, et sur les autres viscères qui y sont contenus ; exemple : cerveau, cœur, poumon, testicules et viscères abdominaux. Pour faciliter ce glissement, les séreuses, qui ont une structure identique à celle des glandes, comme nous l'avons déjà vu, sécrètent, du côté de la surface épithéliale, un liquide qui ne s'accumule pas dans la cavité. Il humecte la surface des deux feuillets d'une substance onctueuse, comparable aux matières grasses dont on enduit les parties des machines qui sont soumises à des frottements souvent répétés.

Le liquide sécrété par les séreuses contient les leucocytes, ou cellules lymphatiques, et des cellules épithéliales détachées de la surface de la séreuse.

Applications pathologiques. — Dans les *hydropisies*, maladies caractérisées par le passage de la sérosité du sang à travers la paroi des capillaires, les séreuses sont fréquemment le siège d'épanchements séreux. Dans ces cas, elles sont toutes affectées à divers degrés, de sorte qu'il est commun de trouver en même temps dans une hydropisie : l'hydrocéphale, l'hydrothorax, l'hydropéricarde, l'ascite et l'hydrocèle. Ces épanchements séreux ne déterminent pas dans les séreuses d'altérations proprement dites ; cependant, lorsqu'ils existent depuis longtemps, ils leur donnent une coloration blanchâtre et déterminent une augmentation de leur épaisseur. Leur surface lisse est en contact avec un liquide transparent et fluide, contenant de l'albumine en dissolution.

Les séreuses sont fréquemment affectées d'*inflammation*. En général, lorsqu'une séreuse s'enflamme, elle se dépouille de son épithélium au niveau du point enflammé, et aussitôt cette partie de la séreuse exhale un liquide plastique, formé de fibrine, qui s'annonce à l'auscultation par un bruit de frottement léger. L'arachnoïde semble ne pas se comporter comme les autres dans ces cas. Le point enflammé continue à fournir l'exsudation fibrineuse ; si elle est peu considérable, elle détermine l'adhérence du feuillet pariétal au feuillet viscéral, et gêne les mouvements des viscères : on dit alors que l'inflammation est sèche ; exemple : pleurésie, péricardite et péritonite sèches. Lorsque l'exsudation est rapide et abondante, le liquide s'accumule dans la cavité séreuse, sépare le feuillet viscéral, et par conséquent le viscère, de la paroi, finit parfois par remplir complètement la cavité séreuse et par la distendre, comprime le viscère dont il gêne les fonctions, et détermine un soulèvement de la paroi, comme cela se voit dans la péritonite avec épanchement, dans la pleurésie et dans la péricardite. Le liquide de l'épanchement contient en suspension des flocons albumino-fibrineux, et il est lui-même une dissolution concentrée de ces deux substances. La fibrine exsudée par la séreuse enflammée et les flocons fibrineux contenus dans le liquide se condensent en partie, tant sur le feuillet pariétal que sur le feuillet viscéral. Ces fausses membranes peuvent adhérer entre elles plus ou moins complètement, si le viscère vient au contact de la paroi pendant leur formation. On comprend qu'après la résorption de l'épanchement, ces fausses membranes, ayant acquis plus de consistance, donnent lieu à un bruit de frottement beaucoup plus intense que celui du début.

Adhérences pathologiques salutaires. — La nature utilise souvent cette propriété des séreuses de former de fausses membranes, et l'adhérence de leurs divers feuillets sous l'influence de l'inflammation. Il peut arriver, par exemple, qu'un abcès des parois thoraciques, ayant déterminé par son voisinage l'adhérence des feuillets de la plèvre, traverse ces adhérences, perfore le poumon, et soit évacué par la bouche. Il n'est pas rare de voir un abcès ou un kyste de la face supérieure du foie déterminer des adhérences entre le péritoine hépatique et le péritoine diaphragmatique, et plus loin entre la plèvre diaphragmatique et la plèvre pulmonaire, de manière à former un tout continu entre le foie, le péritoine, le diaphragme, la plèvre et le poumon. C'est à travers tous ces tissus réunis que le pus ou le contenu de kyste se fraye un chemin pour être évacué par la voie des bronches, de la trachée, du larynx et de la bouche.

La nature utilise cette propriété dans bien d'autres circonstances, par exemple dans le cas où un calcul de la vésicule biliaire passe directement de la vésicule dans le côlon transverse, dans le cas où une ulcération intestinale de la fièvre typhoïde arrive à la séreuse, détermine son adhérence avec un feuillet voisin qu'elle détruit à son tour, de sorte qu'il existe une ouverture faisant communiquer deux anses intestinales sans ouverture du péritoine qui les recouvre.

Les médecins et les chirurgiens ont mis à profit ces adhérences séreuses, si salutaires en certains cas; c'est ainsi que Récamier a établi un admirable procédé pour ouvrir les abcès et les kystes du foie ; il déterminait, au moyen de caustiques, une inflammation adhésive entre le péritoine de la paroi abdominale et celui qui recouvre le foie, avant d'enfoncer l'instrument dans la tumeur. C'est d'après ces principes que Jobert a institué son excellente méthode de l'adossement des séreuses dans les plaies des intestins et autres.

2° Séreuses articulaires, synoviales.

Les synoviales sont des membranes séreuses qui tapissent la surface interne des articulations mobiles, et qui sécrètent la *synovie*, liquide destiné à faciliter les mouvements des surfaces articulaires.

Ces membranes n'occupent point toute l'étendue de l'articulation, et en cela elles diffèrent des grandes séreuses ; les surfaces articulaires en sont dépourvues. Elles doublent la surface interne des ligaments, et dans les points où une portion d'os, comme le col du fémur, est contenue dans la cavité articulaire, elles se réfléchissent sur cette partie osseuse, dont elles recouvrent le périoste jusqu'au cartilage articulaire.

Le tissu de la synoviale se continue avec le bord libre des cartilages articulaires. Malgré cette continuité, l'épithélium de la synoviale se prolonge sur le cartilage dans une étendue de quelques millimètres, et se termine par un bord finement dentelé que forment les cellules épithéliales de cette membrane. Ce bord forme autour de la surface articulaire une sorte de couronne dont le centre est celui de la surface articulaire.

La surface externe des synoviales est en rapport avec les ligaments, auxquels elle adhère, quelquefois avec des tendons, et presque toujours avec le périoste, avant d'atteindre le cartilage articulaire. On peut, dans certaines parties, séparer la membrane synoviale des parties qu'elle recouvre, principalement dans les points où elle se réfléchit des ligaments sur les os.

Structure. — Les synoviales sont composées de deux couches : l'une externe, formée de tissu conjonctif condensé, de vaisseaux et de nerfs ; l'autre interne, épithéliale.

La *couche externe* est constituée, dans la partie sous-épithéliale, par des faisceaux de tissu conjonctif parallèles et entremêlés de fibres élastiques fines et de corpuscules de tissu conjonctif fusiformes ou étoilés. Entre cette couche et les ligaments, on voit ce tissu conjonctif se condenser et se rapprocher des caractères du tissu fibreux des ligaments ; ses faisceaux s'entre-croisent et les fibres élastiques, fines, plus abondantes, forment des réseaux au milieu desquels on rencontre des cellules adipeuses, et quelquefois des cellules de cartilage isolées.

Les vaisseaux, nombreux, forment un réseau à mailles serrées, situé au-dessous de la couche épithéliale, et s'avancent sur le cartilage dans une étendue de 1 à 2 millimètres, pour se terminer par des anses régulières. Ils se confondent avec les vaisseaux des ligaments, et peuvent être suivis jusqu'à l'extrémité libre des franges synoviales.

Les nerfs sont très rares dans ces membranes. D'après Sappey, ceux qu'on y trouve seraient destinés aux ligaments.

Les synoviales ne contiennent pas de glandes dans leurs parois.

La *couche interne*, ou épithéliale, est constituée par de grandes cellules d'épithélium pavimenteux ayant de 11 à 17 μ de diamètre et contenant un noyau arrondi de 4 à 7 μ. Ces cellules, aplaties, polygonales, forment des couches superposées pouvant aller jusqu'à quatre.

Ce que quelques auteurs ont décrit sous le nom de *follicules synoviaux* serait formé par de petites dépressions de la membrane synoviale, à travers les éraillures des ligaments (Robin). Ces culs-de-sac offrent une grande analogie avec des organes glandulaires, car ils sont tapissés d'une couche régulière d'épithélium pavimenteux ; on leur donne le nom de *dépressions folliculiformes*. Ils sont le siège des kystes synoviaux.

Prolongements synoviaux. — Les synoviales présentent deux espèces de prolongements : les uns passent par des ouvertures situées au milieu des ligaments pour faciliter le glissement des tendons, comme on l'observe à l'épaule pour le glissement des tendons du sous-scapulaire et de la longue portion du biceps ; les autres, plus nombreux et plus déliés, flottent dans la cavité articulaire sous le nom de franges synoviales.

Les *franges synoviales*, qui ont été appelées glandes de Clopton-Havers, sont très nombreuses et se voient sur presque toutes les articulations, au genou et à la hanche surtout. Elles sont presque

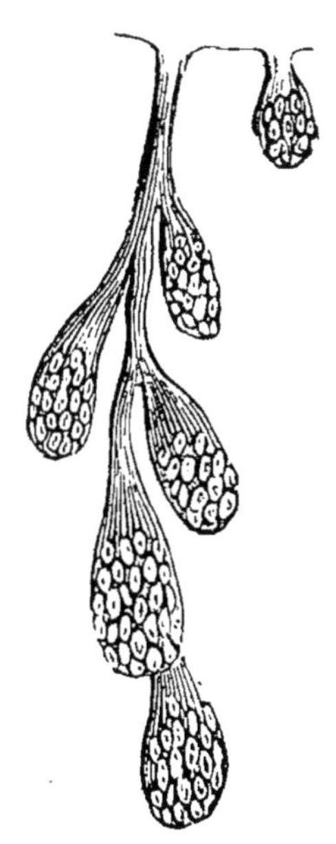

FIG. 216. — Frange synoviale avec ses villosités considérablement grossies. On voit leur centre rempli de cellules graisseuses, qu'on prendrait volontiers pour un épithélium.

toutes situées sur les points de la synoviale voisins des cartilages, et par conséquent du périoste.

Les franges synoviales sont formées par du tissu conjonctif lâche, revêtu de cellules épithéliales semblables à celles de la synoviale. Quelquefois elles présentent des cellules adipeuses et rarement quelques cellules cartilagineuses isolées. Elles sont très vasculaires, et leurs vaisseaux consistent en artérioles, veinules et capillaires formant des anses sur le bord des franges. Sur leur extrémité et sur leurs bords, elles présentent de petits prolongements aplatis, filiformes ou coniques, appelés *villosités synoviales* par Luschka et Henle. Ces villosités ont la structure des franges, si ce n'est qu'elles ne sont pas ordinairement vasculaires. Elles sont quelquefois formées uniquement d'épithélium.

Usages. = Les synoviales sont destinées à faciliter les glissements des surfaces articulaires. Elles rentrent, comme les grandes séreuses, dans la catégorie des organes glandulaires par leur structure et par leur fonction. Pour faciliter les glissements, elles sécrètent un liquide onctueux, filant et visqueux, la *synovie*. Ce liquide tient en suspension quelques cellules d'épithélium pavimenteux détachées de la paroi synoviale, des gouttelettes graisseuses provenant de la déchirure de quelques cellules graisseuses, et des leucocytes ou cellules lymphatiques.

La synovie est alcaline.

COMPOSITION DE LA SYNOVIE (ROBIN).		SYNOVIE DU BŒUF (FRÉRICHS).	
Eau..	928 00	Eau.	948 54
Chlorure de sodium...	6 00	Mucus et épithélium.	5 60
Carbonate de soude (des traces).		Graisse.	0 70
Phosphate de chaux...	1 40	Albumine et extractifs.	35 18
Phosphate ammoniaco-magnésien (des traces).		Sels.	9 58
Synovine (analogue à l'albumine).	64 00	Total..	1000 00
Matières grasses.	0 60		
Total.	1000 00		

Applications pathologiques. = L'étude des synoviales nous aide à comprendre plusieurs phénomènes pathologiques développés dans les articulations, par exemple le développement des kystes synoviaux, des corps mobiles articulaires, des ankyloses et de quelques lésions vitales des articulations.

Le *kyste synovial* ou *ganglion* est une dilatation des dépressions folliculiformes qu'on rencontre dans les synoviales. Il se montre sous forme de tumeur mobile, de la grosseur d'un pois à une noiselette, autour des articulations, du poignet, par exemple. Le kyste renferme un liquide épais, visqueux, qui ne peut pas toujours rentrer dans la cavité articulaire, à cause de l'étroitesse de son orifice. Il détermine de la douleur, et on le fait disparaître ordinairement par l'écrasement au moyen des doigts ; souvent ces kystes sont complètement séparés de la synoviale. La ponction et l'injection iodée, qu'on emploie quelquefois dans le traitement de cette lésion, ne sont pas exempts de danger.

Les *corps mobiles articulaires*, quelquefois appelés improprement corps étrangers, peuvent être formés par un fragment cartilagineux détaché d'une surface articulaire; mais assez souvent ils sont dus à la production, en dehors de la synoviale, de matières plastiques qui rentrent insensiblement dans la cavité de l'articulation. D'après l'opinion la plus généralement admise aujourd'hui, ces exsudats plastiques seraient consécutifs à des coups ou à des phlegmasies localisées autour des synoviales. Au bout d'un temps plus ou moins considérable, par suite des mouvements de l'articulation et de la tendance au vide produit par ces mouvements, l'exsudat plastique induré repousse la synoviale et tend à pénétrer dans la cavité. La synoviale se laisse refouler vers l'articulation, forme au corps dur qui la repousse une enveloppe analogue à un sac herniaire, et finit même par lui fournir un pédicule qui s'allonge de plus en plus jusqu'à ce qu'il se rompe, de sorte que le corps mobile situé dans l'articulation est entouré par une pellicule qui faisait autrefois partie de la synoviale. Plus souvent encore, les corps mobiles articulaires prennent leur origine dans les franges synoviales. Celles-ci contiennent des cellules cartilagineuses, qui se multiplient extraordinairement et donnent naissance à un corps dur qui peut acquérir le volume d'un haricot, corps mobile. retenu par le pédicule de la frange synoviale qui finit par se rompre.

L'inflammation affecte souvent les synoviales. Connue sous le nom d'*arthrite*, cette maladie est caractérisée par du gonflement, de la rougeur et une vive douleur au niveau du point malade. Elle devient quelquefois chronique et peut persister longtemps en cet état ; mais il arrive souvent, surtout chez les sujets lymphatiques et scrofuleux, que la synoviale suppure après s'être recouverte de bourgeons charnus, et qu'elle se termine par une *tumeur blanche*. Dans la tumeur blanche, il existe des fongosités qui détruisent tous les tissus qui constituent l'articulation. On sait que, dans cette maladie, la lésion de la synoviale peut ne pas être primitive et se montrer consécutivement à la lésion du tissu osseux.

3° *Séreuses tendineuses* 1.

Ce qui caractérise les séreuses, c'est l'existence d'une couche épithéliale à la surface d'une membrane formée principalement de tissu conjonctif; à ce titre, les séreuses splanchniques et les synoviales sont de véritables séreuses; mais celles qui nous occupent, de même que les séreuses sous-cutanées qui vont suivre, étant à peu près dépourvues d'épithélium, devraient être appelées *surfaces séreuses* ou *fausses séreuses*.

Si l'on songe un instant à leur mode de formation, on hésitera à leur donner le nom de séreuses. En effet, les séreuses tendineuses et sous-cutanées sont des cavités formées, sous l'influence des frottements, par la rupture des cloisons du tissu conjonctif et la réunion des aréoles qu'elles séparent, pour former une cavité unique. La paroi est formée par le refoulement du tissu conjonctif environnant.

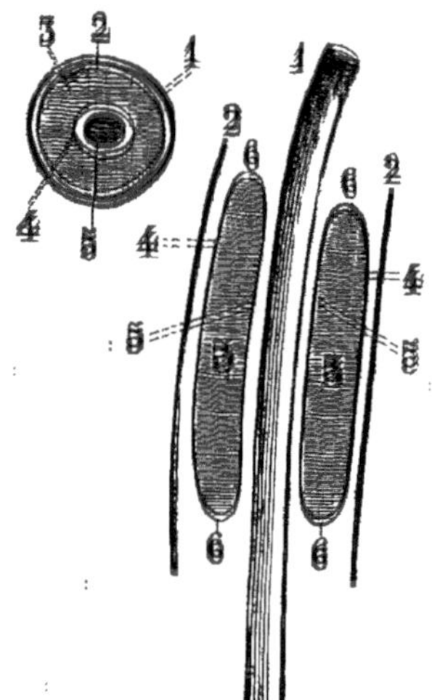

FIG. 217. — Séreuse tendineuse. A droite de la figure, on voit une coupe longitudinale de la séreuse du tendon et de la gaine.

1, Tendon. — 2, 2. Gaine tendineuse. — 3, 3. Cavité de la séreuse. — 4, 4. Feuillet de la séreuse tapissant la gaine. = 5, 5. Réflexion de la séreuse autour du tendon. (Ce feuillet, exagéré pour la démonstration, ne peut pas être séparé sur le tendon.) — 6, 6, 6, 6. Extrémités de la séreuse tendineuse formant un cul-de-sac.

A gauche de la figure, on voit une coupe perpendiculaire. — 1. Gaine. — 2. Séreuse tapissant la gaine. — 3. Cavité. — 4. Réflexion de la séreuse sur le tendon. — 5. Tendon.

D'après ce mode de formation, on voit qu'elles doivent être dépourvues d'épithélium, et qu'elles ne sont pas formées par une membrane propre et isolable. Leur liquide, qui n'est point un produit de sécrétion, vient par exhalation des vaisseaux qui rampent dans l'épaisseur de la paroi.

1. Consultez, pour l'étude des séreuses tendineuses et sous-cutanées, la thèse de concours du professeur G.-B. Zoja, de l'Université de Pavie, 1865.

Les *surfaces séreuses tendineuses* sont situées au niveau des tendons qui sont le siège de frottements étendus. Elles sont d'autant plus spacieuses que les mouvements sont plus marqués. Les unes entourent complètement le tendon, on les appelle séreuses tendineuses *engaînantes* ou *vaginales* ; les autres, *séreuses vésiculaires*, sont aplaties, en forme de vésicules, et situées au-dessous des tendons plats.

Les premières se rencontrent autour de la plupart des tendons, du poignet, du genou, des malléoles, etc. On rencontre les séreuses vésiculaires entre les tendons du grand dorsal et du grand rond, entre la tubérosité bicipitale et le tendon du biceps, au-dessous du tendon du moyen fessier, au-dessous des tendons de la patte d'oie, etc.

En quelques points, les séreuses tendineuses communiquent avec la cavité d'une articulation ; exemple : tendons du biceps et du sous-scapulaire pour l'articulation scapulo-humérale , insertion supérieure du poplité pour le genou, etc.

Les séreuses tendineuses vésiculaires ont la même disposition et la même structure que les bourses séreuses sous-cutanées. Elles sont formées par une paroi de tissu conjonctif fort mince, qui recouvre la surface de la gaîne et du tendon ; elles ont une longueur qui varie de 1 à 10 centimètres environ. A leurs extrémités, les parois de la séreuse tendineuse se jettent autour du tendon auquel elles adhèrent, et elles limitent ainsi une cavité dans laquelle le tendon glisse comme le cœur dans le péricarde. On peut se faire une idée de la forme de ces surfaces séreuses en examinant la forme qu'elles affectent lorsqu'elles sont le siège d'un épanchement, à la suite d'une inflammation ou d'une hydropisie ; le tendon est plongé au milieu du liquide pathologique qui le baigne, et qui forme une sorte de bourrelet aux deux extrémités de la gaîne.

TABLEAU DES SÉREUSES TENDINEUSES.

A. Tête.

Sous le tendon de réflexion du péristaphylin externe.
     —   —   du grand oblique de l'œil.

B. Membre supérieur.

1° *Épaule.*

Sous le tendon du sous-scapulaire [1].
     —   du sous-épineux [1].
Autour de la longue portion du biceps [1].
Entre les tendons du grand rond et du grand dorsal.

[1] Ces séreuses communiquent avec la synoviale articulaire ; celle du sous-épineux n'est pas constante. Le professeur Zoja a constaté deux fois le défaut de communication entre la séreuse du sous-scapulaire et la synoviale de l'articulation.

2° Coude.

Sous le tendon inférieur du biceps.
    —   —   du triceps.

3° Poignet.

Autour du tendon du grand palmaire.
   — des tendons de tous les fléchisseurs.
   —   — des deux radiaux externes.
   — du cubital postérieur.
   — de l'extenseur propre du petit doigt.
   — de l'extenseur commun des doigts et de l'extenseur de l'index.
   — du long abducteur du pouce.
   — du court extenseur du pouce.
   — du long extenseur du pouce.

4° Doigts.

Autour des tendons des fléchisseurs profond et superficiel ; les séreuses du pouce et de l'auriculaire sont un prolongement de la séreuse qui entoure les fléchisseurs au carpe.

C. Membre inférieur.

1° Hanche.

Sous le tendon du moyen fessier.
     — de réflexion de l'obturateur interne.

2° Genou.

Sous le tendon rotulien, à sa partie inférieure.
     — du biceps.
Autour du tendon du demi-tendineux, en dedans du genou.
Sous le tendon du demi-membraneux.
Entre les tendons du demi-membraneux et du jumeau interne.
Sous le tendon du poplité au fémur [1].
Entre les tendons des muscles de la patte d'oie et le tibia.

3° Cou-de-pied.

Autour du tendon du jambier antérieur.
   —   — de l'extenseur propre du gros orteil.
   —   — de l'extenseur commun des orteils.
   —   — du jambier postérieur et du fléchisseur commun des orteils (séreuse distincte pour chaque tendon).
   —   — du fléchisseur propre du gros orteil.
   —   — des péroniers latéraux, en arrière de la malléole externe (séreuse unique pour les deux tendons).

---

1. Cette séreuse communique avec la synoviale du genou.

4° *Pied.*

Entre le tendon d'Achille et le calcanéum.
Autour du long péronier, sur la face externe du calcanéum.
—   court péronier, sur la face externe du calcanéum.
—   long péronier, sous le cuboïde.
—   fléchisseur des orteils, gaine isolée pour chaque orteil.

Il existe aussi des *séreuses sous-musculaires* :

1° Entre le point de réunion du bord spinal et de l'épine de l'omoplate, sous un point tendineux du trapèze.

2° Entre la face profonde du deltoïde et l'articulation scapulo-humérale.

3° Entre la face profonde du grand fessier et le tendon du moyen fessier sur le grand trochanter.

4° Entre le grand fessier et l'ischion.

5° Entre le psoas iliaque et l'articulation coxo-fémorale.

Cette dernière communique quelquefois avec la synoviale de l'articulation. D'après Zoja, la communication n'aurait lieu qu'une fois sur neuf, ce qui est conforme à mes observations. Richet est assurément dans l'erreur quand il affirme que la communication est fréquente.

6° On peut encore ranger parmi les séreuses sous-musculaires le canal de Fontana, séreuse circulaire située entre la sclérotique et le muscle ciliaire.

Parmi les nombreuses séreuses que nous venons d'énumérer, quelques-unes sont vésiculaires ; la plupart sont vaginales ou engainantes : celles de la longue portion du biceps, de la région du carpe, du cou-de-pied, des tendons des doigts, etc.

Structure. — La structure des séreuses tendineuses et sous-musculaires varie. Il en est quelques-unes, assez rares, que l'on doit considérer comme formées d'une membrane, ainsi qu'on peut le constater pour les séreuses situées au-dessous du psoas iliaque, du deltoïde, etc.

Les séreuses engainantes, appelées aussi gaines synoviales, ne présentent de membrane que par places ; elles en sont dépourvues au niveau des points où le tendon et la gaine frottent l'un contre l'autre pendant le glissement. En quelques points isolés cependant, on peut retrouver une portion de membrane, comme on le voit pour la gaine des fléchisseurs des doigts.

Cette membrane est formée de faisceaux entre-croisés de tissu conjonctif, quelquefois anastomosés, et de fibres élastiques fines. Dans les points où elle est épaisse, c'est-à-dire où le tissu conjonctif se condense, on observe de plus des corpuscules étoilés, parallèles aux faisceaux de tissu conjonctif. Au niveau des parties qui supportent une grande pression, le tissu qui forme la gaine, de même que celui du tendon, prend de la consistance et une structure fibro-cartilagineuse. En quelques endroits même, où la pression est énergique, sur des os, par exemple, le tissu devient tout à fait cartilagineux ; exemples : petite échancrure sciatique, gouttière du cuboïde, gouttière de la malléole externe, face postérieure du calcanéum au-dessus de l'insertion du tendon d'Achille. Ces surfaces ainsi comprimées ne sont jamais revêtues d'épithélium.

En général, *les séreuses tendineuses sont dépourvues d'épithélium* ; cependant Kölliker décrit une *couche épithéliale* dans toute l'étendue de la gaine des fléchisseurs des doigts. On trouve également de l'épithélium dans les séreuses tendineuses qui sont un prolongement de synoviale articulaire, comme on le voit au-dessous des tendons des muscles sous-scapulaire et poplité. Les cellules épithéliales de ces gaines forment une seule couche ; elles sont polygonales, pavimenteuses, contiennent un noyau et mesurent de 9 à 15 μ (Kölliker) [1].

Les séreuses tendineuses, dans les points où elles sont constituées par une membrane, renferment un réseau capillaire assez serré ; les vaisseaux forment en certains points de petits prolongements analogues aux franges synoviales des articulations. On n'y a pas vu de lymphatiques ni de nerfs.

Applications pathologiques. — Les séreuses tendineuses sont sujettes à plusieurs maladies. Elles peuvent s'enflammer. Cette inflammation, appelée *aï* ou *ténosite crépitante*, survenue sous l'influence du froid ou d'une violence extérieure, est caractérisée par une douleur violente, de la rougeur, et surtout par un craquement particulier qui se fait entendre pendant le glissement du tendon dans sa gaine, et qui est dû aux rugosités développées sur la séreuse par l'inflammation. Souvent il se fait dans la séreuse une accumulation considérable de liquide.

Les séreuses tendineuses servent quelquefois de conducteurs à l'inflammation. C'est pour cela qu'on voit quelquefois le *panaris* du pouce et du petit doigt donner lieu à un phlegmon diffus de la main et de l'avant-bras, par l'intermédiaire des séreuses tendineuses de ces deux doigts qui communiquent presque toujours avec la séreuse générale des muscles fléchisseurs que l'on trouve derrière le ligament annulaire antérieur du carpe.

1. Henle et quelques autres auteurs considèrent les séreuses tendineuses et les bourses muqueuses comme totalement dépourvues d'épithélium.

Elles peuvent être froissées, dans les luxations des tendons, par exemple. Leur froissement peut amener la ténosite ou un *épanchement liquide*, séreux, dû à l'irritation de la séreuse. Le rhumatisme détermine aussi le développement de liquide dans ces séreuses. Elles sont distendues et forment une saillie allongée qui suit la direction du tendon, le long duquel on peut percevoir la fluctuation. Ces collections liquides se montrent surtout dans la gaine des péroniers latéraux, et principalement à la suite de la *luxation* de leurs tendons. On les observe quelquefois dans la séreuse, qui facilite le glissement des tendons au-dessous du ligament annulaire antérieur du carpe. Ce ligament donne à cette tumeur liquide la forme d'un bissac dont l'étranglement correspond au ligament annulaire même.

Ces épanchements séreux sont souvent consécutifs à des mouvements forcés. Dans ces cas, on les observe le plus fréquemment dans la gaine des péroniers latéraux, du jambier postérieur, et quelquefois du long abducteur du pouce.

Des corps mobiles riziformes, analogues à ceux de l'hygroma, se rencontrent quelquefois dans le liquide des séreuses tendineuses. (Voyez *Séreuses sous-cutanées*.)

4° *Séreuses sous-cutanées, bourses séreuses, bourses muqueuses.*

Les *bourses séreuses*, ou *bourses muqueuses*, sont des cavités situées dans le tissu cellulaire sous-cutané, et destinées à faciliter le glissement de la peau dans les régions où elles existent. Ce ne sont pas des membranes séreuses, mais bien des surfaces. Elles ne se montrent pas chez le fœtus en même temps que la peau, leur développement est postérieur, et la plupart ne se forment qu'après la naissance. Les bourses séreuses se développent, d'une manière générale, sur les saillies osseuses et sur tous les points du corps soumis à des frottements répétés. Ce sont ces frottements qui en déterminent la formation ; voici comment : par suite des mouvements de la peau, le tissu cellulaire sous-cutané devient plus lâche à ce niveau, et peu à peu les cloisons du tissu cellulaire qui limitent les aréoles de ce tissu finissent par céder et se déchirent. En même temps que cette déchirure s'opère, les cloisons celluleuses qui persistent sont refoulées vers la surface de la nouvelle cavité en voie de formation, elles sont condensées à ce niveau, et finissent par former à la cavité une paroi résistante. A première vue, cette paroi simule une membrane, mais il ne faut pas s'y méprendre : la membrane n'existe pas, il n'y a qu'une surface, qu'une paroi ; cette surface de la bourse séreuse est lisse, unie et onctueuse.

Le développement des bourses muqueuses indique que les parois, formées de tissu conjonctif condensé, présentent des faisceaux superposés de tissu conjonctif, avec des fibres élastiques fines et des corpuscules de tissu conjonctif situés entre les faisceaux. Ces parois sont riches en vaisseaux sanguins, mais elles ne présentent ni vaisseaux lymphatiques ni filets nerveux. *Les bourses muqueuses sont complètement dépourvues d'épithélium à l'état normal ;* cependant, d'après Kölliker, quelques-unes seraient revêtues d'une couche d'*épithélium pavimenteux* à cellules polygonales, aplaties et pourvues d'un noyau dans les points où il n'existe pas de fortes pressions ; mais dans les endroits où la pression est considérable, il n'y aurait pas d'épithélium. Sur les bourses séreuses du chien, du chat et du veau, Reichert a trouvé un épithélium semblable à celui de la surface interne des vaisseaux.

On trouve quelquefois de petits prolongements vasculaires sur les parois des grandes bourses séreuses, comme dans les synoviales.

D'après le mode de formation des bourses séreuses, il est facile de comprendre qu'elles se développeront anormalement dans quelque point du corps soumis à des frottements anormaux et répétés. On comprend aussi que certaines bourses séreuses ne se montrent point d'une manière constante chez tous les sujets.

Je divise les bourses séreuses sous-cutanées en quatre groupes. Dans le premier je décris les bourses séreuses *normales et constantes ;* dans le deuxième, les bourses séreuses *normales et non constantes ;* dans le troisième, les bourses séreuses *pathologiques ;* enfin, dans le quatrième, les bourses séreuses *professionnelles.* Ces dernières sont d'une grande importance pour le médecin légiste, si l'on considère surtout que généralement la peau est épaisse et calleuse au niveau des bourses séreuses professionnelles.

Le premier travail original qui ait paru sur ce sujet est une excellente thèse de Padieu, en 1839, à laquelle presque tous les auteurs ont emprunté le tableau qu'il a présenté sur les bourses séreuses, tableau fort complet pour l'époque à laquelle il a été publié. En 1862, Max. Verneis a fait connaître l'existence d'une certaine quantité de bourses professionnelles inconnues avant cette époque. Enfin, en 1865, le professeur Giovanni Zoja, de l'Université de Pavie, a publié une thèse de concours contenant une description détaillée et très exacte des séreuses tendineuses, vésiculaires et sous-cutanées.

Un grand nombre de bourses muqueuses ont été découvertes par Béclard père et par Velpeau.

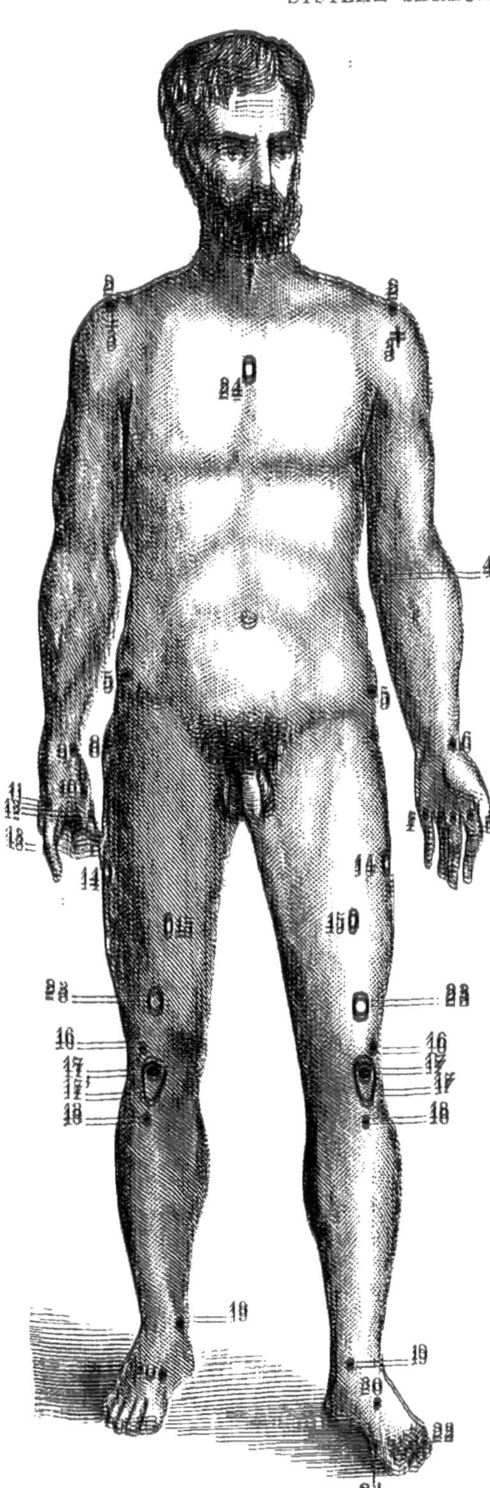

Fig. 218. — Séreuses sous-cutanées. Les points noirs indiquent les séreuses normales et constantes, les cercles indiquent les séreuses anormales, et les croix les séreuses sous musculaires.

1° *Bourses séreuses normales et constantes.*

Autour de la boule graisseuse de Bichat.	*Verneuil.*
Sur l'angle de la mâchoire inférieure.	*Béclard.*
Au-dessous de la symphyse du menton.	*Velpeau.*
Entre l'os hyoïde et la membrane thyro-hyoïdienne.	*Malgaigne.*
Sur la pomme d'Adam (fig. 218, 1).	*Béclard.*
Sur l'acromion (fig. 218. 2).	*Béclard.*
Sur l'épitrochlée (fig. 218, 4, et fig. 219, 3, 3). . .	*Béclard.*
Sur l'épicondyle (fig. 219, 5).	*Velpeau.*
Sur l'olécrâne (fig. 219, 4, 4), découverte en 1782 par	*Camper.*
Sur l'apophyse styloïde du radius (fig. 218, 6). .	*Bourgery.*
Sur l'apophyse styloïde du cubitus (fig. 219, 6, 6).	*Bourgery.*
Sur la face dorsale des articulations métacarpo-phalangiennes (fig. 218, 11).	*Béclard.*
Sur la face palmaire des articulations métacarpo-phalangiennes (fig. 218, 7).	*Velpeau.*
Sur la face dorsale des articulations des phalanges entre elles (fig. 218, 13).	*Béclard.*
Sur l'épine iliaque antéro-supérieure (fig. 218, 5, 5).	*Bourgery.*
Sur le grand trochanter (fig. 218, 8, et fig. 219, 7).	*Béclard.*
Sur l'ischion (fig. 219, 8, 8).	*Velpeau.*
Sur la moitié inférieure de la rotule (fig. 218, 17, 17), découverte en 1782 par	*Camper.*
En avant de la rotule, entre l'os et l'aponévrose sous-jacente à la séreuse précédente [1]. . . .	*Luschka.*
Sur l'angle supérieur et externe de la rotule (fig. 218, 16, 16).	*Padieu.*
Sur les tubérosités des condyles du fémur (fig. 219, 11, 12).	*Velpeau.*
Sur les tubérosités du tibia.	*Velpeau.*
Sur la tubérosité antérieure du tibia.	(?)
Sur la crête du tibia.	*G. Zoja.*
Sur la crête du péroné (fig. 219, 13).	*G. Zoja.*
Sur la malléole interne (fig. 218, 19, 19). . . .	*Velpeau.*
Sur la malléole externe (fig. 219, 14).	*Velpeau.*
Sur les faces postérieure et inférieure du calca-néum (fig. 219, 18, 18).	*Lenoir.*
Sur la face dorsale des articulations des orteils (fig. 218, 22).	*Béclard.*

---

1. *Arch. von Müller* 1850. On trouve quelquefois au-devant de la rotule deux ou trois bourses séreuses superposées.

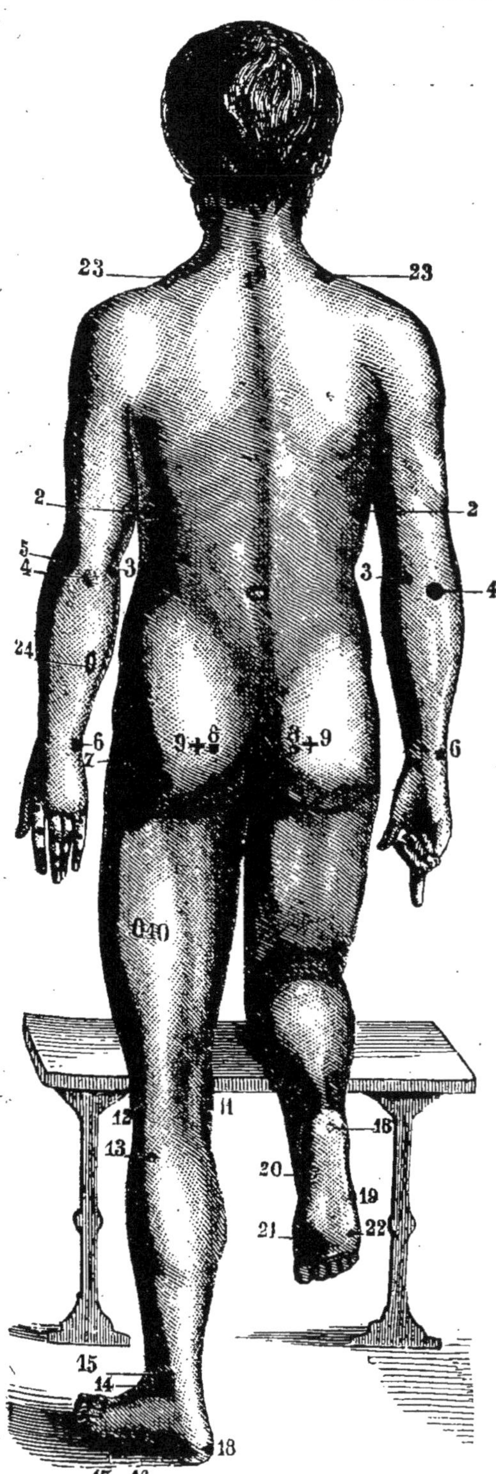

Fig. 219. — Séreuses sous-cutanées de la partie postérieure du corps.

Sur la face plantaire de la tête du cinquième métatarsien (fig. 219, 22). . . . .   *Lenoir.*
Sur la face plantaire de la tête du premier métatarsien (fig. 219, 21). . . . .   *Lenoir.*

2° *Bourses séreuses normales et non constantes.*

Sur l'apophyse épineuse de la septième vertèbre
cervicale (fig. 219, 1). . . . .   *Béclard.*
Au-devant de la partie convexe de la clavicule. .   (?)
Sur la face externe du muscle grand dorsal (fig. 219,
2).   *Béclard.*
Sur la région lombaire (fig. 219). . . . .   *Cruveilhier.*
Sur la face externe de la cuisse (fig. 218, 14, 14, et
fig. 219, 10). . . . .   *Velpeau.*
Sur la face antérieure de la cuisse (fig. 218, 15, 15).   *Velpeau.*
Sur la face dorsale du scaphoïde du pied (fig. 218,
20, 20). . . . .   *Velpeau.*
Sur le tubercule du scaphoïde du pied (fig. 219, 20).   *Velpeau.*
Sur l'articulation tarso-métatarsienne. . . . .   *Brodie.*
Sur la face interne de la tête du premier métatar-
sien. . . . .   *Brodie.*
Sur l'extrémité postérieure du cinquième métatar-
sien (fig. 219, 16, 19). . . . .   *Velpeau.*
Sur la face externe de l'extrémité antérieure du
cinquième métatarsien (fig. 219, 17). . . . .   *Velpeau.*

3° *Bourses séreuses pathologiques.*

Sur la saillie des pieds-bots. . . . .   *Brodie.*
Sur le moignon des amputés, entre le bout de l'os
et la cicatrice. . . . .   (?)
Sur le sommet de la gibbosité des bossus. . . .   (?)
Sur les hernies anciennes. . . . .   *Broca.*
Sur les tumeurs volumineuses et anciennes. . .   (?)
Sur les cors aux pieds. . . . .   (?)
Sur les durillons des pieds et des mains. . . .   (?)

4° *Bourses séreuses professionnelles.*

Les unes se montrent sur des points du corps où il n'en existe
pas normalement ; les autres sont des bourses séreuses normales,
dont le développement est exagéré par le frottement.

A. *Bourses séreuses professionnelles se développant dans des régions où il n'en existe pas à l'état normal*[1].

Cordonniers. . . . . . . En avant de la partie inférieure de la cuisse (fig. 218, 23, 23).

Chiffonniers. . . . . . . A la région lombaire, en forme de triangle.

Corroyeurs. . . . . . . Au coude qui porte la *marguerite*.

Doreurs sur métaux. . . A la partie antérieure et interne de l'avant-bras gauche.

Frotteurs d'appartements. . Au cou-de-pied droit.

Joueurs d'orgues. . . . Au-devant du grand trochanter droit et de la partie inférieure de la cuisse droite.

Menuisiers. . . . . . . Au-devant du sternum (fig. 218, 24).

Ouvriers en papiers peints. A la partie postérieure du cubitus gauche.

Portefaix. . . . . . . A la face externe du grand dorsal.

Porteurs d'eau. . . . . Au bord externe et supérieur du trapèze (fig. 219, 23, 23).

Porteurs à la halle. . . . Au vertex.

Ramoneurs. . . . . . . Au sacrum et aux deux genoux.

Scieurs de long (ouvriers du bas). . . . . Au-dessus du carpe droit sur le vertex, et au-dessus de l'articulation acromio-claviculaire gauche.

Manouvriers. . . . . . . Aux mains, au-dessous des durillons.

B. *Bourses séreuses professionnelles consistant dans l'agrandissement d'une séreuse normale.*

Développement exagéré :

Bijoutiers-graveurs. . . . Des deux séreuses olécrâniennes.

Bijoutiers-guillocheurs. . . De la séreuse olécrânienne droite seulement.

Bituminiers. . . . . . . Des deux séreuses pré-rotuliennes (fig. 218, 17, 17).

Casseurs de pierres (sur les routes). . . . . . . De la séreuse pré-rotulienne gauche (par exception).

Couvreurs. . . . . . . Des deux séreuses pré-rotuliennes (fig. 218, 17', 17').

---

1. Kœberlé (*Dict. de méd. et de chir. pratique*) décrit une bourse séreuse dans l'épaisseur des grandes lèvres, chez les femmes qui ont abusé du coït.

Parqueteurs-raboteurs. . . : Des deux séreuses pré-rotuliennes (fig. 218, 17', 17').

Religieuses. . . . . . : Des deux séreuses pré-rotuliennes (fig. 218, 17', 17').

Tailleurs. . . . . . : Des séreuses de la malléole externe (fig. 219, 15), de la tête du péroné et de l'extrémité postérieure du cinquième métatarsien.

Tisserands. . . . . . : De la séreuse de l'épine iliaque antérieure et supérieure.

Les bourses séreuses n'existent pas seulement sous la peau, on en trouve aussi au-dessous de la partie charnue de certains muscles, dont elles facilitent le glissement. On les rencontre au-dessous du psoas iliaque, en avant de l'articulation coxo-fémorale ; sous la partie charnue du deltoïde (fig. 218, 3, 3) ; sous le grand fessier, au niveau de l'ischion et du grand trochanter (fig. 219, 9, 9), etc. (Voyez *Séreuses tendineuses.*)

Ces bourses séreuses peuvent devenir le siège d'épanchements et former des kystes sous-musculaires.

Quelquefois celles qui correspondent aux articulations communiquent avec la synoviale.

Applications pathologiques.— Elles sont relatives aux inflammations, aux phlegmons.

Les bourses séreuses sous-cutanées s'enflamment assez fréquemment. Cette *inflammation* détermine l'injection, la rougeur de la paroi et une accumulation de liquide séreux, séro-sanguinolent, séro-purulent ou purulent dans la cavité.

On la reconnaît à une tuméfaction douloureuse, avec chaleur et rougeur de la peau au niveau de la bourse séreuse. La fluctuation devient bientôt manifeste.

Les antiphlogistiques et les vésicatoires, qui réussissent ordinairement, n'épargnent pas toujours au malade l'incision par le bistouri. En songeant à la formation des bourses séreuses et à la structure de leur paroi, composée de tissu cellulaire refoulé, on comprendra que l'inflammation doit souvent se propager au tissu cellulaire voisin. C'est ce qui arrive en effet, et beaucoup de bourses séreuses enflammées sont le point de départ de phlegmons diffus.

On peut s'en rendre compte dans les phlegmons de la main et de l'avant-bras en particulier, à la suite de durillons forcés. On rencontre, en effet, à la paume de la main des hommes se livrant à des travaux manuels pénibles, des points calleux de la peau qu'on appelle durillons, au-dessous desquels se trouve une bourse séreuse qui peut s'enflammer (durillon forcé). L'inflammation gagne de proche en proche les parties latérales de la racine du doigt, et passe insensiblement sous la peau de la face dorsale de la main, d'où le phlegmon peut se propager à l'avant=bras.

L'inflammation des bourses séreuses passe quelquefois à l'état *chronique*, qui peut survenir lentement sans passer par l'état aigu, et constituer un kyste. Dans ce cas, le liquide contenu dans la cavité est séreux, quelquefois un peu épais, et contient de petits corps flottants pris par Raspail et Dupuytren pour des corps animés. Ces corps, appelés riziformes ou hordéiformes, à cause de leur ressemblance avec des grains de riz ou d'orge, sont formés par des concrétions fibrineuses. Lorsqu'ils sont nombreux, on peut, en pressant la tumeur, déterminer leur collision et une certaine crépitation. La paroi de ces kystes est épaisse et dure, et peut mesurer jusqu'à un centimètre. Elle est formée par la paroi celluleuse de la bourse séreuse et par de la fibrine concrète.

Les bourses séreuses sous=cutanées sont quelquefois affectées d'hydropisie ou *hygroma*. La cavité se remplit de liquide, lentement, sans douleur. Il est très difficile d'établir une limite entre cette hydropisie et l'inflammation, dans les cas où elle se montre lentement. Il en est de même des inflammations des grandes séreuses, qu'on sépare difficilement des hydropisies : on est obligé de donner le nom d'hydrophlegmasies à ces lésions intermédiaires. En chirurgie, on confond souvent, sous le nom d'hygroma, et l'hydropisie et l'inflammation chronique.

Quoi qu'il en soit, il n'en est pas moins vrai que toutes les maladies qui affectent les bourses séreuses se montrent beaucoup plus fréquemment chez les ouvriers, qui les irritent par les frottements. C'est pour cela que le parqueteur présente souvent un hygroma de la séreuse pré=rotulienne ; le tailleur, de la séreuse de la malléole externe, etc., etc.

La séreuse pré=rotulienne est le plus fréquemment atteinte ; après elle, c'est la séreuse olécrânienne.

CHAPITRE XII.

SYSTÈME TENDINEUX.

Préparation. — Des coupes transversales minces de tendons vus à un grossissement de 20 à 40 diamètres laissent voir nettement la gaine et les cloisons. En employant un grossissement de 60, on voit déjà les corpuscules du tissu conjonctif dans les plus minces cloisons. Si l'on a recours à des grossissements plus forts, on aperçoit les anastomoses des corpuscules du tissu conjonctif qui passent entre les faisceaux. Les fibres élastiques peu nombreuses et fines des cloisons sont difficiles à apercevoir, même après l'action de l'acide acétique ; pour les poursuivre, il faut traiter la pièce à chaud par les alcalis caustiques.

Les corpuscules étoilés deviennent remarquablement beaux lorsque la pièce est traitée par le chlorure d'or. (Cohnheim.) En général, ils sont difficiles à voir, et rien n'est plus rare que de tomber sur le corps même de la cellule ; le plus souvent, on rencontre une foule de petites ouvertures qui représentent la coupe des prolongements anastomotiques.

Des coupes longitudinales de tendons, à leur union avec les muscles, traités par la glycérine, permettent de voir très nettement les culs-de-sac du sarcolemme en continuité avec les faisceaux tendineux.

Le tissu qui constitue les tendons est presque exclusivement formé de tissu conjonctif ; il fait donc partie du groupe des tissus de la substance conjonctive. Ces organes blanc nacré, situés pour la plupart aux extrémités des muscles qu'ils rattachent aux os, se montrent sous forme de cordons plus ou moins arrondis. Quelques-uns sont membraniformes et décrits souvent à tort comme des aponévroses : tels sont le centre phrénique, l'aponévrose occipito-frontale et les aponévroses de la paroi abdominale.

Le tissu conjonctif des tendons se présente sous deux formes : il est compact, condensé, pour former les faisceaux du tendon, et il présente une forme plus ou moins lâche dans la gaine et les cloisons interstitielles.

Structure. — Les éléments qui entrent dans la constitution du tissu tendineux sont : des fibres de tissu conjonctif, des corpuscules de tissu conjonctif, des fibres élastiques, des vaisseaux et des nerfs. Quelquefois on y rencontre des cellules cartilagineuses et des cellules graisseuses.

Fibres du tissu conjonctif. — Les unes constituent les faisceaux tendineux proprement dits ; elles occupent toute la longueur du tendon, sont disposées parallèlement et forment de petits faisceaux, *fibres tendineuses* ou *faisceaux primitifs* du tendon, de 60 à 110 μ d'épaisseur, dont l'œil peut très bien suivre la direction rectiligne. Ces faisceaux, présentant de petites ondulations régulières qui leur donnent un aspect strié, s'accolent à des faisceaux voisins pour former des faisceaux secondaires, dont l'épaisseur égale et dépasse même celle d'un gros fil. Souvent ces faisceaux s'anastomosent entre eux à angle aigu. On peut donc comparer le tendon à une réunion de fils parallèles et résistants étendus des muscles aux os.

Le tissu conjonctif qui forme les fibres tendineuses est condensé. Il existe, en outre, dans le tendon une forme lâche de tissu conjonctif qui entoure le tendon, auquel il constitue une gaine, et qui s'insinue sous forme de cloisons dans l'épaisseur du tendon.

La *gaine*, entourant le tendon, se continue avec celle du muscle et avec le périoste à ses extrémités. Cette gaine, dont l'épaisseur et la résistance sont en raison directe du volume du tendon, est formée de fibres de tissu conjonctif entre-croisées, transversales pour la plupart, et reçoit les vaisseaux du tendon. De sa surface interne se détachent des cloisons de tissu conjonctif lâche qui s'interposent aux faisceaux tendineux secondaires ; ces cloisons, à éléments principalement transversaux, donnent naissance à des lamelles plus minces qui se portent entre les faisceaux primitifs, de sorte

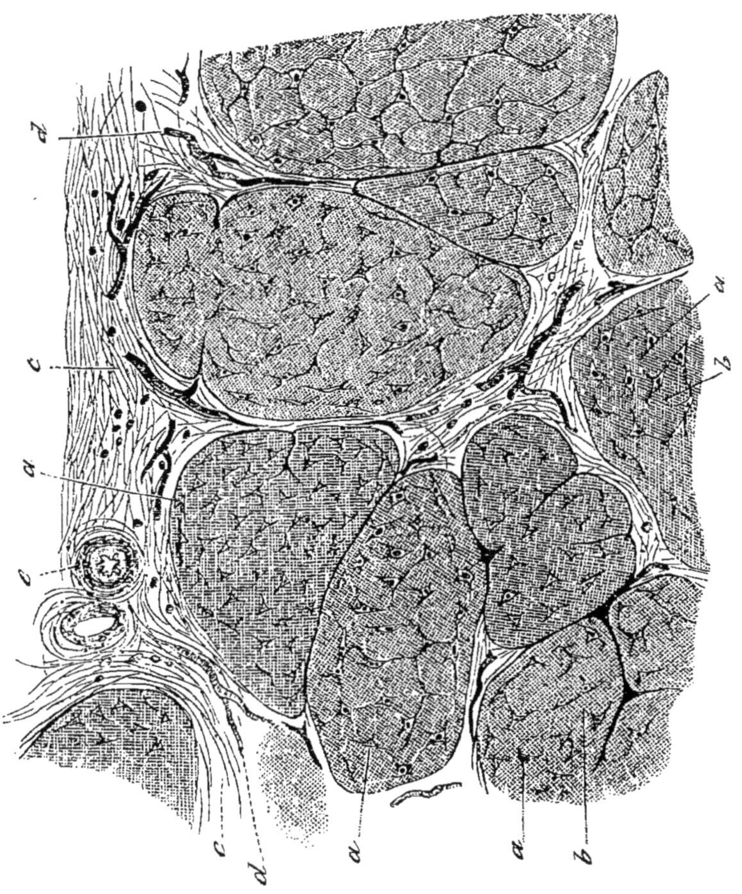

Fig. 220. — Coupe d'un tendon pris sur un fœtus à terme. Entre les faisceaux se trouvent des cloisons de tissu conjonctif avec des vaisseaux sanguins.

a, *a*. Cellules des tendons. — *b*. Faisceaux de fibres séparant les cellules. — *c*. Cloisons de tissu conjonctif. — *d*. Vaisseaux sanguins. — *e*. Artère. (Cadiat.)

que si l'on suppose l'ensemble de la gaine et des cloisons isolé des faisceaux tendineux, la gaine figurera un tube à l'intérieur duquel seront disposés parallèlement une foule de canaux dont la cavité représente la loge du faisceau tendineux.

La structure des cloisons celluleuses est des plus simples. Ce sont des fibrilles de tissu conjonctif, ou mieux de tissu conjonctif fibreux. (Voy. *Système conjonctif*.) Dans leur épaisseur se trouvent les corpuscules du tissu conjonctif, quelques fibres élastiques très fines, les vaisseaux et les nerfs.

Dans les tendons aplatis, comme les aponévroses de l'abdomen, il n'y a pas de gaine; les cloisons celluleuses sont fournies par la couche de tissu conjonctif qui recouvre les deux faces du tendon membraniforme.

Corpuscules de tissu conjonctif. — Ils sont extrêmement abondants dans les cloisons de tissu conjonctif qui séparent les faisceaux tendineux, très nombreux surtout dans les cloisons les plus déliées. Ces corpuscules sont étoilés et anastomosés par leurs prolongements, qui forment un véritable réseau de cellules. Situés entre les faisceaux tendineux, leur grand axe est parallèle à la direction de ces faisceaux, et leurs principales anastomoses sont transversales, c'est-à-dire perpendiculaires à la direction du tendon. Aussi les coupes transversales sont-elles préférables pour voir les anastomoses des corpuscules étoilés. Celles-ci sont extrêmement fines, quelquefois elles ont l'aspect de petits rubans aplatis. La partie centrale du corpuscule contient un reste du contenu atrophié de la cellule, car on se rappelle que primitivement ces corpuscules ont été arrondis à l'origine, fusiformes plus tard, et enfin étoilés. (Voy. *Tissu conjonctif.*)

Kölliker ne croit pas que les anastomoses de ces corpuscules soient creuses, tandis que Virchow les considère comme des canaux auxquels il attribue un rôle considérable dans la nutrition des tendons [1].

Fibres élastiques. — Elles sont rares, très fines et difficiles à observer. Leur distribution est irrégulière au milieu du tissu conjonctif qui sépare les faisceaux primitifs. Cependant, dans les cloisons plus épaisses, ces fibres sont plus nombreuses, transversales, et s'anastomosent entre elles.

Vaisseaux et nerfs. — Les *vaisseaux sanguins* du tendon n'existent que dans leur gaine, où ils forment des réseaux capillaires très développés et à larges mailles. Dans les grands tendons, les

---

1. Les tendons sont d'une étude difficile; les auteurs ne s'entendent pas sur la signification des corpuscules, quelques-uns même prétendent qu'ils résultent d'une illusion d'optique.

capillaires pénètrent dans l'épaisseur des cloisons principales, mais ils ne s'avancent pas jusqu'au centre, qui en est dépourvu. Dans les petits tendons, les vaisseaux ne dépassent pas la gaine extérieure. Les *lymphatiques* ne sont pas connus. Kölliker et Luschka ont vu des *nerfs* pénétrer avec les vaisseaux dans quelques tendons volumineux. En 1866, Sappey a présenté à l'Académie des sciences un travail dans lequel il affirme qu'il existe autour des faisceaux primitifs des tendons un réseau capillaire dont les vaisseaux ne pénètrent pas dans le faisceau. Sappey a pu suivre des filets nerveux accompagnant les vaisseaux, et formant de véritables plexus nerveux dans l'épaisseur des cloisons du tissu conjonctif. La terminaison de ces nerfs, qui existeraient dans tous les tendons, n'est pas connue. Malgré la présence de ces nerfs, les tendons sont complètement insensibles.

Le centre non vasculaire du tendon se nourrit par imbibition. Virchow place la nutrition des tendons comme celle du tissu conjonctif sous la dépendance du réseau canaliculé formé par les anastomoses *des corpuscules ten-*

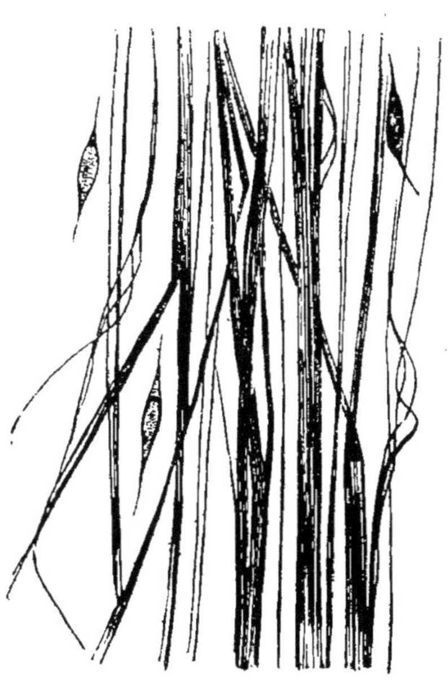

FIG. 221 — Fibres de tissu conjonctif des tendons. (Cadiat.)

dineux, réseau qui n'aurait aucune embouchure dans les vaisseaux sanguins, et qui serait chargé de charrier les sucs nutritifs dans toutes les parties du tendon.

Quelquefois on trouve entre les faisceaux tendineux des *cellules cartilagineuses* et des *cellules graisseuses*. Les premières se rencontrent principalement au niveau des points où les gros tendons (tendon d'Achille) s'implantent sur les os. Les cellules graisseuses s'observent surtout dans les tendons à faisceaux peu serrés, comme dans les muscles intercostaux.

Union des tendons au muscle et à l'os. — 1° *Adhérence du muscle.* Autrefois on distinguait deux cas, selon que les fibres musculaires ont la direction du tendon ou qu'elles tombent sur lui à angle aigu. Herzog et Biesiadecki (1857) ont montré que dans les deux cas la continuité est la même ; il y a contact immédiat entre l'extrémité du faisceau tendineux et l'extrémité du sarcolemme, qui se termine en cul-de-sac. Le périmysium du muscle se continuant avec les minces cloisons conjonctives du tendon, il en résulte que le faisceau tendineux et le faisceau musculaire se font suite ; seulement ils sont séparés par le fond du cul-de-sac du sarcolemme. — 2° *Adhérence à l'os.* Le plus souvent le tendon adhère directement à la surface osseuse sans qu'il y ait la moindre apparence de périoste intermédiaire (gros tendons). Lorsque les tendons sont petits ou aplatis, ils se confondent en même temps avec les éléments du périoste. Si le tendon s'insère sur un *cartilage*, il se confond avec le périchondre ; s'il doit adhérer à une membrane fibreuse, comme les tendons de l'œil, les faisceaux tendineux adhèrent intimement à la membrane fibreuse et s'y perdent d'une manière insensible.

Variétés de tendons. = Il existe tout un groupe de tendons dont la structure s'éloigne un peu de la description précédente : ce sont les tendons qui sont soumis à de fortes pressions, principalement au niveau des points où ils se coudent, où ils se réfléchissent sur des parties osseuses : sous le cuboïde, derrière les malléoles, etc. Les séreuses tendineuses sont, comme nous l'avons vu, totalement dépourvues d'épithélium au même niveau.

Le changement de structure que nous signalons se produit également dans les parois de la gaine fibreuse dans laquelle glisse le tendon et dans les points correspondants. Il semble que dans ces régions la surface du tendon se transforme en fibro-cartilage, et que cette transformation gagne les parties plus profondes du tissu tendineux, à mesure que la pression augmente. C'est pour cela qu'on trouve un épaississement fibro-cartilagineux considérable sur le tendon du long péronier, au niveau de son point de réflexion sur le cuboïde, ainsi que sur le jambier postérieur, au point que ces noyaux indurés pourraient être pris pour des os sésamoïdes, qui s'y développent, du reste, quelquefois.

Le microscope permet de constater que leur surface, dans une épaisseur variable, renferme au milieu de ses éléments de tissu conjonctif des *cellules de cartilage* en nombre souvent considérable. Au milieu de ce tissu, devenu en même temps très pauvre en fibres élastiques, les cellules de cartilage se montrent entourées d'une mince membrane. Parmi ces cellules, les unes sont arrondies, solitaires, mesurent de 12 à 17 μ et renferment un noyau de 6 à 7 μ, d'autres sont ovoïdes ; quelques-unes, volumineuses, de 50 à 70 μ, contiennent jusqu'à vingt cellules-filles. En général, les cellules sont plus nombreuses dans les points épaissis signalés plus haut.

Développement. — Il présente beaucoup d'analogie avec celui du tissu conjonctif. Dans les points où il doit se former un tendon, il existe des cellules arrondies qui passent par l'état fusiforme et finissent par prendre la forme étoilée, à mesure que la substance inter-cellulaire se condense et se résoud en fibrilles qui constitueront plus tard les faisceaux tendineux. Leur forme étoilée est tellement caractéristique, que Virchow les désigne sous le nom de *corpuscules tendineux*. Les tendons en voie de formation sont vasculaires.

Robin assigne pour origine aux fibres tendineuses les noyaux embryoplastiques. D'après Robin, à un mois et demi de la vie embryonnaire, on distingue déjà les *corps fusiformes* ou *fibro-plastiques*, qui vont donner naissance aux fibres tendineuses. Peu à peu ils augmentent de volume, se divisent aux extrémités, et forment des fibres tendineuses. Les noyaux embryoplastiques qui ont été le point de départ de ces fibres s'atrophient et disparaissent. On voit que cette explication ne diffère pas de celle que le même auteur donne du tissu conjonctif.

Applications pathologiques. — Les plaies et les ruptures des tendons offrent peu de danger, lorsqu'elles ne communiquent pas avec l'air extérieur ; mais, dans le cas contraire, il survient une suppuration plus ou moins longue, pouvant déterminer des fusées purulentes qui montent dans la partie charnue du muscle à une certaine distance. Dans ces cas, le tissu cicatriciel situé entre les deux bouts du tendon contracte fréquemment avec la gaine des adhérences qui gênent plus tard les mouvements du muscle.

Le tissu tendineux ne s'enflamme pas ; il est par conséquent à l'abri de la suppuration et de la gangrène. Il n'est point envahi par les tumeurs du voisinage, il peut séjourner longtemps au milieu de tissus enflammés et en suppuration sans présenter d'altération. Cependant, au bout d'un certain temps, on observe l'exfoliation du tendon, comme cela se voit si fréquemment dans le panaris. Cette exfoliation tient probablement à son isolement au milieu de la gaine séreuse, car lorsque le tendon est entouré d'une atmosphère cellu= leuse, il se recouvre de bourgeons charnus, et l'exfoliation n'a pas lieu.

CHAPITRE XIII.

DU SYSTÈME VASCULAIRE.

Nous décrirons dans le système vasculaire : les artères, les veines, les capillaires, le tissu érectile et les vaisseaux et les ganglions lymphatiques.

ARTICLE PREMIER.

DES ARTÈRES.

Les artères sont des tubes élastiques et contractiles destinés à porter à tous les organes de l'économie le sang qui vient du cœur.

Dispositions générales. — Deux grosses artères partent du cœur: l'artère pulmonaire, artère de la petite circulation, qui part du ventricule droit pour se porter au poumon ; et l'artère aorte, artère de la grande circulation, qui porte le sang rouge à tous les organes du corps, excepté au poumon.

Cette dernière s'éloigne du cœur en se divisant et en se subdivisant jusqu'aux parties les plus reculées, de sorte que l'ensemble du système artériel présente une plus grande capacité vers sa terminaison.

Les artères forment des tubes toujours arrondis, qui conservent leur forme, même après la mort, à cause de l'élasticité de leur paroi. Si on les coupe, elles restent *béantes*.

Le *calibre* des artères diminue insensiblement et présente une grande régularité. Depuis les orifices du cœur, où se trouvent les valvules sigmoïdes, jusqu'aux capillaires, on ne rencontre aucune espèce de valvule.

Leur *couleur* est jaune, lorsqu'on les examine du côté de leur surface interne ou sur la tranche d'une coupe ; vue extérieurement, elle est d'un blanc grisâtre ; les plus petites sont un peu rosées. On les confond quelquefois avec des nerfs ; mais si on les presse entre les doigts, on sent qu'elles ont une cavité, et elles ne présentent point les stries longitudinales qu'on observe à la surface des nerfs.

Le *trajet* des grosses artères est direct ; elles sont le plus souvent rectilignes, et à mesure qu'on se rapproche des petites artères, on voit des flexuosités plus ou moins prononcées se montrer sur leur trajet, aux artères de la tête, par exemple.

Les *rapports* de ces vaisseaux sont très variés. Les artères en contact avec les *os* y déterminent des dépressions, des gouttières ; au niveau des *articulations*, elles s'abritent du côté de la flexion, et lorsqu'elles traversent un *muscle*, l'ouverture de celui-ci est presque toujours garnie d'un anneau fibreux qui protège l'artère, comme on le voit pour l'aorte qui traverse le diaphragme, la fémorale qui perfore le troisième adducteur, et la poplitée, au niveau du soléaire. Les artères glissent ordinairement dans les interstices musculaires ; elles côtoient et elles croisent souvent des muscles qui guident le chirurgien dans la recherche des vaisseaux, et qu'on nomme pour cette raison muscles *satellites* ; exemples : le sterno-cléido-mastoïdien est satellite de la carotide primitive, le biceps de l'humérale, le long supinateur de la radiale, le couturier de la fémorale, le jambier antérieur de la tibiale antérieure, le pédieux de la pédieuse. Les artères sont sous-aponévrotiques; quelques-unes font exception; exemples : celles des doigts, des orteils, du cuir chevelu, de la face, et l'artère sous-cutanée abdominale. Les artères sont, à peu près constamment, accompagnées par des *veines*; si l'artère est volumineuse, il existe une seule veine, qui se trouve ordinairement placée plus près de la peau; les artères plus petites ont deux veines satellites, et elles sont placées entre les deux. Il y a deux exceptions à cette règle : dans le cordon ombilical, au lieu de voir deux veines accompagner une artère, on aperçoit deux artères qui accompagnent une veine; il en est de même pour la veine et les artères coronaires du cœur. On observe deux veines pour une artère dans les membres au-dessous de la poplitée et de l'axillaire. Dans la plupart des artères de la tête, on ne trouve qu'une veine pour chaque artère. Au niveau du tronc, les artères intercostales et lombaires ne sont accompagnées que par une veine, tandis que l'épigastrique et la mammaire interne, de même que toutes les branches collatérales des artères du bassin et de la sous-clavière, ont deux veines satellites. Les artères sont accompagnées aussi par des *vaisseaux lymphatiques* profonds, qui rampent sur leur paroi. On voit souvent des nerfs accompagner ces vaisseaux, et l'on trouve dans beaucoup de régions un faisceau vasculo-nerveux entouré d'une gaine celluleuse, et constitué par une artère, une veine et un nerf. Il est fréquent de voir le nerf placé au-devant de l'artère, et la croisant en bas et en dedans : c'est ce qu'on voit au bras, pour le nerf médian ; à la cuisse, pour le nerf saphène interne, et à la jambe, pour le tibial antérieur. Du *tissu cellulaire* entoure les artères et adhère à leur gaine; on voit quelquefois chez les vieillards une vraie séreuse artérielle, analogue aux séreuses tendineuses, se développer autour de l'artère par suite de la fréquence de ses mouvements. Cette particularité s'observe surtout à la carotide primitive.

Les *branches* qui naissent des artères sont collatérales ou terminales. Les branches collatérales forment à leur point de départ un angle aigu, rarement droit, avec le tronc de l'artère. A l'angle de séparation de ces vaisseaux, on observe du côté de la cavité une arête en forme de croissant, dont la concavité regarde le cœur, et qu'on appelle *éperon*. Aux extrémités des branches terminales et collatérales, ces vaisseaux s'envoient réciproquement de petites branches de communication qui se confondent pour former des anastomoses.

Selon la manière dont se fait cette fusion, on lui donne les noms d'*anastomose* par inosculation, par convergence ou angulaire, et par communication transversale. Les exemples les plus apparents sent : les deux artères coliques supérieures, droite et gauche, qui s'anastomosent *par inosculation*, au niveau du côlon transverse ; les deux artères vertébrales, qui se réunissent par *anastomose angulaire* sur la gouttière basilaire, et les artères cérébrales antérieures, qui s'anastomosent par *communication transversale*.

§ I. = Structure et propriétés des tuniques artérielles [1].

Les artères, vaisseaux élastiques et contractiles qui portent le sang du cœur aux capillaires, sont des tubes d'une structure complexe et d'un intérêt capital. L'exposition de ce sujet est difficile ; il y a une quantité de détails indispensables à mentionner, en raison de la liaison intime qui les rattache à une foule de phénomènes pathologiques.

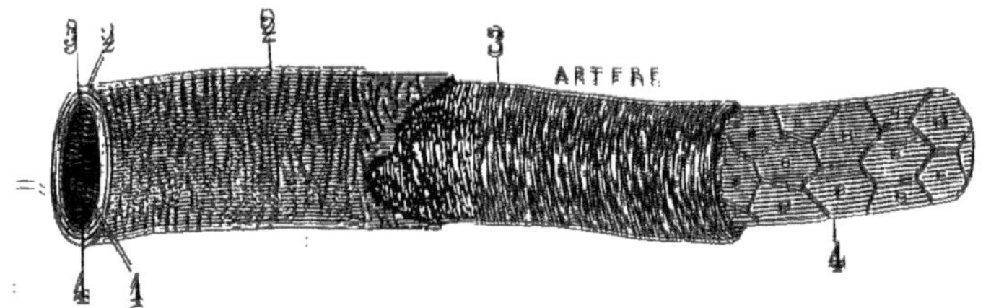

FIG. 222. = Figure schématique montrant les trois tuniques d'une artère.

1. Coupe de l'artère. = 2, 2. Tunique externe. — 3, 3. Tunique moyenne. — 4, 4. Tunique interne.

Pendant un certain temps, on a suivi, dans l'étude de la structure des parois artérielles, la division de Henle, qui admettait six membranes superposées ; on en a décrit encore davantage, et il est certain qu'un anatomiste habile pourrait diviser la paroi d'une artère en un nombre considérable de couches. On en est revenu heureusement à l'opinion ancienne, la seule d'accord avec la physiologie et la pathologie, et l'on décrit aujourd'hui aux parois artérielles *trois membranes, couches* ou *tuniques :* tunique externe, tunique moyenne, tunique interne.

1. Nous avertissons le lecteur qu'il ne pourra tirer aucun avantage de l'étude des artères, s'il n'a préalablement étudié le tissu conjonctif, le tissu élastique, le tissu musculaire et les épithéliums, ces éléments étant mélangés et superposés en proportions variables sur les artères de différent calibre. Il faut faire surtout une étude approfondie des éléments élastiques, et de leurs variétés si répandues dans les artères. Du reste, on peut dire que les *vaisseaux sont des tubes formés de tuniques superposées, dans lesquelles le tissu conjonctif, les éléments élastique et musculaire lisse sont diversement combinés.*

Dans cette description, nous étudierons chaque tunique séparément, et nous passerons en revue ses propriétés physiques et physiologiques, sa structure et ses limites, puis nous étudierons les vaisseaux et les nerfs des artères [1].

1° Tunique externe.

a. Propriétés physiques et physiologiques. — La tunique externe des artères, *tunique adventice*, forme une couche continue sur toute l'étendue du système artériel. Cette tunique est *résistante* et ne partage pas la friabilité des tuniques moyenne et interne, qui se laissent rompre par un fil à ligature, tandis que la tunique externe résiste. En raison de sa structure et de sa séparation possible de la tunique moyenne, elle *se laisse distendre* par le sang artériel pour former le sac des anévrysmes; on voit à quel point elle peut se séparer de la tunique moyenne, dans l'anévrysme disséquant, dont le courant sanguin parcourt quelquefois toute la longueur de l'aorte descendante.

Sur les *grosses artères*, l'*épaisseur* de la tunique externe n'atteint pas 100 μ, puis elle augmente à mesure que les artères diminuent de volume ; sur celles de *moyen* calibre : fémorale, poplitée, tibiale, humérale, radiale, etc., elle devient plus épaisse que la tunique moyenne et atteint 100 à 350 μ. On voit la tunique externe diminuer de nouveau sur les *petites artères,* et s'amincir insensiblement jusqu'à sa disparition complète, tout en conservant une épaisseur relative un peu supérieure à celle de la tunique moyenne. De la sorte, on voit que la tunique externe, plus épaisse sur les artères moyennes, diminue dans les deux sens à mesure qu'on se rapproche des grosses et des petites.

1. Nous n'approuvons pas la description de Kölliker, elle nous paraît incompréhensible et irrationnelle. Cet auteur étudie les trois tuniques sur les diverses artères, petites, moyennes et grosses. Or, la limite entre les artères petites, moyennes et grosses étant tout à fait arbitraire, on ne sait pourquoi l'auteur que nous citons donne les chiffres 2mm, 2 à 2mm, 8 comme limite entre les petites et les moyennes, et les chiffres 4 à 7mm pour séparer les artères moyennes des grosses. Lorsqu'on étudie l'histologie, on connaît assez d'anatomie pour se rappeler le volume des artères principales du corps ; nous prendrons donc pour exemples les artères les plus connues, en suivant les tuniques des artères, du cœur vers les capillaires, au lieu de compliquer la description d'un grand nombre de chiffres difficiles à retenir et au moins inutiles. Si les trois tuniques se modifiaient en même temps en changeant de calibre, nous nous empresserions d'adopter le système de Kölliker, mais il est loin d'en être ainsi.

b. Structure. = La tunique externe est formée de *tissu conjonctif* et d'*éléments élastiques* dirigés le plus souvent dans le sens longitudinal, même lorsqu'ils s'entre-croisent.

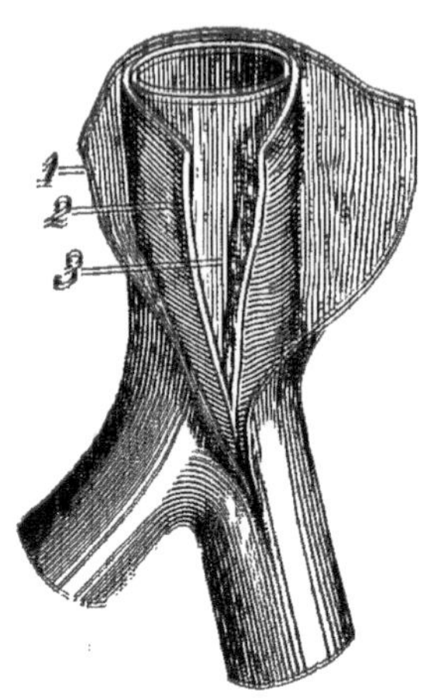

FIG. 223. — Tronçon d'artère avec ses trois tuniques.

Sur les *grosses artères* : aorte, iliaques, carotide primitive, le tissu conjonctif est condensé à la surface même du vaisseau, tandis que les éléments élastiques, moins développés que sur les artères moyennes, sont situés profondément sous forme de grosses fibres anastomosées, contre les éléments élastiques de la tunique moyenne, dont on les distingue difficilement.

Sur les *artères moyennes*, les rapports entre le tissu conjonctif et les éléments élastiques restent les mêmes, seulement on voit ces derniers former les trois quarts environ de l'épaisseur de la tunique externe ; ils s'accumulent entre le tissu conjonctif et la tunique moyenne, au point qu'on est tenté de diviser en ce point la tunique externe en une couche superficielle conjonctive et une couche profonde élastique. Ces éléments élastiques forment des couches superposées, de véritables membranes élastiques mélangées à des fibres élastiques fines anastomosées.

A mesure qu'on se rapproche des *petites artères*, artères ayant moins de 2 millimètres, les deux couches, conjonctive et élastique, sont moins distinctes ; elles sont complètement mélangées sur les artères très petites, de 250 μ environ, où le tissu conjonctif est entremêlé de fibres élastiques fines. Enfin, sur les artères de 220 μ environ, les fibres élastiques ont complètement disparu, il ne reste plus que du tissu conjonctif fibrillaire à noyaux dirigés longitudinalement. Plus on se rapproche des capillaires, plus ces changements s'accentuent ; de fibrillaire qu'il était, le tissu conjonctif passe à l'état de tissu conjonctif homogène contenant des noyaux ; enfin il se réduit à une membrane amorphe, qui disparaît insensiblement vers les capillaires.

c. Limites. — La tunique externe prend naissance au niveau des zones fibreuses des orifices artériels de la base du cœur, et revêt l'origine de l'aorte et de l'artère pulmonaire [1]. Après un court

---

1. A sa sortie du cœur, l'artère pulmonaire reçoit l'insertion de quelques fibres musculaires de l'infundibulum du ventricule droit.

trajet, de 3 centimètres environ, elle est renforcée par le sac fibreux du péricarde, qui se confond avec elle. Elle se continue ensuite sur toutes les artères jusqu'à ce qu'elle soit transformée en une couche amorphe, qui *se termine* elle-même sur les artérioles mesurant 15 μ. *En dehors*, la tunique externe est en rapport avec le tissu conjonctif qui forme la *gaine celluleuse* de l'artère, dans laquelle gaine sont situés les vasa vasorum qui se rendent aux parois artérielles. C'est cette gaine que l'on sépare avec la sonde cannelée lorsqu'on dénude une artère dont on veut pratiquer la ligature. *En dedans*, la tunique externe est adossée à la tunique moyenne sans intermédiaire d'aucune substance ; leur séparation serait assez facile, si les vasa vasorum et les nerfs ne passaient pas de la tunique externe dans la moyenne.

2° Tunique moyenne.

a. Propriétés physiques et physiologiques. — La tunique moyenne, *membrane annulaire*, offre une grande épaisseur, principalement dans les artères volumineuses. Elle est jaune dans les grosses artères, de même que les ligaments jaunes des vertèbres, formés, comme elle, de tissu élastique. A mesure qu'on se rapproche des petites artères, la couleur jaune diminue pour passer au rose, puis au rouge, changement de coloration dû à la diminution des fibres élastiques et à la présence de plus en plus considérable des fibres musculaires. C'est la tunique moyenne qui donne aux artères leur couleur ; on l'aperçoit par transparence à travers la tunique externe ; ceci explique pourquoi les artères des membres, et surtout les petites artères, de couleur rosée ou rougeâtre, seraient si facilement prises pour des veines, si l'on n'était pas guidé par les rapports anatomiques.

La tunique moyenne est *élastique* et *contractile*. L'élasticité, plus marquée dans les grosses artères, joue un grand rôle dans la circulation artérielle ; elle permet aux artères de se dilater pour admettre l'ondée sanguine venue du ventricule, et de revenir sur elles-mêmes pour concourir à chasser le sang vers les capillaires. La contractilité se montre surtout sur les artères de petit calibre, où l'élément contractile est très développé ; elle est plus en rapport avec les circulations locales qu'avec la circulation artérielle générale ; elle est en rapport intime avec les nerfs vaso-moteurs, qui se terminent dans la membrane musculaire.

La *résistance* de la tunique moyenne est également considérable ; les trois tuniques réunies forment un tube élastique dont la résistance fait équilibre à la tension du sang artériel qui dilate sans cesse les artères, de sorte que celles-ci représentent un ressort sans cesse tendu. Il y a pour ainsi dire une lutte entre le sang, qui fait effort contre les parois artérielles, et ces parois élastiques qui tendent à revenir sur elles-mêmes en comprimant le sang; aussi son épaisseur est-elle, en général, en rapport avec le degré de tension artérielle. C'est ainsi que la tunique moyenne de l'artère splénique est très épaisse pour lutter contre l'effort du sang qui se porte vers la rate, que les parois de l'artère pulmonaire sont moitié plus minces que celles de l'artère aorte, la tension artérielle étant beaucoup moins considérable dans l'artère pulmonaire. C'est surtout la tunique moyenne qui donne aux artères leur résistance ; en effet, dès qu'une lésion fait perdre à un point de la tunique moyenne son élasticité, on voit le sang soulever ce point de l'artère, y former une saillie, et distendre la tunique externe, ce qui constituera plus tard un anévrysme ; cela s'explique, la tension sanguine a triomphé de la résistance de l'artère en ce point.

La tunique moyenne est *friable*, elle se brise sous le fil à ligature qui serre l'artère ; au moment où elle se brise ainsi, son élasticité détermine le renversement du bout sectionné à l'intérieur du vaisseau. Lorsqu'on exerce une violente traction sur une artère, la tunique moyenne se déchire *toujours circulairement*, en raison de la disposition circulaire des éléments qui la constituent ; après la rupture de la tunique moyenne, la tunique externe résiste encore ; étant extensible, elle se laisse distendre, elle s'allonge sous l'influence de la traction, elle s'effile, et au moment où elle finit par se briser, ses débris reviennent vers la tunique moyenne et forment à l'artère divisée une sorte de bouchon qui empêche souvent l'hémorrhagie. Les instruments qui remplacent si avantageusement le bistouri en chirurgie : écraseur linéaire, serre-nœud, etc., ont été évidemment construits d'après la connaissance que les inventeurs avaient de la friabilité de la tunique moyenne ; en effet, lorsque l'écraseur linéaire écrase le pédicule d'une tumeur, sa chaîne triturante broie lentement les tissus, la tunique moyenne des artères ne résiste pas longtemps, elle se brise, tandis que la tunique externe, résistante encore, ne cède que plus tard, alors que ses parois sont appliquées sur elles-mêmes par le broiement, de manière à boucher l'orifice du vaisseau. Disons en passant que cette occlusion ne diminue pas seulement le danger de l'hémorrhagie, mais aussi celui des accidents de phlébite et d'infection purulente.

L'épaisseur de la tunique moyenne diminue assez régulièrement des grosses artères vers les petites. Sur les plus volumineuses, elle forme les trois quarts de l'épaisseur de la paroi artérielle, elle est beaucoup plus épaisse que les tuniques interne et externe réunies. Au niveau des artères de moyen calibre, elle est d'une épaisseur à peu près égale à celle de la tunique externe, 100 à 300 μ ; puis elle s'amincit insensiblement jusqu'aux petites artères, où elle ne dépasse guère 50 μ. Lorsque les petites artères ne mesurent plus que 15 à 20 μ, on ne trouve plus trace des éléments de la tunique moyenne.

b. Structure [1]. — On trouve dans la tunique moyenne trois sortes d'éléments : l'élément élastique, l'élément musculaire de la vie organique et le tissu conjonctif. Ils varient dans leurs rapports et surtout dans leurs proportions relatives sur les différentes artères; cependant, il est à remarquer qu'ils affectent tous la même direction transversale et qu'ils sont disposés à la manière d'anneaux, ce qui a fait donner à la tunique moyenne le nom de *tunique annulaire;* de plus, les fibres musculaires sont petites et ne dépassent pas 140 μ.

Sur les *grosses artères,* l'*élément élastique* forme presque à lui seul la tunique moyenne. Il se montre sous forme de membranes élastiques et de fibres élastiques. Les fibres qui constituent les *membranes* par leur soudure sont dirigées transversalement. Quand on examine ces membranes, on voit qu'elles sont formées, tantôt par de très grosses fibres élastiques anastomosées en réseau serré, dans lequel on peut suivre

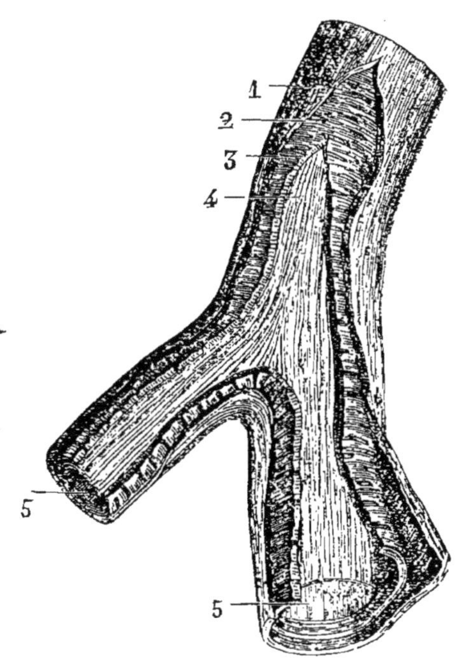

FIG. 224. — Petit tronc artériel, grossi 100 fois.

1. Coupe de la tunique externe. — 2. Fibres musculaires transversales de la tunique moyenne. — 3. Coupe de la tunique moyenne. — 4. Tunique interne. — 5, 5. Les trois tuniques coupées.

les fibres, tantôt par des membranes à fibres peu marquées, membranes presque homogènes, présentant des interstices, *membranes fenêtrées* (fig. 225). Ces membranes, faciles à observer dans l'aorte abdominale et la carotide primitive, ne sont pas continues sur une grande étendue des artères; ce sont de petites plaques d'é-

[1]. Il est préférable de prendre les gros vaisseaux de la base de l'encéphale pour étudier les éléments de la tunique interne et de la tunique moyenne.

tendue variable, très minces et transparentes, 2 à 3 μ d'épaisseur. On en trouve un grand nombre et l'on peut en compter facilement de quarante à soixante, de sorte que la tunique moyenne des grosses artères résulte de la superposition de ces membranes [1]. Les *fibres élastiques* sont de différentes grosseurs : les unes sont complètement confondues pour former les membranes fenêtrées ou non ; les autres, de moyenne grosseur, forment des réseaux plus ou moins serrés, qui réunissent les bords des membranes entre elles, ou qui les remplacent sur une certaine étendue de leur trajet ; d'autres, enfin, forment des réseaux au milieu des couches de tissus conjonctif et musculaire.

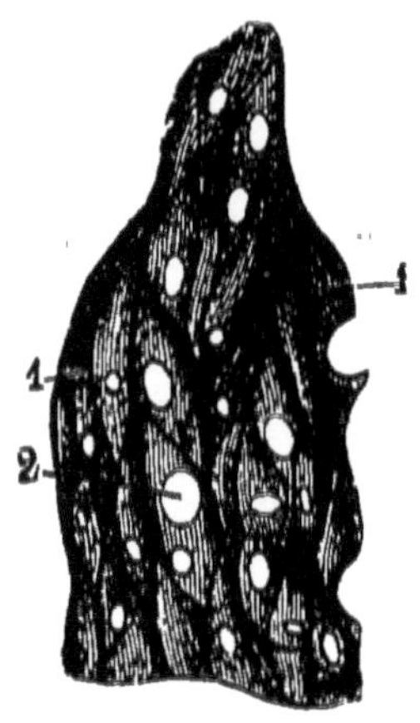

FIG. 225. — Lame élastique fenêtrée de la tunique moyenne des artères. (Grossissement, 350.)

Les grosses artères ont besoin surtout d'élasticité ; aussi les *fibres musculaires* de la vie organique y sont-elles rares et peu développées. Elles entrent à peine pour un quart dans la constitution de la tunique moyenne. Les fibres musculaires, dirigées transversalement, et un peu moins rares vers la face profonde de la tunique moyenne, forment des couches entremêlées de tissu conjonctif et de fibres élastiques, entre les couches de membranes élastiques dont nous venons de parler. Nous ne savons rien sur leur contractilité, et si elles ne possédaient pas le *noyau caractéristique en forme de bâtonnet*, on serait tenté de les prendre pour des cellules épithéliales, car elles sont aplaties, courtes, souvent rectangulaires, et mesurent 20 μ de longueur sur 10 μ de largeur. Celles que l'on rencontre dans les couches externes de la tunique moyenne sont plus longues et peuvent atteindre 50 μ.

Nous venons de voir que le *tissu conjonctif* est rare dans la tunique moyenne ; il concourt, avec les éléments musculaires et des fibres élastiques, à former des couches interposées aux membranes élastiques.

Sur les *artères moyennes* : axillaire, fémorale, etc., la coloration rosée de ces vaisseaux indique la présence d'une certaine quantité d'éléments contractiles (fibres musculaires de la vie organique, ou fibres-cellules). On ne rencontre plus ici les membranes élastiques des grosses artères, dont le nombre diminue insensiblement à me-

---

1. On isole facilement les membranes élastiques sur des pièces qui ont macéré dans l'acide acétique concentré.

sure qu'on se rapproche des artères de moyen calibre; on y trouve seulement des *fibres élastiques* largement anastomosées en réseau. Ces fibres, accompagnées d'un peu de tissu conjonctif, et toujours disposées en anneaux, forment des couches distinctes alternant avec des couches de fibres musculaires, et s'anastomosant entre elles par des fibres élastiques qui passent entre les éléments des couches musculaires. A mesure que les artères diminuent de volume, avant d'arriver aux petites, on voit, comme sur les artères de l'avant-bras, les réseaux élastiques irrégulièrement distribués au milieu des fibres musculaires, sans former des couches distinctes. Cependant, comme le fait remarquer Kölliker, on trouve encore des lames élastiques bien distinctes à l'origine des artères tibiales antérieure et postérieure.

Nous avons vu que les *fibres musculaires* existent en grand nombre dans cette tunique; elles sont beaucoup plus nombreuses, en effet, que les autres éléments réunis. Dirigées toujours en travers, en forme d'anneaux, elles forment de nombreuses couches alternant avec celles des fibres élastiques dont il vient d'être question. A mesure qu'on se rapproche des petites artères, les couches de fibres élastiques disparaissent ; il n'en reste plus qu'un réseau lâche, distribué irrégulièrement au milieu des fibres musculaires. Du reste, la disposition des couches musculaires est la même que sur les petites artères que nous allons étudier [1].

Quant au *tissu conjonctif*, on en trouve encore une petite quantité dans les couches de fibres élastiques, mais seulement sur les plus gros vaisseaux de moyen calibre. Au niveau des petits, comme sur les artères de l'avant-bras et de la jambe, on n'en trouve plus trace; il a disparu, pour ne plus se montrer sur aucun point du système artériel.

Sur les *petites artères* (ce sont celles qui ont moins de 2 millimètres), les éléments élastiques et le tissu conjonctif ont complètement disparu; il n'existe plus que des *fibres musculaires*. Ces fibres sont, encore ici, transversales, comme tous les éléments de la tunique moyenne des artères; elles sont juxtaposées et forment en quelque sorte de minces membranes musculaires disposées en couches concentriques, qui peuvent former ensemble une épaisseur de 60 à 70 μ. En se rapprochant des capillaires, ces couches diminuent d'épaisseur ; cependant on trouve encore deux ou trois couches de fibres musculaires mesurant 15 μ sur les artères de 200 μ. Enfin, lorsque les artérioles n'ont pas plus de 15 à 20 μ,

[1]. Les solutions saturées de potasse et de soude rendent les fibres musculaires très évidentes ; il en est de même de l'acide nitrique.

il n'y a plus qu'une mince couche à éléments très petits et déjà complètement séparés les uns des autres.

Les fibres musculaires des petites artères et des artères moyennes ont une longueur de 50 à 60 μ, sur 5 μ environ de largeur; celles que l'on trouve sur les artérioles deviennent plus courtes, et leurs noyaux, beaucoup plus courts, n'ont plus la forme de bâtonnets; elles mesurent de 15 à 30 μ de longueur, sur 8 à 10 μ de largeur [1].

c. Limites. — La tunique moyenne *commence* aux zones fibreuses artérielles du cœur, avec lesquelles les membranes élastiques contractent des adhérences. Cette tunique, élastique d'abord, élastique et musculeuse ensuite, musculeuse seulement plus tard au niveau des petites artères, diminue graduellement d'épaisseur et passe aussi insensiblement du jaune au rose, puis au rouge, jusque sur les artérioles mesurant de 15 à 20 μ. Elle *cesse* à ce niveau en même temps que la tunique externe, et au moment où elle s'arrête, on voit encore quelques fibres musculaires, très petites, éparses çà et là sur la paroi de ce qui va être le capillaire [2]. *En dehors*, la tunique moyenne adhère à l'externe par les vasa vasorum, comme nous l'avons déjà dit ; aucune substance n'est interposée aux deux tuniques. *En dedans*, elle est intimement unie à la tunique interne, dont elle ne peut être facilement séparée.

3º Tunique interne.

a. Propriétés physiques et physiologiques. — La tunique interne, *tunique commune du système vasculaire à sang rouge* de Bichat, *tunique séreuse* de quelques auteurs, *tunica intima* (Leydig), de couleur blanchâtre, est la plus mince des trois tuniques artérielles. Adhérente à la tunique moyenne, elle en présente les propriétés physiologiques ; elle est friable comme elle et se brise sous le fil à ligature : elle se déchire toutes les fois que la tunique moyenne se déchire ; comme la tunique moyenne, elle est élastique, et elle complète, pour ainsi dire, les propriétés de résistance et d'élasticité de cette tunique. Elle mesure 2 μ seulement sur les petites artères, elle peut en acquérir 60 à 100 sur les artères de moyen calibre, et augmenter encore un peu sur les grosses; au niveau des petites

1. Les artères ombilicales et les artères ovariennes se font remarquer par la quantité considérable de fibres musculaires qu'elles possèdent. Ces dernières offrent même des *fibres musculaires dans la tunique externe.* Gimbert fait mention de fibres musculaires longitudinales dans l'artère ombilicale.

2. Dans les artères de la rétine, par exception, on ne trouve plus de fibres musculaires sur les vaisseaux qui ont moins de 45 μ.

artères, elle est plissée, sur le cadavre, dans le sens longitudinal et quelquefois aussi transversalement.

b. Structure. — La tunique interne, complètement dépourvue de vaisseaux, ne renferme ni éléments musculaires ni tissu conjonctif; elle est composée de deux éléments parfaitement distincts et formant deux couches : l'épithélium et l'élément élastique, dirigés longitudinalement [1].

L'épithélium est sensiblement le même dans toutes les artères. C'est un épithélium simple, en contact avec le liquide sanguin en dedans, adhérent à la couche profonde élastique en dehors. Il ne se renouvelle pas incessamment, à la manière des épithéliums stratifiés, et ne se détache que dans l'état pathologique. Les cellules épithéliales qui le constituent sont très minces, pâles, transparentes, fusiformes et terminées en pointe aux extrémités (fig. 205); ce qui les distingue des cellules fusiformes du tissu conjonctif, avec lesquelles on pourrait les confondre; le noyau de ces cellules est ovalaire, ce qui les fait distinguer des fibres

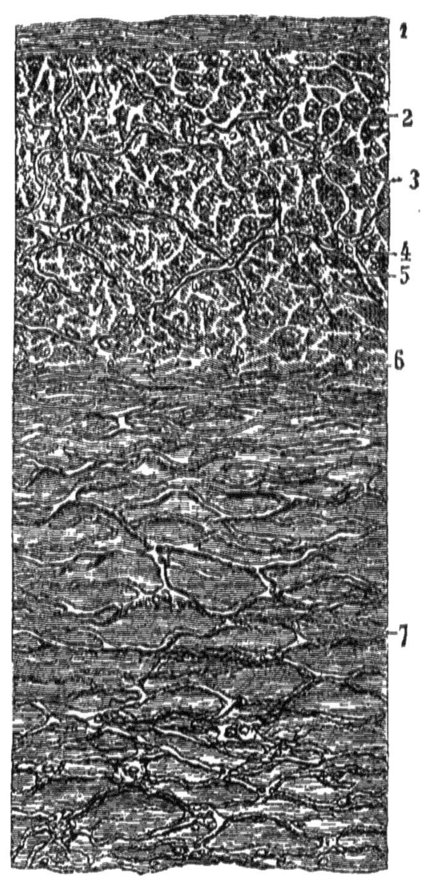

FIG. 226. — Coupe d'un fragment de l'artère carotide primitive (homme).

1. Tunique interne. — 2 à 6. Tunique moyenne. — 3. Coupe d'une fibre musculaire transversale. — 4. Même coupe au niveau du noyau de la fibre. — 5. Fibres élastiques en réseau. — 7. Tunique externe avec son tissu conjonctif et son réseau de fibres élastiques. — (Grossissement, 400.)

musculaires de la vie organique, qui possèdent un noyau allongé en forme de bâtonnet; elles diffèrent encore de ces dernières par

---

1. Nous devons dire cependant qu'on trouve des fibres musculaires dans la tunique interne des artères axillaire, poplitée et mésentérique supérieure (Kölliker).

leurs réactions chimiques et par leur rigídité. Ces cellules ont une longueur de 25 à 50 μ ; cependant elles sont plus courtes sur les grosses artères (fig. 228), 12 à 20 μ, différence sans laquelle l'épithélium serait exactement le même sur tout le trajet du système artériel ; elles sont dirigées longitudinalement. Kölliker considère

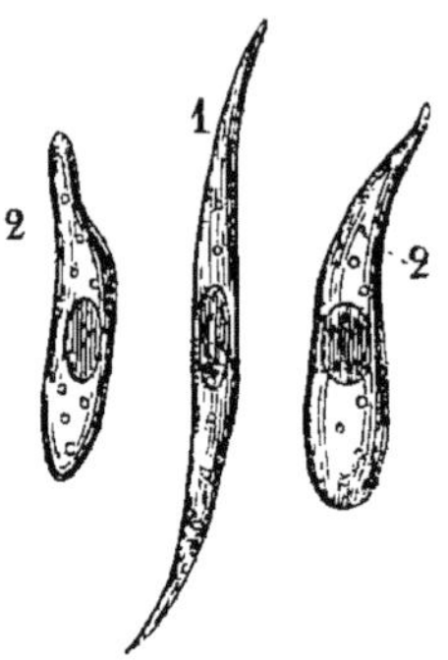

FIG. 227. — Cellules épithéliales de l'intérieur des vaisseaux, vues à un grossissement de 350 diamètres. La cellule du milieu vient d'une artère ; les deux autres, plus courtes, sont extraites d'une veine.

cet épithélium comme un endothélium, et le décrit avec la substance conjonctive. (Voy. *Substance conjonctive*.)

Les cellules épithéliales sont quelquefois si bien juxtaposées, qu'on a de la peine à apercevoir leurs contours ; mais alors l'imprégnation par le nitrate d'argent montre exactement les limites des cellules épithéliales qui tapissent la surface interne de l'artère [1].

L'*élément élastique* forme la couche sous-épithéliale de la tunique

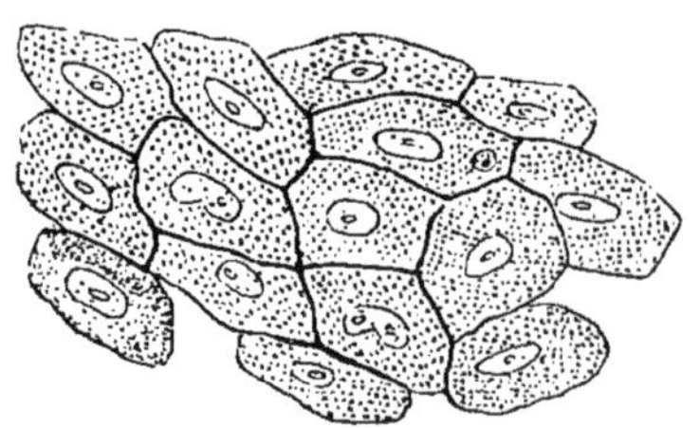

FIG. 228. — Épithélium de l'artère crurale, vu à un grossissement de 320 diamètres, d'après Virchow.

interne ; il constitue ce que quelques auteurs décrivent sous le nom de *membrane élastique interne*, et il présente quelques modifications sur les divers points du système artériel.

Sur les *grosses artères*, la couche élastique sous-épithéliale de la tunique interne est généralement formée de fibres élastiques dirigées longitudinalement et disposées en réseaux de plus en plus

1. Pour bien observer la couche épithéliale de la tunique interne, il faut prendre une artère fraîche, dans un membre amputé, ou sur un animal récemment tué, la laver à l'eau distillée, puis la faire tremper pendant une ou deux minutes dans une solution, 3 : 1000 de nitrate d'argent dans l'eau distillée.

serrés, à mesure qu'on se rapproche de la tunique moyenne. Ces réseaux sont tellement pressés contre la tunique moyenne, que leurs fibres forment par leur soudure une véritable membrane fenêtrée, sur laquelle on aperçoit la trace des fibres soudées.

Au milieu de ces réseaux, il y a une sorte de substance fondamentale, transparente, de nature indéterminée, homogène ou bien striée, et même fibrillaire.

Cette substance, que quelques auteurs croient être du tissu conjonctif, est traversée en tous sens par les réseaux élastiques.

Immédiatement au-dessous de l'épithélium, la couche élastique sous-épithéliale est pourvue quelquefois d'une ou de plusieurs couches transparentes striées en long ; ces couches, pâles, quelquefois homogènes, le plus souvent pourvues de noyaux, sont diversement interprétées par les auteurs ; Kölliker leur donne le nom de *lames striées*, pour rappeler leur aspect général. Henle les a décrites comme un *épithélium transformé* ; en effet, lorsqu'elles sont pourvues de noyaux, on peut quelquefois décomposer ces couches transparentes en cellules fusiformes très étroites, ayant chacune un noyau ; d'après Henle, ces cellules auraient constitué antérieurement l'épithélium du vaisseau. L'interprétation de ces lames striées est difficile, car, dans certains cas, elles sont pourvues de noyaux, sans pouvoir être décomposées en cellules ; dans d'autres circonstances, elles sont dépourvues de noyaux et ressemblent à des membranes élastiques pâles [1].

Sur les *artères moyennes* : crurales, mésentériques, etc., la cou-

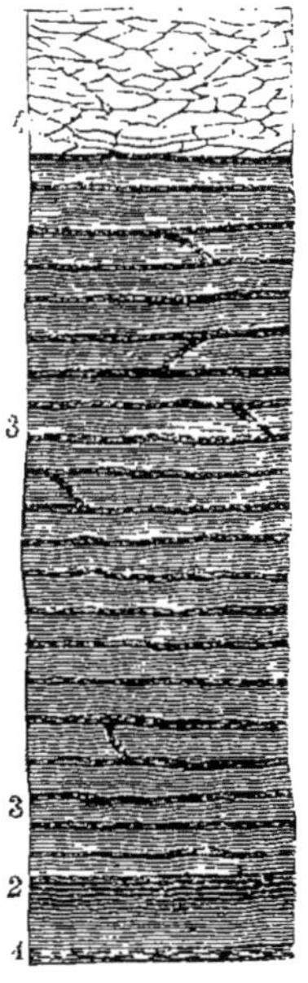

FIG. 229. — Section transversale de l'aorte.

1. Tunique interne avec son revêtement épithélial. — 2. Union de la tunique interne et de la tunique moyenne. — 3, 3. Tunique moyenne avec ses lames élastiques, le tissu conjonctif et les fibres musculaires ; les lignes foncées indiquent les lames élastiques. — 4. Tissu conjonctif de la tunique externe.

---

1. Il est difficile de juger définitivement la nature de la couche sous-épithéliale de la tunique interne des artères. Des faits semblent prouver qu'une portion de cette tunique, dans les artères grosses et moyennes, celle qui correspond aux noyaux dont nous avons parlé, est du tissu conjonctif. Virchow a fait le premier cette observation que, dans l'athérome simple, les granulations graisseuses s'accumulent autour des noyaux et forment des masses étoilées analogues aux cellules du même nom, et s'anastomosant entre elles. En 1866, Langhans

che élastique sous-épithéliale est encore pourvue des lames striées décrites plus haut et situées immédiatement au-dessous de l'épithélium. En dehors de cette couche, les réseaux élastiques, serrés et dirigés longitudinalement, forment deux lamelles qu'il serait impossible de distinguer de celles de la tunique moyenne, si elles n'avaient pas une direction longitudinale. Entre ces deux lamelles élastiques et les lames striées, on trouve une substance homogène, souvent fibrillaire, parcourue par des réseaux de fibres élastiques longitudinales.

Sur les *petites artères*, cette couche représente exactement une des membranes élastiques de la tunique moyenne, par ses caractères physiques et par ses réactions chimiques. Elle forme une seule lamelle percée de trous, *membrane fenêtrée* ; quelquefois, c'est un réseau élastique à fibres longitudinales, extrêmement serré et offrant un plus ou moins grand nombre d'intervalles, d'incisures, entre les fibres.

c. Limites. — La couche épithéliale fait suite à celle de l'endocarde, du côté du cœur ; elle se continue, du côté opposé, avec les vaisseaux capillaires, dont elle forme la paroi. Elle est en contact avec le sang en dedans, et elle adhère par sa face externe à la couche élastique. Celle-ci, très-adhérente à la tunique moyenne, semble faire suite aux éléments élastiques de la couche sous-épithéliale de l'endocarde. Du côté opposé, elle s'amincit extrêmement sur les petites artères de 100 μ environ, et on n'en trouve plus trace sur les artérioles de 50 à 60 μ [1].

<h3 align="center">4° Vasa vasorum.</h3>

Les *vasa vasorum*, ou *vaisseaux nourriciers*, fournis par les artères voisines, se répandent dans la tunique externe, et de là dans les couches superficielles de la tunique moyenne ; ils forment, dans la tunique externe, un réseau à mailles pour la plupart arrondies, comme dans le tissu conjonctif ; dans la tunique moyenne, ils donnent naissance à un réseau à mailles allongées dans le sens transversal et à très petits vaisseaux. Quant à la tunique interne

a préparé ces cellules étoilées en se servant du procédé de l'imprégnation par le nitrate d'argent. Plus tard, Cornil et Ranvier ont obtenu le même résultat en ayant recours au même procédé. Ces cellules, plates, ressemblent à de grandes cellules épithéliales ; leur noyau offre 8 à 12 μ de longueur et 2 à 3 μ d'épaisseur.

1. Les *éperons* sont formés profondément par les fibres musculaires de la tunique moyenne mélangées de fibres élastiques, et superficiellement par la tunique interne qui en revêt toute la surface.

et aux couches profondes de la tunique moyenne, il est certain qu'elles sont complètement dépourvues de vaisseaux.

Les artères ayant un diamètre inférieur à 1 millimètre n'ont pas de vasa vasorum. Les petites artères ne contiennent de vasa vasorum que dans la tunique externe ; ce n'est que dans les artères de moyen calibre et dans les grosses artères que la tunique moyenne est vasculaire.

Il n'existe pas de *lymphatiques* dans l'épaisseur des parois artérielles.

5° Nerfs.

Les *nerfs vasculaires*, ou *vaso-moteurs*, viennent du grand sympathique et des nerfs de la vie animale ; ils accompagnent les vaisseaux, à la surface desquels ils sont situés, puis ils pénètrent dans leur épaisseur, principalement au niveau des petites artères, abondamment pourvues de fibres musculaires. Les fibres nerveuses à moelle finissent par se transformer en fibres pâles et se bifurquent plusieurs fois. On ne connaît pas exactement le mode de terminaison de ces nerfs ; on tend à penser qu'ils finissent par des réseaux terminaux. Les artères les plus riches en nerfs sont incontestablement celles de l'abdomen, du bassin, du thorax et de la tête. Nous ne saurions partager l'opinion de Kölliker, qui croit que les artères de l'encéphale en sont dépourvues ; on peut voir sur ces artères des filets qui ont été signalés, du reste, par Ludovic Hirschfeld sous le nom de *nervi nervorum*.

Nous décrirons les nerfs vaso-moteurs à l'article *Capillaires*, où nous renvoyons le lecteur.

§ 2. — Circulation artérielle.

On donne le nom de circulation au mouvement incessant des liquides dans des canaux ramifiés et clos de toutes parts.

Les liquides en circulation sont le sang, la lymphe et le chyle ; et quoique ces trois liquides présentent chacun une circulation indépendante, leurs canaux sont en communication, et la lymphe de même que le chyle sont versés dans le système veineux, au niveau du confluent des veines sous-clavières et jugulaires internes. Nous allons nous occuper de la circulation du sang ; en décrivant le système lymphatique, nous parlerons de la circulation de la lymphe et du chyle.

La circulation ne se fait pas de la même manière dans les divers départements du système circulatoire : le cœur, les artères, les capillaires et les veines. La circulation du cœur sera étudiée après la description de cet organe. Il est, sans doute, inutile de rappeler qu'il existe une petite circulation, dans le cercle formé, en suivant le courant sanguin, par le ventricule droit, l'artère pulmonaire, le poumon, les veines pulmonaires et l'oreillette gauche ; tandis que la grande circulation, étendue du ventricule gauche à l'oreillette droite, comprend l'aorte et toutes ses divisions, les capillaires et toutes les veines qui aboutissent en définitive à l'oreillette droite. Nous nous occuperons ici de la circulation artérielle.

A chaque contraction, les ventricules envoient dans les artères un flot de sang qu'on appelle *ondée sanguine* ; ce sont ces contractions qui constituent la principale cause de la marche du sang dans les artères. La circulation, dans ces vaisseaux, se fait par secousses intermittentes correspondant aux contractions ventriculaires ; et si l'on coupe une artère sur un animal vivant, le sang s'écoule par un jet saccadé, en rapport avec les contractions du cœur.

Nous passerons en revue le rôle que jouent l'élasticité et la contractilité des artères, la tension artérielle, le pouls et les obstacles à la circulation du sang artériel.

Élasticité des artères. = Les artères sont élastiques à la manière de tubes de caoutchouc, et cette élasticité était nécessaire pour que le système artériel, toujours plein, pût admettre les nouvelles colonnes de liquide envoyées par la contraction ventriculaire. Les parois des artères jouent le rôle de vrais ressorts ; elles se laissent dilater dans toute l'étendue du système en même temps, toutes les fois que l'aorte reçoit une nouvelle ondée sanguine. Comme elles sont élastiques, leurs parois reviennent sur elles-mêmes. Les artères, par leur élasticité, n'ajoutent aucune force à la circulation du sang, elles rendent simplement ce qu'elles ont reçu ; elles ont été dilatées et elles reprennent leur forme primitive.

Contractilité. — Les petites artères sont contractiles ; on peut s'en assurer en mettant à nu un de ces tubes sur un animal, et en excitant la contraction de ses parois. Cette contractilité des petites artères, jointe à leur élasticité, tend à régulariser le cours du sang artériel. C'est la contractilité des artères qui finit de vider le système artériel sur le cadavre, et chasse tout le sang dans les veines. C'est aussi parce qu'elles sont contractiles que les petites artères ne donnent pas de sang à la surface des plaies, des amputations ; dans ces cas, la contraction des fibres musculaires est excitée par le contact de l'air ou de l'eau froide projetée sur la plaie.

Tension artérielle. = On donne ce nom à la pression que le sang exerce sur les parois des artères. Si l'on fait une ouverture à une artère, le sang s'échappe avec une impétuosité qui donne une idée de la pression exercée par le sang sur les parois artérielles, c'est-à-dire de la tension. On comprend que la tension augmente au moment de chaque contraction du cœur, mais elle ne cesse point dans l'intervalle qui sépare deux contractions.

Cette pression exercée par le sang sur les parois artérielles ne cessant jamais, il est évident que le système artériel est constamment tendu et bandé comme un *ressort*. Cette lutte constante entre les efforts du sang qui tend à sortir et la résistance des parois élastiques est une cause immense de tension du sang.

On a mesuré la tension du sang artériel au moyen d'un petit appareil nommé *hémodynamomètre*. C'est un tube rempli de mercure, que l'on adapte à un trou pratiqué sur la paroi artérielle. Le mercure du tube reçoit la pression du sang qui le repousse à une hauteur correspondant à la force d'impulsion. On remarque ainsi que la tension du sang est à peu près la même dans toutes les artères volumineuses. Sur les petites artères, l'ondée artérielle perd de sa force, et la tension est moindre.

Sur un point quelconque des grosses artères, on constate que la pression du sang fait équilibre à une colonne de mercure de 15 centimètres de hauteur. Sur les valvules sigmoïdes, par exemple, on évalue la pression qu'exerce le sang sur ces replis membraneux, après chaque contraction ventriculaire, à 1 kilog. 75 gr., poids énorme que la colonne sanguine, poussée par les ventricules, doit soulever à chaque systole ventriculaire.

Au moment de chaque contraction ventriculaire, l'impulsion que le ventricule donne à l'ondée sanguine augmente la tension du sang, et la colonne de mercure s'élève de 1 centimètre environ. Un jet de sang artériel avec ses saccades donne une idée de la tension artérielle et du renforcement que lui communique le cœur.

Les *mouvements respiratoires* exercent une influence sur la tension artérielle, et cette influence se manifeste par des oscillations de la colonne mercurielle dans l'hémodynamomètre. A chaque inspiration, la poitrine en se dilatant accélère la marche du sang veineux, qui se précipite vers le thorax, où il existe une tendance au vide ; en même temps, cette tendance au vide exerce aussi une action sur le sang artériel, en le retenant, pour ainsi dire, dans le thorax à chaque inspiration, et diminuant ainsi, dans une certaine proportion, la tension du sang.

La tension du sang est *diminuée* par les pertes de sang, par l'action de l'éther et du chloroforme, par les purgatifs salins qui agissent en enlevant au sang une partie de sa sérosité. L'alimentation insuffisante et l'inanition diminuent la tension du sang. Elle est plus forte après les repas. On comprend que l'absorption soit moins active lorsque le système circulatoire est bien tendu, tandis qu'elle se fait avec beaucoup plus de facilité lorsque la tension est moindre. Voilà pourquoi beaucoup de chirurgiens ont pris l'habitude de nourrir leurs malades immédiatement après les amputations ; c'est pour la même raison que nous conseillons un bon repas arrosé d'excellents vins à nos élèves qui se font, par mégarde, des piqûres pendant les dissections. Dans ce cas, comme dans les précédents, on remplit le système circulatoire, dont la tension augmente, et, de cette manière, on peut souvent éviter l'absorption des matières septiques.

Pouls. — Le pouls est le battement visible et palpable des artères. Chaque pulsation correspond à une contraction ventriculaire, et chez l'homme sain, de même que chez la plupart des malades, on peut compter le nombre des pulsations du cœur par les battements du pouls. Elles sont de soixante-dix environ par minute. Le pouls n'existe que dans le système artériel, et on peut le constater jusque sur les plus petites artères. Il se produit sur tous ces vaisseaux en même temps, et il est dû à la contraction du cœur et à l'ondée sanguine qu'elle fait pénétrer dans le système circulatoire. Il semble extraordinaire que le pouls de l'artère radiale, très éloignée du cœur, se produise en même temps que la contraction du ventricule. Il suffit de rappeler que la distension des artères a une limite ; et comme les liquides sont incompressibles, on comprend qu'une colonne d'eau contenue dans un tube et poussée par une extrémité se meuve dans toutes ses parties en même temps. Il y a bien un petit retard du pouls des artères éloignées sur les contractions du cœur, mais comme il ne porte que sur un septième ou un douzième de seconde, nous pouvons le négliger.

Obstacles au cours du sang artériel. — A mesure que le sang se rapproche des capillaires, les pulsations diminuent d'intensité et la tension artérielle est moindre. C'est que, dans sa marche, le sang est obligé de lutter contre plusieurs obstacles : 1° le frottement qu'il exerce contre les parois des artères lui fait perdre une partie de sa force ; 2° les courbures des artères sont aussi une cause de ralentissement, car le frottement augmente, et le sang emploie une partie de sa force à les redresser ; 3° la marche du sang est aussi un peu enrayée par les éperons qui se trouvent aux points de bifurcation des artères ; 4° au moment où les artères se dilatent, elles rencontrent des organes qui les limitent, et le sang perd une partie de sa force en les repoussant ; 5° une partie de la force artérielle du sang est encore perdue par l'allongement de l'artère au moment où l'ondée sanguine la pénètre ; 6° le cours du sang se trouve encore ralenti, parce que ce liquide passe d'un espace plus étroit dans un espace plus large : c'est là une condition défavorable au cours des liquides, car on remarque que dans le système artériel, l'artère aorte est plus petite que la somme des branches qu'elle fournit ; 7° les anastomoses sont un obstacle au cours du sang : en effet, deux colonnes liquides, se rencontrant, perdent une partie de leur force. Tous ces obstacles, en faisant perdre au sang de sa force d'impulsion, tendent à régulariser son cours, de telle sorte qu'au moment ,de pénétrer dans les capillaires il a complètement perdu son intermittence.

§ 3. — Applications pathologiques et opératoires.

Elles sont relatives à la ligature des artères, aux plaies et aux anévrysmes traumatiques, à l'artérite, à la dégénérescence et aux anévrysmes spontanés, à l'ossification.

1° Ligature. — On pratique la ligature des artères pour remédier à une hémorrhagie artérielle, ou pour tenter la cure d'un anévrysme. Pour lier ces vaisseaux, on se sert de fils cirés et étroits, et au moment où l'on va passer le fil sous l'artère, celle-ci doit être exactement séparée des organes qui l'entourent et du tissu cellulaire, dans une étendue d'un centimètre environ. Après avoir fait le nœud, le chirurgien serre le fil avec force. La tunique externe, qui est très résistante, ne se laisse point diviser, tandis que les deux autres, qui sont friables et élastiques, sont rompues et se rétractent vers le centre du vaisseau. La surface de leur section exhale un liquide qui se coagule et devient l'origine d'un bouchon obturateur, qui sera formé de fibrine coagulée.

On comprend que la ligature d'une artère un peu volumineuse doit déterminer certains troubles physiologiques. Lorsqu'on lie la fémorale dans le cas d'anévrysme poplité, on remarque, immédiatement après la ligature, que les battements des artères ont cessé audessous. Bientôt après, le membre est engourdi, et la contractilité musculaire diminue. La peau perd sa coloration rosée et présente une teinte d'un blanc mat, en même temps que le membre se refroidit insensiblement. Pendant ce temps, les branches collatérales qui prennent naissance au-dessus de la ligature et qui s'anastomosent avec celles qui sont placées au-dessous, se dilatent peu à peu, de sorte qu'au bout d'un certain nombre d'heures, variable selon la région, la circulation artérielle est rétablie au-dessous de la ligature. Pendant que le sang s'efforce de distendre les vaisseaux collatéraux, le sang contenu dans la tumeur anévrysmale se coagule et la guérison peut avoir lieu. Dans quelques cas, la circulation collatérale ne se développe pas, et le membre est frappé de gangrène.

2° Plaies par arrachement. — La structure des artères nous explique la manière singulière dont se comportent les plaies par arrachement. Il est ordinaire, en effet, de voir l'arrachement de diverses parties de notre corps par des machines ou par des morsures n'être suivi d'aucun écoulement sanguin. Dans ces cas, au moment de la traction, les tuniques moyenne et interne, friables, se sont rompues avant la tunique externe, résistante et extensible, qui s'allonge au niveau de la rupture et qui s'étire en s'amincissant au point d'obturer l'artère, sur l'orifice de laquelle elle forme un véritable bouchon.

3° Action de l'écraseur. — Les avantages de l'*écraseur linéaire*, qui permet d'enlever des tumeurs volumineuses sans hémorrhagie, nous sont expliqués de la même manière. Au moment où la chaîne de l'instrument broie l'artère, les tuniques interne et moyenne sont divisées instantanément en raison de leur friabilité, tandis que la tunique externe, plus résistante, ne se laisse diviser qu'un peu plus tard par une trituration de sa paroi qui obture l'orifice du vaisseau.

4° Plaies des artères. — La connaissance de la structure et des propriétés des parois artérielles sert infiniment pour l'intelligence des plaies de ces vaisseaux. Les plaies des artères sont divisées en pénétrantes et non pénétrantes. Si elle n'est pas pénétrante et qu'elle intéresse la tunique externe seulement, ou bien l'externe et la moyenne en même temps, la plaie guérit comme dans les autres tissus, par exhalation de lymphe plastique, et, si elle est exposée à l'air, par la production de bourgeons charnus. On n'admet plus aujourd'hui que la tunique interne puisse former une hernie (anévrysme mixte interne) à travers la plaie.

Les plaies pénétrantes peuvent être produites par des instruments piquants, tranchants et contondants. Si les piqûres n'atteignent pas la dimension d'un millimètre, la petite plaie se cicatrise par exhalation de lymphe plastique sur les bords de l'ouverture. Si la plaie atteint ou dépasse un peu cette dimension, il s'écoule un peu de sang qui s'infiltre dans le tissu cellulaire du voisinage et forme un caillot qui obture la plaie, et à la suite duquel la cicatrisation se produit. Mais il peut arriver que cette inflammation adhésive ne se montre pas, et que les bords de l'ouverture deviennent le siège d'une ulcération qui détermine des hémorrhagies consécutives.

Les plaies pénétrantes les plus graves sont produites par des instruments tranchants, et sont faites perpendiculairement à l'axe du vaisseau. Si l'artère est complètement divisée, on comprend la gravité de cette blessure ; si la section est incomplète, la plaie tend à s'arrondir à cause de l'élasticité de l'artère. Dans ce cas, il peut se former un anévrysme faux primitif ou faux consécutif. Voici comment :

5° Anévrysmes traumatiques. — Lorsqu'une plaie artérielle se montre, le sang s'écoule au dehors, et il peut arriver que l'ouverture extérieure de la blessure cesse de fournir du sang, soit par suite de la coagulation du sang à ce niveau, soit par le défaut de parallélisme de la plaie de la peau et de celle des parties profondes. Le sang continue à sortir de l'artère, s'épanche dans les tissus qui l'entourent, et les refoule. On appelle cet épanchement sanguin au milieu des tissus, *anévrysme faux primitif* ou *diffus*. Il peut arriver que la blessure de l'artère se cicatrise par un bouchon fibrineux. A cause du peu de vascularité de la tunique moyenne, ce bouchon lui adhère très faiblement, mais il est fortement uni à la tunique externe qui s'est reformée au-dessus de lui. L'artère qui a été blessée présente donc une cicatrice peu solide; si une cause quelconque vient, au bout d'un certain temps, des mois ou des années, augmenter la tension du sang artériel, cette cicatrice sera soulevée par ce liquide, et comme elle est très adhérente à la tunique externe qui est extensible, le sang soulèvera en même temps cette tunique. La tumeur ainsi formée est l'*anévrysme faux consécutif ou circonscrit*, dont le sac est constitué par la tunique externe de l'artère surmontée de la cicatrice.

6° Artérite. — Les artères sont susceptibles d'inflammation. Quel est le siège de l'artérite? Autrefois on croyait que l'artérite était une inflammation franche de la tunique interne avec vascularisation, ce qui était faux, d'après l'idée qu'on avait alors de l'inflammation. Il s'est fait une réaction, et, il y a quelques années, on niait que la tunique interne pût s'enflammer, puisqu'elle ne contient pas de vaisseaux; on plaça alors le siège de la phlegmasie dans la tunique externe vasculaire, on transforma l'endartérite en périartérite. La vérité est que ces deux lésions existent, isolément ou simultanément.

Endartérite. Athérome. — L'endartérite peut se montrer à l'état aigu ou chronique. L'*endartérite aiguë* est appelée aussi *proliférante*; on la rencontre surtout à la surface interne de l'aorte, où elle détermine de petites plaques arrondies, à surface chagrinée, de consistance élastique, presque gélatineuse, qu'on désigne souvent sous le nom de *plaques gélatiniformes* de l'aorte. Dans les points affectés d'endartérite aiguë, on constate dans la tunique externe la présence d'une *périartérite* de même étendue, déterminant un épaississement considérable de cette tunique.

L'endartérite aiguë siège immédiatement au-dessous de l'épithélium, dans la couche de cellules étoilées et anastomosées décrites au-dessous de l'épithélium par plusieurs anatomistes. La lésion est superficielle; elle est séparée de la tunique moyenne, qui est intacte, par la plus grande partie de la tunique interne, intacte également.

La tuméfaction, à l'intérieur de l'artère, est produite par la prolifération des cellules étoilées, prolifération qui se fait immédiatement au-dessous de l'épithélium. Si l'on examine ces points au microscope, on trouve la couche épithéliale, puis une couche de jeunes cellules embryonnaires, c'est-à-dire petites, arrondies, puis les cellules étoilées et anastomosées, dont quelques-unes sont en voie de prolifération,

L'*endartérite chronique* est caractérisée aussi par la prolifération des cellules du tissu conjonctif; elle diffère de l'aiguë par son siège dans les couches les plus profondes de la tunique interne, et par le *passage des cellules de nouvelle formation à l'état graisseux.* C'est cette transformation graisseuse qui constitue l'*athérome.*

L'*athérome* siège donc au-dessous de la túnique interne; les cellules de nouvelle formation sont devenues graisseuses, et la substance fondamentale subit le plus souvent la même régression; les cellules graisseuses se détruisent, on a un amas de détritus graisseux : c'est ce qu'on appelle un foyer *athéromateux*, une *pustule athéromateuse.* Souvent ce foyer graisseux verse dans la cavité de l'artère tous ces détritus, qui formeront autant de petits corps étrangers, *embolie.* Il reste une petite ouverture, *ulcération athéromateuse.* Dans quelques cas, la substance intermédiaire se condense, devient comme cartilagineuse et se charge de sels calcaires, qui finissent par se réunir et former ce qu'on appelle l'*infiltration calcaire*, la *pétrification*, l'*ossification de l'artère.* Lorsque l'endartérite chronique a une certaine étendue, on peut constater au même niveau un peu de périartérite.

Le processus de l'endartérite est exactement le même que celui de l'endocardite.

Indépendamment de l'*athérome consécutif à l'endartérite,* il existe un *athérome simple,* c'est-à-dire une *dégénérescence graisseuse simple,* sénile, des éléments de la tunique interne. C'est une simple transformation graisseuse, sans polifération, des cellules étoilées situées au-dessous de l'épithélium. Cet athérome finit par amener presque toujours de l'endartérite, de sorte que les deux lésions se confondent le plus souvent.

Les *anévrysmes spontanés* résultent du défaut de résistance de points athéromateux des artères. Pourquoi ? La tunique moyenne, la plus résistante des trois, s'altère au niveau des plaques athéromateuses ; les fibres musculaires deviennent graisseuses, les fibres élastiques se résorbent ; il en résulte une atrophie de la tunique moyenne. On admet généralement que la *poche*, le *sac anévrysmal* est formé uniquement par la tunique externe (anévrysme mixte externe). Cornil et Ranvier assurent que tous les anévrysmes ont un sac formé par la réunion de la tunique interne et de la tunique externe, avec atrophie de la tunique moyenne [1].

On voit, d'après ce qui précède, et d'après ce que nous avons dit plus haut des anévrysmes traumatiques, qu'on doit donner le nom d'anévrysme à une *tumeur formée par du sang artériel liquide, communiquant avec la cavité d'une artère.* Cette tumeur détermine un soulèvement régulier des parties molles qui la recouvrent, sans changement de leur couleur ou de leur température. La main, appliquée sur un anévrysme, est soulevée par un mouvement d'expansion de cette tumeur coïncidant avec le pouls. Au moment où ce soulèvement a lieu, on perçoit par l'auscultation un bruit de souffle produit par les vibrations des bords de l'ouverture faisant communiquer l'anévrysme avec l'artère, au moment de l'entrée du sang dans la tumeur, au moment de la contraction du cœur, et, par conséquent, de la diastole artérielle.

Pendant l'existence de l'anévrysme, il se fait des concrétions fibrineuses qui forment des couches stratifiées et blanchâtres, emboîtées comme les squames d'un oignon, à la surface interne du sac anévrysmal; ces caillots se forment lentement, et il peut arriver, si la tumeur ne s'agrandit pas, que la stratification fibrineuse se continue jusqu'à l'ouverture et amène la guérison de l'anévrysme

Périartérite. Anévrysmes miliaires. — La *périartérite* siège dans la tunique externe ; elle est fréquente. Je veux attirer ici l'attention sur un seul point, sur la périartérite des artérioles de l'encéphale et sur les *anévrysmes miliaires.* Il y a quelques années, on considérait l'athérome artériel, c'est-à-dire la transformation graisseuse de la tunique interne, suite d'endartérite, comme la cause la plus fréquente de l'hémorrhagie cérébrale. Bouchard et Charcot [2] ont fait voir que l'athérome manque dans le cinquième des cas d'hémorrhagie cérébrale, tandis que les anévrysmes miliaires, résultat de la périartérite, se rencontrent dans tous les cas.

Ces anévrysmes étaient connus de Cruveilhier, Calmeil, etc. ; mais aucun auteur n'avait songé, avant Bouchard et Charcot, aux conséquences pathogéniques qu'on pouvait déduire de la présence de ces anévrysmes, qui se montrent *constamment* sur les artères des sujets morts d'hémorrhagie cérébrale.

Les anévrysmes miliaires sont petits, depuis 200 μ jusqu'à 1 millimètre, et même quelquefois un peu plus. Comme ils sont attachés aux vaisseaux, on peut les voir flottants sur les parois d'un

---

1. Cornil et Ranvier, *Arch. de Physiol.* 1868, t. I, p. 566.

2. Bouchard et Charcot, *Nouvelles Recherches sur la pathogénie de l'hémorrhagie cérébrale. Archiv. de Physiol.*, t. I, 1868.

foyer hémorrhagique qu'on a nettoyé avec précaution. On trouve du sang au centre de l'anévrysme, dont la paroi est formée par la tunique interne et la tunique externe revêtues de la gaine lymphatique.

Bouchard et Charcot ont constaté que les anévrysmes miliaires sont le résultat de la périartérite. Chez les sujets qui portaient ces petites tumeurs, ils ont constamment trouvé une inflammation de toutes les artérioles du cerveau, s'accompagnant quelquefois de l'atrophie des parois des grosses artères de la base du cerveau et de celles des méninges. Tantôt la périartérite s'accompagne d'un épaississement des parois artérielles, résultat de la prolifération des éléments de la gaine adventice et de la tunique externe; tantôt on observe des dilatations ampullaires, qui coïncident avec un défaut d'épaississement et avec l'atrophie de la tunique moyenne. Ces dilatations ampullaires sont le point de départ des anévrysmes miliaires [1].

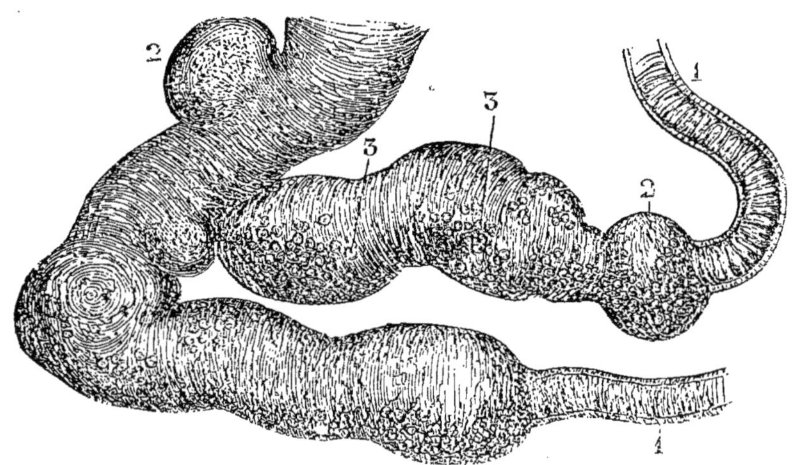

Fig. 230. — Formation des anévrysmes miliaires sur une artériole affectée de périartérite.

1, 1. Artérioles. — 2, 2. Premier degré des anévrysmes miliaires. — 3, 3. Dilatation ampullaire de l'artériole (d'après Bouchard et Charcot).

7° Ossification des artères. — On voit quelquefois l'*ossification* des artères. Cette lésion n'est point une vraie ossification, mais un dépôt de sels calcaires dans l'épaisseur de la tunique

1. Il semblerait que l'altération artérielle dont nous parlons ne soit pas limitée au cerveau. Liouville a constaté, en même temps que les anévrysmes intra-cérébraux, des anévrysmes miliaires dans les parois de l'*œsophage* et du *cœur*. D'autres observateurs en ont constaté sur les artères de quelques autres viscères, toujours en coïncidence avec les anévrysmes miliaires de l'encéphale.

moyenne. On peut constater, sur une grande quantité de vaisseaux en même temps, ces plaques ossiformes, qui font saillie à la surface interne du vaisseau et qui se détachent, dans certains cas, plus ou moins complètement, pour être emportées par le torrent artériel dans une petite artère dont l'obstruction pourra amener une gangrène dite sénile ou spontanée.

8° Embolies artérielles. — Sous le nom d'*embolus*, on comprend tout corps solide voyageant dans les vaisseaux. Si le vaisseau est une artère, on dit qu'il y a *embolie artérielle*. Ces corps peuvent être des dépôts calcaires, mais plus souvent des caillots fibrineux, comme on l'observe quelquefois dans l'endocardite aiguë et chronique. Dans ces maladies, en effet, il se produit facilement, au niveau des orifices et des valvules du cœur, des concrétions fibrineuses qui peuvent être lancées par la contraction ventriculaire dans une artère plus ou moins éloignée. C'est ainsi que, dans ces maladies, on peut voir survenir brusquement une hémiplégie consécutive à l'arrivée d'un caillot obturateur dans l'une des artères cérébrales.

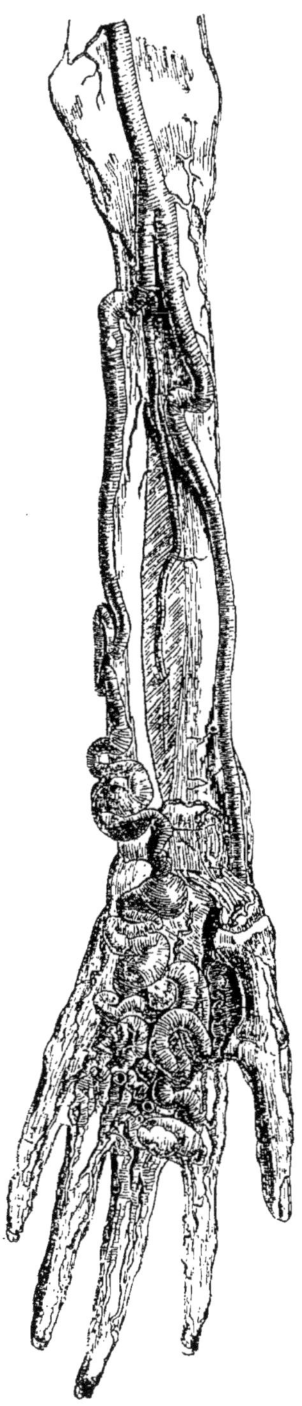

Fig. 231.

9° Dilatation artérielle. — La dilatation artérielle est une maladie rare; la figure 234 est un exemple de dilatation avec allongement des artères de l'avant-bras : elles sont flexueuses et donnent lieu à une tumeur pulsatile, noueuse et réductible par la pression.

Lorsque la dilatation de l'artère est limitée à un point de l'artère, on la décrit avec les anévrysmes, et on lui donne le nom d'*anévrysme fusiforme*.

ARTICLE II.

DES VEINES.

Les veines sont des vaisseaux chargés de porter le sang en retour vers le cœur.

Dispositions générales. — La capacité du système veineux est supérieure à celle du système artériel; elle est double, selon quelques auteurs.

Les veines ont des parois molles et flasques, qui s'aplatissent lorsqu'elles ont été divisées.

Elles présentent une couleur plus foncée que celle des artères, avec lesquelles il est difficile de les confondre.

Elles accompagnent ordinairement les artères et présentent, au niveau des flexuosités de ces dernières, un trajet à peu près rectiligne qui sert quelquefois à faire distinguer ces deux vaisseaux, à la faciale, par exemple. Cependant il y a des régions où les veines marchent isolément, comme les sinus de la dure-mère, les veines azygos et autres veines extra-rachidiennes, les veines intra-rachidiennes, la veine porte, la veine sus-hépatique et les veines sous-cutanées.

Le système veineux comprend deux espèces de veines : *sous-cutanées* et *profondes*. Ce sont ces dernières qui accompagnent généralement les artères. Quant aux veines sous-cutanées, elles sont situées dans la couche de tissu cellulaire qui sépare la peau de l'aponévrose. Elles se dessinent sur la peau sous forme de lignes bleuâtres plus ou moins saillantes. A leur terminaison, elles traversent les aponévroses pour se jeter dans le système veineux profond. Dans leur trajet, elles envoient des branches de communication qui traversent les couches aponévrotiques pour s'anastomoser avec les veines profondes. Dans certaines régions, les veines traversent des tissus fibreux, avec lesquels elles contractent des adhérences, de telle sorte que si l'on vient à les couper, elles restent béantes comme les sinus : c'est ce qu'on observe pour les veines jugulaires, à la partie inférieure du cou, pour le plexus veineux situé entre les deux feuillets de l'aponévrose moyenne du périnée, et pour quelques autres. Les veines sous-cutanées représentent une circulation complémentaire de la circulation veineuse profonde : en effet, dans les divers mouvements, les muscles, comprimant les veines profondes, gênent, dans ces vaisseaux, la circulation du sang, qui se réfugie dans les veines superficielles. On peut aisément observer ce phénomène sur les bras des ouvriers qui contractent énergiquement leurs muscles, et sur le corps d'un cheval qui vient de courir.

Valvules. — On trouve à la surface interne des veines des replis appelés valvules, destinés à empêcher le retour du sang vers les capillaires, lorsqu'il y est sollicité par une cause quelconque. Elles sont surtout abondantes dans les membres où le sang est obligé de lutter contre la pesanteur ; elles sont plus nombreuses dans les veines sous-cutanées. Beaucoup de veines sont cependant dépourvues de valvules : les veines cérébrales et rachidiennes, les veines pulmonaires, la veine porte, la veine sus-hépatique, les veines utérines.

Les valvules sont des replis membraneux disposés par paires, de distance en distance ; elles représentent deux petits paniers de pigeon placés face à face, regardant le cœur par leur concavité et oblitérant complètement la veine par leur adossement, lorsqu'ils sont abaissés. Lorsque le sang chemine vers le cœur, les valvules sont relevées et s'adaptent parfaitement à la paroi veineuse ; elles se redressent et obturent le calibre de la veine, si le sang tend à rétrograder. On en trouve quelquefois trois sur le même point, et rarement quatre.

Structure.

Destinés à rapporter au cœur le sang noir venu des capillaires, ces vaisseaux sont construits sur le même plan que les artères. Ils sont formés par la superposition de plusieurs *couches*, et possèdent aussi des *vaisseaux* et des *nerfs* ; nous trouverons en outre ici des replis membraneux ou *valvules*.

Les parois veineuses sont plus minces que les parois artérielles. La tunique interne et la tunique externe sont formées de même tissu que celles des artères ; il en est de même pour la tunique moyenne, qui diffère de celle des artères en ce que ses éléments, au lieu d'être transversaux, se divisent en deux couches : une couche circulaire et une couche longitudinale, de sorte que *la tunique moyenne se trouve dédoublée.*

La différence capitale entre les artères et les veines, c'est que ces dernières présentent un développement moins considérable des éléments élastique et musculaire. Il est indispensable de lire la description des artères avant celle des veines ; nous ne saurions répéter une foule de détails qui sont exactement les mêmes pour ces deux ordres de vaisseaux. Quelques auteurs décrivent aux veines quatre tuniques ; j'aime mieux n'en décrire que trois, qui correspondent, dans le même ordre, à celles des artères, sauf à distinguer les deux couches dont se compose la tunique moyenne.

Les veines n'offrent pas la même régularité de composition que les artères ; chaque veine montre, pour ainsi dire, une particularité de structure. A ce point de vue, on peut les diviser en deux groupes : 1° celles qui offrent des parois molles, dépourvues d'adhérences et pouvant s'affaisser ; 2° celles dont les parois sont adhérentes aux tissus voisins, de sorte qu'elles restent béantes lorsqu'on les divise. Nous décrirons les premières sous le nom de *veines libres*, et les autres sous celui de *veines adhérentes*.

A. = Veines libres.

La plupart des veines sont comprises dans ce groupe : toutes celles des membres, celles des parois thoraciques et abdominales, les veines cérébrales, jugulaires, pulmonaires, les veines caves et la veine porte, etc. D'une manière générale, toutes ces veines sont pourvues de trois tuniques.

1° Tunique externe. — La tunique externe, *tunique adventice*, la plus épaisse des trois (sur les grosses veines, elle est quelquefois trois fois plus épaisse que la tunique moyenne, sans dépasser en *épaisseur* un quart de millimètre), commence à l'embouchure des veines caves et des veines pulmonaires sur le cœur, puis elle diminue insensiblement d'épaisseur jusqu'aux petites veines. On peut la suivre plus loin que la tunique moyenne, *jusque sur les veinules microscopiques mesurant 22 μ de diamètre*. Plus loin, le tissu conjonctif qui la constitue à ce niveau disparaît rapidement.

Dans sa *structure* rentrent quatre éléments : tissu conjonctif, éléments élastiques, éléments musculaires striés, éléments musculaires lisses.

Le *tissu conjonctif* et les *éléments élastiques* sont disposés comme sur la tunique externe des artères ; ils sont dirigés longitudinalement, tout en s'entre-croisant, et ils sont moins abondants que sur l'artère ; cependant il existe dans la tunique externe des veines un peu de tissu conjonctif disposé *transversalement*, à côté des faisceaux musculaires lisses. (Voyez *Tunique externe des artères*.)

Les *muscles striés* ne se montrent que sur les gros troncs veineux, près du cœur ; ainsi les *veines caves* et les *veines pulmonaires* possèdent ces muscles. Ils sont disposés circulairement, en forme d'anneaux, à la face externe de la tunique externe ; on peut les suivre sur la veine cave supérieure jusqu'à la veine sous-clavière, et sur les veines pulmonaires jusque sur leurs branches principales.

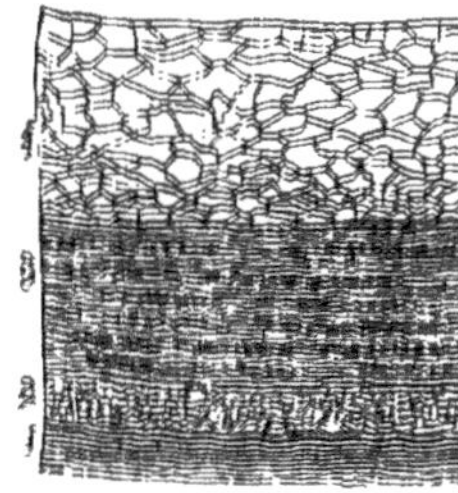

FIG. 282. — Section transversale de la veine saphène interne, au niveau du cou-de-pied.(Grossissement, 50.)

1. Tunique interne. — 2. Couche de tissu conjonctif de la tunique moyenne. — 3. Tuniques et fibres transversales et longitudinales. — 4. Tunique externe.

Les *muscles lisses*, fibres musculaires de la vie organique, sont assez nombreux dans la tunique externe des *grosses veines*. Cet élément ne se montre ni dans les petites veines ni dans les moyennes, excepté dans les racines de la *veine porte* et dans les branches de la *veine rénale*. Ces muscles sont constitués par des fibres lisses ayant en moyenne de 50 à 100 μ de longueur, disposées en faisceaux d'une largeur moyenne de 40 à 80 μ. Ces faisceaux sont *dirigés longitudinalement*, et ils sont situés à la face profonde de la tunique externe ; ils s'anastomosent en réseaux musculaires, au milieu desquels on trouve quelques fibres élastiques. La *répartition des faisceaux musculaires* n'offre rien de régulier : en général, ils sont placés à la face profonde de la tunique externe, contre la tunique moyenne ; sur quelques points, la tunique moyenne manque, et les réseaux musculaires sont en contact avec la tunique interne ; dans ces cas, ils peuvent acquérir un demi-millimètre d'épaisseur ; ils manquent sur les veines des membres, du cou et sur la veine cave inférieure ; mais on les trouve très développés sur la *portion hépatique et sous-hépatique de la veine cave inférieure*, sur les *veines iliaque primitive et externe* ; ils acquièrent une plus grande épaisseur dans la *veine rénale* et la *veine porte*.

Sur les *veines moyennes*, dans les membres, par exemple, la structure de la tunique externe est la même que celle des artères ; elle est formée de tissu conjonctif et d'éléments élastiques en forme de membranes ou de réseaux serrés.

Sur les *petites veines*, on ne trouve plus d'éléments élastiques : le tissu conjonctif qui constitue uniquement la tunique externe perd même ses fibres et tend à devenir *tissu conjonctif homogène* avec des noyaux. En remontant des capillaires vers les veines, on voit

que le tissu conjonctif commence à se montrer sur les veinules de
22 μ ; il est d'abord homogène et renferme des noyaux ; plus haut,
il offre une striation longitudinale ; enfin, plus loin il devient franchement fibrillaire.

2° Tunique moyenne. — La tunique moyenne, rosée, offre
les mêmes limites que la précédente ; elle se perd aussi sur les veinules de 22 μ environ. Elle diffère de celle des artères en ce qu'*elle
est divisée en deux couches distinctes ;* elle renferme aussi une *moins
grande quantité d'éléments élastiques et musculaires, et beaucoup
plus de tissu conjonctif.* Elle est plus *épaisse* sur les veines de moyen
calibre que sur les autres ; son épaisseur est en moyenne de 50 à
100 μ dans les grosses veines, où elle peut arriver, par exception,
jusqu'à 250 μ, à la *partie supérieure de la veine cave inférieure,* par
exemple ; de 140 à 160 μ dans les veines moyennes, et de 40 à 60 μ
dans les petites.

La tunique moyenne est formée de deux couches, l'une *superficielle, à éléments transversaux,* l'autre *profonde, à éléments longitudinaux.*

a. La *couche transversale* renferme du *tissu conjonctif,* des *fibres
élastiques* et des *fibres musculaires lisses.* Ces éléments sont disposés
circulairement, comme ceux de la tunique moyenne des artères.
Sur les *grosses veines,* les éléments musculaires sont moins abondants que sur les moyennes, et ils sont mélangés d'une forte proportion de tissu conjonctif et de réseaux élastiques fins. Sur les *veines
moyennes et petites,* on trouve les mêmes éléments, avec prédominance très marquée des fibres musculaires formant plusieurs couches stratifiées ; du tissu conjonctif et des réseaux de fibres élastiques fines se montrent entre les fibres musculaires jusqu'aux veinules
filiformes de 220 μ de diamètre environ. Les veinules plus petites
encore n'offrent plus de tissu conjonctif ni d'élément élastique dans
leur tunique moyenne, mais une seule couche continue de fibres
musculaires, qu'on peut suivre jusque sur des vaisseaux de 50 μ environ. Arrivées à ce niveau, les fibres musculaires ne forment plus
une couche continue, elles se montrent çà et là, pour disparaître
bientôt complètement.

b. La *couche longitudinale* est formée uniquement d'*éléments élastiques.* Ce sont des fibres élastiques volumineuses dirigées longitudinalement et anastomosées en réseaux serrés et superposés. Cette
couche offre exactement cette disposition dans les *grosses veines ;*
mais sur les *veines moyennes,* ces réseaux élastiques stratifiés sont
plus serrés et donnent naissance à des membranes réticulées, presque fenêtrées, mais non à des membranes élastiques homogènes,
comme celles qui se rencontrent dans les artères. Sur les *petites*

veines, c'est encore un réseau élastique dirigé longitudinalement, mais formé de fibres fines. Cette couche ne se prolonge pas autant que la couche transversale sur les petits vaisseaux ; elle cesse sur les veinules de 220 μ de diamètre, tandis que les fibres musculaires circulaires peuvent être suivies jusque sur des vaisseaux de 50 μ.

Le tissu conjonctif de la tunique moyenne des artères est du tissu conjonctif ordinaire, à faisceaux ondulés. Les éléments élastiques se montrent sous toutes leurs formes, excepté sous forme de membranes homogènes. En dehors des veines moyennes, où l'on peut trouver des membranes réticulées, fenêtrées, on rencontre partout des réseaux de fibres élastiques, formés par de grosses fibres longitudinales dans les grosses veines, par des fibres longitudinales très fines dans les petites, et par des fibres fines transversales dans toute l'étendue de la couche superficielle. Les fibres musculaires lisses sont de même volume que celles de la tunique externe.

Les veines présentent de nombreuses variétés, eu égard à leur tunique moyenne. Nous avons vu que celle-ci acquiert une *épaisseur relativement considérable* à la partie supérieure de la *veine cave inférieure*. Au-dessous du foie, au contraire, la *veine cave* est *complètement dépourvue de tunique moyenne*. La *veine sous-clavière* manque de fibres musculaires transversales, tandis que la *veine porte* et ses racines, la *veine splénique* principalement, en sont abondamment pourvues (Kölliker). Sur un certain nombre de *veines de moyen calibre*, la couche longitudinale profonde renferme quelques fibres musculaires transversales, dont les couches alternent avec les membranes réticulées que nous avons signalées dans la description de la tunique moyenne ; celles du membre supérieur n'offrent pas cette particularité.

3° Tunique interne. — La tunique interne, ou tunique séreuse, est analogue à celle des artères ; la *couche épithéliale* est constituée par un *épithélium pavimenteux simple*, à cellules polygonales un peu allongées, qui offrent, du reste, tous les caractères que nous avons décrits à l'épithélium des artères. La *couche élastique sous-épithéliale* ne forme pas exactement une membrane fenêtrée comme sur les artères, mais des réseaux élastiques très serrés, à fibres fines et grosses dirigées longitudinalement ; on y trouve aussi, entre ces réseaux et l'épithélium, comme dans la tunique interne des artères, des *lames striées* en nombre variable et contenant des noyaux [1].

La tunique interne est de beaucoup la plus mince ; son *épaisseur*

[1]. L'observation que nous avons faite au sujet des cellules étoilées sous-épithéliales de la tunique interne des artères s'applique également à la tunique interne des veines. (Voy. *Tunique interne des artères*.)

varie de 25 à 100 μ pour les veines de grosseur moyenne ; elle se maintient généralement entre 20 et 40 μ dans les grosses veines, excepté dans la *veine cave inférieure* et les *troncs brachio-céphaliques*, où elle peut acquérir 70 μ. Lorsqu'elle augmente d'épaisseur, il s'ajoute des couches de lames striées au-dessous de l'épithélium.

L'épithélium de la tunique interne des veines se continue d'un côté avec celui de l'endocarde, et de l'autre avec la paroi mince des capillaires. La lame élastique sous-épithéliale fait suite à la couche d'éléments élastiques de l'endocarde, pour se terminer en s'amincissant sur les veinules ; on n'en trouve plus trace sur les vaisseaux d'un diamètre inférieur à 220 μ.

En terminant l'étude de la tunique interne, nous devons dire qu'on trouve des fibres musculaires lisses dans la couche sous-épithéliale de certaines veines : *saphène interne, poplitée*, et que ces fibres se montrent dans un état de développement très complet dans la tunique interne des *veines de l'utérus* pendant la grossesse.

Si l'on considère toutes les variétés des veines, on peut en tirer les conclusions générales suivantes : *les veines sous-diaphragmatiques du corps, dont le courant est ascendant, sont plus riches en fibres musculaires que les veines sus-diaphragmatiques ; la quantité des fibres musculaires des veines est en rapport direct avec les obstacles que le sang en retour rencontre pour arriver au cœur.*

4° Vaisseaux et nerfs. — Les vasa vasorum des veines n'existent pas sur les veines très petites. Ces vaisseaux, fournis par les artères voisines, se ramifient dans la tunique externe des petites veines ayant plus d'un millimètre ; ils ne pénètrent pas plus profondément. Sur les veines moyennes et grosses, les vasa vasorum se portent dans toute l'épaisseur de la tunique moyenne et arrivent jusqu'à la surface externe de la tunique interne. Il existe des *nerfs* sur les parois veineuses, mais en petite quantité ; on n'est pas fixé sur leur mode de terminaison.

Valvules. — Les valvules des veines peuvent être considérées comme des replis de la tunique interne et de la tunique moyenne ; à leur surface on trouve un *épithélium pavimenteux*, à petites cellules, reposant le plus souvent sur des *fibres élastiques fines anastomosées en réseau* serré et dirigées longitudinalement. Ces couches, qui sont doubles, se trouvent séparées par une mince couche de tissu conjonctif, dont les faisceaux sont dirigés parallèlement au bord de la valvule et mélangés avec des fibres élastiques fines. Les valvules ont, par conséquent, cinq couches. Elles paraissent dépourvues de fibres musculaires.

De quelques veines en particulier. — 1° Presque toutes les *veines du cerveau* et *de la pie-mère* sont dépourvues de fibres musculaires, à peine en trouve-t-on quelques-unes dans les plus grosses. Ces veines ont une *tunique externe formée de tissu conjonctif* fibrillaire passant à l'état de tissu conjonctif homogène sur les petites veines ; leur *tunique moyenne* est remplacée par une *mince couche de tissu conjonctif à noyaux* dirigé longitudinalement ; enfin, la *tunique interne* est représentée par un *épithélium pavimenteux simple*, à cellules polygonales, souvent arrondies. Ces veines n'ont pas de valvules.

2° Les *veines de la rétine* sont aussi dépourvues de fibres musculaires. Il en est de même des *veines du placenta maternel.*

B. — *Veines adhérentes.*

Sous le nom de veines adhérentes, nous comprenons toutes celles dont les parois sont maintenues écartées, béantes, après une section ; ces veines, qui offrent toutes une structure spéciale, sont : les *sinus de la dure-mère*, les *canaux veineux des os*, les *veines sus-hépatiques* et *utérines*, maintenues béantes par le tissu du foie et de l'utérus après leur division ; les *veines jugulaires* et *sous-clavières*, maintenues béantes par le tissu fibreux de l'orifice supérieur du thorax, afin de favoriser l'écoulement du sang vers le cœur pendant l'inspiration ; les *veines de l'aponévrose moyenne du périnée*, situées entre les deux feuillets de l'aponévrose, auxquels elles sont adhérentes.

1° Sinus de la dure-mère. — Les sinus de la dure-mère ont une structure toute différente de celle des autres veines. Ils sont formés par une lamelle mince et transparente qui tapisse la dure-mère. Cette lamelle est composée de deux couches, l'une *interne*, formée par un *épithélium pavimenteux simple*, l'autre *externe*, constituée par du *tissu conjonctif* entremêlé par places de *fibres élastiques fines*. Cette couche se continue sans ligne de démarcation avec le tissu de la dure-mère

Les filaments qui cloisonnent irrégulièrement certains sinus, comme le sinus longitudinal supérieur et le sinus caverneux, sont formés de tissu fibreux continu à la dure-mère, et recouverts d'une couche mince de tissu conjonctif et d'un épithélium pavimenteux simple.

2° Canaux veineux des os. — Les canaux veineux des os sont des canaux osseux tapissés d'une membrane analogue à celle des sinus de la dure-mère. Cette membrane est formée du côté de la cavité par un *épithélium pavimenteux simple*, et du côté de la paroi osseuse par une mince couche de *tissu conjonctif* adhérent à la substance de l'os. Ces canaux veineux, qui restent béants lorsque l'os est divisé, se montrent principalement dans les os plats du crâne, où ils constituent les *canaux de Breschet et de Dupuytren*; on les trouve aussi dans le corps des vertèbres, sur leur face postérieure, où ils s'ouvrent pour communiquer avec les veines intrarachidiennes. Dans les os longs, le sang veineux revient en partie par des veines nombreuses, parmi lesquelles quelques-unes, situées dans l'épaisseur des épiphyses, affectent exactement la structure des canaux veineux du crâne.

3° Veines sus-hépatiques. — Les veines sus-hépatiques, nées de petites veines au centre des lobules du foie, forment plusieurs troncs qui se jettent dans la veine cave inférieure, au moment où celle-ci traverse le bord postérieur du foie. Ces veines, dépourvues de valvules, restent béantes lorsqu'on divise le foie, parce que la tunique externe est adhérente aux lobules hépatiques. La *tunique externe* de ces veines contient des faisceaux musculaires lisses très développés, dirigés longitudinalement et mélangés à du tissu conjonctif et à des réseaux de fibres élastiques fines. La *tunique moyenne fait complètement défaut* sur le tronc et sur les ramifications des veines sus-hépatiques. La *tunique interne* mesure une grande épaisseur, de 50 à 60 μ; elle est pourvue d'un certain nombre de couches de *lames striées à noyau*, situées entre l'épithélium pavimenteux et la couche élastique sous-épithéliale.

Les *veines utérines*, dépourvues de valvules, ont des parois minces dans l'état de vacuité de l'utérus; leur structure est la même que celle des autres veines. Dans l'état de grossesse, les fibres circulaires de la tunique moyenne deviennent extrêmement volumineuses, et il se développe une grande quantité de fibres musculaires lisses longitudinales dans la tunique externe, ainsi que dans la tunique interne, au-dessous de l'épithélium.

Les *veines jugulaires*, qui traversent l'orifice supérieur du thorax, et les *veines de l'aponévrose moyenne du périnée* n'offrent rien de remarquable dans leur structure; seulement leur tunique externe reçoit l'insertion des faisceaux du tissu conjonctif qui unissent les parois veineuses aux tissus fibreux du voisinage, de telle sorte que ces veines restent béantes quand on les divise. On sait que cette disposition favorise le cours du sang veineux vers le cœur pendant l'inspiration et, malheureusement aussi, l'entrée du sang dans les veines, lorsque celles-ci sont blessées.

Circulation veineuse.

Le sang circule dans les veines d'une manière sensiblement uniforme et presque indépendante de l'action du cœur.

La circulation ne présente pas dans toutes les veines une harmonie aussi parfaite que dans les artères.

L'impulsion du cœur ne se faisant plus sentir dans ces vaisseaux, et le sang ayant rencontré des obstacles multipliés dans les artères et dans les capillaires, il est évident que la tension du sang sera beaucoup moindre que dans les artères. Du reste, les parois des veines sont beaucoup moins élastiques, et ne reviennent pas rapidement sur elles-mêmes quand elles sont distendues.

Mesurée à l'*hémodynamomètre*, la tension veineuse varie et fait équilibre à une colonne de mercure qui mesure ordinairement 2 centimètres. La tension du sang veineux est donc huit fois moins forte que celle du sang artériel.

Les causes qui font varier la tension artérielle exercent aussi une influence sur la tension veineuse ; mais la plus active de toutes ces causes est certainement la respiration.

Causes qui déterminent le cours du sang veineux. — La cause première de la circulation veineuse réside dans les *contractions du cœur*, qui chassent le liquide sanguin de proche en proche à travers les artères et les capillaires. Nous savons déjà qu'on n'observe plus dans le système veineux les intermittences de la circulation artérielle, et que le sang s'écoule d'une veine coupée sous forme de jet continu. Ce jet ne s'élève pas ordinairement à plus de 20 centimètres tandis que celui des artères monte jusqu'à 2 mètres. La tension veineuse étant peu considérable, les causes qui accélèrent la circulation dans les veines doivent posséder une certaine énergie. Nous voyons, par exemple, la *contraction musculaire* contribuer puissamment à la marche du sang veineux ; pendant cette contraction, les valvules se redressent pour empêcher le sang de rétrograder dans les capillaires, et ce liquide comprimé par les muscles active sa marche. A cause de l'absence de contraction, on voit l'accumulation du sang veineux et des infiltrations se produire au membre inférieur par suite d'un repos prolongé.

Dans les veines dépourvues de valvules et qui descendent de la tête, le *poids* du sang, et le *vis à tergo* représenté par la force d'impulsion que le sang des capillaires communique, déterminent la circulation veineuse avec le secours des mouvements respiratoires.

Dans la veine porte, dépourvue aussi de valvules, la circulation reconnaît pour causes : le *vis à tergo*, la réplétion des capillaires par une portion du chyle, et la *contraction* des nombreuses fibres musculaires qu'on trouve dans cette veine.

La circulation des veines pulmonaires est prodigieusement activée par l'*élasticité* du poumon, qui revient sur lui-même au moment de l'expiration, et qui chasse pour ainsi dire le sang contenu dans les veines.

La circulation dans les veines est encore activée par la contraction des parois de ces canaux, contraction lente à se produire et lente à s'éteindre, comme dans tous les muscles de la vie organique.

Déjà, plusieurs fois, il a été question de l'influence des *mouvements respiratoires* sur la circulation veineuse. A chaque inspiration, la dilatation du thorax tend à faire un vide qui est immédiatement comblé, d'un côté, par l'air qui se précipite dans les poumons, et, d'un autre côté, par le sang veineux qui afflue de toutes parts vers le cœur. A la base du cou et au niveau du diaphragme, cette accélération du cours du sang veineux est favorisée par l'adhérence qui existe entre les parois des veines et le tissu fibreux environnant. Nous avons la preuve de cette aspiration du sang, au moment de l'inspiration, dans la *pénétration de l'air* dans les veines, lorsqu'une blessure profonde est faite dans le cou. Ce qui prouve encore l'accumulation du sang dans ces canaux pendant l'expiration, c'est la dilatation des veines de la tête et du cou, très apparente chez les personnes qui retiennent leur respiration. On peut observer en même temps une augmentation du volume du foie, très sensible à la percussion, et que des respirations accélérées font ensuite disparaître. L'accélération du cours du sang trouve encore une cause dans la position du système veineux, qui se rétrécit à mesure qu'on se rapproche du cœur. Enfin, les femmes coquettes savent fort bien que les saillies veineuses de la main et de l'avant-bras disparaissent par l'élévation de la main, de sorte que l'élévation de l'extrémité du membre favorise le cours du sang veineux.

Obstacles à la circulation veineuse. — Le sang veineux lutte contre des obstacles nombreux avant d'arriver au cœur. Dans beaucoup de veines, la *pesanteur* apporte une difficulté sérieuse à la circulation. Les *constrictions* de toute sorte : jarretières, cordons de jupe, manches, cravates et cols trop serrés, sont autant d'obstacles au cours du sang veineux.

A chaque contraction du cœur, il s'opère un reflux du sang vers les veines qui s'abouchent dans cet organe, et l'on peut constater sur l'animal vivant que ce reflux se produit jusqu'au tronc brachio-céphalique en haut, et jusqu'aux veines rénales en bas. Dans certaines lésions du cœur, le sang veineux traverse difficilement cet organe, dont la contraction auriculaire se fait sentir jusqu'aux veines jugulaires ; les pulsations que présentent ces veines à ce niveau constituent le *pouls veineux*.

Applications pathologiques et opératoires.

1° Saignée. — Nous avons vu que les veines sous-cutanées constituent un système circulatoire complémentaire du système veineux profond. La position superficielle de ces veines explique pourquoi on les choisit pour pratiquer l'opération de la *phlébotomie*. On pique de préférence la veine médiane céphalique, parce qu'elle ne se trouve pas en rapport avec des organes importants, et l'on exerce une compression au-dessus du coude pour gêner le retour du sang vers le cœur et obtenir ainsi une dilatation de la veine. Pendant l'écoulement du sang, on recommande au malade de presser, par des mouvements successifs, un objet quelconque dans sa main, afin que les muscles, par leur contraction, forcent le sang à se porter vers les veines superficielles, effet qu'il est facile de constater par un jet de sang qui suit immédiatement la contraction.

2° Entrée de l'air dans les veines. — L'adhérence des veines au tissu fibreux de la base du cou nous fait prévoir que ces veines resteront béantes si l'on vient à les couper : aussi faut-il s'entourer des plus grandes précautions lorsqu'on opère sur ces parties, car la moindre blessure de ces veines est suivie de l'introduction brusque de l'air dans le cœur. Cet accident, presque toujours mortel si l'air pénètre en grande quantité, est déterminé par la dilatation de la cage thoracique au moment de l'inspiration et l'aspiration de l'air au niveau de la plaie.

3° Absorption du pus. — L'adhérence des parois des veines aux tissus environnants nous explique pourquoi ces tubes restent béants à la suite des solutions de continuité : c'est ce qu'on observe dans le tissu utérin, dans le tissu osseux, dans les veines de l'aponévrose moyenne du périnée. Nous comprenons aussi pourquoi ces veines béantes s'enflamment si facilement, et donnent lieu aux symptômes de l'infection purulente consécutive à l'absorption du pus.

4° Phlébite. — La phlébite est l'inflammation des parois des veines, qui s'épaississent et présentent une coloration rouge plus ou moins foncée. Dans cette inflammation, le sang se coagule et détermine sur tout le trajet du point enflammé un cordon dur, très sensible au toucher, si la veine est superficielle, et présentant de petits renflements, des sortes de nodosités dues à la présence des valvules. Si la veine est superficielle, on voit de la rougeur le long de ce cordon. La douleur est excessive, et le malade présente un symptôme qui ne manque jamais, c'est l'œdème au-dessous du point malade, et une certaine dilatation des veines du voisinage. Il existe, en même temps, des symptômes fébriles en rapport avec l'intensité de l'inflammation. Si la phlébite guérit sans suppuration, elle porte le nom de *phlébite adhésive*, et la veine enflammée se confond avec le caillot qui la remplit pour former un cordon fibreux, de sorte que, dans la majorité des cas, elle a perdu sa perméabilité.

S'il y a suppuration, la phlébite est appelée *suppurative*, et dans ce cas le pus peut se montrer en dehors de la veine et former un abcès; ce sont les plus heureuses circonstances.

Le pus se forme souvent au centre même du caillot, et malheureusement, dans la plupart des cas, il est versé dans le torrent circulatoire, et détermine des symptômes généraux d'une extrême gravité, contre lesquels la thérapeutique est le plus souvent impuissante; c'est à l'ensemble de ce terrible cortège de symptômes qu'on donne le nom d'*infection purulente*.

5° Phlegmatia alba dolens. — Il se développe quelque-fois chez les femmes en couches, rarement chez les tuberculeux et les cancéreux, une maladie particulière, la *phlegmatia alba dolens*. Quelques médecins ne voient là qu'une phlébite; mais l'absence des symptômes inflammatoires propres à la phlébite, et l'examen des lésions anatomiques, nous font pencher vers l'opinion de ceux qui considèrent la maladie comme une coagulation spontanée du sang. Elle siège presque toujours dans les veines iliaques et fémorales.

La phlegmatia alba dolens se montre, dans presque tous les cas, sur l'un des membres inférieurs, et rarement sur le supérieur. Cette coagulation spontanée du sang chez la femme, après l'accouchement, tient évidemment au changement dans l'état anatomique des veines, qui ont été longtemps comprimées par l'utérus gravide. On constate dans cette maladie un œdème considérable du membre inférieur, accompagné de douleurs très vives, augmentant par la pression, et la présence d'un cordon analogue à celui qu'on rencontre dans la phlébite. A cause de ces symptômes, on donne encore à cette maladie le nom d'œdème blanc ou douloureux.

Nous avons déjà parlé des caillots qui voyagent dans les artères, embolies artérielles; ces caillots migrateurs se trouvent aussi dans les veines, où ils ont reçu le nom d'embolies veineuses. Ils prennent très souvent naissance dans le sang qui s'est coagulé spontanément dans les veines du bassin, et il n'est pas extrêmement rare de voir une femme, après l'accouchement, faire un mouvement qui détermine la mort subite. Un mouvement un peu brusque suffit, en effet, pour détacher des veines iliaques un caillot volumineux qui suit le courant veineux, traverse le cœur droit, et vient déter-

miner l'asphyxie en oblitérant l'artère pulmonaire. Cette oblité-
ration peut être partielle et la mort ne point survenir.

6° Varices. — Les veines deviennent quelquefois le siège d'une
dilatation morbide et permanente qui constitue les varices. Devenues variqueuses, les veines présentent un épaississement de
leur paroi, et quelquefois même du tissu cellulaire ambiant. Les
varices affectent le plus souvent les membres inférieurs, et principalement le gauche ; elles siègent de préférence dans les veines
sous-cutanées, dans les branches d'origine de la saphène interne.
On observe souvent des varices des veines spermatiques (*varico-
cèle*), des veines du rectum (*hémorrhoïdes*). Lorsque les parois
veineuses présentent cette dilatation, souvent héréditaire, qui
dépend d'un vice de la constitution, et, en outre, de quelques causes déterminantes, elles ne reviennent presque jamais à leur état
primitif, et le chirurgien est obligé de se borner, le plus souvent,
à un traitement palliatif.

7° Anévrysme artérioso-veineux. — La différence de tension
dans les veines et dans les artères, et le mode de circulation du
sang dans ces vaisseaux nous expliquent les phénomènes, les
symptômes qui se produisent dans l'anévrysme artérioso-veineux.

On appelle ainsi la communication d'une artère avec une veine
survenant à la suite d'une plaie de ces deux vaisseaux, d'une saignée maladroite dans laquelle la lancette a traversé la veine et
l'artère, et rarement d'une ulcération simultanée des deux vaisseaux.

Cette communication peut se faire entre trois et même quatre
vaisseaux, de sorte que plusieurs de ces anévrysmes peuvent être
superposés dans la même région.

Dans les cas les plus simples, il peut arriver deux choses : ou
bien la plaie faite aux deux vaisseaux détermine une simple communication de la cavité de la veine avec celle de l'artère, dans ce cas, la
lésion porte plus spécialement le nom de *varice anévrysmale ;* ou
bien, après la blessure, il s'épanche une certaine quantité de sang
entre l'artère et la veine ; le tissu cellulaire est refoulé et constitue
une paroi à cette collection sanguine qui forme une sorte de petit
anévrysme faux primitif. Dans ce cas, la tumeur anévrysmale existant entre la veine et l'artère, on donne plus spécialement à la lésion
le nom d'*anévrysme artérioso-veineux.*

La varice anévrysmale peut se montrer en même temps sur plusieurs vaisseaux superposés, ou coexister avec l'anévrysme proprement dit. Ces deux variétés ne diffèrent que par la présence ou
l'absence de la tumeur, mais les symptômes sont les mêmes. Ils dérivent tous de la physiologie.

Le sang de l'artère passe sans cesse dans la veine en vertu de la tension beaucoup plus considérable dans le premier de ces vaisseaux.

Entre deux contractions du cœur, la diminution de la tension artérielle n'est pas assez forte pour permettre l'accès du sang veineux dans l'artère. Le courant artériel passant en partie dans la veine, on conçoit que le pouls soit plus petit au dessous de la lésion que dans l'artère du côté opposé. Le sang veineux est gêné dans sa circulation, car il chemine des capillaires vers le cœur, et il rencontre au niveau de la lésion un courant qui vient en sens inverse et qui contrarie son cours. Ceci explique la dilatation variqueuse, quelquefois considérable, que l'on observe au-dessous de la lésion ; quelquefois l'extrémité du membre prend une coloration bleuâtre. Le passage du sang artériel dans la veine détermine la vibration des bords de l'ouverture, et cette vibration se traduit par un frémissement qui se propage aux parois des vaisseaux dans une certaine étendue, et souvent par un bruit particulier pouvant être entendu à une grande distance, et que les malades comparent ordinairement au bourdonnement d'une guêpe. Ce bruissement, *frémissement vibratoire*, qui présente une recrudescence coïncidant avec la contraction ventriculaire, est produit par l'entrée du sang dans la veine.

Lorsqu'il existe une tumeur, elle est réductible par la pression.

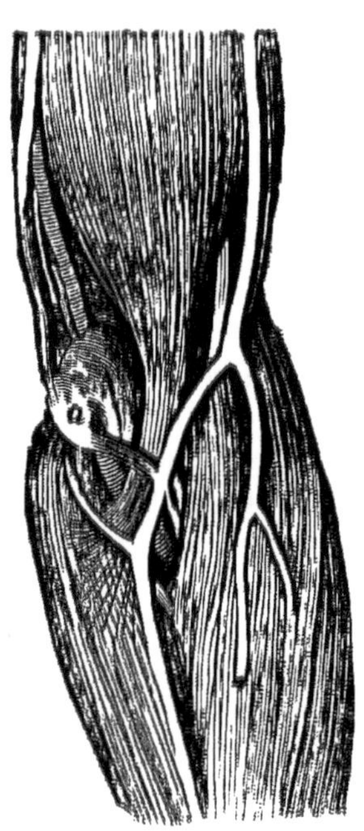

Fig. 233. — Anévrysme artérioso-veineux du pli du coude. La tumeur *a* est intermédiaire à l'artère et à la veine.

La compression de l'artère au-dessus de la tumeur fait disparaître tous les symptômes, qui augmentent lorsqu'on comprime au-dessous.

Les pulsations se prolongent dans les troncs veineux dilatés, au-dessous et au-dessus de la lésion, dans une étendue de 5 à 6 centimètres.

Dans le cas d'anévrysme artérioso-veineux, la tumeur peut se montrer sur l'artère ou sur la veine, comme le montrent les deux figures ci-contre.

8° Embolies veineuses. — Les embolies veineuses s'observent assez fréquemment. Ce sont des caillots qui se détachent d'un point quelconque du système veineux et qui cheminent rapidement vers les artères pulmonaires, après avoir traversé les cavités droites du cœur. Souvent ces embolies, en arrivant au poumon, déterminent la mort subite; elles peuvent se montrer dans toutes les maladies qui s'accompagnent de coagulations sanguines dans les veines. C'est par ces embolies qu'on doit expliquer la plupart des morts subites qui se montrent chez les femmes après l'accouchement. La coagulation sanguine siège ici dans les veines du bassin.

ARTICLE III.

CAPILLAIRES [1].

Les vaisseaux capillaires constituent un système de canaux ordinairement anastomosés en réseaux, *réseaux capillaires*, intermédiaires aux artères et aux veines. Ces réseaux reçoivent le sang artériel; c'est là que se passent les phénomènes de nutrition, les échanges entre le sang et les éléments anatomiques des tissus; c'est là que se font les combustions, que le sang perd son oxygène et se charge d'acide carbonique ; c'est là également que les veines prennent le sang noir qu'elles rapportent vers le cœur. Il faut donc s'attendre à trouver ici des parois vasculaires différentes de celles des artères et des veines, des parois permettant l'endosmose, et dépourvues par conséquent d'éléments élastiques.

Définition. — Sous le nom de *capillaires*, on doit entendre, avec la plupart des auteurs, des *vaisseaux ayant une seule tunique* et formant un réseau intermédiaire aux artères et aux veines. Dès qu'une deuxième couche s'ajoute à la couche unique des capillaires, leurs fonctions changent : dès lors ils deviennent *artérioles* ou *veinules*, suivant que la couche surajoutée se montre du côté des artères ou du côté des veines.

Limites. — Les limites des capillaires sont faciles à établir, la paroi de ces vaisseaux se continuant exactement avec la couche épithéliale des artères et des veines : elles correspondent, par conséquent, au point où se terminent les couches superficielles de ces deux ordres de vaisseaux. Or nous venons de voir, dans les ar-

1. Pour préparer facilement des vaisseaux capillaires, faites macérer une rétine pendant quelque temps dans l'eau, lavez ensuite la masse pulpeuse qui en résulte, afin d'entraîner la substance nerveuse ; il vous restera un magnifique réseau capillaire.

ticles précédents, que les veines perdent progressivement leur tissu conjonctif, devenu homogène, vers les veinules de 22 μ de diamètre, et qu'on n'en trouve pas trace sur les vaisseaux de 15 μ. Du côté des artères, on rencontre encore des fibres musculaires et du tissu conjonctif sur les artérioles de 22 μ, puis on ne voit plus qu'une couche amorphe faisant suite au tissu conjonctif, laquelle disparaît complètement sur les vaisseaux de 15 μ. D'après ces données, *on est donc autorisé à fixer le diamètre de 15 μ comme limites des capillaires* du côté des artères et du côté des veines.

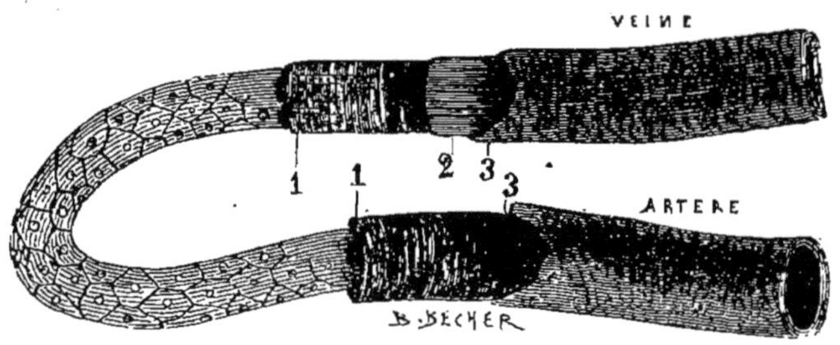

FIG. 234. — Figure schématique montrant un capillaire en continuité avec une artère et une veine. Les chiffres indiquent les trois tuniques de l'artère et les quatre tuniques de la veine.

Nous protestons énergiquement contre la division si irrationnelle de Robin, qui décrit dans les capillaires, non seulement des artérioles et des veinules, mais encore de vraies artères, de vraies veines avec leurs trois tuniques. Robin ne nous dit pas même sur quelles considérations il appuie cette division spéciale, dans laquelle il admet trois variétés de capillaires : 1re variété, comprenant des *capillaires de 7 à 30 μ*, ayant une seule tunique ; 2e variété, ayant des *capillaires de 30 à 70 μ*, pourvues de deux tuniques, dont l'externe renferme des fibres musculaires lisses ; 3e variété, contenant les *vaisseaux de 70 à 140 μ*, avec *trois tuniques*, les plus gros de ces capillaires étant visibles à l'œil nu ! Physiologiquement, anatomiquement, on ne saurait admettre une telle division [1]. Nous nous limiterons, dans notre description, à la définition que nous avons donnée, et nous considérerons les capillaires comme des *vaisseaux microscopiques à une seule paroi*. Il faut bien savoir que Robin, pour ne point paraître inconséquent, est forcé de rattacher aux capillaires certaines fonctions des artérioles, comme la contractilité des vaisseaux ; il admet, en conséquence, l'influence des nerfs

1. Si l'on voulait étudier les capillaires d'après la division de Robin, on n'aurait qu'à se reporter aux artères et aux veines, et à suivre la structure de leurs parois jusqu'à 140 μ, limite des capillaires de Robin.

vaso-moteurs sur les capillaires. Les *capillaires ne sont pas contractiles, ils sont seulement élastiques* [1].

Dimensions. — Depuis 15 μ jusqu'à 4 μ on peut observer toutes les variétés de capillaires [2]. Les plus petits se rencontrent dans les *muscles*, dans les *nerfs* et dans la *rétine* ; ils mesurent de 4 à 7 μ ; ils sont un peu plus larges dans le système tégumentaire, *peau* et *muqueuses*, de 7 à 10 μ ; ceux du système glandulaire, *foie, rein, glandes salivaires, poumon,* mesurent de 10 à 12 μ ; les plus volumineux, enfin, se trouvent dans le *tissu osseux*, et principalement dans la substance compacte, où ils ont de 12 à 15 μ ; on trouve même des artérioles et des veinules dans quelques canaux de Havers. On admet généralement qu'il n'existe pas de capillaire dans lequel les globules sanguins ne puissent pénétrer. Le globule, ayant 7 μ, peut s'allonger en vertu de son élasticité et franchir un capillaire de 5 μ ; il traverse rarement et avec une grande difficulté les capillaires de 4 μ ; des capillaires plus petits n'admettraient pas les globules.

Autrefois, en se fondant sans doute sur le simple raisonnement, on admettait des *vaisseaux séreux*, plus petits que les petits capillaires dont nous avons parlé, et n'admettant que le sérum du sang. L'induction nous conduit à les admettre ; mais si nous voulons en constater l'existence, nous n'en trouvons aucune preuve palpable. La science en est là, et aujourd'hui les anatomistes rejettent les vaisseaux séreux, *vasa serosa*. Disons pourtant que Hyrtl les admet dans la cornée et dit les avoir injectés ; ils mesureraient, dit-il, 2 μ. Ces injections sont peut-être incomplètes. A diverses époques, plusieurs anatomistes, Luschka, Henle, etc., ont décrit des filaments très ténus, pourvus de noyaux, et en continuité avec les capillaires : c'étaient peut-être des vaisseaux séreux. Enfin, lorsque les capillaires se développent, ils représentent, à un certain moment, des vaisseaux séreux ne pouvant admettre que le sérum du sang. Kölliker ne se prononce pas sur l'existence de ces vaisseaux ; il nous paraît raisonnable aussi de rester dans le doute.

Distribution et rapports. — Les capillaires existent dans presque tous les tissus, mais non dans tous : les *cartilages articulaires*, la *tunique interne des artères et des veines*, les *couches profondes de la tunique moyenne des artères*, la *couche élastique sousépithéliale de l'endocarde*, les *épithéliums*, les *ongles* et les *poils* en sont totalement dépourvus. Parmi les tissus privés de capillaires,

---

1. Nous n'avons pas exprimé une opinion personnelle, mais celle de tous les auteurs sans exception, à notre connaissance.

2. La paroi des capillaires a 1 μ d'épaisseur.

nous citerons encore la *cornée* de l'adulte, le *cristallin* et la *cristalloïde*, l'*ivoire* et l'*émail*.

Dans les tissus où ils existent, les capillaires forment des réseaux à mailles variables, arrondies, anguleuses, ou allongées selon la forme et la disposition des éléments anatomiques. Du reste, certains éléments ou groupes d'éléments ne sont jamais traversés par les capillaires ; *aucun élément anatomique : cellule, fibre, etc., ne se laisse traverser par les capillaires ;* voilà une loi qui ne souffre aucune exception ; pensez aux *tubes nerveux*, aux *cellules épithéliales*, aux *vésicules graisseuses*. On peut ajouter que *certaines unités anatomiques, formées par un groupe d'éléments, ne reçoivent jamais de vaisseaux capillaires*, et que leur nutrition se fait à distance : c'est ce qu'on observe pour les *faisceaux primitifs des muscles* et les *faisceaux primitifs des nerfs* ; le sarcolemme des muscles et le périnèvre des nerfs sont entourés par le réseau capillaire. Voyez les *acini* des glandes en grappe : les vaisseaux arrivent à leur surface et forment un réseau à la surface externe de la paroi propre de l'élément glandulaire ; mais ils ne pénètrent pas jusqu'à l'épithélium. Exceptons les *acini* du poumon, dont la paroi, d'une nature différente, est traversée par les capillaires, afin de permettre à cet organe de remplir sa fonction d'excrétion gazeuse.

Les rapports des capillaires avec les artères et les veines sont les suivants : on appelle *vaisseaux de transition* les gros capillaires dont le diamètre se rapproche de 15 μ. Arrivés à cette dimension, ils se continuent avec l'épithélium des artères et des veines, et se recouvrent d'une *membrane anhiste*, qui est le commencement de la couche élastique sous-épithéliale. Un peu plus loin, du côté des veinules, on voit s'ajouter du tissu conjonctif seulement, et du côté des artérioles, du tissu conjonctif et des fibres musculaires en même temps.

Dans les tissus, les parois des capillaires sont en contact avec la surface des éléments anatomiques, constamment placés dans une atmosphère humide, liquide même, issue des capillaires par transsudation.

Membrane adventice. Gaines lymphatiques. — Dans plusieurs tissus, les vaisseaux capillaires ne sont pas en contact avec les éléments anatomiques mêmes du tissu ; ils sont entourés par une couche de tissu conjonctif, connue sous le nom de *membrane adventice*, membrane qui peut offrir diverses dispositions. Tantôt c'est une couche de tissu conjonctif lâche, homogène, à noyaux ; tantôt c'est du tissu conjonctif réticulé (tissu adénoïde), qui entoure les capillaires, comme dans les organes lymphoïdes ; quelquefois, surtout sur les capillaires un peu volumineux, la couche du tissu conjonctif est séparée du capillaire par un petit intervalle destiné à la circulation lymphatique. Dans ce dernier cas, la membrane adventice prend le nom de *gaine lymphatique*. Robin avait déjà décrit cette gaine, en 1859, sur les capillaires du cerveau. (*Journal de Physiologie*, t. II.)

Structure. — Jusque dans ces dernières années, on a cru que les vaisseaux capillaires étaient formés par une membrane amorphe pourvue de noyaux. En mai 1865, Hoyer, se servant de l'imprégnation des artères par le nitrate d'argent, d'après la méthode de His et de Recklinghausen, put suivre l'épithélium jusque sur les capillaires de la grenouille ; le dépôt de nitrate d'argent, formant des lignes noires polygonales, lui montra dans les capillaires l'existence de cellules semblables à des cellules épithéliales [1]. Cette découverte a été complétée par les travaux d'Auerbach, d'Eberth, etc. Aujourd'hui il est donc positif que la paroi mince du capillaire est *formée par des cellules épithéliales aplaties, juxtaposées et contenant un noyau*. Ces cellules aplaties ne tapissent pas la paroi, *elles la constituent*. De chaque côté des capillaires, cette paroi se continue directement avec la couche épithéliale de la tunique interne des artères et des veines qui lui fait suite [2].

Il paraît démontré aujourd'hui que les globules blancs du sang,

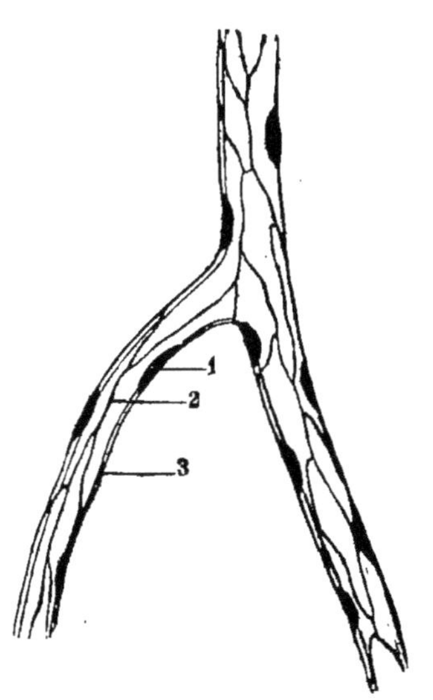

FIG. 235. — Cellules épithéliales, constituant les parois capillaires, dont les contours sont rendus visibles par l'imprégnation de nitrate d'argent.

1. Noyaux. — 2. Contour des cellules. — 3. Surface des cellules.

[1]. On peut voir ces cellules en injectant dans les capillaires une solution de nitrate d'argent mêlée à la gélatine, et contenant de 25 à 50 centigrammes de nitrate d'argent cristallisé pour 100 grammes d'eau distillée. Au bout de quelque temps, le contour des cellules se montre sous forme de lignes foncées, par suite du dépôt d'argent dans les interstices qui séparent les cellules.

[2]. Les cellules des parois des capillaires sont considérées comme de *faux épithéliums* (endothéliums de His) ; ils se développent, du reste, aux dépens du feuillet moyen du blastoderme, comme tous les faux épithéliums.

et même les globules rouges, peuvent traverser les parois des capillaires dans les interstices qui séparent les cellules épithéliales. Lorsqu'on considérait aux capillaires une paroi amorphe, il était difficile de comprendre la migration des corpuscules à travers la paroi du vaisseau.

Quant à la *disposition des cellules* dans la constitution des vaisseaux, la voici : les cellules épithéliales sont aplaties, à bords irréguliers, tantôt ondulés, tantôt dentelés ; chacune d'elles a un noyau ovalaire, ou arrondi, et un ou plusieurs nucléoles. Dans les plus petits capillaires, dans la rétine, par exemple, ces cellules sont fusiformes ; elles se rapprochent un peu de la forme polygonale dans les capillaires d'un calibre plus considérable. Elles ont des dimensions extrêmement variables, de 70 à 180 μ de longueur, sur 5 à 10 μ de largeur. Quelquefois une seule cellule suffit pour former toute la paroi du vaisseau ; ses bords se rejoignent, comme on l'observe dans les petits capillaires du cerveau et des muscles. Le plus souvent, la paroi des capillaires est formée par trois ou quatre cellules dont les bords sont juxtaposés.

Les cellules capillaires sont dépourvues de protoplasma ; il est probable qu'elles jouent le rôle de membranes inertes, se laissant traverser par les liquides et pourvues d'un certain degré d'élasticité. Cependant Stricker assure que les cellules des capillaires en voie de développement, chez le têtard, contiennent du protoplasma contractile qui détermine le rétrécissement et l'élargissement successifs du capillaire ; reste à savoir si quelque chose d'analogue se montre dans les capillaires complètement développés.

Les capillaires se contractent-ils ? Ch. Rouget affirme (Soc. de Biol. 1879, *Sur la contractilité des capillaires sanguins*) que la paroi endothéliale des vaisseaux capillaires est entourée d'un réseau de fibres musculaires extrêmement déliées. Ces fibres musculaires lisses, signalées pour la première fois par Rouget et observées dans la membrane natatoire des têtards de batraciens, dans la membrane capsulo-pupillaire de mammifères nouveau-nés, dans l'épiploon de jeunes mammifères, dans l'organe électrique de la torpille, sont des cellules ramifiées.

Sans leur contractilité, dit Rouget, les vrais capillaires ne pourraient pas se vider du sang qu'ils contiennent.

Rouget conclut que chez tous les vertébrés, une même tunique contractile, *modifiée seulement dans la forme de ses éléments*, enveloppe tout le système des canaux vasculaires sanguins, y compris le cœur, *jusqu'aux capillaires inclusivement*, et que la contractilité, modifiée aussi dans le caractère de ses manifestations suivant les régions, *est une propriété essentielle de toutes les parties du système vasculaire sanguin*.

Ch. Rouget avait été précédé dans cette voie par de Tarchanoff, qui avait communiqué la note intéressante suivante à la Société de Biologie en 1874 :

Du rôle des vaisseaux capillaires dans la circulation.

Stricker, le premier, s'est occupé de cette question, au point de vue histologique, et a admis la contractilité des parois de ces vaisseaux. Il a décrit, d'une façon très vague, il est vrai, des contractions de leurs parois, contractions se produisant spontanément et à la suite d'excitations diverses.

Golubew a repris cette question et démontré l'existence d'éléments fusiformes et contractiles dans les parois des capillaires sanguins. Sous l'influence des excitants, ces éléments se raccourcissent, se gonflent, et, faisant ainsi saillie à l'intérieur du vaisseau, en rétrécissent la lumière. Quant à l'influence exercée par ce phénomène sur la circulation, Golubew n'a pu s'en rendre compte, à cause des conditions dans lesquelles il opérait.

Me plaçant dans des conditions plus favorables, je suis parvenu à étudier plus complètement ce phénomène, à l'observer sur les capillaires sanguins et lymphatiques et, de plus, j'ai pu juger de son influence sur la circulation.

J'observe les capillaires sanguins et lymphatiques sur la queue de têtards, de grenouilles et, pour obtenir la parfaite immobilité de l'animal, je le place, pendant quelques minutes dans un mélange d'eau et de 3 pour 100 d'alcool.

Je fais alors agir des excitants de diverses natures :

L'*excitation électrique* portée sur la queue seule du têtard au moyen des électrodes de Staniol est celle qui m'a donné les meilleurs résultats.

J'obtenais *l'excitation mécanique* en frottant la queue de l'animal au moyen d'un pinceau; *l'excitation chimique*, en la touchant avec une goutte d'ammoniaque, d'un acide étendu, d'une solution de sel marin, etc., etc.

Je me servais de la plaque chauffante de Stricker pour appliquer *l'excitation thermique*, et, quant à l'influence du *système nerveux* sur le phénomène, j'acquis la certitude qu'elle était nulle.

1° *Capillaires sanguins.* — Sous l'influence des excitants précités, les éléments fusiformes des parois se raccourcissent et se gonflent, comme l'a très bien observé Golubew, ils font ainsi saillie à l'intérieur du vaisseau ; puis, après un repos de cinq à dix minutes, ils sont revenus, peu à peu, à leur état normal. Si l'excitation est excessive, on voit apparaître un noyau dans la partie gonflée, globuleuse de l'élément contracté ; et le repos même prolongé n'amène aucun changement dans cet état.

J'ai fait les mêmes observations sur les capillaires de la membrane nictitante de la grenouille adulte.

2° *Capillaires lymphatiques.* — Les éléments fusiformes y sont beaucoup plus rares et demandent des excitations plus énergiques pour se contracter. Ces éléments se contractent plus lentement, mais une fois qu'ils sont contractés, on y fait apparaître un noyau avec la plus grande facilité. Ce dernier fait alors, à l'intérieur du vaisseau, une saillie ressemblant beaucoup à un globule blanc accolé à la paroi. Quelquefois même, on voit le courant lymphatique détruire cette saillie et en entraîner les lambeaux. Tant qu'il ne s'est pas produit de noyau, le repos prolongé permet aux éléments contractés de revenir à leur état normal. Seulement, il faut remarquer que ce retour est très lent et s'observe assez rarement.

Les différences que nous venons de noter entre les capillaires sanguins et lymphatiques s'expliquent facilement, si l'on songe aux conditions nutritives toutes différentes dans lesquelles ils se trouvent. D'un côté, le sang ; de l'autre, la lymphe, baignent, en effet, ces éléments contractiles.

Action de ce phénomène sur la circulation. — 1° *Sur la circulation sanguine normale.* — Les éléments fusiformes, en se contractant, rétrécissent à tel point la lumière des vaisseaux, que dans les plus fins capillaires ils rendent impossible le passage des globules sanguins.

Notons de plus que dans les angles d'union des capillaires et des artérioles ces éléments fusiformes sont particulièrement contractiles et actifs, tandis qu'il ne s'en trouve jamais en action aux angles d'union des capillaires et des veines.

On comprendra facilement ainsi que, sous l'influence d'excitations se propageant à un groupe de capillaires, il se produise un arrêt de la circulation sanguine dans ces capillaires mêmes, une hypérémie dans les artères et une stase dans les veines correspondantes.

Au bout de cinq à dix minutes de repos, tout est rentré dans l'ordre.

2° *Dans les inflammations.* — Tout au début des inflammations, la contraction des éléments fusiformes des capillaires est une des causes de l'hypérémie artérielle et de la stase veineuse. Plus tard, quand l'émigration des globules blancs se produit avec tous ses résultats, les capillaires rentrent dans leur état de repos.

Nature des éléments fusiformes et contractiles. — Le noyau qui apparaît dans ces éléments contractés au maximum, est le noyau de la paroi des capillaires. Les corps fusiformes contractiles répondent donc très probablement aux cellules endothéliales qui

composent cette paroi. Je crois cette manière de voir complètement
justifiée par l'examen que j'ai fait des préparations de M. Ranvier.

Disposition. — La conformation du réseau capillaire des organes étant subordonnée à la disposition des éléments anatomiques,

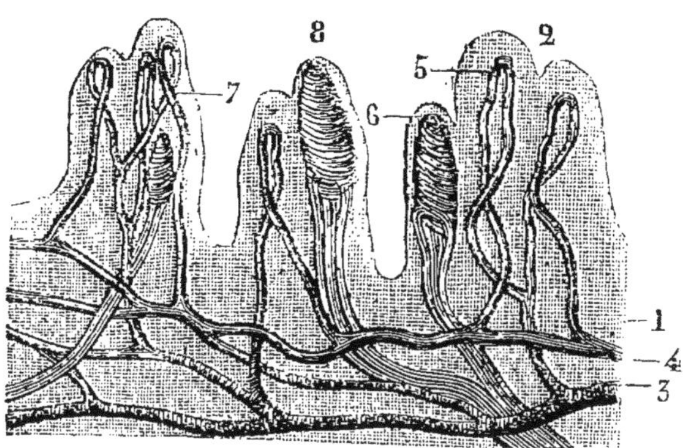

FIG. 236. — Capillaires des papilles de la peau.

il en résulte que *la forme du réseau capillaire est toujours la même
dans le même organe, dans le même tissu, elle le caractérise ;* de
sorte qu'en voyant une injection capillaire, un anatomiste exercé
peut dire à quel tissu, à quel organe appartiennent ces vaisseaux ;
cette règle souffre peu d'exceptions. Un réseau capillaire à *mailles
arrondies* s'observe lorsque les élé-
ments qui séparent les vaisseaux
sont sphériques, comme autour des
cellules adipeuses et des *culs-de-
sac des glandes en grappe,* ou quand
les vaisseaux contournent des orifices de petites glandes en tube,
comme à la *surface muqueuse de
l'estomac ou de l'intestin.* On rencontre des réseaux à *mailles polygonales* lorsque les capillaires entourent des éléments polygonaux,
comme les *cellules hépatiques.* On
trouve des capillaires en forme
d'*anses simples* dans les *papilles filiformes du derme* (fig. 236).
Lorsque la saillie est plus large et plus longue, comme dans les
villosités intestinales, les deux branches de l'anse sont réunies par
des vaisseaux transversaux, de sorte que l'ensemble du réseau
offre une forme conique. Un réseau à *mailles allongées et étroites*
existe autour des éléments anatomiques allongés et disposés régulièrement : c'est ce qu'on observe dans les *muscles* et les *nerfs.*

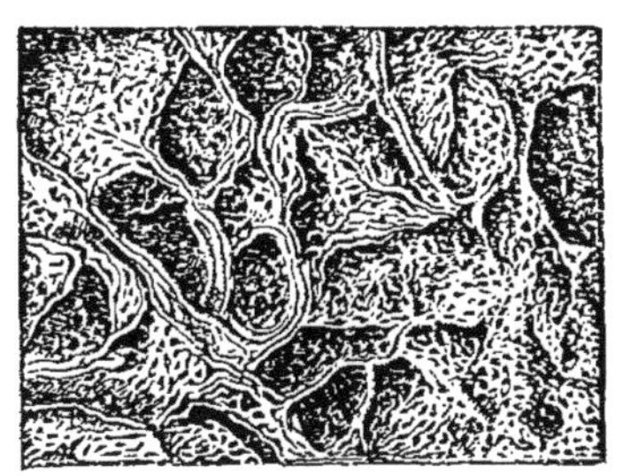

FIG. 237. — Réseau capillaire
étalé à la surface interne des
lobules pulmonaires.

Dans un même réseau capillaire, tous les vaisseaux ont sensiblement le même diamètre.

Développement. == Lorsqu'on croyait les capillaires formés d'une membrane amorphe, on supposait qu'ils se développaient dans les corpuscules de tissu conjonctif, dans les cellules plasmatiques, dont les prolongements devenaient de véritables vaisseaux capillaires, comme on peut le voir dans la figure 230. Mais aujourd'hui on a découvert les cellules aplaties qui constituent la paroi de ces vaisseaux : les capillaires sont donc intercellulaires et non intracellulaires. Il est probable qu'ils résultent de la fusion de cellules embryonnaires qui s'aplatissent; mais le fait est loin d'être démontré. En somme, on ne sait pas positivement comment les capillaires se développent. Il est certain qu'ils ne naissent pas par bourgeonnement sur d'autres vaisseaux; ils se forment sur place. Ils se montrent de très bonne heure chez l'embryon, aussitôt après l'apparition du blastoderme et son dédoublement. Dans les tissus, le développement de l'élément anatomique fondamental précède toujours celui des capilaires.

Physiologie.

Vus au microscope, les vrais capillaires paraissent amorphes et *transparents*; sans les noyaux dont ils sont parsemés, on parviendrait difficilement à les apercevoir. Leur paroi est douée d'un haut degré d'*élasticité*, au point qu'on ne peut donner qu'approximativement le diamètre d'un capillaire; le même capillaire rempli de sang aura un diamètre supérieur au diamètre du même vaisseau vide. Lorsqu'un globule doit traverser un petit capillaire (le diamètre du globule est de 7 μ), le globule s'allonge en même temps que le capillaire s'élargit.

Lorsqu'on examine avec un microscope le sang en circulation dans les capillaires, on constate que les globules rouges voyagent en colonne serrée au centre du liquide, et que les globules blancs sont particulièrement placés contre les parois des vaisseaux, dans une couche transparente; ils circulent plus lentement que les autres. Les globules blancs, étant plus volumineux que les globules rouges, ne peuvent traverser les petits capillaires; cela fait concevoir que des capillaires d'un certain volume établissent une communication entre les artères et les veines, d'autant mieux que les globules blancs ont des dimensions relativement considérables (9 à 11 μ).

En 1860, Sucquet a décrit, sous le nom de *vaisseaux dérivatifs*, des vaisseaux établissant une communication directe entre les artérioles et les veinules, de sorte que le sang ne passerait pas par les capillaires, ce qui paraît antiphysiologique. Ces vaisseaux dérivatifs se montrent, d'après Sucquet, à la paume des mains, à la plante des pieds, au coude, au genou, sur la ligne médiane de la face. Sappey nie l'existence de ces vaisseaux, qu'il a cherchés avec le plus grand soin, et il est convaincu qu'on a pris pour des vaisseaux dérivatifs des anastomoses entre deux artérioles ou deux veinules. Vulpian est arrivé à la même conclusion, en injectant dans les artères de l'eau tenant de la poudre de lycopode en suspension ; cette poudre n'arrive pas dans les veines, parce qu'elle ne peut pas pénétrer dans les capillaires ; mais elle y arriverait, dit Vulpian, si les vaisseaux dérivatifs existaient.

Les parois des capillaires sont sans cesse traversées par des courants liquides, portant ou non des gaz en dissolution, de dehors en dedans et de dedans en dehors. C'est à travers ces parois que s'opèrent les échanges entre le plasma du sang et les fluides extérieurs ; c'est aussi à travers ces mêmes parois que transsudent les liquides qui doivent former les liquides de sécrétion. La paroi des capillaires résiste à l'action des réactifs chimiques, elle offre une résistance considérable aux alcalis caustiques, ce qui lui donne des caractères spéciaux et la rapproche du sarcolemme des muscles.

La *nutrition des tissus* résulte de l'échange qui se fait au niveau des capillaires. C'est dans le réseau capillaire que l'oxygène inspiré abandonne le sang pour se combiner aux tissus ; c'est dans ces tissus que se produit l'acide carbonique qui pénètre dans les capillaires et colore en noir le sang veineux. Ces combinaisons chimiques incessantes s'accompagnent de production de calorique. Telle est la principale source de la chaleur animale.

Nerfs vaso-moteurs ; leur influence sur la circulation capillaire. — Comme le dit fort bien Vulpian dans ses leçons de physiologie, les vrais capillaires ne se contractent pas, et l'on ne devrait entendre par capillaires que les plus petits vaisseaux, formés d'une seule membrane anhiste, contenant des noyaux longitudinaux dans son épaisseur. Ces vaisseaux présentent une certaine élasticité, mais ils ne contiennent aucun élément contractile ; les nerfs vaso-moteurs n'ont sur eux aucune influence *directe*.

Cependant l'usage, souvent plus fort que la raison, nous force à admettre parmi les capillaires des vaisseaux qui les unissent aux artérioles et aux veinules. C'est ainsi que Robin a été conduit à admettre trois variétés de capillaires, et lorsqu'on parle de la contractilité des vaisseaux capillaires, cette expression s'applique aux vaisseaux d'un certain calibre contenant des éléments musculaires dans l'épaisseur de leur paroi, c'est-à-dire aux *artérioles* et aux *veinules*.

De même que les muscles de la vie animale sont soumis aux influences du système nerveux cérébro-spinal, de même les muscles de la vie organique présentent une contraction que régit le système nerveux ganglionnaire ou du grand sympathique. Les fibres musculaires de la vie organique que l'on trouve dans les vaisseaux ne sont pas soustraites à l'influence de ce nerf.

Stilling a donné le nom de *nerfs vaso-moteurs* aux filets nerveux qui sont situés sur les parois des artères et des artérioles et qui président à la contraction de leurs éléments musculaires. Cl. Bernard, Marey, Vulpian, Shiff, ont étudié spécialement l'action des nerfs vaso-moteurs dont on ne connaît pas encore le mode de terminaison.

Les nerfs vaso-moteurs sont fournis par le grand sympathique, qui accompagne toutes les artères, et on peut les suivre à l'œil nu sur les vaisseaux de la tête, du thorax et de l'abdomen.

Les vaisseaux qui se rendent aux organes glandulaires reçoivent aussi une autre espèce de nerfs vaso-moteurs, fournis par le système nerveux de la vie animale, et exerçant sur les vaisseaux une influence inverse de celle du grand sympathique.

Commençons par examiner les nerfs vaso-moteurs principaux, c'est-à-dire fournis par le grand sympathique. Ils ont la propriété d'exciter la contraction des fibres musculaires des vaisseaux artériels et des artérioles. Ils jouent un rôle extrêmement important dans le développement des congestions actives, des phlegmasies. Leur rôle est immense dans certaines maladies, telles que la fièvre typhoïde et beaucoup d'autres.

L'expérience mémorable que Cl. Bernard a faite sur un lapin montre de la manière la plus manifeste l'influence des nerfs vaso-moteurs sur la circulation.

En coupant le grand sympathique au niveau du cou, ou en extirpant le ganglion cervical supérieur du grand sympathique, il suspend complètement l'action de ce nerf sur les vaisseaux du côté correspondant de la tête. On voit, en effet, cette section être bientôt suivie d'augmentation de chaleur dans le côté correspondant de la tête; en même temps, la rougeur de la peau et la congestion des muqueuses correspondantes se manifestent. Ces symptômes, caractérisés, en définitive, par une congestion considérable, sont dus à la paralysie des éléments contractiles des vaisseaux qui se laissent dilater par le sang.

Ce qui prouve que la dilatation vasculaire tient à la paralysie de ces nerfs vaso-moteurs, c'est que si l'on galvanise le bout central du grand sympathique, on détermine de nouveau la contraction des éléments musculaires des vaisseaux. Les symptômes, rougeur et chaleur, disparaissent, et les tissus correspondants deviennent pâles jusqu'à ce qu'on cesse l'excitation du bout périphérique, auquel moment les symptômes de paralysie des muscles vasculaires se manifestent de nouveau.

Nous avons dit plus haut que les vaisseaux des organes glandulaires recevaient une deuxième espèce de nerfs vaso=moteurs provenant du système nerveux de la vie animale. Ludwig et Cl. Bernard les ont étudiés, surtout dans la glande sous-maxillaire, qui les reçoit de la corde du tympan, branche du facial. Ce qu'il y a de très remarquable, c'est que ces nerfs ont une action inverse de celle des vaso=moteurs du grand sympathique.

Nous avons vu que la section du grand sympathique dilate les vaisseaux; la section de la corde du tympan resserre, au contraire, les vaisseaux de la glande sous-maxillaire, et ceux-ci se dilatent lorsqu'on galvanise le bout du nerf coupé qui tient à la glande. (Voyez, pour plus de détails, le chapitre: *Système glandulaire et sécrétions.*) Cl. Bernard admet l'existence de ces deux espèces de nerfs vaso-moteurs dans toutes les glandes.

Voici quelques lignes extraites d'un discours prononcé, en 1866, à la séance de rentrée de l'École de médecine de Nantes, par le professeur Laënnec. Ces lignes, d'un style élégant et pittoresque, expliquent mieux qu'aucune description le rôle des nerfs vaso-moteurs :

« Par les nerfs vaso-moteurs, dont le nom rappelle l'usage, les cellules nerveuses président à la répartition locale du liquide sanguin dans les différents départements de l'organisme. Par la contraction des armatures musculaires des dernières ramifications artérielles, le courant circulatoire est diminué dans un organe : par leur relâchement, cette région devient turgescente.

« En laissant arriver une quantité plus ou moins considérable de sang dans les capillaires de la face, les vaso-moteurs ajoutent à l'harmonie des traits de l'homme blanc l'expression si mobile et si vivante de la couleur. »

Avant de terminer, nous citerons une expérience qui fait parfaitement comprendre l'action des nerfs vaso-moteurs. Lorsqu'on passe brusquement, en appuyant fortement, l'extrémité de l'ongle sur la peau, on excite les nerfs vaso-moteurs correspondants, et une ligne blanche indique immédiatement que le sang a été chassé des vaisseaux. Mais cette excitation a été si vive, qu'elle est immédiatement suivie d'une sorte de collapsus, de paralysie momentanée, indiqués par une ligne d'un rouge assez vif remplaçant la ligne blanche, et déterminé par la réplétion des vaisseaux. C'est là le propre des nerfs vaso-moteurs, de subir une sorte d'affaissement après une vive excitation.

Un autre exemple fera bien comprendre l'action de ces nerfs.

Brown-Séquard a dit depuis longtemps que les nerfs vaso-moteurs de la tête prennent leur origine dans la moelle allongée. Or, si nous examinons les phénomènes qui se passent du côté de la tête, dans une attaque d'épilepsie, nous pouvons les expliquer par l'action des nerfs vaso-moteurs. Dans l'attaque d'épilepsie, il existe une surexcitation de la moelle allongée. Au début de l'attaque, l'excitation des nerfs vaso-moteurs, chassant le sang des vaisseaux de la tête, détermine la pâleur de la face et la perte de connaissance. Un peu plus tard, la dépression de l'influx nerveux des vaso-moteurs se traduit par la rougeur de la face et des symptômes de congestion cérébrale.

La moelle épinière donne naissance, sur les différents points de sa surface, à des nerfs vaso-moteurs qui traversent les ganglions du grand sympathique avant d'arriver aux vaisseaux. C'est là l'*origine apparente* de ces nerfs. Schiff a remarqué que ceux du membre supérieur, qui se jettent sur l'artère sous-clavière, prennent leur origine dans la partie supérieure de la portion dorsale de la moelle épinière. La partie inférieure de la moelle fournit ceux de la jambe et du pied, tandis que les nerfs vaso-moteurs de l'abdomen, du bassin et de la cuisse, naissent de la moelle à la partie inférieure de la région dorsale.

Quelle est leur *origine réelle?* La plupart des physiologistes, en Allemagne surtout, professent que les fibres de ces nerfs, après avoir pénétré dans la moelle, parcourent cet organe de bas en haut jusqu'au bulbe rachidien, où elles se mettraient en communication avec les cellules nerveuses contenues dans le bulbe. En un mot, le bulbe rachidien serait le centre de toutes les actions vaso-motrices réflexes, le point de départ de l'excitation permanente qui entretient partout le *tonus* vasculaire; ce serait le *centre vaso-moteur.*

Schiff fait exception pour les nerfs vaso-moteurs des viscères abdominaux.

Le 2 mars 1874, Vulpian a fait part à l'Académie des sciences d'expériences qu'il a faites pour renverser la théorie allemande et démontrer: 1° *qu'on n'est pas en droit d'admettre un centre vaso-moteur unique, siégeant dans le bulbe rachidien; 2° que les nerfs vaso-moteurs ont, comme les nerfs musculo-moteurs de la vie animale, des centres spéciaux d'origine et d'action réflexe, échelonnés dans la substance de la moelle épinière; 3° que chacun de ces centres peut agir isolément sur les fibres vaso-motrices auxquelles il donne naissance, et qu'il peut subir séparément les diverses influences modificatrices qui font varier le tonus vasculaire.*

« Si tous les nerfs vaso-moteurs, dit Vulpian, provenaient d'un centre unique, situé dans le bulbe rachidien, une section transversale de la moelle épinière, faite au niveau de la partie supérieure de la région cervicale, devrait paralyser complètement tous les vaisseaux, dans tous les points du corps, et aucune autre lésion, soit de la région dorsale de la moelle, soit des nerfs vaso-moteurs eux-mêmes, ne devrait pouvoir augmenter cette paralysie.

« Or, si l'on coupe transversalement la moelle épinière, au niveau de la seconde vertèbre cervicale, sur un mammifère curarisé et soumis à la respiration artificielle, et si l'on note la température des membres postérieurs après cette opération, on pourra voir, si l'on fait sur le même animal une hémisection transversale de la moelle, vers le milieu de la région dorsale, la température s'élever encore quelque peu dans les deux membres postérieurs, surtout, en général, dans le membre du côté correspondant. Sur des grenouilles non curarisées, en opérant de même, on pourra constater directement que les vaisseaux de la membrane interdigitale, du côté de l'hémisection médullaire, sont plus dilatés que ceux de l'autre membre postérieur.

« Je dois dire que cette expérience ne donne pas des résultats absolument constants, du moins chez les mammifères; mais il n'en est pas de même si l'on coupe l'un des nerfs sciatiques sur un animal (chien, lapin, cobaye, grenouille) qui a subi une section transversale complète de la moelle cervicale, près du bulbe rachidien. Les vaisseaux du membre postérieur, du côté où le nerf est coupé, se dilatent plus que ceux de l'autre membre postérieur. Ce fait avait déjà été signalé, en 1855, par Schiff. J'ai vu aussi, mais non constamment, la section du cordon cervical du sympathique, faite sur des mammifères, après que la moelle cervicale avait été coupée transversalement dans la région supérieure, produire une nouvelle élévation de température dans l'oreille correspondante.

« On peut conclure de ces expériences que les vaisseaux, malgré la section transversale de la moelle cervicale, conservent encore un certain degré de contraction tonique, et que ce *tonus* n'est aboli complètement que lorsque les nerfs vaso-moteurs sont séparés de leurs centres d'origine intra-médullaires par des lésions portant sur leur trajet, soit dans la moelle épinière, soit en dehors de cet organe. On ne peut donc pas admettre que tous les nerfs vaso-moteurs aient leur foyer d'origine dans le bulbe rachidien.

« Or j'ai constaté par différentes expériences que l'on peut, sur un animal chez lequel on a coupé transversalement la moelle, vers la partie antérieure (ou supérieure) de la région dorsale, déterminer des actions réflexes vaso-constrictives dans les membres postérieurs.

« Les actions réflexes vaso-dilatatrices se produisent dans les mêmes conditions.

« Les observations cliniques permettent de constater aussi, chez l'homme, la production de rougeurs réflexes sur la peau des membres inférieurs, lorsque ces membres sont paralysés par suite d'une lésion de la moelle épinière.

« D'autre part, dans toutes les lésions des centres nerveux, qui exaltent la réflectivité de la moelle épinière, on voit que les congestions réflexes se produisent plus rapidement et durent plus longtemps que dans les conditions normales. C'est ainsi que, chez les hémiplégiques, on provoque l'apparition de ces rougeurs réflexes au moyen d'excitations mécaniques, telles que le frottement d'une pointe mousse sur la peau, plus facilement et d'une façon plus durable, sur les membres paralysés que sur les membres sains. C'est encore ainsi que, chez les paraplégiques, lorsque la paralysie du mouvement est plus prononcée dans un membre que dans l'autre, on voit pareillement les excitations mécaniques du tégument cutané déterminer, dans le membre le plus paralysé, des rougeurs réflexes plus rapides et plus permanentes que dans le membre du côté opposé.

« Si l'on rapproche les unes des autres toutes ces données expérimentales et cliniques, il est impossible de croire à l'existence d'un centre vaso=moteur unique, situé dans le bulbe rachidien. D'ailleurs, il faut bien le dire, cette hypothèse paraît bien peu acceptable, *à priori*, lorsqu'on songe que toutes les régions du corps peuvent être, par mécanisme d'action vaso=motrice réflexe, le siège de constrictions ou de dilatations vasculaires circonscrites. »

Applications pathologiques.

1° Dégénérescence graisseuse. = Les capillaires peuvent devenir le siège d'une *altération graisseuse* ou *athéromateuse*, dans laquelle des granulations graisseuses, isolées ou accumulées en amas irréguliers, donnent à la paroi une épaisseur plus considérable, tout en affaiblissant sa résistance.

2° Tumeurs érectiles. = Les *tumeurs érectiles* sont constituées par la dilatation des capillaires et la formation de nouveaux vaisseaux. Dans ces tumeurs, on trouve simplement une augmentation de calibre et un allongement des capillaires sans aucun changement de structure. On y trouve aussi une hypergénèse des fibres de tissu conjonctif. Les tumeurs érectiles envahissent souvent les radicules du système artériel ; elles présentent une couleur rouge d'intensité variable, elles sont superficielles et donnent lieu quelquefois à des battements isochromes à ceux du pouls. On les nomme tumeurs érectiles artérielles. Lorsque les radicules veineuses font partie de la dilatation, comme cela s'observe aussi au niveau de quelques muqueuses, la bouche, par exemple, ces tumeurs, dites tumeurs érectiles veineuses, sont plus volumineuses et présentent fréquemment une coloration bleuâtre.

3° Inflammation. — L'*inflammation* peut se montrer dans tous les tissus de l'économie pourvus de vaisseaux capillaires; et si elle se présente plus fréquemment dans tel ou tel tissu, on n'en connaît nullement la cause.

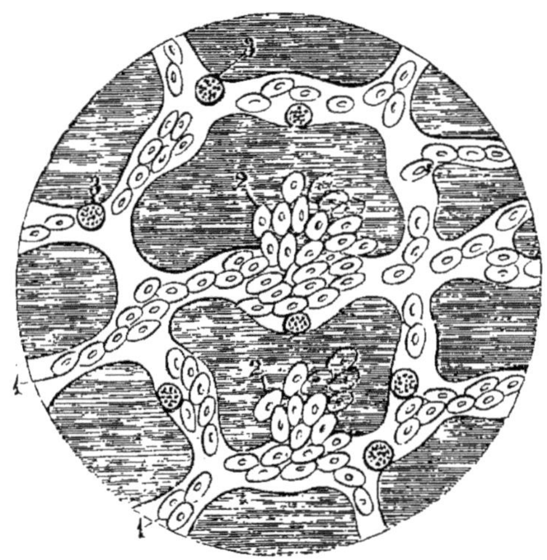

Fig. 238. — Vaisseaux sanguins de la membrane natatoire d'une grenouille, vus à un grossissement de 200 diamètres, et montrant le premier degré de l'inflammation, déterminée par le contact d'un liquide irritant. On y voit les vaisseaux dilatés sur certains points, rétrécis sur d'autres, et quelques ruptures vasculaires laissant échapper les globules.

1, 1. Globules rouges ovales dans les capillaires. — 2, 2. Globules rouges sortis des vaisseaux rompus et infiltrés dans le voisinage. — 3, 3. Globules blancs (leucocytes).

On voit quelquefois une inflammation spéciale dans certains tissus non vasculaires, comme dans le tissu cartilagineux. Dans ce dernier cas, l'inflammation est caractérisée par la prolifération des cellules cartilagineuses et le ramollissement de la substance intercellulaire.

Tous les phénomènes anatomiques et pathologiques de l'inflammation se montrent dans les vaisseaux capillaires, ou en dérivent.

Il est évident que les nerfs vaso-moteurs de ces capillaires régissent la plupart des actes de cet état morbide.

Certainement les anciens restaient dans le cercle de la vérité lorsqu'ils définissaient l'inflammation : une maladie des tissus caractérisée par rougeur, chaleur, douleur et tuméfaction. Ces quatre mots sont l'expression symptomatique de l'inflammation; mais ils ne donnent pas la moindre idée de sa nature, et aujourd'hui cette définition est insuffisante.

Définition. — L'inflammation est un état anatomique morbide des tissus, caractérisé par les phénomènes successifs qui suivent : *rétraction, puis dilatation des vaisseaux capillaires, stase du sang dans ces vaisseaux, rupture de leur paroi et formation d'une quantité variable de fibrine.*

Ou mieux encore : *l'inflammation est caractérisée anatomiquement par la rétraction suivie de la dilatation des capillaires, la stase du sang, la rupture des parois des capillaires, l'extravasation du sang et la formation de fibrine; et symptomatiquement, par la tuméfaction du tissu, sa coloration plus ou moins rouge et l'augmentation de sa température.*

Si l'on veut assister au développement d'une inflammation, d'une phlegmasie, il suffit de placer sous le champ du microscope la membrane interdigitale d'une patte de grenouille vivante et d'en déterminer l'inflammation par le contact d'une goutte d'acide concentré, ou bien au moyen d'une petite tige métallique rougie au feu (fig. 238).

Circulation capillaire. — Avant d'irriter cette partie vivante, on remarque que la circulation capillaire se fait avec une parfaite régularité dans les capillaires entre-croisés. Le calibre de ces vaisseaux ne varie pas pour chacun d'eux, et l'on voit parfois, à l'une des extrémités des capillaires les plus fins, un globule un peu volumineux hésiter, s'allonger et traverser lentement le vaisseau.

Lorsque la cause de l'inflammation a commencé à agir, les capillaires se rétractent, et le cours du sang est accéléré dans leur cavité. Aussitôt après, on observe une dilatation des mêmes vaisseaux, la circulation se ralentit, les globules se heurtent les uns contre les autres, et on voit déjà la circulation arrêtée dans quelques capillaires. La contraction primitive de ces vaisseaux est due à une excitation des nerfs vaso-moteurs, tandis que la dilatation consécutive est causée par leur paralysie. Tel est le *début* de l'inflammation.

La *stase sanguine* se communique de proche en proche aux capillaires du voisinage, de sorte qu'après un temps assez court, le tissu enflammé n'est plus le siège d'aucune circulation.

On peut voir alors des *déchirures* spontanées se produire dans les parois des vaisseaux capillaires, et les globules sanguins sortir des vaisseaux.

Période d'exsudation. — C'est ici que va se montrer le phénomène le plus important et caractéristique de l'inflammation, la formation d'une quantité variable de fibrine, indépendante de celle qui existe dans le sang. Il semble que cette fibrine provienne par exhalation de tous les éléments anatomiques qui entrent dans la composition du tissu enflammé. Elle se forme sur place, elle s'interpose en prenant de la consistance aux divers éléments du tissu malade ; et si ce tissu est une membrane à surface libre, la fibrine est exhalée sur cette surface. Le microscope décèle dans ces exsudats une grande quantité de cellules arrondies, résultant de la prolifération des corpuscules du tissu conjonctif. C'est la production et la coagulation de la fibrine qui détermine l'*hépatisation rouge* de la pneumonie, l'*induration* qui précède la formation du pus dans un phlegmon, l'*induration rouge* dans le ramollissement du cerveau, l'induration de la tuméfaction du testicule dans l'*orchite*, etc. C'est elle qui détermine les *fausses membranes de la pleurésie*, de la péricardite et de la péritonite. C'est elle encore qui constitue les *épanchements inflammatoires* fibrineux que l'on trouve dans les phlegmasies des membranes séreuses que nous venons de nommer. N'est-ce pas elle aussi qui forme ces *embolies fibrineuses* qui se détachent du cœur dans l'endocardite aiguë pour être lancées dans une artère qu'elles oblitèrent ? Enfin, dans ces phlegmasies spéciales et spécifiques qu'on appelle maladies diphthéritiques, c'est la fibrine qui forme, par exhalation, les fausses membranes, comme on le voit dans le *croup* et dans l'*angine couenneuse*.

Arrivée à ce degré, l'inflammation peut rétrograder. Il se fait alors une résorption de la fibrine et une rétrocession de tous les actes morbides que nous venons de voir se produire dans le tissu enflammé. Les vaisseaux eux-mêmes recouvrent leur perméabilité. On dit, dans ce cas, que la phlegmasie s'est terminée par *résolution*. C'est ce qu'on observe le plus souvent dans la pneumonie. Il peut arriver aussi, l'inflammation s'arrêtant à ce degré, que la résorption de la fibrine ne se produise pas immédiatement et qu'elle donne au tissu une consistance et une dureté assez considérables. On appelle terminaison par *induration* ce résultat de la phlegmasie. On observe quelquefois, dans les inflammations, la *gangrène* comme terminaison. Cette mortification des tissus survient dans certains cas d'inflammation étendue, intense, et dans lesquels le tissu enflammé, et pour ainsi dire étranglé, est dans l'impossibilité de se distendre. L'état général de l'individu et la nature de l'inflammation jouent certainement un rôle dans le développement de la gangrène.

Période de suppuration. — La terminaison par suppuration se voit fréquemment. La production du pus est toujours consécutive à l'exhalation de la fibrine et ne peut pas exister sans elle.

Des *gouttelettes graisseuses* se rencontrent quelquefois entre les éléments du pus.

ARTICLE IV.

DU TISSU ÉRECTILE.

Les veines et les artères ne communiquent pas seulement par le système capillaire ; dans certaines régions, pour des besoins physiologiques particuliers, les capillaires sont modifiés et représentent un tissu susceptible de dilatation et de rétraction, auquel on donne le nom de tissu érectile. On le rencontre surtout dans les organes génitaux des deux sexes ; il forme les corps caverneux et les parois du canal de l'urèthre chez l'homme ; dans le sexe féminin, il constitue le bulbe du vagin, etc.

On a dit que le tissu érectile n'est pas, à proprement parler, placé entre les artères et les veines, mais entre les veines et les capillaires, de sorte qu'il est constitué par les extrémités veineuses dilatées.

Structure. — Ce tissu est formé par une membrane extérieure qui le limite, par des cloisons ou trabécules parties de la surface interne de l'enveloppe, et s'entre-croisant en tous sens pour limiter des espaces ou aréoles communiquant toutes entre elles et dans lesquelles le sang est contenu, en sorte que ce tissu ressemblerait à une éponge, d'où le nom de tissu spongieux qu'on lui donne quelquefois. D'un côté, le tissu érectile reçoit les veines ; d'un autre côté, on voit les vaisseaux capillaires s'ouvrir dans les aréoles. Il se laisse dilater, parce que des éléments élastiques entrent dans sa constitution ; il est contractile, parce qu'il renferme des fibres musculaires, et il résiste à une pression très forte, parce qu'il renferme des éléments fibreux. Les aréoles sont tapissées dans toute leur étendue par la tunique de Bichat (tunique interne des vaisseaux). Examinons la disposition de tous ces éléments, et nous comprendrons complètement la structure du tissu érectile.

En 1867, Legros a publié sur les tissus érectiles un mémoire fort intéressant et dans lequel il a fait une étude complète du tissu spongieux.

Selon Legros, l'*épithélium* de la tunique interne des veines existe dans les aréoles du tissu érectile ; les cellules épithéliales sont difficiles à observer. C'est pour cette raison qu'il ne les admit pas à l'époque de ses premiers travaux.

L'élément fondamental de ce tissu, et qui en forme la charpente, est l'*élément élastique*, qui se montre en grande quantité sur les trabécules et surtout dans l'enveloppe de ce tissu. Les fibres élastiques forment des réseaux anastomosés et se présentent quelquefois sous forme de lamelles.

Les *fibres musculaires lisses* sont, d'après Legros, moins abondantes qu'on ne l'admet communément. On les trouve réunies en petits faisceaux, surtout sur les trabécules les plus fines. Quelques trabécules même sont uniquement formées par un faisceau musculaire recouvert de la membrane de Bichat. Selon le même observateur, on ne trouve pas de fibres musculaires dans la verge de l'éléphant.

Le *tissu fibreux* ne fait pas partie du tissu érectile, à proprement parler ; il constitue une gaine dans laquelle sont contenus les autres éléments. On trouve encore quelques fibres de tissu conjonctif au milieu des éléments élastiques.

La description que Legros donne des capillaires artériels de ce tissu tiendrait à le faire considérer comme faisant partie du système capillaire et non des veines. Il admet que les *artères hélicines* arrivent directement jusqu'aux aréoles. Elles sont pourvues d'un appareil musculaire tellement puissant, que, dans les injections, on peut leur faire supporter une pression douze fois plus forte que la tension artérielle. Au moment de leur terminaison dans les aréoles, les fibres musculaires cessent brusquement, et la tunique interne se continue avec la surface interne des aréoles.

Indépendamment des vaisseaux qui s'ouvrent directement dans les aréoles, il existe encore des capillaires ordinaires qui se portent dans l'épaisseur de la paroi et des trabécules pour nourrir les éléments qui les constituent ; ils sont en petit nombre, comme dans les autres tissus élastiques.

Les *nerfs* pénètrent en nombre assez considérable dans l'épaisseur des tissus érectiles et se perdent sur les éléments contractiles des vaisseaux.

Physiologie. — Les tissus érectiles ont pour fonction de déterminer dans certains organes une augmentation de volume et une rigidité qu'on appelle *érection*. Prenons par exemple celle du pénis.

L'érection est déterminée par l'accumulation du sang dans ces tissus ; et si une blessure profonde vient à les intéresser, il s'écoule une quantité considérable de ce liquide.

Si l'on veut se rendre compte du mécanisme de l'érection, on constate une grande divergence d'opinions parmi les auteurs.

Kobelt croit que le sang est retenu dans le tissu érectile par certains muscles à fibres striées du périnée.

Sappey attribue cette action au muscle péripénien qu'il a décrit.

Pour Rouget, le sang serait retenu dans le tissu érectile par la contraction même des trabécules de ce tissu.

Kölliker attribue l'érection à la paralysie des fibres musculaires des trabécules, qui permettent aux aréoles de se dilater.

Enfin, pour Robin, l'accumulation du sang dans les tissus érec=
tiles pendant l'érection dépend d'une paralysie des nerfs vaso=mo=
teurs qui augmente le calibre des petites artères de ce tissu, et par
conséquent toute sa masse spongieuse.

Legros, rejetant toutes ces théories, place, comme Robin, la cause
de l'érection dans les nerfs vaso=moteurs ; mais, tandis que le maître explique le phénomène par une paralysie, lui, au contraire, admet qu'il y a une excitation de ces nerfs. Il établit d'abord, d'après
des expériences, que le grand sympathique a une influence sur le
développement du tissu érectile, développement qui est troublé par
la paralysie ou la section de ce nerf. Une expérience a été faite sur
la crête érectile d'un coq vivant, chez lequel l'extirpation du ganglion cervical supérieur, alors qu'il n'était que poussin, a nui à l'é-
volution de la moitié correspondante de la crête.

Le fait précédent et de nombreuses expériences prouvent que les
tissus érectiles sont soumis à l'influence du grand sympathique.
Nous ne pouvons, dans cet ouvrage, suivre l'auteur dans toutes ses
explications ; mais nous dirons avec lui que *les tissus érectiles ne
sont que des capillaires modifiés, susceptibles de se congestionner activement sous l'influence d'une excitation physiologique ou pathologique du grand sympathique.*

*Cette excitation détermine dans les artères une contraction succes-
sive des parois, et, par suite, un afflux de sang plus considérable.*

ARTICLE V.

DES LYMPHATIQUES.

On appelle système lymphatique la réunion de vaisseaux blancs
chargés de *lymphe* que l'on trouve dans presque toutes les parties
du corps, et de glandes lymphatiques que les vaisseaux traversent
avant de déverser leur contenu dans le sang.

1º *Vaisseaux lymphatiques.*

Les lymphatiques sont des vaisseaux blancs, en général petits,
remplis d'un liquide qu'on appelle *lymphe*, et qui convergent pour
former deux canaux connus sous les noms de *grande veine
lymphatique droite* et de *canal thoracique.*

L'origine des lymphatiques se fait par un *réseau fermé de toutes
parts*, et se montrant dans l'épaisseur des organes et à leur surface.
Il existe quelques régions dans lesquelles ces vaisseaux n'ont pas
encore été découverts. Ils sont très abondants au niveau des ori-

fices où la peau se continue avec les muqueuses : paupières, narines, bouche, anus, vulve, méat urinaire. Ils sont aussi très abondants sur la peau, et prennent naissance à la surface du derme ; c'est surtout aux extrémités des membres, sur la peau des doigts et des orteils, qu'ils existent en grande quantité, de même qu'à la peau de la face. Le réseau lymphatique se montre avec une richesse considérable sur les membranes douées d'une grande sensibilité. (Sappey.)

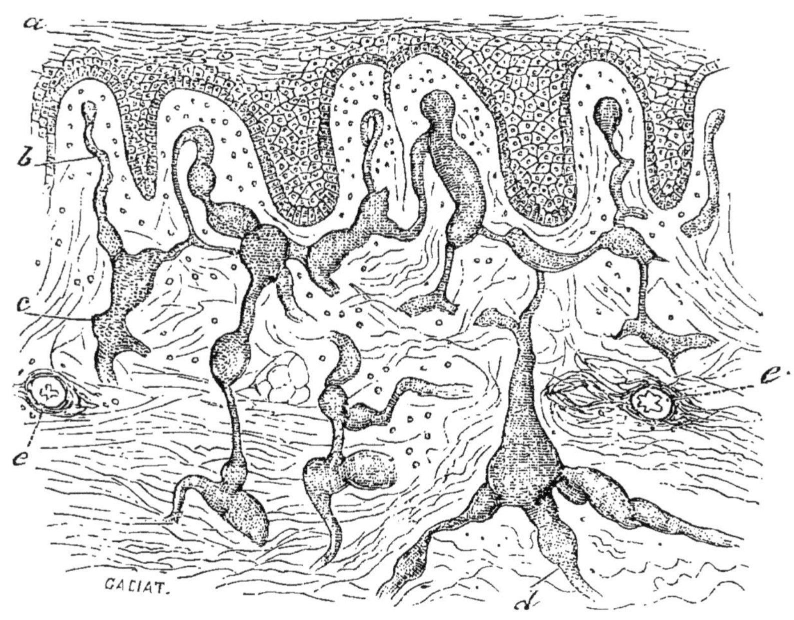

FIG. 239. - Lymphatiques de la peau de la dernière phalange
d'un doigt.

a. Epiderme. — *b.* Vaisseaux lymphatiques. — *c.* Vaisseaux plus profonds, formant de larges réseaux et munis de nombreuses valvules. (Cadiat.)

Il est hors de doute que les lymphatiques, à leur origine, n'ont aucune communication avec les vaisseaux sanguins ; ils naissent par un réseau capillaire fermé dans lequel la lymphe pénètre par imbibition à travers la paroi du capillaire. Aussi le monde anatomique tout entier a-t-il été surpris de la publication faite par le professeur Sappey, dans l'*Union médicale* de Paris (décembre 1874), sur l'origine des vaisseaux lymphatiques.

Au sujet d'un concours pour l'agrégation dont la question écrite était : *Du système lymphatique*, Sappey débute ainsi : « Ils (les candidats) vous ont mis au courant de la science contemporaine ; or

« la science sur ce point est pleine d'erreurs; et c'est contre ces
« erreurs que je viens protester devant vous.

« Abordons le point essentiel, et aussi le plus controversé, l'ori-
« gine des vaisseaux lymphatiques. On a dit : « Le système lym-
« phatique émane du tissu conjonctif, et par conséquent de tous
« les points de l'économie ». Je vous dirai qu'aucun vaisseau lym-
« phatique ne vient du tissu conjonctif. On a dit que « les lym-
« phatiques n'avaient
« aucune connexion
« avec le système vas-
« culaire ». Je répon-
« drai que les capil-
« laires lymphatiques
« naissent des capil-
« laires sanguins. La
« première de ces pro-
« positions suffirait à
« me faire lapider; la
« seconde achèverait
« ma ruine; mais je
« possède les preuves
« de ce que j'avance,
« et je vais vous les
« donner. »

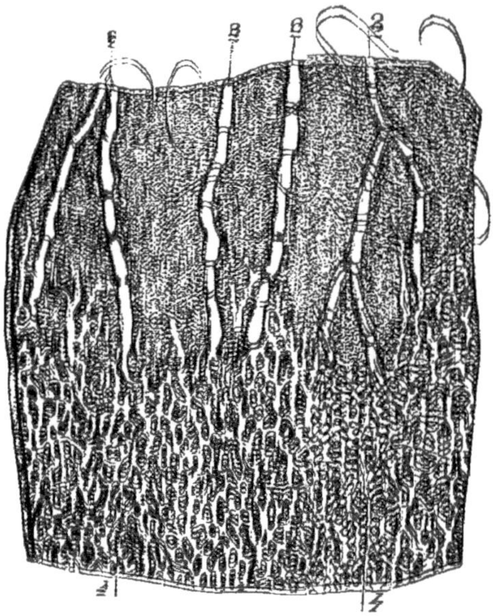

Alors Sappey criti-
que les méthodes em-
ployées pour l'étude
des lymphatiques par
Mascagni, Panizza,
Fohmann et Recklin-
ghausen.

FIG. 240.

1, 1. Réseau lymphatique donnant naissance aux
vaisseaux lymphatiques, 2, 2, 2, 2.

Sappey a une méthode personnelle, mais c'est un secret. « Par
« ma méthode, dit-il, je les distingue tous avec la plus grande
« netteté. Or, après les avoir vus dans la peau, j'examine le tissu
« conjonctif, et je n'en aperçois aucune trace ! »

Sappey nie également les lymphatiques des séreuses, les stomates, les gaines des lymphatiques de la surface du cerveau, il
nie tout.

Il affirme que les capillaires lymphatiques communiquent à leur
origine avec les capillaires sanguins par d'innombrables vaisseaux
minuscules, auxquels il donne le nom de *capillicules*, vaisseaux de
2 μ, suffisants pour laisser passer le plasma du sang qui formera
la lymphe, mais trop petits pour admettre les globules sanguins
dont les dimensions sont supérieures.

Je ne voudrais pas affirmer que M. Sappey est dans l'erreur. C'est cependant mon opinion, et je crois avec la majorité des anatomistes qu'il n'y a aucune communication entre les capillaires sanguins et les capillaires lymphatiques. Ils naissent par un réseau fermé.

Il est pénible de voir Sappey vouloir faire table rase de tous les travaux des contemporains. Est-ce qu'il n'est pas susceptible d'erreur comme les autres ? Faut-il lui rappeler l'erreur commise par lui-même, lors de ses premières études sur les lymphatiques des villosités intestinales ?

Il y a des lymphatiques *superficiels* et des lymphatiques *profonds* : les premiers, après avoir pris naissance sur le derme, traversent cette couche, et cheminent ensuite dans le tissu cellulaire sous-cutané, jusqu'à ce qu'ils rencontrent des glandes lymphatiques superficielles, dans lesquelles ils se ramifient. Les lymphatiques profonds, nés dans l'épaisseur des tissus, se portent aussi vers les glandes lymphatiques profondes en suivant le trajet des vaisseaux sanguins.

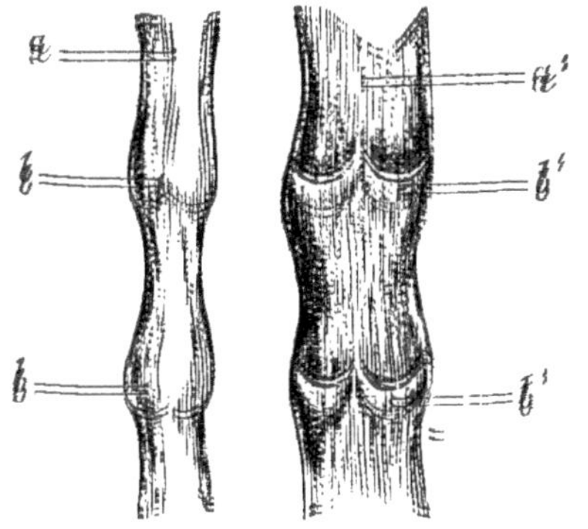

FIG. 241.

A gauche, on voit un vaisseau lymphatique entier. = *a* : Extrémité qui regarde le cœur. = *b*, *b* : Renflements correspondant aux valvules.

A droite, le lymphatique est ouvert. = *a'* : Extrémité qui regarde le cœur. = *b' b'* : Valvules.

Le *trajet* des lymphatiques est à peu près direct. Ils sont rectilignes, très rapprochés, et s'anastomosent de manière à former un réseau à mailles longitudinales. Les vaisseaux superficiels occupent les régions où sont situées les veines superficielles, de sorte que dans le membre inférieur ils sont placés surtout à la face interne du membre, et suivent le trajet de la veine saphène interne jusqu'aux ganglions du pli de l'aine, tandis que ceux du membre supérieur suivent le trajet des veines superficielles de l'avant-bras, pour se jeter ensuite dans les ganglions de l'aisselle. A la tête, les lymphatiques descendent en grand nombre, et se jettent dans les glandes nombreuses qui forment un chapelet à grains très serrés, étendu d'une apophyse mastoïde à l'autre, en passant par les régions parotidiennes et sus-hyoïdiennes. Les lymphatiques profonds s'accolent aux vaisseaux sanguins qu'ils accompagnent jusqu'à la racine du membre, où ils se jettent dans des ganglions profonds. Ceux des viscères sortent de l'organe en suivant le trajet des vaisseaux, et se rendent dans des ganglions voisins.

Vus extérieurement, les lymphatiques représentent de longs cordons minces, présentant sur leur trajet, et à des intervalles très rapprochés, de petits renflements correspondant aux valvules de ces vaisseaux. Il est difficile de les apercevoir dans une dissection, et, pour les observer, il faut les rechercher minutieusement et prendre garde de les confondre avec des filets nerveux.

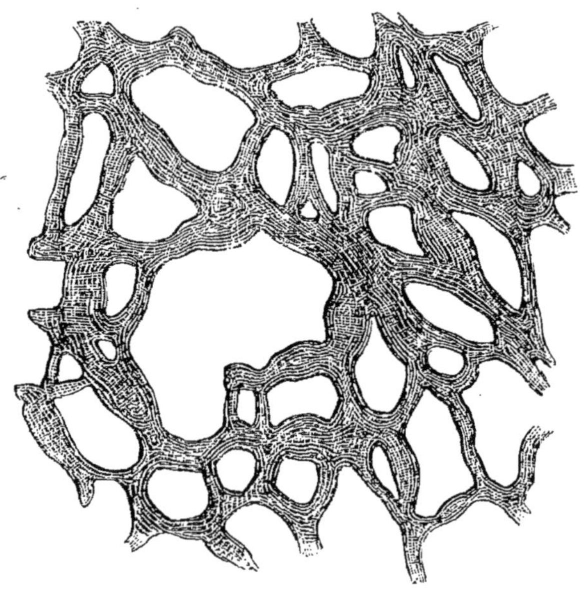

FIG. 242. — Réseau lymphatique de la face profonde de l'estomac. (Cadiat.)

On n'observe pas dans les lymphatiques toutes les variétés d'*anastomoses* que nous avons décrites avec les artères. Celles qu'on trouve ne sont pas très fréquentes, et se font le plus souvent par bifurcation; quelquefois aussi, on voit deux vaisseaux parallèles se confondre pour se diviser de nouveau.

Il existe dans les lymphatiques des valvules extrêmement nombreuses et disposées par paires, comme dans les veines. Ces replis ont exactement la même configuration que ceux des veines, mais ils sont différemment constitués : ils ne sont pas formés seulement par un repli de la tunique interne, mais de toute l'épaisseur de la paroi du vaisseau, de sorte qu'une rainure extérieure correspond à ses valvules.

Les vaisseaux lymphatiques se rendent dans le système veineux en formant deux gros troncs. L'un, *grande veine lymphatique droite*, présentant de 2 à 4 centimètres de longueur, est situé sur le côté droit de la racine du cou, en dedans du scalène antérieur, et se jette à l'union des veines sous-clavière et jugulaire interne. Ce petit tronc reçoit tous les vaisseaux lymphatiques des organes de la moitié droite du corps située au-dessus du diaphragme. Tous les autres lymphatiques se jettent dans le *canal thoracique*. Ce canal, étendu le long de la colonne vertébrale, prend son origine au niveau de la deuxième vertèbre lombaire par une dilatation appelée *citerne de Pecquet*. Situé dans le médiastin, il longe la face antérieure de la colonne vertébrale, en la croisant de bas en haut et de droite à gauche. Il croise aussi la face postérieure de l'œsophage, et vient se jeter dans le système veineux, au confluent des veines jugulaire interne et sous-clavière gauche.

Tous les vaisseaux lymphatiques se *terminent* donc dans le système veineux ; mais, dans leur trajet, ces vaisseaux semblent se perdre dans l'épaisseur de renflements appelés ganglions lymphatiques. Cette terminaison n'est qu'apparente, et les vaisseaux ne font que traverser ces glandes, qui exercent une action spéciale sur le liquide qu'ils contiennent. Presque tous les lymphatiques traversent un ou plusieurs ganglions avant d'arriver aux deux troncs de terminaison.

Il est un groupe de vaisseaux lymphatiques qui se distinguent des autres par leur fonction : nous voulons parler des *vaisseaux chylifères*, qui partent de l'intestin grêle, où ils naissent par une dilatation, au centre des villosités. Ces vaisseaux sont chargés de porter le chyle dans le canal thoracique après avoir traversé les ganglions mésentériques.

Structure. — C'est la structure des vaisseaux lymphatiques proprement dits que nous étudierons ici ; la structure des lymphatiques d'origine, autrement appelés *capillaires lymphatiques, canaux lymphatiques*, est tout à fait différente ; nous en parlerons plus loin en décrivant l'origine des vaisseaux lymphatiques.

Comme les artères et les veines, les lymphatiques ont trois tuniques. Leur structure les rapproche davantage des veines, par la présence de valvules à l'intérieur, et de fibres musculaires dans la tunique externe ; ils s'en rapprochent aussi par la direction centripète du courant lymphatique. Leur paroi est demi transparente, très mince, très élastique et bien plus résistante que celle des vaisseaux sanguins de même calibre [1].

---

1. D'après Lauth, les lymphatiques du membre inférieur résistent à la pression d'une colonne de mercure de 133 centimètres. Les vaisseaux sanguins ne résistent pas à celle d'une colonne de 33 centimètres.

Tunique externe. — Elle est formée de *tissu conjonctif* fibrillaire, dont les fibres sont dirigées longitudinalement, comme dans les artères et dans les veines. Des réseaux de *fibres élastiques* fines et de moyenne grosseur, ayant la même direction, sont entremêlés aux faisceaux de tissu conjonctif. Comme dans les veines, on peut encore observer des fibres musculaires lisses dans la tunique externe ; ces fibres sont dirigées longitudinalement [1] ou un peu obliquement ; la première de ces deux directions est toujours prédominante. Un caractère essentiel qui distingue cette tunique de la tunique externe des veines, c'est que les *fibres musculaires des lymphatiques commencent à se montrer sur les vaisseaux ayant seulement* 200 µ, tandis que les petites veines en sont dépourvues, et qu'on ne commence à observer ces fibres musculaires que sur les veines de moyen calibre. On trouve des *vasa vasorum* nombreux dans cette tunique. On n'a pas encore constaté de nerfs sur leurs parois. (Robin.)

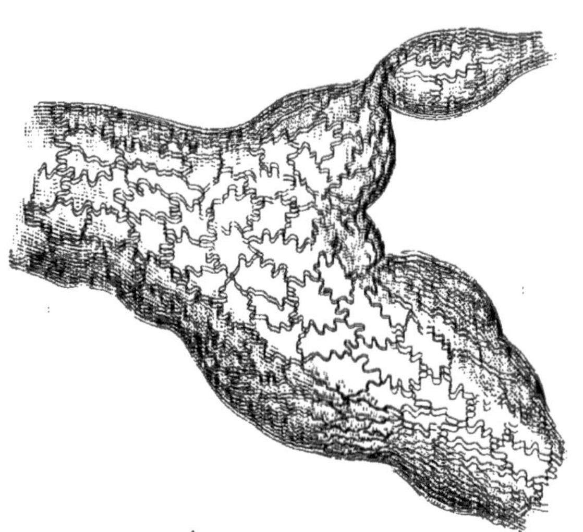

Fig. 243. — Épithélium d'un conduit lymphatique du péricarde. (Cadiat.)

Tunique moyenne. — La tunique moyenne, la plus épaisse des trois, est composée de fibres musculaires lisses et de fibres élastiques. Les *fibres musculaires* sont transversales, elles ont les mêmes caractères que celles des veines et des artères. Elles sont entremêlées de *fibres élastiques fines* formant des réseaux à direction transversale, et plus abondants du côté de la tunique externe.

Tunique interne. — Comme celle des artères et des veines, la tunique interne est composée de deux couches. La *couche épithéliale* est formée par un *épithélium pavimenteux simple* à cellules allongées, mais moins longues que celles des veines et des artères. Plus profondément, la *couche élastique sous-épithéliale* est formée

1. Ces fibres, d'après Robin, seraient circulaires, et la tunique moyenne, selon le même auteur, en serait dépourvue. (Voy. *Art. Lymphatiques du Dict. Encycl. des Sc. méd.* 1870.)

de fibres élastiques dirigées longitudinalement, et anastomosées en réseaux serrés, de manière à donner naissance à une membrane réticulée, et jamais à une véritable membrane élastique. Les fibres qui constituent ces réseaux ne sont jamais très volumineuses, elles sont fines et de moyenne grosseur, et leurs réseaux offrent de grandes variétés.

Limites des tuniques. — Nous verrons, en étudiant les capillaires lymphatiques, que la couche épithéliale de la tunique interne se continue avec les capillaires lymphatiques. Les autres couches se continuent, vers les mêmes vaisseaux, beaucoup plus loin que les tuniques des vaisseaux sanguins vers les capillaires. On peut voir déjà, sur de petits lymphatiques de 35 μ environ (vaisseaux chylifères), une couche de tissu conjonctif homogène ; sur des vaisseaux de 200 μ, on aperçoit les trois tuniques.

Vasa vasorum ; nerfs. — Les *vasa vasorum* et les *nerfs* n'ont pas été étudiés ; il est probable qu'ils se comportent comme ceux des veines. Robin, cependant, a vu de nombreux capillaires dans la tunique externe des lymphatiques.

Valvules. — Les valvules [1], transparentes et disposées par paires, sont formées de cinq couches, comme les valvules des veines ; mais elles sont beaucoup plus nombreuses : la couche du milieu renferme des fibres de tissu conjonctif et quelques fibres élastiques, disposées parallèlement au bord adhérent de la valvule. De chaque côté de cette couche, on trouve une lamelle formée par des fibres élastiques en réseau, dirigées de la base vers le sommet de la valvule. Enfin, de chaque côté, la face superficielle de la valvule est recouverte d'épithélium pavimenteux, semblable à celui qui tapisse la surface interne des vaisseaux. La couche conjonctive centrale n'arrive pas jusqu'au bord libre de la valvule. On peut dire qu'elles sont, comme les valvules des veines, formées par un adossement de la tunique interne et de la tunique moyenne. Les valvules ne possèdent pas de vaisseaux.

Teichmann a fait voir que les valvules ne se montrent pas sur les lymphatiques capillaires ayant moins de 200 μ, et que la présence de ces valvules distingue les lymphatiques proprement dits de leur réseau d'origine.

Origine des vaisseaux lymphatiques. — Les lymphatiques naissent par de larges *capillaires*, que quelques auteurs appellent des *canaux lymphatiques*. Ces capillaires offrent une grande analo-

---

1. Le nombre des valvules est en rapport direct avec la résistance des parois des vaisseaux. Ces valvules sont plus nombreuses dans les lymphatiques superficiels que dans les profonds, plus aux membres inférieurs qu'aux supérieurs et à la tête.

gle de structure avec les capillaires sanguins ; de même que ces derniers, ils ne peuvent être étudiés qu'après avoir été traités par le nitrate d'argent (parties égales de gélatine et d'une solution de nitrate d'argent à 0,30 centigr. pour 100 gr. d'eau). Comme les

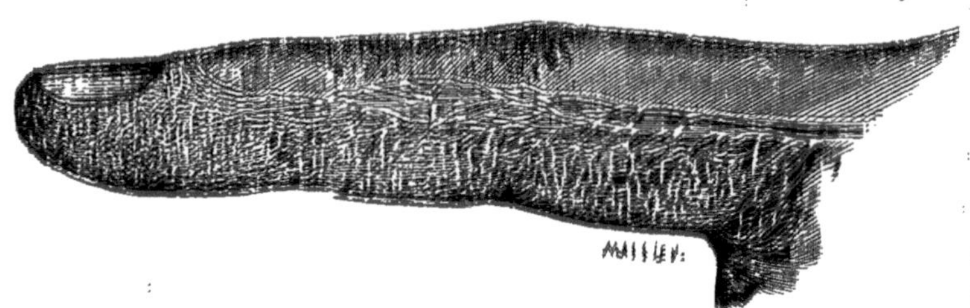

FIG. 244. = Vaisseaux lymphatiques d'un doigt.

capillaires sanguins, les capillaires lymphatiques ont une *paroi composée de cellules épithéliales* de 50 à 100 μ (de 8 à 20 μ, Robin), contenant chacune un noyau rond ou ovalaire de 8 à 12 μ, et juxtaposées par leurs bords. Ces bords sont ondulés. Comme dans les capillaires sanguins, nous trouvons des cellules fusiformes dans les capillaires les plus étroits, et des cellules polygonales dans ceux qui sont plus larges ; ceux-ci sont beaucoup plus répandus. La paroi des canaux lymphatiques (capillaires) est beaucoup plus mince que celle des capillaires sanguins ; les cellules qui les constituent sont par conséquent plus aplaties et plus minces (leur épaisseur est de 1 μ, d'après Robin).

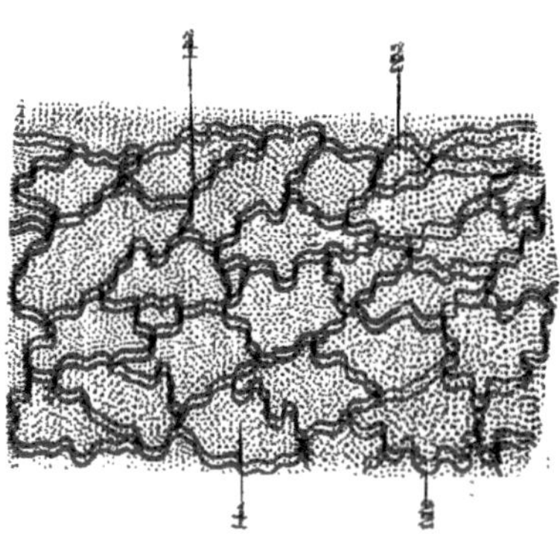

FIG. 245. = Cellules épithéliales des capillaires lymphatiques.

1. Cellules tapissant la surface interne des capillaires lymphatiques. Le contour, 2, de ces cellules a été rendu sombre par l'imprégnation de nitrate d'argent.

Ces capillaires diffèrent des capillaires sanguins par leurs dimensions : en effet, il est rare de trouver un capillaire lymphatique étroit ; plus souvent, au contraire, *ces vaisseaux sont très larges* et revêtent la forme d'espaces, de *sinus*, qui s'anastomosent en réseaux.

Dans les capillaires sanguins, la paroi des vaisseaux est indépendante du tissu environnant ; dans les capillaires lymphatiques, c'est le contraire : la surface externe de la couche épithéliale qui forme la paroi des canaux lymphatiques se soude avec le tissu voisin, dont on ne parvient à l'isoler que dans les cas où ce tissu est extrêmement lâche.

Nous ne nous occuperons pas de l'origine même des canaux lymphatiques ; nous renvoyons le lecteur aux traités d'histologie.

2° *Ganglions lymphatiques.*

Les ganglions sont de petits organes, ovalaires ordinairement, de volume variable, dépassant rarement celui d'un haricot, situés sur le trajet des vaisseaux lymphatiques qui se ramifient dans leur épaisseur. Ces organes sont très répandus ; on en trouve des quantités considérables à la racine des membres, au cou et dans les cavités thoracique et abdominale. Si l'on suit certains vaisseaux lymphatiques, on peut constater que les ganglions forment une sorte de chaîne sur leur trajet ; très souvent un lymphatique ne traverse qu'un ganglion.

Chaque ganglion reçoit, d'un côté, des *lymphatiques afférents* qui se ramifient dans sa propre substance ; du côté opposé, il donne naissance à des *lymphatiques efférents*. Le courant de la lymphe dans les lymphatiques et dans les ganglions est centripète : on peut s'en convaincre en examinant les ganglions infectés par une tumeur cancéreuse, les ganglions gorgés de la matière colorante du tatouage, qui a été transportée dans ces glandes par les lymphatiques, l'adénite consécutive à une piqûre anatomique, etc.

Ordinairement le ganglion lymphatique offre un point déprimé : c'est le *hile* du ganglion : c'est de là que part le vaisseau efférent ; les vaisseaux afférents arrivent au ganglion sur divers points de sa surface, du côté opposé à celui du hile.

Les auteurs ne sont pas encore tout à fait d'accord sur certains détails de la structure des ganglions lymphatiques. Cela tient à la difficulté qu'on éprouve dans cette étude. Celui qui voudra contrôler les descriptions des auteurs devra se rappeler : 1° que *les ganglions diffèrent suivant leur volume, les régions et les dimensions des animaux* chez lesquels on les étudie ; 2° que *les ganglions d'un jeune sujet ne ressemblent pas à ceux d'un vieillard ni à ceux de l'adulte,* chez lesquels la substance médullaire s'atrophie ; 3° que *ces organes changent de structure lorsqu'ils ont été altérés par la maladie.*

C'est chez les animaux que les auteurs ont fait leurs études, principalement chez le bœuf, et quelquefois chez l'homme. Nous nous servirons des travaux de Frey et de His dans cette description : ce sont les plus complets et ceux qui paraissent les plus exacts.

Les ganglions sont formés d'une *charpente fibreuse*, d'une *substance propre* recevant des *vaisseaux sanguins*, de *lymphatiques afférents* et de *lymphatiques efférents*.

Avant de commencer cette étude, disons quelques mots. qui la compléteront : 1° On ne connaît rien sur la *formation* de ces organes ni sur leur *developpement* pendant la vie embryonnaire ; on sait seulement qu'ils se forment aux dépens du feuillet moyen du blastoderme, comme tous les organes du système vasculaire (R mak). 2° Leur *composition chimique* est à peu près inconnue. 3° Les ganglions d'un certain volume reçoivent, chez l'homme, plusieurs *filets nerveux*, composés de fibres fines qui accompagnent les artères. Kölliker a vu des fibres de Remak pénétrer dans le hile d'un ganglion lombaire, chez le bœuf. Du reste, on ne sait rien du mode de terminaison de ces nerfs.

Charpente fibreuse. — Une *enveloppe fibreuse* entoure les ganglions. Cette enveloppe, variable en épaisseur selon le volume de l'organe, est formée de tissu conjonctif fibrillaire ou fibreux, et d'éléments élastiques. Chez le bœuf, on trouve une quantité considérable de fibres musculaires lisses dans l'épaisseur de l'enveloppe fibreuse (His). Par sa *face externe*, l'enveloppe est en rapport avec une seconde enveloppe, formée de tissu conjonctif lâche, qui lui adhère et qui contient une certaine quantité de cellules graisseuses. De la *face interne* de l'enveloppe fibreuse se détachent des *cloisons*, ou *trabécules*, qui pénètrent dans l'épaisseur de la glande en se divisant et se subdivisant de manière à limiter des espaces de volume variable.

Ces cloisons sont formées de tissu fibreux comme l'enveloppe ; elles renferment un certain nombre de fibres musculaires lisses, très abondantes et faciles à démontrer chez certains animaux, comme le bœuf (His), le mouton et le cheval (Recklinghausen).

Parties de la face interne de l'enveloppe, les cloisons se dirigent vers le hile, point de départ du vaisseau lymphatique efférent. Avant d'arriver au hile, elles se divisent et se subdivisent en s'amincissant, de manière à limiter de petits espaces, puis elles se confondent et forment une petite masse au niveau du hile, masse qui adhère à ce niveau à l'enveloppe fibreuse, et qu'on nomme *stroma du hile* (His) (fig. 247, 9).

Substance propre. — La substance propre est formée de ce tissu qui a reçu tant de noms différents (*conjonctif réticulé* de Frey, *conjonctif cytogène* de Kölliker, *adénoïde* de His, *lymphoïde* de quelques auteurs) ; elle est la même que la substance des follicules de l'intestin grêle et des corpuscules de Malpighi de la rate. Elle se compose d'un réticulum formé par des fibres fines anastomosées, tel que le montre là figure 246. Dans les mailles de ce réticulum, on observe un nombre infini de *cellules lymphatiques*, globules blancs, de 6 à 11 μ, ayant les principaux caractères des cellules du chyle et de la lymphe [1].

La substance propre des ganglions offre un aspect différent, selon

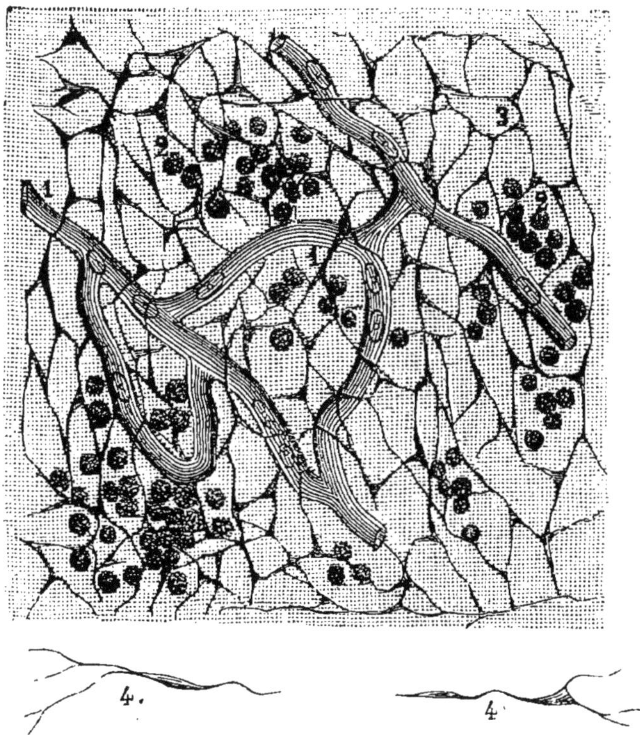

FIG. 246. — Substance conjonctive réticulée avec cellules lymphatiques. (Tissu adénoïde.)

1, 1. Capillaires traversant le tissu et pourvus de noyaux. — 2. Amas de cellules lymphatiques. — 3. Réticulum formé par les fibres anastomosées. — 4, 4. Deux cellules avec les fibres qui en dépendent.

qu'on l'examine du côté du hile ou vers la surface de l'organe. Vers la surface du ganglion, les cloisons divisent la substance propre en un certain nombre de masses plus ou moins arrondies ou polyédri-

1. Ces cellules ne sont que des noyaux épithéliaux pour Robin. Voici jusqu'où peuvent aller les dissidences : « Nul élément anatomique, dit ce savant, n'est plus nettement caractérisé comme espèce et « variété d'épithélium... On ne peut qu'être surpris de voir combien « ont été superficielles les observations qui ont conduit nombre d'auteurs à considérer ces noyaux comme étant des cellules incolores, « globules blancs ou leucocytes ». De quel côté se trouve l'exagération ?

ques : ce sont les *follicules du ganglion*, dont l'ensemble constitue la *couche corticale* du ganglion [1]. Nous avons vu que, du côté du hile, les cloisons intérieures du ganglion s'amincissent et se subdivisent. A ce niveau, la substance propre n'est plus divisée en masses con=

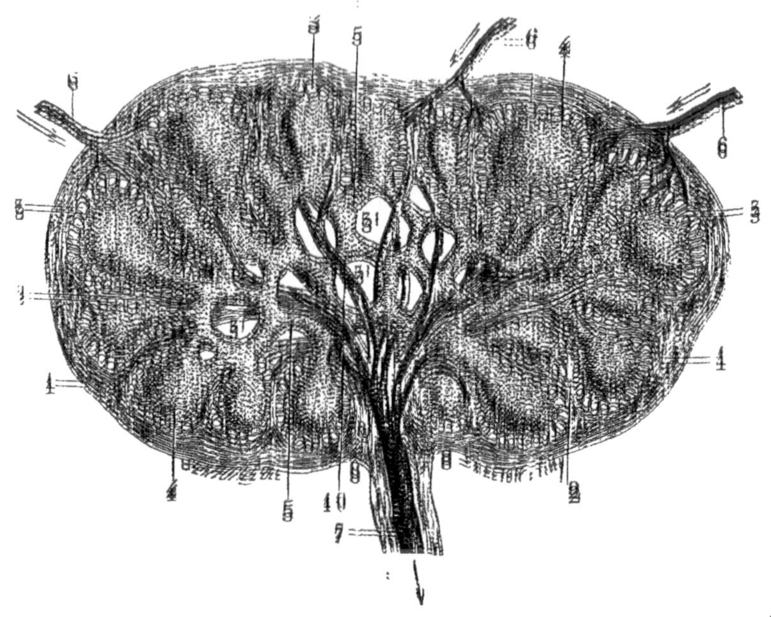

Fɪɢ. 247. — Structure d'un ganglion lymphatique.

1, 1. Enveloppe fibreuse du ganglion. = 2, 2. Cloison fibreuse partant de l'enveloppe et se portant au centre du ganglion. = 3, 3, 3. Espaces ou sinus lymphatiques, dans lesquels circule la lymphe autour des follicules. = 3', 3', 3'. Espaces aréolaires de la substance médullaire communiquant entre eux et avec les sinus lymphatiques. = 4, 4. Follicules formant la substance corticale du ganglion. = 5, 5. Cordons médullaires étendus entre les follicules et formant la substance médullaire du ganglion. = 6, 6, 6. Vaisseaux lymphatiques afférents. — 7. Vaisseau lymphatique efférent. = 8, 8. Hile du ganglion. = 9. Prolongement de l'enveloppe fibreuse dans le hile, ou *stroma du hile*. = 10. Prolongement d'une cloison fibreuse de l'enveloppe dans la substance médullaire.

sidérables, elle s'effile, pour ainsi dire, en prolongements qui passent entre les cloisons et qui s'anastomosent entre eux de manière à former un réseau. Ce réseau constitue la *couche médullaire* ou *centrale* [2]. Nous allons étudier séparément la couche corticale et la

1. Ce qui contribue à compliquer la structure des ganglions, ce sont les différentes expressions employées par les auteurs ; les expressions *pulpe, parenchyme, renflements corticaux, masses corticales* (Külliker), *ampoules corticales* (His), *alvéoles* (Frey), sont également employées pour désigner la substance corticale des ganglions.

2. *Cordons médullaires* de Külliker, *tubes lymphatiques* de Frey, *utricules médullaires* de His. Ces éléments sont ceux que Robin décrit aujourd'hui sous le nom de *cylindres glandulaires*.

couche médullaire; mais n'oublions pas que c'est toujours le même tissu, le tissu lymphoïde ou adénoïde, qui se montre sous deux formes différentes.

Couche corticale. — La couche corticale de la substance propre des ganglions lymphatiques se trouve divisée en petites masses par les cloisons qui partent de l'enveloppe fibreuse extérieure. La forme de ces masses est subordonnée à la direction des cloisons, qui se portent vers le hile : aussi sont-elles en général arrondies ou polyédriques, et quelquefois piriformes, à pointe regardant le hile, autrement dit, le vaisseau efférent. Ce sont ces petites masses qui constituent les *follicules.*

Les follicules ont des dimensions variant depuis un quart de millimètre jusqu'à 2 millimètres ; ils sont serrés les uns contre les autres, et forment une seule couche, ou plusieurs couches superposées, dans la substance corticale du ganglion. Expliquons-nous sur ces follicules.

[*Follicules en général.* — On les appelle encore *follicules clos, vésicules closes,* et souvent on les décrit comme tels. C'est ce que nous avons fait en étudiant le système glandulaire, c'est ce qu'a fait Robin dans la onzième édition du *Dictionnaire de Nysten.* « Ce « sont des glandes à *vésicules closes,* dit-il…; celles-ci sont sphé- « roïdales, bosselées…; leur paroi est très mince, homogène, « molle et très friable… ; elle est tapissée en dedans, ou plutôt rem- « plie par de l'épithélium nucléaire. » C'est ainsi qu'on comprenait les follicules.

A la page 183 de ce volume, *Système glandulaire,* nous disions : Les follicules n'ont pas une membrane propre bien évidente, leur paroi paraît en certains points formée de tissu conjonctif.

Les récents progrès de l'histologie ont montré, en effet, que les follicules ne sont pas des vésicules closes, mais bien des organes pleins, ce sont *des masses de tissu lymphoïde un peu plus condensé vers leur surface ;* il n'y a de vésicules closes que dans le corps thyroïde et l'ovaire.

Le tissu conjonctif réticulé qui en forme la charpente contient, au niveau des nœuds, ou points d'entre-croisement des fibres, des cellules très nettes chez l'enfant (4 à 5 μ), disparaissant en partie chez l'adulte. Les fibres du réticulum s'insèrent sur la surface des vaisseaux qui sillonnent l'intérieur du follicule et forment quelquefois des enveloppes délicates à ces vaisseaux, très marquées surtout dans la couche profonde ou médullaire. Au centre du follicule, ce tissu réticulé est très lâche ; mais vers la surface il se condense, de manière à simuler une membrane distincte. Il ne faut pas se laisser tromper par cette apparence, ce n'est pas là une membrane, mais une couche serrée de réseaux condensés, perméables, non seulement aux liquides, mais à des cellules. Les mailles de ce réseau sont parsemées de cellules lymphatiques.]

Reprenons l'étude des follicules du ganglion lymphatique.

Les *rapports des follicules* sont les suivants. Vers la couche médullaire, ils se continuent avec la substance de cette couche, comme nous le verrons. Quelquefois, on voit deux follicules unis par une sorte de pont lymphoïde qui traverse l'une des cloisons. Les folli=

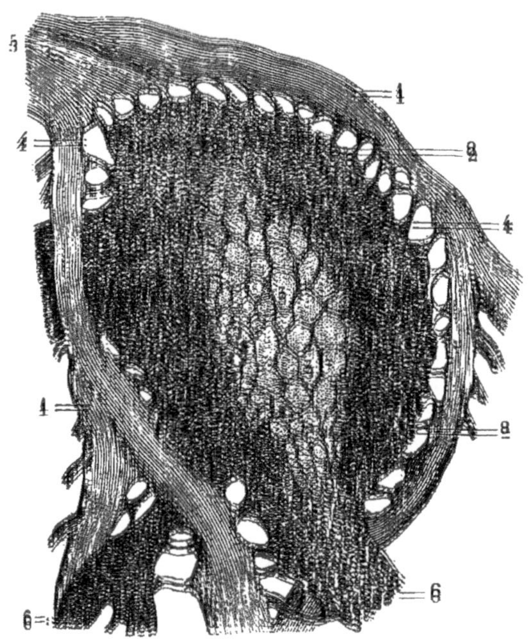

FIG. 248. — Un follicule de la figure précédente, avec les cloisons qui l'entourent, considérablement grossi. (Coupe verticale, d'après Frey.)

1, 1. Trabécules dépendant de l'enveloppe fibreuse du ganglion. = 2, 2. Charpente réticulaire de la partie extérieure du ganglion. = 3, 3. Charpente réticulaire de la partie intérieure ; on y voit quelques cellules lymphoïdes. = 4, 4. Espaces entourant le follicule, sinus lymphatique. = 5. Vaisseau lymphatique afférent. = 6. Prolongement de la substance du follicule vers la substance médullaire (canal ou cordon médullaire).

cules sont entourés, à peu près de tous côtés, par les cloisons fibreuses qui les séparent des follicules voisins, et il en résulte une disposition spéciale des plus singulières : *le follicule et les cloisons ne sont pas en contact;* le follicule est, pour ainsi dire, suspendu par des filaments de tissu conjonctif qui se portent de toute la surface du follicule aux cloisons qui l'entourent (fig. 248). Il existe donc, entre les cloisons et les follicules, un intervalle de 18 à 23 μ d'épaisseur, traversé par les filaments qui soutiennent le follicule.

Ces intervalles portent le nom de *sinus lymphatiques*; nous les re=
trouverons plus loin. Des cellules lymphatiques nombreuses exis=
tent non seulement dans la substance même du follicule, mais dans
l'espace qui le circonscrit.

Couche médullaire. == La couche médul=
laire de la substance propre des ganglions
est centrale, elle se rapproche du hile dans
les ganglions qui en sont pourvus. Cette
portion médullaire est en partie atrophiée
chez l'adulte, et surtout chez le vieillard.
Pour l'étudier, il vaut mieux prendre un
ganglion mésentérique, car elle est plus dé=
veloppée dans les ganglions abdominaux que
dans les autres.

Elle se compose de traînées ou filaments
plus ou moins considérables de tissu lym=
phoïde, reliant entre eux les follicules de la
substance corticale (fig. 247) [1]. Ces fila=
ments s'anastomosent en réseau, de manière
à former une sorte de substance spongieuse,
dont les lacunes, aréoles ou mailles, laissent
circuler la lymphe et constituent des cavités
analogues aux sinus lymphatiques situés
entre les follicules et les cloisons [2]. (Voy.
fig. 247, 3, 3.) Le diamètre de ces traînées
est de 20 à 60 μ chez l'homme, et de 70 à
220 μ chez le bœuf. (Voy. fig. 247, 5, 5.)

On sait que la portion médullaire de la
substance propre des ganglions est voisine
du hile; nous verrons bientôt que les vais=
seaux principaux pénètrent par le hile. Or,
nous pouvons faire remarquer dès à présent
la relation intime qui existe entre ces vais=
seaux sanguins et le tissu lymphoïde dont

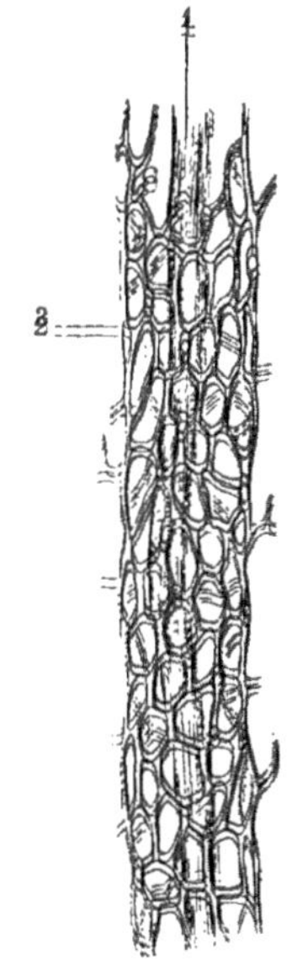

FIG. 249. == Canal
lymphatique pris
dans le ganglion
mésentérique.
(Frey.)

1. Capillaire. == 2. Sub-
stance conjonctive réticulée, avec des cellules
lymphoïdes formant la
paroi du canal lympha-
tique.

nous venons de parler. Chaque filament est un canal analogue à
une gaine lymphatique; la paroi du canal est formée de tissu lymphoïde, c'est-à-dire de tissu conjonctif réticulé renfermant des cellules lymphatiques. Les éléments ne sont pas tellement serrés qu'il

1. Ces filaments canaliculés sont décrits sous le nom de *canaux
lymphatiques* par Frey, de *canaux médullaires* par His, et de *cordons
médullaires* par Kölliker.

2. Le nom de *conduits caverneux* a été appliqué à ces lacunes; Frey
les appelle *conduits lymphatiques de la substance médullaire.*

n'existe des intervalles, des interstices, qui mettent l'intérieur du canal en communication avec l'extérieur ; ils forment quelquefois un véritable réseau. Ce canal renferme une veine, une artère ou un capillaire, et quelquefois plusieurs vaisseaux à la fois, selon ses dimensions (fig. 249).

On peut considérer ces filaments comme des traînées de tissu lymphoïde mettant les follicules en communication, et portant les vaisseaux sanguins à ces mêmes follicules. Ils méritent donc bien le nom de *canaux lymphatiques* que leur a donné Frey (fig. 247, 5).

Les *rapports des canaux lymphatiques* avec les cloisons fibreuses sont les mêmes que ceux des follicules avec les mêmes cloisons. Ces cloisons n'arrivent pas au contact des canaux lymphatiques, elles en sont séparées par un intervalle dans lequel circule la lymphe, intervalle rempli de filaments de tissu conjonctif qui s'étendent des cloisons à la paroi des canaux, comme au niveau des follicules. On trouve dans cet intervalle, et dans l'épaisseur de la paroi des canaux lymphatiques, un nombre infini de cellules lymphatiques, comme au niveau des follicules dans la couche corticale.

Vaisseaux sanguins. — Les artères pénètrent dans les ganglions par le hile et par la surface extérieure de l'organe. Ces vaisseaux sont peu nombreux et petits ; ils arrivent à l'enveloppe fibreuse, et se terminent dans les cloisons par des capillaires qui s'anastomosent avec ceux des artères venues du hile. Frey affirme l'existence de ces vaisseaux périphériques ; Kölliker les a vus pénétrer dans la substance corticale ; His les nie. L'artère principale arrive au hile, elle pénètre dans cette petite masse de tissu conjonctif que nous avons appelée *stroma* du hile, et se ramifie ensuite en plusieurs branches qui se portent, les unes dans les canaux lymphatiques de la couche médullaire, les autres dans les cloisons. Les *artères des cloisons* se ramifient, donnent naissance à des capillaires qui s'anastomosent avec ceux de l'enveloppe extérieure, puis à des veines qui reviennent vers le hile. Les *artères des canaux lymphatiques* passent dans ces canaux, qu'elles suivent jusqu'aux follicules ; elles pénètrent dans les follicules, se ramifient dans leur épaisseur et fournissent un réseau capillaire. Celui-ci se termine, à la périphérie du follicule, par des anses, d'où naissent des veines qui suivent le même trajet. Si le canal lymphatique est gros, il loge en même temps l'artère et la veine, sinon l'artère passe dans un canal et la veine dans un autre.

Les deux ordres de vaisseaux ne sont pas tout à fait indépendants : on voit de très rares capillaires aller des cloisons vers les follicules ; mais, dans la paroi même des canaux lymphatiques, on constate des anastomoses nombreuses entre les vaisseaux des cloisons et ceux qui sont situés dans les canaux lymphatiques. Les mailles des réseaux capillaires sont polygonales, les capillaires eux-mêmes sont petits ; ils ont un diamètre de 5 à 6 μ (Frey).

On voit qu'il n'existe aucune communication entre le sang et la lymphe dans les ganglions.

Vaisseaux lymphatiques afférents et efférents. — Nous voici arrivés au point le plus délicat de la structure des ganglions : il s'agit de savoir *comment la lymphe traverse le ganglion, et quelle est la continuité entre les vaisseaux afférents et efférents.* La réponse à la première de ces questions n'est pas difficile : les vaisseaux afférents versent la lymphe à la surface des follicules, celle-ci baigne cette surface et circule lentement dans les intervalles que nous avons décrits entre les follicules et les cloisons fibreuses, puis elle arrive dans la couche médullaire, baigne de la même manière la paroi des canaux lymphatiques, et passe enfin dans le vaisseau efférent.

Les *vaisseaux lymphatiques afférents* perdent leurs caractères de vaisseaux lymphatiques au moment où ils pénètrent dans le ganglion ; de même, les *vaisseaux efférents* ne prennent les caractères d'un lymphatique qu'à la sortie du ganglion. Entre les vaisseaux afférents et les vaisseaux efférents, il existe un système de lacunes, un espace qui entoure les follicules et les canaux lymphatiques, et que nous avons déjà mentionné sous le nom de *sinus lymphatique*, en décrivant les follicules. Les sinus lymphatiques communiquent tous entre eux. Etendus des vaisseaux afférents aux vaisseaux efférents, ils entourent les follicules et les canaux lymphatiques, qu'ils séparent des cloisons fibreuses ; ils sont traversés par les filaments de tissu conjonctif qui vont des follicules aux cloisons. Ces sinus reçoivent la lymphe des vaisseaux afférents et la transmettent aux vaisseaux efférents. Ils forment comme des enveloppes aux follicules, tandis qu'au niveau des canaux lymphatiques de la portion médullaire, ils simulent les aréoles d'un tissu érectile. (Voy. fig. 247, 3 et 3'.)

Les vaisseaux lymphatiques afférents sont ordinairement assez nombreux ; ils se ramifient à la périphérie du ganglion dont le hile regarde du côté du canal thoracique. En pénétrant dans l'enveloppe fibreuse du ganglion, le vaisseau perd ses caractères, sa paroi se confond avec le tissu conjonctif de l'enveloppe fibreuse, et il s'ouvre par une ou plusieurs ouvertures béantes dans les sinus lymphatiques qui entourent les follicules. Quelquefois ils se ramifient dans une ou plusieurs cloisons, et s'ouvrent plus loin dans un autre point des sinus lymphatiques.

Les vaisseaux efférents sont plus difficiles à observer à leur origine, au moment où ils se continuent avec les sinus. La lymphe passe des aréoles, des sinus lymphatiques de la couche médullaire, dans un conduit situé au milieu du tissu conjonctif du stroma du hile, puis, au sortir de ce hile, on voit un ou plusieurs vaisseaux efférents avec leur structure normale et pourvus de valvules.

On voit donc qu'il n'y a pas de vaisseaux lymphatiques, à proprement parler, dans les ganglions.

His a constaté la présence de cellules épithéliales particulières très aplaties et très minces sur les parois des sinus lymphatiques, follicules, cloisons et filaments, en continuité avec les cellules de l'intérieur des vaisseaux lymphatiques ; mais il n'a pas pu les observer au niveau des canaux lymphatiques de la couche médullaire.

Fonctions. — Nous avons vu qu'il n'y a dans les ganglions aucune communication entre les vaisseaux sanguins et les vaisseaux lymphatiques ; on ne sait pas cependant bien positivement s'il ne se fait aucun échange, à ce niveau, entre le sang et la lymphe.

Pendant le passage du chyle dans les ganglions mésentériques, et à la suite d'injections de matière colorante, on peut voir la substance passer des vaisseaux afférents dans les vaisseaux efférents ; le contraire ne peut avoir lieu, à cause des valvules. On peut constater que des corpuscules de matière colorante et des granulations graisseuses *pénètrent jusqu'au centre des follicules* : il suffit pour cela de prendre un ganglion mésentérique d'un animal en pleine digestion. Il est certain que la lymphe du vaisseau afférent est plus pauvre en cellules lymphatiques que celle du vaisseau efférent. Ces cellules ne peuvent provenir que des ganglions, où elles existent en si grande abondance. On les trouve en dehors des follicules et à l'intérieur, en dehors des canaux lymphatiques et à l'intérieur, et la surface de ces parties offre un aspect fenêtré. Nous concluons en disant que les *ganglions sont des glandes qui sécrètent des cellules lymphatiques*. La découverte de His, qui a signalé un revêtement épithélial sur les follicules, a fait hésiter certains anatomistes, qui voient là un obstacle à l'issue des cellules lymphatiques. Pourquoi ces cellules ne traverseraient-elles pas les interstices des cellules épithéliales, comme les globules blancs du sang les traversent pour sortir des capillaires [1] ?

1. Pour Robin, nous l'avons déjà fait observer, le tissu des ganglions lymphatiques serait différent. Ce que les auteurs prennent pour des cellules lymphatiques ne serait que de l'épithélium nucléaire au milieu de tissu lamineux. Il n'y aurait donc pas de raison d'admettre un tissu spécial, sous le nom de tissu lymphoïde. Nous avons déjà dit que le même auteur n'admet pas que les corpuscules de la lymphe viennent des ganglions, mais qu'ils se développent spontanément dans ce liquide.

Applications pathologiques. — Le siège, la direction et les rapports des vaisseaux lymphatiques étant connus, on se fera une juste idée du réseau de lignes rosées qui se produisent à la surface de la peau, et de l'adénite qui se montre si rapidement dans l'inflammation superficielle des lymphatiques, *angioleucite* ou *lymphangite*. Au toucher, ces lignes rosées donnent la sensation d'un fin cordon, très douloureux, dont la présence est due à la coagulation de la lymphe. Ces cordons sont longitudinaux et à peu près parallèles. L'obstruction de leur cavité par le caillot détermine un œdème très léger dans les points correspondant à l'origine des lymphatiques malades.

Dans l'*angioleucite profonde*, la plupart des symptômes physiques font défaut, et le chirurgien est obligé d'établir son diagnostic d'après la douleur, l'œdème, l'adénite et les commémoratifs.

Dans l'inflammation aiguë des ganglions, *adénite aiguë*, le ganglion se tuméfie, devient dur et douloureux et peut suppurer. L'inflammation peut rester limitée à la glande ou se propager au tissu cellulaire. Le point malade est rouge, douloureux, et présente une saillie ovalaire. Cette inflammation, qui est le premier symptôme de l'érésipèle et de l'angioleucite, reconnaît pour causes, outre ces deux maladies, toutes les lésions de la peau ou des muqueuses qui intéressent les lymphatiques sur un point quelconque de leur trajet. Voilà pourquoi les moindres excoriations peuvent produire une adénite ; exemple : les éruptions et les excoriations du cuir chevelu engorgent les ganglions situés à la partie supérieure du cou ; les excorations et les ulcérations de la verge déterminent la tuméfaction des ganglions inguinaux les plus élevés ; les écorchures du pied et de la jambe amènent l'adénite inguinale dans les ganglions inférieurs de l'aine, etc. L'adénite se montre rapidement dans les cas de piqûres de la peau avec inoculation de matières septiques. C'est ainsi que les piqûres anatomiques développent si fréquemment l'angioleucite et l'adénite. Les abcès du creux de l'aisselle, qui s'observent si souvent dans ces cas, sont dus à une propagation de l'inflammation du ganglion au tissu cellulo-graisseux du creux de l'aisselle.

Le siège de la tumeur, la rougeur et la douleur ne permettent pas de confondre cette maladie avec une autre.

L'adénite peut siéger dans toutes les régions où l'on trouve des ganglions lymphatiques. Elle prend le nom de *bubon* lorsqu'elle survient à la suite d'accidents vénériens, ou bien comme symptôme de la peste.

L'adénite peut se montrer à l'état chronique ; on lui donne alors plus particulièrement le nom d'*engorgement ganglionnaire*. Cet engorgement, symptôme de syphilis ou de scrofule, se montre fréquemment. Dans la syphilis, il se manifeste sur un grand nombre de ganglions à la fois, et le développement de ces organes est très peu considérable. Les ganglions cervicaux se prennent de préférence, et leur engorgement est un signe presque certain d'infection syphilitique.

L'engorgement ganglionnaire, chez les scrofuleux, affecte de prédilection les glandes lymphatiques du cou, qui forment quelquefois des tumeurs du volume d'une tête de fœtus au niveau de la région parotidienne; elles existent souvent des deux côtés, et présentent des bosselures correspondant à autant de ganglions. Chez les enfants scrofuleux, l'adénite chronique présente quelquefois une marche plus rapide : le ganglion se tuméfie; il est d'abord indolent, et, au bout d'un temps plus ou moins long, il suppure et forme des abcès qui s'ouvrent à la surface de la peau et qui laissent des cicatrices indélébiles et irrégulières qu'on appelle écrouelles. Ces altérations inflammatoires des ganglions, chez les scrofuleux, accompagnent fréquemment les tubercules pulmonaires et autres, et il n'est pas rare de voir les individus qui en sont atteints succomber, à une époque plus ou moins éloignée, aux symptômes de la phthisie pulmonaire.

Les ganglions deviennent fréquemment le siège de *tumeurs* malignes, dues à l'hypergénèse des éléments épithéliaux.

Les lymphatiques constituent une voie certaine pour l'*inoculation*, témoin l'absorption des matières septiques dans les piqûres anatomiques. C'est aussi par les lymphatiques que sont absorbés le virus-vaccin placé sous l'épiderme, le virus syphilitique au niveau d'une érosion de la peau ou d'une muqueuse, le virus de la rage et le venin du serpent à la suite d'une morsure, etc.

Les lymphatiques constituent aussi une voie de propagation des tumeurs cancéreuses. On voit en effet, lorsque le cancer est arrivé à un certain degré de développement, les ganglions correspondants s'engorger et devenir le siège du développement d'une nouvelle tumeur.

CHAPITRE XIV.

LIQUIDES DE L'ORGANISME.

Les liquides que l'on rencontre dans le corps sont le produit des glandes, ou bien ils sont contenus dans les vaisseaux de la circulation. Les liquides de sécrétion seront étudiés avec les diverses glandes qui les fournissent. Nous nous occuperons seulement, dans ce chapitre, des liquides en circulation : la lymphe, le chyle et le sang ; et encore nous ferons remarquer que les descriptions qui vont suivre ne doivent être considérées que comme des résumés, attendu que le cadre de l'ouvrage ne permet pas de donner un grand développement à ces sujets, qui sont plutôt du domaine de la physiologie. Cependant, comme il n'est pas possible d'avoir une idée parfaite de la structure du corps sans en connaître les liquides, nous ferons en sorte que ces résumés suffisent aux élèves.

ARTICLE PREMIER.

LYMPHE ET CHYLE.

La lymphe et le chyle sont deux liquides analogues qui remplissent les vaisseaux lymphatiques. Chez l'animal à jeun, il n'y a pas de chyle ; tous les vaisseaux lymphatiques, les chylifères compris, sont remplis de lymphe. Pendant la digestion, la lymphe des chylifères se charge de substances albuminoïdes et de graisse, ce qui lui donne un aspect laiteux, blanchâtre, et lui a valu le nom de chyle.

§ 1. — Lymphe.

Origine de la lymphe. — Pendant la vie, il se fait constamment une transsudation liquide au niveau des capillaires sanguins ; cet exsudat liquide baigne les éléments anatomiques et change de composition, par suite de combinaisons chimiques. Lorsqu'il a abandonné aux tissus les matériaux de nutrition dont il était chargé, le liquide prend le nom de lymphe et pénètre dans les radicules du système lymphatique.

Circulation de la lymphe. — La lymphe remplit les réseaux lymphatiques, puis les vaisseaux eux-mêmes jusqu'aux premiers ganglions. Elle traverse les sinus lymphatiques des ganglions, où elle subit une élaboration [1], puis elle se dirige vers le canal thoracique ou le gros vaisseau lymphatique droit, pour être versée dans le sang veineux, à la base du cou. La lymphe de la moitié droite de la portion sus-diaphragmatique du corps se jette dans le gros vaisseau lymphatique droit, qui s'ouvre en arrière du tronc veineux brachio-céphalique, immédiatement au-dessous du point de

---

1. Ce liquide acquiert de nouvelles propriétés nutritives dans les ganglions, où il se charge de cellules lymphatiques.

réunion des veines jugulaire interne et sous-clavière droites ; la lymphe de la portion sous-diaphragmatique du corps et celle de la moitié gauche de la portion sus-diaphragmatique, y compris le chyle, se jettent, par l'intermédiaire du canal thoracique, dans la veine sous-clavière gauche, au niveau de sa réunion avec la jugulaire interne.

La lymphe circule sous l'influence de deux forces, le *vis à tergo* et la *contraction des fibres musculaires lisses* situées dans les parois des vaisseaux lymphatiques. Peut-être la capillarité et l'inspiration concourent-elles à la circulation de la lymphe ; il serait difficile de démontrer directement, comme sur la circulation veineuse, l'influence de la respiration.

Caractères physiques. — La lymphe est alcaline, d'une transparence plus ou moins parfaite, se coagulant lorsqu'elle est extraite des vaisseaux. Le caillot prend une teinte rougeâtre sous l'influence du contact de l'air, ce qui pourrait bien tenir à la formation de la matière colorante des globules rouges, sous l'influence de l'oxygène de l'air. (Kölliker.)

Caractères chimiques. — 1000 parties de lymphe donnent : sérum 955,2 ; caillot 44,8.

1000 parties de caillot donnent : eau 907,3 ; fibrine 48,7 ; albumine, graisses, acides gras et autres substances organiques, 34,3 ; sels 9,7.

1000 parties de sérum donnent : eau 957,6 ; albumine 32,0 ; graisses et acides gras 1,2 ; autres substances organiques 1,8 ; sels 7,4. (Schmidt.)

La proportion d'*eau* est très variable, elle est plus grande que dans le sang. La quantité de *fibrine* varie également. L'*albumine*, combinée à la soude, se montre, comme dans le sang, sous forme d'albuminate de soude. Les *graisses* sont tantôt neutres, tantôt saponifiées avec la soude. De l'*urée* et du *sucre de raisin* y ont été signalés ; on y trouve aussi une grande quantité de *chlorure de sodium*, des *carbonates alcalins*, des *phosphates*, des *sulfates*, et même du *fer*. (Frey.)

Il est difficile de se procurer une grande quantité de lymphe pour en faire l'analyse ; cependant Schmidt croit qu'un cheval en sécrète en vingt-quatre heures une quantité égale à la masse totale de son sang.

Caractères microscopiques. — Lorsqu'on étudie la lymphe avec le microscope, on y constate des granulations élémentaires, des globules rouges du sang et des cellules lymphatiques.

1° *Granulations élémentaires.* — Dans le chyle, ces granulations sont extrêmement abondantes ; dans la lymphe, elles sont isolées et en petit nombre. Elles sont excessivement fines, et H. Müller les dit formées de graisse neutre enveloppée d'une membrane protéique d'une finesse extrême.

2° *Globules rouges du sang*. — On trouve quelques globules rouges dans la lymphe, indépendamment de ceux qui peuvent se mélanger à ce liquide au moment de la préparation que l'on fait pour recueillir la lymphe. On en observe presque toujours lorsqu'on examine la lymphe du canal thoracique du chien ; on peut constater leur présence également dans la lymphe qui vient de la rate.

Frey explique la présence de ces éléments dans la lymphe en disant qu'un certain nombre de cellules lymphatiques, identiques aux globules blancs du sang, se transforment en globules rouges avant même d'avoir pénétré dans le courant sanguin.

Kölliker croit à des déchirures de capillaires sanguins, au niveau des ganglions lymphatiques, dont la trame est si délicate.

Ranvier, l'annotateur de Frey, fait remarquer, avec raison, qu'on peut donner de ce phénomène une explication fort simple, puisque *les globules rouges peuvent traverser la paroi des capillaires et gagner les lymphatiques*, comme l'a établi Cohnheim ; il a vu lui-même des globules traverser la paroi des capillaires chez la grenouille.

3° *Cellules lymphatiques*. — Ces cellules, décrites encore sous le nom de *corpuscules de la lymphe*, de *cellules incolores*, de *leucocytes*, forment les globules blancs du sang, dès qu'ils sont versés dans ce liquide. On les trouve dans toutes les parties du système lymphatique. Ce sont des corpuscules pâles, sphériques, ayant de 6 à 12 μ, de 9 à 11 en moyenne. — On pourra appliquer à ces cellules tout ce que nous dirons relativement aux globules blancs du sang ; ces deux éléments étant exactement les mêmes, nous ne mentionnerons ici que leurs caractères les plus importants. (Voy. *Globules blancs du sang*, page 400.)

Ces cellules jouissent à un haut degré des *mouvements amiboïdes* ; mais on n'a jamais constaté ces mouvements dans l'intérieur des vaisseaux. Les auteurs ne s'entendent pas relativement à l'existence ou à la non-existence d'une enveloppe de cellule. Recklinghausen et M. Schultze la rejettent ; Frey et Kölliker la décrivent avec un contenu liquide ; Robin dit que la cellule, visqueuse, est un peu dense à la surface, ce qui fait croire à une enveloppe.

Si l'on cherche à étudier le centre de l'élément avec le secours du microscope, on voit imparfaitement un noyau qui apparaît très net dès qu'on met la cellule en contact avec un peu d'acide acétique (Frey et Kölliker). Robin n'admet pas l'existence de ce noyau. Pour Robin, toute cellule lymphatique ayant un noyau est déjà vieille ou altérée ; l'eau et l'acide acétique déterminent dans ces cellules la précipitation des granulations vers le centre de l'élément et l'apparence d'un ou de plusieurs noyaux.

Ritter a trouvé qu'il existe 8200 cellules dans un centimètre cube, c'est-à-dire dans un gramme de lymphe.

Quelles sont *l'origine* et les *fonctions* des cellules lymphatiques, ou corpuscules de la lymphe?

Les cellules lymphatiques se rencontrent dans tous les points des vaisseaux lymphatiques; mais elles sont beaucoup plus abondantes et plus volumineuses à mesure qu'on se rapproche du canal thoracique. On admet aujourd'hui cinq lieux d'origine des cellules lymphatiques: dans les ganglions, dans l'épaisseur de la paroi de l'intestin, aux dépens des cellules qui tapissent les capillaires lymphatiques, dans les cavités séreuses et par prolifération 1.

a. L'origine des cellules lymphatiques dans les ganglions ne saurait être douteuse. La lymphe des lymphatiques efférents est plus chargée de cellules lymphatiques que celle des vaisseaux afférents. Or, nous avons vu que les parois des sinus lymphatiques (voy. *Ganglions*) sont tapissées de cellules lymphatiques, et que le tissu lymphoïde qui forme les follicules du ganglion en est parsemé. Donc, on est autorisé à considérer ce mode d'origine comme certain ; c'est là la source la plus féconde des cellules lymphatiques.

b. L'origine des cellules lymphatiques dans les parois de l'intestin a beaucoup d'analogie avec la précédente ; elle explique pourquoi les lymphatiques chylifères renferment des cellules avant d'arriver aux ganglions mésentériques. Les follicules de l'intestin grêle, ceux notamment qui forment les plaques de Peyer, sont fort nombreux et entourés d'un réseau de capillaires lymphatiques. Brücke admet que ces capillaires forment, autour des follicules, un réseau, sorte de sinus lymphatique analogue à ceux des ganglions, et que des cellules lymphatiques se détachent du tissu lymphoïde du follicule pour pénétrer dans les chylifères. La plupart des micrographes adoptent cette idée de Brücke, d'accord, d'ailleurs, avec les données de l'anatomie.

c. L'origine des cellules lymphatiques aux dépens de l'épithélium des lymphatiques a été proposée par Teichmann, pour expliquer la présence de cellules lymphatiques dans des vaisseaux qui n'avaient traversé aucun ganglion, chez deux suppliciés. On peut présumer que les cellules épithéliales des petits vaisseaux constituent des éléments qui, en se multipliant normalement ou en se détachant

1. Nous avons dit, avec le système lymphatique, que Robin ne partage pas cette manière de voir. (Voy. *Globules blancs du sang, vaisseaux lymphatiques, ganglions lymphatiques*.)

accidentellement, donnent lieu à la production d'éléments figurés dans le liquide. (Kölliker.)

d. L'*origine des cellules lymphatiques dans les cavités séreuses* a été signalée par Recklinghausen, Ludwig et Schweigger-Seidel. Nous avons vu que les lymphatiques s'ouvrent par des *stomates* entre les cellules épithéliales des séreuses (voy. *Lymphatiques*). On trouve des cellules lymphatiques dans les séreuses ; on peut donc comprendre leur migration à travers les lymphatiques. Nous avons vu (voy. *Tissu conjonctif*) que Recklinghausen avait signalé des cellules lymphatiques dans les espaces du tissu conjonctif, appelées cellules plasmatiques. Viennent-elles des séreuses voisines, ou sont-elles formées sur place, aux dépens des cellules du tissu conjonctif ?

e. L'*origine des cellules lymphatiques par prolifération* s'observe dans le trajet de la lymphe à travers les lymphatiques; elle est, du moins, facile à observer chez le chien, le chat et le lapin (Kölliker). On voit les cellules s'allonger, de même que le noyau ; celui-ci se divise en deux parties, ainsi que la cellule ; ce phénomène s'observe tout le long des vaisseaux lymphatiques, mais on ne peut plus le constater dans le canal thoracique.

A leur origine, ces corpuscules sont petits, ils n'ont pas plus de 4 à 5 μ de diamètre. Ils grossissent ensuite insensiblement, et lorsqu'ils ont acquis tout leur développement, ils sont versés dans le sang veineux : c'est là leur *terminaison*. Il y a cependant pour les cellules lymphatiques une terminaison ultime. Arrivées dans le sang, elles prennent le nom de *globules blancs du sang;* ces globules circulent avec le sang, ils prennent insensiblement la coloration rouge, en même temps qu'ils s'aplatissent et s'excavent. On peut rencontrer de ces corpuscules colorés dans les veines pulmonaires.

On peut reproduire artificiellement ce phénomène, comme l'a fait Recklinghausen. Il a recueilli du sang de grenouille qu'il a mis dans de petites capsules en porcelaine, il les a placées dans une étuve chargée d'air humide qu'il renouvelait chaque jour. On peut suivre jour par jour la série de transformations des globules blancs en globules rouges. Kölliker a répété la même expérience avec succès.

§ 2. — Chyle [1].

Le chyle, contenu dans les vaisseaux chylifères, n'est autre chose que de la lymphe mélangée à des graisses et à des matières albuminoïdes qui ont été absorbées à la surface de l'intestin grêle. Tout

---

1. Galien s'est le premier servi du mot *chyle,* χιλός, pour désigner ce liquide. Les corpuscules du chyle tenus en suspension ont été découverts par Leeuwenhoek et Mascagni.

ce que nous avons dit de la lymphe peut s'appliquer au chyle ; nous signalerons ici seulement les différences entre ces deux liquides, c'est-à-dire les caractères particuliers au chyle.

Caractères physiques. — Le chyle est laiteux ; il a une saveur salée et une réaction alcaline. Sa densité est de 1012 à 1022, celle de l'eau étant 1000. Au bout de dix minutes, s'il est extrait des vaisseaux, il se coagule. Lorsque le caillot est formé, il peut, au contact de l'air, prendre une teinte rougeâtre, comme le caillot de la lymphe. Selon Robin, le chyle, peu coagulable à l'origine des vaisseaux chylifères, le devient davantage après avoir traversé les ganglions mésentériques, et plus encore dans le canal thoracique. Il va sans dire que c'est dans les chylifères qu'on trouve le chyle pur, que ce chyle est formé en grande partie par les portions assimilables des aliments, et qu'on ne trouve pas ce liquide dans les vaisseaux chylifères, en dehors de la digestion.

Caractères chimiques. — 1000 parties de chyle fournissent : sérum 967,4 ; caillot 32,6.

1000 parties de caillot renferment : eau 887,6 ; fibrine 39,0 ; graisse libre 1,5 ; acides gras 0,3 ; albumine, sucre et autres substances organiques 66,0 ; hématine 2,1 ; substances minérales sans fer 5,5.

1000 parties de sérum donnent : eau 958,5 ; graisse libre 0,5 ; acides gras des savons 0,3 ; albumine 30,9 ; sucre et autres substances organiques 2,3 ; substances minérales sans fer 7,5. (Schmidt.)

Cette analyse est celle du chyle provenant du canal thoracique d'un poulain, trois heures après l'ingestion de foin et d'une bouillie de farine.

On voit que l'*albumine* est très abondante dans le chyle : c'est le plus important de ses éléments. Le chyle contient beaucoup de *graisse* ; celle-ci est tenue en suspension dans les radicules des chylifères, sous forme de granulations fines de graisse neutre. Plus loin cette graisse est saponifiée ; car, selon H. Müller, au contact du sérum et d'un acide, on voit apparaître des gouttelettes graisseuses. Du *sucre de raisin* et de l'*urée* ont été signalés dans le chyle. Lehmann y a trouvé de l'*acide lactique*.

Caractères microscopiques. — Le microscope nous montre dans le chyle : des granulations élémentaires, des noyaux libres, des globules rouges du sang et des cellules lymphatiques.

1° *Granulations élémentaires.* — Ces granulations, d'une finesse incommensurable, sont extrêmement abondantes dans le chyle, auquel elles donnent sa couleur laiteuse. H. Müller a démontré que ces granulations sont formées de graisse neutre, et qu'elles sont enveloppées d'une couche excessivement mince d'albumine. Ces granulations représentent la graisse qui a été absorbée à la surface de l'intestin. L'eau est sans action sur elles, l'éther les dissout. L'acide acétique détermine la réunion, la fusion des granulations graisseuses. Ces corpuscules sont doués du mouvement brownien. Ils diminuent dans les gros lymphatiques ; on ne les trouve pas chez les animaux qu'on a fait jeûner. Ils sont versés dans le sang par le canal thoracique, et on les trouve en suspension dans ce liquide. Ils sont quelquefois tellement abondants au moment où ils sont versés dans le sang, qu'ils changent momentanément sa couleur ; puis ils disparaissent en grande partie dans le poumon, car on n'en trouve presque plus dans les veines pulmonaires.

2º *Noyaux libres.* — Ce sont de petits corpuscules de 1 à 4 μ, ayant un aspect homogène. Ils ne sont pas très nombreux, et se montrent spécialement dans les vaisseaux chylifères ; on ne les trouve plus dans le canal thoracique. On les considère ordinairement comme des débris de cellules lymphatiques rompues, et Kölliker affirme que ces corpuscules ne se présentent qu'après l'emploi de liquides nuisibles aux cellules lymphatiques, comme l'eau, l'acide acétique, etc. L'eau les gonfle et leur donne l'apparence de vésicules granuleuses. (Kölliker.)

3º *Globules rouges du sang.* — On trouve souvent, dans le chyle des animaux, des globules rouges comme dans la lymphe ; tout ce que nous avons dit en étudiant la lymphe peut être appliqué au chyle.

4º *Cellules lymphatiques.* — Ces cellules sont les mêmes que celles que nous avons décrites dans la lymphe. (Voy. *Lymphe.*) Ce sont des *leucocytes*, qui reçoivent ici le nom spécial de *corpuscules du chyle.* De même que les corpuscules de la lymphe, ceux-ci vont former aussi les globules blancs du sang. Tout ce que nous avons dit de l'*origine* et des *fonctions* des corpuscules de la lymphe s'applique donc à ceux-ci. Du reste, on le comprend, le chyle étant une lymphe additionnée de graisse et d'albumine, il est naturel d'y trouver les mêmes éléments que dans la lymphe, indépendamment de ceux qui se sont surajoutés.

Robin, dans l'article *Chyle* du *Dictionnaire de Nysten*, décrit des *globulins* qu'il désigne comme des noyaux libres de leucocytes. Il est évident que ce sont ou les débris de cellules lymphatiques dont nous venons de parler, ou des cellules lymphatiques petites et jeunes qui se développeront plus tard, car il existe, aux origines des lymphatiques et des chylifères, des cellules qui n'ont pas plus de 4 μ 5 à 6 μ 8. (Kölliker.)

De même que nous l'avons vu pour la lymphe, les cellules lymphatiques augmentent de nombre, à mesure qu'on se rapproche du canal thoracique.

ARTICLE II.

SANG.

Le sang peut être comparé à une sorte de *sève* de couleur rouge, circulant d'une manière continue à travers le corps vivant. Il se compose d'un liquide, *plasma*, contenant en suspension des corpuscules flottants extrêmement nombreux, les *globules sanguins*. Il appartient à la chimie de faire connaître la composition du sérum, d'étudier l'analyse du sang ; au point de vue histologique, nous nous occuperons particulièrement des globules.

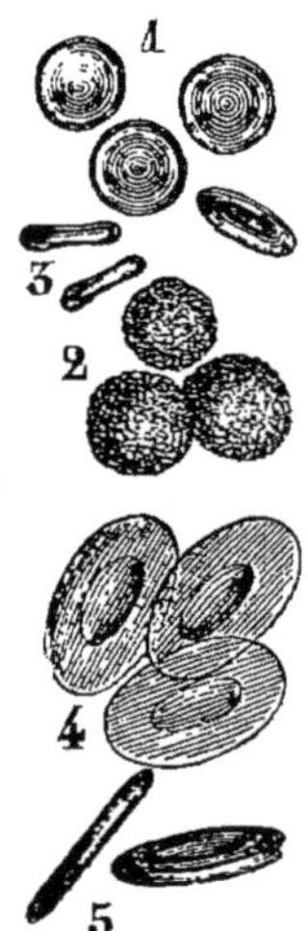

FIG. 250. — Globules sanguins (Grossissement, 400.)

1. Globules rouges de l'homme vus de face ; l'un d'eux paraît elliptique, parce qu'il est vu presque de profil. — 2. Globule blanc ou leucocyte, ou corpuscule de la lymphe, ou cellule lymphatique. — 3. Deux globules rouges vus complètement de profil. — 4. Trois globules de grenouille. — 5. Les mêmes vus de profil.

Lorsqu'on examine une goutte de sang [1] au microscope, on aperçoit un *nombre* infini de cellules se pressant les unes contre les autres. On peut dire sans exagération qu'il y en a plus de 10 millions dans une goutte, car Welcker, qui a étudié spécialement leur dénombrement, est arrivé à admettre la présence de 5 millions de globules dans un millimètre cube de sang. Il y a plus de globules dans le sang artériel que dans le sang veineux, et d'après Lehmann, plus dans les veines sus-hépatiques que dans la veine porte.

En explorant avec soin ces corpuscules sanguins, on finit par découvrir, au milieu des globules rouges, quelques *granulations*

1. Pour étudier les globules sanguins, il faut délayer le sang avec un liquide qui empêche leur destruction, une solution de sulfate de soude au vingtième, par exemple.

graisseuses et des cellules de forme arrondie, plus volumineuses que les globules rouges : ce sont les *globules blancs* ou *leucocytes;* on trouve un globule blanc pour plusieurs centaines de globules rouges.

1° Globules rouges, cellules sanguines [1].

Forme. — Décrits encore sous le nom d'*hématies*, les globules rouges ont la forme d'une lentille biconcave, à bords arrondis. Lorsqu'ils se présentent de face sous le champ du miscroscope, ils paraissent jaunâtres, circulaires, avec une tache claire centrale qui correspond à la partie amincie du globule. Il est assez facile de prendre cette tache pour un noyau de cellule; mais les globules n'en ont pas. Vus de profil, les globules se montrent sous forme de bâtonnets, puisqu'on n'en voit que les bords; s'ils se montrent un peu inclinés, ils ont la forme d'une ellipse variable suivant le degré d'inclinaison.

La *forme discoïde* des globules de l'homme se rencontre chez tous les mammifères, *excepté le chameau, le lama et l'alpaga*, qui ont des globules elliptiques. La *forme elliptique* se montre dans les autres classes des vertébrés, *oiseaux, reptiles* et *poissons,* excepté chez certains poissons inférieurs, les *cyclostomes*, par exemple, qui ont des globules discoïdes comme les mammifères.

Dimensions, volume. — Le volume des globules rouges de l'homme varie, mais dans des limites assez restreintes. On peut admettre comme chiffres moyens 7 μ de largeur et 1 μ 5 d'épaisseur. Les dimensions extrêmes indiquées par les divers observateurs sont 4 μ 5 et 9 μ 3 pour la largeur, 1 μ et 2 μ 1 pour l'épaisseur (Harting).

Chez les animaux dont les globules sont discoïdes, ces éléments ne s'écartent pas beaucoup des dimensions précédentes; ceux de l'*éléphant* , cependant, ont 9 μ, et ceux du *cheval,* 5 μ. Les globules elliptiques du *chameau,* du *lama* et de l'*alpaga* mesurent 8 μ. Chez les oiseaux, les reptiles et les poissons, les globules elliptiques mesurent 16 μ de longueur sur 8 μ de largeur ; cependant ils sont en général un peu plus petits chez les reptiles, 15 μ, et chez les poissons osseux, 14 μ. Chez certains animaux inférieurs, les globules deviennent énormes : 24 μ chez la *grenouille*, 37 μ chez la *salamandre*, 126 μ chez le *protée ;* ces derniers sont visibles à l'œil nu.

Structure. — L'étude de la structure des globules est hérissée de

---

[1]. Les globules du sang ont été découverts par Malpighi, à la fin du XVIIᵉ siècle.

difficultés, ces éléments se modifiant avec la plus grande facilité sous l'influence des agents extérieurs. Aussi les auteurs ne sont-ils pas d'accord sur cette question.

Les uns font du globule sanguin une vésicule, c'est-à-dire une *cellule avec enveloppe* (Kölliker, Leydig, etc.) ; les autres le considèrent comme *dépourvu d'enveloppe*, comme un protoblaste, un granule de protoplasma (Beale, Frey, Robin, Schultze) ; il est probable que l'action de certains réactifs détermine une apparence d'enveloppe [1].

Le *contenu* du globule est diversement interprété également : on l'a tour à tour décrit comme la combinaison d'un stroma avec un liquide coloré, comme une petite masse de protoplasma, comme une solution visqueuse d'hématosine. Aujourd'hui, on admet que la substance du globule est formée *d'hémoglobine*, sans granulations et *sans noyaux*. Le noyau n'existe que dans les globules de l'embryon, jusqu'au moment où celui-ci acquiert une longueur de deux à trois centimètres, chiffre contestable. Il est constant également chez les oiseaux, les reptiles et les poissons ; mais chez les mammifères il n'existe pas plus que chez l'homme.

Propriétés physiques. — Les globules rouges ne présentent pas de contractilité ; on n'a jamais constaté de *mouvements amiboïdes* dans ces corpuscules. On peut les considérer comme formés d'une substance gélatineuse imbibée d'eau, et soumise à des courants endosmotiques continus. Les globules rouges ont une surface parfaitement lisse ; ils sont doués d'un grand degré *d'élasticité*, à tel point qu'un globule peut s'allonger en forme de boudin pour traverser un capillaire de petite dimension. Dans le sang vivant, ils conservent leur forme normale ; mais ils s'altèrent avec facilité, comme nous allons le voir.

Modifications des globules. — Ils sont *plus lourds* que le sérum, ils forment un dépôt rouge dans le sang défibriné ; mais dans le *plasma* (sérum contenant la fibrine dissoute) ils n'ont pas le temps de se déposer, ils sont emprisonnés par la fibrine, qui se coagule pour donner naissance au *caillot*.

Les globules rouges se combinent avec l'*oxygène*, qui leur donne une couleur rouge vermeil, et qui les rétracte légèrement ; *l'acide*

1. Il est facile de faire apparaître une membrane sur ces cellules avec les réactifs suivants : sublimé, tannin, acide acétique, acide phosphorique, acide nitrique dilué, 3 : 100.

Böttcher affirme que les globules sanguins de la grenouille éclatent sous l'influence de la pression, et que la membrane devient visible ; Kölliker prétend avoir vu des enveloppes de globules vides et affaissées.

carbonique a la propriété d'en chasser l'oxygène et de les gonfler un peu en leur donnant une coloration noire.

Lorsque le sang est *extrait des vaisseaux*, si on en laisse une goutte s'évaporer sous le microscope, les globules se rapetissent d'un quart environ ; ils deviennent bosselés, dentelés, frambroisés à leur

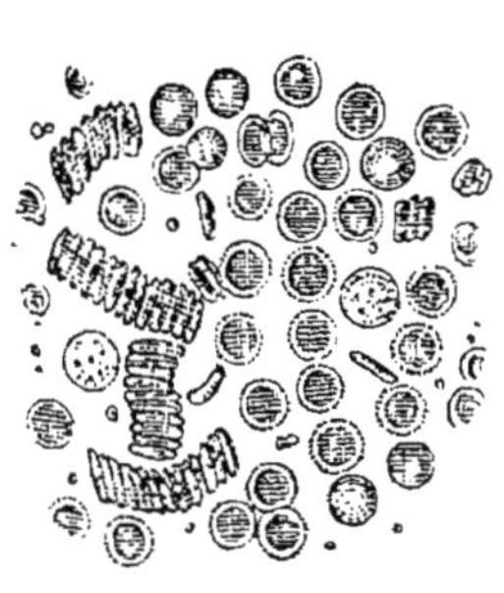

FIG. 251. — Globules sanguins extraits de l'extrémité du doigt. A droite de la figure ils sont isolés ; les uns sont aplatis et reposent sur une face, d'autres sont obscurs au centre, tandis qu'une troisième variété présente une partie centrale transparente. Ces différences tiennent au point du foyer auquel on les considère. — A gauche de la figure, les globules se sont empilés les uns sur les autres en plusieurs points. On aperçoit aussi deux leucocytes et quelques granulations. (Grossissement, 250 diamètres.)

surface, phénomène dû à l'exosmose et à la rétraction de la cellule par suite du desséchement lent ; en même temps, ils s'accolent et s'empilent en petites colonnes. Si l'on dessèche rapidement cette goutte de sang, les globules restent circulaires et en forme de disques.

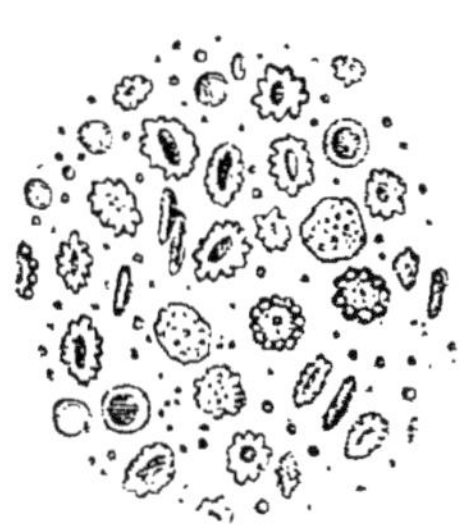

FIG. 252. — Globules sanguins déformés par l'exosmose et le desséchement. (250 diam.)

Au contact de l'*eau*, le globule conserve sa surface unie, ses deux faces se gonflent, et il devient complètement sphérique ; puis il se décolore en cédant à l'eau sa matière colorante. Pour se convaincre que l'*eau ne le dissout pas*, on ajoute de la teinture d'iode, qui le fait apparaître en le fonçant un peu.

L'ammoniaque fait perdre aux globules leur élasticité en les rendant visqueux ; l'oxygène leur rend cette propriété.

Ils sont plus ou moins rapidement dissous par l'acide acétique, l'acide tartrique, l'acide sulfurique étendu. (Robin.)

Ils sont dissous par l'urine, les liquides des kystes. On observe quelquefois au contact de ces liquides un singulier phénomène : ils ne se gonflent que sur l'une des faces avant de se dissoudre. (Robin.)

Le suc gastrique et le liquide du cœcum les durcissent, les rendent friables, et les dissocient en particules noirâtres. L'action du

13*

second est beaucoup plus énergique. Le suc intestinal a sur eux une action analogue à celle du suc gastrique. (Robin.)

Dans une solution concentrée d'*urée*, les globules prennent une forme étoilée, puis ils se dissolvent insensiblement en se divisant en petits fragments arrondis de différentes grosseurs.

Chauffés à 52°, les globules se modifient : ils offrent des dépressions, des étranglements, ils se divisent spontanément en petites masses arrondies, de dimensions variables, qui se montrent isolément, ou bien agglomérées en forme de chapelet, de raquette, etc.

Les auteurs signalent encore l'action d'une foule de substances sur les globules. Leur connaissance n'offre aucun intérêt.

On trouve accidentellement d'autres corpuscules dans le sang, en dehors des globules blancs et des granules graisseux ; ils sont le plus souvent le résultat d'un état pathologique.

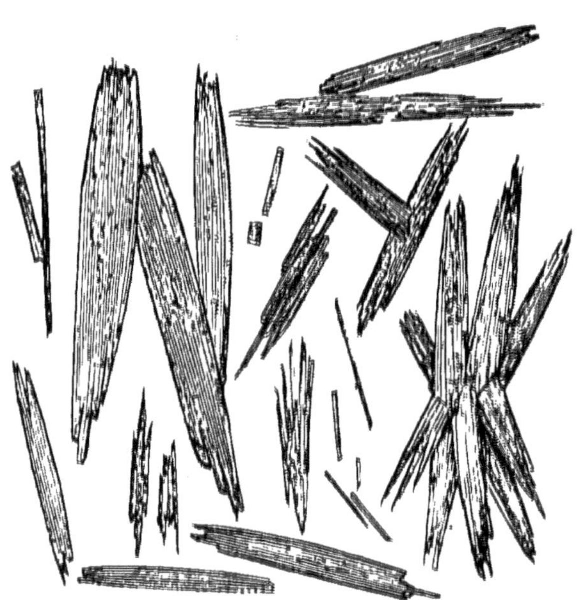

FIG. 253. — Cristaux d'hémoglobine du sang de chien. (Cadiat.)

D'autres cristaux peuvent être retirés du sang, mais par décomposition de l'*hémoglobine* ; tels sont l'*hématoïdine* et l'*hémine*.

L'*hémine*, chlorhydrate d'hématine, ou cristaux de Teichmann, s'obtient en chauffant légèrement un mélange de sel marin, de sang et d'acide acétique cristallisable. Ils contiennent du fer.

L'*hématoïdine* est un autre produit de décomposition de l'hémoglobine; elle ne contient pas de fer. Ce sont des cristaux prismatiques de couleur orangée qu'on rencontre fréquemment dans les anciens épanchements sanguins.

Voici quelle est la composition chimique des globules rouges du sang. La substance qui en forme la masse est la *globuline*. Une substance spéciale, cristallisable, donne aux globules leur coloration : c'est l'*hémoglobine*, substance cristallisable. On obtient ces cristaux en traitant par l'éther le sang défibriné et en plaçant le mélange dans la glace. L'hémoglobine contient du fer.

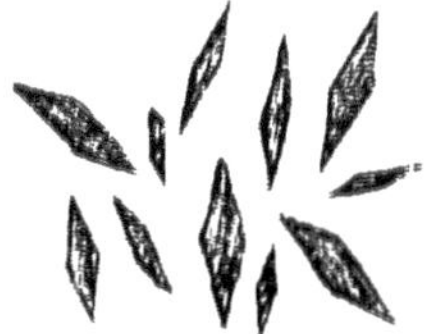

FIG. 254.

Cristaux d'hémine.

Développement. — Au début de la vie embryonnaire, les premiers corpuscules sanguins sont des cellules incolores, dont on ne connaît pas positivement l'origine, cellules dont la production est constante pendant la première période de la formation des glo-

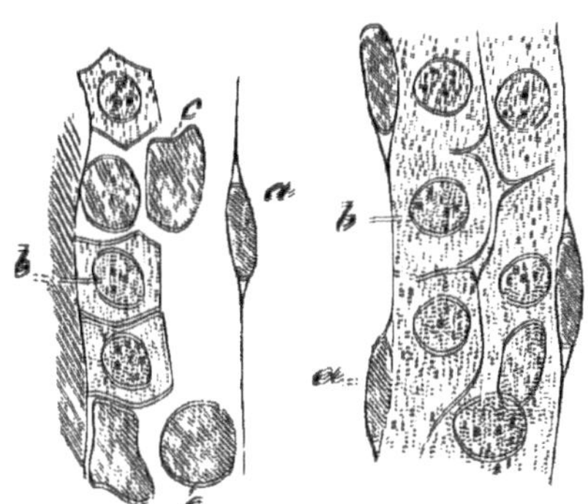

FIG. 255. — Formation des globules rouges du sang dans le feuillet moyen de l'embryon de lapin, d'après un dessin de G. Pouchet.

a. Épithélium vasculaire. — *b.* Commencement de la formation des globules. — *c.* Globules déjà colorés, ayant perdu leur noyau. (Cadiat.)

bules. Ces cellules ont un noyau et sont pourvues de granulations. Celles-ci disparaissent, la cellule se charge d'hématine et le noyau persiste ; dès lors elles ont tous les caractères des globules de l'adulte, et elles possèdent de plus un noyau, qui disparaîtra lorsque l'embryon aura acquis une certaine longueur, un centimètre selon les uns, deux ou trois selon les autres. Les globules embryonnaires *se multiplient par scission* ; ils grossissent, s'allongent, prennent une forme analogue à celle des globules des reptiles. Leur noyau se divise en plusieurs noyaux plus petits, pendant que la masse de la cellule se segmente en autant de fragments qu'il y a de noyaux. On peut appeler cela la *première période de la formation des globules sanguins.*

Une *deuxième période* se montre au moment où le foie commence à se développer. On voit alors la scission des cellules s'arrêter dans les vaisseaux ; le centre de formation des globules existe dans le

foic. Le placenta est formé ; les éléments nutritifs, venus de la
mère, sont apportés en totalité dans le foie par la veine ombilicale.

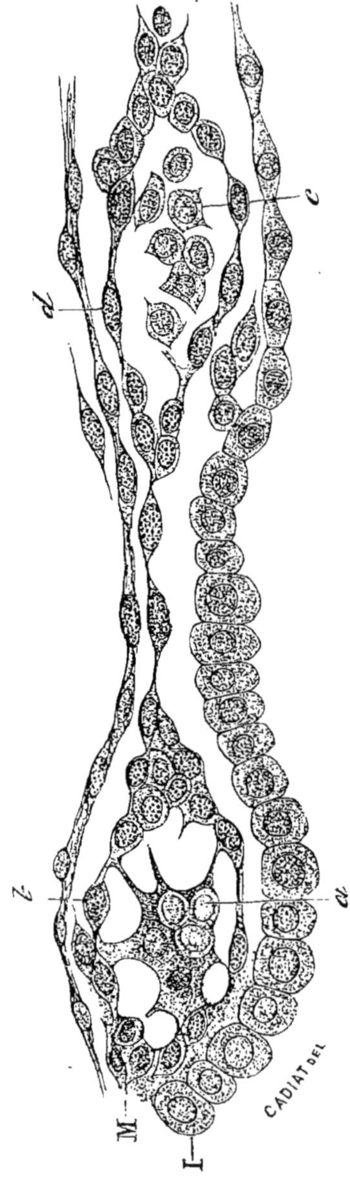

FIG. 256. — Formation
des globules sanguins
dans l'aire vasculaire
du poulet.

a. Globules rouges commençant à se former, encore enve-
loppés dans la masse qui leur
a donné naissance. — *b, d.* Cellules formant la paroi du vaisseau. — *c*. Globules libres
dans un vaisseau déjà presque
formé. — M. Feuillet moyen
du blastoderme. — l. Feuillet
interne.

A ce moment, la scission des cellules incolores cessant dans les
vaisseaux, on peut voir sortir des vaisseaux du foie une grande
quantité de cellules incolores, dont le diamètre varie entre 4 et 9 μ,

et qui se comportent ensuite comme les corpuscules incolores primitifs, c'est-à-dire se segmentent et se transforment en corpuscules rouges.

On ne sait pas positivement si ces corpuscules incolores naissent spontanément dans le foie, ou s'ils viennent de la rate par l'intermédiaire de la veine porte. Il est néanmoins certain que, chez le fœtus, on peut voir beaucoup de globules blancs dans le sang de la veine splénique, qui va de la rate au foie. Kölliker affirme même qu'il a constaté la formation de globules rouges dans la rate, même quelque temps après la naissance.

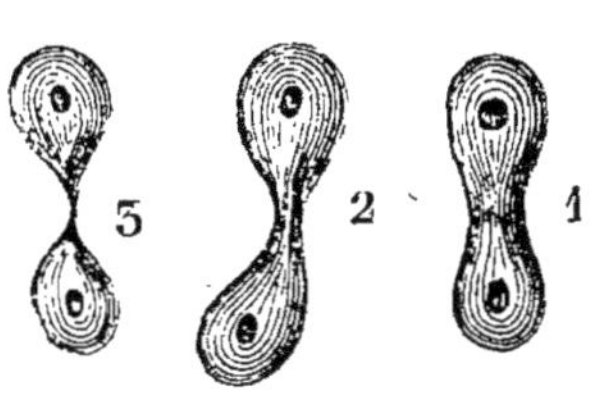

Fig. 257. — Phases de la scission dans un globule du sang d'un embryon de poulet.

1. Premier degré de l'étranglement. — 2. Degré plus avancé. — 3. L'étranglement est prêt à se rompre. (Grossissement, 350.)

La deuxième période diminue à mesure que les ganglions ymphatiques se développent et produisent des corpuscules lymphatiques, véritables globules blancs. Alors commence la *troisième période de la formation des globules sanguins*, qui se montre au moment où les corpuscules lymphatiques sont formés par les ganglions et par la rate, et qui se continue, même chez l'adulte, pendant toute la vie. L'avenir nous apprendra ce qu'il y a d'exagéré dans cette explication, fondée sur les observations de Reichert, de Kölliker, etc.

2° Globules blancs [1].

Nombre. — Rien de plus variable que le nombre de ces globules, il y en a environ 3 1/2 de blancs pour 1000 de rouges. [1 : 335 (Moleschott) ; 1 : 290 (de Pury) ; 1 : 692 (Hirt).] Ces chiffres moyens correspondent au sang d'un homme jeune, entre deux repas. Ils sont un peu moins nombreux chez les vieillards. Une foule de conditions peuvent faire varier ces proportions, comme on peut s'en assurer par les chiffres ci-dessous.

Le nombre des globules blancs *diminue* sous l'influence du jeûne et de l'abstinence, pendant la grossesse, et à la suite de saignées

---

1. Les globules blancs sont décrits sous le nom de *leucocytes* par Robin. On les appelle encore *corpuscules de la lymphe, corpuscules lymphatiques, corpuscules chyleux*, expressions qui rappellent leur origine.

ou d'hémorrhagies; on le trouve *considérable* après le repas, surtout après l'ingestion d'une grande quantité de viande.

Le nombre des globules blancs est plus considérable dans le sang veineux que dans le sang artériel, et cela se conçoit, puisqu'ils sont versés dans le sang veineux et qu'ils se transforment en partie en traversant le poumon. Aussi le sang de l'artère pulmonaire, qui appartient au système veineux, en renferme-t-il plus que le sang des veines pulmonaires. Dans quelques veines en particulier, la proportion est considérable; le sang qui sort du foie en renferme de 5 à 15 pour 1000.

Hirt a constaté que, le sang de la veine porte contenant 1 globule blanc pour 740 rouges, celui des veines sus-hépatiques en avait 1 pour 170; il est vrai de dire que Kölliker a trouvé dans la veine porte autant de globules blancs que dans les veines sus-hépatiques. Le même observateur, examinant le sang de l'artère et de la veine spléniques, a trouvé 1 globule blanc pour 2000 rouges dans l'artère, et 1 pour 60 dans la veine. On conçoit l'importance de ces observations au point de vue du lieu de formation et de destruction des globules blancs. Dans la leucocythémie, on peut observer jusqu'à 300 globules blancs pour 1000 rouges, et même plus.

Forme. — Les globules blancs sont arrondis, ils ont un aspect granuleux et un *contour irrégulier*. Ils perdent souvent leur forme et offrent des *mouvements amiboïdes* très énergiques, que l'on peut faire durer pendant plusieurs jours, pourvu qu'on maintienne les globules dans du sang frais. Ces mouvements se ralentissent avec le froid et acquièrent une grande énergie lorsqu'on les chauffe à la température du corps (M. Schultze). La surface des globules blancs étant visqueuse, on a constaté que les prolongements amiboïdes peuvent incorporer dans la masse de la cellule des matières pulvérulentes, comme de la poudre de cinabre et de carmin, et même des corpuscules de lait. Puisque nous avons mentionné la *viscosité* des globules blancs, ajoutons que cette viscosité les fait adhérer aux plaques de verre sur lesquelles on les examine, lorsque le liquide n'est pas trop abondant; en raison de cette viscosité, les globules blancs circulent très lentement dans les capillaires, et se tiennent, pour ainsi dire, accolés contre les parois.

Volume. — Les globules blancs étant des cellules en formation, on conçoit que leur volume doit varier : aussi en trouve-t-on de petits, de moyens et de gros. Leur diamètre varie de 4 à 11 μ; ceux qui mesurent de 9 à 11 μ sont les plus nombreux. Robin leur donne de 8 à 14 μ; 14 μ est certainement un chiffre exagéré.

Densité. — Ils sont plus légers que les globules rouges; on les rencontre en grand nombre dans les couches supérieures du sang défibriné. Ils sont aussi très nombreux dans la couenne qui recouvre le sang après une saignée, parce que, étant plus légers, ils sont soutenus par le coagulum fibrineux qui se fait au-dessous d'eux.

Structure. — La substance du globule est formée de protoplasma à fines granulations. Nous nous trouvons ici en face du même désaccord entre les auteurs sous le rapport de l'*enveloppe* des globules blancs. Kölliker décrit à ces corpuscules une enveloppe mince

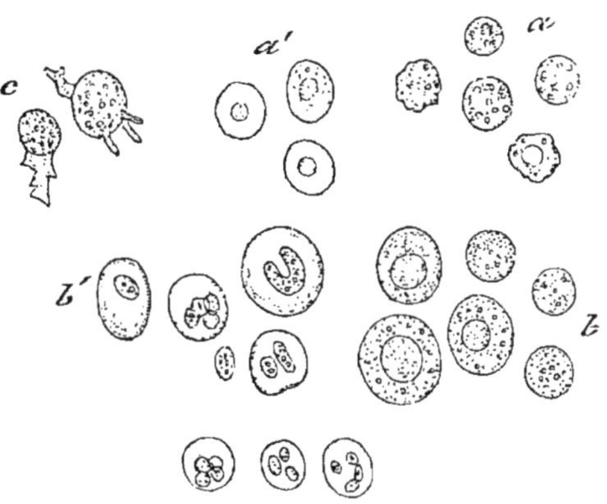

FIG. 258. — Leucocytes (d'après Ch. Robin).

a. Leucocytes normaux. — *a'.* Les mêmes traités par l'eau. — *b.* Leucocytes du sang de leucocythémiques. — *b'.* Leucocytes traités par l'acide acétique. — *c.* Leucocytes avec expansions sarcodiques. (Cadiat.)

et un contenu pouvant s'échapper, sous forme de gouttelettes, à travers les déchirures de cette mince membrane. Frey, Robin, Schultze et la plupart des auteurs considèrent cet élément comme une masse de protoplasma granuleux; Robin nous paraît le plus exact, lorsqu'il dit que la masse de protoplasma qui les constitue n'a pas d'enveloppe distincte, mais que sa substance est un peu plus dense à la surface qu'à l'intérieur.

Mêmes contradictions sous le rapport du *noyau.* Robin soutient que ces corpuscules *n'ont pas de noyau ;* l'opinion de ce savant doit être prise en sérieuse considération, car il a fait une étude très approfondie de ces éléments. Le noyau ou les noyaux qu'on aperçoit, dit Robin, sont produits artificiellement, soit par une altération spontanée du globule qui a vieilli ou qui a été extrait des vaisseaux, soit par l'action de l'eau, de l'acide acétique ou d'autres réactifs, qui ont la propriété de refouler les granulations vers le centre, où elles se groupent pour donner naissance à un ou plusieurs corpuscules qu'on prend pour des noyaux.

Au contraire, la plupart des micrographes décrivent un noyau aux globules blancs. Ainsi Frey dit que *le noyau,* enveloppé d'une mince couche de protoplasma, *n'est pas visible* dans la plupart des cas, *avant l'action de quelque réactif ; quelques globules,* ajoute cet auteur, *semblent ne point renfermer de noyaux.*

Selon Kölliker, *les uns ont un seul noyau* et ressemblent parfaitement aux petits éléments celluleux du chyle, *les autres ont plusieurs noyaux ; ces derniers sont tellement semblables aux corpuscules du pus, qu'il est impossible d'établir une distinction entre ces deux espèces de globules.*

Il est difficile d'élucider cette question, et cela est fort regrettable au point de vue pathologique : on doit donc raisonnablement, ce nous semble, interpréter la question selon la manière de voir de Robin, en attendant des observations nouvelles et plus complètes. Voici, du reste, comment cet auteur comprend les globules blancs.

Lorsqu'on ne connaissait pas parfaitement cet élément anatomique, on le décrivait dans les divers appareils sous des noms différents, et l'on ne s'apercevait pas que tous ces éléments étaient un seul et même élément dont nous allons bientôt donner les caractères. Les leucocytes sont ce qu'on a décrit sous les noms de *globules du pus, globules du chyle, globules de la lymphe, globules du mucus, globules de la salive, globules de l'urine, globules blancs du sang, globulins, globules granuleux de l'inflammation, corpuscules cytoïdes, pyocytes.* Et tous ces éléments n'en forment qu'un seul, le leucocyte.

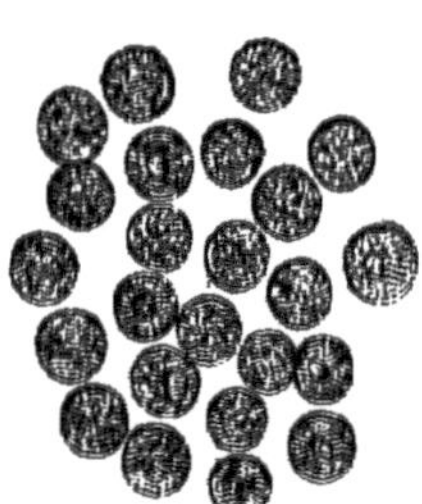

FIG. 259. — Globules blancs du sang, ou leucocytes. Ils commencent à s'altérer, car on observe sur quelques-uns la formation d'un noyau. (250 diam.)

Les leucocytes ne conservent leurs caractères que lorsqu'ils sont récemment formés. Lorsque, au contraire, ils sont nés depuis un certain temps, et lorsqu'ils sont hors des vaisseaux, ils présentent de nombreuses modifications.

Ils se déforment et présentent, pendant quelques heures, des expansions sarcodiques, mouvements amiboïdes, qui se forment et disparaissent presque aussitôt.

L'eau rassemble les granules au centre du leucocyte, où ils deviennent cohérents et prennent au bout d'un quart d'heure l'apparence d'un noyau ovoïde. Cette formation de noyau s'observe constamment à l'état cadavérique et dans la salive, mais non dans le mucus des fosses nasales.

L'acide acétique produit les mêmes phénomènes, mais beaucoup plus rapides. Il détermine le rassemblement des granulations en trois ou quatre masses qui simulent des noyaux ovoïdes, irréguliers ; au bout d'une demi-heure, il dissout l'enveloppe.

On les rencontre dans le mucus, le pus, le colostrum, le lait des mamelles enflammées, le sperme, le liquide prostatique, le liquide amniotique, l'humeur vitrée chez le fœtus, la sérosité des vésicatoires, la synovie, le liquide céphalo-rachidien. Les muqueuses, à l'état normal, n'en présentent pas à leur surface, mais le plus léger trouble de la circulation suffit pour les faire apparaître. Chez certaines personnes d'une mauvaise santé, les muqueuses exhalent habituellement des leucocytes. (Robin.)

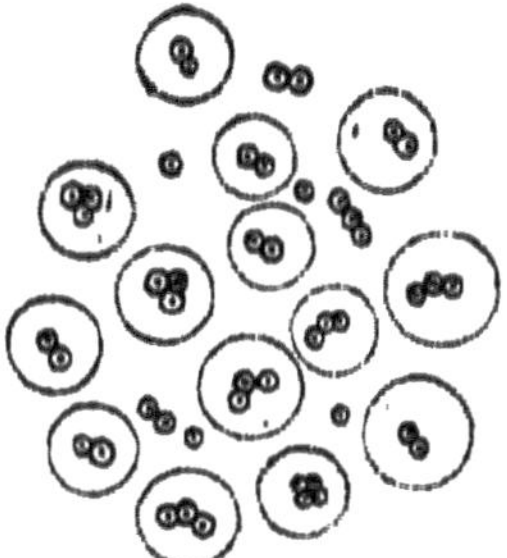

Fig. 260. — Les mêmes, après l'action de l'acide acétique, qui a déterminé la formation de noyaux en dilatant les globules.

C'est à la présence des leucocytes que le pus doit sa couleur et sa consistance.

Quelquefois, à la surface des muqueuses enflammées, par exemple, les leucocytes se remplissent de gouttelettes graisseuses, jaunâtres, maintenues réunies par une matière amorphe, attaquable par l'acide acétique qui dissout alors les gouttelettes graisseuses. On trouve surtout ces leucocytes dans les tissus enflammés, autour des épanchements sanguins. (Robin.)

Les leucocytes peuvent s'hypertrophier et acquérir un diamètre variant de 15 à 40 μ. Ils peuvent être le siège d'hypergénèse, comme dans la leucocythémie (fig. 250), la cachexie paludéenne, l'infection purulente. On peut voir apparaître ces éléments anatomiques, suivre leur développement et être témoin de leurs altérations sur une plaie faite à la surface de la peau. On voit suinter de la plaie un liquide incolore : c'est le plasma, c'est de la lymphe plastique. Une ou deux heures après, on voit se former des corps sphériques, transparents, de 4 à 6 μ. L'eau et l'acide acétique y déterminent l'apparition de deux ou trois noyaux. Trois au quatre heures après, ils ont acquis de 8 à 14 μ.

Le rôle de ces éléments anatomiques est complètement inconnu. On ne sait pas davantage d'où ils proviennent. Ils ne se transforment pas en globules rouges. (Robin.)

Propriétés physiques. — Nous avons vu que ces corpuscules sont incolores : les gros, selon Kölliker, sont plus transparents que les autres et laisseraient apercevoir leurs noyaux sans préparation : n'est-ce point là une altération des vieux leucocytes ?

Nous avons vu que les globules blancs jouissent de mouvements amiboïdes très énergiques.

Ils s'accolent les uns aux autres, mais ils ne s'empilent pas comme des pièces de monnaie, à la manière des globules rouges.

Ils ne possèdent pas l'élasticité des globules rouges, et ils ne traversent pas les petits capillaires. Lorsqu'on examine le sang en circulation dans les capillaires, on voit que les globules rouges se tiennent au centre en colonne serrée, et qu'il existe entre eux et la paroi une mince couche transparente, dans laquelle on aperçoit quelques globules blancs, qui glissent lentement le long de la paroi, à laquelle ils semblent quelquefois accolés.

Modifications des leucocytes. — D'après Robin, les globules blancs *extraits des vaisseaux,* ou *ayant vieilli dans le sérum,* se modifient : les granulations se rassemblent vers le centre et donnent naissance à un noyau. Quelquefois ils se remplissent de granulations graisseuses.

L'*eau* les gonfle et rend leur surface unie; en même temps l'élément devient plus transparent et le noyau apparaît.

L'*acide acétique* a une action analogue à celle de l'eau, et rend le noyau, ou les noyaux, encore plus apparents. Sous l'influence de cet acide, le noyau peut prendre des formes diverses : tantôt il se montre en forme de croissant, tantôt il se divise en deux ou quatre petites masses isolées, et même en un plus grand nombre; si l'on fait agir l'acide acétique un peu énergiquement, on peut constater la production d'échancrures à la surface, et même d'un étranglement, à la partie moyenne du globule, qui finit par se diviser en un certain nombre de petits corpuscules.

En général, les globules blancs résistent mieux que les rouges à l'action des réactifs.

Le *curare* a une action singulière sur les leucocytes du sang, ainsi que l'a montré de Tarchanoff dans une communication faite à la *Société de biologie* en 1874.

Prenant pour point de départ le travail d'un savant russe, M. Drosdorf, qui avait établi que chez les grenouilles curarisées les globules blancs du sang sont détruits, et qu'au bout de deux jours on ne retrouve plus dans le sang les globules blancs, de Tarchanoff est arrivé aux conclusions suivantes : *le curare agissant directement sur les globules blancs les détruit* ; lorsqu'on observe sous la chambre humide sur les grenouilles curarisées pendant deux jours, en examinant le sang du cœur, on trouve que les globules blancs sont huit fois moins nombreux, et en même temps que les globules rouges sont quatre fois plus nombreux.

Mais si l'on examine les culs-de-sac lymphatiques, on les trouve gonflés et gorgés de globules blancs. En somme, sous l'influence du manque de mouvements musculaires et sous l'influence de la tension exagérée des capillaires sanguins, les globules blancs s'accumulent dans les espaces lymphatiques. Lorsque l'action du curare est épuisée, que les mouvements musculaires reviennent et que la tension vasculaire diminue, les espaces lymphatiques se vident, les globules blancs réapparaissent dans le sang et la composition morphologique de cette humeur redevient normale. Un phénomène analogue se produit lorsqu'on électrise la grenouille curarisée et dont les espaces lymphatiques sont gonflés; les contractions musculaires déterminent l'affaissement des espaces lymphatiques et le retour des globules rouges dans le sang. Tels sont les phénomènes observés pour le moment; ils semblent démontrer que la disparition, sinon complète, au moins relativement considérable des globules blancs du sang chez les grenouilles curarisées, serait une conséquence de l'absence des mouvements musculaires et de l'exagération de la tension vasculaire. Il n'y a pas destruction des globules blancs par le curare, ce poison passant très rapidement dans la circulation pour être éliminé par les reins; on le retrouve seulement dans la vessie.

Origine et transformations. — Il est certain que les globules blancs viennent du chyle, de la lymphe, par conséquent des ganglions lymphatiques [1], et de quelques autres organes, de la rate en particulier [2]. Ceux du chyle et de la lymphe sont versés à l'union des veines jugulaire interne et sous-clavière gauches, ce qui explique l'abondance des globules blancs dans la veine cave supérieure et dans le cœur droit, surtout pendant la digestion.

On considère généralement ces globules comme destinés à se

---

[1]. Robin n'admet pas cette origine : on le conçoit, puisque pour lui les éléments anatomiques naissent dans les blastèmes ; le même auteur n'admet pas, du reste, les cellules lymphatiques des ganglions ni de la rate,

[2]. Nous devons citer ici (voy. notre *Histologie, Moelle des os*, p. 151) l'opinion de Bizzozero et de Neumann, qui ont publié des travaux importants sur ce sujet. Ces deux savants ont constaté des mouvements amiboïdes dans le protoplasma des cellules de la moelle ; ils ont vu, à côté de ces cellules, des globules rouges embryonnaires ayant un noyau, et des cellules intermédiaires à ces deux éléments. Ils admettent que les cellules incolores se transforment en cellules colorées, et que tous ces éléments pénètrent dans les vaisseaux de dehors en dedans, à travers la paroi des vaisseaux. La moelle des os serait donc, si ces observations sont exactes, un *organe hématopoiétique* au même titre que la rate.

transformer en globules rouges et à les réparer à mesure qu'ils disparaissent ; on croit cependant que quelques-uns se détruisent dans le torrent circulatoire sans passer par l'état de globules rouges. On peut assister à la transformation du globule blanc, qui diminue insensiblement de volume et se transforme en un disque arrondi, aplati, coloré, jaunâtre, se chargeant d'hématine. (Frey.) Ce changement s'opère dans toute l'étendue du système circulatoire, et il est probable qu'il prend toute son activité au niveau des poumons, au moment où il subit le contact de l'oxygène.

3° Granulations graisseuses.

On trouve dans le sang des granulations graisseuses en nombre variable et de même nature que celles du chyle. Tantôt elles sont très rares, tantôt elles sont si considérables que le sang revêt un aspect laiteux. On croit généralement que ces granulations viennent directement du chyle, qui verse de la graisse dans le sang à travers le canal thoracique : en effet, la graisse est surtout abondante après le repas. On les trouve constamment pendant la grossesse, et chez les sujets que l'on soumet à une diète prolongée, parce que leur graisse est sans cesse résorbée. Ces granulations graisseuses semblent disparaître au moment où elles traversent le poumon, car on ne les rencontre plus dans le sang artériel.

Les *globulins* que l'on décrit dans le sang comme noyaux, sans nucléoles, contractés et recourbés par l'action de l'acide acétique, ne sont probablement que des leucocytes très petits.

Applications pathologiques.

Il n'entre pas dans notre plan d'examiner en détail toutes les maladies du sang ; cependant nous ne saurions nous dispenser d'en dire quelques mots, ne fût-ce que pour initier les élèves à leur étude.

Les principales altérations du sang consistent dans le changement du nombre des globules, dans l'augmentation, la diminution ou la transformation de la fibrine, et dans la diminution de l'albumine.

Lorsque le nombre des globules est considérablement augmenté, il y a *pléthore*. Au commencement de l'augmentation du nombre de ces éléments, on n'observe aucun trouble ; mais plus tard, le sang étant trop riche en globules, on constate des phénomènes congestifs vers tous les organes, et principalement vers le cerveau, rougeur de la face, pouls plein et dur, etc. Un régime débilitant, consistant surtout dans la réduction de la quantité des aliments, et de légères émissions sanguines améliorent cet état.

Lorsque le nombre des globules diminue jusqu'à un certain chiffre, qui peut atteindre 24 au lieu de 127, ce changement d'état du sang détermine une maladie qu'on appelle *anémie*. Cette altération des globules est souvent produite par des hémorrhagies. Le séjour dans un lieu obscur, l'étiolement, peuvent amener l'anémie : c'est ce qu'on voit chez les prisonniers qui séjournent dans les cachots, et aussi chez les ouvriers qui travaillent dans l'obscurité, comme on l'observe chez les mineurs d'Anzin.

L'anémie se développe quelquefois spontanément sous l'influence de certains troubles nerveux, comme cela s'observe fréquemment chez les jeunes filles à l'époque où l'utérus se prépare à remplir ses fonctions de menstruation. Ce mélange de symptômes nerveux et d'anémie a reçu le nom de *chlorose, chloro-anémie, pâles couleurs*. Cette maladie est presque spéciale à la femme, et se montre très fréquemment. Elle détermine des symptômes variés du côté de tous les appareils ; leur énumération même serait trop longue. C'est dans ces cas d'anémie qu'on administre aux malades des préparations ferrugineuses dont on abuse beaucoup, et qu'on ordonne quelquefois avec peu de discernement.

Les globules blancs sont quelquefois augmentés ; on peut voir leur nombre égaler et même surpasser ceux des globules rouges : cette maladie a reçu le nom de *leucocythémie*. Nous ne discuterons pas la question de savoir lequel des deux savants a raison, de Virchow ou de Bennett, et si la cause de la leucocythémie tient à l'augmentation des globules blancs par les organes lymphoïdes ou à la destruction des globules rouges par les mêmes organes. Nous ferons remarquer seulement que cette affection s'accompagne presque toujours d'accès fébriles intermittents quotidiens, et qu'elle amène une hypertrophie considérable du foie et de la rate, quelquefois aussi des glandes lymphatiques. Elle détermine une grande débilité, qui fait des progrès incessants jusqu'à la mort du malade. Il meurt par épuisement, à moins qu'il ne soit emporté par une hémorrhagie nasale, cérébrale, etc., ce qui se voit assez souvent. On ne connaît pas de moyens à opposer à cette fatale maladie.

L'augmentation des globules blancs du sang se rencontre encore dans la cachexie paludéenne, *fièvre intermittente chronique*, qui détermine l'hypertrophie du foie et surtout de la rate, en même temps que l'altération des globules. Elle présente une certaine analogie avec la leucocythémie, et donne lieu à des infiltrations séreuses multiples, ce qui n'arrive pas dans l'autre maladie.

D'après Robin, l'*infection purulente* détermine aussi l'augmentation considérable des leucocytes, et cela se conçoit aisément, puisque pour lui le globule du pus et le leucocyte sont identiques.

La manière de voir de Robin peut ne pas être exacte ; mais on est en droit de douter de la valeur des moyens préconisés par les auteurs pour reconnaître les divers globules de pus, de mucus, etc., lorsqu'on voit un homme d'une si grande valeur affirmer qu'il n'existe aucune différence entre ces éléments, et que toutes les propriétés des liquides qui les contiennent sont dues uniquement au sérum.

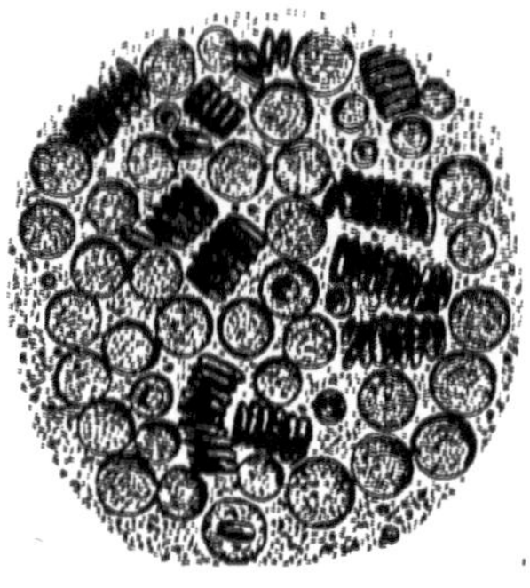

FIG. 261. — Aspect que présente une goutte de sang dans la leucocythémie (d'après Bennett).

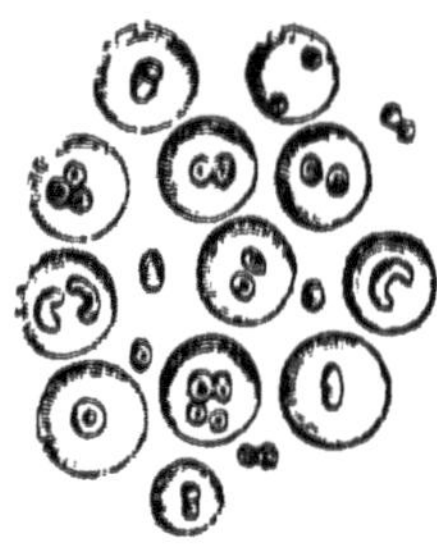

FIG. 262. — Aspect que présente une goutte de sang leucocythémique après l'addition d'acide acétique.

L'augmentation de la fibrine du sang est déterminée par les *phlegmasies*. Le rhumatisme articulaire aigu est la maladie qui élève le plus le chiffre de la fibrine, qui peut monter de 3 à 9; vient ensuite la pneumonie, qui peut faire monter ce chiffre à 8, etc. Lorsque la fibrine est augmentée, le sang présente une plasticité plus grande; il se recouvre d'une *couenne inflammatoire* après qu'il a été extrait des vaisseaux. Cette couenne, qui se montre à la surface du caillot, est grisâtre ou d'un gris jaunâtre ; elle est due à l'excès de fibrine qui surnage et se coagule immédiatement. Il ne faut pas confondre cette couenne inflammatoire avec une couenne semblable qui se rencontre dans l'anémie. La couenne de l'anémie est également due à la coagulation de la fibrine, qui se trouve en excès relativement aux globules qui ont diminué.

DEUXIÈME PARTIE

DE L'OSTÉOLOGIE.

Nous renvoyons le lecteur au chapitre *Système osseux*, dans lequel nous avons traité de tout ce qui est relatif aux os en général. Nous allons procéder immédiatement à la description des diverses parties du squelette, après avoir indiqué aux élèves la méthode qu'ils doivent suivre ordinairement dans la description d'un os, soit dans les examens, soit dans les concours.

On voit des élèves posséder des connaissances anatomiques assez étendues, et ne savoir pas s'exprimer. Il faut s'habituer au *langage anatomique*; c'est pour cela que nous avons pris l'habitude, dans nos cours, de faire parler les élèves et de les engager à se réunir pour étudier. L'anatomie est une science qu'on *étudie* surtout dans les livres et dans les amphithéâtres; mais pour *parler cette science*, il faut de toute nécessité entendre le langage anatomique dans les cours ou le parler soi-même.

Les figures d'anatomie ne peuvent qu'aider l'élève qui étudie les os; il est indispensable qu'il tienne entre ses mains l'os dont il suit la description.

Méthode générale de description d'un os.

1° Nom.	11° Division ; exemples : sternum, os coxal.
2° Espèce (long, plat ou court).	
3° Pair ou impair.	12° Régions, Faces, corps, extrémités.
4° Position.	
5° Situation.	13° Rapports.
6° Direction.	14° Conformation intérieure.
7° Forme.	15° Structure.
8° Volume.	16° Développement.
9° Densité.	17° Variétés anatomiques.
10° Dimensions.	

Ce plan, facile à suivre, est la base de toute description d'os. Nous allons dire quelques mots des expressions qui pourraient embarrasser un élève.

Position. — Quelques auteurs conseillent de placer l'os à décrire en face de soi, comme s'il appartenait à un squelette qu'on aurait sous les yeux. L'expérience nous a appris qu'on se rend plus facilement compte de la position d'un os isolé, en le plaçant dans la position qu'il occupe sur l'élève même. On suit ainsi beaucoup plus facilement les détails de la description.

Pour mettre un *os impair* en position, il suffit de mettre deux de ses parties en rapport avec *deux* plans du squelette *qui ne soient pas opposés l'un à l'autre*. Ainsi, par exemple, on met le sacrum en position en plaçant sa face concave *en avant* et son sommet *en bas*, c'est-à-dire qu'on met la face concave en rapport avec le plan antérieur du squelette et son sommet avec le plan inférieur. On comprend que si nous avions nommé deux plans opposés du squelette, l'*antérieur* et le *postérieur*, par exemple, l'os ne se serait point trouvé en position, la position de la face antérieure de l'os entraînant naturellement celle de la face postérieure. Il serait donc absurde de dire : je place en avant la face concave et en arrière la face opposée.

S'il s'agit d'un *os pair*, les mêmes règles persistent, et il faut avoir soin de mettre une partie de l'os en rapport avec un troisième plan du squelette, afin de distinguer cet organe de celui du côté opposé. Ainsi, pour mettre le fémur en position, on dira : je place l'extrémité coudée *en haut*, la partie saillante du coude *en dehors*, et le bord rugueux du corps de l'os *en arrière*.

Direction. — Les élèves se trouvent souvent embarrassés quand ils doivent indiquer la direction d'un os. Pour la faire comprendre, on suppose habituellement le squelette placé dans une caisse fermée, et divisé en deux parties par un plan vertical et médian qui le partagerait d'avant en arrière en deux moitiés. Le plan de la caisse situé en avant du squelette forme le plan *antérieur* ; le plan qui se trouve en arrière forme le plan *postérieur* ; les plans *externes* sont constitués par les côtés de la caisse. Les extrémités représentent les plans *supérieur* et *inférieur*. On appelle plan *médian* ou *interne* le plan fictif qui diviserait d'avant en arrière le squelette en deux parties égales. Tout organe placé près du plan médian est dit *interne* par rapport à un autre plus rapproché du plan latéral ; on dit que ce dernier est *externe*. Jamais les mots *interne* et *externe* ne doivent être employés comme synonymes d'*intérieur* et d'*extérieur* ; ceux-ci sont usités pour les parties pourvues d'une cavité.

Certains os et autres organes ont une direction simple. Ainsi, ils peuvent être verticaux. On dit alors qu'ils sont dirigés *de haut en bas* ou *de bas en haut*. Ils peuvent être horizontaux, et en ce cas être dirigés *d'avant en arrière*, c'est-à-dire du plan antérieur vers le plan postérieur ; ou dirigés *de dedans en dehors*, c'est-à-dire du plan interne ou médian vers le plan externe.

La direction peut ne pas être aussi simple. Supposons, par exemple, qu'un os long vertical, comme nous l'avons supposé plus haut, présente son extrémité supérieure inclinée un peu en dehors, ainsi qu'on le voit au fémur : on dit alors que l'os est dirigé obliquement *de haut en bas* et *de dehors en dedans*. Si l'extrémité supérieure, au lieu d'être inclinée en dehors, était inclinée en arrière, comme on le voit au sternum, on dirait alors que l'os est dirigé obliquement *de haut en bas* et *d'arrière on avant*.

La direction peut être encore plus compliquée. Si l'extrémité supérieure de l'os est inclinée du côté du plan externe et en même temps du côté du plan postérieur, c'est-à-dire en dehors et en arrière, on dit que l'organe est dirigé obliquement de haut en bas, d'arrière en avant et de dehors en dedans. Cela veut dire que l'une des extrémités est *supérieure, externe* et *postérieure*, c'est-à-dire rapprochée des trois plans de même nom, par rapport à l'autre extrémité qui est *inférieure, interne* et *antérieure*. Il faut, dans cette énumération, revenir constamment au point de départ ; nous nous ferons mieux comprendre par un exemple. Ainsi l'humérus est dirigé de *haut* en bas, d'*arrière* en avant, de *dehors* en dedans. Les mots « haut, arrière et dehors » sont le point de départ de chacune des trois directions et se rapportent à l'extrémité supérieure.

ARTICLE PREMIER.

TÊTE.

La tête est composée de vingt-deux os, non compris les osselets de l'ouïe : huit constituent le crâne, quatorze forment la face.

Préparation des os de la tête. — On prend la tête d'un adolescent ; à cet âge, les sutures ne sont pas encore ossifiées.

Premier procédé. — La tête ayant été dépouillée de ses parties molles et blanchie (ce qui demande plusieurs mois de préparation), remplissez le crâne de haricots secs ; bouchez le trou occipital et mettez la tête dans l'eau chaude. Les haricots se gonflent, distendent les parois du crâne et font éclater les sutures, de sorte qu'il devient facile de séparer les os.

Second procédé. — Ce procédé, moins simple, s'accompagne moins fréquemment de fracture des os. Il consiste à prendre une tête ayant macéré plusieurs semaines dans l'eau, et à ébranler les diverses parties osseuses au moyen des doigts et de petites tenailles. On se sert avantageusement comme levier d'un ciseau que l'on introduit entre les sutures. On commence généralement par les os malaires, ensuite on désarticule, en y mettant du temps et de la patience, les petits os de la face qui constituent la mâchoire supérieure ; puis on enlève le frontal, l'ethmoïde, les pariétaux, les temporaux, et l'on termine en séparant l'occipital et le sphénoïde.

§ 1. — Crâne.

Le crâne est composé de huit os. Quatre impairs : frontal, ethmoïde, sphénoïde, occipital ; deux pairs : les pariétaux, les temporaux.

Caractères généraux des os du crâne.

Les os de la voûte du crâne sont des os plats ; leur substance spongieuse, appelée *diploé*, est comprise entre deux lames de substance compacte qu'on appelle les *tables interne* et *externe*. La table interne, qui regarde la cavité crânienne, est plus fragile et plus mince que l'autre ; c'est pour cela qu'on l'a appelée *lame vitrée*.

L'épaisseur de la voûte des os du crâne est de 5 millimètres en moyenne ; sur les parties latérales, elle n'offre plus que 3 et même 2 millimètres.

Les os de la base sont irréguliers et anfractueux.

Les parties les plus minces des parois du crâne sont : la partie antérieure de la fosse temporale, la voûte de l'orbite, les fosses occipitales.

Les parois du crâne sont percées de trous à travers lesquels passent des vaisseaux et des nerfs ; ces trous traversent de part en part les différents os, ou bien, ce qui est plus rare, ils sont situés dans les sutures.

Lorsqu'on regarde l'intérieur d'un crâne, on y voit, indépendamment des trous : 1° sur les parties latérales, des gouttières dirigées en arrière et en haut, élégamment ramifiées et destinées à loger les divisions des artères et des veines méningées moyennes ; 2° sur presque tous les points de la cavité crânienne, des saillies en forme de mamelons et des dépressions qui semblent avoir été faites avec la pulpe des doigts, saillies et dépressions connues sous le nom d'*éminences mamillaires* et d'*impressions digitales* ; 3° sur la base du crâne, sur la ligne médiane de la voûte et à la partie postérieure, des gouttières destinées à loger les *sinus* de la dure-mère dont elles portent le nom.

I. — FRONTAL OU CORONAL.

Position. — Placez *en avant* la surface convexe, *en bas* la surface qui présente à la partie moyenne une grande échancrure.

Os impair, médian, symétrique, situé à la partie antérieure du crâne ; il présente à étudier trois faces et trois bords.

Face antérieure. — Convexe ; elle présente sur la ligne médiane, et de bas en haut, la *bosse frontale moyenne*, ou *bosse nasale*, et la *suture frontale*, qui disparaît chez l'adulte. Cette suture est formée par la réunion des deux parties qui forment le frontal chez les jeunes sujets.

Sur les côtés, on trouve une bosse, *bosse frontale*, dont la saillie est souvent en rapport avec un certain développement de l'intelligence. Au-dessus de cette bosse, la face antérieure est lisse et se porte, en fuyant, en haut et en arrière ; au-dessous, il existe une gouttière ; plus bas, une saillie décrivant une courbe à concavité inférieure : c'est l'*arcade sourcilière*, qui donne insertion par sa partie interne au muscle sourcilier. Toutes ces parties sont recouvertes par le muscle frontal et l'aponévrose épicrânienne.

De chaque côté de la face antérieure, on trouve une surface triangulaire allongée, à sommet supérieur, faisant partie de la fosse temporale, donnant attache au muscle temporal, et séparée du reste de la face antérieure par une ligne rugueuse qui se confond avec celle qui limite de tous côtés la fosse temporale.

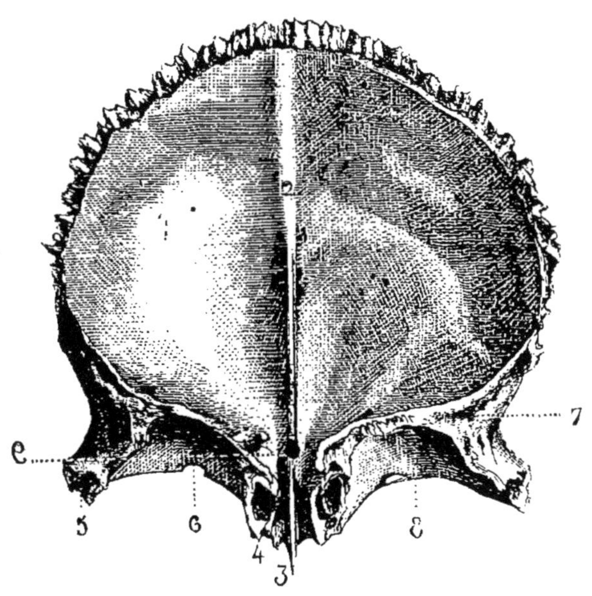

FIG. 263. -- Frontal vu par sa face postérieure.

1. Fosse frontale. — 2. Origine de la gouttière longitudinale supérieure. — 3. Épine nasale du frontal. — 4. Apophyse orbitaire interne. — 5. Apophyse orbitaire externe. — 6. Trou sus-orbitaire, existant souvent à l'état d'échancrure. — 7. Surface articulaire pour la grande aile du sphénoïde. — 8. Voûte orbitaire. — 9. Trou borgne, au-dessous de la crête frontale.

Face postérieure. — On y trouve, sur la ligne médiane, de bas en haut : 1° le *trou borgne*, qui loge une expansion de la dure-mère ; 2° la *crête frontale* ou *coronale*, de 3 à 4 centimètres de longueur, pour l'insertion de la faux du cerveau ; 3° le commencement de la *gouttière longitudinale supérieure*. On trouve au-dessous du trou borgne une large échancrure, *échancrure ethmoïdale*.

De chaque côté de la ligne médiane, il existe : 1° une dépression, *fosse frontale*, dont la profondeur est le plus souvent en rapport avec la saillie des bosses frontales ; 2° une saillie au-dessous, *bosse orbitaire*, formée par une paroi osseuse très mince. Cette face est parsemée dans toute son étendue d'éminences mamillaires et d'impressions digitales, beaucoup plus marquées sur la bosse orbitaire.

Face inférieure. — Elle présente : 1° sur ses parties latérales, la voûte de l'orbite, triangulaire, lisse, pourvue d'une fossette à sa partie externe, *fossette lacrymale*, destinée à loger la glande lacrymale, et d'une petite dépression à la partie interne et antérieure, aux extrémités de laquelle s'attache la partie cartilagineuse du grand oblique de l'œil ; 2° sur la ligne médiane, l'*échancrure ethmoïdale*, s'articulant avec l'ethmoïde.

A la partie antérieure de l'échancrure ethmoïdale, on trouve des rugosités et une épine appartenant au bord antérieur. Les parties latérales de cette échancrure présentent des demi-cellules qui s'articulent avec celles de l'ethmoïde, et à la partie antérieure avec l'os unguis ; on y trouve aussi les orifices des sinus frontaux et deux gouttières transversales qui se réunissent à des gouttières semblables de l'ethmoïde, pour former de chaque côté les deux *trous orbitaires internes*.

Bord supérieur. — Dentelé, épais, articulé avec le bord antérieur du pariétal, il est taillé en biseau aux dépens de la table interne en haut, aux dépens de la table externe en bas, où il est plus mince ; il décrit une courbe concave inférieurement.

Bord antérieur. — Il offre, sur la ligne médiane, la partie antérieure de l'échancrure ethmoïdale. On y trouve un prolongement, *épine nasale supérieure*, s'articulant en avant avec les os propres du nez, en arrière, sur la ligne médiane, avec la lame perpendiculaire de l'ethmoïde, et concourant de chaque côté à la formation de la voûte des fosses nasales. Les rugosités très prononcées qui sont situées à la partie antérieure de l'échancrure s'articulent, en dedans avec les os propres du nez, et en dehors avec l'apophyse montante du maxillaire supérieur.

Sur les parties latérales, on voit l'*arcade orbitaire*, bord osseux lisse, concave inférieurement, épais en dedans, mince et tranchant en dehors. Elle est limitée en dedans et en dehors par deux saillies, l'*apophyse orbitaire interne*, qui s'articule avec l'unguis, et l'*apophyse orbitaire externe*, qui s'articule avec l'os malaire.

Bord postérieur. — Mince et tranchant, le bord postérieur n'existe pas sur la ligne médiane, où l'on trouve l'échancrure eth-moïdale. De chaque côté, ce bord est taillé en biseau aux dépens de la table interne, pour s'articuler avec les petites ailes du sphé-noïde. Aux extrémités de ce bord, on trouve une facette triangu-laire très rugueuse et très large. Cette facette, qui s'articule avec une facette semblable de la grande aile du sphénoïde, est le point de réunion des trois bords de l'os qui se rendent à chacun de ses angles. Le bord supérieur se porte à l'angle externe, le bord posté-rieur à l'angle interne, et le bord antérieur à l'angle antérieur.

Développement. — Du quarantième au quarante-cinquième jour de la vie embryonnaire, on voit apparaître *deux points d'ossi fication* symétriques au niveau des arcades orbitaires. De ces points on voit rayonner des aiguilles osseuses dans toutes les directions. Vers la ligne médiane, à deux mois, elles se rencontrent et forment la partie inférieure de la *suture frontale*. Les deux moitiés de l'os se serrent de plus en plus, mais elles sont séparées en haut par un espace angulaire qui formera l'angle inférieur de la *fontanelle anté-rieure*. La suture frontale s'ossifie souvent dans les premières années qui suivent la naissance, mais quelquefois elle persiste pendant toute la vie.

Cet os est creusé, à sa partie inférieure et médiane, de deux cavités, *sinus frontaux*, qui se montrent entre six et treize ans, et qui deviennent souvent très considérables chez les vieillards. Ces cavités sont ordinairement séparées par une cloison médiane ; elles sont en communication avec le méat moyen des fosses nasales par l'intermédiaire de l'infundibulum de l'ethmoïde. Un prolongement de la muqueuse pituitaire tapisse la surface de ces cavités.

Le frontal s'articule avec douze os : les deux pariétaux, le sphé-noïde et l'ethmoïde, du côté du crâne ; les malaires, les unguis, les maxillaires supérieurs et les os propres du nez, du côté de la face.

Pathologie.

1° Dans le *coryza* intense, la muqueuse des sinus est quelquefois affectée, ce qui explique la céphalalgie frontale qui existe dans ce cas. 2° Lorsque la muqueuse des sinus vient à *suppurer*, le pus s'écoule par l'infundibulum de l'ethmoïde et pénètre dans les fosses nasales par le méat moyen. 3° Des *tumeurs fibreuses* peuvent prendre nais-sance sur les parois des sinus frontaux ou y pénétrer par les fosses nasales ; dans ce dernier cas, ce sont des prolongements de polypes fibreux naso pharyngiens. 4° On y trouve quelquefois des *tumeurs osseuses*, exostoses éburnées, différentes des exostoses ordinaires en ce qu'elles ne sont pas en continuité avec le tissu osseux, et qu'elles se développent dans la fibro-muqueuse qui tapisse les sinus frontaux. 5° Dans les *chutes sur la région du sourcil*, la partie externe tranchante de l'arcade orbitaire fait une section nette à la peau, de dedans en dehors, section que l'on prendrait volontiers pour une blessure d'instrument tranchant (important en médecine légale).

II. — ETHMOÏDE.

Position. — Placez *en avant* et *en haut* l'apophyse qui a la forme d'une crête,

Os impair, médian, symétrique, situé à la base du crâne, en arrière du frontal, en avant du sphénoïde, au-dessus des fosses nasales, entre les cavités orbitaires.

Cet os est formé de deux parties distinctes : 1° la *partie médiane*; 2° les *masses latérales*.

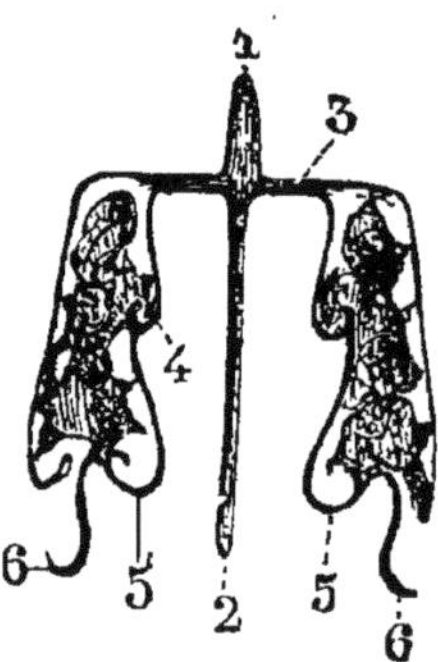

FIG. 264. — Coupe schématique verticale et transversale de l'ethmoïde.

1. Apophyse crista-galli. — 2. Lame perpendiculaire de l'ethmoïde. — 3. Lame criblée. — 4. Cornet supérieur. — 5, 5. Cornet moyen. — 6, 6. Apophyse unciforme sortant du méat moyen.

Partie médiane. — Elle est formée par deux lames osseuses qui se coupent perpendiculairement.

L'une, verticale, forme : 1° à la partie supérieure, une apophyse triangulaire, épaisse, se terminant insensiblement en arrière, placée immédiatement en arrière du trou borgne du frontal et donnant insertion à la faux du cerveau, c'est l'*apophyse crista-galli* ; 2° à la partie inférieure, une lame osseuse beaucoup plus longue et plus mince, *lame perpendiculaire de l'ethmoïde*, creusée sur ses deux faces de petites gouttières pour des vaisseaux et des nerfs, articulée en avant avec l'épine nasale du frontal et les os propres du nez, en arrière avec le sphénoïde, en bas et en arrière avec le vomer, en bas et en avant, à l'état frais seulement, avec le cartilage de la cloison des fosses nasales.

L'autre lame, horizontale, croisant la précédente à l'union de la lame perpendiculaire et de l'apophyse crista-galli, constitue la *lame criblée* de l'ethmoïde, supportant par ses deux bords latéraux les *masses latérales* de cet os, qui y sont comme suspendues. De chaque côté de l'apophyse crista-galli, la face supérieure de la lame criblée est creusée en forme de gouttière plus profonde en avant, c'est la *gouttière ethmoïdale*. On y trouve des trous nombreux, disposés plus ou moins régulièrement sur deux lignes antéro-postérieures, au nombre de dix-huit ou vingt, et donnant passage aux filets du nerf olfactif et aux ramifications des artères ethmoïdales. On y trouve encore, de chaque côté de l'apophyse crista-galli, une fente, *fente ethmoïdale*, où passe le nerf nasal ou filet ethmoïdal du rameau nasal du nerf ophthalmique de Willis, et une branche de l'artère ethmoïdale antérieure. La lame criblée, par sa partie inférieure, forme la plus grande partie de la voûte des fosses nasales.

Masses latérales. — Cubiques. Elles sont placées entre les fosses nasales et les cavités orbitaires, et réunies l'une à l'autre par la lame criblée de l'ethmoïde. Elles présentent six faces : externe, interne, supérieure, inférieure, antérieure et postérieure.

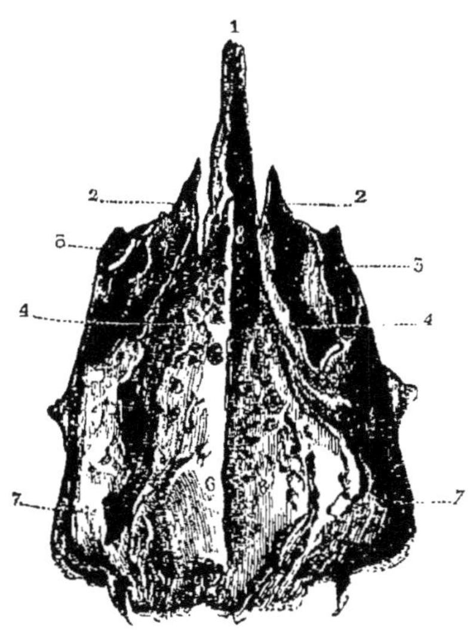

FIG. 265. — Face supérieure de l'ethmoïde.

1. Partie antérieure de la lame perpendiculaire. — 2, 2. Partie antérieure des masses latérales. — 3, 3. Cellules antérieures de l'ethmoïde. — 4, 4. Trous de la lame criblée. — 6, 6. Partie postérieure des gouttières ethmoïdales. — 7, 7. Cellules ethmoïdales postérieures. — 8. Apophyse crista-galli.

Face externe. — Cette face, formée par l'*os planum* ou *lame papyracée*, est lisse, un peu sinueuse, et articulée avec le frontal en haut, le maxillaire supérieur et le palatin en bas, l'unguis en avant et le sphénoïde en arrière. Elle forme la plus grande partie de la paroi interne de l'orbite.

Face interne. — Elle forme une grande partie de la paroi externe des fosses nasales. On y trouve, à la partie supérieure et postérieure, une saillie plus marquée en arrière, c'est le *cornet supérieur des fosses nasales* ou *cornet de Morgagni* ; au-dessous, une dépression qui communique avec les cellules postérieures de l'ethmoïde, *méat supérieur des fosses nasales* ; en bas, une saillie plus considérable que la première, formée par une lamelle osseuse contournée sur elle-même et convexe en dedans, c'est le *cornet moyen*. Cette face présente, comme la lame perpendiculaire, de petites gouttières ramifiées pour loger des vaisseaux et des nerfs. En avant des cornets, on voit une surface quadrilatère plane, de sorte que les cornets n'occupent pas toute l'étendue de cette face.

La face interne des masses latérales, la lame perpendiculaire et la face inférieure de la lame criblée sont recouvertes par la muqueuse pituitaire, qui se prolonge, en s'amincissant, dans les cellules ethmoïdales, et par l'intermédiaire de l'infundibulum dans les sinus frontaux.

Face supérieure. = Elle présente des dépressions qui se réunissent à celles de l'échancrure ethmoïdale du frontal, et deux gouttières transversales formant avec celles que nous avons décrites sur le frontal les *trous orbitaires internes*.

Face inférieure. = Plus irrégulière que la supérieure, elle offre à considérer : 1° le bord inférieur du cornet moyen ; 2° une cavité placée au-dessous, *méat moyen*, au fond et à la partie antérieure de

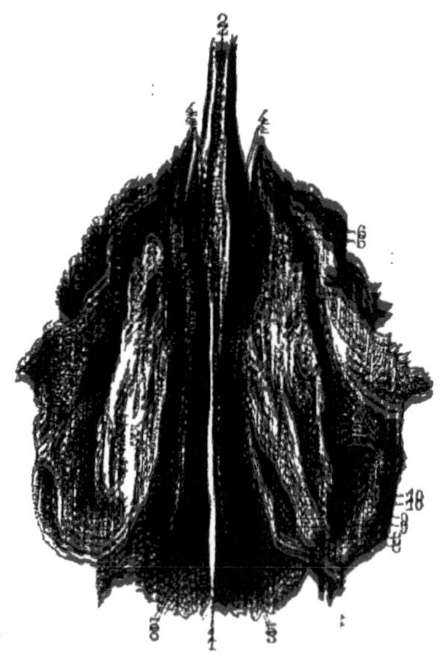

Fig. 266. = Face inférieure de l'ethmoïde.

1. Extrémité postérieure. = 2. Partie antérieure de la lame perpendiculaire. = 3, 3. Partie postérieure de la lame criblée. = 4, 4. Partie antérieure de la lame criblée. = 5, 5. Bord inférieur du cornet moyen. = 6. Partie antérieure du méat moyen. = 7, 7. Apophyse unciforme. = 8. Partie postérieure du cornet supérieur. = 9. Partie postérieure du méat supérieur. = 10. Un orifice des cellules ethmoïdales postérieures.

laquelle se trouve un conduit osseux de deux à trois millimètres de diamètre, convexe en avant, plus large en haut, et se dirigeant vers le sinus frontal, avec lequel il communique ; ce conduit, qui communique avec les cellules ethmoïdales antérieures par une petite ouverture, s'appelle *infundibulum* ; 3° une lamelle osseuse, mince, libre, qui part du fond du méat moyen, et qui se dirige par une extrémité libre vers l'orifice du sinus maxillaire. Cette lamelle osseuse concourt à rétrécir l'orifice du sinus ; elle s'appelle apophyse *unciforme*.

Face antérieure. — Elle se place en arrière de l'apophyse montante du maxillaire supérieur et de l'os unguis.

Face postérieure. — Elle s'articule avec la face antérieure du corps du sphénoïde. Entre les deux masses latérales, le bord postérieur de la lame criblée s'articule aussi avec le corps du sphénoïde.

Cet os est presque entièrement formé de tissu compact, et s'il est léger, s'il surnage dans l'eau, cela tient à ce que les lamelles compactes sont séparées par de nombreuses cavités. Ces cavités sont divisées en deux groupes : 1° les *cellules ethmoïdales antérieures*, indépendantes des autres, communiquant avec l'infundibulum et le méat moyen ; 2° les *cellules ethmoïdales postérieures*, indépendantes des premières et communiquant avec le méat supérieur.

L'ethmoïde s'articule avec treize os : le frontal et le sphénoïde du côté du crâne ; les os propres du nez, les unguis, les maxillaires supérieurs, les palatins, les cornets inférieurs et le vomer du côté de la face.

Développement. — *Quatre points osseux* : un pour chacune des masses latérales, deux pour l'apophyse crista-galli, la lame criblée et la lame perpendiculaire. Le premier apparaît au cinquième mois de la grossesse, le deuxième après la naissance. Les cellules ethmoïdales ne sont complètes qu'à l'âge de cinq ans.

Pathologie.

C'est dans l'ethmoïde que siège souvent la lésion de cette maladie repoussante appelée *punais* ou *ozène*. L'odeur fétide exhalée par les malades qui en sont atteints prend sa source dans une carie partielle de l'ethmoïde ou dans une suppuration des cellules ethmoïdales.

Des instruments piquants pénètrent facilement dans le crâne à travers l'ethmoïde, qu'ils viennent du côté des fosses nasales ou du côté de l'orbite.

III. — Sphénoïde.

Position. — Placez *en haut* et *en avant* les deux extrémités du plus grand diamètre de l'os, c'est-à-dire les deux points les plus extrêmes.

Situé à la partie moyenne de la base du crâne, enclavé au milieu des autres os qui en constituent la base, il est placé en arrière de l'ethmoïde et du frontal, en avant de l'occipital et du rocher, et concourt à former la cavité crânienne, les fosses nasales, les cavités orbitaires, la fosse temporale, la fosse zygomatique, la fosse ptérygo-maxillaire, la fosse ptérygoïdienne, et un peu la voûte palatine.

Pour bien étudier cet os, on doit ne considérer que le corps, qui est cubique, et présente, par conséquent, six faces. Il faut décrire avec chacune de ces faces le prolongement qui s'y rattache. C'est ainsi que nous examinerons : 1° les petites ailes du sphénoïde avec la face supérieure ; 2° les apophyses ptérygoïdes avec la face inférieure ; 3° les grandes ailes avec les faces latérales.

Face antérieure. = Elle est placée derrière l'ethmoïde. Elle présente, sur la ligne médiane, une crête osseuse verticale, *crête sphénoïdale*, qui s'articule avec le bord postérieur de la lame perpendiculaire de l'ethmoïde, et qui se continue avec une autre crête de la face inférieure pour former le bec du sphénoïde.

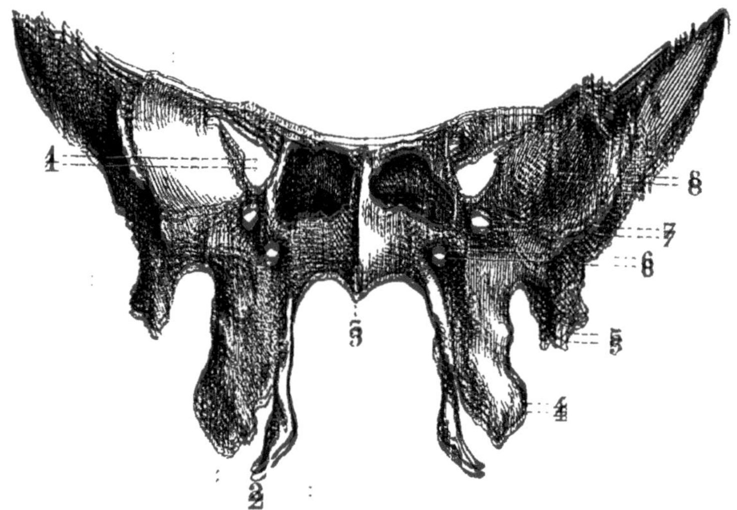

FIG. 267. = Face antérieure du sphénoïde.

1. Fente sphénoïdale (3° paire, 4° paire, 6° paire, nerf ophthalmique, veine ophthalmique). = 2. Aile interne de l'apophyse ptérygoïde. = 3. Bec du sphénoïde. = 4. Aile externe de l'apophyse ptérygoïde. = 5. Épine du sphénoïde (ligament sphéno-maxillaire, muscle interne du marteau). = 6. Trou vidien (nerf vidien, artère vidienne). = 7. Trou grand rond (maxillaire supérieur). = 8. Face antérieure ou orbitaire de la grande aile.

On voit de chaque côté de la ligne médiane : 1° l'orifice des *sinus sphénoïdaux*, tapissés par un prolongement de la muqueuse des fosses nasales ; 2° au-dessus des orifices, une ligne rugueuse transversale, s'articulant avec le bord postérieur de la lame criblée de l'ethmoïde ; 3° en dehors, une surface rugueuse verticale plus large, s'articulant avec la face postérieure des masses latérales de l'ethmoïde et avec l'os palatin.

Face postérieure. — Petite, quadrilatère, rugueuse, elle s'articule dans toute son étendue avec l'occipital ; dans la plupart des os qu'on étudie, cette face est formée par un trait de scie nécessité par la réunion précoce du sphénoïde et de l'occipital.

Face supérieure. — Elle présente d'avant en arrière et sur la ligne médiane : 1° une petite crête qui s'articule avec le bord postérieur de la lame criblée de l'ethmoïde ; 2° une surface lisse, quadrilatère, sur laquelle sont creusées de chaque côté de la ligne médiane, d'avant en arrière, deux gouttières très peu marquées, *gouttières olfactives* ; 3° une gouttière transversale un peu concave en avant, *gouttière optique*, se terminant de chaque côté par un petit canal oblique en bas, en avant et en dehors, *trou optique* ; sur

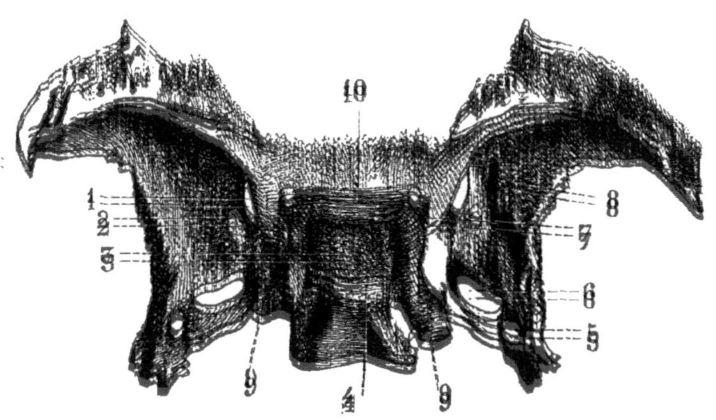

FIG. 268. — Face supérieure du sphénoïde.

1. Fente sphénoïdale. — 2. Trou grand rond (nerf maxillaire supérieur). — 3. Selle turcique (corps pituitaire). — 4. Lame quadrilatère du sphénoïde. — 5. Trou petit rond (artère méningée moyenne). — 6. Trou ovale. — 7. Apophyse clinoïde antérieure. — 8. Face supérieure de la grande aile du sphénoïde. — 9. Artère carotide sur la gouttière caverneuse. — 10. Gouttière optique présentant les trous optiques à ses deux extrémités (chiasma et nerfs optiques).

la gouttière repose le *chiasma* des nerfs optiques, dans le trou passent le nerf optique et l'artère ophthalmique ; 4° une dépression profonde, *selle turcique* ou *fosse pituitaire*, qui loge la glande pituitaire ; 5° la *lame quadrilatère* du sphénoïde, séparant la selle turcique de la gouttière basilaire. Cette lame osseuse présente sur ses bords latéraux deux échancrures : une supérieure, dans laquelle passe le nerf moteur oculaire commun, et l'autre inférieure, pour le nerf moteur oculaire externe. Les deux angles libres de cette lame forment une saille et constituent les *apophyses clinoïdes posté-rieures.*

Sur les parties latérales de cette face, on trouve : 1° une gout-tière, *gouttière caverneuse,* oblique de bas en haut, d'arrière en avant, étendue du trou déchiré antérieur à la base de la petite aile du sphénoïde, décrivant deux courbures comme un S, la postérieure concave en bas, l'antérieure concave en haut ; l'artère carotide interne est située dans cette gouttière, de même que le sinus caver-neux ; 2° une saillie arrondie formant l'angle postérieur de la petite aile du sphénoïde, c'est l'*apophyse clinoïde antérieure.* Entre les apophyses clinoïdes antérieure et postérieure, de chaque côté de la selle turcique, on trouve un petit tubercule, *apophyse clinoïde moyenne,* dont le développement est variable suivant les sujets, et qui quelquefois envoie un prolongement osseux aux apophyses cli-noïdes antérieure et postérieure, de manière à former un ou deux orifices anormaux.

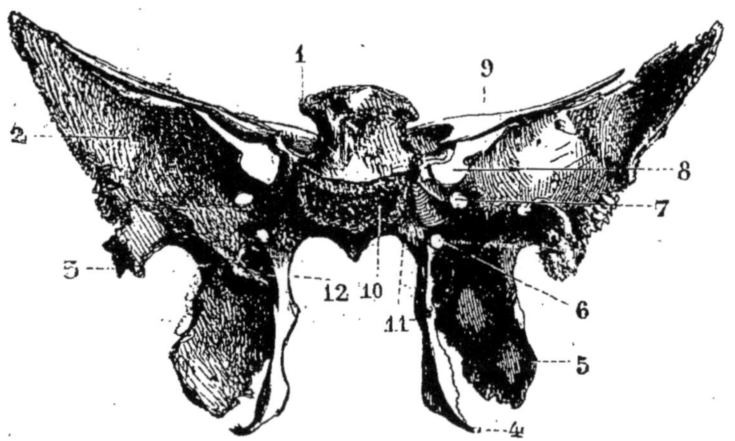

FIG. 269. — Face postérieure du sphénoïde.

1. Apophyse clinoïde postérieure. — 2. Grande aile du sphénoïde. — 3. Épine du sphé-noïde (ligament sphéno-maxillaire, muscle interne du marteau). — 4 Aile interne et crochet de l'apophyse ptérygoïde (tendon réfléchi du muscle péristaphylin externe). — 5. Aile externe. — 6. Trou vidien (nerf vidien, artère vidienne). — 7. Trou grand rond (nerf maxillaire supérieur). — 8. Fente sphénoïdale (3e paire, 4e paire, 6e paire, nerf ophthalmique, veine ophthalmique). — 9. Apophyse d'Ingrassias. — 10. Surface articu-laire s'articulant avec l'occipital. — 11. Conduit ptérygo-palatin (nerf ptérygo-palatin, artère ptérygo-palatine). — 12. Fossette scaphoïde (muscle péristaphylin externe).

Petites ailes du sphénoïde ou apophyses d'Ingrassias. — Prolon-gement mince et triangulaire, dont la face supérieure concourt à former l'étage antérieur de la base du crâne, et dont la face infé-rieure concourt à former la voûte orbitaire et la fente sphénoïdale. Le bord antérieur des petites ailes, rugueux, est articulé avec le bord postérieur du frontal. Le bord postérieur, très mince et lisse, sépare l'étage moyen de l'étage supérieur de la base du crâne. Le bord interne, confondu avec le corps du sphénoïde, est traversé par le trou optique, et présente une échancrure qui limite en avant la gouttière caverneuse. L'angle antérieur est confondu avec le corps de l'os. L'angle postérieur forme l'apophyse clinoïde antérieure. L'angle externe, très aigu, très mince, forme le sommet du triangle; il se termine en s'effilant contre le bord postérieur du frontal : on l'appelle *apophyse ensiforme* ou *xihpoïde*.

Face inférieure. — On y voit : 1° sur la ligne médiane, une crête qui s'insinue dans la gouttière du bord supérieur du vomer ; cette crête, *rostrum* ou *bec* du sphénoïde, se continue avec la *crête sphénoïdale ;* 2° de chaque côté de la crête, une gouttière qui reçoit les bords de la gouttière du vomer; un peu en dehors, une petite gouttière se terminant souvent en avant par le condiut *ptérygo-palatin*, qui va s'ouvrir dans la fosse ptérygomaxillaire et qui laisse passer l'artère ptérygo-palatine et le nerf ptérygo-palatin.

Deux prolongements, les *apophyses ptérygoïdes*, se rattachent à cette face. L'apophyse ptérygoïde présente : une *base* confondue avec le reste de l'os ; un *sommet* bifurqué; une *face interne* qui fait partie des fosses nasales; une *face externe* qui fait partie de la fosse zygomatique; une *face antérieure*, lisse dans sa moitié supérieure pour concourir à la formation de la fosse ptérygo-maxillaire, rugueuse au-dessous pour s'articuler avec le palatin; une *face postérieure* concave, c'est la *fosse ptérygoïdienne*, profonde, donnant insertion dans toute son étendue au muscle ptérygoïdien interne. A la partie supérieure de cette fosse, il existe une petite dépression ovale, *fossette scaphoïde*, pour l'insertion du muscle péristaphylin externe (fig. 269, 12).

La bifurcation du sommet a fait donner aux deux branches de la bifurcation le nom d'*ailes :* 1° l'aile interne verticale, petite et contournée à son sommet en forme de crochet, dout la concavité, recouverte de cartilage à l'état frais, regarde en dehors; ce crochet sert de poulie de réflexion au tendon du péristaphylin externe ; 2° l'aile externe, large, déjetée en dehors et donnant insertion par sa face externe au muscle ptérygoïdien externe. Entre ces deux ailes, on voit une portion du palatin qui fait partie de la fosse ptérygoïdienne.

Deux canaux traversent la base de cette apophyse d'avant en arrière : l'un interne, le conduit *vidien*, qui s'ouvre en arrière au-dessous du trou déchiré antérieur, et qui donne passage au nerf vidien et à l'artère vidienne; l'autre externe, le trou *grand rond*, dont l'orifice postérieur est situé dans la cavité crânienne, et qui laisse passer le nerf maxillaire supérieur.

Faces latérales. — Elles sont complètement masquées par l'insertion des grandes ailes. Ces *grandes ailes* présentent une face supérieure, une face externe, une face antérieure ; un bord interne convexe et un bord externe concave ; une extrémité inférieure ou interne, une extrémité supérieure ou externe. Les deux bords se confondent aux deux extrémités. La grande aile est très étendue, elle monte jusque dans la fosse temporale. Elle est concave en haut pour concourir à la formation de la cavité crânienne.

La *face supérieure*, concave, présente des éminences mamillaires et des impressions digitales.

La *face externe* est divisée vers la partie moyenne par une crête (fig. 270, 22) ; la portion qui est au-dessous donne insertion au ptérygoïdien externe et fait partie de la fosse zygomatique ; celle qui est au-dessus concourt à former la fosse temporale et donne insertion au temporal.

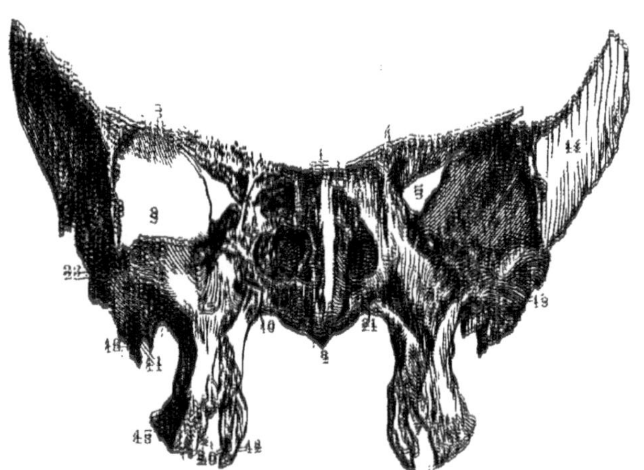

FIG. 270. — Face antérieure du sphénoïde.

1, 1. Orifice des sinus sphénoïdaux de chaque côté de la crête sphénoïdale. — 2. Crête sphénoïdale. — 3, 4. Apophyses d'Ingrassias. — 5. Fente sphénoïdale. — 6, 8. Portion articulée avec la partie postérieure des masses latérales de l'ethmoïde. — 7. Écartement entre les deux ailes de l'apophyse ptérygoïde. — 9. Face orbitaire. — 10. Trou vidien. = 11. Épine du sphénoïde. — 12. Aile interne de l'apophyse ptérygoïde. — 13. Aile externe. — 14. Fosse temporale. — 15. Fosse zygomatique. — 20. Crochet de l'aile interne de l'apophyse ptérygoïde. — 21. Trou ptérygo-palatin. — 22. Crête qui sépare la fosse temporale de la fosse zygomatique.

La *face antérieure* est une petite face quadrilatère, qui concourt à former la paroi externe de la cavité orbitaire. Limitée en bas par un bord lisse qui fait partie de la fente sphéno-maxillaire, limitée en arrière par un autre bord lisse qui fait partie de la fente sphénoïdale et qui se confond en bas avec l'apophyse ptérygoïde, cette face présente deux bords rugueux et articulaires, un supérieur pour le frontal, un antérieur pour l'os malaire.

Le *bord externe*, concave et rugueux, est taillé en biseau en arrière aux dépens de la table interne, en avant aux dépens de la table externe. Il s'articule avec la portion écailleuse du temporal.

Le *bord interne*, convexe et très long, commence à l'extrémité externe et se termine à l'extrémité interne, en passant sur les côtés du corps du sphénoïde, et concourt à former la fente sphénoïdale. A l'origine de ce bord, en haut, existe une surface triangulaire, rugueuse, très large, qui s'articule avec une facette semblable que nous avons déjà étudiée sur le frontal, au point de convergence des trois bords. C'est le long de ce bord qu'on trouve d'avant en arrière, et disposés sur une ligne courbe, concave en dehors : 1° la fente sphénoïdale ; 2° le trou grand rond ; 3° le trou ovale ; 4° le trou petit rond. Dans la fente sphénoïdale, large en dedans, étroite en dehors, limitée par la petite aile en haut, la grande aile en bas, le corps du sphénoïde en dedans, passent les nerfs moteur oculaire commun, moteur oculaire externe, pathétique, ophthalmique de Willis, la veine ophthalmique et quelques branches de l'artère méningée moyenne. Dans le trou grand rond, placé à 2 ou 3 millimètres au-dessous de la fente, passe le nerf maxillaire supérieur ; dans le trou ovale, placé à 1 centimètre en arrière du précédent, large, dirigé en arrière et en dehors, passent le nerf maxillaire inférieur et l'artère petite méningée ; à 2 millimètres en arrière et en dehors de lui, le trou petit rond ou sphéno-épineux laisse passer l'artère méningée moyenne. La portion la plus reculée du bord interne, étendue du corps du sphénoïde à l'extrémité interne de la grande aile, s'articule avec le rocher.

L'*extrémité interne* vient se placer dans l'angle de réunion qui sépare les portions pierreuse et écailleuse du temporal. Elle se termine par une apophyse saillante au-dessous de la base du crâne, c'est l'*épine du sphénoïde*, qui donne attache au ligament sphéno-maxillaire et au muscle interne du marteau.

L'*extrémité externe* est mince, tranchante et taillée en biseau aux dépens de la table interne en avant et de la table externe en arrière. Elle vient s'engrener au point de réunion du frontal, du pariétal et du temporal, et former là des sutures écailleuses.

Cet os s'articule avec douze os : 1° avec tous les os du crâne ; 2° du côté de la face, avec les palatins, les malaires et le vomer. Le sphénoïde est creusé de cavités, *sinus sphénoïdaux*, qui augmentent avec l'âge. Ils sont ordinairement divisés en deux parties par une cloison verticale et médiane, et pénètrent quelquefois jusque dans l'apophyse basilaire de l'occipital.

Développement. = Huit points d'ossification principaux : deux pour les petites ailes, deux pour la partie antérieure du corps, deux pour les grandes ailes, deux pour la partie postérieure du corps. Les quatre premiers constituent chez le fœtus une portion distincte qu'on appelle *sphénoïde antérieur*, tandis que la partie postérieure, formée aussi par quatre points osseux, constitue le *sphénoïde postérieur*.

Il existe encore deux points de chaque côté, un pour l'aile interne de l'apophyse ptérygoïde et un pour le cornet de Bertin.

Le cornet de Bertin est un point osseux qui forme la partie inférieure et antérieure des sinus sphénoïdaux.

IV. = OCCIPITAL.

Position. — Placez la face concave *en haut*, l'angle le plus épais *en avant*.

Os impair, médian et symétrique, situé à la partie postérieure et inférieure du crâne, au-dessus de la colonne vertébrale, au-dessous des pariétaux, en arrière des temporaux et du sphénoïde. Il offre à étudier deux faces, quatre bords et quatre angles.

La plupart des anatomistes décrivent une face antérieure et une face postérieure, ce que je ne puis admettre ; ces faces sont réellement supérieure et inférieure. Si la face concave de l'occipital était antérieure, il faudrait, pour mettre l'os en position, placer le trou occipital en arrière, suivant un plan vertical. Si l'on met l'os dans sa position naturelle, la gouttière basilaire, qui fait partie de la face concave, regarde en haut et en arrière ; il est donc illogique de dire face antérieure. En décrivant une face supérieure et une face inférieure, la description devient plus facile.

Face supérieure. — Elle est concave et présente un grand trou, le *trou occipital*, qui renferme le bulbe rachidien, l'artère vertébrale, le nerf spinal. Je prendrai ce trou comme point de départ, et j'examinerai successivement ce qui se trouve en avant de lui, en arrière et sur ses côtés. On y voit : 1° en avant, la *gouttière basilaire*, en rapport avec la protubérance annulaire, se continuant avec la lame quadrilatère du sphénoïde. Sur les bords de cette gouttière, une très petite gouttière qui se réunit à une autre semblable du bord postérieur du rocher pour former la *gouttière pétreuse inférieure*. 2° En arrière, une large surface présentant quatre fosses, *fosses occipitales* ; les deux supérieures sont pourvues d'éminences mamillaires, ce sont les *fosses cérébrales* ; les deux inférieures, lisses, constituent les *fosses cérébelleuses*. Les quatre fosses sont séparées par des crêtes qui viennent toutes converger vers le centre, où se trouve la *protubérance occipitale interne*. La crête qui sépare les fosses cérébelleuses, *crête occipitale interne*, est très saillante et mince; les autres sont creusées d'une gouttière. La crête occipitale interne donne attache à la faux du cervelet.

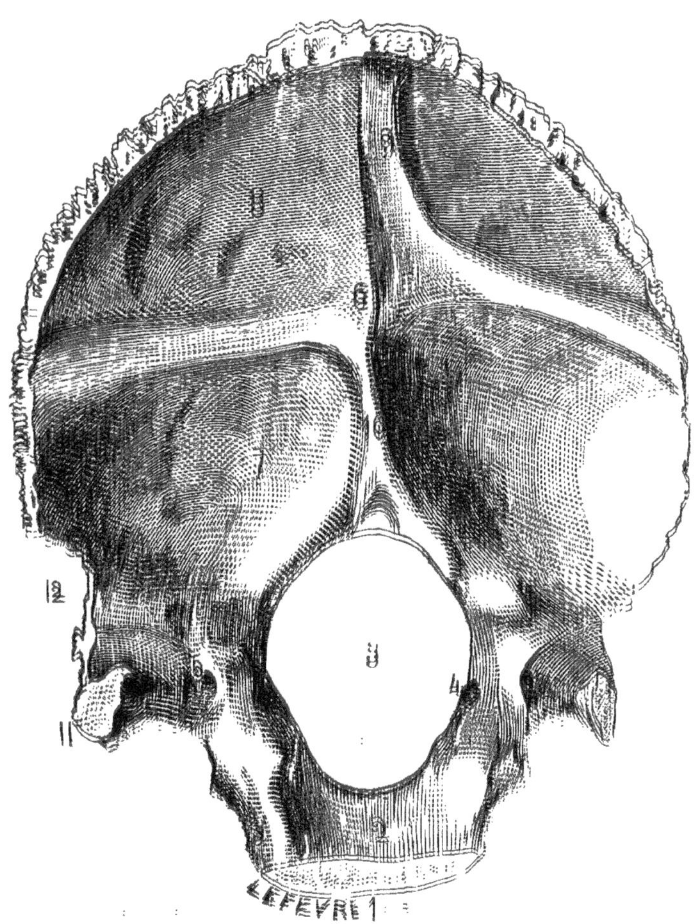

FIG. 271. — Face supérieure de l'occipital.

1. Apophyse basilaire. = 2. Gouttière basilaire (protubérance). = 3. Trou occipital (bulbe, artère vertébrale, nerf spinal). = 4. Trou condylien antérieur (grand hypoglosse). = 5. Portion de gouttière latérale avec le trou condylien postérieur. = 6. Protubérance occipitale interne, au niveau du pressoir d'Hérophyle, entre les gouttières latérales. = 7. Fosse occipitale inférieure (cervelet). = 8. Fosse occipitale supérieure (cerveau). = 9. Partie postérieure de la gouttière longitudinale supérieure se continuant par exception avec la gouttière latérale gauche. = 10. Crête occipitale interne (faux du cervelet). = 11. Apophyse jugulaire. = 12. Portion de l'occipital s'articulant avec la portion mastoïdienne du temporal.

Celle qui sépare les fosses cérébrales présente la terminaison de la *gouttière longitudinale supérieure*; celles qui séparent les fosses

supérieures des inférieures présentent la *gouttière latérale*, ordinai·
rement plus profonde à droite qu'à gauche. 3° De chaque côté du
trou, une saillie qui correspond aux condyles de l'occipital et un
petit conduit, *trou condylien antérieur*, où passent le nerf grand
hypoglosse et une branche artérielle.

Face inférieure. — 1° En avant du trou, on voit la *surface*

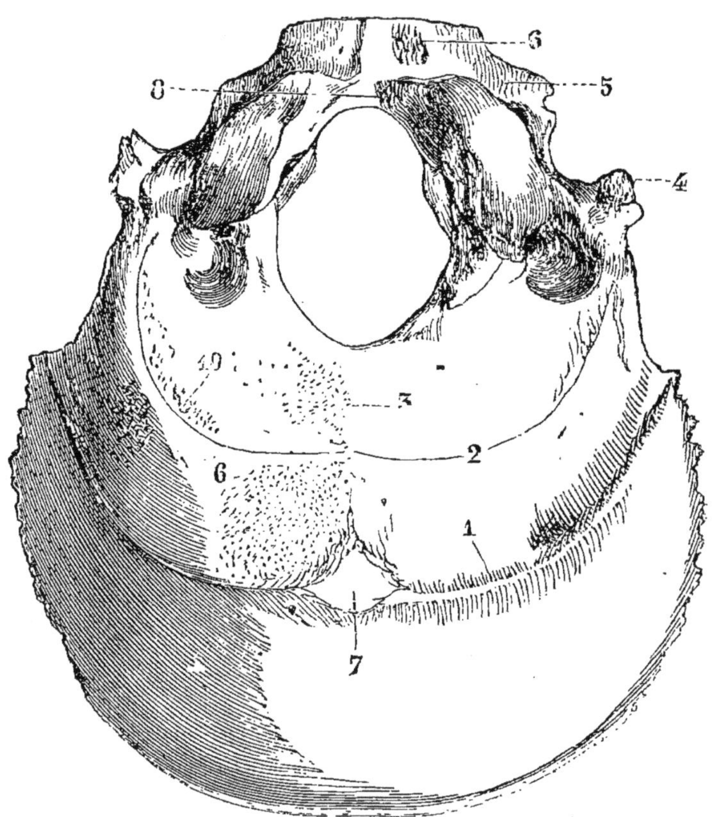

FIG. 272. — Face inférieure de l'occipital.

1. Ligne courbe supérieure. — 2. Ligne courbe inférieure. — 3. Crête occipitale externe
(petit droit). — 4. Apophyse jugulaire (droit latéral). — 5. Ce numéro, placé un peu trop
en avant, indique le trou condylien antérieur (grand hypoglosse, petit rameau artériel).
— 6. Insertion du muscle grand droit antérieur. — 7. Protubérance occipitale externe
(raphé médian cervical postérieur). — 8. Insertion du muscle petit droit antérieur. —
9. Insertion du muscle grand complexus. — 10. Insertions des muscles grand droit
postérieur et petit oblique.

basilaire de l'occipital, rugueuse, recouverte en avant par la membrane muqueuse de la partie supérieure du pharynx, et donnant
insertion, près du trou, aux muscles petit droit et grand droit antérieurs de la tête.

2° En arrière du trou, il existe une large surface au centre de laquelle se trouve une saillie, *protubérance occipitale externe,* donnant insertion au raphé médian cervical postérieur ; entre cette protubérance et le trou occipital se trouve une ligne, *crête occipitale externe,* de chaque côté de laquelle partent deux lignes courbes à concavité interne et antérieure :

A, la *ligne courbe occipitale supérieure,* part de la protubérance occipitale et se dirige vers l'apophyse mastoïde du temporal ;

B, la *ligne courbe occipitale inférieure,* part de la partie moyenne de la crête et se porte vers l'apophyse jugulaire.

Toute la portion de face située au-dessus de la protubérance et de la ligne supérieure est recouverte par le muscle occipital. Plusieurs muscles s'insèrent sur les rugosités que l'on trouve entre le trou occipital et la ligne courbe supérieure. Sur la ligne courbe supérieure s'insèrent : à la lèvre supérieure, l'*occipital* ; à l'interstice, le *trapèze* en dedans, le *sterno-cléido-mastoïdien* en dehors ; à la lèvre inférieure, le *grand complexus* en dedans, le *splénius* en dehors. Entre les deux lignes courbes s'insèrent le *grand* et le *petit complexus.* Sur la ligne courbe inférieure, on remarque, vers la partie moyenne, des rugosités pour l'insertion du *grand droit postérieur* en dedans, du *petit oblique* en dehors. De chaque côté de la crête, tout près du trou, il existe une dépression profonde pour l'insertion du *petit droit postérieur.*

3° De chaque côté du trou, on remarque deux saillies et deux fossettes : une saillie interne, ou *condyle,* obliquement dirigée d'arrière en avant, de dehors en dedans, dont la face articulaire regarde en bas et en dehors, pour s'articuler avec la cavité glénoïde de l'atlas ; une saillie externe, placée à 5 ou 6 millimètres de la précédente, *apophyse jugulaire,* qui donne insertion au muscle *droit latéral* de la tête ; une fossette située en avant du condyle, *fossette condylienne antérieure,* au fond de laquelle existe constamment un trou, *trou condylien antérieur,* pour le passage du nerf grand hypoglosse ; une autre fossette située en arrière du condyle, *fossette condylienne postérieure,* au fond de laquelle existe quelquefois un petit trou pour le passage d'une veine qui va dans le sinus latéral.

Bords postérieurs. — Ils sont fortement dentelés et s'articulent avec le bord postérieur du pariétal.

Bords antérieurs. — Ils s'articulent avec le temporal. A leur partie moyenne s'élève une saillie correspondant à l'apophyse jugulaire, et qui les divise en deux parties : l'une postérieure, un peu dentelée, qui s'articule avec la portion mastoïdienne du temporal ; l'autre antérieure, rugueuse dans sa moitié interne pour s'articuler avec le sommet du rocher, échancrée dans sa moitié externe pour former, avec le rocher, le *trou déchiré postérieur*. Cette saillie offre, du côté de la cavité crânienne, une concavité lisse qui est destinée à former la partie terminale de la gouttière latérale.

Angle postérieur. — Articulé avec les deux pariétaux. C'est là qu'on trouve fréquemment un os wormien, de forme triangulaire, souvent très développé, auquel on donne le nom d'*os épactal*.

Angle antérieur. — Très épais, connu sous le nom d'*apophyse basilaire de l'occipital*, il s'articule avec le corps du sphénoïde.

Angles latéraux. — Ils s'articulent avec le point de réunion du pariétal et du temporal.

Développement. — Nous possédons de vagues renseignements sur le développement de cet os. Certains auteurs ont admis onze points d'ossification; d'autres, un plus petit nombre. Cruveilhier en admet quatre : un pour l'écaille ou portion large de l'occipital, située en arrière du trou ; un pour la portion basilaire, et un pour chaque partie latérale ou condylienne.

Pathologie.

Le périoste qui recouvre la surface basilaire de l'occipital est le point de départ fréquent de *polypes fibreux naso-pharyngiens*. Une blessure profonde pénétrant d'arrière en avant au-dessous de l'occipital, et arrivant jusqu'au trou occipital, déterminerait la *mort subite*, à cause de la lésion du bulbe (nœud vital).

V. — TEMPORAL.

Position. — Placez *en haut* et *en avant* la portion mince et tranchante ; *en dehors*, l'apophyse allongée qui en dépend.

Os pair, situé sur les parties latérales du crâne, de chaque côté du corps du sphénoïde et de l'apophyse basilaire de l'occipital, au-dessous des pariétaux, en arrière des grandes ailes du sphénoïde, en avant de l'occipital, concourant à former la cavité crânienne, la fosse temporale et la face inférieure de la base du crâne.

Cet os est divisé en trois portions : une mince, supérieure, *portion écailleuse*; une épaisse, postérieure, en forme de mamelon, *portion mastoïdienne*; une pyramidale, interne, *portion pierreuse* ou *rocher*.

Portion écailleuse. — Elle est mince et verticale; elle présente une face interne, une face externe et une circonférence.

Face interne. — Elle est concave, pourvue de quelques éminences mamillaires, et d'une gouttière antéro-postérieure qui loge une des branches de l'artère méningée moyenne.

Face externe. — Légèrement convexe et lisse, elle fait partie de la fosse temporale. Une apophyse limite cette face en bas, c'est l'*apophyse zygomatique*.

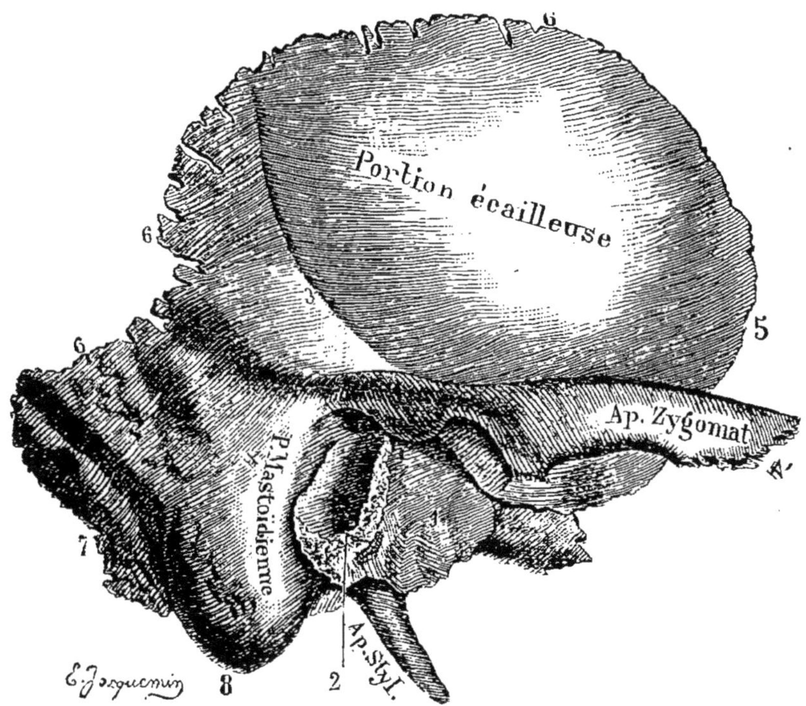

FIG 273. — Temporal droit vu par sa face externe et ses trois portions.

1. Sommet de l'apophyse zygomatique s'articulant avec l'os malaire. — 2. Paroi antérieure du conduit auditif externe. — 3. Limite postérieure de la fosse temporale. — 4. Portion mastoïdienne. — 5. Portion écailleuse s'articulant avec le sphénoïde. — 6, 6, 6. Portions écailleuse et mastoïdienne s'articulant avec le bord inférieur du pariétal. — 7. Bord de la portion mastoïdienne s'articulant avec l'occipital. — 8. Sommet de l'apophyse mastoïde.

L'apophyse zygomatique a une longueur de 2 centimètres et demi à 3 centimètres ; elle est dirigée horizontalement d'arrière en avant et de dedans en dehors ; son *sommet*, dentelé, taillé en biseau aux dépens du bord inférieur, s'articule avec l'os malaire ; sa *face externe*, convexe, est recouverte par la peau ; sa *face interne*, concave, est en rapport avec le tendon du muscle temporal. Le *bord supérieur* donne insertion à l'aponévrose temporale ; le *bord inférieur*, rugueux et concave, au muscle masséter. La *base* est aplatie de haut en bas ; sur sa partie supérieure glisse le muscle temporal ; à sa partie inférieure se trouve un tubercule, *tubercule zygomatique*, pour l'insertion du ligament latéral externe de l'articulation temporo-maxillaire. Deux lignes ou *racines* de l'apophyse zygomatique partent de cette base : l'une fait suite au bord inférieur de l'apophyse et se porte transversalement en dedans, c'est la *racine transverse* ; elle se bifurque, envoie une branche postérieure vers l'épine du sphénoïde et une branche antérieure vers la crête qui sépare la fosse zygomatique de la fosse temporale ; elle est concave transversalement, convexe d'avant en arrière ; l'autre fait suite au bord su

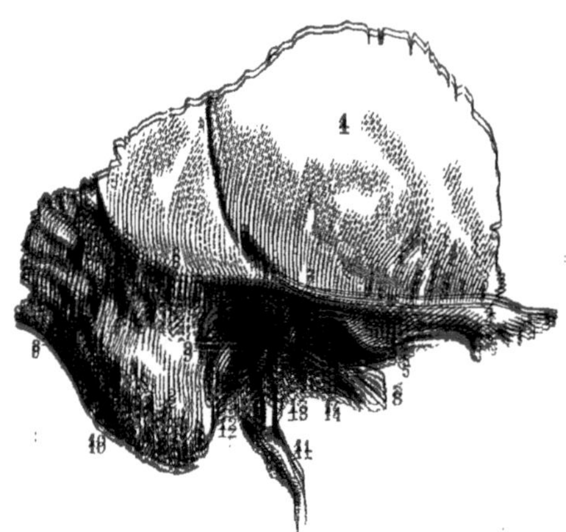

FIG. 274.—Temporal droit vu par sa face externe.

1. Portion écailleuse du temporal. = 2. Portion mastoïdienne. = 3. Portion pierreuse ou rocher. = 4. Apophyse zygomatique. = 5. Tubercule zygomatique. = 6. Racine longitudinale de l'apophyse zygomatique. = 7. Paroi antérieure du conduit auditif externe. = 8. Trou mastoïdien. = 9. Conduit auditif externe. = 10. Apophyse mastoïde. = 11. Apophyse styloïde. = 12. Apophyse vaginale.

périeur de l'apophyse zygomatique et se porte horizontalement en arrière, c'est la *racine antéro-postérieure* ou *longitudinale*, qui se bifurque en envoyant une branche en haut et en arrière pour se confondre avec la ligne qui limite la fosse temporale, et une en bas qui se porte sur la paroi antérieure du conduit auditif externe. Il existe une cavité au-dessous, en arrière et en dedans de la base de l'apophyse zygomatique, c'est la *cavité glénoïde*, divisée en deux parties par une fente, *scissure de Glaser* ; dans cette scissure passent la longue apophyse du marteau ou *apophyse de Rau*, le muscle externe du marteau, l'artère tympanique. La partie antérieure de cette cavité est seule articulaire ; la partie postérieure forme la paroi antérieure du conduit auditif externe. La scissure de Glaser communique en haut avec la caisse du tympan.

Circonférence. — Elle décrit les trois quarts d'un cercle. En avant, elle est rugueuse et taillée aux dépens de sa table externe ; en haut et en arrière, les rugosités sont moins prononcées, elle est taillée en biseau aux dépens de sa table interne. Elle s'articule avec le pariétal et la grande aile du sphénoïde.

Portion mastoïdienne. == Cette portion, beaucoup plus volumineuse chez l'adulte et surtout chez le vieillard, se prolonge en bas sous forme de saillie, *apophyse mastoïde*. On lui considère deux faces et une circonférence.

Face externe. — Elle est rugueuse, et donne insertion de haut en bas au muscle sterno=cléido=mastoïdien, au splénius et au petit complexus, qui s'insère surtout au bord postérieur. Sur cette face se voit un trou, quelquefois considérable, *trou mastoïdien*, dans lequel passe la *veine mastoïdienne* qui se rend au sinus latéral, et une petite branche de l'artère occipitale qui se rend à la dure=mère.

Face interne. == Elle est concave, et fait partie de la cavité crânienne ; elle est parcourue de haut en bas par une portion de la gouttière latérale, presque toujours plus profonde à droite. L'apophyse mastoïde présente à sa partie interne une échancrure profonde, oblique en avant et en dedans, *rainure digastrique*, pour l'insertion du muscle digastrique.

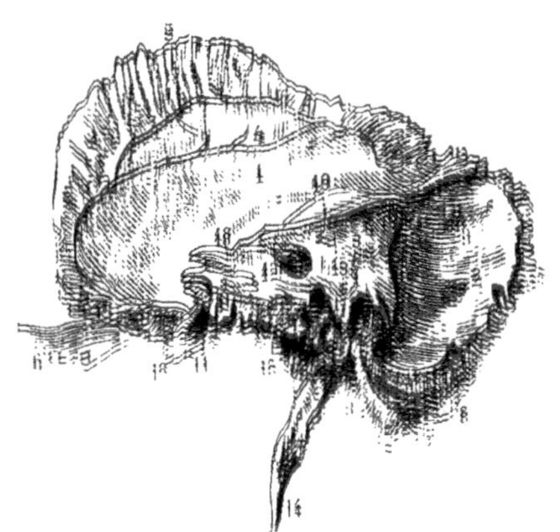

Fig. 275. — Face interne du temporal droit.

1. Portion écailleuse. — 2. Portion mastoïdienne. — 3. Rocher. — 4. Quelques gouttières ramifiées logeant des divisions de l'artère méningée moyenne. — 5. Bord de la portion écailleuse taillé en biseau. — 6. Apophyse zygomatique. — 7. Apophyse mastoïde. — 8. Rainure digastrique. — 9. Partie antérieure du sinus latéral droit.—10. Bord supérieur du rocher. — 11. Orifice interne du canal carotidien. — 12. Conduit auditif interne. — 13. Aqueduc du vestibule.— 14. Apophyse styloïde. — 15. Trou style=mastoïdien. — 16. Orifice inférieur du canal carotidien. — 17. Petite crête osseuse qui divise en deux parties l'échancrure qui concourt à la formation du trou déchiré postérieur. — 18. Sommet du rocher. — 19. Partie inférieure du sommet du rocher où s'insère le muscle péristaphylin interne.

Circonférence. — Dentelée, elle s'articule en haut avec l'angle postérieur et inférieur du pariétal, et en arrière avec le bord antérieur de l'occipital.

Portion pierreuse ou rocher. — Le rocher a la forme d'une pyramide triangulaire, dirigée en dedans et en avant ; il offre une base, un sommet, trois faces et trois bords.

Base. — Confondue avec les portions écailleuse et mastoïdienne, elle présente le *conduit auditif externe*, aplati d'avant en arrière, légèrement concave en bas, dont la description, ainsi que celle des cavités creusées dans le rocher pour l'appareil de l'audition, sera faite lorsque nous étudierons les organes des sens.

Sommet. — Le sommet, tronqué, se place dans l'angle rentrant formé par le corps et la grande aile du sphénoïde, et concourt à former le *trou déchiré antérieur*. On y trouve l'orifice interne du canal carotidien, d'où sortent les organes suivants : *carotide interne, plexus carotidien* formé par le grand sympathique, le *rameau carotidien du nerf vidien*, branche du grand sympathique. Cette ouverture est située au-dessus du trou déchiré antérieur.

Les faces du rocher, au nombre de trois, étant parfaitement limitées, soit par leurs articulations, soit par une crête supérieure, je ne vois pas pourquoi on décrirait au rocher quatre faces. Cette manière de procéder rend incompréhensible sa description.

Face antérieure. — Elle présente, en dehors, une saillie plus développée chez les jeunes sujets, empiétant sur le bord supérieur et formée par les canaux demi-circulaires de l'oreille interne. Au milieu de cette face se trouve un trou en forme de fente, peu considérable, c'est l'*hiatus de Fallope*, auquel font suite deux gouttières qui parcourent la face antérieure du rocher jusqu'au sommet. L'hiatus communique avec l'*aqueduc de Fallope*, situé dans le rocher. Il laisse passer un petite artériole, branche de la méningée moyenne, et quatre nerfs, le *grand pétreux superficiel* et le *petit pétreux superficiel* venant du facial, le *petit pétreux profond interne* et le *petit pétreux profond externe* venant du glosso-pharyngien. Le premier de ces quatre nerfs passe par l'hiatus même ; les autres passent le plus souvent par trois petits orifices particuliers. Ils se placent tous ensuite dans les deux gouttières de la face antérieure faisant suite à l'hiatus. En dedans de la face antérieure du rocher, près du sommet, se trouve une petite dépression sur laquelle repose le *ganglion de Gasser*.

Face postérieure. — Vers le milieu, on voit le *conduit auditif interne*, qui a 1 centimètre environ de profondeur et une direction transversale. Le nerf facial, le nerf auditif et une petite branche artérielle, branche de la vertébrale, passent par ce conduit.

Le fond du conduit auditif est criblé de trous et divisé en quatre fossettes par une crête verticale et une crête horizontale qui s'entrecroisent. La fossette antérieure et supérieure du fond présente un trou qui forme l'*orifice interne de l'aqueduc de Fallope*. Cet aqueduc se dirige horizontalement en avant vers l'hiatus de Fallope, avec lequel il communique ; là, il se coude et se porte horizontalement en dehors, puis verticalement en bas, pour former à la face inférieure du rocher le *trou stylo-mastoïdien*. La première portion de ce canal a 3 ou 4 millimètres, la seconde et la troisième ont chacune 10 à 12 millimètres. Le *nerf facial* est contenu dans cet aqueduc, de même que l'*artère stylo-mastoïdienne*. Celle-ci s'anastomose avec la branche qui pénètre par l'hiatus de Fallope, et avec celle qui entre par le conduit auditif interne. Les autres ouvertures situées au fond du conduit auditif interne sont destinées aux divisions du nerf auditif.

A quelques millimètres en dehors du conduit auditif, il existe un petit orifice triangulaire dont le siège est un peu variable, *aqueduc du vestibule*, qui communique avec le vestibule de l'oreille interne, et dans lequel passe une artériole destinée au périoste de la cavité vestibulaire et au vestibule membraneux.

Face inférieure. — Elle fait partie de la surface extérieure de la base du crâne. Rétrécie vers la partie interne, elle présente à étudier sept parties bien distinctes les unes des autres. De ces sept parties, cinq sont placées sur le trajet d'une ligne oblique qui irait du sommet de l'apophyse mastoïde au sommet du rocher; les deux autres sont placées en arrière.

De dehors en dedans, nous trouvons sur cette ligne oblique : 1° le *trou stylo-mastoïdien*, où passent le *nerf facial* et l'*artère stylo-mastoïdienne* ; 2° l'*apophyse styloïde*, immédiatement en dedans de ce trou, donnant insertion au *bouquet de Riolan*, composé des ligaments stylo-maxillaire et stylo-hyoïdien et des muscles stylo-hyoïdien, stylo-glosse et stylo-pharyngien ; 3° une lame osseuse qui fait suite à la paroi antérieure du conduit auditif externe et s'étend du trou stylo-mastoïdien au canal carotidien, en passant devant l'apophyse styloïde qu'elle embrasse : c'est l'*apophyse vaginale*, qui limite en arrière la cavité glénoïde ; 4° l'orifice inférieur du *canal carotidien*, qui s'infléchit en dedans pour s'ouvrir au sommet du rocher ; ce canal communique par un petit orifice avec la caisse du tympan, *canal carotico-tympanique ;* l'*artère carotide interne* et des rameaux du *grand sympathique* passent par le canal, un rameau du nerf glosso-pharyngien et une branche artérielle de la carotide interne passent par le canal carotico-tympanique ; 5° une surface rugueuse où s'insère le *muscle péristaphylin interne*.

Sur la même face, mais en arrière des parties que nous venons de décrire, nous trouvons: 1° derrière le trou stylo-mastoïdien, une surface articulaire rugueuse, *surface jugulaire*, qui s'articule avec l'apophyse jugulaire de l'occipital ; 2° derrière l'apophyse styloïde et en dehors du canal carotidien, une dépression à fond lisse, plus ou moins profonde suivant les sujets, c'est la *fosse jugulaire*, qui loge le *golfe de la veine jugulaire* interne, renflement situé à l'origine de ce vaisseau ; sur le côté externe de la fosse jugulaire, on voit un petit orifice, c'est l'ouverture d'un conduit qui communique avec l'aqueduc de Fallope, situé en dehors, *conduit du rameau auriculaire du pneumogastrique ;* 3° il existe à côté de l'apophyse styloïde un petit trou dont le pourtour donne insertion au muscle de l'étrier et constitue l'*orifice inférieur de la pyramide* (canal qui conduit le muscle de l'étrier dans la caisse du tympan).

Bord supérieur. = Il commence en dehors par une crête qui sépare les portions écailleuse et mastoïdienne, se dirige obliquement en dedans et en bas, et présente dans toute son étendue une gouttière, *gouttière pétreuse supérieure*, qui loge le *sinus pétreux supérieur*. Vers la partie externe de ce bord, on trouve un ou plusieurs trous qui laissent passer une branche de l'artère méningée moyenne pour les canaux demi-circulaires, et une veinule qui se jette dans le sinus pétreux supérieur.

Bord antérieur. = Libre dans sa moitié interne, il s'articule avec la partie postérieure de la grande aile du sphénoïde. Dans sa moitié externe, il est confondu avec la portion écailleuse, et là on trouve, du côté de la cavité crânienne, une fente qui ne s'ossifie jamais, et plusieurs trous qui sont traversés par de petites branches artérielles de la méningée moyenne destinées à la membrane muqueuse de la caisse du tympan. La portion libre de ce bord forme avec la portion écailleuse un angle rentrant qui reçoit l'épine du sphénoïde. Dans cet angle, on trouve deux canaux, superposés comme les deux canons d'un fusil double, communiquant avec la caisse du tympan ; le supérieur donne passage au muscle interne du marteau, l'inférieur constitue la portion osseuse de la trompe d'Eustache. La lamelle osseuse qui les sépare ne constitue pas le *bec de cuiller*, comme le disent quelques auteurs. En 1834, Huguier a bien décrit le bec de cuiller, qui appartient à l'extrémité postérieure du conduit du muscle interne du marteau taillée en gouttière dans la caisse du tympan (voy. *Organes des sens, Oreille moyenne*). Un autre canal, souvent difficile à apercevoir, est placé entre le conduit du muscle interne du marteau et la scissure de Glaser ; il communique aussi avec la caisse du tympan et donne passage à la corde du tympan.

Bord postérieur. = Le bord postérieur du rocher présente de dehors en dedans : 1° la gouttière latérale ; 2° une vaste échancrure concourant à former le trou déchiré postérieur ; 3° une dépression triangulaire, *aqueduc du limaçon*, dans lequel passent une branche artérielle qui va se distribuer au limaçon, et une petite veine qui se jette dans le sinus pétreux inférieur ; dans cette dépression triangulaire est logé à l'état frais le *ganglion d'Andersh* ; on y trouve un trou situé en arrière du canal carotidien, c'est l'orifice d'un canal qui se porte dans la caisse du tympan et qui renferme le *nerf de Jacobson* ; 4° la portion interne de ce bord qui s'articule par contact avec l'occipital, et sur laquelle on trouve la *gouttière pétreuse inférieure.*

Le temporal est articulé avec cinq os : le pariétal, l'occipital et le sphénoïde du côté du crâne; le maxillaire inférieur et l'os malaire du côté de la face.

Cet os est remarquable par la fragilité de sa portion pierreuse, qui est le siège fréquent de fractures. Cette fragilité s'explique par la densité du tissu compact qui forme le rocher, et par le nombre considérable de ses cavités [1].

La portion mastoïdienne est creusée de cellules, *cellules mastoïdiennes*, d'autant plus développées qu'on l'examine chez un sujet plus âgé. Ces cellules n'existent pas chez les très jeunes enfants. Elles sont tapissées par une membrane muqueuse très mince, qui se continue avec celle du pharynx, par l'intermédiaire de la caisse du tympan et de la trompe d'Eustache.

Développement. — Cet os se développe par cinq points d'ossification : un pour chacune des trois portions, un pour l'apophyse styloïde et un pour le fond du conduit auditif externe. Le point osseux du conduit auditif apparaît sous forme d'un anneau qui en-

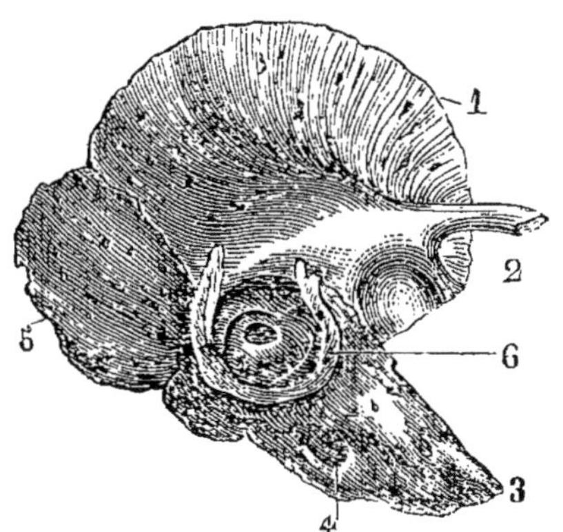

FIG. 276. — Temporal
de fœtus.

1. Portion écailleuse avec ses aiguilles rayonnées. — 2. Apophyse zygomatique. — 3. Sommet du rocher. — 4. Face inférieure du rocher. — 5. Portion mastoïdienne peu développée. — 6. Anneau tympanal.

toure la membrane du tympan, et qui présente sur sa circonférence interne un sillon circulaire dans lequel s'insère la membrane, comme le verre d'une montre dans sa rainure métallique. Chez certains animaux, ce cercle reste libre et constitue l'*os tympanal*.

1. Les cavités osseuses situées dans le rocher sont de deux ordres : 1° les *cavités auditives*, qui s'étendent du conduit auditif externe au conduit auditif interne : conduit auditif externe, caisse du tympan, vestibule, canaux demi-circulaires, limaçon, conduit auditif interne (les cavités auditives seront décrites avec l'oreille); 2° les *canaux* qui traversent le rocher : canal carotidien, aqueduc de Fallope, conduit du muscle interne du marteau, trompe d'Eustache, pyramide, conduit carotico-tympanique, conduit du nerf de Jacobson, aqueduc du vestibule, aqueduc du limaçon, conduit du rameau auriculaire du pneumogastrique.

Pathologie.

La portion écailleuse du temporal est protégée par le muscle temporal. Cependant elle peut être *fracturée* par un choc violent.

Les cellules mastoïdiennes s'enflamment dans quelques cas, et il en résulte un *abcès* qui s'ouvre souvent dans la région mastoïdienne.

Lorsque l'abcès est ouvert, si le malade fait un effort pour souffler en fermant la bouche et le nez, l'air sort en sifflant par l'ouverture de l'abcès ; cet air vient du pharynx, à travers la trompe d'Eustache et la caisse du tympan.

Le rocher est la partie de la base du crâne qui se *fracture* le plus souvent, lorsque la violence extérieure porte sur la voûte du crâne.

VI. = PARIÉTAL.

Position. = Placez la face concave *en dedans*, l'angle le plus aigu *en avant* et *en bas.*

Os pair, situé à la voûte et sur les parties latérales du crâne, en arrière du frontal, en avant de l'occipital, au-dessus du temporal et de la grande aile du sphénoïde.

Il s'articule avec ces quatre os : frontal, sphénoïde, occipital, temporal, et le pariétal du côté opposé.

Il présente deux faces, quatre bords, quatre angles.

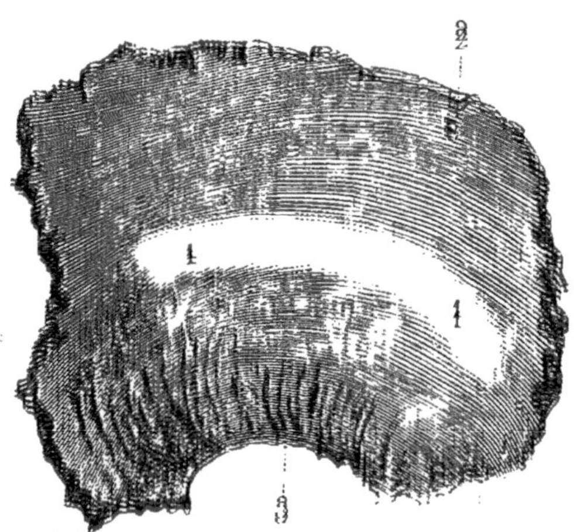

FIG. 277. = Face externe du pariétal gauche.

1, 1. Bosse pariétale. = 2. Trou pariétal (veine émissaire de Santorini). = 3. Bord inférieur ou temporal.

Face externe. = Divisée en deux parties par une ligne courbe à concavité inférieure qui limite la fosse temporale, et qui donne attache à l'aponévrose temporale. Au-dessous de la ligne s'insère le muscle temporal ; au-dessus, la face externe est lisse et en rapport avec l'aponévrose épicrânienne. Au milieu de cette face il existe une saillie, *bosse pariétale*.

Face interne. = Concave, parsemée d'impressions digitales et d'éminences mamillaires, elle présente au milieu une dépression correspondant à la saillie extérieure, *fosse pariétale*. Elle est sillonnée par des gouttières ramifiées qui partent de l'angle inférieur et antérieur de l'os, et qui s'irradient en arrière et en haut. Les branches de l'artère méningée moyenne et de la veine du même nom sont contenues dans ces gouttières.

Bord antérieur. = Dentelé, épais en haut, mince en bas, il s'articule dans toute son étendue avec le frontal ; en haut, il est taillé en biseau aux dépens de la table externe, en bas aux dépens de la table interne.

Bord postérieur. = Fortement dentelé ; il s'articule avec l'occipital.

Bord supérieur. = Très épais, articulé avec celui du côté opposé, il présente du côté de la face interne une portion de gouttière concourant à former la *gouttière longitudinale supérieure* ; un trou, qui n'est pas constant, le *trou pariétal*, qui laisse passer la *veine émissaire* de Santorini, et une petite artère venant de l'occipital.

Bord inférieur. = Le plus court et plus mince, il est concave et taillé en biseau aux dépens de la face externe, pour s'articuler avec la portion écailleuse du temporal.

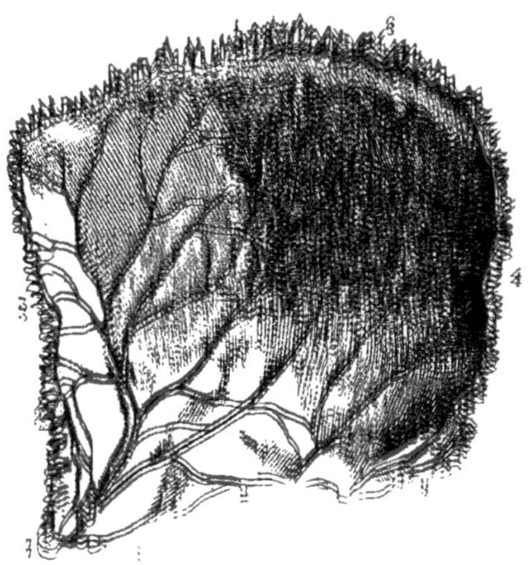

FIG. 278. = Face interne du pariétal droit.

1. Bord supérieur. = 2. Bord inférieur. = 3. Bord antérieur. = 4. Bord postérieur. = 6. Trou pariétal. = 7. Angle antérieur et inférieur. = 8. Angle postérieur et inférieur. = 9. Gouttière ramifiée pour loger l'artère méningée moyenne.

Angle supérieur et antérieur. == Il forme un angle droit ; il s'articule avec celui du côté opposé et avec le frontal : c'est là qu'on trouve, chez le fœtus, la *fontanelle antérieure*.

Angle supérieur et postérieur. — Presque droit, il s'articule avec celui du côté opposé et avec l'occipital : c'est là qu'on trouve la *fontanelle postérieure*. A sa face interne, cet angle offre une portion de gouttière qui fait partie de la *gouttière latérale*.

Angle inférieur et antérieur. — Mince, pointu, il est creusé à sa face interne d'un canal ou d'une gouttière très profonde, point de départ des ramifications de la face interne du pariétal. Ces ramifications ont été comparées par des anatomistes aux nervures d'une feuille de figuier. Cet angle est taillé en biseau, en avant aux dépens de la table interne, pour s'articuler avec le frontal ; en bas, aux dépens de la table externe, pour la grande aile du sphénoïde et le temporal. Au niveau de cet angle et du point de réunion de ces quatre os, le chirurgien s'abstient d'appliquer le trépan, à cause de la présence de l'artère méningée moyenne, située en dedans.

Angle inférieur et postérieur. — Échancré, il s'articule, par ses dentelures peu profondes, avec la portion mastoïdienne du temporal ; la partie postérieure de l'échancrure est placée dans l'angle rentrant que forment la portion mastoïdienne et l'occipital, et correspond aux *fontanelles latérales* du fœtus. La partie antérieure de l'échancrure est située dans l'angle rentrant formé par les portions mastoïdienne et écailleuse du temporal. Taillée en biseau en avant aux dépens de la table externe, en arrière aux dépens de la table interne, elle s'engrène solidement avec le temporal.

Cet os se développe par un seul point d'ossification placé au centre de l'os, d'où partent des aiguilles osseuses divergeant vers les angles et les bords.

§ 2. — Du crâne en général.

Le crâne est une boîte osseuse, formée par les os que je viens de décrire, située au-dessus et en arrière de la face, sur la colonne vertébrale.

Il est ovoïde, à petite extrémité dirigée en avant.

La *capacité* du crâne varie selon les races, comme le volume de l'encéphale. Pour l'évaluer, on a recours ordinairement au procédé de Morton, qui consiste à remplir le crâne avec des grains de plomb dont on mesure ensuite le volume. La capacité moyenne du crâne est de 1,534 c. c. dans la race germanique, de 1,374 dans la race nègre, et de 1,227 dans la race australienne. Les *dimensions* des principaux diamètres du crâne sont les suivantes : diamètre antéro-postérieur étendu de la protubérance occipitale interne à la face concave du frontal, 150 millimètres ; diamètre transversal mesuré entre les portions écailleuses des temporaux, 131 millimètres; diamètre vertical étendu de la partie antérieure du trou occipital au sommet de la voûte, 128 millimètres.

Ces dimensions sont prises sur des crânes d'homme ; les diamètres du crâne de la femme sont inférieurs, puisqu'on trouve en moins 2 millimètres 1/2 dans le sens transversal, 8 millimètres 1/2 en hauteur et 8 millimètres en longueur.

Sappey et Léon Parisot, de Nancy, sont arrivés à des résultats analogues ; d'où il résulte que la capacité du crâne et, par conséquent, le volume et le poids de l'encéphale sont plus considérables chez l'homme. Chacun des deux anatomistes a expérimenté sur le crâne de 32 sujets : 16 hommes et 16 femmes.

Des *différences de structure* se montrent dons le crâne sous l'influence de l'âge. Par les progrès de l'âge, les sutures se soudent (l'ossification se fait de l'intérieur vers l'extérieur). L'époque de cette soudure varie, mais elle se fait ordinairement dans l'âge adulte ; le plus souvent, les crânes de vieillards ne présentent plus que des traces de sutures. En même temps, on remarque à la face intérieure du crâne, sur la ligne médiane de la voûte, des dépressions nombeuses et très considérables produites par le développement des corpuscules de Pacchioni. Au moment où les sutures s'ossifient, les veines du diploé (canaux veineux de Breschet et de Dupuytren), qui étaient indépendantes dans chacun des os, s'anastomosent avec les veines des os voisins.

L'amincissement des parois du crâne se produit encore sous l'influence des progrès de l'âge.

Des *différences individuelles* s'observent aussi dans l'épaisseur des os du crâne ; il n'est pas rare de rencontrer parmi des crânes d'adultes, ici une paroi épaisse qui résiste aux efforts les plus violents du marteau, là des os tellement minces qu'ils cèdent au plus léger des chocs.

L'étude du crâne comprend la *voûte*, la *base* et les *parties latérales*.

I. — VOUTE DU CRANE.

La région de la voûte du crâne est limitée par une ligne qui passerait en avant sur la bosse frontale moyenne, en arrière sur la protubérance occipitale externe, et latéralement sur la ligne courbe du pariétal qui limite la fosse temporale.

Surface extérieure ou convexe de la voûte. — Elle est recouverte par les muscles frontal et occipital, et par l'aponévrose *épicrânienne,* dont elle est séparée par le périoste ou *péricrâne.*

Sur la ligne médiane et d'avant en arrière, on trouve la *bosse frontale moyenne*, la *suture frontale*, marquée seulement chez les jeunes sujets, la *fontanelle antérieure*, la *suture bipariétale* ou sagittale, formée par la réunion des deux pariétaux, le *trou pariétal* pour les veines émissaires de Santorini et une branche de l'artère occipitale, la *fontanelle postérieure*, et enfin l'écaille de l'occipital.

Sur les côtés et d'avant en arrière, on trouve la *bosse frontale*, la portion lisse du frontal qui est au-dessus, la *suture fronto-pariétale*, la *bosse pariétale*, la *suture lambdoïde*, formée par la réunion des deux sutures pariéto-occipitale et bi-pariétale, ainsi appelée de sa ressemblance plus ou moins complète avec un λ; enfin la *bosse occipitale*, sur les côtés de laquelle se trouve, à l'union de l'occipital, du temporal et du pariétal, la *fontanelle latérale*.

Surface intérieure de la voûte crânienne. — Elle a un aspect différent. Elle est rugueuse, inégale; on y voit des saillies et des dépressions, tandis que l'autre est lisse et unie. Les dentelures des os n'y sont point apparentes comme à la surface extérieure, ou plutôt elles ont un aspect différent, elles sont presque linéaires, et n'offrent point les dentelures qu'on observe à la surface extérieure. On y trouve:

Sur la ligne médiane, d'avant en arrière, la *crête frontale*, la *gouttière longitudinale supérieure* qui loge le sinus du même nom, et qui se continue jusqu'à la protubérance occipitale interne, pour se jeter le plus souvent dans la gouttière latérale droite; enfin les sutures et les fontanelles, que nous avons étudiées à la surface opposée.

Sur les parties latérales, d'avant en arrière, la *fosse frontale*, la *suture fronto-pariétale*, la *fosse pariétale*, la *suture occipito-pariétale* et la *fosse occipitale supérieure* ou *cérébrale*. Ces dernières parties sont sillonnées par les ramifications qui logent l'artère méningée moyenne.

II. — RÉGION LATÉRALE DU CRANE.

Appelée aussi *fosse temporale*, elle est limitée en bas par l'arcade zygomatique et sa racine longitudinale, en avant par le bord postérieur de l'os malaire et une crête de la face antérieure du frontal, en haut par la ligne courbe pariétale. La fosse temporale, ouverte en bas, communique avec la fosse zygomatique; elle est recouverte par l'aponévrose temporale, qui s'insère sur les limites que je viens d'indiquer, et qui concourt à former une loge ostéo-fibreuse dans laquelle prend insertion le muscle temporal. Les os qui la constituent sont: en haut le pariétal, en bas et en arrière le temporal, en avant la grande aile du sphénoïde et le frontal. Les

:utures que forment ces os ont été présentées dans le petit tableau
suivant par Cruveilhier.

Suture fronto-pariétale { sphéno-pariétale { sphéno-temporale. / temporo-pariétale. — sphéno-frontale { fronto-jugale. / spléno-jugale.

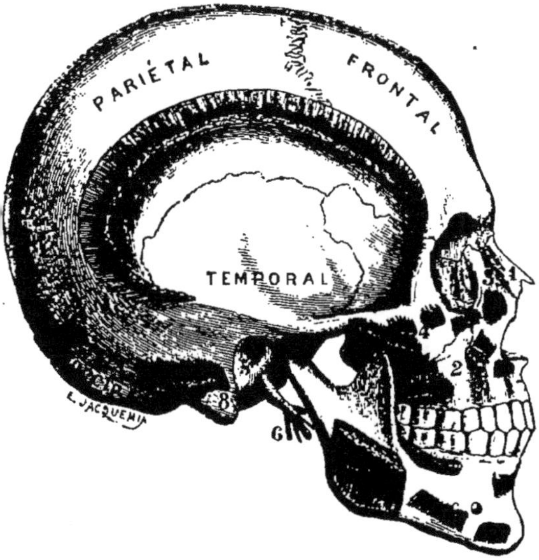

FIG. 279. — Région laté-
rale de la tête (les os du
crâne sont indiqués par
leurs noms ; on y voit
les extrémités fixes des
muscles occipital et tem-
poral).

1. Os propre du nez. — 2.
Maxillaire supérieur avec l'insertion du buccinateur, de l'élévateur propre de la lèvre supérieure,
du canin et du transverse du
nez. — 3. Apophyse montante et
muscle élévateur commun de
l'aile du nez et de la lèvre supérieure. — 4. Os malaire avec les
deux muscles zygomatiques. —
5. Conduit auditif externe. —
6. Apophyse styloïde et les cinq
organes du bouquet de Riolan. —
6'. Maxillaire inférieur avec le
trou mentonnier, les muscles
masséter, carré du menton, triangulaire des lèvres, buccinateur, et le muscle de la
houppe du menton. — 7. Apophyse coronoïde. — 8. Apophyse mastoïde et muscle
sterno-cléido-mastoïdien.

III. — BASE DU CRANE.

La base comprend cette portion du crâne située au-dessous d'une
ligne horizontale passant par la bosse frontale moyenne, la protubérance occipitale externe et le bord supérieur du rocher.

Elle présente une surface intérieure en rapport avec l'encéphale,
une surface extérieure en rapport dans sa moitié antérieure avec la
face, et dans sa moitié postérieure avec la colonne vertébrale et les
muscles de la nuque.

**Surface intérieure de la base du crâne ou face supé-
rieure.** — Cette face est inclinée d'avant en arrière et de haut en
bas ; elle a l'apparence d'un petit escalier à trois degrés irréguliers,
dont le degré supérieur constitue *l'étage supérieur*, le degré moyen
l'étage moyen, et le degré inférieur *l'étage inférieur*.

1° *Étage supérieur ou antérieur*. — Formé au milieu par l'ethmoïde, sur les côtés par le frontal, en arrière par les petites ailes du
sphénoïde, limité en arrière par le bord libre des petites ailes, au
milieu par la gouttière optique, cet étage présente les sutures qui

réunissent ces divers os et qui en prennent le nom : sphéno-frontale, sphéno-ethmoïdale, ethmoïde-frontale.

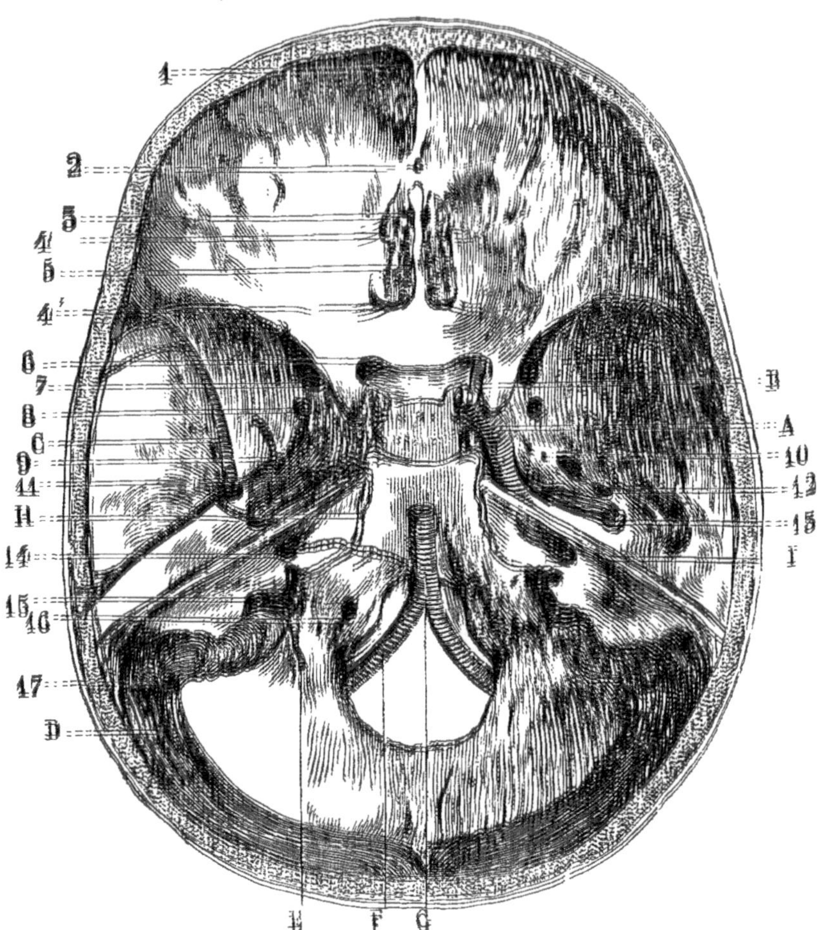

FIG. 280. — Surface intérieure de la base du crâne.

1. Crête frontale. = 2. Trou borgne. = 3. Fente ethmoïdale de chaque côté de l'apophyse crista-galli (nerf nasal interne, artère ethmoïdale antérieure). = 4. Trou ethmoïdal antérieur (mêmes organes). = 4'. Trou ethmoïdal postérieur (artère ethmoïdale postérieure). = 5. Trous de la lame criblée (nerf olfactif). = 6. Trou optique (nerf optique). = 7. Fente sphénoïdale (3e, 4e, 5e paires, nerf ophthalmique, veine ophthalmique). = 8. Trou grand rond (nerf maxillaire supérieur). = 9. Trou ovale avec l'artère petite méningée. = 10. Petit trou, non constant, en dedans du trou ovale, laissant passer quelquefois la racine motrice du ganglion otique. = 11. Trou déchiré antérieur ; du côté droit on voit la carotide interne sortir par ce trou. = 12. Trou petit rond (artère méningée moyenne). = 13. Hiatus de Fallope avec deux gouttières parallèles qui s'étendent de l'hiatus au sommet du rocher (les quatre nerfs pétreux). = 14. Conduit auditif interne avec un rameau artériel de l'artère vertébrale (nerfs facial et auditif). = 15. Trou déchiré postérieur où l'on voit se rendre la gouttière latérale D et la gouttière pétreuse inférieure H (9e, 10e, 11e paires, veine jugulaire interne, artère méningée postérieure). = 16. Trou condylien antérieur (nerf grand hypoglosse). = 17. Trou mastoïdien dans la gouttière latérale (artère et veine mastoïdiennes).

A. Artère carotide interne. = B. Ophthalmique. = C. Méningée moyenne. = D. Sinus latéral dans la gouttière latérale. = E. Artère méningée postérieure de la pharyngienne inférieure. = F. Vertébrale. = G. Tronc basilaire. = H. Gouttière pétreuse inférieure et sinus pétreux inférieur. = I. Gouttière pétreuse supérieure et sinus pétreux supérieur.

On y voit : au milieu, l'*apophyse crista-galli* qui sépare les deux *gouttières ethmoïdales*, auxquelles font suite en arrière les gouttières olfactives ; sur les parties latérales, les *bosses orbitaires* qui présentent des saillies et des dépressions, ainsi que de petites gouttières ramifiées logeant des divisions de l'artère méningée moyenne.

A l'apophyse crista-galli s'attache la *faux du cerveau*. Sur la lame criblée qui forme les gouttières ethmoïdales et sur les gouttières olfactives reposent les *nerfs olfactifs* ; sur les parties latérales sont placés les *lobes antérieurs du cerveau*.

Sur cet étage on remarque quatre trous : 1° le *trou borgne*, qui loge une expansion de la dure-mère, et une petite veine qui va se jeter dans le sinus longitudinal supérieur ; 2° les *trous olfactifs*, étudiés par Scarpa, disposés sur deux séries assez irrégulières, de chaque côté de la gouttière ethmoïdale : dans ces trous passent les prolongements tubuleux de la dure-mère et les ramifications du nerf olfactif qui y sont contenues ; des ramifications des artères ethmoïdales y passent aussi ; 3° la *fente ethmoïdale*, petite fente de 3 ou 4 millimètres de long, située immédiatement à côté de l'apophyse crista-galli, et donnant passage au filet ethmoïdal du rameau nasal du nerf ophthalmique de Willis (nerf nasal interne) et à une ramification principale de l'artère ethmoïdale antérieure ; 4° les *trous orbitaires internes* ou *ethmoïdaux*. Ce sont les orifices crâniens de petits canaux qui partent de l'orbite ; on les aperçoit difficilement, parce qu'ils sont cachés sous le bord externe de la gouttière ethmoïdale. Le *trou orbitaire interne antérieur* est en face de la fente ethmoïdale ; il laisse passer l'artère ethmoïdale antérieure et le même filet ethmoïdal, qui ne fait que traverser la gouttière pour pénétrer dans la fente. Le *trou orbitaire interne postérieur* est situé à la partie postérieure de la même gouttière, contre le bord antérieur du sphénoïde. Il laisse passer l'artère ethmoïdale postérieure.

2° *Étage moyen*. — Il est formé au milieu par le corps du sphénoïde, sur les côtés par la grande aile du même os et les portions pierreuse et écailleuse du temporal. Limité en arrière par la lame quadrilatère du sphénoïde au milieu, et le bord supérieur du rocher de chaque côté, cet étage présente les sutures qui réunissent la grande aile au temporal : pétro-sphénoïdale, temporo-sphénoïdale.

Cet étage présente au milieu, d'avant en arrière : 1° la *gouttière optique*, sur laquelle repose le chiasma des nerfs optiques ; 2° la *selle turcique*, qui loge le corps pituitaire ; 3° la *lame quadrilatère du sphénoïde*, présentant deux échancrures de chaque côté, dans lesquelles passent, en haut le nerf moteur oculaire commun, en bas le nerf moteur oculaire externe. On trouve sur les côtés des éminences mamillaires et des impressions digitales en rapport avec le lobe postérieur du cerveau.

La partie moyenne de l'étage moyen est limitée à ses angles par quatre apophyses, *apophyses clinoïdes*, qui donnent insertion, les antérieures à la petite circonférence de la tente du cervelet, les postérieures à la grande circonférence. Les parties latérales sont parfaitement limitées en avant et en arrière par les petites ailes du sphénoïde et le bord supérieur du rocher, qui présente la *gouttière pétreuse supérieure*, dans laquelle est logé le sinus pétreux supérieur. La tente du cervelet s'insère sur ce bord.

Sur les parties latérales de cet étage on remarque une dépression, une gouttière, une fente et sept trous. La *dépression* est située au sommet du rocher, sur sa face antérieure. Le ganglion de Gasser est placé dans cette dépression et donne là ses trois branches : nerf ophthalmique, nerf maxillaire supérieur, nerf maxillaire inférieur. La gouttière, *gouttière caverneuse*, est étendue du trou déchiré antérieur à l'apophyse clinoïde antérieure ; sur elle sont placés le sinus caverneux et l'artère carotide interne qui le traverse. La fente, *fente sphénoïdale*, allongée transversalement, présente à sa partie interne un petit tubercule non constant pour l'insertion de l'anneau de Zinn, anneau fibreux formé par la bifurcation du tendon du muscle droit externe de l'œil. Cette fente est traversée par le nerf moteur oculaire commun, le nerf moteur oculaire externe, le nerf pathétique, le nerf ophthalmique de Willis, au moment où il se divise en lacrymal, frontal, nasal, la veine ophthalmique, de petites branches artérielles de l'artère méningée moyenne, et un prolongement de la dure-mère qui va former le périoste de l'orbite. Parmi ces organes, les deux nerfs moteurs oculaires et le nerf nasal traversent l'anneau de Zinn. Les trous sont tous groupés à côté du corps du sphénoïde et du sommet du rocher. Le *trou optique*, au-dessus de la fente sphénoïdale, le *trou grand rond*, à 3 millimètres au-dessous, le *trou ovale*, à 12 millimètres en arrière et en dehors du précédent, le *trou petit rond*, à 2 millimètres en arrière de celui-ci, sont disposés suivant une ligne courbe concave en dehors. Le *trou déchiré antérieur*, formé par la réunion du sommet du rocher et du corps du sphénoïde, est situé en dedans du trou ovale. L'orifice antérieur du *canal carotidien* est situé au-dessus de ce trou, à l'origine de la gouttière caverneuse. L'*hiatus de Fallope* est situé sur le milieu de la face antérieure du rocher ; il est entouré de deux ou trois trous très petits, et il précède deux petites gouttières qui se dirigent vers le trou déchiré antérieur.

Les organes qui passent dans ces trous sont les suivants : 1° dans le trou optique, le *nerf optique* et l'*artère ophthalmique* ; 2° dans le trou grand rond, le *nerf maxillaire supérieur* ; 3° dans le trou ovale,

e *nerf maxillaire inférieur* et l'*artère petite méningée* ; 4° dans le
rou petit rond, l'*artère méningée moyenne*, qui se divise en deux
branches immédiatement après avoir traversé le trou : ces deux
branches se placent dans deux gouttières osseuses qui partent du
rou et se portent, l'une vers l'angle antérieur et inférieur du pariétal, l'autre vers l'occipital ; 5° dans l'hiatus de Fallope, une
branche de l'artère méningée moyenne qui va s'anastomoser dans
l'aqueduc de Fallope avec l'*artère stylo-mastoïdienne* ; et quatre
nerfs, le *grand nerf pétreux superficiel* et le *petit nerf pétreux
superficiel* du facial, le *petit nerf pétreux profond interne* et le
petit nerf pétreux profond externe du glosso-pharyngien : réunis
deux à deux, ces nerfs descendent vers le sommet du rocher, dans
les deux gouttières parallèles qui ont déjà été indiquées ; 6° dans
le trou déchiré antérieur, fermé à l'état frais par une membrane
fibreuse, passent une *petite branche artérielle* venant de la pharyngienne inférieure, et le *nerf vidien* ; 7° dans l'orifice antérieur
du canal carotidien passe l'*artère carotide interne*, qui se jette
aussitôt sur la gouttière caverneuse : cette artère passe donc au-
dessus du trou déchiré antérieur, et non dans le trou, comme le
disent certains auteurs.

3° *Étage inférieur.* — Il est formé dans presque toute son étendue par l'occipital, sur les côtés et en avant par la face postérieure
du rocher et la face interne de la portion mastoïdienne du temporal. Limité en arrière par la protubérance occipitale interne et
par les gouttières latérales, en avant par le bord supérieur du rocher, cet étage présente la suture temporo-occipitale.

A. Sur la ligne médiane et d'avant en arrière, on rencontre : 1° la
gouttière basilaire, sur laquelle reposent la protubérance annulaire
et le tronc basilaire ; 2° le *trou occipital* ; 3° la *crête occipitale interne*, pour l'insertion de la faux du cervelet ; 4° la *protubérance
occipitale interne*, en rapport avec le *pressoir d'Hérophyle*.

B. Sur les côtés et d'avant en arrière, on trouve : 1° le *conduit
auditif interne*, au milieu de la face postérieure du rocher ; 2° à 2
ou 3 millimètres en dehors, l'*aqueduc du vestibule* ; 3° la *gouttière
pétreuse inférieure*, située à la partie interne de la suture pétro-
occipitale, qui loge le sinus pétreux inférieur ; 4° le *trou déchiré
postérieur*, à la partie moyenne de la même suture ; ce trou, irrégulier, d'une longueur d'un centimètre et demi, ordinairement plus
grand du côté droit, est divisé en trois parties par deux crêtes osseuses ; 5° le *trou condylien antérieur*, situé sur les côtés du trou
occipital, à 1 centimètre en dedans et en arrière du trou déchiré
postérieur, et en partie caché par une saillie qui se trouve en cet
endroit ; 6° la *gouttière latérale*, plus large à droite qu'à gauche,
qui commence au niveau de la protubérance occipitale interne, se

dirige horizontalement en dehors, descend verticalement sur la portion mastoïdienne du temporal à la base du rocher ; elle gagne de nouveau l'occipital sur les côtés du trou occipital, pour se terminer au trou déchiré postérieur : elle loge le sinus latéral ; 7° *un trou* presque constant qui s'ouvre dans la portion mastoïdienne de la gouttière latérale, c'est le *trou mastoïdien ;* 8° les *fosses occipitales inférieures* ou *cérébelleuses* déjà décrites.

Les organes qui passent par les trous de l'étage inférieur sont les suivants : 1° dans le trou occipital, le *bulbe* et ses enveloppes, pie-mère, arachnoïde, dure-mère, *l'artère vertébrale,* le *nerf spinal ;* 2° dans le conduit auditif interne, le *nerf facial,* le *nerf auditif* et *une petite artère* qui pénètre avec le facial dans l'aqueduc de Fallope, où elle s'anastomose avec l'artère stylo-mastoïdienne ; 3° dans l'aqueduc du vestibule, *une petite artère* pour le périoste du vestibule, et *une veine* qui va se jeter dans le sinus pétreux inférieur ; 4° dans le trou déchiré postérieur, le *nerf glosso-pharyngien* à la partie antérieure, le *nerf pneumogastrique* et le *nerf spinal* à la partie moyenne, avec une branche artérielle, *artère méningée postérieure,* branche de l'artère pharyngienne inférieure, et la *veine jugulaire interne* à la partie postérieure ; 5° dans le trou condylien antérieur, le *nerf grand hypoglosse* et souvent *une petite artère,* branche de la pharyngienne inférieure ; 6° dans le trou mastoïdien, une petite artère venant de l'occipitale et une veine (*vaisseaux mastoïdiens*) qui va dans le sinus latéral.

Surface extérieure de la base du crâne, ou face inférieure. — Elle est divisée en deux parties par une ligne transversale passant par la racine transverse des deux apophyses zygomatiques et par les deux tubercules zygomatiques, immédiatement en arrière de la base des apophyses ptérygoïdes. Je donne à cette ligne le nom de *ligne bizygomatique* (voyez fig. 281). Je désigne la portion qui est en arrière de cette ligne sous le nom de *portion cervicale* de la base du crâne, et celle qui est en avant sous le nom de *portion faciale.* Je n'indique pas dans cette description les organes qui traversent les trous et les fentes de la base du crâne, parce qu'ils ont déjà été décrits avec la surface intérieure.

Cette division se trouvait dans la première édition de mon *Anatomie.* Je crois qu'elle m'appartient, et je n'ai point souvenir de l'avoir vue indiquée dans un autre ouvrage d'anatomie. Je maintiens aujourd'hui cette division parce que je la crois bonne, et aussi parce que quelques auteurs, la faisant figurer dans leurs ouvrages, omettent d'en désigner la source. (Voyez Sappey, 2° édition, tome Ier, page 168.)

Portion cervicale de la face inférieure de la base du crâne. —

Cette portion est formée, dans la plus grande partie de son étendue, par la face inférieure de l'occipital ; sur les parties latérales, par la face inférieure du temporal en avant, et dans l'angle que forment par leur écartement les portions écailleuse et pierreuse du temporal, par la partie postérieure de la grande aile du sphénoïde. Les sutures de ces divers os ont déjà été indiquées.

1° Sur la ligne médiane et d'avant en arrière, on voit la *surface basilaire*, recouverte par la muqueuse pharyngienne et donnant insertion à l'aponévrose du pharynx et aux muscles grand [et petit droit antérieur de la tête ; le *trou occipital* ; la *crête occipitale externe* ; enfin la *protubérance occipitale externe*, placée à l'extrémité de la crête, au milieu de l'occipital, et sur laquelle s'insère le raphé médian cervical postérieur.

2° De chaque côté de la ligne médiane, on rencontre des rugosités et des dépressions, des saillies et des trous, le tout disposé d'une façon très irrégulière. Pour étudier avec plus de soin tous ces détails, j'indiquerai quelques points de repère.

Vous remarquez d'abord que de chaque côté du trou occipital il existe, sur une ligne transversale à laquelle je donne le nom de *ligne condylo-mastoïdienne* (voyez la fig. 284), trois saillies osseuses. La plus rapprochée du trou est le *condyle de l'occipital*, la plus externe est l'*apophyse mastoïde*, dont le développement varie selon les sujets ; la moyenne est l'*apophyse jugulaire*, qui donne insertion au muscle droit latéral. De chacune de ces saillies part une ligne qui se dirige en arrière et en dedans en décrivant une courbe à concavité interne. Celle qui part de l'apophyse mastoïde se porte à la protubérance occipitale externe et constitue la *ligne courbe occipitale supérieure* ; celle qui part de l'apophyse jugulaire se porte à la partie moyenne de la crête occipitale externe et constitue la *ligne courbe occipitale inférieure* ; enfin celle qui prend naissance sur les condyles forme les bords du trou occipital. Immédiatement en arrière de la ligne transversale qui réunit ces trois saillies, on trouve deux dépressions : l'une interne, entre le condyle et l'apophyse jugulaire, c'est la *fossette condylienne postérieure*, au fond de laquelle se trouve souvent un petit trou, *trou condylien postérieur*, qui laisse passer une veine ; l'autre, externe, entre l'apophyse jugulaire et l'apophyse mastoïde, c'est la *rainure digastrique*, pour l'insertion du muscle digastrique.

En avant de la ligne condylo-mastoïdienne, si vous examinez cette région avec un peu d'attention, vous remarquerez qu'il existe là, de chaque côté de la surface basilaire de l'occipital, un quadrilatère dont les quatre angles et les quatre côtés sont parfaitement indiqués. Le côté postérieur est formé par la *ligne condylo-mastoïdienne* ; le côté antérieur, par la racine transverse de l'apo-

physe zygomatique, prolongée sur l'apophyse ptérygoïde ; le côté
externe, par la racine longitudinale de l'apophyse zygomatique qui

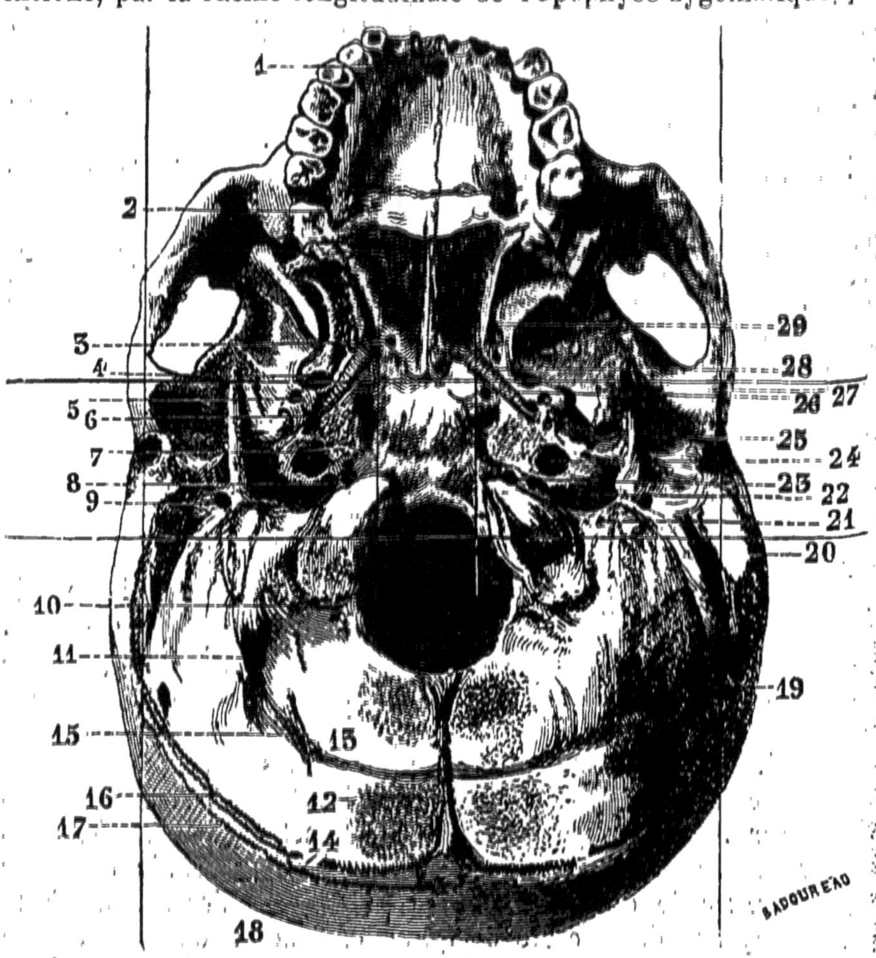

FIG. 281. — Surface extérieure de la base du crâne.

1. Trou palatin antérieur (artère sphéno-palatine interne, nerf sphéno-palatin interne).
— 2. Conduit palatin postérieur (artère palatine supérieure, nerfs palatins). — 3. Trou
ptérygo-palatin (artère ptérygo-palatine, nerf ptérygo-palatin). — 4. Trou ovale (nerf
maxillaire inférieur). — 5. Trou petit rond (artère méningée moyenne). — Trou
déchiré antérieur (nerf vidien). — 7. Surface rugueuse au sommet du rocher pour
l'insertion du péristaphylin interne. — 8. Trou déchiré postérieur (9°, 10°, 11° paires,
veine jugulaire interne, artère méningée postérieure). — 9. Trou stylo-mastoïdien
(artère stylo-mastoïdienne, nerf facial). — 10. Trou condylien postérieur (veinule). —
— 11. Insertion du muscle petit oblique. — 12. Insertion du grand complexus. —
13. Insertion du muscle petit droit postérieur. — 14. Ligne courbe supérieure de l'occipital
avec l'insertion du muscle occipital. — 15. Ligne courbe inférieure de l'occipital. —
16. Insertion du muscle splénius. — 17. Insertions des muscles trapèze et sterno-
cléido-mastoïdien. — 18. Portion de l'occipital qui surmonte la ligne courbe supérieure.
— 19. Trou mastoïdien (artère et veine mastoïdiennes). — 20. Apophyse mastoïde. —
21. Apophyse jugulaire de l'occipital (droit latéral). — 22. Trou déchiré postérieur
gauche. — 23. Trou condylien antérieur (grand hypoglosse). — 24. Orifice inférieur du
canal carotidien (carotide interne, grand sympathique). — 25. Scissure de Glaser
(artère tympanique, longue apophyse du marteau). — 26. Trou vidien (nerf vidien,
artère vidienne). — 27. Tubercule zygomatique. — 28. Portion cartilagineuse de la

trompe d'Eustache. — 29. Fossette naviculaire pour l'insertion du péristaphylin externe. — On voit en outre sur cette figure deux lignes transversales sans numéros : la ligne bizygomatique et la ligne bimastoïdienne, et deux lignes antéro-postérieures de chaque côté de la ligne médiane, l'une réunissant l'apophyse mastoïde au tubercule zygomatique, l'autre réunissant le condyle de l'occipital à l'apophyse ptérygoïde. (Voy. la description.)

se réunit à l'apophyse mastoïde en limitant la fosse temporale, et le côté interne un peu oblique, par le bord de l'apophyse basilaire qui s'étend de l'apophyse ptérygoïde au condyle.

Les angles sont constitués par quatre saillies. L'*apophyse mastoïde* forme l'angle postérieur et externe ; le *condyle* de l'occipital, l'angle postérieur et interne ; le *tubercule zygomatique*, l'angle antérieur et externe ; l'*apophyse ptérygoïde*, l'angle antérieur et interne.

Les côtés de ce quadrilatère sont égaux. Ils ont chacun 4 centimètres sur une tête ordinaire d'adulte.

De plus, vous devez remarquer deux lignes saillantes qui se croisent au milieu du quadrilatère : l'une qui va de l'apophyse mastoïde à l'apophyse ptérygoïde, et qui est constituée d'arrière en avant par l'apophyse mastoïde, par l'apophyse vaginale de l'apophyse styloïde, par l'épine du sphénoïde, par une ligne qui se porte à l'aile externe de l'apophyse ptérygoïde et par l'apophyse ptérygoïde ; l'autre, étendue du tubercule zygomatique au condyle, saillante aussi, est formée d'avant en arrière par la branche de bifurcation inférieure de la racine longitudinale de l'apophyse zygomatique, par le bord externe de la paroi antérieure du conduit auditif externe, par l'apophyse styloïde et par le condyle.

Ces deux lignes, qui s'entre-croisent au milieu du quadrilatère, et qui sont formées par une série de crêtes et d'apophyses, divisent le quadrilatère en quatre triangles, dans chacun desquels vous trouverez des trous, des dépressions et des surfaces.

L'apophyse vaginale constitue le point de réunion des sommets des quatre triangles. Le *triangle antérieur*, plus grand que les autres, présente en dehors la cavité glénoïde, au fond de laquelle se trouve la scissure de Glaser (artère tympanique, muscle externe du marteau et apophyse de Raw), et en dedans le trou ovale (nerf maxillaire inférieur et artère petite méningée, en arrière duquel vous voyez le trou sphéno-épineux, ou petit rond (artère méningée moyenne). Le *triangle postérieur*, beaucoup plus petit, présente un trou au fond d'une fossette, le trou stylo-mastoïdien (nerf facial, artère stylo-mastoïdienne). Le *triangle externe*, très petit également, montre seulement l'orifice externe du conduit auditif externe. Le *triangle interne* est formé par la partie interne de la face inférieure du rocher et par les sutures qui le réunissent à l'occipital et au sphénoïde. Il présente le trou déchiré postérieur en arrière du rocher (nerfs glosso-pharyngien, pneumogastrique, spinal, artère méningée postérieure, veine jugulaire interne), le trou déchiré antérieur au niveau du sommet du rocher (fermé par une lame fibreuse que traverse le nerf vidien et une branche de l'artère pharyngienne inférieure), la portion osseuse de la trompe d'Eustache, l'orifice du conduit du muscle interne du marteau, et l'orifice extérieur du conduit de la corde du tympan. Au niveau de la surface qui réunit le bord antérieur du rocher à la grande aile du sphénoïde et sur la face inférieure du rocher, on trouve de dedans en dehors la surface d'insertion du muscle péristaphylin interne, l'orifice inférieur du canal carotidien (artère carotide interne et filets du grand sympathique), l'aqueduc du limaçon (petite artère venue de la pharyngienne inférieure et petite veine), et le golfe de la veine jugulaire interne (il loge le sinus de la veine jugulaire interne). On trouve encore dans ce triangle, devant le condyle, la fossette condylienne antérieure et le trou condylien antérieur (nerf grand hypoglosse, et quelquefois une petite branche de l'artère pharyngienne inférieure).

Portion faciale de la face inférieure de la base du crâne. — Cette portion est située en avant de la ligne transversale *bizygomatique,* qui forme, comme nous l'avons vu, le côté antérieur du quadrilatère qui est en arrière. Cette ligne passe immédiatement en arrière des apophyses ptérygoïdes et des fosses nasales.

1° Sur la ligne médiane et d'arrière en avant, on trouve la crête de la face inférieure du sphénoïde, la lame perpendiculaire de l'ethmoïde et l'épine nasale du frontal.

2° De chaque côté, elle présente, immédiatement à côté de la ligne médiane, une gouttière à concavité inférieure formant la voûte des fosses nasales, et constituée par la lame criblée de l'ethmoïde, l'apophyse sphénoïdale du palatin et le corps du sphénoïde ; en dehors, la partie inférieure des masses latérales de l'ethmoïde et l'apophyse ptérygoïde ; plus en dehors, une crête partant de l'apophyse ptérygoïde, se dirigeant en dehors et en avant, et faisant partie de la fente sphéno-maxillaire. En avant de cette crête on trouve la paroi supérieure de l'orbite, formée par le frontal et par la petite aile du sphénoïde, une portion de la paroi interne de l'orbite formée par l'éthmoïde, et une portion de la paroi externe formée par la grande aile du sphénoïde. Là aussi il existe en dedans les trous orbitaires internes, et en arrière le trou optique et la fente sphénoïdale ; en arrière de la crête qui vient d'être indiquée, une surface losangique séparée de la fosse temporale par une autre crête qui va de la précédente à la racine transverse de l'apophyse zygomatique, et qui peut être considérée comme une branche de bifurcation de la racine transverse de cette apophyse. Cette surface losangique donne insertion au muscle ptérygoïdien externe.

Tableau des apophyses, des crêtes et des rugosités de la portion cervicale de la face inférieure de la base du crâne et des muscles qui s'y insèrent.

A. En arrière de la ligne condylo-mastoïdienne.

1° *Ligne courbe supérieure de l'occipital.* . . . . Muscles occipital, trapèze, sterno-cléido-mastoïdien, splénius.

2° *Ligne courbe inférieure et au-dessus.* . . . . Muscles grand complexus, petit complexus, grand droit postérieur de la tête et petit oblique.

3° *Espace rugueux au-dessous de la ligne courbe inférieure.* . . Petit droit postérieur de la tête.

B. En avant de la ligne condylo-mastoïdienne.

1° *Entre les deux quadrilatères :*

Surface basilaire. . . . . Muscles grand droit et petit droit antérieurs de la tête.

2° *Quadrilatère :*

Angle postérieur et externe. . . Apophyse mastoïde. — Muscle petit complexus.

Angle postérieur et interne. . . Condyle.

Angle antérieur et externe. . . Tubercule zygomatique. — Ligament latéral externe de l'articulation temporo-maxillaire.

Angle antérieur et interne. . . Apophyse ptérygoïde.

Bord antérieur. . . . . Racine transverse de l'apophyse zygomatique.

Bord postérieur. . . . . Apophyse jugulaire. — Petit droit latéral.

Rainure digastrique. — Muscle digastrique.

Bord interne. . . . . Rebord de l'apophyse basilaire.

Bord externe. . . . . Racine longitudinale de l'apophyse zygomatique.

Diagonale du tubercule zygomatique au condyle. . . . . Apophyse styloïde. — Bouquet de Riolan.

Diagonale de l'apophyse mastoïde à l'apophyse ptérygoïde. . . Apophyse vaginale, épine du sphénoïde. — Ligament sphéno-maxillaire. — Muscle externe du marteau.

Tableau des trous, fentes et canaux de la base du crâne, et des organes qui les traversent.

A. Trous, fentes et canaux visibles a l'intérieur du crane (*d'avant en arrière*).

ÉTAGE ANTÉRIEUR.

1° *Trou borgne.* . . . . Prolongement de la dure-mère.

2° *Trou orbitaire interne anté-rieur.* . . . . Nerf nasal interne ; artère ethmoïdale antérieure.

3° *Trou orbitaire interne pos-térieur.* . . . . Artère ethmoïdale postérieure.

4° *Fente ethmoïdale.* . . . . . Nerf nasal interne ; branche importante de l'artère ethmoïdale antérieure.

5° *Trous de la lame criblée.* . Branches du nerf olfactif et des artères ethmoïdales.

ÉTAGE MOYEN.

6° *Trou optique.* . . . . Nerf optique ; artère ophthalmique.

7° *Fente sphénoïdale.* . . . . . Nerfs moteur oculaire commun, moteur oculaire externe, pathétique, nasal, lacrymal, frontal ; veine ophthalmique ; branches de l'artère méningée moyenne.

8° *Trou grand rond.* . . . . . Nerf maxillaire supérieur.

9° *Trou ovale.* . . . . Nerf maxillaire inférieur ; artère et veines petites méningées.

10° *Petit trou innominé à gauche du trou ovale.* . . . . . . Réunion du petit nerf pétreux superficiel et du petit nerf pétreux profond externe.

11° *Trou petit rond.* . . . . . Artère et veines méningées moyennes ; quelques filets du grand sympathique.

12° *Trou déchiré antérieur.* . . Nerf vidien ; petit rameau artériel de la pharyngienne inférieure.

13° *Orifice interne du canal caro-tidien.* . . . . Carotide interne ; plexus carotidien ; filet carotidien du nerf vidien.

14° *Hiatus de Fallope.* . . . . Grand et petit nerfs pétreux superficiels ; petits nerfs pétreux profonds interne et externe ; branche de l'artère méningée moyenne.

ÉTAGE POSTÉRIEUR.

15° *Trou occipital.* . . . . . . Bulbe rachidien et enveloppes ; artère vertébrale ; nerf spinal.

16° *Trou condylien antérieur.* . . Nerf grand hypoglosse ; petit rameau artériel de la pharyngienne inférieure ; veine condylienne antérieure allant des sinus intra-rachidiens au confluent condylien antérieur (Trolard).

17° *Trou condylien postérieur.* . . Veine se portant à la partie terminale du sinus latéral.

18° *Trou du bord supérieur du rocher.* . . . . Branche de l'artère méningée moyenne pour les canaux demi-circulaires ; petite veine se jetant dans le sinus pétreux supérieur.

19° *Conduit auditif interne.* . . Nerf facial, nerf auditif, nerf de Wrisberg , branche artérielle de la vertébrale.

20° *Aqueduc du vestibule.* . . . Petite branche de l'artère pharyngienne inférieure allant au vestibule ; petite veine se jetant dans le sinus pétreux inférieur.

21° *Trou déchiré postérieur.* . . . Nerf glosso-pharyngien, nerf pneumogastrique , nerf spinal ; artère méningée postérieure ; veine jugulaire interne ; veine étendue du sinus pétreux inférieur à la jugulaire interne (Trolard).

22° *Trou mastoïdien.* . . . . . . Veine mastoïdienne se jetant dans le sinus latéral ; artère mastoïdienne, se terminant entre les os et la dure-mère.

B. Trous, fentes et canaux visibles a l'extérieur. (*Il ne sera pas question de ceux qui sont visibles à l'intérieur ; ce tableau est donc le complément du précédent.*)

1° *Trou sus-orbitaire.* . . . . . Nerf sus-orbitaire ; artère sus-orbitaire.

2° *Trou ptérygo-palatin.* . . . Nerf ptérygo-palatin ; artère et veine ptérygo-palatines.

3° *Trou vidien.* . . . . Nerf vidien ; artère et veine vidiennes.

4° *Orifice inférieur du canal carotidien.* . . . . Carotide interne ; rameau du grand sympathique formant la racine crânienne antérieure.

5° *Scissure de Glaser.* . . . . . Artère tympanique ; muscle externe du marteau.

6° *Orifice inférieur du conduit de la corde du tympan.* . Corde du tympan.

7° *Trou stylo-mastoïdien.* . . . Nerf facial; artère et veine stylo-mastoïdiennes.

8° *Orifice inférieur de la pyramide.* . . . . Muscle de l'étrier.

9° *Aqueduc du limaçon.* . . . . Branche de l'artère pharyngienne inférieure ; petite veine se jetant dans le sinus pétreux inférieur.

10° *Trou spécial* pour le nerf de Jacobson.

11° *Trou spécial* pour le rameau auriculaire du pneumogastrique.

12° *Orifice* de la portion osseuse de la trompe d'Eustache.

13° *Orifice* du conduit du muscle interne du marteau.

Le premier trou se trouve sur le frontal, les deux suivants à la base de l'apophyse ptérygoïde, tous les autres sur le rocher.

Quelques auteurs décrivent parmi les trous de la base du crâne les trous sous-orbitaire, malaire, etc.; ils appartiennent à la face.

IV. — DÉVELOPPEMENT DU CRANE.

De très bonne heure chez l'embryon, le crâne apparaît sous l'apparence d'une vésicule membraneuse qui augmente peu à peu de volume. Les points d'ossification, indiqués dans la description des os en particulier, s'y développent ; ceux de la voûte précèdent ceux de la base, selon Meckel et Blandin. Mais ces derniers se développent beaucoup plus rapidement, de sorte qu'à la naissance l'ossification de la base est presque complète, tandis qu'à la voûte les os sont séparés par des membranes.

Du crâne à la naissance. — Au moment de la naissance, le crâne présente des particularités très intéressantes.

Les diamètres sont : l'occipito-frontal, de 11 centimètres et demi ; le bipariétal, étendu du bord inférieur d'un pariétal à l'autre, 9 centimètres à 9 centimètres et demi ; le vertical a aussi 9 centimètres à 9 centimètres et demi. Les deux premiers diamètres peuvent diminuer d'une certaine étendue par la compression latérale de la tête.

Une membrane fibreuse forme la trame dans laquelle se développent les os du crâne. Pendant que ceux-ci s'ossifient, ils sont très vasculaires et formés d'aiguilles osseuses, à la voûte surtout, qui rayonnent du centre vers la circonférence, comme les vaisseaux qui les accompagnent. Haller a fait voir ces vaisseaux rayonnés. Paul Dubois a montré aussi la grande vascularité des os du crâne à la naissance en faisant sourdre les gouttelettes de sang par la compression des os dépouillés du péricrâne. Dubois aurait vu, dit-il, une injection poussée dans les vaisseaux de l'enfant jaillir sous forme de jets à la surface des os du crâne dépouillés du périoste. Valleix a vu aussi une injection suinter à la surface de ces os.

Les bords dentelés des os de la voûte du crâne vont à la rencontre les uns des autres. Les dentelures dévient plus ou moins pour s'engrener réciproquement. Mais comme les os s'ossifient du centre vers la circonférence, il en résulte que les angles qui sont les parties les plus éloignées du centre de l'os s'ossifient en dernier lieu, et sont remplacés pendant un certain temps par des espaces membraneux qui constituent les *fontanelles*. L'antérieure est losangique, large de 3 à 4 centimètres à la naissance; elle est formée par les angles des pariétaux et les deux moitiés du frontal. La postérieure, triangulaire, est presque fermée à la naissance; c'est une dépression constituée par l'angle supérieur de l'occipital qui s'enfonce au-dessous des deux pariétaux. Les fontanelles latérales, triangulaires, petites, existent au point de réunion de la portion mastoïdienne du temporal, du pariétal, et de l'occipital.

La fontanelle antérieure, qui persiste le plus longtemps, a

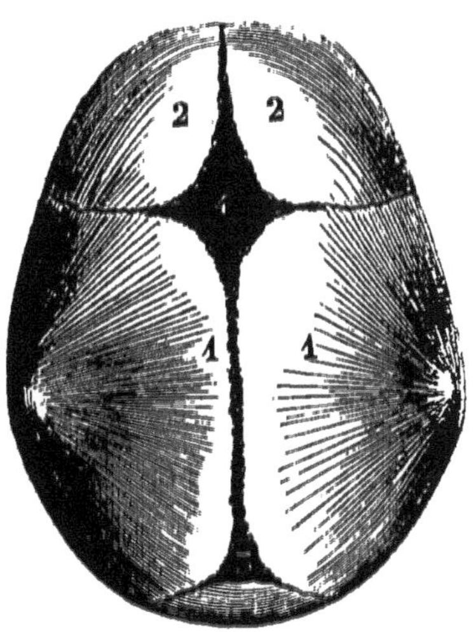

Fig. 281 *bis*. — Voûte du crâne chez le fœtus.

1, 1. Pariétaux. — 2, 2. Frontal. — 3. Fontanelle postérieure. — 4. Fontanelle antérieure.

disparu à l'âge de quatre ans. Après la réunion des dentelures des os du crâne, il reste dans les sutures une membrane appelée *cartilage sutural*. Cette membrane, découverte par Hunauld en 1730, exsite entre tous les os du crâne, excepté entre les osselets de l'ouïe, entre l'occipital et le sphénoïde. Le cartilage sutural adhère au périoste et à la dure-mère. Il est détruit par la macération.

Base du crâne chez l'enfant.

La base du crâne n'est étudiée par les auteurs que chez l'adulte. Il importe cependant de faire remarquer que les diverses parties de cette région du squelette sont bien différentes chez l'enfant, et surtout au moment de la naissance.

En examinant la base du crâne d'un enfant au moment de la

naissance (fig. 282), on est d'abord frappé par l'absence de parties saillantes, par le raccourcissement du diamètre transversal et l'écartement qui existe entre le trou occipital et les fosses nasales.

1° Nous avons vu, sur la base du crâne de l'adulte, des parties, saillantes nombreuses : apophyses ptérygoïdes, apophyses styloïdes, vaginales et mastoïdes, condyles de l'occipital. Chez l'enfant, sur-

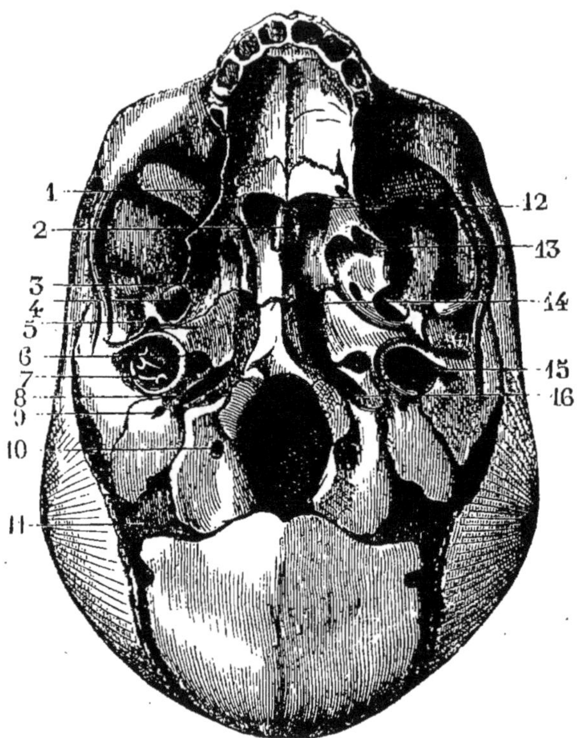

FIG. 282. — Base du crâne chez le fœtus à terme.

1. Conduit palatin postérieur. — 2. Partie postérieure du vomer. — 3. Trou vidien. — 4. Trou ovale. — 5. Trou petit rond. — 6. Trou carotidien. — 7. Cercle tympanal dans lequel on voit la membrane du tympan et les osselets de l'ouïe. — 8. Trou déchiré postérieur. — 9. Trou stylo-mastoïdien — 10. Trou condylien postérieur. — 11. Fontanelle latérale. — 12. Orifice postérieur des fosses nasales. — 13. Fosses de l'apophyse ptérygoïde. — 14. Cartilage de séparation entre l'occipital et le sphénoïde. — 15. Conduit auditif externe. — 16. Trou condylien antérieur.

tout dans le cours de la première année, ces saillies font défaut, et la base du crâne présente une surface à peu près uniforme. Cette absence de saillies entraîne nécessairement l'absence des dépressions correspondantes. C'est ainsi que, chez l'enfant, la cavité glénoïde du temporal existe à peine ; cela se conçoit, puisque l'apophyse vaginale et la racine transverse de l'apophyse zygomatique font défaut. Les fossettes condyliennes n'existent pas, puisque plus lard elles résultent de la saillie des condyles de l'occipital et de l'apophyse jugulaire qui manquent. Aussi, chez l'enfant, les trous condyliens antérieurs et postérieurs sont-ils situés à fleur de tête. Il en est de même du trou stylo-mastoïdien, qui est très superficiel et presque en dehors du crâne chez le fœtus, tandis que, chez l'adulte, il est placé au fond d'une fossette limitée par les apophyses mastoïde, styloïde et jugulaire ; ces saillies manquent chez l'enfant, et conséquemment la rainure digastrique, située ordinairement à la face interne de l'apophyse mastoïde. Ce que nous venons de dire fait comprendre la facilité avec laquelle le nerf facial peut être comprimé par le forceps après la sortie du crâne : on observe quelquefois, en effet, des paralysies du nerf facial chez les enfants qui sont extraits de l'utérus à l'aide du forceps. Si l'apophyse mastoïde existait à cet âge, cette compression ne pourrait pas se produire.

2° Chez l'enfant, le diamètre transverse de la base du crâne est tellement court, que le conduit auditif externe regarde presque directement en bas, au lieu de regarder en dehors, comme chez l'adulte. Il semble que l'oreille de l'enfant se porte pour ainsi dire au-dessous du crâne. Il résulte de ce raccourcissement que la membrane du tympan, presque horizontale, est visible sur la figure 282, tandis que plus tard elle se redresse pour regarder en dehors et un peu en bas. Cette position du conduit auditif tient à sa brièveté, car il se développe ensuite vers son orifice externe, tandis que chez l'enfant il est presque uniquement réduit à un anneau osseux, *cercle tympanal*. A mesure que l'enfant grandit, la membrane du tympan paraît s'enfoncer dans le conduit auditif.

3° Enfin on peut remarquer l'espace considérable qui existe entre le trou occipital et les fosses nasales ; il en résulte que, chez l'enfant nouveau-né, l'arrière-cavité des fosses nasales est très large, ce qui n'est pas sans utilité, puisque cette région est indispensable, pour la respiration, à l'enfant qui tette. Avant de terminer cet article, nous ferons remarquer que le raccourcissement et l'obliquité en bas et en dehors des apophyses ptérygoïdes entraînent nécessairement un raccourcissement en hauteur des fosses nasales.

Progrès du développement chez l'adulte. — Après la naissance, après la formation des sutures et la disparition des fontanelles, les os du crâne continuent à s'accroître. Ils ont chacun une circulation veineuse indépendante. La cavité crânienne peut grandir et, par conséquent, les os se développer tant que les sutures existent. C'était l'opinion de Gall, adoptée par Malgaigne. On remarque, en effet, que lorsque les sutures du crâne se soudent de bonne heure, le cerveau est arrêté dans son développement.

Vers l'âge de trente-cinq à quarante ans, les sutures s'ossifient, de sorte que tous les os de la voûte crânienne se réunissent pour n'en former qu'un seul. En même temps que le cartilage sutural est envahi par l'ossification, les canaux veineux de chaque os communiquent avec ceux des os voisins à travers les sutures. A dater de ce moment, la cavité crânienne ne grandit plus, mais il se passe d'autres phénomènes.

Modification des os du crâne chez le vieillard. — Chez le vieillard, le cerveau participe au mouvement de retrait de la plupart des organes. Il diminue de volume, et quoique la sérosité sous-arachnoïdienne vienne combler la cavité, on ne peut s'empêcher de voir là une tendance au vide qui appelle vers le centre les parois du crâne. La table interne semble, en effet, céder et se porter vers la cavité crânienne. Elle s'écarte de la table externe, les cellules du diploé deviennent plus larges, les os augmentent d'épaisseur. Cela se voit également, comme l'a indiqué Andral en 1836, sur les crânes d'individus guéris d'hydrocéphale. Chez certains vieillards, la table externe suit le retrait de la table interne, le crâne s'amincit et la tête diminue de volume. Chez d'autres, le diploé est résorbé inégalement, la table interne se déprime fortement en certains points pour former des dépressions plus ou moins profondes, et dans ces points les os deviennent d'une fragilité extrême.

Os wormiens. — Un médecin de Copenhague, Wormius, décrivit le premier ces os, qui ont conservé son nom. Les os wormiens sont de petits os irréguliers, dont le nombre et le volume varient, ainsi que le siège, selon les sujets. On sait cependant qu'ils ne se rencontrent qu'à la voûte du crâne, au milieu des sutures dentelées. Très rares dans la suture fronto-pariétale, on les trouve quelquefois dans la suture bipariétale, souvent dans la suture lambdoïde; plus souvent encore, on en trouve un au point de réunion des deux pariétaux et de l'occipital : c'est l'os épactal ou os wormien proprement dit.

Ces os présentent la même strutcure et le même développement que les os larges de la voûte du crâne. Ce sont des os accidentels, que la plupart des anatomistes considèrent comme des points supplémentaires d'ossification.

§ 3. — Face.

Les os qui constituent la face sont au nombre de quatorze : treize s'articulent entre eux et forment un massif adhérent au crâne, la mâchoire supérieure.

La mâchoire inférieure n'est formée que par un seul os.

Dans la constitution de la mâchoire supérieure, les petits os sont groupés autour du maxillaire supérieur dans l'ordre suivant, comme on peut le voir dans le tableau ci-après : le *cornet inférieur* se trouve *en dedans* de cet os, l'*os malaire en dehors*, les *os nasaux en avant*, les *palatins en arrière*, les *unguis au-dessus*, et le *vomer* sur la ligne médiane, entre les deux maxillaires. Ils s'articulent donc tous, sans exception, avec les différentes parties du maxillaire supérieur.

Tableau indiquant es rapports des os de la face entre eux.

	Os nasal.			Os nasal.		
Malaire.	Unguis.	Cornet inférieur. Vomer. Cornet inférieur.		Unguis.		Malaire.
	Maxillaire supérieur.			Maxillaire supérieur.		
	Palatin.			Palatin.		

Maxillaire inférieur.

I. — MAXILLAIRE SUPÉRIEUR OU SUS-MAXILLAIRE.

Position. — Placez *en bas* le bord alvéolaire, *en dedans* la concavité de ce bord, et *en avant* sa portion la plus mince,

Préparation. — Il faut étudier le maxillaire, d'abord sur un os sec, ensuite sur un os frais revêtu de la muqueuse pituitaire à sa face interne et articulé avec le cornet inférieur, l'unguis, l'ethmoïde et le palatin. On se fait ainsi une juste idée de l'orifice du sinus maxillaire. Pour bien étudier ce sinus, il faut aussi pratiquer un trait de scie sur un os sec et sur un os frais revêtu de la muqueuse pituitaire. Ce trait de scie, verticalement dirigé, doit enlever la moitié externe de la pyramide qui s'articule par son sommet avec l'os malaire ; on voit ainsi la cavité du sinus maxillaire et son ouverture.

Os pair, irrégulier, placé au centre de la mâchoire supérieure, autour duquel viennent se grouper tous les petits os qui concourent avec lui à la formation de cette mâchoire.

Cet os offre deux faces et quatre bords : une face interne qui regarde les fosses nasales et qui présente une saillie, *apophyse palatine ;* une face externe proéminente, sous forme de pyramide triangulaire creusée d'une cavité ; un bord antérieur le plus long, un bord postérieur le plus épais, un bord supérieur irrégulier et mince, un bord inférieur creusé de cavités, *alvéoles.*

Face interne. — Elle présente, à l'union du quart inférieur avec les trois quarts supérieurs, *l'apophyse palatine* n'existant que dans les deux tiers antérieurs, prolongement considérable qui s'articule avec celui du côté opposé pour former la *voûte palatine* et le *plancher des fosses nasales*. Le bord postérieur de cette apophyse, rugueux, s'articule avec la lame horizontale du palatin. A sa partie antérieure, il existe une saillie osseuse, *épine nasale antérieure et inférieure*. Son bord interne, rugueux, très large, est surmonté d'une crète qui forme avec celle du côté opposé une scissure dans laquelle se place le vomer. Ce bord, dans sa partie antérieure la plus large, présente un trou parfaitement visible sur la face supérieure, se ter-

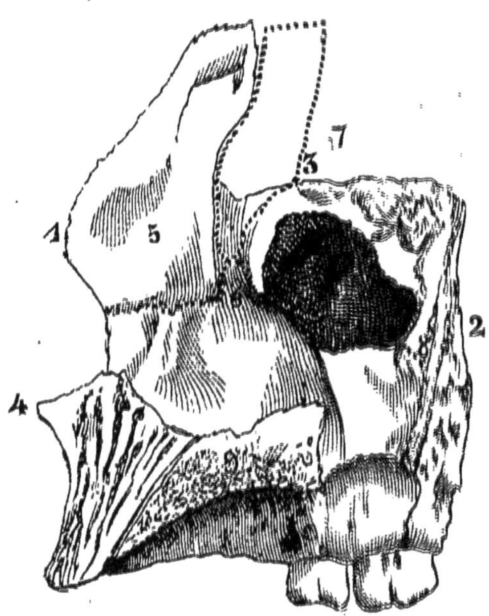

FIG. 283. — Face interne du maxillaire supérieur du côté droit.

1. Bord antérieur. — 2. Bord postérieur. — 3. Bord supérieur. — 4. Epine nasale antérieure et inférieure. — 5. Apophyse montante. — 6. Partie inférieure de la gouttière lacrymo-nasale (passage des larmes). — 7. Ponctuation indiquant les limites de l'os unguis avec une pointe inférieure qui s'articule au-dessus de 6 avec l'apophyse lacrymale du cornet inférieur. — Entre 6 et 8, on voit 'orifice du sinus maxillaire et une ligne ponctuée qui indique l'articulation du cornet inférieur. — 8. Gouttière formant avec le palatin le canal palatin postérieur (artère palatine postérieure, nerfs palatins). — 9. Apophyse palatine présentant une gouttière dirigée en bas et en avant, concourant à former le canal palatin antérieur.

minant en gouttière à la partie inférieure et se confondant avec celui du côté opposé : c'est le *canal palatin antérieur*, unique du côté de la voûte palatine, bifurqué du côté des fosses nasales, dans lequel passent le nerf sphéno-palatin interne et une branche de l'artère sphéno-palatine. La face supérieure de cette apophyse est concave et lisse pour former le *plancher des fosses nasales;* la face inférieure est rugueuse pour former la *voûte palatine*, elle se prolonge jusqu'au rebord alvéolaire.

L'apophyse palatine est située entre deux membranes muqueuses : la muqueuse palatine, très adhérente à sa face inférieure, et la muqueuse pituitaire, moins adhérente à la face supérieure.

Au-dessus de l'apophyse palatine, la face interne de l'os présente d'avant en arrière : 1° la face interne de *l'apophyse montante* du maxillaire supérieur et une dépression au-dessous; 2° une gouttière faisant partie du *canal nasal;* 3° l'orifice du *sinus maxillaire;* 4° une surface rugueuse, verticale pour l'articulation du palatin.

L'*apophyse montante* est située au-dessus d'une *dépression* qui forme la partie antérieure du méat inférieur des fosses nasales. A

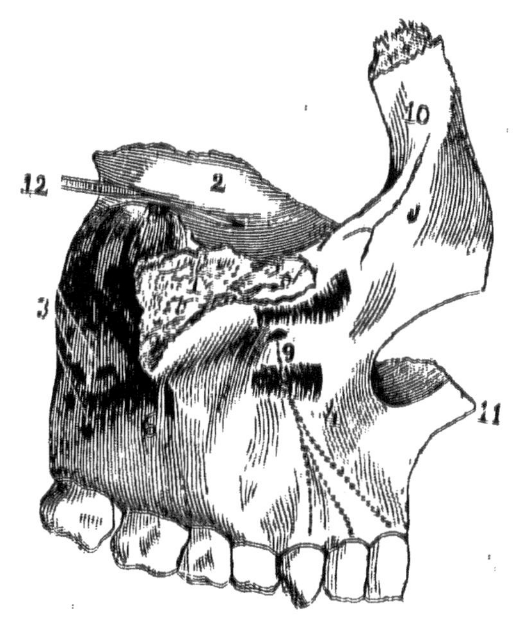

FIG. 284. — Face externe du maxillaire supérieur du côté droit.

1. Apophyse malaire. — 2. Face orbitaire de la pyramide du maxillaire. — 3. Bord postérieur de l'os et trous qui livrent passage aux nerfs dentaires postérieurs et à des branches de l'artère alvéolaire. — 4. Fosse canine et insertion du muscle canin. — 6. Bord inférieur de la pyramide du maxillaire. — 7. Bord antérieur de la pyramide concourant à la formation du rebord de l'orbite. — 8. Gouttière sous-orbitaire. — 9. Trou sous-orbitaire; la ligne ponctuée indique le trajet du nerf dentaire antérieur dans l'épaisseur de l'os. — 10. Apophyse montante du maxillaire supérieur. — 11. Épine nasale antérieure et inférieure. — 12. Artère sous-orbitaire.

la base de cette apophyse, sur sa face interne, on voit une *crête* rugueuse qui s'articule avec le bord supérieur du cornet inférieur, oblique en bas et en avant, comme la crête. Plus haut, il existe une dépression plus petite que celle qui se trouve plus bas, et faisant partie du méat moyen. Enfin, un peu plus haut, au niveau de l'ouverture supérieure du canal nasal, on voit une petite surface rugueuse, articulée avec la partie antérieure des masses latérales de l'ethmoïde.

La *gouttière* qui concourt à former le *canal nasal* est très profonde, plus étroite à la partie moyenne qu'aux extrémités, légèrement concave en arrière ; elle a de 12 à 14 millimètres de long. Sa partie inférieure s'étale dans le méat inférieur. Les deux bords de la gouttière s'articulent en haut avec l'unguis, en bas avec le cornet inférieur, qui complète le canal nasal.

L'*orifice du sinus maxillaire* est assez large pour permettre l'introduction du doigt ; mais lorsque l'os est articulé, il devient beaucoup plus petit, car il est rétréci à sa partie inférieure par le cornet inférieur, à sa partie supérieure par l'ethmoïde, à sa partie antérieure par l'unguis, à sa partie postérieure surtout par le palatin. Cet orifice, de forme triangulaire, correspond au méat moyen des fosses nasales; il offre à sa partie inférieure une fente dans laquelle est reçu le bord antérieur de la lame verticale du palatin [1].

La *surface rugueuse*, placée en arrière du sinus, s'articule avec l'os palatin. Elle présente souvent à sa partie la plus reculée une gouttière qui, se dirigeant vers la voûte palatine, concourt à former le *canal palatin postérieur*.

Face externe. — Cette face présente une saillie, *apophyse pyramidale*, en forme de pyramide triangulaire, dont le développement est en rapport avec celui du sinus maxillaire.

Le *sommet* de cette pyramide s'appelle *apophyse malaire*; il est rugueux, et s'articule avec l'os malaire. Les trois angles et les trois bords de cette apophyse se continuent directement avec les trois faces et les trois bords de l'os malaire.

Le *bord inférieur* de la pyramide se perd en s'arrondissant vers la première ou la seconde grosse molaire.

Le *bord antérieur* concourt à former le rebord orbitaire, et donne attache au muscle élévateur propre de la lèvre supérieure.

Le *bord postérieur* concourt à former la fente sphéno-maxillaire. Ce bord n'est pas articulaire; on trouve à sa partie moyenne le commencement de la gouttière sous-orbitaire.

La *face supérieure* de cette pyramide, ou plancher de l'orbite, formée par la paroi supérieure, mince, du sinus maxillaire, présente dans sa moitié postérieure une gouttière, *gouttière sous-orbitaire*, qui, sous forme de canal, *canal sous-orbitaire*, traverse le bord antérieur de la pyramide et s'ouvre sur sa face antérieure par un orifice, *trou sous-orbitaire*. Dans la gouttière, dans le canal et dans le trou passent le nerf maxillaire supérieur et les vaisseaux sous-orbitaires. Dans le canal sous-orbitaire, on trouve l'embouchure d'un petit conduit qui descend vers les dents incisives et

1. Ce mode d'articulation, d'une lamelle pénétrant dans une fente, était appelé *schindylèse* par les anciens.

canines, dans l'épaisseur de la paroi antérieure du sinus: c'est le *canal dentaire antérieur*. Il loge le nerf dentaire antérieur et une petite artère venant de la sous-orbitaire, destinés aux racines de la canine et des incisives. A la partie antérieure et interne, près du canal nasal, s'insère le muscle petit oblique de l'œil.

La *face antérieure* de la pyramide est très large ; on y trouve le trou sous-orbitaire, et au-dessous une dépression, *fosse canine*. Le muscle canin s'insère dans cette fosse, au-dessous du trou sous-orbitaire. Elle présente, en avant et en haut, la face externe de l'apophyse montante, sur laquelle s'insère l'élévateur commun de l'aile du nez et de la lèvre supérieure ; en avant et en bas, la saillie de la dent canine, *bosse canine*, sur laquelle s'attache le muscle transverse du nez, et en dedans de cette saillie une dépression, *fossette myrtiforme*, où s'insère le muscle myrtiforme.

La *face postérieure*, concave en dehors, convexe et large en dedans, où elle porte le nom de *tubérosité maxillaire*, forme la paroi postérieure du sinus ; elle fait partie de la fosse zygomatique et de la fosse ptérygo-maxillaire. Elle est creusée de gouttières irrégulières et percée de trous dont le nombre varie, *trous dentaires postérieurs*. Ces gouttières et ces trous logent les nerfs dentaires postérieurs et des branches de l'artère alvéolaire.

La *base* de la pyramide n'est autre chose que la face interne de l'os.

Sinus maxillaire ou antre d'Hygmore. — On donne ce nom à une cavité située dans l'épaisseur de l'os, cavité analogue aux sinus frontaux, aux sinus sphénoïdaux, aux cellules mastoïdiennes et aux cellules ethmoïdales. Toutes ces cavités augmentent de volume à mesure que l'individu avance en âge.

Le sinus maxillaire représente une pyramide triangulaire dont la forme et le volume sont représentés par la forme et la saillie de la pyramide située à la face externe de l'os. Le sommet du sinus correspond à l'apophyse malaire. Ses trois faces et ses trois bords répondent aux faces et aux bords que nous avons décrits sur la face externe du maxillaire. La base est formée par la paroi externe des fosses nasales. Elle est percée d'une ouverture qui a été décrite avec la face interne de l'os.

On trouve dans la cavité du sinus maxillaire des cloisons osseuses irrégulières et peu marquées ; quelques-unes de ces cloisons sont dues à la saillie que forment, du côté de la cavité du sinus, le canal sous-orbitaire en haut et les conduits des nerfs dentaires postérieurs en arrière. Quelquefois le sommet des racines des grosses molaires proémine dans cette cavité. Le sinus maxillaire est revêtu de périoste et tapissé dans toute son étendue par un prolongement de la muqueuse pituitaire, très mince à ce niveau et pourvue de petites glandes sécrétant du mucus.

Chez l'adulte, le diamètre transversal du sinus, de la base au sommet, est de 3 centimètres. Le diamètre vertical et l'antéro-postérieur mesurent de 3 à 4 centimètres.

Bord antérieur. — Le plus long, il offre de bas en haut : 1° la partie antérieure de l'apophyse palatine, formant le bord interne de la fossette myrtiforme ; 2° l'épine nasale antérieure ; 3° un bord, concave en dedans, qui concourt à la formation de l'ouverture antérieure des fosses nasales ; 4° le bord antérieur de l'apophyse montante qui s'engrène avec les os propres du nez.

L'apophyse montante a la forme d'une pyramide triangulaire, aplatie latéralement, et présentant une *base* confondue avec l'os, un *sommet* supérieur qui s'engrène avec le frontal, une *face externe* qui fait partie de la face externe de l'os, une *face interne* qui fait partie de la paroi externe des fosses nasales, une *face postérieure* concave, étroite, formant la gouttière du canal nasal, un *bord antérieur* articulé avec les os propres du nez, un *bord interne* et un *bord externe* formant les deux bords de la gouttière du canal nasal. Au-dessus du canal nasal, le bord interne s'articule avec le bord antérieur de l'unguis au fond de la *gouttière lacrymo-nasale*, le bord externe se continue en bas et en dehors avec le bord de l'orbite, et donne attache au tendon direct de l'orbiculaire des paupières.

Bord postérieur. — Arrondi, épais ; dans sa moitié supérieure il forme la paroi antérieure de la fosse ptérygo-maxillaire ; dans sa moitié inférieure il s'articule avec l'apophyse pyramidale du palatin, qui le sépare de l'apophyse ptérygoïde.

Bord supérieur. — Ce bord présente d'avant en arrière : 1° le sommet rugueux de l'*apophyse montante* ; 2° l'extrémité supérieure de la *gouttière nasale* ; 3° des rugosités qui séparent le plancher de l'orbite de la paroi interne du maxillaire et qui s'articulent en avant avec l'unguis, en arrière avec l'ethmoïde ; 4° tout à fait en arrière, le bord articulaire devient oblique, et s'articule dans sa portion oblique avec l'apophyse orbitaire du palatin.

Bord inférieur. — Il est creusé de trous, *alvéoles*, plus larges en arrière qu'en avant, dont le fond présente autant de prolongements creux que les dents correspondantes ont de racines. Un peu au-dessus de la lèvre externe de ce bord, s'attache le muscle buccinateur.

Rapports. — Le maxillaire supérieur est articulé en dedans avec le cornet inférieur et le vomer, en dehors avec l'os malaire, en avant avec les os propres du nez, en arrière avec le palatin, en haut avec l'unguis. Il s'articule encore à sa partie supérieure avec deux os du crâne, le frontal et l'ethmoïde.

Tableau des trous, des nerfs et des vaisseaux du maxillaire supérieur.

A. *Nerfs et vaisseaux placés à la surface du maxillaire supérieur.*

Sur la face externe : 1° l'artère et la veine alvéolaires en arrière ; 2° le tronc de l'artère et de la veine sous-orbitaires et du nerf maxillaire supérieur en haut.

Sur la face interne : 1° les nerfs palatins, l'artère et la veine palatine supérieures en arrière ; 2° les vaisseaux et les nerfs contenus dans la muqueuse pituitaire qui tapisse cette face : nerfs et vaisseaux sphéno-palatins externes, branche externe du nerf nasal interne, ramifications externes du nerf olfactif, autres petits vaisseaux sans importance venus de l'artère faciale et de la palatine supérieure.

B. *Nerfs et vaisseaux traversant les trous du maxillaire supérieur.*

1° *Trou et canal sous-orbitaires ;* nerf maxillaire supérieur, artère et veine sous-orbitaires ;

2° *Trous dentaires postérieurs :* nerfs dentaires postérieurs, branches de l'artère et de la veine alvéolaires ;

3° *Canal dentaire antérieur :* nerf dentaire antérieur, artériole et veinule, branches des vaisseaux sous-orbitaires ;

4° *Canal palatin antérieur :* nerf, artère et veine sphéno-palatins internes ;

5° Il existe, en outre, plusieurs petits orifices sur les parois du sinus pour le passage de vaisseaux fournis par les vaisseaux alvéolaires et sous-orbitaires et de nerfs venus des nerfs dentaires, vaisseaux et nerfs destinés à la muqueuse du sinus.

Neuf muscles s'insèrent sur la face externe du maxillaire supérieur.

1° En avant : myrtiforme, transverse du nez, dilatateur des narines, canin, élévateur propre de la lèvre supérieure, élévateur commun de l'aile du nez et de la lèvre supérieure.

2° En dehors : buccinateur.

3° En haut : petit oblique de l'œil, tendon direct de l'orbiculaire des paupières.

Développement. — Sappey décrit cinq points d'ossification pour cet os : les points malaire, orbito-nasal, palatin, nasal et incisif.

1° Le point *malaire* comprend le sommet de la pyramide malaire jusqu'à la gouttière sous-orbitaire ;

2° Le point *orbito-nasal* embrasse le sinus maxillaire et la partie du plancher de l'orbite située en dedans de la gouttière sous-orbitaire.

3° Le point *palatin* donne naissance à la lèvre interne du bord alvéolaire et aux trois quarts postérieurs de l'apophyse palatine.

4° Le point *nasal* fournit l'apophyse montante, le canal nasal et la portion d'os qui est au-dessus.

5° Le point *incisif* correspond aux alvéoles des incisives, à toute la partie antérieure de la voûte palatine, à l'épine nasale antérieure et inférieure, à la fossette myrtiforme ; il forme l'*os incisif*.

Parmi ces points osseux, le plus important à connaître est le point incisif, qui donne naissance à l'*os incisif* ou *intermaxillaire*, os absolument semblable à celui qu'on observe chez les animaux. Chez ces derniers, il reste isolé pendant toute la vie, tandis que chez l'homme il est soudé au reste du maxillaire. Autrefois on voulait voir là une différence caractéristique entre l'homme et le singe, puisque le premier n'offrait pas d'os incisif ; mais il y a près d'un siècle, Gœthe fit voir que cet os existait très distinctement chez le fœtus et chez l'enfant.

L'os incisif comprend les alvéoles des incisives, la fossette myrtiforme, l'épine nasale antérieure et inférieure, la partie antérieure de la voûte palatine et du plancher des fosses nasales.

Les divers points osseux qui forment le maxillaire se réunissent et sont séparés par des sutures qui disparaissent rapidement. Les deux plus importantes de ces sutures laissent des vestiges qui persistent dans l'enfance, et souvent même chez l'adulte. L'une se voit en arrière du rebord orbitaire, au-dessus du canal sous-orbitaire : elle est formée par la réunion des points malaire et orbito-nasal. L'autre résulte de la réunion du point incisif avec le point nasal et le point palatin. Cette suture se montre surtout à la voûte palatine ; elle s'étend du canal palatin antérieur à l'intervalle qui sépare la canine de la deuxième incisive, et elle se continue souvent sur la face externe de l'os. Les deux os incisifs ou intermaxillaires sont donc adossés sur la ligne médiane ; ils supportent les dents incisives, et ils représentent la portion triangulaire de la voûte palatine comprise entre le canal palatin antérieur et la partie externe de la deuxième incisive.

Pathologie.

Le maxillaire supérieur doit être connu du chirurgien dans ses moindres détails ; c'est surtout le sinus maxillaire qui est le siège fréquent de lésions. 1° On y trouve des *abcès* ; ce sont des suppurations qui s'écoulent, librement ou non, par l'orifice du sinus, quand le malade incline sa tête du côté opposé. 2° Des *kystes* s'y montrent fréquemment ; ils sont dus à l'obstruction de l'embouchure d'une glandule de la muqueuse et au développement de cette glandule en forme de tumeur, par suite de l'accumulation du liquide de sécrétion. On y observe aussi des kystes dentaires ; ceux-ci siègent dans l'épaisseur de l'os et sont plus rares. 3° Des *tumeurs fibreuses* s'observent souvent dans le sinus, soit qu'elles s'y développent, soit qu'elles résultent du prolongement d'un polype naso-pharyngien. 4° Des *tumeurs osseuses*, exostoses éburnées, analogues à celles des sinus frontaux, s'y rencontrent également. 5° Le *cancer* des os affecte assez fréquemment le maxillaire supérieur. 6° On y trouve aussi des *tumeurs à myéloplaxes*.

Ne jamais oublier que la paroi supérieure du sinus, qui sépare cette cavité de la cavité orbitaire, est extrêmement mince. Toutes les tumeurs, liquides ou solides, du sinus repoussent cette paroi en se développant, et chassent l'œil de l'orbite, *exophthalmie ;* ensuite ces tumeurs proéminent du côté de la face, où elles peuvent acquérir un volume considérable.

Il faut se rappeler que les racines de la deuxième grosse molaire atteignent la cavité du sinus ou en sont très voisines ; on utilise quelquefois ce voisinage pour ouvrir des kystes à travers l'alvéole, après avoir extrait cette dent.

Le *bec-de-lièvre simple* est une division congénitale des lèvres, presque toujours de la lèvre supérieure. Cette maladie est un arrêt de développement, un défaut de soudure entre les diverses portions de la lèvre. L'arrêt de développement va quelquefois plus loin, et il atteint les os : on a alors le *bec-de-lièvre compliqué*. La plus fréquente des complications consiste en un défaut de réunion de l'os incisif au reste du maxillaire. Les deux os incisifs sont poussés en avant avec les incisives, et forment un tubercule osseux plus ou moins saillant.

La *résection partielle* du maxillaire supérieur se fait pour enlever des tumeurs dures du sinus. Lorsque la tumeur se prolonge dans les fosses nasales en arrière, on a recours à la *résection totale* de l'os. Au moment où l'os est arraché, tous les vaisseaux qui l'entourent donnent une vraie pluie de sang, qu'on arrête facilement, parce que tous ces vaisseaux sont peu volumineux.

II. — CORNET INFÉRIEUR.

Position. — Placez sa face convexe *en dedans*, son bord convexe épais *en bas*, l'extrémité pointue *en arrière*.

Cet os est formé par une petite lamelle osseuse contournée, articulée avec l'apophyse montante du maxillaire supérieur, l'unguis, l'orifice du sinus maxillaire, l'os palatin et l'ethmoïde.

Face interne. — Convexe, elle regarde la cloison des fosses nasales.

Face externe. — Concave, elle limite le méat inférieur.

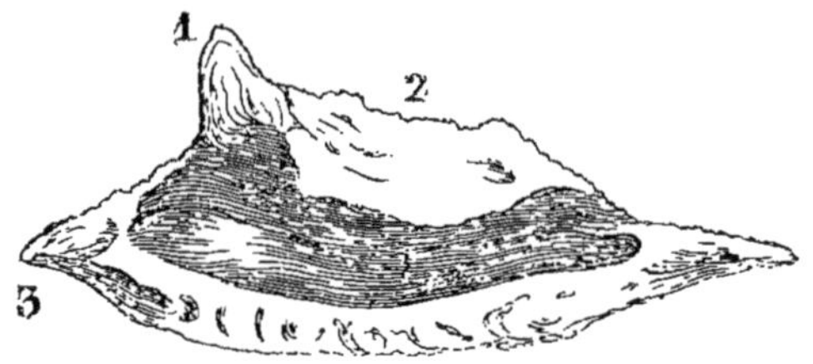

FIG. 285. — Face concave ou externe du cornet inférieur.

1. Apophyse nasale ou ascendante. — 2. Apophyse auriculaire ou descendante. — 3. Extrémité antérieure.

Bord inférieur. — Épais, libre, il est situé dans le méat inférieur.

Bord supérieur. — Il présente aux deux extrémités des rugosités pour l'articulation de l'apophyse montante du maxillaire supérieur et du palatin ; la partie antérieure est oblique en bas et en avant, comme la crête de l'apophyse montante avec laquelle elle s'articule ; la partie postérieure, articulée avec le palatin, est plus longue et moins oblique. On trouve à sa partie moyenne trois apophyses minces : l'une antérieure ascendante, *apophyse nasale* ou *lacrymale*, verticale, petite, qui s'articule avec la partie inférieure de l'unguis et les bords de la gouttière nasale pour compléter le canal nasal ; l'autre postérieure, descendante, plus large, *apophyse auriculaire*, qui se place sur l'orifice du sinus maxillaire, qu'elle concourt à rétrécir. Entre ces deux apophyses, on voit quelques rugosités qui s'articulent avec l'ethmoïde. Plus en arrière, on voit une troisième apophyse, ascendante, variable dans ses dimensions, *apophyse ethmoïdale*. Elle s'articule avec l'apophyse unciforme de l'ethmoïde, qui divise ainsi l'ouverture du sinus maxillaire en deux ouvertures plus petites, l'une antérieure, communiquant avec l'infundibulum de l'ethmoïde, l'autre postérieure, s'ouvrant dans le méat moyen des fosses nasales.

L'*extrémité antérieure* est appliquée contre l'apophyse montante ; l'*extrémité postérieure*, plus effilée, s'articule avec le palatin.

Développement. — Cet os se développe par un point d'ossification, qui se montre dans le cinquième mois qui suit la naissance.

Pathologie.

Les articulations de cet os sont peu solides, aussi se fracture-t-il fréquemment dans le tamponnement des fosses nasales et dans le cathétérisme de la trompe d'Eustache. Pour arriver à la trompe, la sonde doit être introduite d'avant en arrière dans le méat inférieur, qui se trouve quelquefois très étroit. Ces fractures n'offrent aucun danger, parce que la muqueuse pituitaire, *qui entoure l'os de toutes parts,* maintient en position les parties fracturées.

III. — Os malaire.

Position. — Placez *en avant* sa face convexe, *en bas* et *en dedans* la large surface rugueuse triangulaire qu'il présente pour l'articulation du maxillaire supérieur.

Cet os s'articule en bas avec le maxillaire supérieur, en haut avec l'apophyse orbitaire externe du frontal, en arrière avec l'apophyse zygomatique du temporal, en dedans avec la grande aile du sphénoïde.

Plus ou moins proéminent selon les sujets, dont il détermine la saillie de la pommette, cet os présente deux faces, quatre bords et quatre angles.

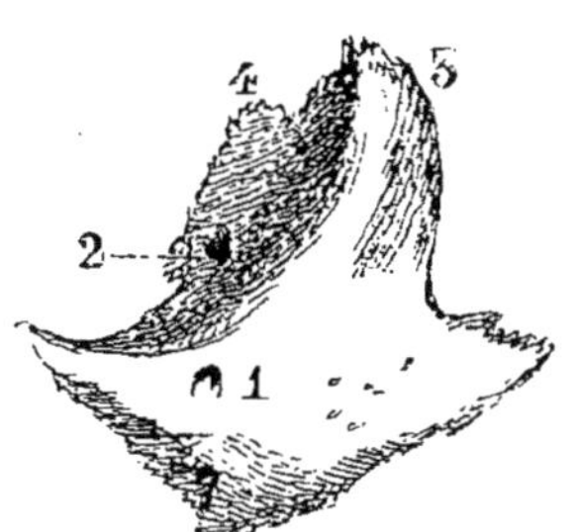

FIG. 286. — Face antérieure de l'os malaire gauche.

1. Trou malaire. — 2. Orifice orbitaire du trou malaire du côté de l'orbite. — 3. Angle supérieur. — 4. Apophyse orbitaire.

Face antérieure. — Convexe, lisse, elle donne insertion aux muscles grand et petit zygomatique.

Face postérieure. — Concave, elle fait partie de la fosse temporale et de la fosse zygomatique.

Bord postérieur et inférieur. — Presque horizontal, rugueux, il donne insertion par sa partie postérieure au muscle masséter.

Bord postérieur et supérieur. — Ce bord est contourné en forme d'S ; il se continue en haut avec la crête qui part de l'apophyse orbitaire externe du frontal, et en bas avec le bord supérieur de l'apophyse zygomatique. L'aponévrose temporale s'insère sur ce bord, qui limite la fosse temporale en bas et en avant.

Bord antérieur et inférieur. — Il s'articule, de même

que les deux angles voisins, avec l'apophyse malaire ou sommet de
la pyramide que l'on trouve sur le maxillaire supérieur.

Bord antérieur et supérieur ou orbitaire. — Concave, lisse, il concourt à former le rebord orbitaire ; l'apophyse
orbitaire est fixée à ce bord.

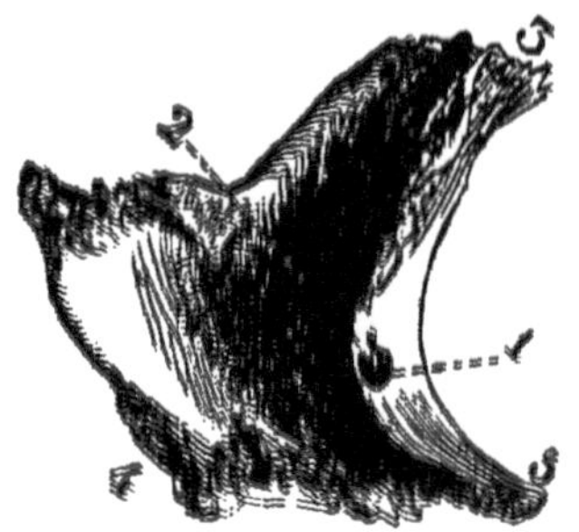

FIG. 287. — Face posté-
rieure de l'os malaire
gauche.

1. Orifice orbitaire du trou
malaire sur l'apophyse orbitaire.
— 2. Orifice temporal du trou
malaire. — 3. Angle supérieur.
— 4. Angle inférieur. — 5. Angle antérieur.

Apophyse orbitaire. — Cette apophyse se continue avec le bord orbitaire de l'os, dont elle occupe toute la longueur. Elle offre une *face
concave*, lisse, qui fait partie de l'orbite et qui offre un orifice par
lequel pénètrent les vaisseaux et nerfs. Sa *face convexe* regarde en
dehors, du côté de la fosse temporale. Son bord libre est rugueux ;
il s'articule avec le maxillaire supérieur par sa moitié interne, et
avec la grande aile du sphénoïde par sa moitié externe ; entre ces
deux moitiés, on voit une petite échancrure qui forme la limite antérieure de la fente sphéno-maxillaire.

L'angle supérieur, allongé, vertical, épais, s'articule avec
l'apophyse orbitaire externe du frontal.

L'angle inférieur, presque droit, s'articule avec la tubérosité
malaire du maxillaire supérieur ; on y trouve un petit tubercule,
tubercule malaire.

L'angle antérieur s'articule avec le maxillaire supérieur et
concourt à former le rebord orbitaire.

L'angle postérieur, large et mince, taillé en biseau aux dépens de son bord supérieur, s'articule avec le sommet de l'apophyse zygomatique pour former avec elle l'*arcade zygomatique.*

On trouve ordinairement sur l'os malaire un conduit, *conduit
malaire,* divisé en trois branches qui s'ouvrent par trois orifices,
trou malaire, trou orbitaire, trou temporal, sur les faces cutanée,
temporale et orbitaire de l'os. Il est fréquent de ne trouver qu'un
ou deux trous ; des nerfs et des vaisseaux les traversent (filet tem-
poro-malaire du maxillaire supérieur, branche artérielle de la sous-
orbitaire).

Développement. — Cet os se développe par un seul point osseux, qui se montre vers le cinquantième jour de la vie intra-utérine.

IV. — Os unguis ou lacrymal.

Position. — Placez *en dehors* la face pourvue d'une crête verticale, *en bas* le crochet qui termine cette crête, *en avant* la gouttière qui longe la crête.

L'unguis est une lamelle osseuse, mince, verticale, qui sépare l'orbite des fosses nasales. Il a deux faces et quatre bords.

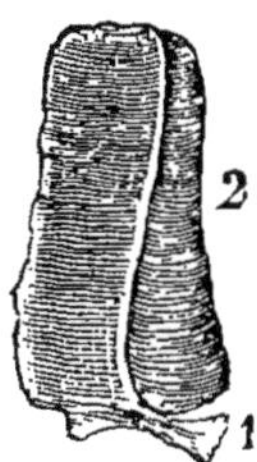

FIG. 288. — Face externe de l'os unguis droit.

On y voit une crête verticale se terminant en bas par un crochet, 1, concourant à limiter l'orifice supérieur du canal nasal. — 2. Bord antérieur de l'os.

Face interne. — Parcourue par de nombreux petits sillons, elle concourt à former la paroi externe des fosses nasales. Elle est en rapport avec l'extrémité antérieure des masses latérales de l'ethmoïde. On trouve sur cette face un sillon vertical occupant toute la longueur de l'os, et correspondant à la crête de la face externe.

Face externe. — Elle est pourvue d'une crête tranchante verticale formant la lèvre postérieure de la gouttière lacrymo-nasale, et se terminant en bas par un petit crochet destiné à former une partie de l'orifice supérieur du canal nasal. En arrière de la crête, la face externe plane de l'os concourt à former la paroi interne de l'orbite. En avant, la face externe est creusée en gouttière pour former la gouttière lacrymo-nasale avec l'apophyse montante du maxillaire supérieur; cette gouttière est recouverte par le sac lacrymal. La crête elle-même donne attache au tendon réfléchi du muscle orbiculaire des paupières.

Bord antérieur. — Il s'articule avec l'apophyse montante du maxillaire supérieur, au fond de la gouttière lacrymo-nasale.

Bord postérieur. — Il s'articule avec l'os planum de l'ethmoïde.

Bord supérieur. — Il s'articule avec le frontal.

Bord inférieur. — Le bord inférieur est divisé en deux parties par la crête de l'unguis : la partie postérieure s'articule avec le maxillaire supérieur, la partie antérieure se prolonge à la face interne du canal nasal pour s'articuler avec l'apophyse lacrymale du cornet inférieur.

Pathologie.

Lorsque le canal nasal est oblitéré, on peut créer une voie aux larmes en pratiquant un trou sur l'unguis. Les larmes passent alors directement dans les fosses nasales, sans traverser le canal nasal.

V. — OS PROPRE DU NEZ OU OS NASAL.

Position. — Placez *en arrière* la face concave; *en haut* l'extrémité la plus épaisse, *en dedans* le bord le plus épais et taillé en biseau aux dépens de la face postérieure.

Os pair, situé en avant et au-dessus des fosses nasales, qu'il concourt à former; articulé avec le frontal, l'ethmoïde, le maxillaire supérieur et l'os nasal du côté opposé. Il présente deux faces et quatre bords.

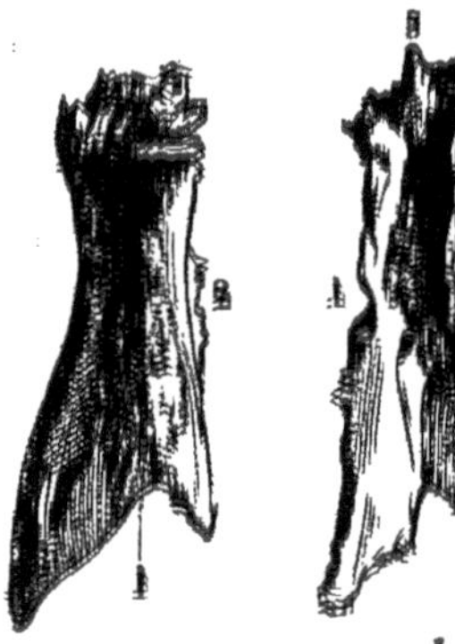

FIG. 289. — Face antérieure de l'os propre du nez.

FIG. 290. — Face postérieure du même os.

1. Échancrure du bord inférieur pour le passage d'un rameau nerveux. — 2. Bord interne.

1. Bord externe. — 2. Bord interne. — 3. Extrémité supérieure.

Face antérieure. — Concave en haut, convexe en bas, elle donne insertion au muscle pyramidal.

Face postérieure. — Concave; elle fait partie de la voûte des fosses nasales. Elle présente de petits sillons pour les vaisseaux et les nerfs.

Bord supérieur. — Épais, il s'articule avec le frontal.

Bord inférieur. — Mince et tranchant, il s'unit aux cartilages latéraux du nez et présente, à sa partie moyenne, une échancrure dans laquelle passe un filet nerveux du nasal interne.

Bord interne. — Taillé en biseau aux dépens de la table interne, il s'articule avec celui du côté opposé, et en arrière avec la lame perpendiculaire de l'ethmoïde et l'épine nasale du frontal.

Bord externe. — Il s'articule avec l'apophyse montante du maxillaire supérieur ; il est taillé en biseau aux dépens de la face externe.

Développement. — Un seul point osseux se montre à la fin du deuxième mois de la vie intra-utérine pour former cet os.

VI. — OS PALATIN.

Position. — Placez *en bas* et *en arrière* la grosse apophyse qui réunit les deux portions horizontale et verticale du palatin, et *en dedans* l'angle rentrant formé par la réunion de ces deux portions.

L'os palatin, très irrégulier, est formé de deux parties : l'une petite et horizontale, *os quadratum*, faisant partie de la voûte palatine ; l'autre beaucoup plus grande, verticale, appliquée contre la face interne du maxillaire supérieur et concourant à former la paroi externe des fosses nasales. En se réunissant, ces deux portions forment un angle droit dont l'ouverture regarde les fosses nasales.

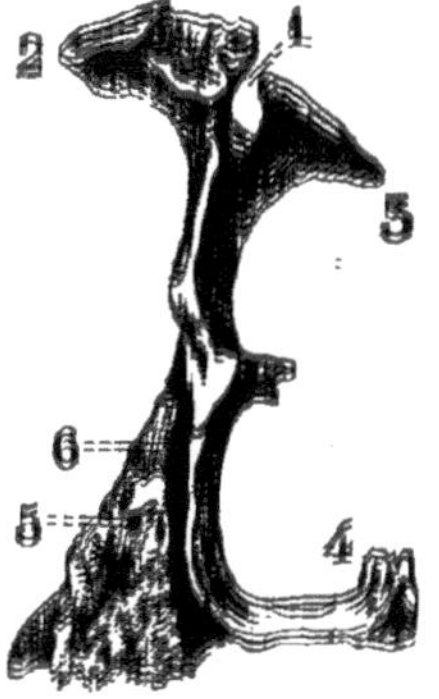

FIG. 201. — Palatin droit
vu par devant.

1. Échancrure concourant à la formation du trou sphéno-palatin. — 2. Apophyse orbitaire ou antérieure. — 3. Apophyse sphénoïdale ou postérieure. — 4. Portion horizontale. — 5. Surface rugueuse sur l'apophyse pyramidale s'articulant avec le bord postérieur du maxillaire. — 6. Gouttière concourant à la formation du canal palatin postérieur.

La *portion horizontale*, ou os quadratum, carrée, petite, présente deux faces et quatre bords.

Face supérieure. — Concave et lisse, elle fait partie du plancher des fosses nasales.

Face inférieure. — Un peu inégale, elle fait partie de la voûte palatine.

Bord antérieur. — Rugueux, il s'articule avec l'apophyse palatine du maxillaire supérieur, que l'os quadratum continue en arrière, et avec laquelle il présente beaucoup d'analogie.

Bord postérieur. — Mince, concave, il donne insertion à l'aponévrose du voile du palais.

Bord interne. — Rugueux, il s'articule avec celui du côté opposé et forme avec lui, supérieurement, une scissure dans laquelle est reçu le vomer. Ce bord est terminé en arrière par une petite saillie, *épine nasale postérieure*, qui donne insertion au muscle palato-staphylin.

Bord externe. — Il est confondu avec la portion verticale de l'os.

La *portion verticale* du palatin, mince, présente deux faces et quatre bords.

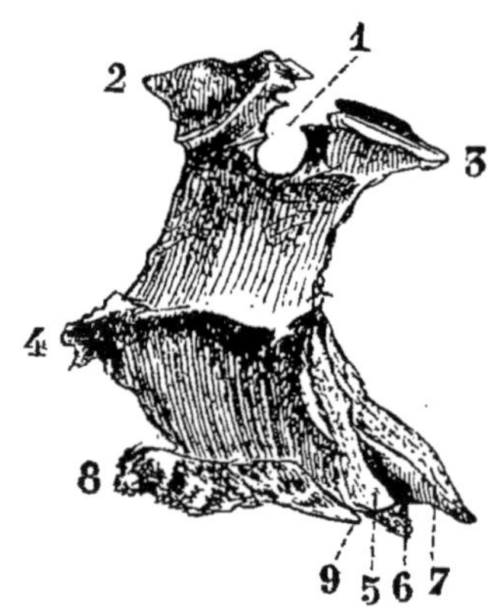

FIG. 292. — Palatin droit vu par sa face interne.

1. Trou sphéno-palatin. — 2. Apophyse orbitaire. — 3. Apophyse sphénoïdale. — 4. Apophyse du bord antérieur de l'os concourant à rétrécir l'orifice du sinus maxillaire, et située à l'extrémité d'une ligne rugueuse articulée avec le cornet inférieur. — 5. Gouttière de la face postérieure de l'apophyse palatine, s'articulant avec l'aile interne de l'apophyse ptérygoïde. — 6. Gouttière de la face postérieure de l'apophyse palatine concourant à la formation de la fosse ptérygoïdienne. — 7. Gouttière de la même apophyse s'articulant avec l'aile externe de l'apophyse ptérygoïde. — 8. Portion horizontale du palatin. — 9. Épine nasale postérieure.

Face interne. — Sur cette face on trouve deux crêtes antéro-postérieures qui s'articulent, l'inférieure avec le cornet inférieur, la supérieure avec le cornet moyen, et deux surfaces déprimées qui font partie du méat inférieur et du méat moyen des fosses nasales.

Au niveau de la crête inférieure, on trouve un petit trou qui laisse passer le nerf nasal postérieur, branche des palatins, et une artériole, branche de l'artère palatine supérieure.

Face externe. — Elle s'applique à la face interne du maxillaire supérieur et un peu à celle de l'apophyse ptérygoïde. En passant du maxillaire sur l'apophyse ptérygoïde, elle forme le fond de la fosse ptérygo-maxillaire, qu'elle sépare de la fosse nasale correspondante. Entre cette face et le maxillaire supérieur il existe un canal, *canal palatin postérieur*, qui descend obliquement de la fosse ptérygo-maxillaire à la voûte palatine, et qui loge les nerfs palatins et les vaisseaux (artère et veine) palatins supérieurs. Ce canal est quelquefois presque entièrement formé par le palatin. On trouve alors sur la face externe de cet os une petite crête osseuse qui regarde dans la fosse ptérygo-maxillaire.

Bord antérieur. — Mince, il est pourvu d'une languette osseuse qui rétrécit l'orifice du sinus maxillaire, et qui se place dans la fissure que l'on trouve à la partie inférieure de cet orifice (articulation par schindylèse).

Bord postérieur. — Ce bord, très mince, s'applique sur la face interne de l'apophyse ptérygoïde.

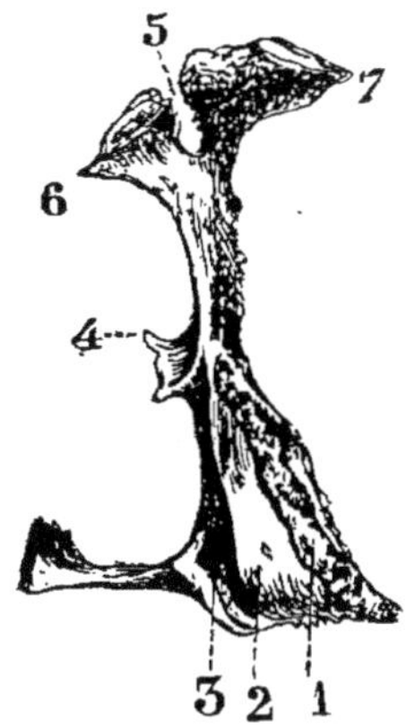

FIG. 293. — Palatin droit vu par derrière.

1, 2, 3. Apophyse pyramidale. — 1. Gouttière rugueuse pour l'articulation de l'aile externe de l'apophyse ptérygoïde. — 2. Gouttière lisse et concave concourant à la formation de la fosse ptérygoïdienne. — 3. Gouttière rugueuse pour l'articulation de l'aile interne de l'apophyse ptérygoïde. — 4. Crête osseuse pour l'articulation du cornet inférieur. — 5. Trou sphéno-palatin (nerf et vaisseaux sphéno-palatins). — 6. Apophyse sphénoïdale ou postérieure. — 7. Apophyse orbitaire ou antérieure.

Bord inférieur. — Confondu avec l'os quadratum, il présente en arrière une apophyse, *apophyse pyramidale,* volumineuse et en forme de pyramide triangulaire, dont le sommet se dirige en bas, en arrière et en dehors. La *base* de cette apophyse se confond avec le point de fusion des deux lames horizontale et verticale du palatin, et correspond à l'orifice inférieur du canal palatin postérieur. Le *sommet* est placé sur le sommet de l'aile externe de l'apophyse ptérygoïde. La *face externe*, rugueuse, est articulée avec la partie postérieure du maxillaire supérieur; la *face postérieure* est creusée de trois gouttières : l'une médiane, lisse, qui fait partie de la fosse ptérygoïdienne qu'elle complète en bas ; les deux autres, rugueuses et articulaires, qui s'articulent avec le bord antérieur des deux ailes de l'apophyse ptérygoïde. La *face inférieure*, libre, semble continuer la voûte palatine et comble l'espace triangulaire situé entre le sommet des deux ailes de l'apophyse ptérygoïde et le rebord alvéolaire. Elle présente quelquefois du côté interne un ou deux petits trous, *canaux palatins accessoires*, pour les nerfs palatins.

Bord supérieur. — Il présente au milieu une échancrure qui forme, avec le corps du sphénoïde, le *trou sphéno-palatin*, orifice qui sépare la fosse nasale de la fosse ptérygo-maxillaire, et qui est traversé par le nerf et les vaisseaux sphéno-palatins. En avant et en arrière de cette échancrure on trouve deux apophyses : l'antérieure s'appelle *apophyse orbitaire ;* la postérieure, *apophyse sphénoïdale.*

L'apophyse sphénoïdale se porte en haut, en arrière et en dedans, au-dessous du corps du sphénoïde. Elle présente trois faces : une inférieure ou interne, concave, formant paroi des fosses nasales; une externe faisant partie de la fosse zygomatique ; une supérieure articulée avec le sphénoïde, et formant par sa réunion avec cet os le *conduit ptérygo-palatin*, qui loge le nerf et les vaisseaux ptérygo-palatins.

L'apophyse orbitaire, au lieu d'être inclinée en dedans comme la précédente, se porte en dehors et en avant. Elle présente cinq facettes, trois articulaires, deux non articulaires; ces deux dernières sont placées à la partie la plus reculée du plancher de l'orbite: l'une, petite, triangulaire, forme l'angle postérieur de ce plancher ; l'autre est placée au fond de la fosse ptérygo-maxillaire. La crête qui les sépare concourt à former la fente sphéno-maxillaire. Des trois facettes articulaires, l'antérieure s'articule avec le maxillaire supérieur ; l'interne, plus large, s'articule avec l'ethmoïde ; la postérieure, avec le corps du sphénoïde.

Cette apophyse est creusée d'une cavité, *sinus palatin*, qui s'ouvre quelquefois du côté de la face sphénoïdale dans les sinus sphénoïdaux.

Le palatin *s'articule* avec cinq os : le sphénoïde, l'ethmoïde, le maxillaire supérieur et le palatin du côté opposé.

VII. — VOMER.

Position. — Placez le bord le plus épais et le plus court *en haut*, le bord lisse et non articulaire *en arrière.*

Le vomer, formé par une petite lamelle osseuse, constitue la partie postérieure de la cloison des fosses nasales.

Cet os, impair, offre deux faces et quatre bords.

Les **faces** sont recouvertes par la muqueuse pituitaire; elles sont tantôt verticales, tantôt un peu inclinées.

Le **bord supérieur**, le plus court, épais, est creusé d'une gouttière profonde qui reçoit la crête de la face inférieure du sphénoïde.

Le **bord inférieur**, mince, long, est reçu dans la fissure que forment par leur réunion les apophyses palatines des maxillaires supérieurs et les portions horizontales des palatins.

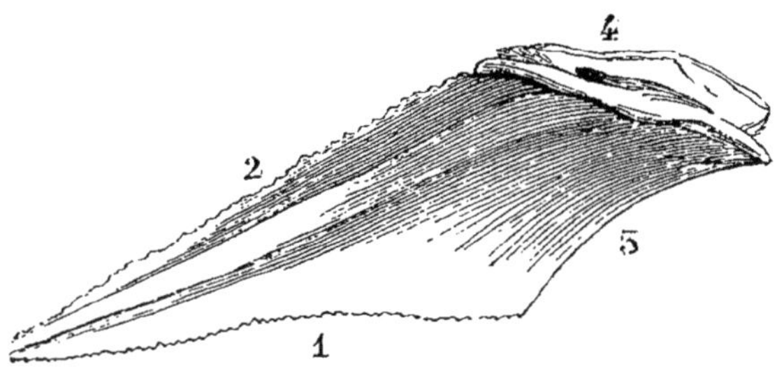

FIG. 294. — Vomer.

1. Bord inférieur. — 2. Bord antérieur. — 3. Bord postérieur. — 4. Bord supérieur, présentant une gouttière qui s'articule avec le sphénoïde. On voit par transparence dans cet os le canal qui contient à l'état frais le prolongement caudal du cartilage de la cloison du nez.

Le **bord postérieur**, étendu du sphénoïde à la voûte palatine, sépare les deux fosses nasales; il est revêtu par la muqueuse pituitaire.

Le **bord antérieur**, le plus long, s'articule en haut avec la lame perpendiculaire de l'ethmoïde, et en bas avec le cartilage de la cloison, qui envoie dans l'épaisseur du vomer un prolongement cartilagineux, *prolongement caudal.*

VIII. — MAXILLAIRE INFÉRIEUR.

Os impair, médian, symétrique, articulé avec le temporal, formant à lui seul la mâchoire inférieure. Il présente un corps et deux extrémités.

Le *corps*, courbé en forme de fer à cheval, présente deux faces et deux bords.

Face antérieure. — Convexe, elle présente sur la ligne médiane la *symphyse du menton*, point de soudure des deux moitiés de l'os ; de chaque côté de la ligne médiane, et près du bord inférieur, le *tubercule mentonnier*, d'où part une ligne qui se porte obliquement vers l'apophyse coronoïde : c'est la *ligne oblique externe*, qui donne attache au muscle buccinateur. Au-dessus du tubercule mentonnier, de chaque côté de la ligne médiane, on trouve une dépression qui donne attache au muscle de la houppe du menton. La portion qui est au-dessus de la ligne oblique externe est recouverte par les gencives, et présente le *trou mentonnier*, où passent le nerf mentonnier et les vaisseaux mentonniers, branches du nerf et des vaisseaux dentaires inférieurs. Au-dessous de la ligne, cette face est légèrement rugueuse pour des insertions musculaires du peaucier du cou. A la partie la plus reculée de cette face, près du masséter, on observe une petite dépression qui est déterminée par la présence de l'artère faciale.

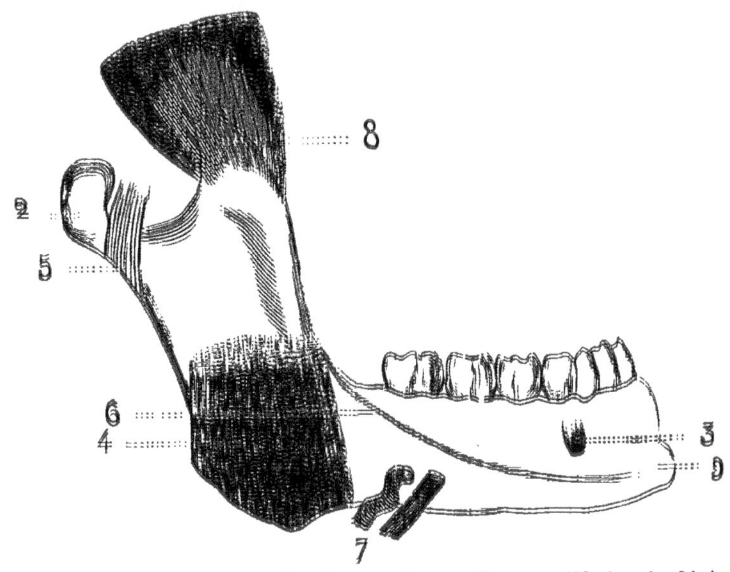

FIG. 205. — Schéma de la face externe du maxillaire inférieur.

2. Condyle articulaire. — 3. Trou mentonnier. — 4. Muscle masséter. — 5. Ligament latéral externe. — 6. Ligne oblique externe. — 7. Veine et artère faciales. — 8. Temporal. — 9. Tubercule mentonnier.

Face postérieure. — Elle présente sur la ligne médiane et à la partie inférieure quatre petits tubercules irréguliers, peu distincts quelquefois : ce sont les *apophyses géni*. Les inférieures donnent insertion aux muscles génio-hyoïdiens et les supérieures aux muscles génio-glosses. Au-dessous des apophyses géni, on voit naître une ligne, *ligne oblique interne* ou *myloïdienne*, qui se porte aussi vers l'apophyse coronoïde ; elle donne insertion au muscle mylo-hyoïdien. Au-dessus de cette ligne, près de la ligne médiane, il existe une dépression, *fossette sublinguale*, qui loge la glande de même nom. Le reste de la face postérieure de l'os, placé au-dessus de la ligne myloïdienne, est recouvert par les gencives. Au-dessous de la ligne, et vers la partie moyenne, il existe une fossette, *fossette sous-maxillaire*, qui loge la glande de même nom. La portion d'os qui se trouve au-dessous de la ligne myloïdienne est aussi en rapport avec les ganglions sous-maxillaires et avec l'artère et la veine sous-mentales.

Bord supérieur ou alvéolaire. — Mince en avant, épais en arrière, il est creusé d'alvéoles analogues à celles du maxillaire supérieur. Les extrémités de ce bord sont déjetées vers la ligne médiane.

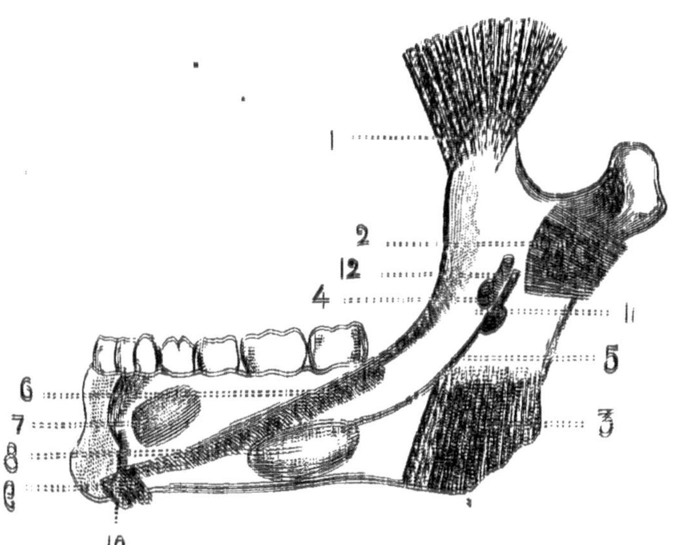

FIG. 296. — Schéma de la face postérieure ou interne du maxillaire inférieur.

1. Muscle temporal. = 2. Muscle ptérygoïdien externe. = 3. Muscle ptérygoïdien interne. = 4. Trou dentaire avec l'artère dentaire inférieure et le nerf dentaire inférieur. = 5. Nerf myloïdien venu du dentaire. = 6. Ligne myloïdienne et muscle mylo-hyoïdien. = 7. Fossette sublinguale. = 8. Fossette sous-maxillaire. = 9. Insertion du digastrique dans la fossette digastrique. = 10. Apophyse géni avec les muscles génio-glosses et génio-hyoïdiens. = 11. Épine de Spyx. = 12. Artère dentaire inférieure.

Bord inférieur. = Il est mousse, lisse ; ses extrémités sont déjetées en dehors ; le contraire a lieu au bord supérieur. Ce bord présente près de la ligne médiane une dépression, *fossette digastrique*, pour l'insertion du muscle de même nom. Il est longé en dedans par l'artère et la veine sous-mentales.

Les *extrémités du maxillaire inférieur*, ou *branches*, présentent deux faces, quatre bords et quatre angles.

Face externe. = Elle est plane et rugueuse en bas pour l'insertion du masséter.

Face interne. = Elle présente au milieu un trou, dans lequel pénètrent le nerf et les vaisseaux dentaires inférieurs : c'est l'*orifice du canal dentaire*, d'où part un sillon, *sillon myloïdien*, qui se dirige vers la face interne du corps de l'os. Ce sillon loge le nerf myloïdien, branche du dentaire inférieur. Une petite épine borde l'orifice du canal dentaire, c'est l'*épine de Spyx*, à laquelle s'attache le ligament sphéno-maxillaire. Au-dessous du trou, la face interne est rugueuse pour l'insertion du muscle ptérygoïdien interne.

Bord postérieur ou parotidien. — C'est le plus long des bords ; il est arrondi et en rapport avec la glande parotide.

Bord antérieur. — Il constitue la face antérieure de l'apophyse coronoïde ; il est formé par la réunion des deux lignes obliques du corps de l'os.

Bord inférieur. — Il est confondu avec le corps de l'os.

Bord supérieur. — Il est concave : c'est l'*échancrure sigmoïde*, dans laquelle passent le nerf et les vaisseaux massétérins.

Angle supérieur et antérieur. — On l'appelle *apophyse coronoïde*. Cette apophyse a la forme d'une pyramide triangulaire, à sommet supérieur, dont la longueur et la direction sont variables, et dont les trois faces sont formées par les deux faces de la branche de la mâchoire et l'espace qui sépare en avant le prolongement des deux lignes obliques du corps de l'os. Elle donne insertion au muscle temporal.

Angle supérieur et postérieur. — Il présente une tête ou *condyle*, dont le grand axe se dirige obliquement en dedans et un peu en arrière. Déjeté vers la partie interne, légèrement incliné en avant, revêtu de cartilage à la partie antérieure seulement, le condyle s'articule avec la cavité glénoïde du temporal. La partie rétrécie au-dessous du condyle, ou *col*, donne insertion, à sa partie interne, au muscle ptérygoïdien externe, et à sa partie externe, au ligament latéral externe de l'articulation temporo-maxillaire.

Angle inférieur et antérieur. — Il est confondu avec le corps de l'os.

Angle inférieur et postérieur ou angle de la mâchoire. — Il est rugueux, et donne insertion en dehors au masséter, en dedans au ptérygoïdien interne, au sommet au ligament stylo-maxillaire. Il est séparé de la peau par une bourse séreuse.

Conformation intérieure. — Le maxillaire inférieur offre la structure des os courts : il est spongieux au centre, mais il n'offre pas de canal médullaire ; il est parcouru par un canal, *canal dentaire.* Vers le tiers antérieur du corps de l'os, il se bifurque, s'ouvre par une branche à la surface de l'os, où il forme le *trou mentonnier*, et par une autre branche, *canal incisif*, il se continue jusqu'à la ligne médiane. Dans toute l'étendue de ce canal, il existe de petits trous qui le font communiquer avec les alvéoles. A l'état frais, ce canal renferme l'*artère dentaire inférieure* et le *nerf den-*

taire inférieur, qui fournissent dans leur trajet des branches aux racines de chaque dent et se divisent en avant en *artère* et *nerf mentonniers*, *artère* et *nerf incisifs*, qui traversent les canaux de même nom.

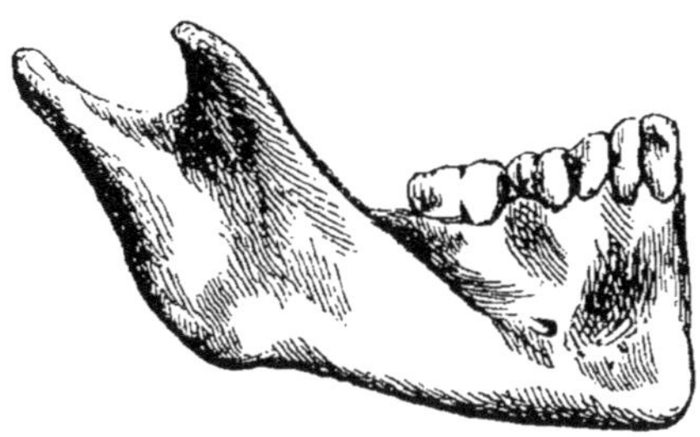

FIG. 297. — Maxillaire inférieur d'enfant. Le trou mentonnier est rapproché du bord inférieur ; la branche et le corps de l'os forment un angle obtus.

La description précédente s'applique au maxillaire de l'adulte ; mais chez le fœtus et chez le vieillard, il existe quelques particularités.

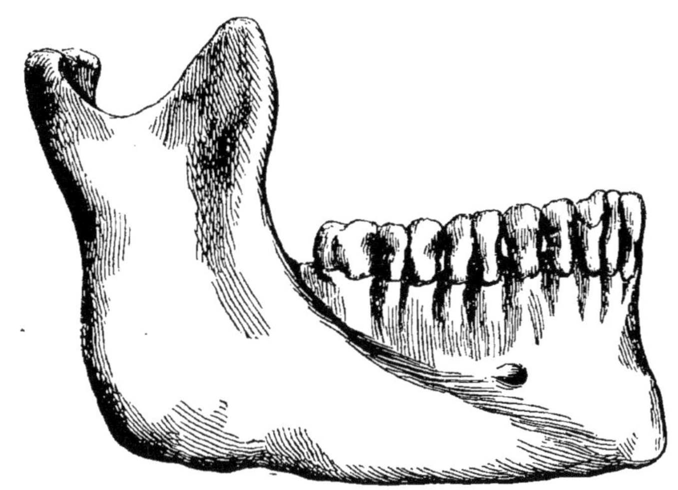

FIG. 298. — Maxillaire inférieur d'adulte. Le trou mentonnier est placé à égale distance des deux bords de l'os. La branche et le corps de la mâchoire forment un angle droit.

1° Chez le fœtus, les dents sont renfermées dans l'épaisseur du rebord alvéolaire, de sorte que ce bord est épais et très développé. Le bord inférieur l'est beaucoup moins, aussi le trou mentonnier est-il placé près du bord inférieur de l'os. L'angle de la mâchoire est plus obtus chez le fœtus (135° à la naissance, 120° chez l'adulte).

C'est une erreur de croire que le canal dentaire est double chez le
fœtus et l'enfant ; le canal dentaire ni les organes qu'il renferme ne
diffèrent de ce qui existe chez l'adulte.

2° Chez le vieillard, les dents tombent ; le bord alvéolaire s'use,
et le trou mentonnier paraît rapproché du bord supérieur ; chez lui,
en outre, le canal dentaire se rétrécit, et l'angle formé par le corps
de l'os et les branches tend à s'agrandir (125 à 130°).

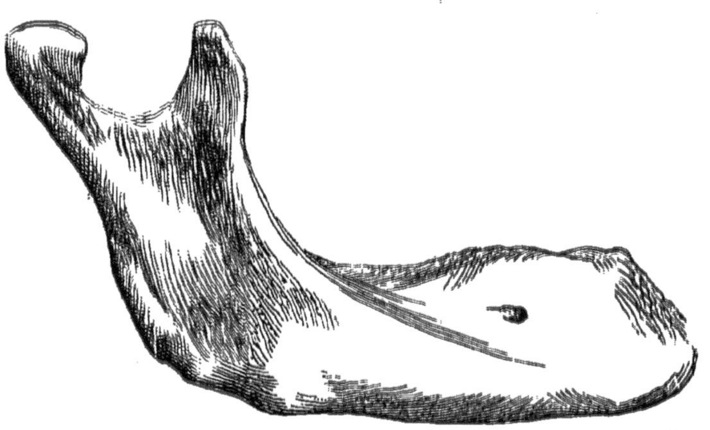

Fig. 200. — Maxillaire inférieur du vieillard. Le trou mentonnier est
plus rapproché du bord supérieur. Les alvéoles sont usées ; la branche
et le corps de l'os forment un angle obtus.

Développement. — C'est le premier os du squelette qui s'ossifie. Les points osseux se montrent du trentième au trente-cinquième jour de la vie intra-utérine. Il se développe par deux points
osseux principaux, un pour chaque moitié. Un point osseux en
forme d'aiguille a été indiqué par Spyx du côté interne de l'os.
C'est ce point qui formerait l'épine qui borde l'orifice du canal dentaire. Sappey n'admet pas l'existence de ce point osseux.

Treize muscles s'insèrent sur le maxillaire inférieur.

1° *Corps* :

Face antérieure, 5 : buccinateur, peaucier du cou, muscle de la
houppe du menton, triangulaire des lèvres, carré du menton.
Face postérieure, 3 : génio-hyoïdien, génio-glosse, mylo-hyoïdien.
Bord inférieur, 1 : digastrique.

2° *Branches* :

Face externe, 1 : masséter.
Face interne, 2 : ptérygoïdien interne, ptérygoïdien externe.
Apophyse coronoïde, 1 : temporal.

Pathologie.

Les *fractures* du maxillaire inférieur peuvent siéger sur tous les points : celles de la symphyse sont rares, celles des parties latérales du corps sont plus fréquentes. Les fractures des branches ne s'accompagnent pas de déplacement des fragments osseux, parce que des muscles s'attachent sur le point fracturé.

Des *kystes* s'observent dans l'épaisseur de cet os ; les kystes dentaires sont les plus fréquents. Les *tumeurs à myéloplaxes* y sont assez fréquentes. On y rencontre aussi le *cancer* des os.

—

DENTS.

Les dents sont des corps durs, blancs, implantés dans les alvéoles des deux os maxillaires.

Division des dents. — Il existe chez l'adulte trente-deux dents, seize sur chaque mâchoire. Celles de la mâchoire supérieure sont exactement représentées par celles de l'inférieure.

Chaque mâchoire présente, en procédant d'avant en arrière, quatre *incisives*, deux à droite et deux à gauche, deux *canines* et dix *molaires*. Parmi les cinq molaires d'un côté, les deux antérieures sont appelées *petites molaires*, tandis que les trois postérieures constituent les *grosses molaires*. On donne le nom de *dent de sagesse* à la dernière grosse molaire de chaque mâchoire ; il en existe quatre.

On compte les dents de la ligne médiane vers les côtés : ainsi l'incisive médiane s'appelle première incisive ; la petite molaire, située immédiatement en arrière de la canine, s'appelle première petite molaire, etc., etc. En résumé, il existe chez l'adulte huit incisives, quatre canines, huit petites molaires et douze grosses molaires, dont quatre dents de sagesse.

Chez l'enfant, jusqu'à l'âge de six ou sept ans environ, il n'existe que vingt dents : incisives, canines, petites molaires ; les grandes molaires font défaut.

Les *dents surnuméraires* ou *surdents* sont formées par certaines dents de la seconde dentition, déviées par suite de la persistance des dents de lait.

Caractères généraux des dents. — Au nombre de trente-deux chez l'adulte, seize à chaque mâchoire, les dents sont formées d'une partie libre dans la cavité buccale, la *couronne*; d'une partie implantée dans les alvéoles, la *racine*. Une portion rétrécie, le *collet*, sépare la couronne de la racine.

La *couronne*, brillante, recouverte d'émail, est à nu dans la cavité buccale. La portion voisine du collet est recouverte par les gencives, qui exhalent au niveau de leur bord libre une matière saline, d'un blanc jaunâtre, qui constitue le tartre des dents. Les couronnes sont régulièrement juxtaposées pour former les arcades dentaires ; elles sont séparées les unes des autres par un intervalle triangulaire où séjournent des débris d'aliments. La décomposition de ces aliments, qui rend toujours l'haleine plus ou moins fétide chez les individus qui n'ont pas soin de leur bouche, n'est pas sans influence sur la carie dentaire. N'est=il pas élémentaire d'avoir recours, après chaque repas, à des soins hygiéniques, dits de propreté, qui empêchent le séjour des débris d'aliments dans les intervalles dentaires ?

L'arcade dentaire inférieure décrit une courbe plus petite que celle de la supérieure, et, dans une bouche normalement conformée, les dents de la mâchoire supérieure, surtout les incisives, débordent en dehors les dents inférieures de 2 à 3 millimètres.

Le *collet* des dents correspond au bord alvéolaire ; il est enfoui dans la gencive.

La *racine*, enfoncée dans l'alvéole, adhère à ses parois par une membrane fibreuse qui se continue au niveau du bord libre de l'os avec le périoste du maxillaire et la substance des gencives. Cette membrane, *périoste alvéolo=dentaire*, forme une seule couche qui s'étend à toute la surface de l'alvéole. Les dents présentent, au sommet de chaque racine, un trou pour le passage des vaisseaux et des nerfs qui vont concourir à la formation de la pulpe dentaire.

Caractères particuliers des dents. — Chaque espèce de dents présente des caractères particuliers, et il est très facile de distinguer une incisive, une canine, une petite molaire et une grosse molaire. On peut aller plus loin dans ce diagnostic : il est possible, une dent quelconque étant donnée, de dire à quelle mâchoire elle appartient. Le médecin doit savoir distinguer les dents, et quoiqu'il ne s'occupe point des altérations de ces organes, il doit au moins en connaître l'état normal et l'état pathologique, afin de pouvoir donner des conseils à ses clients, et au besoin au dentiste même.

1° *Incisives.* — La couronne des incisives est étroite ; près du collet elle est arrondie. Leur face antérieure est convexe et verticale ; leur face postérieure est taillée en biseau, du collet au bord libre de la couronne ; les faces latérales s'effilent à mesure qu'on se rapproche du bord libre, et sont séparées des dents voisines par un très petit espace triangulaire, à sommet supérieur ; au niveau de ce sommet, la gencive s'élève sous forme de pointe.

Le collet est complètement arrondi. La racine est unique, conique et aplatie transversalement. De cet aplatissement résultent deux bords ; l'antérieur est plus épais que le postérieur.

Les incisives supérieures se distinguent des inférieures par leur couronne, qui est plus aplatie et plus large, et par leur racine, qui est plus arrondie. Les médianes ont une couronne beaucoup plus large que les latérales.

Les incisives inférieures présentent, de chaque côté de la racine, un sillon longitudinal qui donne à cette racine l'aspect de deux racines réunies. Leur couronne est étroite et allongée. Ce sont les plus petites de toutes les dents.

2° *Canines.* — Les canines, situées de chaque côté des incisives, aux deux mâchoires, présentent des caractères très tranchés. Elles ont une forme plus cylindrique que les autres dents à une seule racine, les seules avec lesquelles on pourrait les confondre. Leur couronne est conique, et forme une pointe qui déborde légèrement le bord libre des autres dents. Cette couronne est convexe, arrondie sur la face externe, aplatie et même taillée en biseau sur la face interne.

La racine des canines est plus longue que celle des incisives ; elle détermine au-devant de l'os une saillie considérable à la mâchoire supérieure, où elle est connue sous le nom de bosse canine.

Les canines supérieures se distinguent des inférieures par leur racine, qui est beaucoup plus épaisse et plus longue. Cette racine reçoit un rameau nerveux du sous-orbitaire, au moment où celui-ci passe au-dessous du globe oculaire, ce qui explique la douleur excessive qu'on éprouve quelquefois au moment de l'extraction de cette dent, et la dénomination de *dent de l'œil* qu'elle a reçue du vulgaire. Quoique l'extraction de ces dents soit fort douloureuse et quelquefois difficile, on fait preuve d'ignorance en rattachant à cette opération une lésion quelconque du globe oculaire.

Les racines des canines inférieures, plus petites que les autres, présentent un sillon longitudinal plus marqué sur le côté externe.

Les canines supérieures ne correspondent pas aux inférieures. Comme les incisives supérieures sont plus larges que les autres, les canines se trouvent écartées et se placent entre la canine inférieure et la première petite molaire.

3° *Petites molaires ou bicuspidées.* — Les petites molaires tiennent le milieu, pour le volume comme pour la position, entre les canines et les grosses molaires.

Leur couronne est surmontée, du côté de la surface triturante, de deux tubercules séparés par un sillon antéro-postérieur ; le tubercule externe est plus gros que l'interne. Les faces de la couronne en contact avec les dents voisines sont un peu aplaties, tandis que les faces interne et externe sont convexes et arrondies.

Leur racine est unique et quelquefois bifide. Lorsqu'elle est unique, elle présente un sillon longitudinal assez marqué. Les supérieures sont plus souvent bifides que les inférieures.

Les petites molaires supérieures se distinguent des inférieures par le plus grand volume des deux tubercules de la surface triturante de la couronne. Il est facile de remarquer aussi, surtout pour la première, que le tubercule externe déborde en dehors la petite molaire inférieure, de telle sorte que la face externe de la couronne des supérieures est beaucoup plus longue que l'interne; ce qu'on n'observe pas pour les inférieures.

4° *Grosses molaires ou multicuspidées.* — Les grosses molaires possèdent une couronne très volumineuse, pourvue, du côté de la surface triturante, de trois, quatre et cinq tubercules ou cuspides séparés par des sillons.

Leurs racines sont toujours multiples, excepté dans quelques cas, pour les dents de sagesse. Il est aisé de distinguer les grosses molaires supérieures des grosses molaires inférieures, il est possible même de reconnaître une première, une seconde et une troisième grosse molaire.

Comment distinguer les grosses molaires supérieures et inférieures ?

Le bord externe de la surface triturante des grosses molaires supérieures est plus saillant que l'interne. Le contraire existe pour les inférieures. On les distingue surtout par les racines. Les racines des inférieures sont presque toujours au nombre de deux. Elles sont très fortes, parallèles, aplaties d'avant en arrière, et disposées de telle sorte que l'une est antérieure et l'autre postérieure. L'antérieure est presque toujours parcourue dans le sens de sa longueur par un sillon longitudinal qui lui donne l'aspect de deux racines soudées.

Les racines des supérieures sont au nombre de trois, on en trouve quelquefois quatre, et même cinq. Le plus souvent elles divergent. L'interne se dirige en dedans et les deux autres en dehors. Elles sont moins longues et moins fortes que celles des inférieures. Comment distinguer chacune des grosses molaires? La première grosse molaire de la mâchoire supérieure présente la couronne la plus large et la plus volumineuse. Elle a ordinairement quatre tubercules ou cuspides, séparés par un sillon en croix. Elle présente à sa face interne un sillon vertical qui sépare les deux tubercules internes et qui se prolonge sur le collet, ce qu'on n'observe que très rarement sur les autres. Les racines sont plus longues, plus grosses et plus divergentes.

La deuxième grosse molaire supérieure ne présente que trois tubercules. Les racines sont moins divergentes que celles de la première, et conséquemment le collet est moins rétréci : aussi son extraction est-elle plus facile que celle de la première.

La troisième grosse molaire supérieure, ou *dent de sagesse*, est irrégulière ; la face triturante de la couronne est quelquefois mamelonnée et comme plissée. Souvent on y trouve trois tubercules. Les racines sont parfois soudées ; elles sont plus courtes, et présentent sur leurs faces des sillons qui indiquent les vestiges des trois racines.

Les trois grosses molaires de la mâchoire inférieure présentent entre elles des différences analogues à celles des grosses molaires de la mâchoire supérieure.

On dit qu'une dent est *barrée* lorsqu'une ou deux racines se recourbent en crochet et embrassent une portion plus ou moins considérable de substance osseuse. L'extraction d'une dent barrée ne peut être pratiquée qu'à la condition de rompre la racine crochue ou de fracturer une partie du maxillaire.

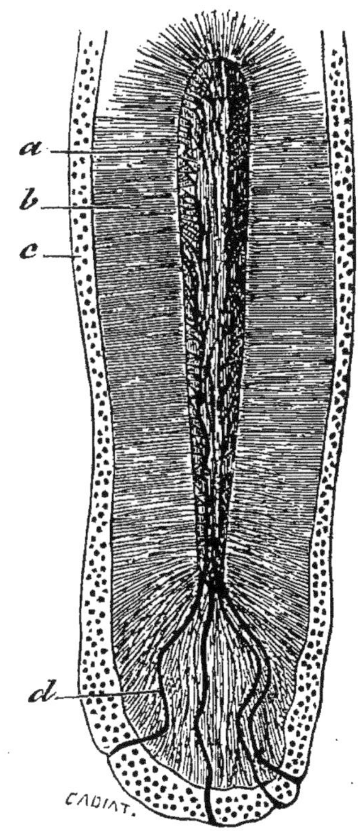

FIG. 300. — Coupe longitudinale d'une racine d'incisive de chat injectée.

a. Bulbe dentaire. — *b.* Ivoire. — *c.* Couche de cément. — *d.* Vaisseaux sanguins de la racine (d'après Legros et Magitot).

Structure.

Les dents sont formées d'une partie dure et d'une partie molle. La partie dure, la seule que l'on trouve sur les dents desséchées, est constituée par la réunion de l'*ivoire*, de l'*émail* et du *cément*. La partie molle, qu'on appelle *pulpe dentaire*, remplit la cavité de la dent.

1° Ivoire ou dentine. — Après l'émail, l'ivoire est la partie la plus dure de la dent. Il représente une masse dure, creusée au centre d'une cavité qui contient la pulpe dentaire et qui s'ouvre à l'extérieur, au sommet de la racine ou des racines. L'ivoire n'est pas visible à l'extérieur, il est caché par le cément et par l'émail. Des lamelles minces d'ivoire frais paraissent transparentes; elles sont blanches, nacrées, lorsqu'elles sont prises sur une dent sèche.

Chimiquement, les dents se rapprochent des os; elles sont une combinaison intime de substances organiques et inorganiques. On peut en faire une simple analyse, comme on le fait pour les os, en séparant les deux substances. La *calcination* et les *alcalis caustiques* détruisent la partie organique et ne laissent que les sels, qui conservent la forme de la dent. Par leur séjour dans l'acide chlorhydrique, les dents perdent les sels; il reste la partie organique, *cartilage dentaire*, qui conserve aussi la forme de la dent et se transforme en gélatine par l'ébullition.

Deux analyses de dentine, par Bibra.

	Homme adulte (molaires).	Femme de 25 ans (molaires).
Cartilage dentaire	27, 01	20, 42
Corps gras	0, 40	0, 50
Phosphate de chaux et fluorure de calcium	66, 72	67, 54
Carbonate de chaux	3, 36	7, 97
Phosphate de magnésie	1, 08	2, 49
Autres sels	0, 83	1, 00
	100, 00	100, 00

(Frey.)

Les coupes les plus variées de l'ivoire montrent au microscope une substance fondamentale, au milieu de laquelle sont creusés une foule de petits canaux ramifiés décrits sous le nom de canalicules dentaires.

a. Substance fondamentale. — Cette substance est homogène; elle n'offre ni fibres ni cellules. Son apparence fibreuse, sur une dent dépouillée de ses sels, est due à la direction des canalicules dentaires. Nous avons, du reste, le même phénomène dans les os, qu'on croyait fibreux autrefois à cause des stries que les canaux de Havers déterminent à leur surface.

b. Canalicules dentaires. — On donne ce nom à des canaux microscopiques qui remplissent la substance fondamentale de l'ivoire. Ils partent tous de la surface de la cavité dentaire, qui est criblée d'une infinité de petits pertuis, et ils se dirigent, en s'irradiant, vers la surface de la dent, de telle sorte qu'une coupe transversale de la dent montrerait les canalicules dans toute leur longueur avec leur direction radiée, tandis qu'une coupe faite verticalement sur les parois latérales de la dent montrerait la section des canalicules dentaires.

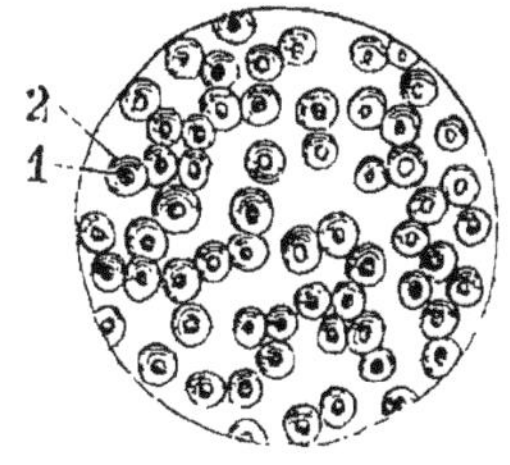

FIG. 301. — Coupe transversale des canalicules dentaires.

1. Lumière du canalicule. — 2. Sa paroi. (Grossissement, 450 diamètres.)

Ces canalicules n'ont pas une *direction* rectiligne ; selon Retzius, ils décrivent trois courbes principales dans leur trajet et une série de petites courbes, de sinuosités, qui ressemblent à des dentelures. La plus grande partie des canalicules seraient disposés en spirales, selon Welcker.

Leur *calibre* est sensiblement le même partout, ils s'amincissent seulement vers le point de terminaison ; leur diamètre varie depuis 1 μ jusqu'à 2 μ et même 4 μ 5 à la racine.

Le *nombre* des canalicules est considérable ; en quelques points, ils arrivent presque à contact.

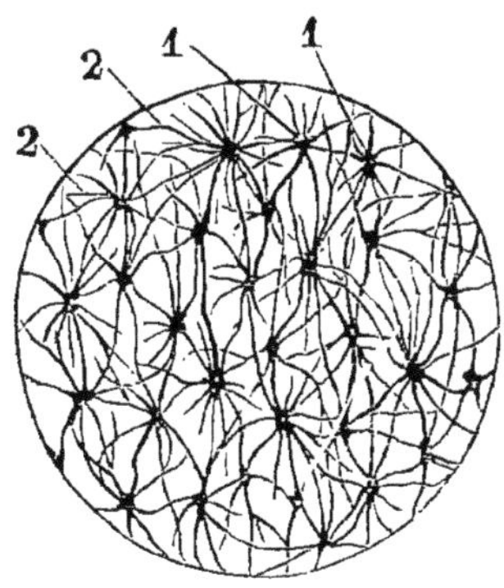

FIG. 302. — Anastomoses des canalicules dentaires de la racine [d'une dent.

1, 1. Canalicules. — 2, 2. Branches anastomotiques. (Grossissement, 350 diamètres.)

Leur *origine* se fait à la surface de la cavité dentaire par une ouverture arrondie ; leur *terminaison* n'est pas aussi simple : ils se ramifient et s'anastomosent entre eux un grand nombre de fois (fig. 302). Arrivés à la périphérie de la dentine, les uns se terminent en s'anastomosant en anse avec des canalicules voisins ; d'autres se terminent dans la couche granuleuse, à la surface de l'ivoire ; les autres enfin s'avancent jusque dans les portions les plus profondes de l'émail, ou bien ils s'anastomosent avec les ostéoplastes du cément.

Leur *aspect* varie suivant la coupe et le mode d'éclairage : à la lumière transmise, ce sont des lignes noires comme les canalicules

osseux ; à la lumière réfléchie, des filaments brillants, si l'on examine des dents sèches sur des coupes parallèles aux canalicules. Sur
des dents fraîches, les canalicules sont remplis par une substance
transparente décrite par Tomes sous le nom de *fibres de la dentine*.
Sur des coupes perpendiculaires à la direction des canalicules, ceux-
ci, étant divisés, se montrent sous forme de trous entourés par un
anneau étroit, un peu jaunâtre, qui indique la *paroi du canalicule*.
Cette paroi est considérée comme une couche spéciale calcifiée.
D'après Robin et Magitot, elle est isolable par l'acide chlorhydrique
(fig. 301).

D'après Tomes, l'ivoire jouirait d'une *sensibilité* plus grande à la
surface que dans les parties profondes. Il attribue cette sensibilité
aux *fibres de la dentine*, qui parcourent les canalicules dentaires et
qui s'unissent aux cellules superficielles de la pulpe dentaire, lesquelles pourraient bien avoir quelque connexion avec les nerfs de
la pulpe [1].

Telle est la structure de l'ivoire ou de la dentine, à part quelques
détails peu importants, tels que les suivants. Quelquefois on rencontre les *lignes de contour d'Owen*: ce sont des lignes concentriques dont la présence est due au mode de développement de l'ivoire,
qui se dépose couche par couche de l'extérieur vers l'intérieur.
Souvent, en des points irréguliers, on trouve les *espaces inter-globu-
laires*; ce sont des espaces anfractueux et irréguliers, limités par
des saillies de l'ivoire, saillies accidentelles, arrondies, décrites sous
le nom de *globules d'ivoire* ou *de dentine* (Czermak. Leipzig, 1850).
Ces espaces ne sont pas vides, ils sont remplis d'une substance
molle qui représente le cartilage dentaire, et qui est traversée par
les canalicules dentaires qu'elle n'interrompt pas. Les espaces interglobulaires sont normaux pendant le développement de la dent.

2° Émail. — L'émail est la plus dure des substances de la dent :
les instruments tranchants ne mordent pas sur lui. Il a une couleur
bleuâtre, et il forme sur la couronne une couche dont la partie la
plus épaisse correspond à la surface triturante de la couronne,
tandis que la partie la plus mince répond au collet. Une mince
membrane revêt l'émail : c'est la *cuticule de l'émail*. Il est lui-même
composé de fibres prismatiques, implantées, pour ainsi dire, à la
surface de l'ivoire : ce sont les *fibres de l'émail*.

a. Cuticule de l'émail. — C'est une *membrane amorphe* de 1 μ à 1 μ
5 d'épaisseur. Elle est à peu près inattaquable par les réactifs, et
forme une excellente membrane de protection à l'émail ; ni l'eau
bouillante, ni l'éther, ni les alcalis caustiques, ni les acides concen-

1. Robin et Magitot croient que les canalicules sont remplis de liquide, et ils n'admettent pas, par conséquent, les fibres de Tomes.

très ne l'altèrent. Elle est tellement adhérente aux extrémités des fibres de l'émail, qu'elle ne peut en être séparée que par le moyen de l'acide chlorhydrique, comme Erdl l'a démontré le premier. On voit souvent alors à sa face interne de petites dépressions qui représentent le moule des extrémités des fibres de l'émail.

b. Fibres de l'émail. — Les fibres, ou prismes de l'émail, sont dirigées perpendiculairement à la surface de l'ivoire ; l'une de leurs extrémités est en rapport avec la surface de l'ivoire, l'autre avec la cuticule de l'émail. Leur direction est à peu près celle des canalicules de l'ivoire. Il n'y a dans l'émail aucune autre substance que les fibres. Ces fibres sont des prismes à cinq ou six pans, de 3 à 5 μ de largeur, à surface un peu irrégulière. Elles sont un peu variqueuses, ce qui donne à leur surface un aspect strié qu'on peut comparer de loin à l'aspect strié des fibres musculaires. Ces stries sont faciles à voir lorsqu'on soumet les fibres à l'action de l'acide chlorhydrique, qui finit par les effacer si son action se prolonge. Les fibres de l'émail sont très adhérentes entre elles ; elles sont parallèles. Entre les fibres, on rencontre, vers la surface

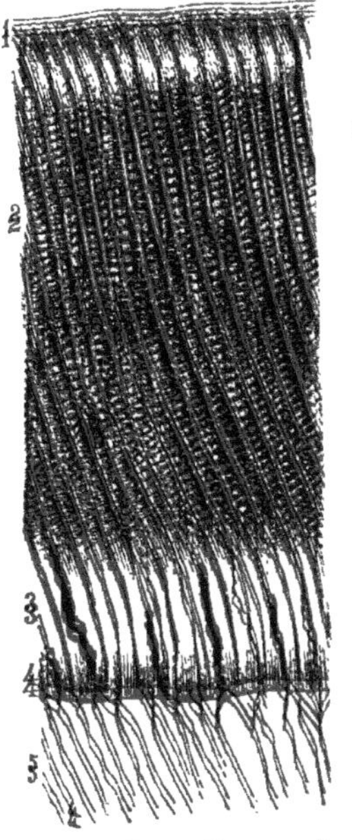

FIG. 303. — Coupe de l'émail.

1. Cuticule, ancienne membrane préformative. — 2. Fibres de l'émail. — 3. Fentes entre les fibres de l'émail, près de l'ivoire. — 4. Limite entre l'émail et l'ivoire. — 5. Canalicules de l'ivoire communiquant avec les fentes de l'émail. (Grossissement, 350.)

extérieure de l'émail, de petits espaces en forme de fentes ; ces espaces, qui sont vides, ont la direction des fibres de l'émail. Du

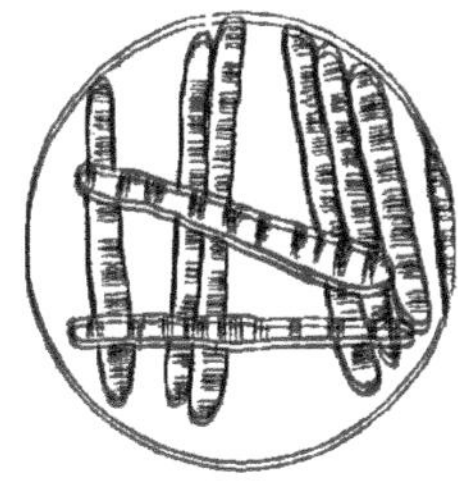

FIG. 304. — Fibres de l'émail vues à un grossissement de 350 diamètres.

côté de l'ivoire, on trouve quelquefois aussi, entre les fibres de l'émail, des espaces qui prolongent les canalicules de l'ivoire ; ils ont la même direction et contiennent des *prolongements de fibres de dentine* (Tomes, Kölliker).

L'émail d'une dent en développement se laisse couper par le bistouri ; on peut séparer les fibres ; mais, sur une dent adulte, on ne peut étudier les fibres que de face ou de profil.

Deux analyses d'émail, par Bibra.

	Homme adulte (molaires).	Femme de 25 ans (molaires).
Substance organique.	3, 39	5, 97
Corps gras.	0, 20	traces.
Phosphate de chaux et fluorure de calcium.	89, 82	81, 63
Carbonate de chaux.	4, 37	8, 88
Phosphate de magnésie.	1, 34	2, 55
Autres sels.	0, 88	0, 97
	100, 00	100, 00

Lorsqu on fait une coupe de l'émail, il est rare que l'aspect des fibres soit régulier ; la même coupe montre des fibres dans toute leur longueur, des fibres coupées, etc. : cela tient à la grande variété dans la direction de ces fibres ; elles forment des couches qui n'affectent pas la même direction et qui se croisent sous des angles variés. L'extrémité profonde des fibres de l'émail ne s'arrête pas au même niveau pour toutes les fibres ; quelques-uns s'enfoncent à une certaine distance, ce qui donne à la surface de l'ivoire un aspect rugueux.

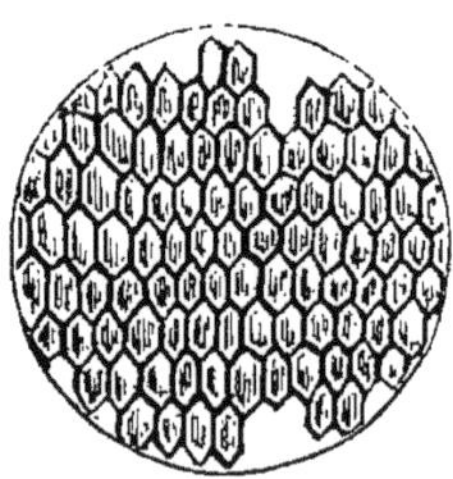

FIG. 305. — Extrémités juxtaposées des fibres de l'émail, telles qu'on les trouve à la surface des dents. (Grossissement, 450 diamètres.)

Pour expliquer la plus grande étendue de la surface extérieure de l'émail, les fibres ayant partout la même largeur, les auteurs ont admis l'existence de fibres minces plus courtes que les autres, et remplissant leurs intervalles à la manière de petits coins enfoncés de l'extérieur vers l'intérieur.

3° Cément. — Le cément est une mince couche osseuse qui recouvre la racine des dents. Elle commence au niveau du bord de l'émail, sur le collet, et recouvre quelquefois le bord de l'émail.

Très mince à son origine, cette couche augmente d'épaisseur en se rapprochant du sommet de la racine de la dent, où elle forme à elle seule l'extrémité du canal dont est creusée la racine. Le cément n'est pas très dur ; il est intimement uni à l'ivoire, et souvent il est difficile de voir leur point de contact ; il est en rapport avec le périoste alvéolo-dentaire par sa surface externe. On y rencontre rarement des *canaux de Havers*, mais toujours des *ostéoplastes*, de forme et de direction variées. Les ostéoplastes n'existent pas dans le voisinage du collet, mais ils sont très nombreux et quelquefois superposés vers le sommet de la racine de la dent. Comme dans le tissu osseux, les canalicules des ostéoplastes s'anastomosent entre eux, et communiquent aussi, par quelques-uns de leurs prolongements, avec les canalicules dentaires.

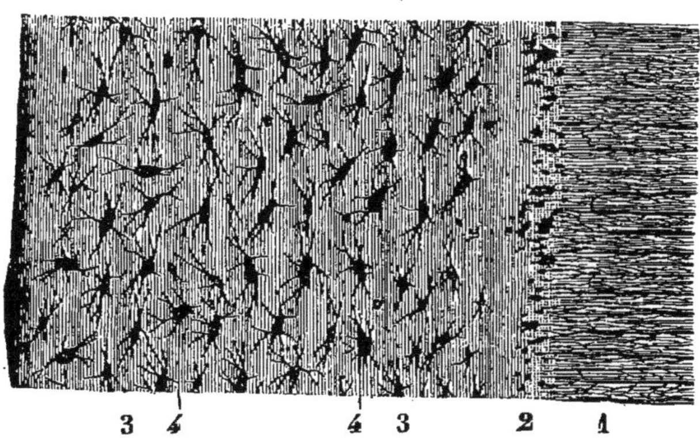

FIG. 306. — Coupe à travers le cément et l'ivoire de la racine d'une grosse molaire, chez l'homme (Robin et Magitot).

1. Terminaison des canalicules dentaires au voisinage du cément. — 2. Couche de petits espaces interglobulaires. — 3, 3. Substance fondamentale striée du cément. — 4, 4. Ostéoplastes ou corpuscules osseux disposés irrégulièrement. (Grossissement, 350.

4° Pulpe dentaire. — La *pulpe* ou *bulbe dentaire* est la matière molle qui remplit la cavité de la dent, depuis l'ouverture du sommet de la racine jusqu'au centre de la couronne. Cette matière est rougeâtre et très adhérente à la face interne de l'ivoire.

Le *tissu de la pulpe* est une substance conjonctive striée, presque fibrillaire, avec beaucoup de corpuscules de tissu conjonctif, et dépourvue de fibres élastiques. C'est dans cette substance que se ramifient les vaisseaux et les nerfs. A la surface de la pulpe, il existe une membrane amorphe très mince, la *membrane préformative*, qui se trouve séparée de la portion vasculaire par plusieurs plans de cellules épithéliales cylindriques, 50 à 100 μ. Les cellules les plus superficielles forment une couche très régulière, elles sont placées

perpendiculairement à la surface du germe. Plus profondément,
elles sont disposées avec moins de régularité, et les plus profondes,
devenues arrondies, sont disséminées sans ordre dans les couches
superficielles de la pulpe. Ces cellules donnent naissance aux couches d'ivoire, qui s'accumulent à la surface interne de la cavité
dentaire; elles sont unies, par des prolongements, aux *fibres de
Tomes* ou *fibres dentaires*, situées dans les canalicules dentaires.
L'acide acétique rend blanchâtre la substance de la pulpe en coagulant le liquide dont elle est imbibée, et qui peut en être chassé par
l'expression.

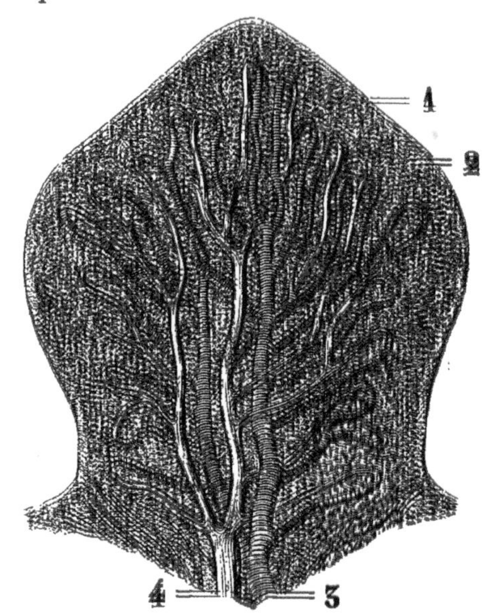

FIG. 307. — Système vas-
culaire du bulbe d'une
canine de seconde den-
tition, chez un nouveau-
né de quinze jours, avant
l'époque d'apparition de
la dentine, d'après Robin
et Magitot. (On ne voit
pas les cellules de la
surface, qui est trop ré-
cemment formée.)

1. Membrane préformative. =
2. Substance fondamentale du
bulbe. = 3. Artère. = 4. Veine.
(Grossissement, 40.)

C'est dans la pulpe dentaire que viennent se ramifier les vaisseaux et les nerfs. Les artères sont nombreuses; elles pénètrent
par l'orifice du sommet de la racine, et forment dans l'épaisseur
de la pulpe dentaire un réseau capillaire dont les vaisseaux se recourbent en forme d'anses au voisinage de la surface de la pulpe.
Les veines sortent par le même orifice du sommet de la racine et
se jettent dans les veines dentaires.

Les *artères* des dents de la mâchoire inférieure viennent de la
dentaire inférieure, branche de la maxillaire inférieure. Cette artère pénètre dans le canal dentaire, qu'elle parcourt jusqu'au
niveau du trou mentonnier, où elle fournit l'artère mentonnière
qui sort par le trou, et un rameau qui se rend à la canine et aux
incisives. Dans son trajet, elle abandonne un rameau pour chaque
racine dentaire, rameau qui pénètre dans l'orifice de la racine pour
concourir à la formation de la pulpe. Les veines des dents de la
mâchoire inférieure suivent le trajet des artères.

Les dents de la mâchoire supérieure reçoivent leurs artères de l'*alvéolaire* et de la *sous-orbitaire*. L'alvéolaire pénètre dans l'épais-

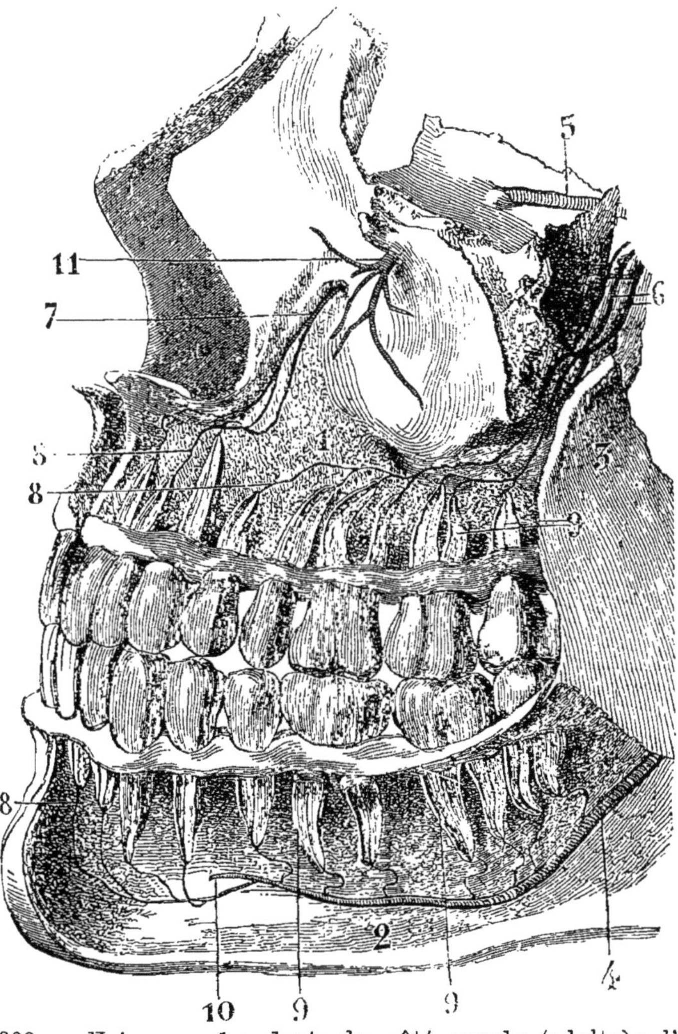

Fig. 308. — Vaisseaux des dents du côté gauche (adulte); l'écorce osseuse du maxillaire a été enlevée, pour laisser voir la terminaison des vaisseaux et les racines des dents.

1. Surface grenue du maxillaire supérieur résultant de la décortication de l'os. — 2. Surface grenue du maxillaire inférieur. — 3. Apophyse coronoïde du maxillaire inférieur. — 4. Artère dentaire inférieure. — 5. Artère sous-orbitaire. — 6. Rameaux de l'artère alvéolaire se rendant aux molaires et passant par les mêmes trous que les nerfs dentaires postérieurs. — 7. Rameau de l'artère sous-orbitaire situé dans le canal du nerf dentaire antérieur (creusé dans la paroi antérieure du sinus maxillaire), et se rendant à la canine et aux incisives. — 8, 8, 8. Terminaison des artères dans la racine des dents. — 9, 9, 9. Les racines dentaires sont divisées par la moitié pour montrer la cavité dentaire et le vaisseau qui y est contenu. — 10. Rameau mentonnier coupé. — 11. Terminaison de l'artère sous-orbitaire.

seur du maxillaire supérieur par de petits trous qui laissent aussi passer les nerfs dentaires ; ses branches cheminent dans l'épaisseur

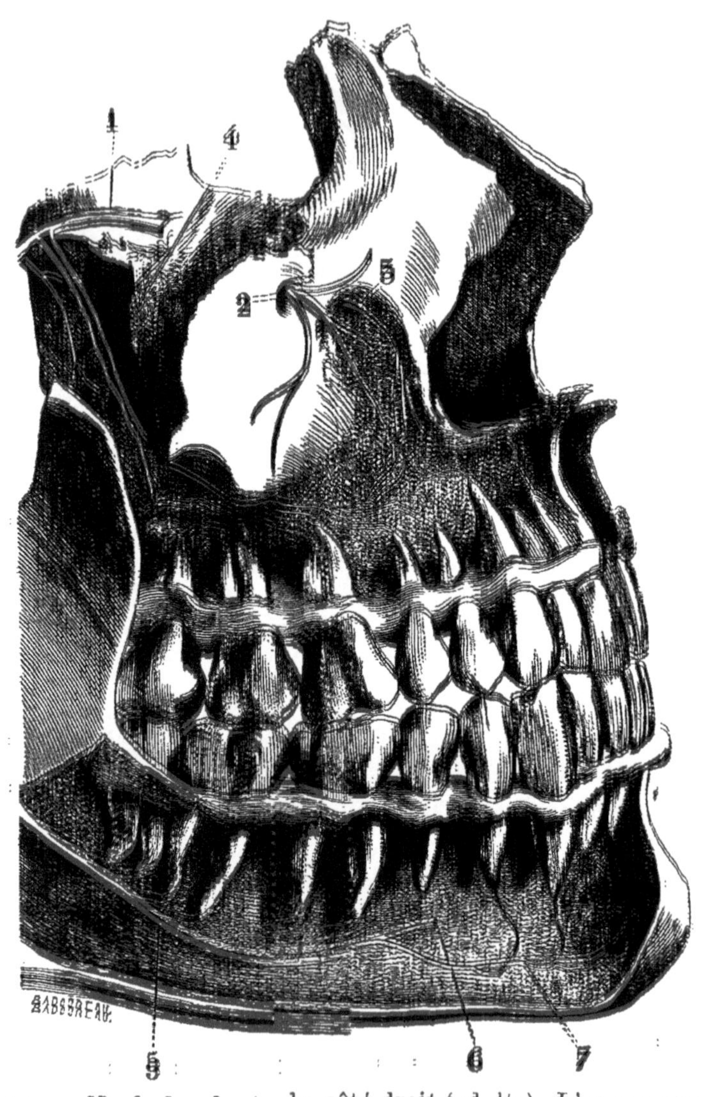

FIG. 309. — Nerfs des dents du côté droit (adulte). L'écorce osseuse a été enlevée pour montrer les racines des dents et leurs filaments nerveux.

1. Nerf maxillaire supérieur. — 2. Nerf sous-orbitaire. — 3. Nerf dentaire antérieur dans l'épaisseur de l'os. — 4. Nerfs dentaires postérieurs dans l'épaisseur de l'os. — 5. Nerf dentaire inférieur dans le canal dentaire. — 6. Rameau mentonnier coupé. — 7. Terminaison du nerf dentaire dans la canine et les incisives (rameau incisif).

de l'os et se rendent aux racines des grosses et des petites molaires. L'artère sous-orbitaire fournit à la canine et aux incisives supéfleures une branche qui descend dans un petit canal osseux situé dans la paroi antérieure du sinus maxillaire, canal qui prend son origine dans le canal sous-orbitaire, et dont on ne peut voir le trajet qu'après avoir enlevé l'écorce osseuse du maxillaire supérieur, comme on le voit dans la figure 308,6.

Les *nerfs* des dents sont fournis par le trijumeau, ce qui explique pourquoi la carie dentaire détermine quelquefois des irradiations névralgiques dans toute la sphère de distribution de ce nerf.

Le *nerf dentaire inférieur*, branche du maxillaire inférieur, se porte aux dents de la mâchoire inférieure en suivant le trajet de l'artère dentaire. Ce nerf abandonne plusieurs filaments au niveau de chacune des racines dentaires. Les rameaux nerveux pénètrent avec la branche artérielle dans la cavité de la dent, dont le sommet de la racine est toujours incliné du côté du nerf.

De même que les artères, les nerfs des dents de la mâchoire supérieure viennent de deux sources : ceux des molaires, appelés *nerfs dentaires postérieurs*, viennent du maxillaire supérieur et pénètrent par les trous que l'on trouve sur le bord postérieur du maxillaire supérieur ; les nerfs des incisives et de la canine, *dentaire antérieur*, viennent du sous-orbitaire, à son passage dans le canal du même nom ; ils naissent par un rameau qui accompagne l'artère et qui se porte aux mêmes dents.

Apparition des dents.

Les auteurs ne sont pas d'accord sur l'époque d'apparition des premières dents. Pour Cruveilhier, l'éruption des dents commence vers le sixième mois après la naissance, pour se terminer vers le commencement de la quatrième année ; pour Oudet, elles commencent à apparaître du septième au huitième mois ; pour Hervieux, vers le onzième, et pour Trousseau, vers le treizième seulement.

De tout cela il faut conclure que cette époque est variable.

Ne sait-on pas, d'ailleurs, que Louis XIV et Mirabeau sont venus au monde avec des incisives ?

Les *dents de la première dentition* apparaissent dans l'ordre suivant : 1° incisives moyennes inférieures, du quatrième au dixième mois ; 2° incisives moyennes supérieures, quelque temps après ; 3° incisives latérales inférieures, du dixième au seizième mois ; 4° incisives latérales supérieures, quelque temps après ; 5° petites molaires inférieures, de un an et demi à deux ans ; 6° petites molaires supérieures, quelque temps après ; 7° dans le cours de la troisième année, les canines inférieures ; quelque temps après, les canines supérieures.

Les dents de la première dentition sont d'un blanc bleuâtre ; leurs racines sont courtes, de même que leur couronne ; enfin ces dents renferment moins de phosphate de chaux que celles de la deuxième

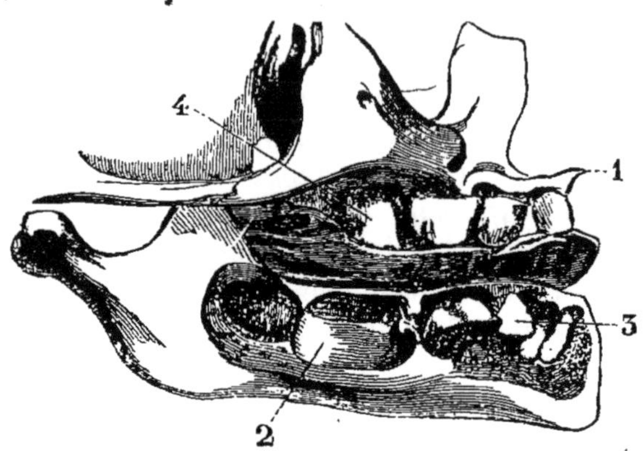

Fig. 310. — Dents de la première dentition chez le fœtus à terme. — Elles sont encore enfouies dans l'épaisseur du maxillaire et recouvertes·par le rebord gingival.

1. Épine nasale antérieure. — 2. Première grosse molaire inférieure ou dent de sept ans. — 3. Première petite molaire. — 4. Première grosse molaire supérieure.

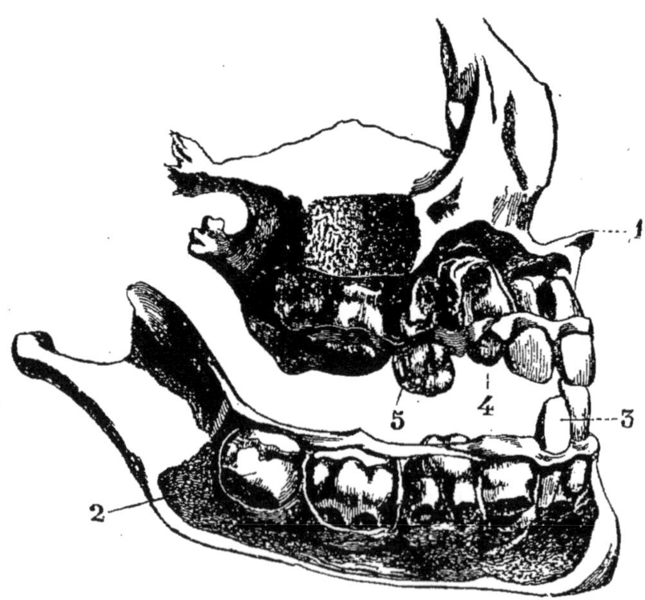

Fig. 311. — Évolution des dents chez un enfant de deux ans. Les incisives sont complètement développées. On aperçoit déjà une portion des petites molaires et la pointe de la canine supérieure.

1. Partie antérieure de l'os, épine nasale. — 2. Grosse molaire dans le maxillaire. — 3. Incisive latérale inférieure. — 4. Canine supérieure. — 5. Première petite molaire supérieure.

dentition, et sont plus souvent affectées de carie. Elles sont usées et repoussées peu à peu de leurs alvéoles par les dents de la seconde dentition qui doivent les remplacer.

Les *dents de la seconde dentition* sont au nombre de trente-deux, dont vingt de remplacement et douze nouvelles : 1° la première qui apparaît est la première grosse molaire ; elle se montre à sept ans, et est connue dans le vulgaire sous le nom de *dent de sept ans* ; elle a des racines très longues ; 2° viennent ensuite les incisives moyen-

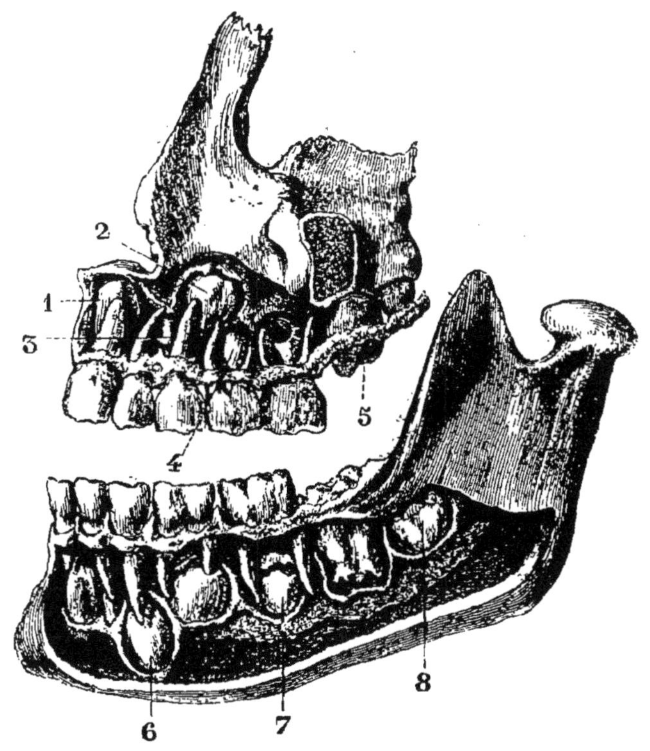

FIG. 312. — Évolution des dents (enfant de six ans et demi à sept ans). Les dents sont au nombre de dix ; la dent de sept ans commence à se montrer.

1. Incisive de renouvellement. — 2. Canine de renouvellement. — 3. Deuxième incisive de renouvellement. — 4. Petite molaire de renouvellement. — 5. Dent de sept ans. — 6. Canine inférieure de renouvellement. — 7. Deuxième petite molaire. — 8. Deuxième grosse molaire en voie de formation.

nes inférieures, de sept à huit ans ; 3° les incisives moyennes supérieures, de huit à neuf ans ; 4° les incisives latérales, de huit à dix ans ; 5° la première petite molaire, de neuf à onze ans ; 6° quelque temps après, les canines ; 7° la deuxième petite molaire, de douze à quatorze ans ; 8° la deuxième grosse molaire, de treize à quinze ans; 9° enfin, la dernière grosse molaire, ou *dent de sagesse*, entre vingt et trente-cinq ans.

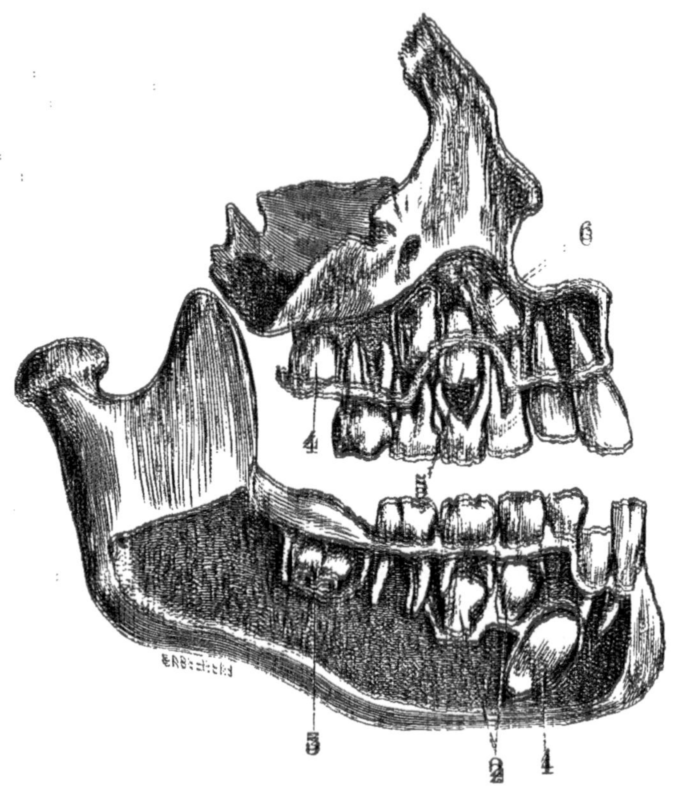

Fig. 313. — Évolution des dents (enfant de huit à neuf ans). Toutes les dents de la première dentition et la dent de sept ans se sont montrées; quelques dents de renouvellement sont sur le point de sortir.

1: Canine de la seconde dentition dans une cavité osseuse spéciale; elle a déterminé la résorption de la racine de la dent de lait correspondante. = 2: Deux petites molaires de la seconde dentition qui chassent les dents de lait correspondantes. = 3, 4: Deuxièmes grosses molaires encore cachées dans les maxillaires. = 5: Première petite molaire prête à sortir, et repoussant la dent de lait correspondante. = 6: Canine supérieure de la seconde dentition.

Développement des dents.

Au moment où l'éruption dentaire se fait sur le bord des mâchoires de l'enfant, la dent perce la gencive qui lui formait une enveloppe complète, embrassant la couronne, le collet et la racine de la dent. Cette enveloppe, placée sur chaque dent, comme un chapeau, n'est autre chose que la paroi du *follicule dentaire*, dans lequel la dent s'est développée. Chaque follicule dentaire ayant la forme d'un sac, quelques auteurs l'appellent *sac dentaire*.

Au début de son développement, la dent est un organe complètement mou ; la cavité du follicule, du sac, se remplit d'une sorte de papille molle, vasculaire, qui pousse du fond du follicule vers le bord libre des mâchoires, et qui n'est autre chose que le *bulbe dentaire*, le *germe de la dent* (fig, 314).

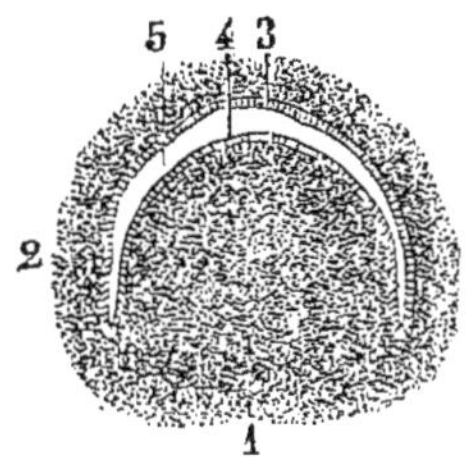

FIG. 314. — Follicule de la deuxième incisive d'un embryon de porc de deux à trois mois, d'après Robin et Magitot.

1. Bulbe. — 2. Paroi du follicule. — 3, 4 et 5. organe de l'émail ou organe adamantin. — 3. Couche épithéliale externe de l'organe adamantin. — 4. Couche épithéliale interne. — 5. Espace intermédiaire. (Grossissement, 30.)

Le follicule dentaire est alors complet : il est donc formé par la saillie de la pulpe, par la paroi folliculaire qui coiffe cette saillie jusqu'à son point d'émergence, enfin par une cavité intermédiaire,

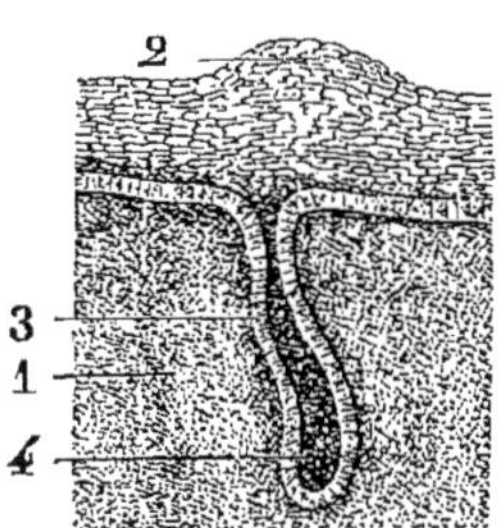

FIG. 315. — Développement des dents sur un embryon de porc. (Thiersch.)

1. Tissu de la gencive. — 2. Rebord dentaire. — 3. Germe de l'émail. — 4. Organe de l'émail.

cavité du follicule, dans laquelle prendront naissance les tissus dentaires : émail, cuticule, ivoire et cément.

L'ensemble des parties qui constituent le follicule peut donc être comparé à une tête coiffée d'un chapeau ; mais une comparaison plus juste est la suivante : *la paroi du follicule représente la paroi*

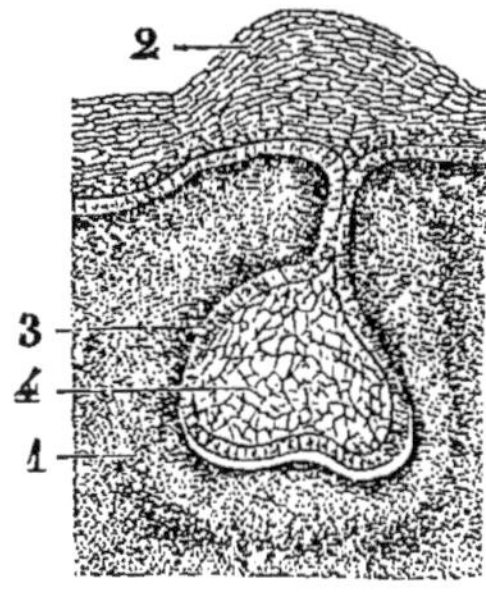

FIG. 316. — Même figure indiquant un degré plus avancé de l'évolution dentaire.

d'une cavité séreuse, la plèvre, par exemple ; le bulbe dentaire est placé dans la cavité comme le poumon. La comparaison est d'autant plus saisissante que, à un moment donné, une membrane se forme dans cette cavité, membrane ayant exactement la disposition d'une séreuse, dont le feuillet pariétal recouvre la paroi du follicule, et le feuillet viscéral, le bulbe. Cette membrane est la *membrane adamantine*, *organe de l'émail* ou *organe adamantin*, qui doit former l'émail. De même que le poumon est enfermé dans la cavité pleurale jusqu'à son pédicule, de même la pulpe est emprisonnée en totalité dans le follicule jusqu'à son point d'émergence.

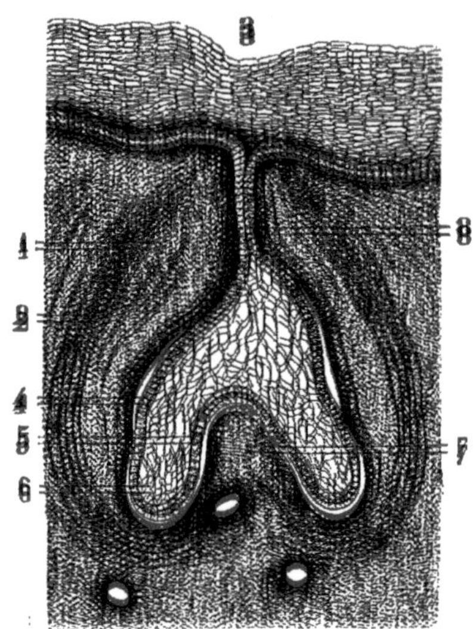

Fig. 317. — Degré plus avancé de l'évolution dentaire.

Évolution et structure des follicules dentaires. — Les follicules dentaires, sacs dentaires, se montrent vers la fin du deuxième mois de la vie fœtale à la mâchoire inférieure; ils n'apparaissent qu'au commencement du troisième à la mâchoire supérieure. Nous avons déjà vu que le follicule dentaire se compose d'une saillie centrale ou germe de la dent, de la paroi du follicule que nous avons comparée à un chapeau coiffant le germe, et d'une cavité intermédiaire.

Évolution. — D'après Robin et Magitot, le *bulbe dentaire* naît avant la paroi du follicule; il procède du fond de la gouttière vers le bord libre sous forme de papille. Il prend naissance au milieu de la gouttière osseuse, au centre de la couche molle sous-muqueuse qui la remplit. À mesure qu'il grandit, il se rapproche des vaisseaux et des nerfs situés au fond de la gouttière. Autour du bulbe, on voit se former peu à peu une enveloppe, un véritable cylindre embrassant le bulbe, et ouvert du côté de la muqueuse, où il ne tarde pas à se fermer : c'est la *paroi du follicule* qui s'est formée. Au niveau de la partie la plus profonde du bulbe, la paroi du follicule se confond avec la périphérie du bulbe, pour constituer un sac clos de toutes parts, comme une séreuse. Dès que l'occlusion de la paroi du follicule s'est opérée, cette paroi se trouve séparée du bulbe par l'organe de l'émail qui a pris naissance. *L'organe de l'émail, ou organe adamantin,* se développe, aussitôt que la cavité folliculaire est close, entre la partie saillante du bulbe et la paroi du follicule, sous forme d'une masse claire et transparente qui remplit la cavité du follicule et recouvre la surface du bulbe.

Les follicules dentaires apparaissent dans l'ordre suivant: 1° molaire antérieure et incisive interne; 2° incisive externe; 3° molaire postérieure ; 4° canine.

Tels sont les follicules des dents de la *première dentition* ou *dents de lait*, ou *dents temporaires*. Ils apparaissent tous du cinquante-cinquième au soixante-quinzième *jour* pour la mâchoire inférieure, du soixante-cinquième au quatre-vingtième pour la supérieure.

Le follicule de la première dent permanente, *dent de sept ans*, se montre vers le vingt-cinquième *jour* à la mâchoire inférieure, huit à dix jours plus tard à la supérieure.

Les follicules des dents de la *seconde dentition*, ou *de remplacement*, ou *permanentes*, se montrent dans le neuvième *mois* et quelquefois un peu après la naissance. (Robin et Magitot.)

Nous trouvons dans la constitution du follicule dentaire, une fois développé, les trois parties suivantes : 1° *une saillie centrale, qui formera plus tard l'ivoire*; 2° une enveloppe ou *paroi du follicule*; 3° une partie molle intermédiaire, ou *organe de l'émail*.

Structure du bulbe dentaire [1]. — Le bulbe dentaire doit constituer plus tard la pulpe de la dent; lorsqu'il est complètement développé, il en a la forme. Il représente une énorme papille très riche en vaisseaux et en nerfs à sa partie centrale, et revêtue d'une membrane.

La substance du bulbe est une substance conjonctive devenant plus tard fibrillaire; elle est molle et granuleuse, et renferme des cellules étoilées et fusiformes. Au moment où l'ivoire va se former, des vaisseaux se développent dans le bulbe, l'artère et la veine sont centrales, et les capillaires, de 12 à 14 μ environ, forment des anses dont la convexité regarde la surface du bulbe.

Le bulbe des incisives et des canines a une forme conique qui rappelle celle des dents : celui des molaires s'élargit, et se couvre de petites éminences coniques en rapport avec le nombre de tubercules que doivent offrir ces dents,

La surface du bulbe est recouverte par une couche amorphe de 20 μ. Plus profondément, on trouve une pellicule homogène, très mince [2], formée par une couche uniforme de cellules analogues à des

[1] Nous recommandons au lecteur de bien se rappeler les diverses dénominations employées pour désigner chaque partie du follicule, on fait facilement une confusion. Nous répéterons que le bulbe dentaire est encore appelé papille dentaire, germe dentaire, germe de l'ivoire.

[2] Cette pellicule n'a pas grande signification; on lui a donné le nom de *membrane de l'ivoire*. Kölliker la désigne sous le nom de *membrane préformative* de Raschkow.

cellules épithéliales. Ces cellules, dites de la dentine, régulièrement juxtaposées, ont un beau noyau et des nucléoles; elles mesurent de 30 à 50 μ de longueur, sur 5 ou 10 μ de largeur.

Les cellules de la dentine se montrent un peu avant la vascularisation du bulbe [1], au-dessous de la *membrane préformative*; nous verrons que l'ivoire se développera entre cette membrane et les cellules elles-mêmes.

Les nerfs se montrent dans le bulbe après les vaisseaux.

Structure de la paroi du follicule [2]. — Au moment où l'ivoire de la dent commence à paraître, la paroi du follicule mesure 80 μ environ chez l'homme; elle est formée de fibres de tissu conjonctif, de cellules fusiformes et de matière amorphe. L'artère qui pénètre dans le bulbe dentaire fournit deux ou trois rameaux qui se portent sur la paroi folliculaire, et se dirigent vers l'extrémité du follicule qui regarde le bord de la gencive. Si l'on observe un embryon de trois mois, on voit ces vaisseaux, disposés parallèlement entre eux et à l'axe du follicule, s'anastomoser par des rameaux transversaux, de manière à former un réseau à mailles polygonales et allongées verticalement. Arrivés au sommet du follicule, ces vaisseaux s'anastomosent avec ceux de la muqueuse. A aucune époque de l'évolution du follicule, on ne voit la paroi séparable en deux couches (Robin et Magitot).

Structure de l'organe de l'émail. — Nous avons vu que l'organe adamantin est, selon Kölliker, un prolongement de l'épithélium du bord gingival. Ce prolongement se dilate et offre au centre une substance gélatineuse formée par le ramollissement des cellules centrales, tandis que la périphérie est limitée par une membrane épithéliale. Celle-ci forme une sorte de séreuse dont une portion, représentant le feuillet viscéral, s'applique sur le bulbe: c'est l'*épithélium interne*; l'autre partie, rappelant le feuillet pariétal d'une séreuse et tapissant la paroi du follicule, forme l'*épithélium externe*. L'épithélium externe est pavimenteux, l'interne est cylindrique [3].

Robin et Magitot ont étudié l'organe de l'émail avec le même soin qu'ils ont apporté à l'étude des autres tissus dentaires. Voici un ré-

---

1. Dans les follicules des dents permanentes. les vaisseaux précèdent l'apparition des cellules.

2. Je ferai remarquer qu'il faut attacher une moins grande importance à la structure de la paroi du follicule et de l'organe de l'émail, parce que ces parties sont destinées à s'atrophier, à disparaître; une portion seulement de la paroi folliculaire persistera pour former le périoste alvéolo-dentaire, périoste qui ne contient pas de fibres élastiques, et qui est très riche en vaisseaux et en nerfs.

3. L'épithélium interne est souvent appelé *membrane de l'émail* *membrane adamantine* de Raschkow.

sumé de leur description. L'organe de l'émail est entouré de cellules épithéliales formant une couche continue ; *l'épithélium reposant sur la face bulbaire de l'émail* est formé de cellules cylindriques prismatiques à cinq ou six pans, de 20 à 50 μ de longueur, sur 3 à 5 de largeur, à noyau ovoïde, allongé, net et foncé, de 14 à 18 μ. Ces cellules sont perpendiculaires à la surface du bulbe. *L'épithélium qui tapisse la paroi du follicule,* décrit pour la première fois par Robin et Magitot, est un épithélium à cellules polyédriques dont la limite est à peine marquée. Cet épithélium envoie de petits prolongements de forme cylindrique du côté de l'organe de l'émail et du côté de la paroi du follicule, entre les fibres de laquelle ils pénètrent. La *partie centrale de l'organe de l'émail* est formée de corpuscules de tissu conjonctif et de matière amorphe interposée ; les corpuscules sont fusiformes ou étoilés.

Formation des tissus dentaires. — *Toutes les parties dures de la dent se développent entre le bulbe dentaire et la paroi du follicule* [1] ; celle-ci persiste jusqu'à la fin, jusqu'au moment où la dent la perfore pour faire son apparition à l'extérieur. Examinons comment se forment l'ivoire, le cément, l'émail et la cuticule.

Formation de l'ivoire ou dentaire. — Vingt jours environ après l'apparition du follicule, l'ivoire commence à se former, un peu avant la fin du troisième mois, du quatre-vingtième au quatre-vingt-cinquième jour environ. L'ordre d'après lequel l'ivoire apparaît rappelle assez bien celui d'apparition des follicules : 1° incisive médiane ; 2° première molaire ; 3° incisive latérale ; 4° deuxième molaire ; 5° canine.

Au commencement du cinquième mois, toutes les dents sont pourvues d'une couche d'ivoire.

Le point précis où se montre l'ivoire est la partie la plus saillante du bulbe dentaire : on voit le sommet du bulbe s'obscurcir et une plaque d'ivoire extrêmement mince se former. Cette petite plaque est d'abord peu étendue, elle adhère intimement au tissu du bulbe et constitue le *premier chapeau de dentine.* Ce premier chapeau occupe la partie la plus saillante du bulbe et, au niveau des molaires, il occupe le sommet du tubercule le plus élevé.

Nous avons vu que la surface du bulbe se recouvre, un peu avant la formation de l'ivoire, d'une couche de cellules appelées par Robin et Magitot *cellules de la dentine,* et constituant la *membrane de l'ivoire* de quelques auteurs. Ces cellules, qui tapissent uniformément toute la surface du bulbe, sont précisément les organes for-

---

1. On pourrait même dire entre le bulbe et l'organe de l'émail.

mateurs de l'ivoire, dont le premier chapeau se développe au-dessous de la membrane préformative, qu'il refoule.

Robin et Magitot affirment que l'ivoire n'est pas de l'os, comme
le croyait encore Flourens ; que l'ivoire n'est pas sécrété par le
bulbe, comme le croit Huxley ; que l'ivoire n'est pas une transformation directe du tissu du bulbe, comme le dit Kölliker ; mais que
cette substance est une formation cellulaire spéciale, les cellules de la
dentine se calcifiant directement.

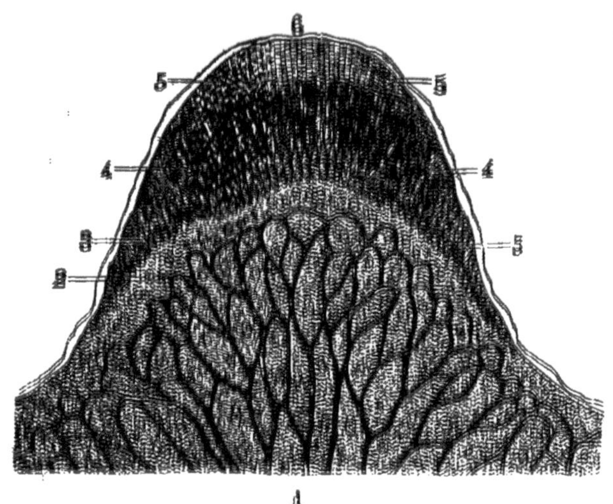

FIG. 318. — Développement de l'ivoire. Section à travers le sommet
d'une molaire de fœtus humain (d'après Lent).

1. Pulpe dentaire avec ses vaisseaux. — 2. Cellules de la partie profonde de la pulpe. —
3, 3. Cellules de la dentine formant ce qu'on appelle la membrane de l'ivoire. — 4, 4. Prolongements filiformes de ces cellules et couche d'ivoire développée (chapeau de dentine). — 5, 5. Émail développé. — 6. Membrane préformative un peu soulevée par l'action de l'acide acétique.

Nous avons vu que la couche des cellules de la dentine est placée,
à la surface de l'ivoire, au-dessous d'une pellicule amorphe, *membrane préformative*. Le premier chapeau de la dentine est formé par
la surface même de ces cellules qui se chargent d'un dépôt calcaire ;
à mesure que la substance de la cellule est envahie, le chapeau
augmente d'épaisseur du côté de sa face profonde, et le noyau de
la cellule s'atrophie Les *canalicules dentaires* ne sont autre chose
que les espaces qui séparent les cellules ; ils sont pleins de liquide.

Le premier chapeau d'ivoire formé est le plus grand, il représente la surface de l'ivoire ; des cellules se développent de nouveau
au-dessous de ce premier chapeau, un deuxième chapeau se forme
de la même manière, et ainsi de suite pendant un certain temps, de
sorte que la cavité de la dent se rétrécit de plus en plus, pendant
que le bulbe dentaire s'atrophie.

Quelques auteurs admettent qu'au moment de la formation de l'ivoire, les cellules de la dentine se prolongent sous forme de filaments dans l'épaisseur de la substance calcifiée, pour former les *fibres de Tomes* : la substance de l'ivoire serait elle-même une exsudation de ces cellules, et les *canalicules dentaires* ne seraient autre chose que les petits canaux renfermant les fibres de Tomes.

Formation du cément. — Lorsque l'ivoire de la racine a commencé à se former et que l'alvéole s'est rétrécie, la partie de la paroi du follicule contenue dans l'alvéole prend le nom de *périoste alvéolo-dentaire*. Cette couche fibreuse est très vasculaire, elle exhale un liquide qui se répand à la surface de la racine, se charge de granulations calcaires et d'ostéoplastes. Telle est l'origine du cément.

Formation de l'émail. — La description que donne Kölliker de la formation de l'émail est pleine d'erreurs, et montre combien ses connaissances sont arriérées sur cette partie de l'histologie. D'après Kölliker, l'émail serait produit par une exsudation des cellules épithéliales internes de l'organe adamantin, et la cuticule serait aussi produite par exhalation aux dépens de ces cellules.

Les travaux de Robin et de Magitot, de Huxley et de Lent, ont contribué à élucider ce point délicat de structure.

Lorsque l'ivoire a un millimètre d'épaisseur à la surface de la couronne, l'émail commence à se former. Il se montre au sommet de la couronne d'abord, puis il s'étend insensiblement jusqu'au bord libre des chapeaux de dentine, dont il est toujours séparé par un intervalle d'un quart de millimètre.

La portion la plus épaisse de l'émail, pendant son développe-

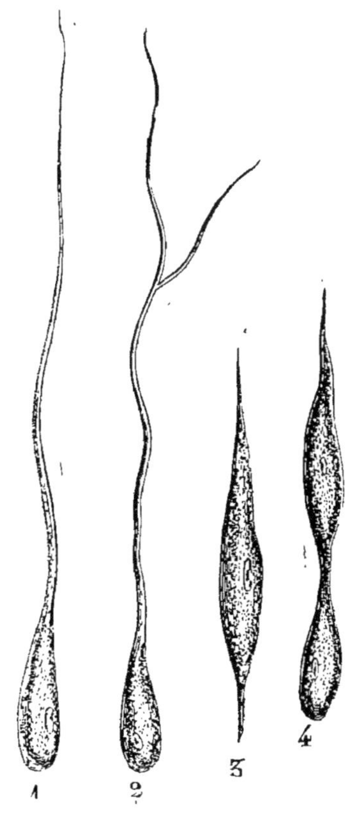

FIG. 319. — Cellules de la dentine et fibres de Tomes (d'après Lent).

1. Cellule avec son prolongement. — 2. Cellule avec un prolongement bifurqué. — 3. Cellule à deux prolongements. — 4. Cellule en voie de scission.

ment, correspond toujours à la portion la plus saillante de la couronne, ou des tubercules de la couronne, s'il s'agit d'une molaire.

Au moment où l'émail va se former, les parties sont dans les rapports suivants : la membrane préformative recouvre l'ivoire, et elle est recouverte par les cellules épithéliales prismatiques de l'organe adamantin.

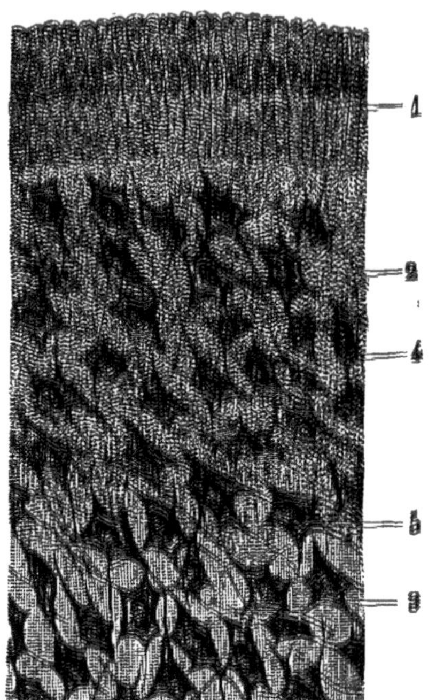

FIG. 320. — Coupe de la partie profonde de l'émail pris dans le follicule d'un embryon humain de trois mois.

1. Couches épithéliales internes de l'organe de l'émail, dites cellules de l'émail, avec leur noyau ovoïde. = 2. Substance granuleuse de la trame du tissu de l'organe de l'émail. = 3. Matière amorphe. = 4, 5. Corpuscules étoilés du tissu de l'organe de l'émail. (Grossissement, 500.) (Robin et Magitot.)

Au-dessous de la membrane préformative, par conséquent à la surface nue de l'ivoire, on voit les prismes de l'émail qui commencent à se montrer ; ils croissent en longueur dans une direction perpendiculaire à la surface de l'ivoire, jusqu'à ce qu'ils aient atteint leur longueur normale.

Il est remarquable que chaque prisme de l'émail correspond exactement à une cellule épithéliale de l'organe adamantin, dont il suit la direction. Quoiqu'il soit séparé de cet organe par la membrane préformative [1], on est obligé d'admettre avec Lent, Robin et Magitot, que les prismes de l'émail sont une exsudation des cellules épithéliales en question, exsudation qui traverse la membrane préformative et se charge de sels calcaires.

1. C'est Huxley (London, 1855) qui a démontré la présence de la *membrane préformative* entre les prismes de l'émail et la couche de cellules de l'organe adamantin.

Comme Lent l'a montré en 1855, il est très facile de se rendre compte de la présence de la membrane préformative à la surface de l'émail, en la traitant par l'acide acétique, qui détermine son soulèvement. Cette membrane formera plus tard la cuticule de l'émail.

La couche d'émail est dépourvue de toute communication avec le système vasculaire ; c'est une substance qui n'est pas sujette, comme l'ivoire, à une destruction et à un renouvellement incessants ; elle reste ce qu'elle était au moment de sa production, et, lorsqu'elle est détruite, elle ne se reproduit jamais [1].

Formation de la cuticule. — La cuticule de l'émail, qui forme la limite externe de la dent, n'est autre chose que la membrane préformative, située primitivement à la surface du bulbe dentaire. Cette membrane est devenue de plus en plus superficielle, à mesure que des productions nouvelles se sont formées sur la pulpe. Elle est refoulée d'abord par la couche des cellules de la dentine, puis par l'ivoire, qui n'est qu'une calcification de ces cellules, puis par les prismes de l'émail, qui la repoussent insensiblement. Cette cuticule est inattaquable par les acides, elle protège la dent.

La position de la cuticule et son refoulement successif prouvent que les cellules de l'organe adamantin finissent par se détruire en se confondant avec le sommet de la paroi du follicule.

Éruption des dents. — Lorsque la formation des tissus dentaires s'opère, la couronne se montre d'abord ; il n'y a pas de racine ; toutes les dents ont la forme de petits chapeaux appliqués sur le bulbe dentaire. La racine ne se montre que lorsque la dent est sur le point de percer et que la couronne a atteint son développement presque complet. A ce moment, le bulbe de la dent s'allonge en se pédiculisant, et l'organe adamantin s'atrophie. A mesure que le bulbe s'allonge, il se forme, sur son pédicule, des couches d'ivoire, par le même mécanisme que nous avons indiqué pour la couronne. La racine, en s'épaississant et en s'allongeant, pousse la couronne, qui exerce une pression de plus en plus énergique sur le sommet de la paroi du follicule et sur la gencive elle-même, jusqu'à ce que celle-ci soit percée. C'est à ce moment que se montre le cément.

1. Au moment où l'émail commence à se former, les dents étant encore dépourvues de racines, on peut dire que les couches de la dent sont les suivantes, de dedans en dehors : 1° bulbe ; 2° couche des cellules de la dentine, membrane de l'ivoire ; 3° ivoire ; 4° émail se développant ; 5° membrane préformative ; 6° cellules épithéliales internes de l'organe adamantin ou germe de l'émail ; 7° cellules épithéliales externes de l'organe adamantin ; 8° paroi du follicule. Les trois dernières couches sont destinées à disparaître ; les autres persisteront chez l'adulte.

Lorsque les dents de lait doivent tomber, les cloisons qui les séparent des dents permanentes se résorbent, les racines des dents de lait se détruisent, les dents permanentes s'allongent par suite de la formation de leurs racines, et chassent la couronne des dents de lait devenue libre, puisqu'elle est privée complètement, ou à peu près, de racine.

Des dents chez l'adulte et chez le vieillard. — Lorsque les trente-deux dents sont développées, elles ne grandissent pas ; leurs changements ultérieurs consistent : 1° dans l'usure graduelle et insensible de l'émail, qui ne se renouvelle pas, comme chez certains animaux ; 2° dans la production, à la surface interne de l'ivoire, de nouvelles couches éburnées qui, en augmentant l'épaisseur de l'ivoire, diminuent la cavité de la dent, et par conséquent la pulpe dentaire.

Chez les vieillards, les couches d'ivoire se sont tellement accrues, que la cavité dentaire est effacée et la pulpe atrophiée. Il résulte de cette atrophie que les dents, dépourvues ou à peu près de vaisseaux et de nerfs, jouent le rôle de véritables corps étrangers, sur lesquels le tissu osseux agit par son élasticité et sa rétractilité. Les dents deviennent vacillantes et tombent. La chute opérée, l'alvéole se comble de tissu osseux.

FACE EN GÉNÉRAL.

Après avoir étudié séparément les quatorze os qui composent la face, nous devons maintenant les grouper et étudier le massif osseux qu'ils constituent au-dessous du crâne. Ce massif est situé au-dessous de la portion antérieure de la base du crâne, en avant de la ligne que nous avons désignée sous le nom de *bizygomatique*.

La face, considérée dans son ensemble, a la forme d'un prisme triangulaire à face antérieure libre, à face supérieure adhérente au crâne, à face postérieure ou gutturale. Les extrémités seraient représentées par les os malaires et les branches du maxillaire inférieur.

Face antérieure. — Elle présente sur la ligne médiane et de haut en bas : 1° l'articulation des os propres du nez entre eux et avec le frontal ; 2° l'ouverture antérieure des fosses nasales ; 3° l'épine nasale antérieure et inférieure et la suture qui réunit les maxillaires supérieurs ; 4° la symphyse du menton.

De chaque côté elle présente : 1° la cavité orbitaire ; 2° la face antérieure de la pyramide triangulaire qui s'élève du maxillaire supérieur ; 3° la face antérieure de l'os malaire ; 4° plus bas, la face antérieure du maxillaire inférieur.

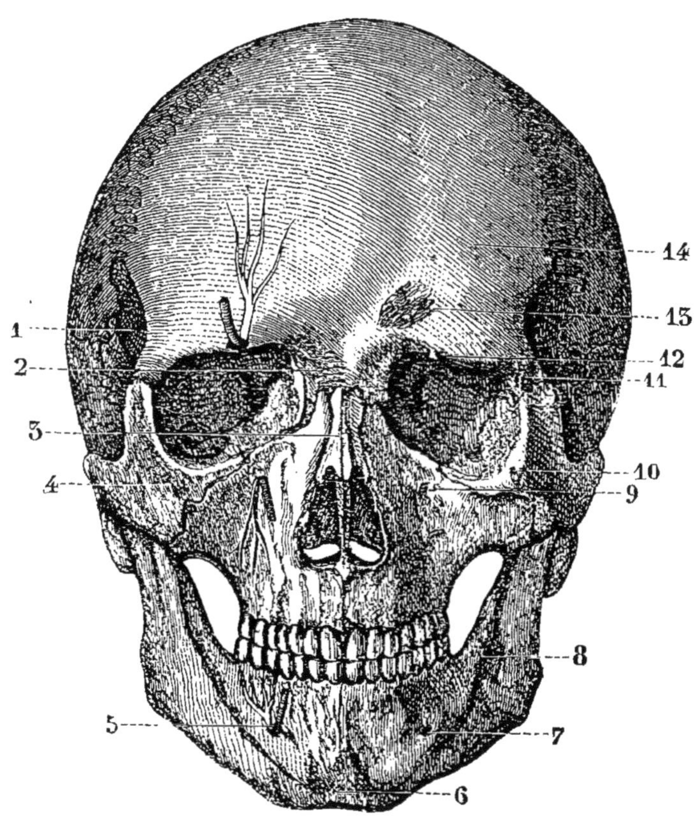

FIG. 321. — Face antérieure de la tête.

1. Partie antérieure de la fosse temporale. — 2. Bosse frontale moyenne. — 3. Os nasaux. — 4. Os malaire. — 5. Nerfs et vaisseaux mentonniers sortant par le trou mentonnier. — 6. Tubercule mentonnier. — 7. Trou mentonnier. — 8. Ligne oblique externe du maxillaire inférieur. — 9. Trou sous-orbitaire ; du côté opposé on voit sortir le nerf et l'artère sous-orbitaires. — 10. Trou malaire. — 11. Apophyse orbitaire externe. — 12. Trou sus-orbitaire ; du côté opposé on voit sortir l'artère frontale de l'ophthalmique et le nerf sus-orbitaire ou frontal. — 13. Insertion du sourcilier. — 14. Face antérieure du frontal.

Face supérieure. — Très irrégulière ; en rapport avec la base du crâne, elle présente sur la ligne médiane les fosses nasales, séparées par le vomer ; sur les côtés, les cavités orbitaires, séparées des fosses nasales par le bord supérieur du maxillaire supérieur et par l'unguis.

Face postérieure. — Irrégulière ; formée : 1° d'un étage supérieur limité en bas par la voûte palatine ; cet étage présente sur la ligne médiane le bord postérieur mince du vomer ; immédiatement à côté, l'orifice postérieur des fosses nasales ; plus en dehors la fosse ptérygoïdienne et ses deux ailes ; 2° d'un étage inférieur formé par la voûte palatine et par la face postérieure du maxillaire inférieur.

Extrémités. — Les extrémités ou faces latérales sont formées par l'os malaire et la face externe de la branche du maxillaire inférieur.

Après la description détaillée des os de la face en particulier, je crois inutile d'insister sur la description de la face en général. J'aurai soin seulement d'indiquer les cavités que tous ces os forment par leur réunion. Je décrirai avec la face antérieure : 1° les *cavités orbitaires* ; 2° avec la face postérieure, les *fosses nasales* ; 3° la *voûte palatine* ; 4° avec les faces latérales, la *fosse ptérygoïde* ; 5° la *fosse zygomatique* ; 6° la *fosse ptérygo-maxillaire*.

1° Cavité orbitaire.

La cavité de l'orbite est située sur les parties latérales, antérieure et supérieure de la face. Elle a la forme d'une pyramide quadrangulaire, à sommet postérieur. Cette pyramide présente à étudier une base, un sommet, quatre parois, quatre angles.

L'axe de la pyramide n'est pas directement antéro-postérieur, mais un peu oblique en arrière et en dedans, de sorte que la paroi interne se porte directement d'avant en arrière, tandis que la paroi externe est oblique en arrière et en dedans.

Base ou rebord orbitaire. — Elle est coupée obliquement en dehors et un peu en arrière. Elle est formée en haut par l'arcade orbitaire et les apophyses orbitaires interne et externe, en bas et en dedans par le bord externe de l'apophyse montante du maxillaire supérieur, en bas et en dehors par le bord interne et antérieur de l'os malaire. On y trouve aussi les sutures qui réunissent ces trois os.

Sommet. — Il est formé par la partie la plus large de la fente sphénoïdale et la lamelle osseuse qui la limite en dedans.

Paroi supérieure. — Elle présente la voûte orbitaire du frontal en avant, la face inférieure de la petite aile du sphénoïde en arrière, et la suture qui les réunit A la partie antérieure de cette paroi, sur le rebord orbitaire, on trouve : 1° en dedans, un peu en arrière du bord, une échancrure pour la poulie cartilagineuse du muscle grand oblique ; 2° au milieu, le trou sus-orbitaire pour le passage de l'artère et du nerf sus-orbitaires ; 3° en dehors, derrière le rebord orbitaire, la fossette lacrymale pour la glande lacrymale.

Paroi inférieure. — Triangulaire, un peu oblique en bas, en avant et en dehors, elle est formée dans presque toute son étendue par la face supérieure de la pyramide située sur la face externe du maxillaire supérieur. A sa partie la plus reculée, elle présente une petite facette triangulaire appartenant au palatin, avec une suture qui réunit cette facette au maxillaire. En avant et en dehors, elle est formée par l'apophyse orbitaire de l'os malaire. Sur cette paroi amincie qui recouvre le sinus maxillaire, on trouve la gouttière sous-orbitaire et le nerf maxillaire supérieur, gouttière qui se termine par le canal sous-orbitaire.

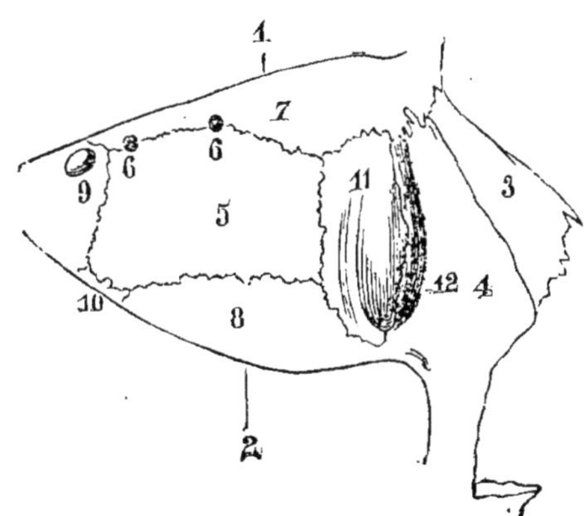

Fig. 322. — Paroi interne de l'orbite du côté droit.

1. Coupe de la paroi supérieure. — 2. Coupe de la paroi inférieure. — 3. Os propre du nez. — 4. Apophyse montante du maxillaire supérieur. — 5. Os planum de l'ethmoïde. — 6, 6. Trous orbitaires internes. — 7. Frontal. — 8. Plancher de l'orbite. — 9. Trou optique et sphénoïde. — 10. Apophyse orbitaire du palatin. — 11. Gouttière lacrymo-nasale. — 12. Lèvre antérieure de cette gouttière pour l'insertion du tendon direct de l'orbiculaire des paupières.

Paroi externe. — Elle est formée par la face antérieure de la grande aile du sphénoïde en arrière, et par la face orbitaire de l'os malaire en avant. Une suture réunit ces os.

Paroi interne. — Elle est formée d'arrière en avant par le corps du sphénoïde, par l'os planum de l'ethmoïde, par l'unguis et la gouttière lacrymo-nasale. Des sutures verticales unissent ces os. A la partie antérieure de cette paroi se trouve la gouttière lacrymo-nasale, de 12 millimètres de long environ, formée dans sa moitié antérieure par l'apophyse montante du maxillaire supérieur, et dans sa moitié postérieure par l'unguis. Elle se termine insensiblement en haut, tandis qu'en bas elle est limitée par un trou que forment les deux bords de la gouttière en s'inclinant l'un vers l'autre en forme de crochet. Cet orifice est le commencement du canal nasal.

Le *canal nasal* est un conduit de 12 millimètres environ, commençant en haut dans la cavité orbitaire, se terminant en bas, en s'élargissant, dans le méat inférieur des fosses nasales. Le canal nasal offre 4 millimètres environ à son ouverture supérieure, 5 millimètres à sa partie moyenne, 6 ou 7 à sa partie inférieure. Souvent il est légèrement rétréci au milieu et aplati de dehors en dedans. Il offre une petite courbure convexe en dehors et en avant. Il est formé en avant, en dehors et en arrière, par le maxillaire supérieur, et en dedans : 1° par l'apophyse verticale du cornet inférieur en bas ; 2° par la partie inférieure de l'unguis en haut.

Angle supérieur et interne. — Il présente la suture du frontal avec l'unguis et l'ethmoïde ; on y trouve au niveau de la suture fronto-ethmoïdale deux orifices, *trous ethmoïdaux* ou *orbitaires internes*. L'antérieur communique dans la cavité crânienne avec les gouttières ethmoïdales et donne passage à l'artère ethmoïdale antérieure et au filet ethmoïdal du rameau nasal du nerf ophthalmique de Willis, nerf nasal interne, organes qui traversent ce trou de l'orbite vers le crâne. Le postérieur laisse passer l'artère ethmoïdale postérieure, qui a la même direction. A la partie postérieure de cet angle, on voit le trou optique, où passent le nerf optique et l'artère ophthalmique.

Angle supérieur et externe. — Il est formé par la réunion du frontal avec la grande aile du sphénoïde et l'os malaire. Il présente dans sa moitié supérieure la fente sphénoïdale élargie vers le sommet de l'orbite, formée par les deux ailes et par le corps du sphénoïde. La veine ophthalmique, de petites branches artérielles de la méningée moyenne, une expansion de la dure-mère et les nerfs moteur oculaire commun, moteur oculaire externe, pathétique, nasal, frontal, lacrymal, traversent cette fente.

Angle inférieur et interne. — Peu marqué, il se confond tellement avec les deux parois qu'il sépare, qu'on pourrait dire que la cavité orbitaire a la forme d'une pyramide triangulaire. Il présente d'arrière en avant la suture qui unit l'apophyse orbitaire du palatin au corps du sphénoïde, celle qui réunit le maxillaire supérieur à l'ethmoïde et à l'unguis ; c'est à la partie antérieure de cet angle qu'on trouve l'orifice supérieur du canal nasal.

Angle inférieur et externe. — Il est formé en avant par l'apophyse orbitaire de l'os malaire ; en arrière, par la fente sphéno-maxillaire. Celle-ci, limitée en haut par la grande aile du sphénoïde, en bas par le maxillaire supérieur, en avant par l'os malaire, permet d'apercevoir sur un plan postérieur le fond de la fosse ptérygo-maxillaire et le trou grand rond. A l'état frais, le périoste passe de la paroi externe de l'orbite sur la paroi inférieure comme un pont, de sorte que les vaisseaux et le nerf qui s'engagent dans la gouttière sous-orbitaire sont séparés de la cavité par le périoste qui les applique contre le maxillaire.

2° Fosses nasales.

Les fosses nasales sont des cavités situées au centre des os de la face et séparées par une cloison, *cloison des fosses nasales*. Elles présentent à étudier : une cavité, deux orifices, quatre parois.

La **cavité des fosses nasales**, beaucoup plus large à la partie inférieure, communique avec la cavité du pharynx et avec plusieurs prolongements situés dans l'épaisseur des os qui entourent les fosses nasales, *sinus*.

Paroi inférieure. — Appelée aussi *plancher*, cette paroi est formée par l'apophyse palatine du maxillaire supérieur et par la portion horizontale du palatin. Elle est lisse, concave transversalement, horizontale. Elle offre à sa partie antérieure et interne l'orifice supérieur du canal palatin antérieur, qui loge le nerf et les vaisseaux sphéno-palatins internes.

Paroi supérieure. — En forme de voûte, elle n'a que 4 à 6 millimètres de largeur. Plus élevée à la partie moyenne qu'à ses

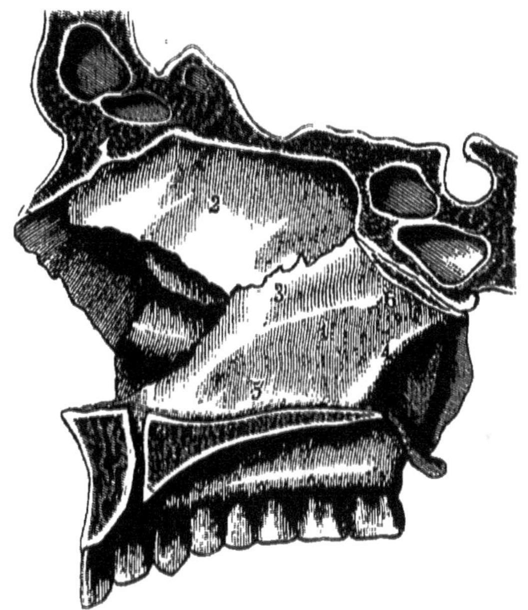

FIG. 323. — Cloison des fosses nasales.

1. Vomer. — 2. Lame perpendiculaire de l'ethmoïde. — 3. Bord antérieur du vomer. — 4. Bord postérieur. — 5. Bord inférieur. — 6. Bord supérieur.

extrémités, cette paroi est formée par cinq os : les os propres du nez, l'épine nasale du frontal creusée en arrière de deux gouttières,

la lame criblée de l'ethmoïde, l'apophyse sphénoïdale du palatin qui
s'incline vers la ligne médiane en s'appliquant à la face inférieure
du corps du sphénoïde, et le corps du sphénoïde lui-même.

Paroi interne. — Verticale, régulière, formée par la cloison,
cette paroi est construite par deux os, la lame perpendiculaire de
l'ethmoïde en haut et en avant, le vomer en bas et en arrière. Ces
deux os interceptent entre eux, à la partie antérieure, un espace
triangulaire qui, sur le squelette, laisse communiquer les deux
fosses nasales. A l'état frais, cet espace est comblé par le cartilage
de la cloison.

Paroi externe. — Oblique de haut en bas et de dedans en
dehors, la paroi externe est très irrégulière et présente des orifices,
des saillies et des anfractuosités. Elle est formée par six os : la face
interne des masses latérales de l'ethmoïde en haut, la face interne
du maxillaire supérieur et de son apophyse montante en bas et en
avant, l'unguis en haut entre l'ethmoïde et l'apophyse montante, la
portion verticale du palatin en arrière, la face interne de l'apophyse
ptérygoïde qui forme la limite postérieure de cette paroi, et le
cornet inférieur qui s'articule avec les quatre premiers. On trouve
sur cette paroi trois lames osseuses, contournées sur elles-mêmes,
qu'on a appelées *cornets*.

Le *cornet supérieur*, ou *cornet de Morgagni*, à peine marqué, ne
peut être distingué que sur son extrémité postérieure. Il appartient
à l'ethmoïde ; pour l'apercevoir, il faut regarder la face interne des
masses latérales de l'ethmoïde par la partie postérieure. Le *cornet
moyen*, placé au-dessous, est plus volumineux ; il est aussi une
dépendance de l'ethmoïde. Le *cornet inférieur*, ou *sous-ethmoïdal*,
est indépendant ; c'est un os isolé, beaucoup plus volumineux et
plus allongé que les deux autres.

Les cornets ont tous une face interne convexe qui regarde la
cloison des fosses nasales ; une face externe concave qui regarde le
côté opposé ; un bord inférieur libre dans la cavité des fosses nasales ; un bord supérieur adhérent. Ces os sont couverts de petits
sillons dans lesquels rampent des vaisseaux.

Les espaces placés au-dessous des cornets constituent les *méats*.
Ils prennent le nom du cornet au-dessous duquel ils sont placés.
Ainsi le *méat supérieur* est situé au-dessous du cornet supérieur, le
méat moyen au-dessous du cornet moyen, etc. On conçoit facilement
que le supérieur est plus petit que les deux autres, puisque le cornet
qui le recouvre est beaucoup plus petit.

Les méats moyens peuvent être considérés comme les principaux
prolongements de la cavité des fosses nasales, dans lesquelles viennent s'ouvrir d'autres prolongements anfractueux creusés au centre

de plusieurs os, les *sinus*. 1° Dans le méat supérieur, en arrière, on voit l'ouverture des cellules ethmoïdales postérieures, ou sinus ethmoïdal postérieur, et plus en arrière, l'ouverture des sinus sphénoïdaux. 2° Dans le méat moyen, vers la partie moyenne, on voit celle du sinus maxillaire, considérablement rétrécie par l'ethmoïde, l'unguis, le cornet inférieur et le palatin. On y trouve aussi, à la partie antérieure, l'ouverture d'un canal osseux qui parcourt l'ethmoïde de bas en haut et d'arrière en avant, *infundibulum*. Ce conduit s'ouvre en haut dans les sinus frontaux ; il communique dans son trajet avec les cellules antérieures de l'ethmoïde, et par un petit orifice avec le sinus maxillaire. 3° Dans le méat inférieur, vers la partie antérieure, on voit l'orifice inférieur du canal nasal.

Orifice antérieur. — L'orifice antérieur de la fosse nasale se confond avec celui du côté opposé. Il a la forme d'un cœur de carte à jouer. Il est formé par les os propres du nez et le maxillaire supérieur. On y trouve, à la partie inférieure, l'épine nasale antérieure.

Orifice postérieur. — Séparé de celui du côté opposé par le vomer, cet orifice forme un quadrilatère, limité en haut par le corps du sphénoïde, en bas par le bord postérieur de la voûte palatine, en dedans par le bord postérieur du vomer, en dehors par le bord postérieur de l'aile interne de l'apophyse ptérygoïde.

A l'état frais, les fosses nasales sont recouvertes, dans toute leur étendue, par la muqueuse pituitaire, membrane qui en revêt toutes les saillies et dépressions, et qui envoie un mince prolongement dans les sinus.

Les fosses nasales sont différentes chez l'enfant et chez l'adulte. La description qui précède s'applique aux fosses nasales de ce dernier. A la naissance, par suite du peu d'étendue en hauteur de l'os maxillaire supérieur et de l'ethmoïde, les fosses nasales sont très petites ; de plus, les sinus, spacieux chez l'adulte et communiquant largement avec les fosses nasales, sont à peine marqués chez l'enfant.

3° Voûte palatine.

Plus ou moins profonde, selon les sujets, la voûte palatine est constituée par l'apophyse palatine du maxillaire supérieur en avant, et par la portion horizontale du palatin en arrière. On y remarque une suture en forme de croix qui réunit ces divers os. C'est au point d'entre-croisement de ces sutures que l'*on peut toucher cinq os avec la pointe d'une aiguille*. Il faut se rappeler la présence du vomer au-dessus de ce point. La voûte palatine présente des crêtes nombreuses et des sillons dans lesquels rampent des vaisseaux. Elle est limitée en dehors et en avant par le bord alvéolaire du maxillaire ; mais, en arrière, elle se prolonge en contournant le maxillaire par une petite facette appartenant à l'apophyse pyramidale du palatin. Il existe à la partie antérieure de la voûte palatine, sur la ligne médiane, le canal palatin antérieur, simple en bas, bifurqué

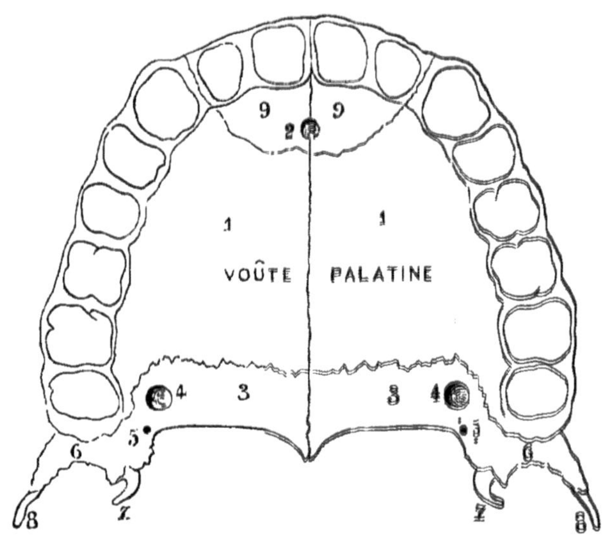

Fig. 324. — Voûte palatine.

1, 1. Apophyse palatine du maxillaire supérieur. == 2. Canal palatin antérieur. 9, 9. Os incisifs ou intermaxillaires : on voit la suture qui les réunit au reste du maxillaire. — 3, 3. Portion horizontale du palatin. == 4, 4. Canal palatin postérieur. == 5, 5. Canaux palatins accessoires. — 6, 6. Apophyse pyramidale du palatin. == 7, 7. Aile interne de l'apophyse ptérygoïde. — 8, 8. Aile externe.

du côté des fosses nasales, où passent l'artère sphéno-palatine et le nerf sphéno-palatin. En arrière et en dehors, à la partie interne de la dernière grosse molaire, on trouve le canal palatin postérieur, pour le passage de l'artère palatine supérieure et des nerfs palatins. Il existe souvent sur la face inférieure de l'apophyse pyramidale du palatin un ou deux orifices ; ce sont les canaux palatins accessoires, qui donnent passage à des nerfs palatins. Les trous palatin antérieur et palatins postérieurs forment les trois angles d'un triangle presque équilatéral.

4° Fosse ptérygoïde.

Située dans l'apophyse ptérygoïde, cette fosse est allongée verticalement, limitée sur les côtés par les ailes de l'apophyse, et complétée en bas par une portion de la face postérieure de l'apophyse pyramidale du palatin. Elle donne attache au muscle ptérygoïdien interne. Elle présente à sa partie supérieure, contre l'aile interne, une petite facette concave, *fossette scaphoïde*, pour le muscle péristaphylin externe.

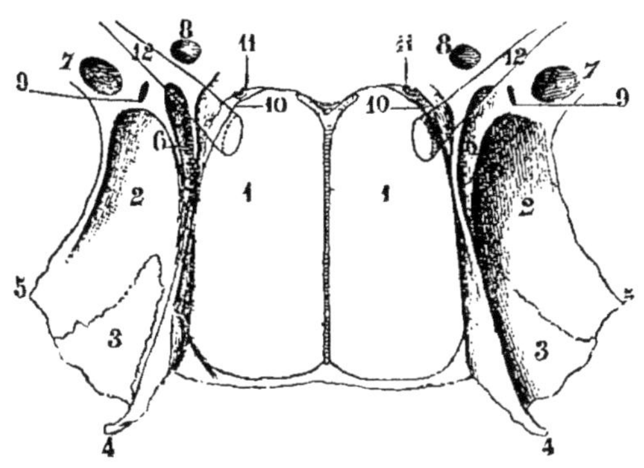

FIG. 325. — Fosses ptérygoïdes et orifice postérieur des fosses nasales.

1, 1. Fosses nasales. — 2, 2. Fosses ptérygoïdes. — 3, 3. Apophyse pyramidale du palatin. — 4, 4. Crochet de l'aile interne, sur lequel se réfléchit le tendon du péristaphylin externe. — 5, 5. Aile externe de l'apophyse ptérygoïde. — 6, 6. Fossette scaphoïde pour l'insertion du péristaphylin externe. — 7, 7. Trou ovale. — 8, 8. Trou vidien. — 9, 9. Orifice pour les racines motrice et sensitive du ganglion optique. — 10, 10. Apophyse sphénoïdale du palatin. — 11, 11. Trou ptérygo-palatin. — 12, 12. Trompe d'Eustache.

5° Fosse zygomatique.

C'est une cavité incomplète, dépourvue de paroi postérieure et de paroi inférieure. Située sur les côtés de la face, entre l'apophyse ptérygoïde, le maxillaire supérieur et la branche du maxillaire inférieur, elle présente une paroi interne formée par l'aile externe de l'apophyse ptérygoïde, en avant de laquelle se trouve la fosse ptérygo-maxillaire, une paroi externe formée par la branche du maxillaire inférieur, une paroi antérieure formée par la face postérieure de la pyramide qui surmonte le maxillaire supérieur, et une paroi supérieure incomplète, limitée en avant par une crête qui la sépare de la fente sphéno-maxillaire, et en dehors par une crête qui la sépare de la fosse temporale.

6° Fosse ptérygo-maxillaire.

Bichat a donné ce nom à une cavité que l'on trouve au fond de la fosse zygomatique, derrière le maxillaire supérieur. Cette cavité profonde, en forme de fente, présente une ouverture du côté de la fosse zygomatique ; une *paroi interne* ou *fond*, formée par la portion verticale du palatin et par une des facettes non articulaires de l'apophyse orbitaire de cet os ; une *paroi antérieure* formée par le bord postérieur du maxillaire supérieur, et une *paroi postérieure* formée par la face antérieure de l'apophyse ptérygoïde.

La fosse ptérygo-maxillaire se termine en pointe en bas, tandis qu'en haut elle est élargie. Dans ce point, elle se réunit à la fente sphéno-maxillaire et à la fente sphénoïdale, au-dessous du sommet de la cavité orbitaire.

On trouve cinq trous dans la fosse ptérygo-maxillaire : deux sur la paroi postérieure, le *trou grand rond*, où passe le nerf maxillaire supérieur, et le *conduit vidien*, où passent le nerf vidien et l'artère

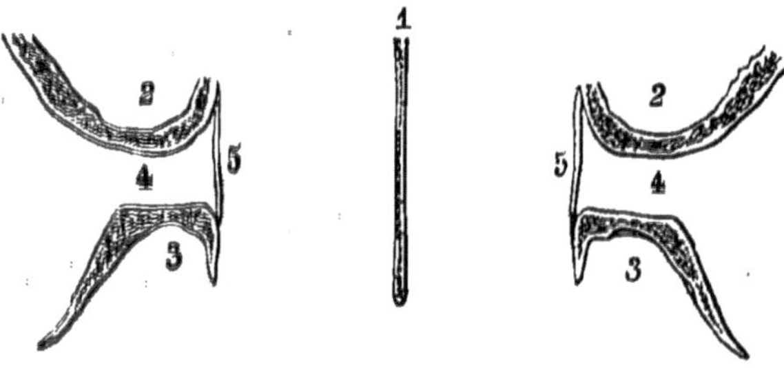

FIG. 326. — Coupe schématique, horizontale, passant par les deux fosses ptérygo-maxillaires.

1. Vomer séparant les fosses nasales. — 2, 2. Bord postérieur des maxillaires supérieurs. — 3, 3. Apophyses ptérygoïdes. == 4, 4. Fosses ptérygo-maxillaires. — 5, 5. Coupe de la portion verticale du palatin.

vidienne; un sur la paroi interne, le *trou sphéno-palatin*, fermé à l'état frais par la muqueuse pituitaire, où passent les nerfs sphéno-palatins et l'artère sphéno-palatine, un sur la paroi supérieure, le *conduit ptérygo-palatin*, où passent l'artère ptérygo-palatine et le

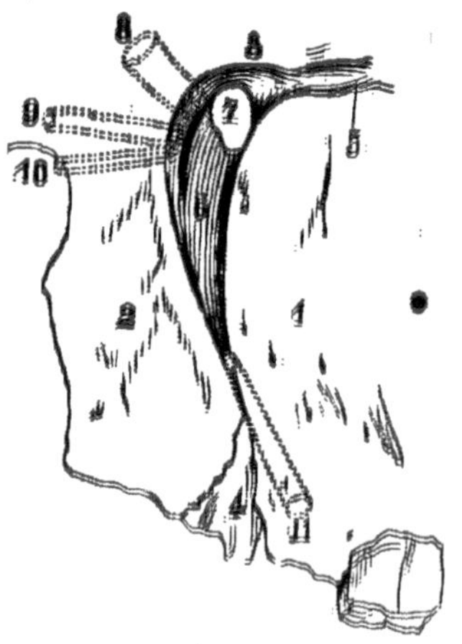

FIG. 327. — Fosse ptérygo-maxillaire du côté droit, vue de face (les canaux sont ponctués).

1. Tubérosité maxillaire ; on y voit des orifices pour les nerfs dentaires postérieurs. — 2. Apophyse ptérygoïde. — 3. Corps du sphénoïde. — 4. Apophyse pyramidale du palatin. == 5. Fente sphéno-maxillaire. == 6. Palatin formant le fond de la fosse. == 7. Trou sphéno-palatin. == 8. Trou grand rond. == 9. Trou vidien. == 10. Trou ptérygo-palatin. == 11. Canal palatin postérieur.

nerf ptérygo-palatin; un sur la partie inférieure et interne, le *canal palatin postérieur*, pour l'artère palatine supérieure et les nerfs palatins.

Dans la cavité de cette fosse, on trouve à l'état frais le ganglion de Meckel, qui a des connexions avec tous les nerfs que je viens d'énumérer et avec la terminaison de l'artère maxillaire interne, qui fournit toutes les branches qui accompagnent ces nerfs.

Tableau des trous et des organes qui traversent ces trous :

1° *Trou grand rond*, nerf maxillaire supérieur.

2° *Trou vidien*, nerf vidien, artère vidienne, veine vidienne.

3° *Trou sphéno-palatin*, nerf sphéno-palatin, artère sphéno-palatine, veine sphéno-palatine.

4° *Trou ptérygo-palatin*, nerf ptérygo-palatin, artère ptérygo-palatine, veine ptérygo-palatine.

5° *Trou palatin*, nerfs palatins, artère palatine supérieure, veine palatine supérieure. Tous les nerfs, excepté celui du trou grand rond, sont des branches du *ganglion de Meckel ;* les artères viennent de la *maxillaire interne;* les veines vont dans la veine maxillaire interne.

Développement de la face. — Nous avons décrit le développement de chaque os en particulier. Il nous reste à décrire le développement de la face en général. On trouve bien dans les auteurs la description des régions et des cavités de la face et leurs différences aux divers âges de la vie. Ces mêmes auteurs font bien remarquer aussi que ces différences tiennent surtout à la petitesse du sinus maxillaire et au peu de hauteur de l'ethmoïde et du maxillaire supérieur chez le fœtus, tandis que la formation de ce sinus et l'accroissement du maxillaire et de l'ethmoïde donnent à la face de l'adulte les caractères qu'elle présente. Mais, pour ce qui touche au développement des sinus de la face et au rôle qu'ils jouent, ils sont à peu près muets.

1° *Chez le fœtus et l'enfant.* — La face présente un diamètre vertical très peu étendu, et un diamètre transversal très considérable à la partie supérieure.

En avant : cavités orbitaires très développées, un peu aplaties de haut en bas ; fosses nasales petites, aplaties dans le même sens ; absence de la fosse canine ; épaississement des rebords alvéolaires, qui renferment les follicules dentaires.

En arrière : brièveté des apophyses ptérygoïdes ; dimensions peu considérables de l'orifice postérieur des fosses nasales ; obliquité en bas et en avant de ces apophyses et de ces orifices, due au peu de développement du sinus maxillaire ; voûte palatine peu étendue d'avant en arrière.

Sur les côtés : branches de la mâchoire très obliques de haut en bas, d'arrière en avant ; angle obtus formé par le corps et les branches, de sorte que la portion articulaire du condyle de cet os, qui se trouve en avant chez l'adulte, regarde en haut chez l'enfant.

2° *Chez l'adulte.* — Les sinus étant développés, le maxillaire su-périeur, l'ethmoïde et le palatin s'étant allongés dans le sens ver-tical, la physionomie est changée, et la face se présente telle qu'elle a été décrite dans les généralités.

3° *Chez le vieillard.* — Chute des dents ; usure des bords alvéo-laires, proéminence du menton, qui se rapproche du nez ; par suite de cette usure, l'angle de la mâchoire devient obtus comme chez le fœtus, ce qui fait qu'à ces deux âges de la vie les luxations sont difficiles, pour ne pas dire impossibles. Enfin, à cet âge, les sinus sont tellement developpés que les parois osseuses qui les limitent deviennent minces et fragiles et se brisent sous l'influence de chocs peu considérables.

Usages des sinus. — On ne sait pas quel rôle remplissent les sinus des os de la face.

1° On a dit qu'ils sont destinés à donner plus d'étendue à la sur-face muqueuse qui perçoit les odeurs. Depuis on a remarqué que la muqueuse des sinus est insensible aux odeurs.

2° On a dit qu'ils sont destinés à emmagasiner l'air odorant, afin de prolonger son impression sur la muqueuse. Cette opinion est unanimement rejetée.

3° Tillaux a écrit une thèse (1862) pour démontrer que les sinus se développent et se remplissent d'air pour permettre à la tête de rester en équilibre sur la colonne vertébrale.

Nous avons été étonné de voir Sappey, si difficile ordinairement, admettre les conclusions de Tillaux sans leur adresser aucune ob-jection. Nous ne saurions partager cette manière de voir.

1° Chez l'enfant, dit l'auteur que nous avons nommé, le crâne étant volumineux et la face très petite, la tête reste en équilibre sur le rachis. *Objection :* La tête n'est pas en équilibre sur le rachis, cet équilibre n'existe qu'autant que les muscles de la nuque sont légèrement contractés.

2° Chez l'adulte, le volume de la face devient considérable ; si son poids augmentait dans la même proportion, cet état d'équilibre serait rompu. *Objections :* Pourquoi les cellules mastoïdiennes, qui sont de véritables sinus, augmentent-elles de volume chez l'adulte ? Ne pourrait-on pas dire qu'elles diminuent, au contraire, le poids du crâne, puisqu'elles font partie du crâne ? Le poids de la face nécessitant une certaine contraction des muscles de la nuque pour se tenir en équilibre chez le fœtus, pourquoi n'en serait-il pas de même chez l'adulte ? Il aurait fallu prouver que les sinus sont plus développés ches les sujets dont la face est relativement plus volu-mineuse. On ne l'a pas fait. Du reste, dans la race nègre, la face est

plus volumineuse que dans la race blanche, et les sinus ne sont pas
plus considérables.

IX. — Os hyoïde.

Position. — Placez la face convexe *en avant* et les petites cornes
en haut.

L'os hyoïde est un petit os en forme de fer à cheval, situé entre
les régions sus-hyoïdienne et sous-hyoïdienne, au-dessus du larynx,
au-dessous de la langue. Il ne s'articule avec aucun os, et il est suspendu au milieu des parties molles de la région antérieure du cou.
Il présente un corps et deux extrémités.

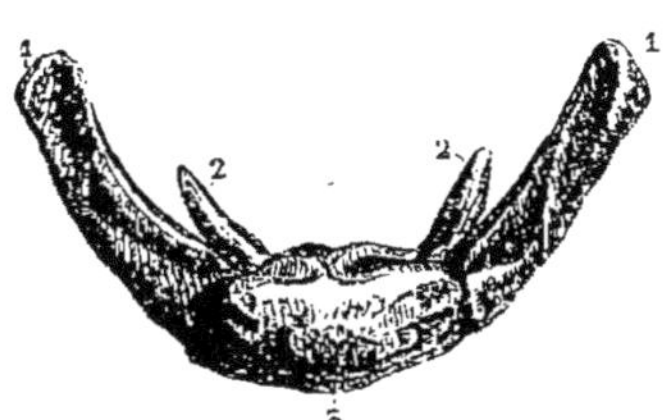

FIG. 328. — Os hyoïde vu
par sa face antérieure.

1, 1. Grandes cornes. — 2,
2. Petites cornes. — 3. Corps.

Le *corps* est aplati d'avant en arrière et convexe en avant ; on
lui considère une face antérieure, une face postérieure, un bord
supérieur, un bord inférieur.

Face antérieure. — Elle présente une saillie en forme de
croix, et donne insertion aux quatre muscles de la région sus-hyoïdienne, au génio-glosse, à l'hyo-glosse, au sterno-cléido-hyoïdien,
au sterno-thyroïdien et à l'omoplat-hyoïdien.

Face postérieure. — Concave, elle est en rapport avec la
membrane thyro-hyoïdienne, dont elle est séparée par du tissu cellulaire et une bourse séreuse découverte par Malgaigne.

Bord inférieur. — Mince, ce bord donne insertion au muscle
thyro-hyoïdien.

Bord supérieur. — Mince aussi, il donne insertion à une aponévrose qui se porte dans l'épaisseur de la langue, *membrane hyo-
glossienne*, et à la membrane thyro-hyoïdienne.

Extrémités. — Les extrémités sont bifurquées ; chacune des
branches porte le nom de corne. La branche supérieure, ou *petite
corne*, située à l'union du corps de l'os et de la grande corne, donne
insertion au ligament stylo-hyoïdien et au muscle de même nom. La
branche inférieure, ou *grande corne*, constitue les extrémités du fer
à cheval ; elle est aplatie de haut en bas et donne insertion par sa

face supérieure à l'aponévrose du pharynx, au muscle hyo-glosse et constricteur moyeu du pharynx, par sa face inférieure au muscle sterno-thyroïdien, et par son extrémité aux ligaments thyro-hyoïdiens latéraux.

Les deux cornes de l'os hyoïde ne sont pas en continuité de tissu avec le corps, elles sont articulées avec lui et recouvertes d'une couche cartilagineuse au niveau de cette articulation. On trouve souvent chez l'adulte, et à plus forte raison chez le vieillard, une soudure entre le corps et la grande corne.

Onze muscles s'insèrent sur l'os hyoïde.

Face antérieure, 9 : génio-hyoïdien, mylo-hyoïdien, stylo-hyoïdien, digastrique, génio-glosse, hyo-glosse, sterno-cléido-hyoïdien, sterno-thyroïdien, omoplat-hyoïdien.
Bord inférieur, 1 : thyro-hyoïdien.
Grande corne, 1 : constricteur moyen du pharynx.

Développement. — Cinq points osseux, un pour le corps, un pour chaque corne.

Appareil hyoïdien.

On donne ce nom à un ensemble de petits os étendus de chaque côté de l'os hyoïde à la base du crâne. Cet appareil est spécial aux vertébrés ; il est beaucoup plus développé chez les poissons que chez les mammifères, et en particulier chez l'homme, où il se montre à l'état pour ainsi dire rudimentaire.

La chaîne hyoïdienne est formée par trois os de chaque côté ; ce sont de bas en haut : 1° la petite corne de l'os hyoïde ; 2° un petit os rudimentaire développé dans l'épaisseur du ligament stylo-hyoïdien ; 3° l'apophyse styloïde du temporal.

Geoffroy Saint-Hilaire, qui a décrit le premier cet appareil, en 1818, a donné un nom particulier à chacun de ces os ; il a appelé la petite corne *apohyal,* et l'apophyse styloïde *stylhyal* ; l'os moyen est connu sous le nom de *cérato-hyal.*

L'apophyse styloïde, stylhyal, n'appartient donc pas au temporal ; elle se soude à cet os très tard, de trente à quarante ans. Avant cette époque, elle est unie au temporal par un prolongement fibro-cartilagineux.

Le cérato-hyal, os du milieu de la chaîne, est uni au stylhyal par un petit ligament, et à l'apohyal par un ligament plus long (ligament stylo-hyoïdien). Cet os est à peu près constant ; le ligament situé au-dessus de lui s'ossifie très fréquemment entre cinquante et soixante ans.

ARTICLE II.

COLONNE VERTÉBRALE.

On appelle colonne vertébrale la tige osseuse située à la partie postérieure du tronc, sur la ligne médiane. Cette tige osseuse présente plusieurs courbures qui correspondent à autant de régions différentes. De haut en bas, on remarque : 1° une courbure à convexité antérieure, c'est la *région cervicale* de la colonne ; 2° une courbure à convexité postérieure, c'est la *région dorsale :* elle correspond à toutes les côtes ; 3° une courbure convexe en avant, c'est la *région lombaire ;* 4° enfin une courbure plus marquée que toutes les autres, concave en avant : cette région s'appelle *sacro-coccygienne* ou *pelvienne*.

Vingt-six os composent la colonne vertébrale ; les uns, parfaitement séparables, réunis au moyen de ligaments, sont au nombre de vingt-quatre. On les appelle *vraies vertèbres ;* il y en a sept à la région cervicale, douze à la région dorsale, cinq à la région lombaire.

Les deux autres, qui sont le *sacrum* et le *coccyx*, sont formés par plusieurs vertèbres incomplètement développées et soudées entre elles ; on les appelle *fausses vertèbres*. Elles sont au nombre de neuf : cinq constituent le sacrum, quatre le coccyx.

Les vertèbres présentent à étudier :

1° Des caractères généraux qui s'appliquent à toutes les vertèbres ;

2° Des caractères particuliers qui s'appliquent à toutes les vertèbres d'une même région ;

3° Des caractères particuliers qui s'appliquent à l'étude de quelques-unes d'entres elles.

§ 1. —*Caractères généraux des vertèbres.*

Toute vertèbre, mise en position, présente :

A. Sur la ligne médiane, en allant d'avant en arrière : 1° un corps ; 2° un trou ; 3° une apophyse épineuse.

B. Sur les parties latérales, en allant d'avant en arrière, c'est-à-dire du corps vers l'apophyse épineuse : 1° un pédicule ; 2° deux échancrures ; 3° une apophyse transverse ; 4° deux apophyses articulaires ; 5° une lame.

Corps. — Partie la plus volumineuse de la vertèbre ; ses faces supérieure et inférieure donnent insertion au disque fibreux intervertébral ; sa face postérieure, plane, forme la paroi antérieure du canal rachidien ; elle présente un ou plusieurs trous volumineux qui donnent passage aux veines du corps de la vertèbre.

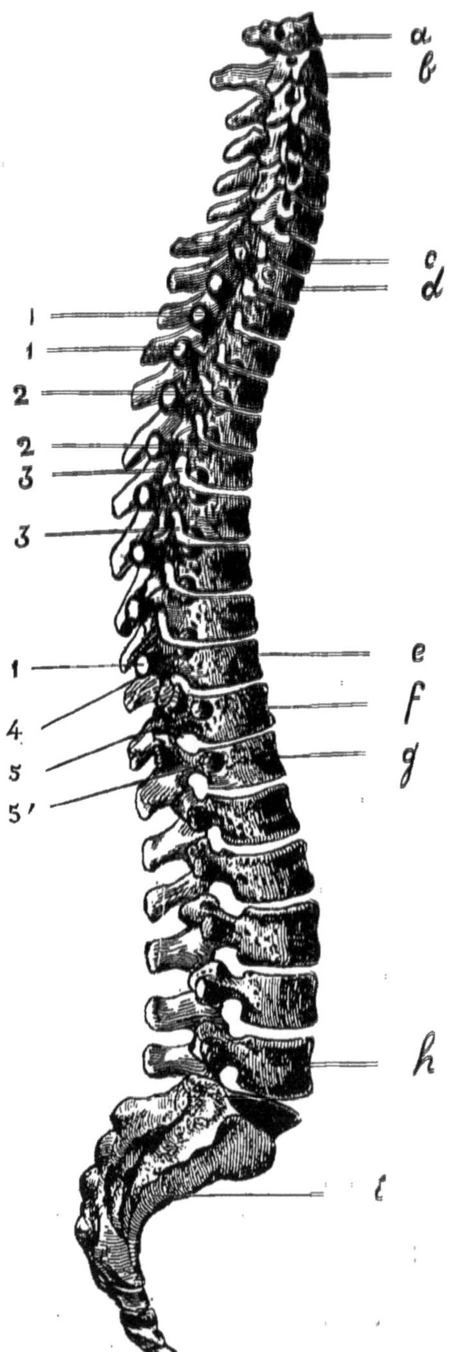

FIG. 329. — Colonne vertébrale.

a. Atlas. — *b*. Axis. — *c*. Septième cervicale ou proéminente. — *d*. Première dorsale. — *e*. Dixième dorsale. — *f*. Onzième dorsale. — *g*. Douzième dorsale. — *h*. Cinquième lombaire. — *i*. Sacrum.

1, 1, 1. Facettes articulaires des apophyses transverses s'articulant avec les côtes. — 2, 2. Deux facettes articulaires du corps des vertèbres s'articulant avec la tête des côtes. — 3, 3. Trous de conjugaison (pour le passage des nerfs rachidiens, des artères de la moelle et des veines). — 4. Facette articulaire de la dixième dorsale. — 5, 5', Facettes articulaires complètes des onzième et douzième dorsales pour la onzième et la douzième côte.

Trou vertébral. — Il sépare le corps de l'apophyse épineuse ; il forme avec le trou des autres vertèbres le canal rachidien.

Apophyse épineuse — Elle se dirige en arrière sous forme d'épine ; elle forme avec les autres apophyses épineuses la *crête épinière* ; elle donne insertion à des muscles.

Pédicule. — On donne ce nom à la portion étroite de la vertèbre qui réunit le corps aux autres parties. Le pédicule sépare les deux échancrures.

Échancrures. — Au nombre de deux de chaque côté : l'une est placée sur le pédicule, l'autre est placée au-dessous. Les échancrures des vertèbres se correspondent ; en se réunissant, elles forment les *trous de conjugaison*.

Apophyses transverses. — Ce sont des prolongements latéraux de la vertèbre qui donnent insertion à des muscles. Il en existe une de chaque côté de la vertèbre.

Apophyses articulaires. — Au nombre de quatre, deux supérieures, deux inférieures ; elles s'articulent avec celles des vertèbres voisines ; les facettes articulaires des supérieures regardent en arrière, celles des inférieures en avant.

Lame. — Portion de vertèbre qui forme la paroi postérieure du canal rachidien ; elle réunit l'apophyse épineuse aux apophyses articulaires. Les ligaments jaunes unissent les lames à celles des vertèbres voisines.

Avec les caractères qui précèdent, on pourra reconnaître une vertèbre, la distinguer de tous les autres os ; mais on ne pourra dire à quelle région cette vertèbre appartient qu'après avoir étudié le chapitre suivant.

§ 2. — *Caractères des vertèbres de chaque région.*

Région cervicale. — Le *corps* est allongé transversalement ; il est surmonté, de chaque côté de la face supérieure, d'un crochet qui s'articule avec une échancrure située également de chaque côté de la face inférieure de la vertèbre qui est au-dessus.

Le *trou* est triangulaire ; l'un des côtés du triangle est plus long que les deux autres, c'est celui que forme le corps.

L'*apophyse épineuse* est courte, presque horizontale, bifurquée à son extrémité libre, creusée d'une gouttière sur sa face inférieure.

Le *pédicule* est mince, situé à égale distance des faces supérieure et inférieure du corps, ce qui indique que les échancrures sont d'une égale profondeur au-dessus et au-dessous du pédicule.

Les *apophyses transverses* sont situées sur les côtés du corps et non en arrière, comme cela se voit dans les autres régions. Elles sont courtes, bifurquées au sommet, percées d'un trou à la base pour laisser passer l'artère vertébrale, creusées à leur face supérieure d'une gouttière horizontale, sur laquelle passe le nerf qui sort du trou de conjugaison (le nerf passe en arrière de l'artère).

Les *apophyses articulaires* supérieures ont une facette articulaire qui regarde en arrière et en haut, la facette des inférieures regarde en avant et en bas. Les deux apophyses articulaires du même côté sont placées aux extrémités d'une petite colonne osseuse qui semble avoir été coupée obliquement à ses deux extrémités pour former les surfaces articulaires.

La *lame* est mince, allongée dans le sens transversal; elle est un peu inclinée en bas et en arrière.

Région dorsale. — Le *corps* des vertèbres dorsales présente les diamètres transverse et antéro-postérieur égaux. La face supérieure et la face inférieure sont planes. On trouve de chaque côté du corps deux demi-facettes articulaires qui s'articulent avec les côtes.

Le *trou* est rond, beaucoup plus petit que dans les autres régions.

L'*apophyse épineuse* est longue, oblique en bas et en arrière, non bifurquée au sommet.

Le *pédicule* est plus rapproché de la face supérieure du corps : donc les échancrures supérieures sont plus petites que les échancrures inférieures, comme 1 est à 3.

Les *apophyses transverses* sont longues; leur sommet est volumineux, déjeté en arrière, muni en avant d'une facette articulaire qui s'articule avec la tubérosité de la côte qui lui correspond.

Les *apophyses articulaires* montrent dans cette région qu'il est utile de ne pas confondre les mots *facette* et *apophyse*. En effet, les apophyses articulaires inférieures n'existent pas : ce sont des facettes taillées sur la face antérieure des lames, tandis que les apophyses supérieures sont très marquées. Celles-ci sont minces, tranchantes, aiguës. Leur face articulaire regarde en arrière et un peu en dehors.

La *lame* est épaisse. Elle représente un carré osseux dont le diamètre vertical et le diamètre transversal sont égaux.

Région lombaire. — Le *corps* est très volumineux. Le diamètre transversal est un peu plus long que l'antéro-postérieur. Les faces supérieure et inférieure sont concaves. Tout autour du corps, on trouve une gouttière horizontale, beaucoup plus marquée sur les parties latérales, où elle loge des vaisseaux et des nerfs.

Le *trou* a la forme d'un triangle équilatéral; il est plus petit qu'à la région cervicale.

L'*apophyse épineuse* est grosse, horizontale, quadrilatère, munie à son sommet d'un tubercule volumineux.

Le *pédicule* est plus rapproché de la face supérieure du corps. Les échancrures supérieures sont trois fois plus petites que les inférieures.

Les *apophyses transverses* sont minces, transversales, effilées.

Les *apophyses articulaires* supérieures sont séparées l'une de l'autre par une distance plus considérable que celle qui sépare les deux inférieures. Les facettes articulaires qu'elles supportent ont la forme d'une gouttière verticale dont la concavité regarde en arrière et en dedans, gouttière dans laquelle viennent se placer les apophyses articulaires inférieures, qui ont une surface articulaire convexe en sens inverse, c'est-à-dire en avant et en dehors. Les apophyses articulaires supérieures présentent sur leur bord postérieur un tubercule osseux nommé *tubercule apophysaire*.

§ 3. — *Caractères particuliers de quelques vertèbres.*

Les caractères appartenant aux vertèbres des diverses régions se rencontrent dans les os du milieu de la région d'une manière tranchée; mais, aux extrémités de chaque région, les vertèbres présentent une physionomie intermédiaire pour ainsi dire à celle des deux régions voisines. C'est ainsi que la douzième dorsale présente des caractères propres aux vertèbres dorsales et aux vertèbres lombaires.

Les *première*, *deuxième* et *septième cervicales*, les *première*, *dixième*, *onzième* et *douzième dorsales*, et la *cinquième lombaire*, telles sont les vertèbres qui offrent des caractères propres à les faire reconnaître au milieu de toutes les autres.

1° Atlas ou première vertèbre cervicale.

Le *corps* de cette vertèbre est remplacé par un arc osseux, *arc antérieur de l'atlas*, qui présente en avant un tubercule pour l'insertion de ligaments, et en arrière une facette articulaire pour l'apophyse odontoïde de l'axis; ses bords supérieur et inférieur donnent insertion à des ligaments. Le *trou* est vaste; il loge dans sa partie antérieure l'apophyse odontoïde, et dans sa partie postérieure la moelle épinière. L'*apophyse épineuse* est remplacée par un tubercule rugueux situé au milieu de l'arc postérieur.

De chaque côté de cet os, il existe deux masses osseuses volumineuses, *masses latérales de l'atlas*. Situées aux extrémités de l'arc antérieur, ces masses présentent sur leur *face interne* des rugosités destinées à l'insertion du *ligament transverse*. Sur leur *face externe*, se trouve l'apophyse transverse, volumineuse, triangulaire, dont le sommet, très gros et non bifurqué, donne insertion à des muscles (petit droit antérieur de la tête, petit oblique et grand oblique

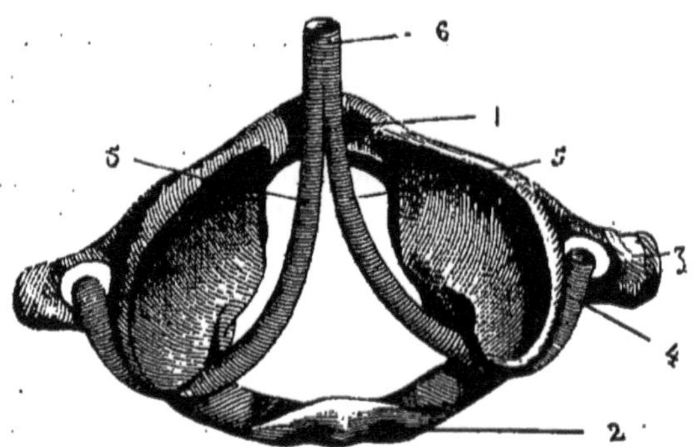

FIG. 330. — Atlas vu par sa face supérieure.

1. Arc antérieur. — 2. Arc postérieur. — 3. Apophyse transverse. — 4. Artère vertébrale contournant la partie postérieure de l'apophyse articulaire supérieure, après avoir traversé le trou de l'apophyse transverse. — 5, 5. Artères vertébrales convergeant vers la gouttière basilaire de l'occipital, après avoir passé par le trou de conjugaison formé par l'occipital et l'atlas. — 6. Artère basilaire.

postérieurs de la tête, droit latéral de la tête, splénius, angulaire). Elle est traversée à sa base, comme les autres vertèbres cervicales, par l'artère vertébrale. Sur leur *face supérieure*, on trouve la cavité

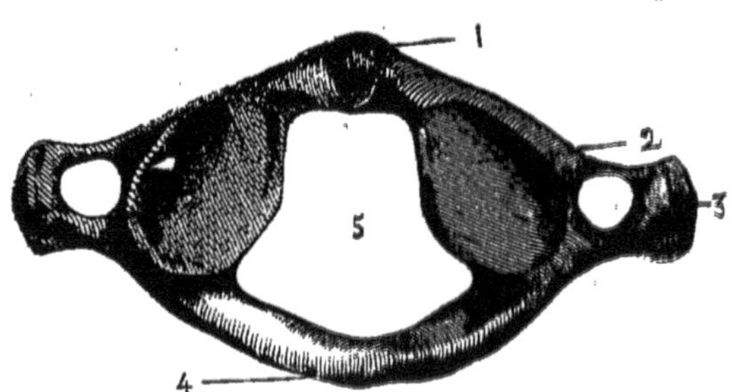

FIG. 331. — Atlas vu par sa face inférieure.

1. Tubercule antérieur. — 2. Facette articulaire inférieure. — 3. Apophyse transverse percée d'un trou (artère vertébrale). — 4. Arc postérieur. — 5. Trou vertébral.

glénoïde, oblique en bas et en avant, regardant en haut et en dedans, s'articulant avec les condyles de l'occipital. La facette articulaire inférieure est placée sur la face opposée ; elle est plane ou un peu concave, large, et regarde en dedans et en bas. De la direction des deux facettes articulaires du même côté, il résulte que les masses latérales de l'atlas présentent beaucoup plus d'épaisseur du côté de la face externe.

Immédiatement en arrière des masses latérales, on trouve les deux *échancrures*. La supérieure, très profonde, convertie souvent en trou par une languette osseuse, forme une gouttière horizontale qui contourne la masse latérale pour se confondre avec le trou de l'apophyse transverse. L'artère vertébrale et le premier nerf cervical passent dans cette gouttière. L'échancrure inférieure est profonde aussi, et donne passage au deuxième nerf cervical.

Le *pédicule* qui sépare les deux échancrures est mince et aplati. Les *lames*, irrégulièrement cylindriques, se réunissent pour former l'*arc postérieur de l'atlas*, beaucoup plus grand que l'arc antérieur.

2º Axis ou deuxième vertèbre cervicale.

Le *corps* de cette vertèbre est petit; il est surmonté d'une saillie, *apophyse odontoïde*, qui présente une partie rétrécie ou col, une portion plus volumineuse ou tête. La tête est pourvue, en avant, d'une facette articulaire pour s'articuler avec l'arc antérieur de l'atlas ; en arrière, d'une facette striée transversalement, sur laquelle glisse le ligament transverse. Sur son sommet s'insèrent les ligaments qui l'unissent à l'occipital. La *face inférieure* du corps est oblique en bas et en avant, concave dans le même sens, convexe transversalement pour former avec la troisième vertèbre cervicale une articulation par emboîtement réciproque ; elle se termine en avant par un tubercule qui descend au-devant de la vertèbre située au-dessous. La *face antérieure* est pourvue d'une crête médiane et verticale, bifurquée en bas et séparant deux dépressions ; la *face postérieure* présente des trous nombreux pour le passage des veines.

Le *trou* de l'axis a la forme d'un cœur de carte à jouer, dont le sommet est dirigé en arrière ; il est moins large que celui de l'atlas et plus que celui des autres vertèbres cervicales.

L'*apophyse épineuse* est très développée et présente les mêmes caractères que les autres vertèbres cervicales, c'est-à-dire qu'elle est courte, presque horizontale, bifurquée au sommet, creusée d'une gouttière à la face inférieure (les muscles grand droit et grand oblique postérieurs de la tête et transversaire épineux s'y attachent).

Sur les côtés du corps de l'axis, on trouve l'*apophyse transverse*, petite, triangulaire, percée d'un trou à la base, et présentant, à son sommet, un seul tubercule, où s'attachent les muscles splénius et angulaire.

Cette apophyse sépare les deux *facettes articulaires* du même côté. La facette supérieure, large, aplatie, regarde en haut et en dehors; elle est très rapprochée de l'apophyse odontoïde

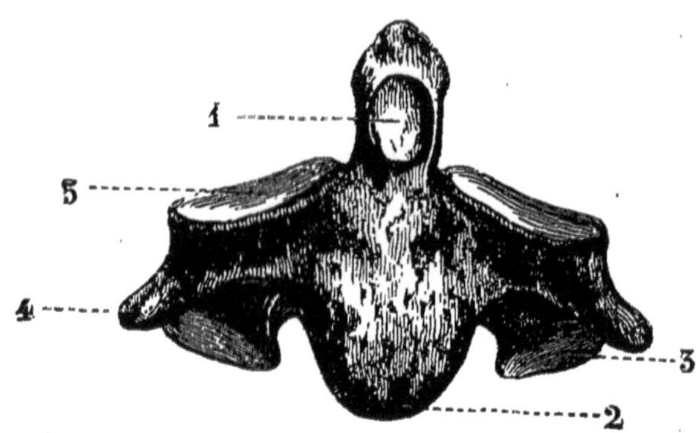

FIG. 332. — Face antérieure de l'axis.

1. Facette articulaire de l'apophyse odontoïde. — 2. Saillie inférieure du corps. — 3. Facette articulaire inférieure. — 4. Apophyse transverse. — 5. Facette articulaire supérieure.

et s'articule avec la facette articulaire inférieure de l'atlas. La facette articulaire inférieure est conformée sur le même type que celles des autres vertèbres cervicales; elle a la même étendue et la

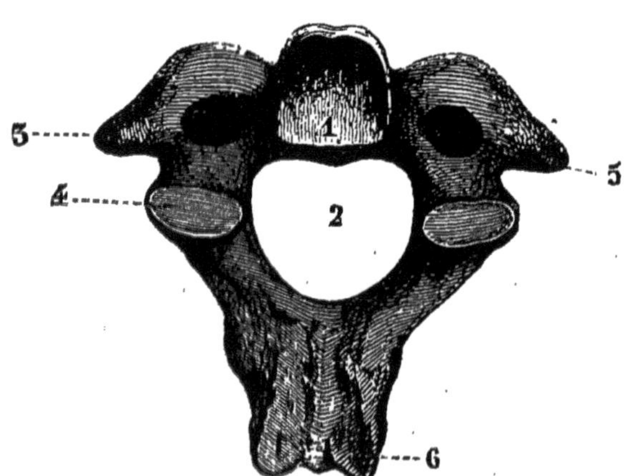

FIG. 333. — Face inférieure de l'axis.

1. Facette articulaire inférieure du corps. — 2. Trou vertébral. — 3. Apophyse transverse. — 4. Facette articulaire inférieure. — 5. Trou de l'artère vertébrale. — 6. Apophyse épineuse.

même direction que celles-ci; elle est séparée de la facette supérieure par l'apophyse transverse.

L'*échancrure* supérieure est à peine marquée; l'inférieure a une profondeur égale à celle des autres vertèbres cervicales.

Le *pédicule* est gros et à peine distinct des *lames*, qui sont conformées comme celles des autres vertèbres cervicales.

3° Septième vertèbre cervicale ou proéminente.

Elle se distingue : 1° par son *apophyse épineuse* très longue qui lui a fait donner son nom; 2° par son *apophyse transverse* : le sommet présente à peine une trace de bifurcation, c'est le tubercule postérieur qui est surtout développé. Elle ne présente pas à sa base un grand trou, mais un ou deux petits trous rudimentaires, à travers lesquels ne passe presque jamais l'artère vertébrale.

4° Première vertèbre dorsale.

Cette vertèbre présente un *corps* dont la physionomie rappelle une vertèbre cervicale. Il est pourvu de chaque côté de la face supérieure d'un *petit crochet* ; mais il se distingue des vertèbres cervicales, de même que des vertèbres dorsales, par la présence d'*une facette articulaire complète* sur les côtés du corps pour l'articulation de la première côte, et d'une petite *portion de facette* articulaire placée au-dessous de la précédente pour la seconde côte.

5° Dixième vertèbre dorsale.

Cette vertèbre se distingue des autres par la présence d'*une seule demi-facette articulaire* sur ses côtés; elle est située à la partie supérieure du corps et s'articule avec la dixième côte. La *facette inférieure manque*, puisque la onzième côte ne s'articule qu'avec la onzième vertèbre.

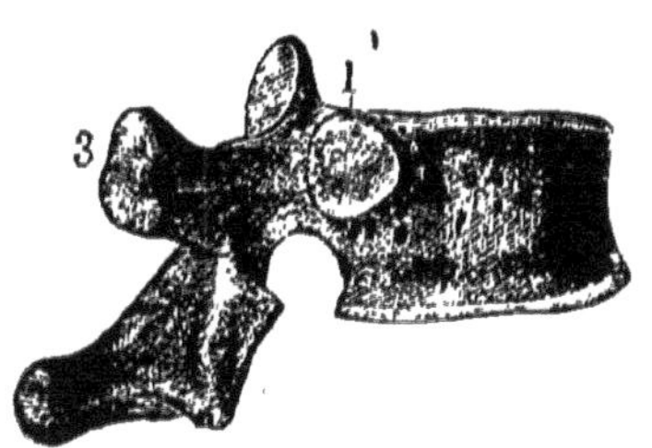

FIG. 334. — Onzième vertèbre dorsale.

1. Facette articulaire complète pour la tête de la onzième côte. — 2. Apophyse articulaire inférieure. — 3. Apophyse transverse sans facette articulaire.

6° Onzième et douzième vertèbres dorsales.

Elles ressemblent, par leur aspect extérieur, à des vertèbres lombaires. Leurs caractères distinctifs consistent : 1° dans la présence d'*une seule facette articulaire* assez large sur les côtés du corps, pour l'articulation des onzième et douzième côtes; 2° dans *l'absence de facette articulaire aux apophyses transverses*, qui sont rudimentaires.

Il existe un caractère très marqué qui permet de *distinguer ces deux vertèbres* l'une de l'autre : c'est que les apophyses articulaires

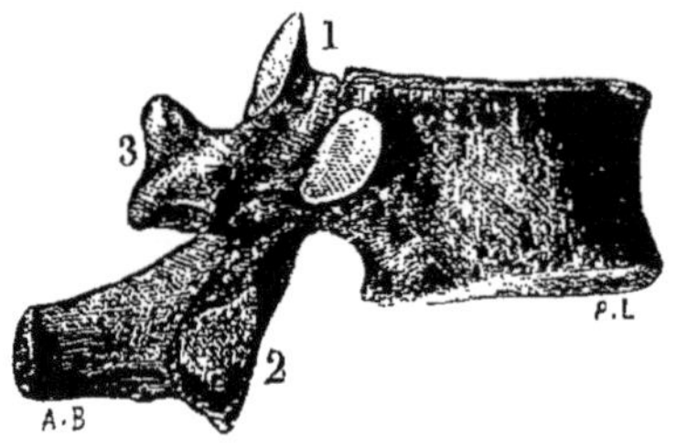

FIG. 335. — Douzième vertèbre dorsale.

1. Apophyse articulaire supérieure. — 2. Apophyse articulaire inférieure. — 3. Apophyse transverse sans facette articulaire.

inférieures de la douzième, identiques à celles des vertèbres lombaires, sont très rapprochées l'une de l'autre et présentent leur convexité en avant et en dehors (2, fig. 335).

7° Cinquième vertèbre lombaire.

Elle se distingue des autres : 1° par son *corps*, beaucoup plus épais en avant, car sa face inférieure est coupée obliquement de haut en bas et d'arrière en avant pour l'articulation du sacrum ; 2° par ses *apophyses articulaires* inférieures, qui sont le plus souvent séparées l'une de l'autre par un espace plus considérable que celui qui sépare les supérieures ; de plus, les facettes articulaires de ces apophyses sont planes et regardent en avant et un peu en dehors.

SACRUM.

Position. — Placez le sommet *en bas*, la face concave *en avant*.

Os impair, médian, symétrique, formé par la réunion de cinq fausses vertèbres, articulé avec la cinquième vertèbre lombaire en haut, le coccyx en bas, les os coxaux sur les côtés, affectant la forme d'une pyramide quadrangulaire à base supérieure, situé à la partie postérieure du bassin. Il présente à étudier quatre faces, une base et un sommet.

Face antérieure. — Un peu plus concave chez la femme que chez l'homme, cette face présente sur la ligne médiane quatre lignes transversales, indice de la réunion des vertèbres sacrées ; elles séparent des facettes planes correspondant au corps de ces vertèbres. De chaque côté, quatre trous, *trous sacrés antérieurs*, très larges, qui donnent passage aux branches antérieures des quatre premiers nerfs sacrés. Ces trous sont continués en dehors par des gouttières lisses qui logent les nerfs. Entre ces gouttières, on remarque des surfaces qui donnent insertion aux digitations du

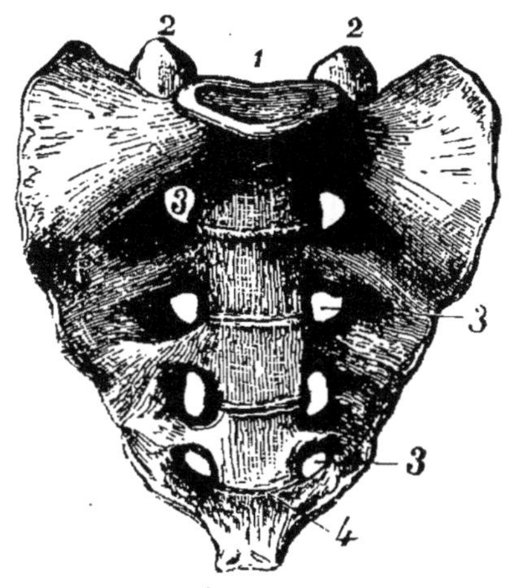

FIG. 336. — Face antérieure du sacrum.

1. Face supérieure du corps de la première vertèbre sacrée. — 2, 2. Apophyses articulaires du sacrum. — 3, 3. Trous sacrés antérieurs (branches antérieures des nerfs sacrés, divisions des artères sacrées). — 4. Ligne transversale indiquant la soudure du corps des vertèbres sacrées.

muscle pyramidal. Cette face est en rapport avec le rectum et l'artère sacrée moyenne sur la ligne médiane, avec le plexus sacré sur les parties latérales.

Face postérieure. — Convexe, cette face présente toutes les parties qu'on trouve sur une vertèbre vue par derrière, mais modifiées par la soudure des cinq pièces qui constituent le sacrum. Sur la ligne médiane, on trouve la *crête sacrée*, formée par la réunion des apophyses épineuses; de chaque côté de la ligne médiane, les *gouttières sacrées*, formées par la réunion des lames; plus en dehors, une série de tubercules, quelquefois peu marqués, formés par les apophyses articulaires; immédiatement en dehors de ces tubercules, quatre trous, *trous sacrés postérieurs*, plus petits que les antérieurs, qui donnent passage aux branches postérieures des quatre premiers nerfs sacrés; enfin, en dehors de ces trous, une série de tubercules, plus marqués que les précédents, et formés par les apophyses tranverses.

Faces latérales. — Triangulaires, larges en haut, amincies en bas, ces faces présentent: 1° en avant et en haut une facette articulaire, rugueuse, *facette auriculaire*, inclinée obliquement de haut en bas, de dehors en dedans, inclinée encore d'avant en arrière, de dehors en dedans, pour se placer entre les deux os coxaux comme un *double coin* vertical et antéro-postérieur; 2° en arrière, des inégalités très prononcées pour l'insertion du ligament sacro-iliaque postérieur ; 3° entre ces inégalités et la partie moyenne de la facette auriculaire, on voit un nombre considérable de trous, *fosse criblée*, qui laissent passer les vaisseaux qui pénètrent dans les parties latérales du sacrum ; 4° en bas, un bord qui résulte de l'amincissement de cette face et qui donne insertion dans toute son étendue au *grand ligament sacro-sciatique*.

Base. — On y trouve les mêmes détails qu'à la face supérieure d'une vertèbre. Sur la ligne médiane : 1° la face articulaire supérieure du corps de la première vertèbre sacrée ; 2° le trou de la même vertèbre ou orifice supérieur du canal sacré ; 3° le commencement de la crête sacrée de chaque côté.

De chaque côté de la ligne médiane, on voit : 1° l'échancrure supérieure de la première vertèbre sacrée qui concourt à la formation du vingt-cinquième trou de conjugaison ; 2° l'apophyse articulaire supérieure, large, plane, regardant en arrière et en dedans pour s'articuler avec la dernière vertèbre lombaire ; 3° en dehors, une surface triangulaire lisse, *aileron du sacrum*, qui fait partie du grand bassin et qui est séparée de la face antérieure par une ligne faisant partie du détroit supérieur du bassin. En se réunissant à la cinquième lombaire, le sacrum forme l'*angle sacro-vertébral* ou *promontoire des accoucheurs*.

Sommet. — Il présente : 1° une *facette articulaire* transversale, ovalaire, articulée avec le coccyx ; 2° en arrière de cette

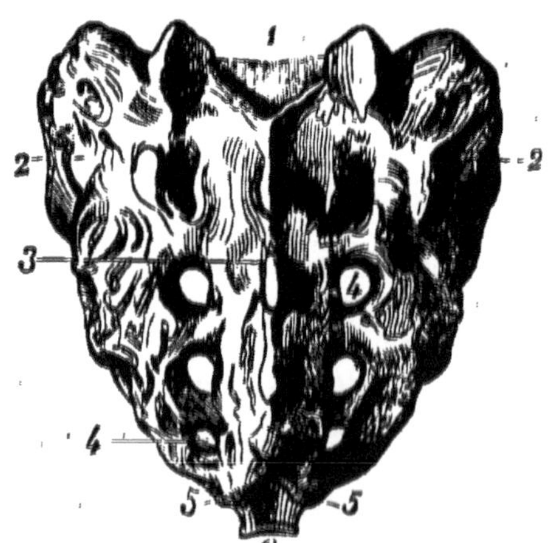

FIG. 337. — Face postérieure du sacrum.

1. Orifice supérieur du canal sacré. — 2, 2. Facette auriculaire du sacrum. — 3. Apophyses épineuses formant la crête sacrée. — 4, 4. Trous sacrés postérieurs (branches postérieures des nerfs sacrés). — 5, 5. Cornes du sacrum et orifice inférieur du canal sacré. — 6. Facette articulaire du sommet pour le coccyx.

facette, de chaque côté de la ligne médiane, deux tubercules, *cornes du sacrum*, s'articulant avec les cornes du coccyx et formant avec elles un dernier trou qui laisse passer les deux derniers nerfs sacrés; 3° en arrière de la facette articulaire, sur la ligne médiane, l'orifice inférieur du canal sacré, en forme de gouttière. A l'état frais, la *membrane sacro-coccygienne*, étendue du sacrum au coccyx, ferme cette gouttière. Dans certains cas, on voit la première pièce du coccyx réunie au sacrum, qui présente alors cinq trous sacrés de chaque côté et un sommet différent.

Le sacrum est parcouru de la base au sommet par le *canal sacré*, triangulaire en haut, aplati d'avant en arrière en bas, communiquant avec tous les trous sacrés antérieurs et postérieurs, et logeant la terminaison de la *queue de cheval*. Il prolonge le canal rachidien, dont chaque trou de conjugaison est représenté par deux trous sacrés, l'un antérieur, l'autre postérieur; la dure-mère en tapisse toute la surface.

Coccyx.

Position. — Placez *en bas* le sommet, *en avant* et *en haut* la face lisse, un peu concave.

Petit os impair, médian, symétrique, formé par quatre ou cinq fausses vertèbres rudimentaires, le plus souvent soudées entre elles, articulé avec le sacrum dont il continue la direction, très mobile d'avant en arrière pour augmenter le diamètre antéro-postérieur du détroit inférieur du bassin. Il présente deux faces, deux bords, une base et un sommet.

Face antérieure. — Légèrement concave, elle offre, comme le sacrum, des lignes transversales qui séparent les fausses vertèbres. Elle est en rapport avec le rectum.

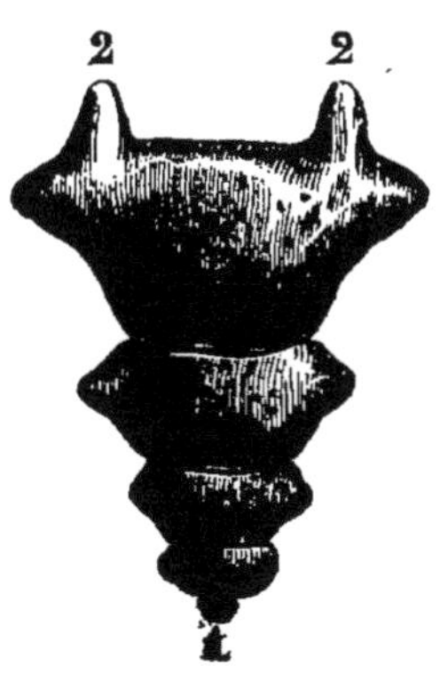

FIG. 338. — Face antérieure du coccyx.

2, 2. Cornes du coccyx.

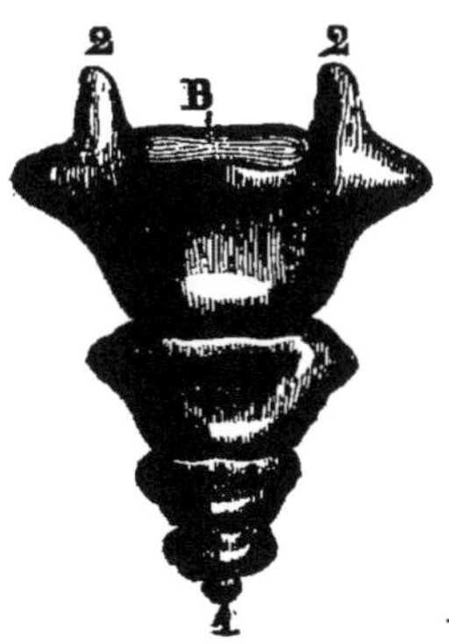

FIG. 339. — Face postérieure du coccyx.

2, 2. Cornes du coccyx.

Face postérieure. — Convexe, rugueuse, irrégulière, elle est

17*

recouverte par la peau et par quelques insertions du muscle grand fessier.

Bords. — Rugueux, ils donnent insertion au grand ligament sacro-sciatique et au muscle ischio-coccygien.

Base. — Comme sur le sommet du sacrum, on y trouve une facette articulaire pour le sacrum et deux saillies en arrière, *cornes du coccyx*, qui s'articulent avec les cornes du sacrum.

Sommet. — Il est formé par un tubercule osseux souvent déjeté en arrière, sur les côtés et surtout en avant, où il peut devenir un obstacle à l'accouchement. Il donne insertion à une bandelette fibreuse qui s'étend jusqu'à l'anus. Le muscle sphincter externe de l'anus s'insère sur cette bandelette et sur le sommet de l'os.

§ 4. — *Développement des vertèbres.*

Les vertèbres se développent chacune par huit points osseux : trois primitifs, un pour le corps, deux pour les parties latérales et cinq complémentaires, un pour le sommet de chaque apophyse transverse, un pour le sommet de l'apophyse épineuse, un pour la face supérieure du corps et un pour la face inférieure.

Les points primitifs apparaissent dans le cours du deuxième mois de la vie intra-utérine, les autres de quinze à dix-huit ans. La soudure complète de ces os a lieu de vingt-cinq à trente ans.

L'Atlas se développe seulement par quatre points : deux pour l'arc antérieur, deux pour l'arc postérieur.

L'Axis se développe par six points : deux pour les lames, deux pour le corps, deux pour l'apophyse odontoïde.

Septième vertèbre cervicale. — Huit points, comme dans les autres vertèbres. Il existe de plus un point pour la partie antérieure de l'apophyse transverse, qui reste quelquefois séparée, et qui produit alors une côte surnuméraire.

Sacrum. — Le sacrum présente trente-trois points osseux : vingt et un points primitifs, cinq pour chacune des trois premières vertèbres sacrées, trois pour les deux autres ; douze complémentaires, dont deux forment une lame osseuse qui supporte la facette auriculaire du sacrum, tandis que les dix autres forment les lames osseuses des faces inférieure et supérieure du corps des vertèbres sacrées.

Coccyx. — Le coccyx se développe par quatre ou cinq points d'ossification, un pour chaque pièce.

ARTICLE III.

THORAX.

On donne ce nom aux parois osseuses de la grande cavité qui renferme les poumons et le cœur. Le thorax est formé par les vertèbres dorsales en arrière, le sternum en avant et les côtes sur les côtés.

§ 1. — Côtes.

Position. — Placez *en arrière* l'extrémité irrégulière, *en dedans* et *en bas* la gouttière qui est creusée sur la face concave.

Les côtes sont des os plats pour la structure, longs pour la conformation extérieure. Ces os constituent des arcs osseux, flexibles, élastiques, désignés sous les noms de première, deuxième, troisième côte, etc., en comptant de haut en bas.

Les côtes se divisent en *vraies côtes*, au nombre de sept, et en *fausses côtes*, au nombre de cinq. Les premières sont encore appelées *sternales*, parce qu'elles s'articulent au moyen d'un cartilage avec le sternum ; les autres, qui ne s'articulent pas avec cet os, ont reçu le nom d'*asternales*. Les deux dernières côtes sont appelées *côtes flottantes*, parce que le cartilage qui les termine en avant se perd dans les parois de l'abdomen, et qu'elles ne s'articulent pas avec les apophyses transverses des vertèbres.

I. — CARACTÈRES GÉNÉRAUX DES CÔTES.

Les côtes s'articulent en arrière avec la colonne vertébrale ; en avant elles donnent insertion au cartilage costal. Elles sont *dirigées* obliquement de haut en bas, d'arrière en avant, obliquité beaucoup plus marquée pour les côtes inférieures. *Aplatis* latéralement, *courbés* sur leur face, ces os présentent encore une *courbure de torsion* suivant les bords, courbure telle que la côte ne touche que par deux points le plan horizontal sur lequel on la pose. Plus minces et plus fragiles chez le vieillard, les côtes sont plus longues vers le milieu de la région ; exemple : septième ; plus courtes, au contraire, aux extrémités de la région ; exemple : première et douzième.

Les côtes présentent à étudier un corps et deux extrémités.

Le *corps* offre deux faces et deux bords.

Face externe. — Convexe, elle est pourvue vers le quart postérieur d'une saillie rugueuse, *angle de la côte*, correspondant à un point plus prononcé de la ligne courbe que décrit cet os. Cet angle, à mesure qu'on se rapproche de la première côte, est moins éloigné de l'extrémité postérieure.

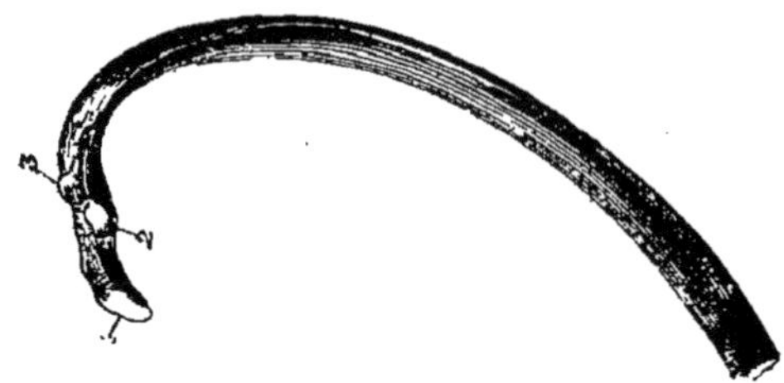

FIG. 340. — Côte vue par sa partie inférieure ; on y voit la gouttière costale et la courbure de la côte.

1. Tête. — 2. Col. — 3. Facette articulaire de la tubérosité.

Vers la partie antérieure de cette face, il existe une saillie analogue, mais moins marquée, *angle antérieur* de la côte. Divers muscles s'insèrent sur cette face.

Face interne. — Concave, lisse, elle est recouverte par la plèvre.

Bord supérieur. — Arrondi, il donne insertion aux deux muscles intercostaux.

Bord inférieur. — Semblable au précédent dans ses trois quarts antérieurs, il est pourvu d'une gouttière en arrière, *gouttière costale.* Cette gouttière, creusée en partie sur le bord inférieur et en partie sur la face interne de la côte, loge l'artère intercostale, la veine intercostale et le nerf intercostal. Elle donne insertion, par sa lèvre externe, au muscle intercostal externe, et par sa lèvre interne au muscle intercostal interne. La gouttière commence un peu en arrière de l'angle, et se termine vers le milieu du corps de la côte.

Extrémité antérieure. — Un peu renflée, elle présente une surface concave, rugueuse, non revêtue de cartilage, pour donner insertion au cartilage costal.

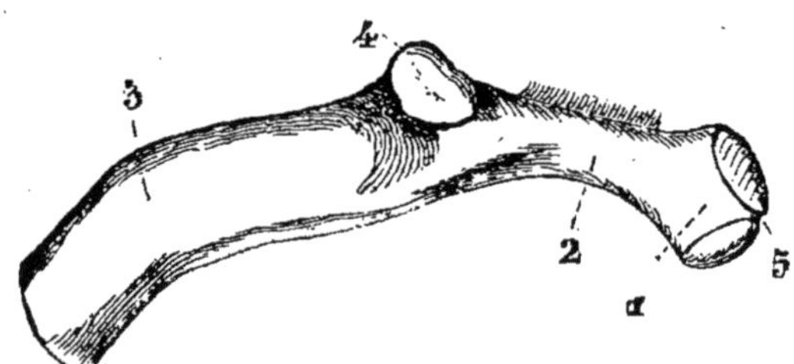

FIG. 341. — Extrémité postérieure d'une côte.

1. Tête. — 2. Col et ligament transverse costal. — 3. Angle. — 4. Facette articulaire de la tubérosité. — 5. Sommet de la tête séparant les deux facettes articulaires, et s'articulant avec le disque intervertébral.

Extrémité postérieure. — Elle offre, à l'extrémité même, une *tête*, en dehors une portion rétrécie ou *col*, plus en dehors une saillie ou *tubérosité.*

La *tête* présente *deux facettes* articulaires qui s'articulent avec le corps de deux vertèbres voisines, et qui se portent obliquement l'une vers l'autre pour former un sommet qui donne insertion au disque fibreux intervertébral.

Le *col*, placé au-devant de l'apophyse transverse de la vertèbre qui est au-dessus, donne insertion en arrière au ligament *trans-verso-costal interosseux*. Il est pourvu en haut d'une crête longitu-dinale qui donne insertion au muscle *sur-costal* correspondant et au ligament *transverso-costal supérieur*.

La *tubérosité* n'est marquée que sur la face externe de l'os. Elle présente en arrière et en bas une surface articulaire pour l'apophyse transverse de la vertèbre correspondante. La partie supérieure de la tubérosité offre une saillie sur laquelle s'insère le ligament *trans-verso-costal postérieur*.

Les côtes ont la structure des os plats. Revêtues d'une lamelle de tissu compact, elles sont formées au centre de tissu spongieux et n'ont pas de canal médullaire.

Les canalicules osseux, dirigés dans le sens de la longueur de la côte, sont d'une inégale grosseur : ce qui explique, selon Malgaigne, les dentelures fréquentes des fragments dans les fractures, car ces canaux se rompent à différentes hauteurs.

Développement. — Les côtes se développent par quatre points osseux : un primitif, qui apparaît dans le corps, du quarantième au cinquantième jour de la vie intra-utérine ; trois épiphysaires pour la partie saillante de la tubérosité, pour la facette articulaire et pour la partie articulaire de la tête. Ils se montrent de seize à dix-huit ans. La soudure de ces trois points a lieu avant l'âge de vingt-cinq ans.

II. — CARACTÈRES PARTICULIERS DES CÔTES.

Comme dans l'étude des vertèbres, nous remarquons ici que les côtes des extrémités de la région ont des caractères particuliers qui permettent de les distinguer des autres ; ce sont la première, la deuxième, la onzième et la douzième.

Première côte. — Elle se distingue des autres : 1° par le corps, et 2° par les extrémités.

Corps. — Court, aplati de haut en bas et non sur les côtés, il présente une *face supérieure* et une *face inférieure ;* courbé sur ses bords, il a un *bord interne* et un *bord externe.* Il est horizontal, *dépourvu de gouttière* costale et *d'angle* postérieur. Il présente à la partie moyenne de sa face supérieure le *tubercule de Lisfranc,* qui donne insertion au muscle scalène antérieur. Ce tubercule sépare deux gouttières transversales à peine marquées : l'une antérieure, pour le passage de la veine sous-clavière ; l'autre postérieure, pour le passage de l'artère sous-clavière.

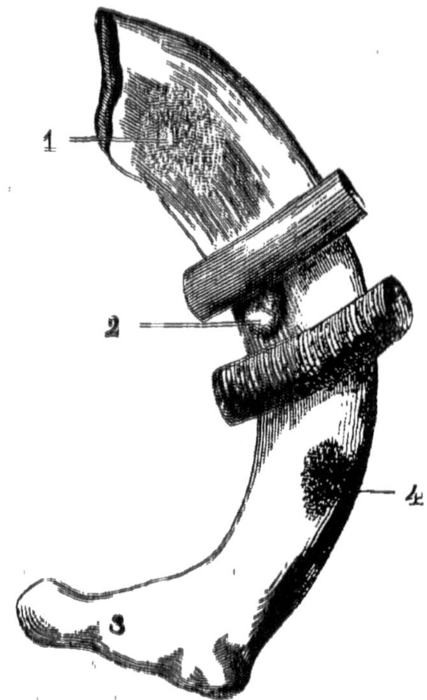

FIG. 342. — Première côte droite, vue par sa face supérieure.

1. Surface rugueuse pour l'insertion du ligament costo-claviculaire. — 2. Tubercule du scalène antérieur ; en avant du tubercule on voit la veine sous-clavière, en arrière l'artère. — 3. Col. — 4. Insertion du scalène postérieur.

Extrémités. — L'antérieure, très volumineuse, est pourvue à sa partie supérieure d'une *facette articulaire* pour la clavicule et de *rugosités* pour l'insertion du ligament costo-claviculaire. A l'extrémité postérieure, on trouve une *tête arrondie*, pourvue d'une seule facette articulaire qui s'articule avec la première vertèbre dorsale seulement. Le *col* est mince ; la *tubérosité*, très saillante, est confondue avec l'angle de la côte.

Deuxième côte. — Plus longue que la précédente, mais plus courte que la troisième, elle est *dépourvue de gouttière* costale. Elle ne présente *pas de torsion* sur ses bords. La *face externe* regarde en haut et en dehors ; sa *face interne*, en bas et en avant. Sur la moitié postérieure de sa face externe, il existe une *empreinte rugueuse* pour le muscle scalène postérieur. L'angle postérieur est très rapproché de la tubérosité ; sa tête est pourvue de deux facettes articulaires, dont la supérieure est beaucoup plus petite que l'autre.

Onzième et douzième côtes. — Ces deux côtes sont les *côtes flottantes*. Elles sont très courtes, mais la douzième est plus courte que la onzième. A peine courbées, elles sont *dépourvues de gouttière costale et de tubérosité ;* la douzième n'a pas d'angle. L'extrémité antérieure est mince et pointue, la postérieure est pourvue d'*une seule facette* convexe, presque plane, pour s'articuler avec une

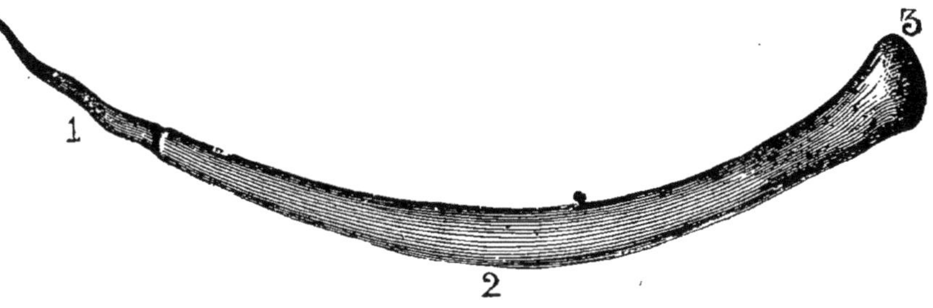

FIG. 343. — Douzième côte.

1. Cartilage costal. — **2.** Corps de la côte. — **3.** Tête arrondie de la côte.

seule vertèbre ; elles ne s'articulent point avec les apophyses transverses des vertèbres comme les autres côtes. Ces deux os ne se développent que par un seul point osseux.

Pathologie.

Les côtes du milieu se *fracturent* souvent, parce qu'elles sont plus exposées que les autres. La fracture siège au point frappé (*fracture directe*) ; lorsque les deux extrémités de la côte tendent à être rapprochées par choc ou pression, la fracture (*fracture indirecte*) siège toujours un peu en avant du milieu de la côte. *Les fragments ne se déplacent pas* ordinairement, parce qu'ils sont maintenus par les articulations des extrémités et par les muscles intercostaux ; mais les extrémités fracturées des deux fragments se meuvent pendant l'inspiration, d'où *violente douleur*. Il est rare que la plèvre ne soit pas un peu atteinte, d'où *pleurésie localisée*.

On peut observer des fractures de côtes à la suite d'un violent effort (toux, etc.), principalement chez les vieillards, dont la substance osseuse est raréfiée (*fracture par contraction musculaire*).

La *carie* se montre rarement sur les côtes ; elle amène des abcès froids et des inflammations de la plèvre.

Des cartilages costaux.

Les cartilages costaux sont des pièces cartilagineuses ajoutées à l'extrémité antérieure des côtes, dont elles partagent la *forme*. Les sept premiers s'unissent au sternum par leur extrémité interne, *cartilages sternaux* ; les cinq autres n'arrivent pas au sternum, *cartilages asternaux*.

Cartilages sternaux. — Ces cartilages offrent à peu près la même largeur que les côtes correspondantes, mais ils sont un peu plus épais. Ils pénètrent par leurs extrémités dans les côtes et dans le sternum (au point de soudure des pièces osseuses). Le *premier* se distingue des autres en ce qu'il est le plus large, le plus court (2 cent.), et qu'il est en continuité avec la substance osseuse de la première pièce du sternum. Le *deuxième* est un des plus étroits.

Leur *longueur* augmente insensiblement du premier au septième (2 cent. pour le premier, 12 à 14 pour le septième). Les premiers sont horizontaux, puis ils deviennent de plus en plus obliques jusqu'au septième.

Cartilages asternaux. — Ils adhèrent aux côtes comme les précédents, mais leur extrémité interne, effilée, n'arrive pas au sternum ; elle s'insère sur le cartilage costal, situé immédiatement au-dessus : le huitième sur le septième, le neuvième sur le huitième, le dixième sur le neuvième. Le cartilage des côtes flottantes est vermiforme, il se perd dans l'épaisseur de la paroi abdominale et ne s'insère pas sur les autres cartilages.

Structure. — Les cartilages costaux sont formés de tissu cartilagineux, ce sont des *cartilages périchondrés* ; leur périchondre se continue avec le périoste des côtes et du sternum. Ils s'ossifient fréquemment chez l'adulte, et chez le vieillard il n'est pas rare de les voir à peu près complètement ossifiés, de sorte qu'ils ont perdu à peu près toute leur élasticité.

Leur *usage* est de donner de l'élasticité au thorax. Au moment où la partie moyenne de la côte s'élève pendant l'inspiration, ils éprouvent un léger mouvement de torsion sur leur axe.

§ 2. — Sternum.

Position. — Placez la grosse extrémité *en haut*, la face convexe *en avant*.

Os impair, médian, symétrique, situé à la partie supérieure, antérieure et médiane du thorax, dirigé obliquement de haut en bas, d'arrière en avant. Il présente une forme irrégulière, que les anciens anatomistes comparaient à celle de l'épée des gladiateurs. L'os est, en effet, composé de trois parties qui permettent à la rigueur cette comparaison. La première, ou portion supérieure de l'os, était appelée *manubrium* ou poignée ; la deuxième portion moyenne, ou corps, représentait la lame, *mucro* ; l'extrémité inférieure, ou troisième portion, était appelée *processus ensiformis,* ou pointe.

L'épaisseur de cet os diminue de haut en bas. Il a 12 millimètres à la partie supérieure, 6 à 8 millimètres à la partie moyenne; il présente 2 millimètres seulement à l'appendice xiphoïde.

Articulé avec les deux clavicules et les sept premiers cartilages costaux, le sternum a la structure des os plats; mais sa substance spongieuse est formée de minces cloisons, qui limitent des aréoles très larges et remplies d'un suc médullaire liquide et rouge.

Cet os présente à étudier deux faces, deux bords, deux extrémités.

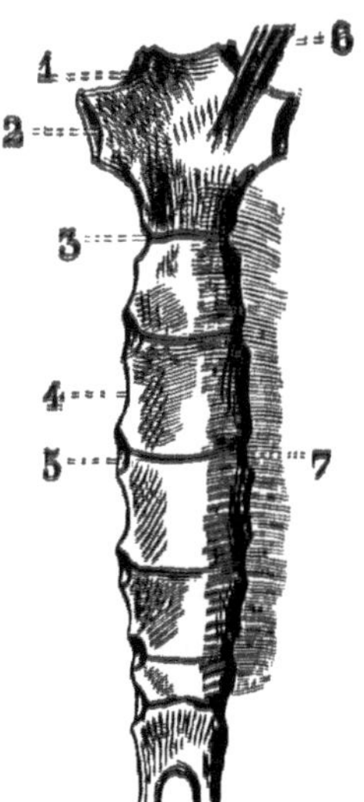

FIG. 344. — Sternum (face antérieure).

1. Facette articulaire pour la clavicule.— 2. Facette articulaire pour le premier cartilage costal. — 3, 5. Facettes articulaires pour les cartilages costaux. — 4. E-chancrure qui termine l'espace intercostal en avant. — 6. Fais-ceau sternal du sterno-cléido-mastoïdien. — 7. Insertion du grand pectoral.

Face antérieure. — Convexe, plus large en haut, elle présente six ou sept lignes transversales, rugueuses, séparant les diverses pièces osseuses qui constituent les trois portions du sternum. Ces lignes, plus rapprochées en bas qu'en haut, représentent les vestiges de la soudure des diverses pièces osseuses. La première, très saillante, forme chez certains sujets une saillie qui a été prise quelquefois pour une tumeur. Il n'y a pas là, comme on pourrait le croire, une soudure osseuse, mais bien une articulation qui n'est envahie par l'ossification que dans la vieillesse. En 1842, dans un mémoire présenté à l'Académie de médecine, Maisonneuve a étudié cette articulation et ses luxations.

Entre les lignes rugueuses on trouve des surfaces planes formées par les diverses pièces de l'ossification. Trois muscles s'insèrent sur cette face: dans toute son étendue, le muscle grand pectoral ; à sa partie supérieure, sur la première portion du sternum, le muscle sterno-cléido-mastoïdien ; à sa partie inférieure, sur les côtés, le muscle droit de l'abdomen. On trouve quelquefois, sur cette face, un trou, *trou sternal,* qui fait communiquer le tissu cellulaire sous-cutané avec le tissu cellulaire du médiastin ; ce trou résulte de la soudure incomplète, dans le sens latéral, de deux points d'ossification du sternum.

Face postérieure. — Concave, elle présente les mêmes surfaces planes et les mêmes lignes transversales que la face antérieure ; seulement les lignes sont moins accusées. Trois muscles s'y insèrent : à la partie supérieure, près de la ligne médiane, le sterno-thyroïdien ; en dehors de celui-ci, le sterno-cléido-hyoïdien ; sur les côtés de la deuxième portion de l'os, le triangulaire du sternum.

Cette face est en rapport avec le cœur, dont elle est séparée par le péricarde. Chez le fœtus, elle est en rapport aussi avec le thymus. A sa partie supérieure, elle est en rapport avec les gros vaisseaux veineux et artériels du thorax.

Bords. — Sinueux, contournés en S italique, concaves à la partie supérieure, convexes à la partie inférieure, ces bords présentent *treize échancrures,* dont six, plus étendues et moins profondes, font partie des espaces intercostaux, tandis que les sept autres, articulaires, moins étendues et plus profondes, reçoivent les cartilages costaux. Ces dernières échancrures alternent avec les autres ; elles *correspondent toujours, excepté pour la première, à la ligne de réunion de deux pièces d'ossification du sternum,* et sont, comme ces lignes, plus rapprochées à la partie inférieure. Le long des bords du sternum, du côté de la cavité thoracique, on voit les vaisseaux mammaires internes.

Extrémité supérieure ou base. — C'est la partie la plus épaisse de l'os ; elle concourt à former l'orifice supérieur du thorax. Séparée de la colonne vertébrale par un intervalle de 5 centimètres dans lequel se trouvent la trachée, l'œsophage et de nombreux nerfs et vaisseaux, elle présente sur la ligne médiane une échancrure, *fourchette sternale.* De chaque côté de la fourchette, on voit une surface articulaire oblongue, à grand diamètre oblique en bas et en dehors, concave dans le même sens, convexe d'avant en arrière, et destinée à s'articuler avec la clavicule. Elle ne donne insertion à aucun muscle, l'aponévrose omo-claviculaire seule s'y insère.

Extrémité inférieure ou sommet. — Cette extrémité, ou *appendice xiphoïde,* est cartilagineuse et ne commence à s'ossifier que chez le vieillard ; quelquefois même, dans la plus extrême vieillesse, on n'y trouve aucune trace d'ossification.

Cette extrémité est quelquefois déviée en avant, en arrière ou sur les côtés. Elle donne attache à la ligne blanche, et par sa face postérieure à quelques fibres du diaphragme. Elle est souvent percée d'un trou.

Développement. — Le sternum ne s'ossifie qu'à partir du sixième mois de la vie intra-utérine. On trouve un ou deux points osseux pour la poignée. Le corps de l'os, composé d'autant de pièces séparées qu'il y a d'espaces intercostaux, présente un ou deux points pour chacune de ces pièces. Si ces pièces sont formées de deux points osseux, ceux-ci se réunissent entre eux dans le sens latéral, avant de se réunir à ceux qui sont au-dessus et au-dessous. Il existe un point seulement pour l'appendice xiphoïde.

Les trois portions du sternum se soudent entre elles à un âge avancé. L'appendice xiphoïde se soude au corps de l'os vers quarante-cinq à cinquante ans. Le corps se réunit rarement à la poignée; il se forme là une articulation qui est quelquefois masquée par une simple lamelle osseuse.

Sept muscles s'insèrent sur le sternum.

Face antérieure : grand pectoral, sterno-cléido-mastoïdien, droit de l'abdomen.

Face postérieure : sterno-thyroïdien, sterno-cléido-hyoïdien, triangulaire du sternum.

Extrémité inférieure : diaphragme.

Pathologie.

Le sternum renferme une substance spongieuse, molle, pour laquelle la *carie* montre une grande prédilection chez les scrofuleux. Il est fréquent de voir des abcès froids et des cicatrices d'abcès chez ces malades, dans la région du sternum. Les *fractures* de cet os sont assez rares, elles se montrent le plus souvent à la suite d'un choc direct au sternum. La fracture siège ordinairement à l'articulation de la poignée avec le corps, et lorsqu'il y a déplacement, c'est le fragment inférieur qui se place en avant de l'autre.

§ 3. — Thorax en général.

Le thorax, encore appelé *cage thoracique*, est une cavité conique à sommet supérieur, formée par la colonne vertébrale en arrière, le sternum en avant, les côtes et les cartilages costaux sur les côtés. Cette cavité présente une base, un sommet, une surface extérieure et une surface intérieure.

La **base** est limitée : en arrière, par le bord inférieur de la douzième côte ; sur les côtes et en avant, par les cartilages costaux des six dernières côtes et l'appendice xiphoïde du sternum. Cette base, qui donne attache par sa lèvre intérieure au muscle diaphragme, est pourvue en avant d'une échancrure considérable qui correspond à la région de l'épigastre.

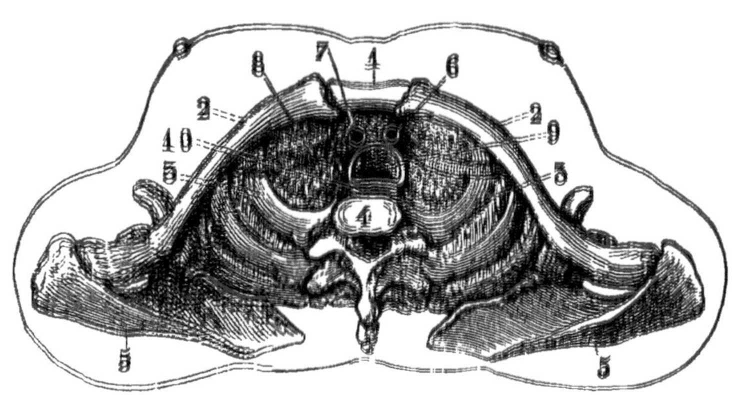

FIG. 345. — Orifice supérieur du thorax. Rapports des premières côtes avec les clavicules et les omoplates.

1. Base du sternum. = 2, 2. Clavicules. — 3, 3. Premières côtes. — 4. Corps de la première vertèbre dorsale. = 5, 5. Epine de l'omoplate. — 6. Coupe de l'artère carotide droite. = 7. Coupe de l'artère carotide gauche. — 8. Artère sous-clavière sur le sommet du poumon. = 9. Trachée. — 10. Œsophage.

Le **sommet** constitue une ouverture relativement très étroite, limitée en avant par la base du sternum ; en arrière, par le corps de la première vertèbre dorsale ; sur les côtés, par le bord interne et concave de la première côte. Cette ouverture, dont les dimensions varient un peu suivant les sujets, mesure de 9 à 10 centimètres transversalement, et de 4 centimètres et demi à 5 centimètres d'avant en arrière. Elle est complètement remplie par les organes qui passent du cou dans le thorax, et du thorax dans le cou.

On y trouve le sommet des deux poumons, l'œsophage, la trachée, les artères carotides primitives et sous-clavières, les troncs veineux brachio-céphaliques et les nerfs récurrent gauche, grands sympathiques, phréniques et pneumogastriques.

Le sommet du thorax est à peu près horizontal, et son inclinaison est si peu marquée, qu'une ligne horizontale passant sur la fourchette du sternum correspond au disque intervertébral situé entre les première et deuxième vertèbres dorsales.

La **surface extérieure** du thorax peut être divisée en trois régions : 1° la face antérieure ; 2° la face postérieure ; 3° les faces latérales. La *face antérieure*, formée par le sternum et les cartilages costaux, est limitée par deux lignes obliques dirigées de haut en bas et de dedans en dehors, et formées par la série des articulations des côtes avec les cartilages costaux. Cette face est recouverte par les muscles grands pectoraux dans presque toute son étendue ; à la partie inférieure, par le grand oblique de l'abdomen, et à sa partie supérieure, par le faisceau sternal du sterno-cléido-mastoïdien. Elle correspond au péricarde et au cœur, aux gros vaisseaux qui partent de cet organe ou qui s'y rendent, au bord antérieur des poumons et aux vaisseaux mammaires internes.

La *face postérieure* est limitée par deux lignes obliques, dirigées également de haut en bas et de dedans en dehors, et formées par l'angle postérieur des côtes. Nous savons, en effet, que l'angle des côtes s'écarte de l'extrémité postérieure de ces os à mesure qu'on s'éloigne de la première côte. Cette face postérieure présente, sur la ligne médiane, la série des apophyses épineuses des vertèbres dorsales, et sur les côtés, de dedans en dehors, les gouttières vertébrales, les séries versicales des apophyses transverses, enfin la partie postérieure des côtes et des espaces intercostaux. Des muscles nombreux, appartenant à la région dorsale, recouvrent cette face.

La *face latérale* est formée par les côtes qui limitent les espaces intercostaux. On y remarque l'inclinaison de ces os, qui est d'autant plus prononcée qu'on se rapproche de la dernière côte. Des muscles recouvrent cette face : le grand dentelé, le grand pectoral, le petit pectoral, les deux petits dentelés, le grand oblique de l'abdomen et le scalène postérieur.

La **surface intérieure** du thorax présente, à sa partie postérieure, une saillie très considérable formée par la colonne vertébrale, et en avant le sternum. C'est entre la colonne vertébrale et le sternum qu'on trouve une cloison appelée *médiastin*. Cette cloison sépare les deux poumons et les deux plèvres. On trouve entre les côtes les muscles intercostaux, qui s'étendent d'une extrémité à l'autre des espaces de même nom.

La cavité thoracique est remplie par des organes importants et nombreux. Nous étudierons ces organes avec la splanchnologie.

Lorsqu'on examine le thorax recouvert des muscles, on voit que sa forme est celle d'un cône dirigé en sens inverse de celui que représente la cavité thoracique du squelette ; le sommet de ce cône est situé à la partie inférieure du thorax, et sa base est supérieure. Cet aspect particulier de la partie supérieure de cette cavité est dû à la présence des omoplates et des clavicules.

Nous pourrions nous étendre beaucoup plus longuement sur

l'étude du thorax considéré d'une manière générale ; mais il nous paraît plus conforme à la méthode de compléter cette description lorsque nous étudierons l'appareil de la respiration.

ARTICLE IV.

MEMBRE SUPÉRIEUR.

On le divise en quatre segments : l'*épaule*, le *bras*, l'*avant-bras* et la *main*. L'épaule comprend deux os : la clavicule et l'omoplate ; le bras est formé par l'humérus ; le cubitus et le radius sont les os de l'avant-bras ; la main en comprend un grand nombre dont nous donnerons plus loin l'énumération.

I. = CLAVICULE.

Position. — Placez la grosse extrémité *en dedans*, la face qui présente une gouttière *en bas*, le bord le plus convexe *en avant*.

Os pair, long, non symétrique, situé à la partie supérieure et latérale du thorax, présentant un volume, une résistance, une longueur et des flexuosités plus considérables chez l'homme que chez la femme. Cet os offre à étudier deux faces, deux bords, deux extrémités.

Face supérieure. — Elle est lisse, convexe, recouverte par le peaucier, les filets descendants du plexus cervical superficiel et la peau. A son tiers interne s'insère le muscle *sterno-cléido-mastoïdien*.

Face inférieure. — Elle présente une gouttière transversale, *gouttière sous-clavière*, où s'insère le muscle *sous-clavier*.

Bord antérieur. — Large et convexe dans les deux tiers internes, où s'insère le muscle *grand pectoral*, il est mince et concave dans le tiers externe, où s'attache le *deltoïde*.

Bord postérieur. — Large et concave dans les deux tiers internes, il est mince et convexe dans le tiers externe. Au niveau de sa portion concave, il est en rapport avec les *vaisseaux sous-claviers* ; sa portion convexe donne insertion au muscle *trapèze*.

Extrémité interne. — Volumineuse, à peu près quadrangulaire, elle présente une surface articulaire plane, large, rugueuse, qui s'articule avec le sternum. En haut et en avant, on trouve des rugosités pour des insertions musculaires ; en bas, des rugosités pour l'insertion du *ligament costo-claviculaire*, et une facette articulaire qui s'articule avec l'extrémité antérieure de la première côte ; en arrière, l'insertion du muscle *sterno-cléido-hyoïdien*.

Extrémité externe. = Aplatie de haut en bas, elle est terminée par une facette articulaire ovale, à grand diamètre antéro-

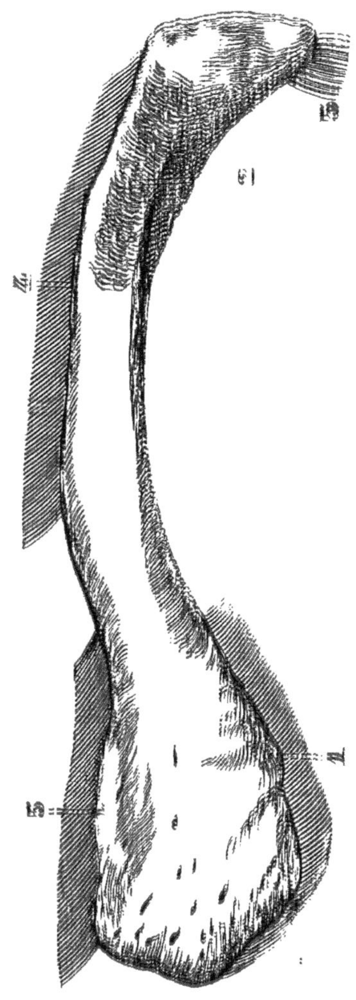

FIG. 846. = Face supérieure de la clavicule gauche.

1. Insertion du trapèze. = 2. Faisceau claviculaire du sterno-cléido-mastoïdien. = 3. Insertion du sterno-cléido-hyoïdien. = 4. Insertion du grand pectoral. = 5. Insertion du deltoïde.

postérieur, regardant en dehors et un peu en bas; elle s'articule avec l'acromion. Au-dessous de cette extrémité, on trouve des rugosités dirigées en dehors et en avant pour l'insertion des ligaments *coraco-claviculaires.*

Développement. — La clavicule et le maxillaire inférieur sont les os qui s'ossifient les premiers. Un point osseux *primitif* se montre au milieu de son corps avant le trente-cinquième jour, un peu avant l'époque de l'apparition du point osseux du maxillaire inférieur. A dix-huit ou vingt ans se développe, à l'extrémité interne, un petit point osseux *complémentaire*, qui forme une partie de la surface articulaire et qui se soude au corps de l'os avant vingt-cinq ans.

On trouve souvent dans cet os un canal médullaire vers sa partie moyenne.

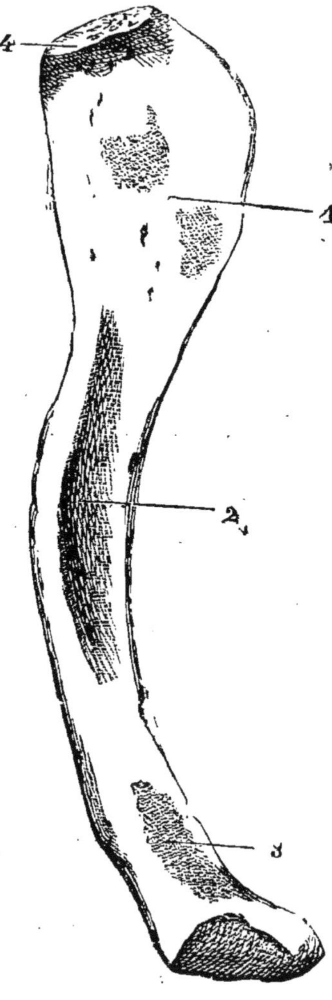

FIG. 347. — Face inférieure de la clavicule gauche.

1. Insertion des ligaments coraco-claviculaires. — 2. Gouttière sous-clavière pour l'insertion du sous-clavier. — 3. Surface rugueuse pour l'insertion du ligament costo-claviculaire. — 4. Facette qui s'articule avec l'acromion.

Six muscles s'insèrent sur la clavicule.

Face supérieure, 1. . — Tiers interne, sterno-cléido-mastoïdien.
Face inférieure, 1. . — Dans la gouttière, sous-clavier.
Bord antérieur, 2. . — Deux tiers internes, grand pectoral ; tiers externe, deltoïde.
Bord postérieur, 2. . — Extrémité interne, sterno-cléido-hyoïdien tiers externe, trapèze.

Pathologie.

Comme les autres os, la clavicule est sujette à la *carie*, à la *né-crose* et au *cancer*. Elle est assez souvent le siège d'*exostoses*. Les *fractures* sont presque aussi fréquentes que celles des côtes. Elles succèdent à un choc direct (*fractures directes*), ou à une chute sur l'épaule (*fractures indirectes*) ; dans ces dernières, la fracture siège ordinairement à l'union du tiers interne et du tiers moyen de l'os, et elle est dirigée en bas et en dedans. Le fragment externe n'a plus de soutien ; il se porte en bas, en avant et en dedans, obéissant au poids du membre et à l'action musculaire (en avant, grand dentelé, petit pectoral ; en dedans, grand pectoral, grand dorsal). Lorsque la fracture siège au tiers interne ou au tiers externe, il y a rarement déplacement, parce que les deux fragments sont maintenus par les insertions musculaires et ligamenteuses.

II. — Omoplate ou scapulum.

Position. — Placez la face munie d'une grande apophyse *en arrière*, le sommet de cette apophyse *en haut* et *en dehors*.

Os plat, pair, triangulaire, situé à la partie supérieure, posté-

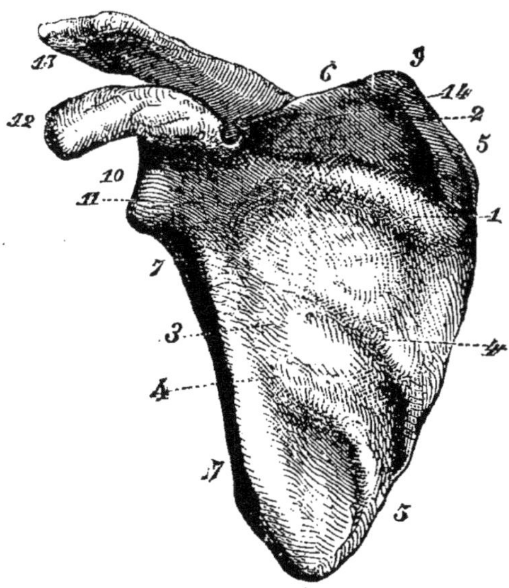

FIG. 348. — Face antérieure de l'omoplate droite.

1, 2, 3, 4, 4. Crêtes qui donnent insertion au muscle sous-scapulaire. — 5, 5. Bord interne. — 6. Bord supérieur. — 7. Bord externe. — 8. Angle inférieur de l'omoplate. — 9. Angle supérieur et interne. — 10, 11. Cavité glénoïde. — 12. Apophyse coracoïde. — 13. Acromion. — 14. Echancrure coracoïdienne (nerf sus-scapulaire, et au-dessus artère scapulaire supérieure).

rieure et latérale du thorax, articulé avec l'extrémité externe de la clavicule et avec l'humérus, et enfoui au milieu des masses musculaires de l'épaule et du dos. Cet os et la clavicule forment les os de l'épaule.

Il présente à étudier deux faces, trois bords, trois angles.

Face antérieure. — Concave, elle forme la fosse sous-scapulaire, et présente des crêtes obliques en haut et en dehors pour l'insertion du muscle *sous-scapulaire*. Cette face se termine en haut et en bas par une surface triangulaire sur laquelle s'insère le *grand dentelé*.

Face postérieure. — On y trouve, à l'union du quart supérieur et des trois quarts inférieurs, une grande apophyse, *épine de l'omoplate*, triangulaire, confondue avec l'omoplate par son bord antérieur.

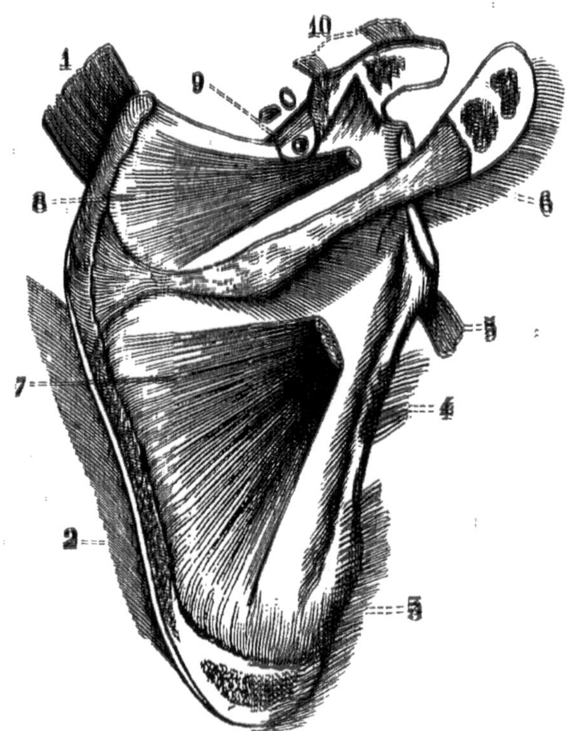

FIG. 349. — Omoplate droite avec les muscles (face postérieure). On y voit les points d'ossification complémentaires.

1. Muscle angulaire de l'omoplate. — 2. Rhomboïde. — 3. Grand rond. — 4. Petit rond. — 5. Longue portion du triceps. — 6. Deltoïde. — 7. Sous-épineux. — 8. Sus-épineux. — 9. Ligament qui convertit en trou l'échancrure coracoïdienne, dans laquelle passe le nerf sus-scapulaire. — 10. Ligaments coraco-claviculaires.

Son bord postérieur, confondu en dedans avec le bord interne de l'omoplate, se termine en dehors, en formant avec le bord externe de l'épine une saillie, *acromion*. Ce bord, qu'on appelle *crête*, est très épais. La lèvre supérieure donne insertion au *trapèze*, l'inférieure au *deltoïde*.

Le bord externe de l'épine est concave, lisse.

L'acromion, qui fait suite à ces deux bords, est une apophyse dirigée en avant, en haut et en dehors. La base ou pédicule semble tordue ; son sommet donne insertion au ligament *acromio-coracoïdien* ; sa face supérieure est séparée de la peau par une bourse séreuse ; sa face inférieure, lisse, est en rapport avec la tête de l'humérus. Les bords se continuent avec les deux lèvres du bord postérieur de l'épine de l'omoplate ; l'externe est convexe, l'interne concave. Celui-ci présente à sa partie antérieure une facette ovale, à grand diamètre antéro-postérieur, qui regarde en haut et en dedans pour s'articuler avec la clavicule.

Au-dessus de l'épine, la dépression que l'on rencontre s'appelle *fosse sus-épineuse* et donne attache au muscle *sus-épineux* ; la dépression qui est au-dessous se nomme *fosse sous-épineuse* et donne attache au muscle *sous-épineux*. Elle est plus étendue que la première ; elle est bordée, à sa partie externe et inférieure, le long du bord externe de l'omoplate, par une surface rugueuse, allongée, divisée en deux parties par une crête oblique en haut et en dehors. A la partie supérieure s'insère le muscle *petit rond*, à la partie inférieure le muscle *grand rond*.

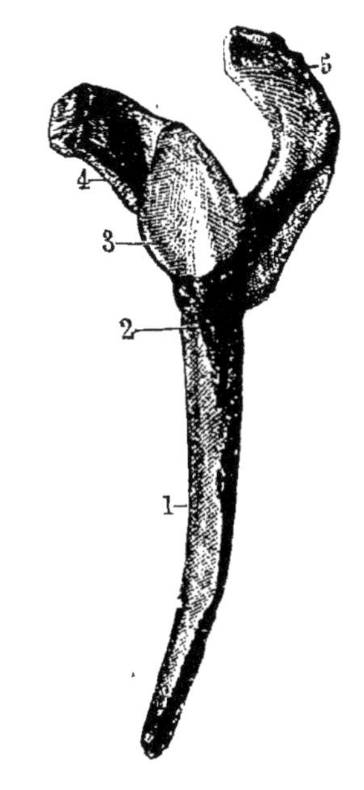

Fig. 350. — Omoplate gauche vue du côté externe.

1. Bord axillaire. — 2. Insertion de la longue portion du triceps. — 3. Cavité glénoïde. — 4. Concavité de l'apophyse coracoïde pour le glissement du tendon du sous-scapulaire. — 5. Acromion.

Bord interne ou spinal. — Le plus long des bords ; il est mince et présente, à l'union de son quart supérieur avec les trois quarts inférieurs, un angle qui correspond à l'origine de l'épine de l'omoplate Au-dessus de l'angle s'insère le muscle *angulaire de l'omoplate* ; le *rhomboïde* s'insère au-dessous.

Bord supérieur ou cervical. — Le plus mince et le plus court, il présente à sa partie externe *l'échancrure coracoïdienne* convertie en trou par un ligament. Le *nerf sus-scapulaire* passe dans le trou, sous le ligament, tandis que les *vaisseaux sus-scapulaires* passent par-dessus. Le muscle *omoplato-hyoïdien* s'insère en dedans de l'échancrure.

Bord externe ou axillaire. — Très épais, surtout à la partie supérieure ; il présente au-dessous de la cavité glénoïde une surface rugueuse, triangulaire, pour la *longue portion du triceps.*

Angle supérieur. — Il est presque droit et donne attache au muscle *angulaire de l'omoplate.*

Angle inférieur. — Cet angle, le plus aigu, est situé entre la partie inférieure du grand dentelé, qui se trouve en avant, et la partie interne du grand rond, qui s'attache en arrière.

Angle externe. — Très volumineux, il présente une cavité articulaire, *cavité glénoïde,* peu profonde, ovale, plus large en bas qu'en haut, s'articulant avec l'humérus ; à l'état frais, le *bourrelet glénoïdien* la borde. On appelle *col de l'omoplate* la portion rétrécie qui supporte la cavité glénoïde ; la *longue portion du biceps* s'insère à la partie supérieure de la cavité glénoïde de l'omoplate et se confond avec le bourrelet glénoïdien.

Au-dessus de la cavité glénoïde, on trouve une apophyse en forme de crochet : c'est l'*apophyse coracoïde,* qui constitue avec l'acromion une voûte osseuse à l'articulation scapulo-humérale. Cette apophyse est dirigée en avant, en haut et en dehors. Sa base est comprise entre la cavité glénoïde et l'échancrure coracoïdienne. Son sommet donne insertion au muscle *coraco-brachial* et à la *courte portion du biceps* réunis ; son bord antérieur, au muscle *petit pectoral ;* son bord postérieur, au *ligament acromio-coracoïdien ;* sa face supérieure, convexe et rugueuse, aux *ligaments coraco-claviculaires ;* sa face inférieure, concave et lisse, est en rapport avec la tête de l'humérus.

Développement. — Cet os se développe par sept points d'ossification : un primitif pour le corps, et six complémentaires ; deux pour l'apophyse coracoïde, un pour le bord interne, un pour l'angle inférieur, un pour l'acromion et un pour le bord spinal.

Dix-huit muscles s'insèrent sur l'omoplate.

Face antérieure, 2. — Sous-scapulaire dans la fosse ; grand dentelé en haut et en bas.

Face postérieure, 6. — Deux sur l'épine : trapèze à la lèvre supérieure du bord postérieur et au bord interne de l'acromion ; deltoïde à la lèvre inférieure et au bord externe de l'acromion ; sus-épineux dans la fosse sus-épineuse, sous-épineux dans la fosse sous-épineuse, petit rond et grand rond en dehors.

Bord interne, 2.   . = Angulaire de l'omoplate dans le quart supérieur,
                    rhomboïde dans les trois quarts inférieurs.
Bord supérieur, 1. = Omoplat-hyoïdien, en dedans de l'échancrure
                    coracoïdienne.
Bord externe, 1.   . = Longue portion du triceps, sous la cavité glé-
                    noïde.
Angle supérieur, 1. = L'angulaire de l'omoplate se continue sur cet
                    angle.
Angle inférieur, 1. = Quelquefois un faisceau musculaire du grand
                    dorsal.
Angle externe, 4.   . = Longue portion du biceps, au-dessus de la ca-
                    vité glénoïde, petit pectoral au bord anté-
                    rieur de l'apophyse coracoïde, coraco-bra-
                    chial et courte portion du biceps au sommet.

III. — HUMÉRUS.

Position. — Placez la grosse extrémité *en haut*, la gouttière verticale qu'elle présente *en avant*, la surface articulaire *en dedans*.

Os pair, long, non symétrique, articulé avec l'omoplate, le radius
et le cubitus, appelé aussi *os du bras*, et dirigé un peu obliquement
de dehors en dedans et de haut en bas. Il présente un *corps* et *deux
extrémités*.

Le **corps** est cylindrique en haut, parce que les bords y sont à
peine marqués, prismatique et triangulaire, au contraire, en bas. Il
est tordu sur son axe ; de cette torsion résulte une gouttière oblique de haut en bas, de dedans en dehors, qui contourne la face postérieure et la face externe : c'est la *gouttière de torsion*, dans laquelle sont logés le *nerf radial* et l'*artère humérale profonde*.

Le corps présente trois faces et trois bords, qui portent les mêmes
noms que les faces et les bords du tibia et du péroné.

Face postérieure. — Large en bas, elle est croisée obliquement par la gouttière de torsion. La courte portion du *triceps* s'insère au-dessous de la gouttière, tandis que la moyenne s'insère au-
dessus.

Face interne. — Elle est plus étroite en bas qu'en haut. Au
milieu, on voit des rugosités pour le muscle *coraco-brachial*.

Face externe. — Elle devient antérieure en bas ; on y trouve,
au-dessus de la partie moyenne, des rugosités qui constituent
l'*empreinte deltoïdienne* pour l'insertion du muscle *deltoïde*. Cette
empreinte est triangulaire, à sommet inférieur ; elle est embrassée
par une autre empreinte située un peu plus bas et ordinairement
peu accusée, qui donne attache au muscle *brachial antérieur*.

Bord antérieur. — Il commence en haut à la grosse tubéro-

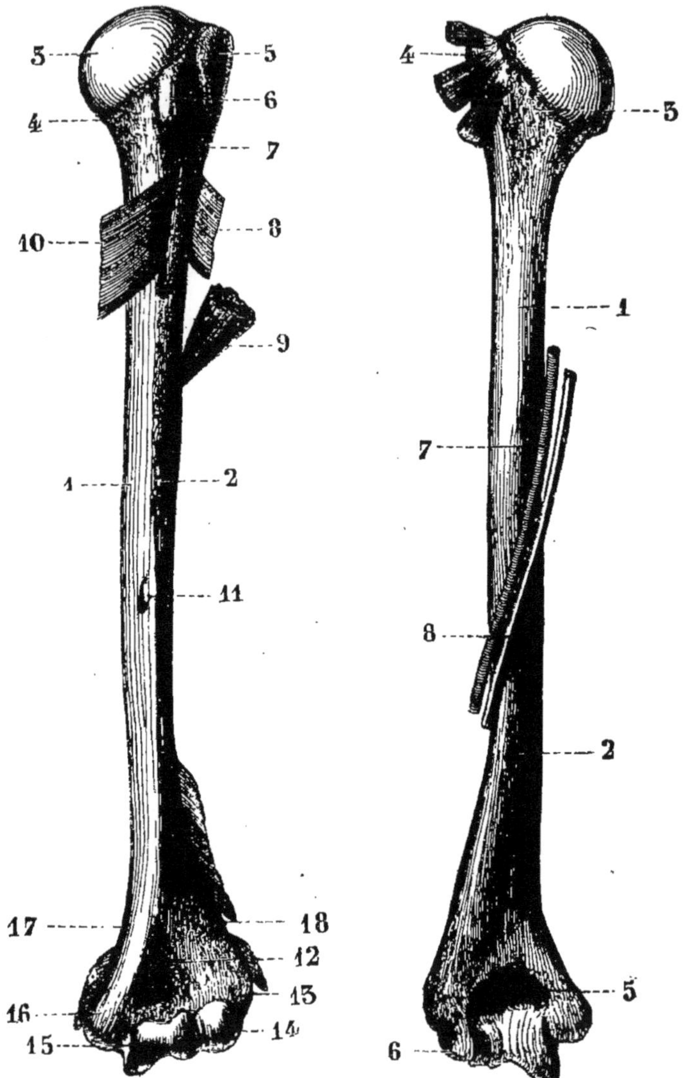

FIG. 351. — Humérus gauche
(partie antérieure).

FIG. 352. — Humérus gauche
(face postérieure).

Fig. 351. — 1. Face interne. — 2. Bord antérieur. — 3. Tête. — 4. Col anatomique. — 5. Grosse tubérosité. — 6. Petite tubérosité. — 7. Col chirurgical. — 8. Muscle grand rond. — 9. Deltoïde. — 10. Grand pectoral. — 11. Trou nourricier. — 12. Cavité coronoïde. — 13. Épicondyle. — 14. Condyle. — 15. Trochlée. — 16. Épitrochlée et rond pronateur. — 17. Bord interne. — 18. Bord externe. Au-dessus du chiffre on voit le long supinateur, et au-dessous le premier radial.

Dans cette figure, l'espace qui sépare le grand rond, 8, du grand pectoral, 10, constitue la coulisse bicipitale.

Fig. 352. — 1. Portion de la face postérieure sur laquelle s'insère le vaste externe. — 2. Insertion du vaste interne. — 3. Tête. — 4. Insertion des muscles sus-épineux, sous-épineux et petit rond. — 5. Cavité olécrânienne. — 6. Condyle. — 7. Artère humérale profonde dans la gouttière de torsion. — 8. Nerf radial.

sité, forme dans son trajet la lèvre antérieure de la coulisse bicipitale, et se bifurque en bas pour embrasser la cavité coronoïde.
Ce bord, qui est très marqué dans toute son étendue, présente en
dedans, un peu sur la face interne, le *trou nourricier* de l'os, dirigé
de haut en bas. Dans les trois os longs principaux des membres, le
trou nourricier principal est situé du côté de la flexion de l'articulation qui réunit ces trois os : par conséquent, en avant pour
l'humérus, le cubitus et
le radius qui forment le
coude, en arrière pour le
fémur, le tibia et le pé-
roné qui forment le ge-
nou. Dans ces mêmes os,
le trou nourricier est dirigé vers l'articulation du
coude pour les os du
membre supérieur ; il s'é-
loigne au contraire de
l'articulation du genou
pour les os du membre
inférieur. De plus, dans
tous ces os, excepté pour
le péroné, l'extrémité de
l'os vers laquelle se di-
rige le trou nourricier se
réunit la première au
corps de l'os, quoiqu'elle
se soit ossifiée la dernière.

Bord externe. —
Très marqué en bas, il
donne insertion au mus-
cle *long supinateur* et au
muscle *premier radial ex-*

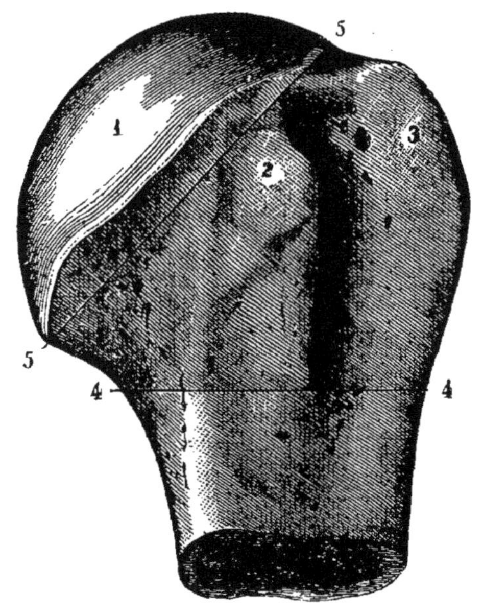

FIG. 353. — Extrémité supérieure de
l'humérus gauche, vue par devant.

1. Tête articulaire. — 2. Petite tubérosité. — 3.
Grosse tubérosité. — 4, 4. Col chirurgical. — 5,
5. Col anatomique. Entre 2 et 3, on voit la coulisse
bicipitale.

terne ; il se termine en se dirigeant en avant sur l'épicondyle.

Bord interne. — Très marqué aussi à la partie inférieure, ce
bord dévie un peu vers la partie antérieure, et se termine sur l'épitrochlée, en donnant insertion au muscle *rond pronateur*.

Extrémité supérieure. — Elle présente : 1° une surface articulaire représentant le tiers d'une sphère, regardant en haut et en
dedans, et s'articulant avec la cavité glénoïde de l'omoplate ; 2° une
portion rétrécie qui limite cette surface : c'est le *col anatomique,*
qui donne insertion à la *capsule fibreuse* de l'articulation ; 3° au-
dessous de la tête, un rétrécissement, ou *col chirurgical,* contourné

à sa partie antérieure par *l'artère circonflexe antérieure*, et en arrière par *l'artère circonflexe postérieure* et le *nerf circonflexe* ; le col chirurgical se confond en dedans avec le col anatomique, mais il en est séparé en dehors par un espace dans lequel on trouve les deux tubérosités suivantes ; 4° entre les deux cols et en avant, une saillie appelée *trochin* ou *petite tubérosité de l'humérus*, où s'insère le muscle *sous-scapulaire* ; 5° entre les deux cols, en dehors de la petite tubérosité, une saillie appelée *trochiter*, ou *grosse tubérosité de l'humérus*, qui présente trois facettes : la supérieure pour l'insertion du muscle *sus-épineux*, la moyenne pour le *sous-épineux*, et l'inférieure pour le *petit rond* ; 6° entre ces deux tubérosités, en avant de l'extrémité supérieure de l'os, une gouttière, *coulisse bicipitale*, qui se prolonge sur le quart supérieur du corps de l'os ; la lèvre interne ou postérieure de cette coulisse commence à la petite tubérosité, et se perd insensiblement sur le corps de l'os après 6 à 8 centimètres de trajet ; elle donne attache au muscle *grand rond*. La lèvre externe ou antérieure fait partie du bord antérieur de l'os, et donne attache au muscle *grand pectoral*. Le muscle *grand dorsal* s'insère au fond de la coulisse, dans laquelle glisse le tendon de la longue portion du *biceps*.

Extrémité inférieure. — Elle est aplatie d'avant en arrière ; on y voit, en avant, une petite cavité, *cavité coronoïde*, qui loge l'apophyse coronoïde du cubitus ; dans la flexion de l'avant-bras ; en arrière, une cavité plus grande, *cavité olécrânienne*, qui loge l'olécrâne dans l'extension. Cette extrémité présente de dehors en dedans : 1° une apophyse, *épicondyle*, qui donne insertion au *ligament latéral externe* de l'articulation et à *six muscles* de l'avant-bras ; 2° une surface articulaire, convexe, regardant en avant et en bas : c'est le *condyle* ou *petite tête de l'humérus*, en rapport avec le radius ; 3° une *poulie*, *trochlée humérale*, en rapport avec le cubitus ; le bord interne descend plus bas que l'externe ; la gorge de la poulie est située plus près du bord externe, et dirigée d'arrière en avant et de dehors en dedans ; 4° une apophyse, *épitrochlée*, beaucoup plus saillante que l'épicondyle, située à un centimètre et demi au-dessus du bord interne de la trochlée, donnant insertion au *ligament latéral interne* de l'articulation et à *cinq muscles* qui forment les deux premières couches de la région antérieure de l'avant-bras.

Développement. — Cet os se développe par sept points d'ossification : un pour le corps, deux pour l'extrémité supérieure, et quatre pour l'extrémité inférieure.

Vingt-quatre muscles s'insèrent sur l'humérus.

Corps, 4 :
Face postérieure. — Courte et moyenne portion du triceps.
Face interne. . — Coraco-brachial.
Face externe. . — Deltoïde brachial antérieur.

Extrémité supérieure, 7 :
Petite tubérosité. — Sous-scapulaire.
Grosse tubérosité. — Sus-épineux, sous-épineux, petit rond.
Coulisse bicipitale. — Grand pectoral, grand rond, grand dorsal.

Extrémité inférieure, 13 :
Bord externe. . . — De bas en haut, premier radial, long supinateur.
Bord interne. . . — Au-dessus de l'épitrochlée, rond pronateur.
Épicondyle. . . — Second radial externe, court supinateur, anconé,
cubital postérieur, extenseur commun des doigts,
extenseur propre du petit doigt.
Épitrochlée. . . — Grand palmaire, petit palmaire, cubital antérieur, fléchisseur commun superficiel des doigts,
et le rond pronateur qui s'attache aussi au
bord interne.

Pathologie.

Les lésions organiques affectent surtout l'extrémité supérieure de
l'humérus ; c'est là qu'on observe quelquefois le *cancer des os*, l'*enchondrome* (tumeur cartilagineuse), l'*anévrysme des os* (tumeur vasculaire formée par l'énorme dilatation des vaisseaux artériels).

Les *fractures* peuvent se montrer sur le corps et sur les extrémités de l'humérus. Celles de l'extrémité supérieure offrent un siège
déterminé, on les appelle *fractures du col anatomique* et *fractures
du col chirurgical.* Les premières offrent ceci de particulier que le
fragment supérieur ne tient à aucun muscle ni à aucun ligament ;
son déplacement peut avoir lieu dans tous les sens au centre de
l'articulation, et la nutrition de ce fragment est rendue difficile,
puisqu'il ne reçoit plus de vaisseaux nourriciers. Dans les fractures
du col chirurgical, le fragment supérieur subit l'action des muscles
qui s'attachent aux tubérosités de l'humérus, et l'inférieur est porté
en dedans par les trois muscles de la coulisse bicipitale, si la direction des surfaces fracturées le permet.

IV. — Cubitus.

Position. — Placez la grosse extrémité *en haut*, la grande surface
articulaire de cette extrémité *en avant*, et la petite facette articulaire
latérale *en dehors*.

Le cubitus est le plus long des os de l'avant-bras. Cet os est solidement articulé : en haut avec la trochlée humérale, sur laquelle i

ne peut exécuter que des mouvements de flexion et d'extension; en bas avec le pyramidal, en dehors avec le radius. Situé à la partie interne de l'avant-bras, il est dirigé un peu obliquement, de haut en bas, de dedans en dehors, de sorte qu'il forme avec l'humérus un angle saillant en dedans. Pour étudier le cubitus, on doit supposer le squelette debout, les bras pendants et la paume de la main tournée en avant.

Cet os présente un corps et deux extrémités.

Le **corps**, prismatique et triangulaire dans ses trois quarts supérieurs, est cylindrique dans son quart inférieur; il augmente de volume à mesure qu'on s'approche de son extrémité supérieure. A sa partie inférieure, il est légèrement courbé et concave en dehors; il présente trois faces et trois bords.

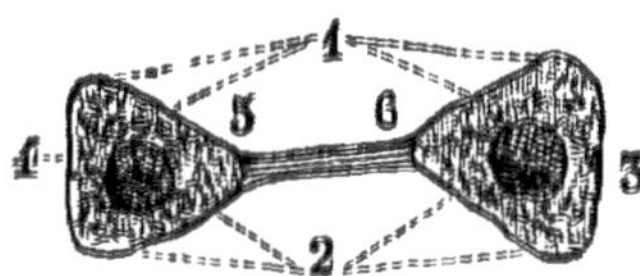

FIG. 854. — Coupe des os de l'avant-bras, destinée à faire retenir les noms des faces et des bords des deux os.

1. Les quatre lignes se rendent aux faces et aux bords antérieurs des deux os. — 2. Les quatre lignes se rendent aux faces et aux bords postérieurs des deux os. — 3. Face externe du radius. — 4. Face interne du cubitus. — 5. Bord externe du cubitus. — 6. Bord interne du radius.

J'ai remarqué que les élèves retiennent difficilement les noms des faces et des bords du cubitus et du radius. La figure ci-dessus ne permet pas d'erreur. Les deux os sont triangulaires; le cubitus est interne, le radius externe; l'os interne a une face interne, l'os externe a une face externe. Quoi de plus simple? Le cubitus, étant triangulaire, doit présenter nécessairement un bord externe, et le radius, par conséquent, un bord interne; le ligament interosseux s'insère sur ces deux bords, et cette insertion sert également à retenir la position de la face interne du cubitus et de la face externe du radius. Ensuite chacun des os offre un bord antérieur et une face antérieure, un bord postérieur et une face postérieure. En somme, il faut se rappeler les parties externe et interne des deux os, le reste n'offre aucune difficulté.

Remarquez que, dans l'étude de ces os, les mots *interne* et *externe* ne se disent pas par rapport à l'axe de l'avant-bras, mais par rapport à celui du corps.

Face antérieure. — Légèrement concave, plus large en haut, elle donne insertion à trois muscles: *fléchisseur profond des doigts* au milieu, *brachial antérieur* en haut, *carré pronateur* en bas. On y touve en haut le *trou nourricier*, dirigé de bas en haut.

Face postérieure. — Plus large en haut, elle est divisée en deux parties par une *crête* verticale : une partie externe sur

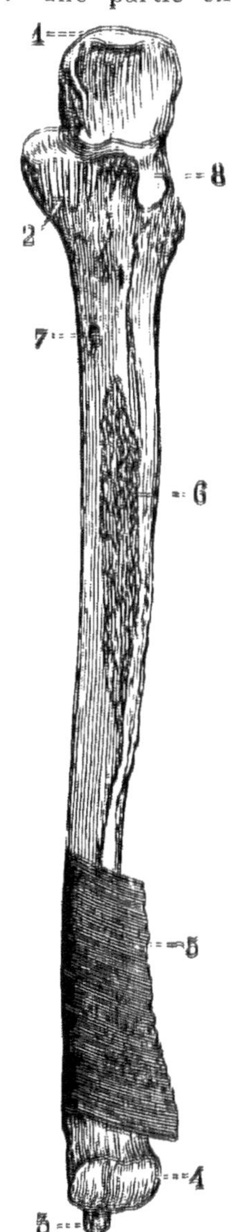

laquelle s'insèrent de haut en bas les quatre muscles de la couche profonde de la région postérieure de l'avant-bras : *long abducteur du pouce, court extenseur du pouce, long extenseur du pouce, extenseur propre de l'index ;* une partie interne sur laquelle s'insère le *cubital postérieur*. A la partie supérieure de cette face, on trouve une surface triangulaire allongée commençant sur le côté externe de l'olécrâne et se terminant en pointe en bas : c'est la surface d'insertion du muscle *anconé*.

Face interne. — Plus large en haut, lisse, séparée de la peau par l'aponévrose antibrachiale et par quelques fibres du fléchisseur profond des doigts et du cubital antérieur, elle ne donne insertion qu'à ces muscles. Cette face est facilement sentie sous la peau, surtout à la partie inférieure, où elle est placée immédiatement au-dessous de l'aponévrose.

Bord antérieur. — Il s'étend de la partie interne de l'apophyse coronoïde à l'apophyse styloïde ; il est recouvert par le fléchisseur profond des doigts dans ses deux tiers supérieurs, et il donne insertion au *carré pronateur* dans son quart inférieur.

FIG. 355. — Cubitus gauche vu par sa face antérieure.

1. Olécrâne. — 2. Apophyse coronoïde et insertion du brachial antérieur. — 3. Apophyse styloïde du cubitus. — 4. Surface articulaire pour le radius. — 5. Carré pronateur. — 6. Insertion du fléchisseur profond des doigts. — 7. Trou nourricier. — 8. Petite cavité sigmoïde.

Bord postérieur ou crête du cubitus. — Il est situé sous l'aponévrose. Il s'étend de l'olécrâne à l'apophyse styloïde, où il se rapproche insensiblement du bord antérieur, en rétrécissant de plus en plus la face interne : ce bord sépare le muscle cubital antérieur du cubital postérieur.

Bord externe. — Concave, il est très marqué à sa partie moyenne, où il donne insertion au *ligament interosseux*, et s'arrondit en bas en se rapprochant de la tête du cubitus. Il s'élargit en haut et forme une surface triangulaire rugueuse, située au-dessous de la petite cavité sigmoïde, pour l'une des insertions fixes du muscle *court supinateur*.

Extrémité inférieure. — Petite, elle présente, en dedans et en arrière, une saillie, *apophyse styloïde*, mince, cylindrique, de 5 à 6 millimètres de long, revêtue de cartilage à son sommet pour s'articuler avec le pyramidal, et donnant insertion par sa surface au *ligament latéral interne* de l'articulation du poignet. On trouve en dehors de cette apophyse la *petite tête du cubitus*, arrondie, s'ar-

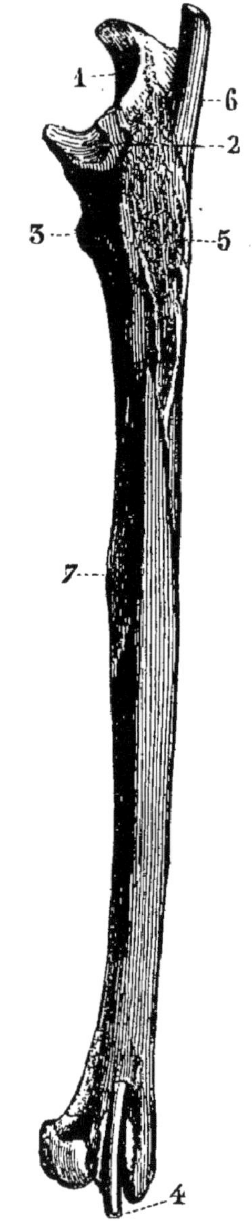

FIG. 356. — Cubitus gauche vu par sa face postérieure.

1. Grande cavité sigmoïde. — 2. Apophyse coronoïde. — 3. Insertion du court supinateur. — 4. Tendon du cubital postérieur avec sa gaine. — 5. Insertion de l'anconé. — 6. Tendon du triceps. — 7. Portion externe de la face postérieure du cubitus, donnant insertion aux muscles profonds et postérieurs de l'avant-bras, dont les attaches sont indiquées par des lignes obliques.

ticulant avec la cavité sigmoïde du radius et avec l'os pyramidal, dont elle est séparée par un fibro-cartilage dit *ligament triangulaire*. Entre la tête et l'apophyse styloïde, on trouve en avant une dépression qui les sépare, et en arrière, une gouttière verticale pour le passage du tendon du muscle *cubital postérieur*. L'extrémité inférieure du cubitus forme en arrière, en dedans et au-dessus du poignet, une saillie considérable, beaucoup plus prononcée pendant la pronation.

Extrémité supérieure. — Volumineuse, elle offre deux apophyses qui par leur réunion forment la grande cavité sigmoïde. Articulée avec la trochlée humérale, cette cavité, très profonde, revêtue de cartilage, est divisée en deux parties par une crête verticale ; la partie interne est un peu plus large. Au milieu de cette cavité existe une ligne transversale qui indique le point de soudure de ces deux apophyses.

L'apophyse antérieure de cette extrémité, *apophyse coronoïde*, présente un *sommet* pour l'insertion du ligament antérieur de l'articulation, une *base* confondue avec l'os, une *face supérieure* articulaire, une *face inférieure* pour l'insertion du muscle brachial antérieur, un *bord interne* pour l'insertion du ligament interne de l'articulation, d'un faisceau du rond pronateur et du muscle fléchisseur superficiel des doigts, un *bord externe* pour l'insertion du ligament annulaire et du ligament latéral externe de l'articulation du coude.

L'apophyse postérieure, *olécrâne*, est plus volumineuse, verticale, à sommet recourbé en avant. La *base* est confondue avec l'os ; le *sommet*, ou *bec*, est situé dans la cavité olécrânienne ; la *face antérieure* est articulaire et fait partie de la grande cavité sigmoïde. La *face postérieure*, rugueuse, donne insertion au muscle triceps. Le *bord interne* et le *bord externe* donnent insertion aux faisceaux postérieurs du ligament latéral interne et du ligament latéral externe.

Entre l'olécrâne et l'apophyse coronoïde, sur la face externe de l'extrémité supérieure, il existe une petite cavité articulaire, *petite cavité sigmoïde*, allongée d'avant en arrière, articulée avec la tête du radius et donnant insertion, par ses extrémités, au ligament annulaire du radius. Le cartilage de cette cavité se continue avec celui de la grande cavité sigmoïde.

Développement. — Le cubitus se développe par quatre points d'ossification : un pour le corps, un pour l'extrémité inférieure et deux pour l'olécrâne. L'apophyse coronoïde est une dépendance du point osseux du corps.

Douze muscles s'insèrent sur le cubitus.

Face antérieure, 2. — De haut en bas : fléchisseur profond des doigts, carré pronateur.

Face postérieure, 6. — En haut : anconé ; en dedans de la crête, cubital postérieur ; en dehors, de haut en bas : long abducteur du pouce, court extenseur du pouce, long extenseur du pouce et extenseur propre de l'index.

Bord externe, 1.   . — En haut : court supinateur.

Extrémité supérieure, 3.—A l'apophyse coronoïde, le brachial antérieur, et un faisceau du rond pronateur ; à l'olécrâne, le triceps.

Pathologie.

Lorsque les deux os de l'avant-bras sont fracturés en même temps, on dit qu'il y a *fracture de l'avant-bras.* Lorsqu'un seul os est atteint, la fracture porte le nom de cet os. Les fractures du cubitus n'offrent rien de particulier, si ce n'est à l'extrémité supérieure, où l'on constate assez souvent des *fractures de l'olécrâne.* Celles-ci se montrent à la suite de chutes sur le coude ou d'une contraction violente du triceps brachial (*fracture par contraction musculaire*). Le périoste qui entoure l'olécrâne est très épais et renforcé par le tendon du triceps et les ligaments du coude, ce qui empêche quelquefois le déplacement en haut de l'olécrâne.

V. — RADIUS.

Position. — Placez la grosse extrémité *en bas,* l'apophyse de cette extrémité *en dehors,* et les gouttières nombreuses qu'on y trouve *en arrière.*

Situé à la partie externe du cubitus, plus court de toute la longueur de l'olécrâne, articulé avec le condyle de l'humérus, le scaphoïde, le semi-lunaire et les deux extrémités du cubitus, cet os présente un corps et deux extrémités.

Le **corps** augmente de volume vers la partie inférieure, en sens inverse de celui du cubitus. Prismatique et triangulaire, il décrit une courbe à concavité interne et antérieure. Il présente trois faces et trois bords.

Face antérieure. — Plus large en bas, elle est excavée inférieurement, et commence en haut au-dessous de la tubérosité bicipitale. Elle donne insertion à deux muscles, *carré pronateur* en bas et *fléchisseur propre du pouce* en haut. On y trouve en haut le *trou nourricier,* dirigé de bas en haut.

Face postérieure. — Inégale, elle présente des crêtes obliques en bas et en dehors. A la partie supérieure, elle est arrondie pour l'insertion du *court supinateur*. Le *long abducteur du pouce* et le *court extenseur du pouce* s'insèrent au-dessous.

Face externe. — Convexe, elle donne insertion en haut au *court supinateur*, et au milieu, par une surface rugueuse allongée, au tendon du *rond pronateur*.

Bord antérieur. — Il s'étend de la tubérosité bicipitale à l'apophyse styloïde. Il donne insertion en haut à trois muscles : le *fléchisseur propre du pouce* sur la lèvre interne, le *court supinateur* sur la lèvre externe, le *fléchisseur superficiel des doigts* à l'interstice. Ce bord sépare la face antérieure de la surface d'insertion du court supinateur.

Bord interne. — Il s'étend de la tubérosité bicipitale à la cavité sigmoïde du radius, et il donne insertion au ligament interosseux.

Bord postérieur. — Il est marqué seulement à sa partie moyenne et ne présente rien à considérer.

Extrémité supérieure. — On y trouve, comme sur une côte, une tête, un col et une tubérosité.

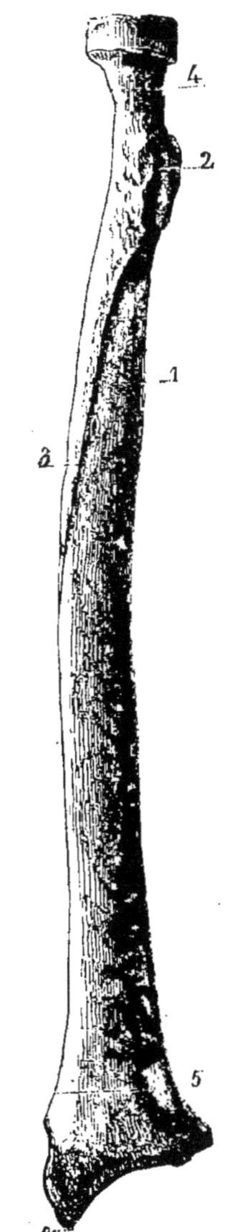

FIG. 357. — Radius droit vu par sa face antérieure.

1. Face antérieure du radius. — 2. Tubérosité bicipitale d'où part le bord antérieur, 3. — 4. Col du radius. — 5. Ligne indiquant le point où se fracture ordinairement l'extrémité inférieure. On voit sur cet os le trou nourricier. — 6. Apophyse styloïde.

La *tête* est creusée d'une petite cavité ou *cupule*, qui s'articule avec la petite tête de l'humérus. Elle est entourée par une surface articulaire qui se continue avec la cupule et qui a, du côté du cubitus, 6 à 7 millimètres de hauteur, tandis que du côté externe elle n'en a que 3 ou 4. Cette surface est entourée par le ligament annulaire du radius.

Le *col* est la portion cylindrique de l'os située au-dessous de la tête ; sa longueur est de 1 centimètre 1/2 à 2 centimètres ; sa direction, inverse de celle du corps, est oblique en bas et en dedans ; il forme avec le corps un angle saillant en dedans.

La *tubérosité bicipitale*, placée au sommet de cet angle, est un gros tubercule d'un centimètre et demi de longueur, situé en avant et en dedans de l'os, lisse dans sa moitié antérieure, rugueux dans sa moitié postérieure, où il donne insertion au *biceps*.

Extrémité inférieure. — Volumineuse, *formée de tissu spongieux très fragile*, elle a la forme d'une pyramide triangulaire dont le *sommet* se confond avec le corps de l'os, et dont la *base* s'articule avec le carpe.

Cette base est articulaire, dirigée obliquement de dedans en dehors et de haut en bas, et divisée en deux parties par une

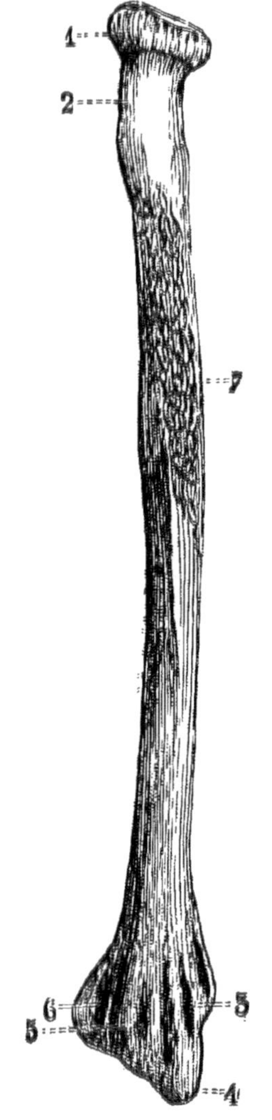

FIG. 358. — Radius droit vu par sa face postérieure.

1. Tête du radius. — 2. Col. — 3. Gouttière du long abducteur et du court extenseur du pouce. — 4. Apophyse styloïde. — 5. Gouttière des radiaux. — 6. Gouttière de l'extenseur commun des doigts et de l'extenseur propre de l'index. — 7. Insertion du court supinateur.

crête antéro-postérieure: l'une externe, triangulaire et plus inférieure, s'articulant avec le scaphoïde ; l'autre interne, quadrilatère, plus supérieure, pour le semi-lunaire. A la partie externe de cette base on trouve l'*apophyse styloïde*, située plus bas que celle du cubitus, donnant insertion au *ligament latéral externe* de l'articulation radio-carpienne par son sommet, au muscle *long supinateur* par sa base.

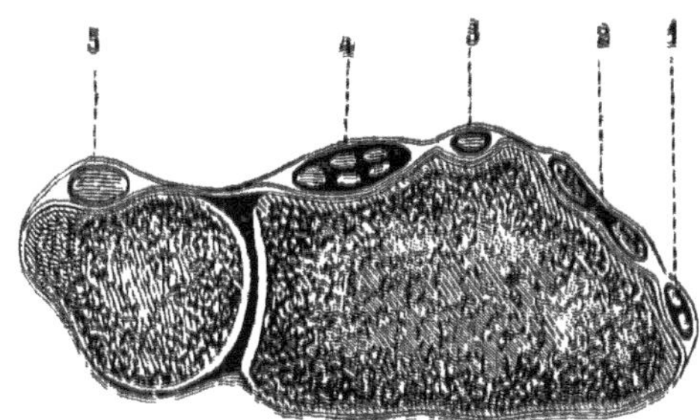

FIG. 359. — Coupe de l'extrémité inférieure des deux os de l'avant-bras du côté gauche, à quelques millimètres au-dessus de l'articulation du poignet, avec les tendons et les gouttières.

1. Gouttière et tendons du long abducteur et du court extenseur du pouce. — 2. Tendons des radiaux et leurs gouttières. — 3. Tendon du long extenseur du pouce et gouttière. — 4. Tendons de l'extenseur commun et de l'extenseur propre de l'index et gouttière. — 5. Gouttière et tendon du cubital postérieur.

La *face antérieure*, concave, présente en bas le bord de la surface articulaire, saillant, rugueux, qui donne insertion au *ligament radio-carpien*. Le muscle *carré pronateur* recouvre le reste de cette face.

La *face postérieure* est sillonnée de gouttières. Il en existe trois principales, et chacune d'elles est divisée en deux gouttières plus petites par une petite crête. Les gouttières principales sont, de dehors en dedans : 1° la première, oblique en dehors et en bas, sur l'apophyse styloïde ; elle est petite et donne passage aux muscles *long abducteur* et *court extenseur du pouce* ; 2° la seconde, verticale, reçoit les tendons des *muscles radiaux externes* ; 3° la troisième, profonde, reçoit les tendons des *muscles extenseur commun des doigts* et *extenseur propre de l'index*. On voit entre la gouttière des radiaux et celle des extenseurs une petite gouttière très accusée, oblique en bas et en dehors ; elle renferme le tendon du *long extenseur du pouce*.

La *face interne* fait suite au bord interne de l'os, elle s'élargit en bas et présente une petite surface articulaire concave, *cavité sigmoïde*, s'articulant avec le cubitus.

Développement. — Cet os se développe par trois points d'ossification : un pour le corps, un pour chaque extrémité.

Huit muscles s'insèrent sur le radius.

Face antérieure, 2. . — Carré pronateur, fléchisseur propre du pouce.
Face postérieure, 3. . — Long abducteur, court extenseur du pouce,
                    court supinateur.
Face externe, 1. : . — Rond pronateur.
Bord antérieur, 1. . — Fléchisseur commun superficiel des doigts.
Extrémité inférieure,1.— Long supinateur, à l'apophyse styloïde.

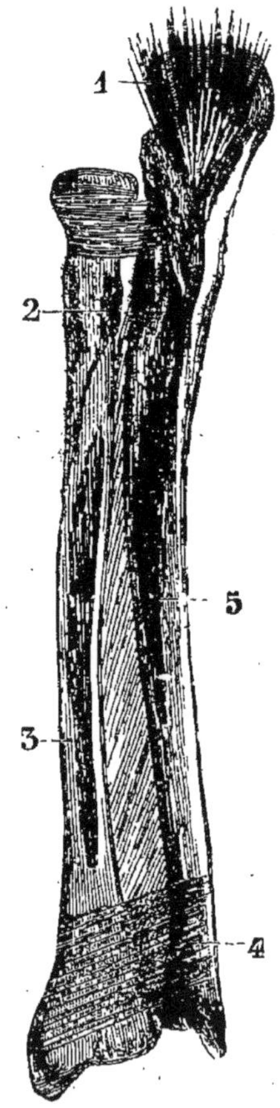

FIG. 360. — Face anté-
rieure des os de l'avant-
bras, du côté droit.

1. Tendon du brachial antérieur sur l'apophyse coronoïde.—
2. Tubérosité bicipitale d'où l'on
voit partir le bord antérieur du
radius. — 3. Fléchisseur propre
du pouce.— 4. Carré pronateur.
— 5. Fléchisseur profond des
doigts.

Pathologie.

Le radius peut se fracturer dans tous les points de son étendue ;
mais les seules lésions qui offrent un intérêt réel sont les *fractures
de l'extrémité inférieure*, qui sont les plus fréquentes de toutes les
fractures.

Dans une chute sur la paume de la main (cause la plus fréquente), la substance spongieuse de l'extrémité inférieure est pour ainsi dire écrasée par les parois compactes du canal médullaire qui la pénètrent, surtout à sa partie postérieure. La fracture siège presque toujours au même niveau, à quelques millimètres au-dessus de l'articulation du poignet. Lorsque, dans une fracture, l'un des frag-

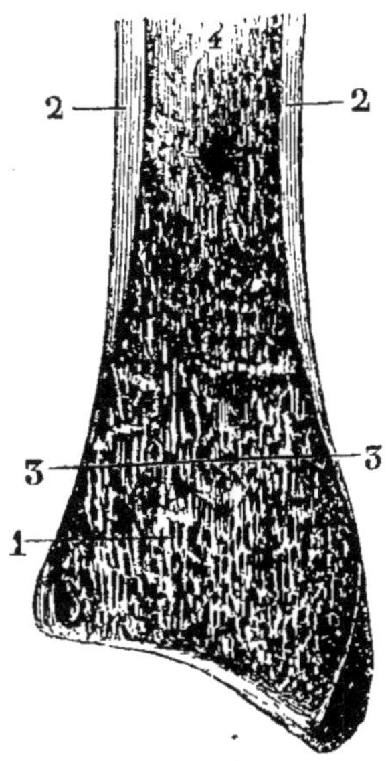

Fig. 361. — Extrémité inférieure du radius gauche, divisée pour montrer les substances compacte et spongieuse.

1. Substance spongieuse. — 2, 2. Substance compacte. — 3, 3. Ligne au niveau de laquelle se fracture le plus souvent le radius dans une chute sur la main, à cause de la mollesse relative de la substance spongieuse. — 4. Cavité du canal médullaire.

ments pénètre dans l'autre, on dit qu'il y a *fracture par pénétration*. Dans les fractures de l'extrémité inférieure du radius, qui sont un type de fractures par pénétration, on comprend qu'on ne puisse constater les symptômes ordinaires des fractures, mobilité anormale et crépitation ; la *douleur* et une *déformation caractéristique du poignet* sont les seuls symptômes qu'on y observe, mais ils sont significatifs.

Main.

La main est divisée en trois parties : le carpe, le métacarpe et les doigts.

Carpe.

On donne ce nom à un groupe de petits os courts, situés entre les os de l'avant-bras et les métacarpiens. Ils sont au nombre de huit, disposés sur deux rangées.

En comptant de dehors en dedans, les os de la première rangée, ou *rangée antibrachiale*, sont : le *scaphoïde*, le *semi-lunaire*, le *pyramidal*, le *pisiforme*.

Ceux de la seconde rangée, ou *rangée métacarpienne*, sont : le *trapèze*, le *trapézoïde*, le *grand os*, l'*os crochu*. Ces deux rangées ne sont pas exactement superposées, la supérieure déborde en dedans, où le pisiforme paraît presque libre, l'inférieure déborde en dehors.

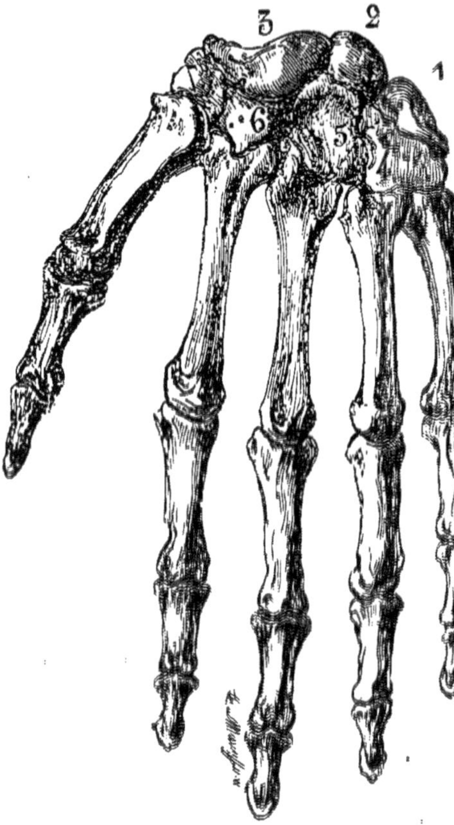

Les os du carpe présentent à étudier des caractères communs et des caractères différentiels qui les font distinguer les uns des autres.

1° *Caractères communs.* — Ce sont des os courts, dont la plupart présentent six faces, quatre *articulaires* et deux *non articulaires*. Les faces non articulaires sont : l'une antérieure, plus petite, concourant à former la concavité du carpe ; l'autre postérieure, plus grande, concourant à former la convexité. Les os qui sont placés aux extrémités des deux rangées du carpe présentent en général en moins une facette articulaire.

Le *carpe*, formé par l'ensemble de ces os, présente une face antérieure en forme de

Fig. 362. — Face dorsale de la main gauche.

1. Pyramidal. — 2. Semi-lunaire. — 3. Scaphoïde. — 4. Os crochu. — 5. Grand os. — 6. Trapézoïde. — 7. Trapèze.

gouttière, convertie en canal, *canal radio-carpien*, par le ligament annulaire antérieur du carpe ; dans ce canal passent les tendons de tous les muscles fléchisseurs des doigts, et le nerf médian. Cette gouttière est limitée en dedans et en dehors par deux saillies osseuses appelées *apophyses externes et internes du carpe*. L'apophyse interne et supérieure est formée par le pisiforme, l'apophyse interne et inférieure par l'os crochu, l'apophyse externe et supérieure par le scaphoïde, et l'apophyse externe et inférieure par le trapèze.

Il présente une face postérieure convexe, sur laquelle glissent les muscles extenseurs des doigts, un bord supérieur qui s'articule avec les os de l'avant-bras, un bord inférieur qui s'articule avec les métacarpiens, et deux extrémités formées par les os les plus extrèmes des deux rangées.

2° *Caractères particuliers*. — Chacun de ces os présente un ou plusieurs caractères qui lui sont propres.

1° Scaphoïde. — Cet os, qui s'articule en haut avec le radius, en bas avec le grand os, le trapézoïde et le trapèze, en dedans avec le semi-lunaire par des facettes revêtues de cartilage, présente : 1° la *forme d'une nacelle* à concavité inférieure ; 2° un *gros tubercule* en dehors et en avant, c'est l'apophyse externe et supérieure du carpe ; 3° une *gouttière rugueuse*, transversale, en arrière.

2° Semi-lunaire. — Cet os, qui s'articule en haut avec le radius par une facette convexe, en bas avec le grand os et avec l'os crochu par une facette concave, en dedans avec le pyramidal, en dehors avec le scaphoïde, présente : 1° la forme d'un *croissant* à concavité inférieure ; 2° la facette non articulaire antérieure beaucoup *plus large* que la postérieure ; 3° une *apophyse* qui termine en bas cette facette non articulaire et qui est déjetée en dedans.

3° Pyramidal. — Cet os, qui s'articule en bas avec l'os crochu, en haut avec le cubitus, en dehors avec le semi-lunaire, en avant avec le pisiforme, présente : 1° une forme à peu près *cubique* ; 2° sur sa face antérieure, une *facette plane* et arrondie s'articulant avec le pisiforme et placée à la partie inférieure et interne de l'os.

4° Pisiforme. — Petit os arrondi, en forme de pois, pouvant être considéré comme un os sésamoïde développé dans l'épaisseur du tendon du cubital antérieur, et s'articulant avec la face antérieure du pyramidal par une *facette* semblable à celle de cet os. Quoi qu'en disent certains auteurs, il est impossible de distinguer le pisiforme droit du pisiforme gauche.

Les os que nous venons de décrire, moins le pisiforme, ont une concavité inférieure pour s'articuler avec la saillie du grand os et de l'os crochu, et une convexité supérieure pour s'articuler avec les os de l'avant-bras.

5° Trapèze. — Articulé en bas avec le premier métacarpien, en haut avec le scaphoïde, en dedans avec le trapézoïde et le deuxième métacarpien, cet os offre comme caractères distinctifs : 1° la *facette* qui s'articule avec le premier métacarpien, concave et convexe en sens contraire, comme une selle de cheval ; 2° sur la face antérieure, un *tubercule* très saillant qui constitue l'apophyse externe et inférieure du carpe ; 3° en dedans de ce tubercule, une *gouttière* verticale destinée à donner passage au tendon du grand palmaire.

6° Trapézoïde. — Il s'articule en bas avec le deuxième métacarpien, en haut avec le scaphoïde, en dehors avec le trapèze, en dedans avec le grand os. Il présente : 1° quatre facettes articulaires qui forment les *quatre plans* d'une pyramide ; 2° une facette antérieure non articulaire très petite, qui constitue le *sommet* tronqué de la pyramide ; 3° sur la face postérieure non articulaire qui forme la base de la pyramide, une *apophyse* externe qui se porte vers le scaphoïde et le trapèze.

7° Grand os. — C'est le plus volumineux des os du carpe, autour duquel viennent se grouper presque tous les autres. Il s'articule en bas avec les deuxième, troisième et quatrième métacarpiens, en haut avec le scaphoïde et le semi-lunaire, en dehors avec le trapézoïde, en dedans avec l'os crochu. Il présente: 1° à la partie supérieure, une partie renflée, c'est la *tête* ; 2° au-dessous, un rétrécissement ou *col* ; 3° en arrière et en bas, une *apophyse* qui se porte en dedans vers le quatrième métacarpien.

8° Os crochu ou unciforme. — Articulé en bas avec le quatrième et le cinquième métacarpien, en haut avec le pyramidal et le semi-lunaire, en dehors avec le grand os, il présente sur sa face antérieure l'*apophyse unciforme*, placée à la partie inférieure de la face antérieure, et pourvue d'une concavité qui regarde en dehors.

On voit que, par les caractères particuliers qui viennent d'être indiqués, on peut distinguer, en les *mettant en position*, les os du carpe du côté droit de ceux du côté gauche. Nous savons que, pour placer un os pair, il faut connaître le rapport de trois plans de cet os, non opposés, avec les plans du squelette. Distinguons donc les os du carpe des deux côtés. Nous avons vu :

1° Sur le scaphoïde, qui s'articule avec cinq os, la face concave *inférieure*, le tubercule *externe* et la gouttière rugueuse *postérieure*.

2° Sur le semi-lunaire, articulé avec cinq os, la concavité *inférieure*, la largeur de la facette non articulaire *antérieure*, l'apophyse *externe* placée sur cette face.

3° Sur le pyramidal, qui s'articule avec quatre os, la facette articulaire plane pour le pisiforme, située à la partie *antérieure*, *inférieure* et *interne* de l'os.

4° Sur le pisiforme, une seule facette, caractère incertain.

5° Sur le trapèze, qui s'articule avec quatre os, la surface concave et convexe à la partie *inférieure*, le *tubercule* à la partie antérieure, et la *gouttière* à la partie interne de ce tubercule.

6° Sur le trapézoïde, articulé aussi avec quatre os, la largeur de la facette non articulaire *postérieure*, l'apophyse qu'on remarque sur cette face dirigée vers la partie *supérieure* et *externe*.

7° Sur le grand os, articulé avec sept os, quatre du carpe et trois du métacarpe, la *tête* à la partie supérieure, l'apophyse à la partie *postérieure* et *interne*.

8° Sur l'os crochu, qui s'articule avec cinq os, l'apophyse *unciforme*, située à la partie *antérieure* et *inférieure* de l'os et pourvue d'une concavité *externe*.

Tous les os du carpe, sans exception, se développent par un seul point d'ossification. L'apparition de ces points osseux est

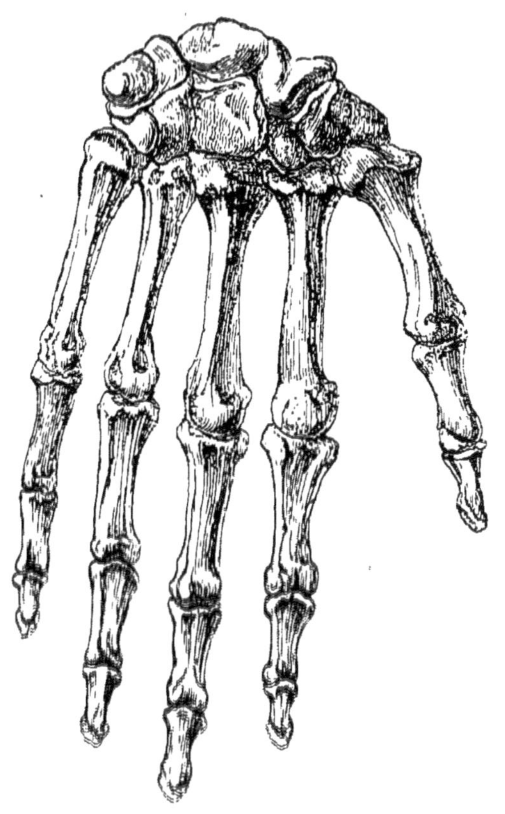

Fig. 363. — Face palmaire de la main gauche. On y voit les huit os du carpe disposés sur deux rangées, les métacarpiens et les phalanges.

tardive, celui du pisiforme surtout. Cet os, le dernier qui s'ossifie chez le squelette, présente un point osseux à l'âge de douze à quinze ans.

Métacarpe.

Le métacarpe constitue le squelette de la paume de la main. Les colonnes osseuses qui le constituent, au nombre de cinq, s'appellent *métacarpiens*, et sont désignés sous le nom de *premier, deuxième, troisième*, etc., en allant de dehors en dedans. Ils sont séparés par des espaces dits *espaces interosseux*.

Ces os présentent des caractères communs et des caractères particuliers.

1° *Caractères communs.* — Les métacarpiens sont de petits os longs, terminés par deux extrémités volumineuses.

Position. — Pour les mettre en position, placez *en avant* la concavité de l'os, *en bas* l'extrémité pourvue d'une tête articulaire.

Corps. — Quoique prismatique et triangulaire, il est presque cylindrique. Le trou nourricier, presque toujours visible, est situé en avant et dirigé de bas en haut. Les trois faces de ces os sont les mêmes que celles de l'humérus, du tibia et du péroné, c'est-à-dire *postérieure* (en rapport avec les tendons des extenseurs), *interne* et *externe* (pour l'insertion des muscles interosseux). Les bords sont *antérieur, interne* et *externe*.

Extrémite supérieure ou carpienne. — Elle représente un petit os court. On y trouve en général cinq facettes : trois articulaires pour les deux métacarpiens voisins et l'os du carpe correspondant, deux facettes non articulaires, rugueuses, donnant insertion à des ligaments, l'antérieure plus petite que la postérieure.

Des trois facettes articulaires, l'une, celle qui correspond au carpe, est revêtue de cartilage dans toute son étendue et forme une articulation par *arthrodie*.

Les facettes articulaires latérales ne présentent de cartilage articulaire qu'à la partie postérieure. Elles sont rugueuses en avant pour l'insertion des ligaments. Ces facettes, incomplètement articulaires, constituent des articulations par *amphiarthrose*.

Extrémité inférieure. — Elle a la forme d'une tête arrondie, qui ne déborde pas la face postérieure de l'os, mais qui proémine sur la partie antérieure ; appelée aussi *condyle*, cette extrémité présente une surface articulaire convexe pour la première phalange, beaucoup plus marquée en avant et plus étendue d'avant en arrière que dans le sens transversal. De chaque côté on trouve une dépression située entre deux tubercules, dont l'un est placé en avant et l'autre, plus volumineux, en arrière. La dépression et le tubercule postérieur servent à l'insertion des ligaments latéraux de l'articulation métacarpo-phalangienne.

2° *Caractères particuliers.*

Premier métacarpien. — *Position.* — La position des métacarpiens étant connue en général, pour mettre le premier en position, il suffit de placer *en dehors* son bord mince.

Très gros et très court, cet os présente en haut une seule facette articulaire, concave et convexe en sens inverse, pour l'articulation du trapèze ; il n'a pas de facette articulaire latérale, ce qui donne de l'indépendance à ses mouvements. Son corps est aplati d'avant en arrière, de telle sorte que son bord externe est plus mince que l'interne. En arrière et en dehors de l'extrémité supérieure, s'insère le muscle long abducteur du pouce.

Deuxième métacarpien. — *Position.* — Placez *en dedans* l'apophyse que présente l'extrémité supérieure de l'os.

C'est le plus long. Il présente à son extrémité supérieure une facette articulaire interne pour le troisième métacarpien ; il est dépourvu de facette articulaire latérale externe pour le premier, et il offre trois facettes supérieures pour les trois premiers os de la deuxième rangée du carpe (en tout quatre facettes articulaires, trois supérieures, une interne).

A son extrémité supérieure, on voit une apophyse qui se porte en dedans vers le grand os, avec lequel elle s'articule ; cette apophyse donne attache au tendon du premier radial externe ; on la voit surtout en arrière.

Troisième métacarpien. — *Position.* — Tournez *en dehors* l'apophyse que présente son extrémité supérieure.

Il est très long aussi, mais un peu moins que le précédent. Il présente à son extrémité supérieure les cinq facettes telles qu'elles ont été décrites dans les caractères généraux ; seulement cette extrémité est pourvue à sa partie postérieure d'une *apophyse* assez forte, qui se porte en dedans vers le trapézoïde et donne attache au muscle second radial externe.

Quatrième métacarpien. — *Position.* — Placez *en dedans* le *bord articulaire* de l'extrémité supérieure qui sépare la facette articulaire supérieure de la facette latérale.

Moins volumineux que le troisième, il présente en haut les cinq facettes qui ont été indiquées dans les caractères généraux, avec cette différence qu'il existe une petite surface non articulaire, rugueuse, pour des ligaments, entre la facette articulaire du carpe et la facette articulaire qui regarde le troisième métacarpien. Cette extrémité supérieure, moins volumineuse que les autres, ne présente pas d'apophyse en arrière comme le troisième. Elle s'articule un peu avec le grand os en haut, mais surtout avec l'os crochu.

Cinquième métacarpien. — *Position.* — Placez *en dedans* le tubercule latéral de l'extrémité supérieure.

Mince, court, il présente à son extrémité supérieure une seule facette articulaire latérale pour le quatrième, et une surface articulaire supérieure concave et convexe en sens inverse pour l'os crochu. A la partie interne de cette extrémité, se trouve une apophyse qui donne attache au cubital postérieur.

Il est à remarquer que *les caractéres différentiels de ces os se tirent de l'extrémité supérieure*, le reste de l'os étant le même pour tous.

Les os du carpe se développent par deux points osseux : un pour l'extrémité inférieure, un pour le corps et l'extrémité supérieure en même temps.

Doigts.

Les doigts sont composés de phalanges ; chacun en possède trois, excepté le pouce, qui n'en a que deux. De haut en bas, on les appelle *phalange, phalangine, phalangette,* ou bien *première* ou *métacarpienne, deuxième* ou *moyenne, troisième* ou *unguéale.*

Il n'est pas possible de distinguer les phalanges du côté droit des mêmes phalanges du côté gauche. Il est difficile de distinguer dans une même main, sinon par leur longueur, les phalanges de même nom ; mais il est facile de distinguer les trois os du même doigt.

Première phalange. — Petit os long, dont le corps, aplati d'avant en arrière, est convexe sur la face postérieure, plan sur la face antérieure. Les bords, rugueux, donnent insertion aux gaines fibreuses sous lesquelles passent les tendons des muscles fléchisseurs.

L'*extrémité supérieure* présente une seule facette concave, allongée transversalement, dont le grand diamètre croise celui du condyle du métacarpien. On trouve aussi, de chaque côté de cette extrémité et en avant, un tubercule très fort pour l'insertion des ligaments latéraux.

L'*extrémité inférieure* a la forme d'une poulie divisée par la gorge en deux parties égales. Elle est plus étendue sur la face antérieure que sur la face postérieure de l'os. On trouve encore de chaque côté de cette extrémité une dépression, en avant et en arrière de laquelle existe un petit tubercule. La dépression et le tubercule postérieur donnent insertion, comme nous l'avons vu avec les métacarpiens, aux ligaments latéraux des articulations.

Deuxième phalange. — Petit os long, dont le corps présente deux faces et deux bords, exactement semblables à ceux de la première.

L'*extrémité inférieure* est identique à l'extrémité inférieure de la première phalange, seulement elle est plus petite. L'extrémité supérieure, devant s'articuler avec une poulie, présente au milieu une crête correspondant à la gorge de la poulie, et de chaque côté de la crête une surface concave pour les parties latérales de la poulie. De chaque côté de cette extrémité, et un peu en avant, on remarque un tubercule pour l'insertion des ligaments latéraux.

Troisième phalange. — Petit os long très raccourci, dont le corps est cylindrique. L'extrémité supérieure est identique à celle de la seconde phalange, car, comme elle, elle se moule sur une poulie. L'extrémité inférieure est aplatie et présente une convexité inférieure en forme de fer à cheval. Elle est rugueuse, surtout en avant, pour donner insertion à la pulpe du doigt.

Le pouce est dépourvu de seconde phalange, car les deux qu'il possède présentent les caractères des premières et des troisièmes phalanges.

Les phalanges se développent par deux points d'ossification : un pour l'extrémité supérieure, un pour l'extrémité inférieure et le corps.

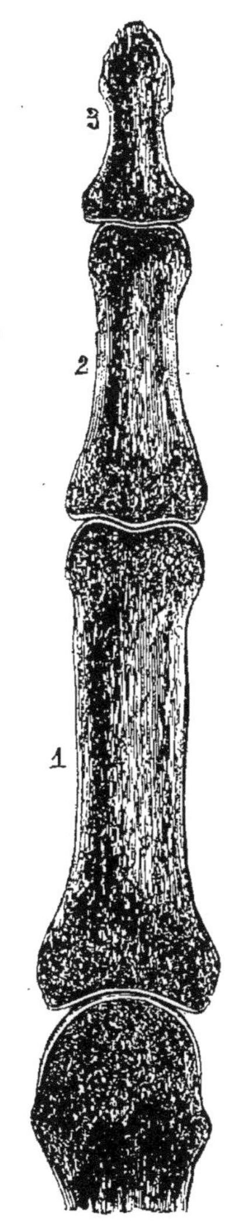

Fig. 364. — Coupe verticale des phalanges et de la tête d'un métacarpien.

1. Phalange. — 2. Phalangine — 3. Phalangette.

ARTICLE V.

MEMBRES INFÉRIEURS.

On divise le membre inférieur en quatre segments, qui correspondent à ceux du membre supérieur : la *hanche*, la *cuisse*, la *jambe* et le *pied*.

I. — Os coxal.

Position. — Placez la cavité articulaire *en dehors*, le grand trou *en bas*, le bord qui présente la plus grande échancrure *en arrière*.

Cet os est formé de trois portions que les auteurs anciens décrivaient séparément : 1° le *pubis*, en avant, avec sa branche horizon-

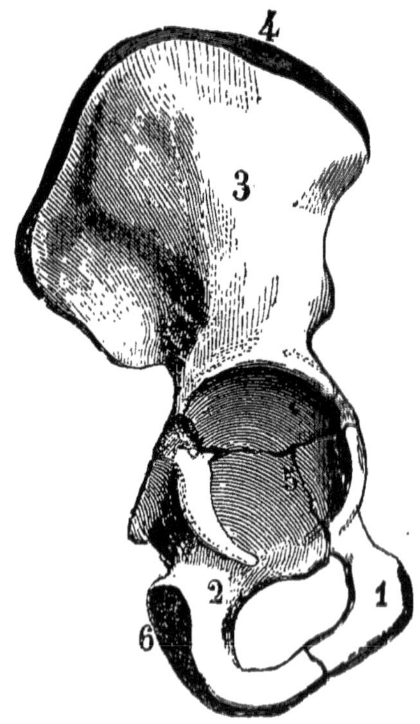

FIG. 365. — Os coxal droit vu par sa face externe , avant la soudure des trois portions qui le constituent.

1. Pubis avec ses branches horizontale et descendante. — 2. Ischion. — 3. Ilium. — 4. Epiphyse marginale , point osseux complémentaire formant la crête iliaque. — 5. Point de soudure des trois os au centre de la cavité cotyloïde. — 6. Point d'ossification complémentaire de l'ischion.

tale et sa branche descendante, qui forme une portie de la circonférence du trou obturateur ; 2° l'*ischion* en bas, limitant de ce côté le trou obturateur ; 3° l'*ilium*, en arrière. Ces trois portions se réunissent au fond de la cavité cotyloïde (voy. fig. 365).

Os plat, irrégulier, tordu sur lui-même, présentant à étudier deux faces, quatre bords, quatre angles. On l'appelle aussi *os iliaque, os innominé, os des îles.*

Face interne. — Elle est divisée en deux parties par une crête saillante qui concourt à former le détroit supérieur du bassin.

Au-dessus de cette ligne, la face regarde en haut, en avant et en dedans : c'est la *fosse iliaque interne*, sur laquelle s'insère le muscle *iliaque.*

Au-dessous de la crête, la face interne regarde en dedans et en arrière. On y trouve le *trou ovale* ou *obturateur*, ovalaire chez l'homme, triangulaire chez la femme, fermé à l'état frais par la *membrane obturatrice.* Le muscle *obturateur interne* s'insère au pourtour de ce trou et sur la membrane. A la partie supérieure du trou obturateur, il existe une gouttière antéro-postérieure, *gouttière sous-pubienne*, dans laquelle passent le *nerf* et les *vaisseaux obturateurs.* Les deux lèvres de cette gouttière sont formées par la partie postérieure et par la partie antérieure de la circonférence du trou ovale ; au lieu de se réunir en haut, elles interceptent un espace qui forme la gouttière, dont la lèvre interne se termine insensiblement sur l'os, tandis que la lèvre externe se porte en haut et en avant pour se terminer à l'épine du pubis.

En arrière du trou ovale, on voit une surface plane quadrilatère, un peu inclinée en bas et en dedans, correspondant à la cavité cotyloïde, et sur laquelle s'insèrent le *releveur de l'anus* et l'*obturateur interne.*

Le trou ovale est limité en bas par l'*ischion*, en avant par le *corps du pubis*, ainsi que par une portion osseuse qui le réunit à l'ischion, et qu'on appelle : dans sa moitié supérieure, *branche descendante du pubis ;* dans sa moitié inférieure, *branche ascendante de l'ischion ;* en haut, par un prolongement osseux ou *branche horizontale* du pubis.

Face externe. — Elle offre trois parties bien distinctes : la cavité cotyloïde, la fosse iliaque externe, et le trou obturateur avec les parties qui le circonscrivent.

La *cavité cotyloïde* regarde en dehors, un peu en bas et en avant ; elle s'articule avec la tête du fémur, et présente au fond une petite surface non articulaire, rugueuse, plus profonde, se continuant en bas avec l'échancrure cotyloïdienne: c'est l'*arrière-fond* de la cavité cotyloïde. Le bord de la cavité, ou *sourcil cotyloïdien*, donne insertion, à l'état frais, au *bourrelet cotyloïdien.* Il présente trois échancrures qui portent le nom des portions d'os qu'elles séparent: une antérieure, *ilio-pubienne ;* une postérieure, *ilio-ischiatique ;* une inférieure, *ischio-pubienne* ou cotyloïdienne. De ces trois échancrures par lesquelles sort la tête du fémur dans les luxations, l'inférieure est la plus profonde; elle est convertie en trou par le bourrelet cotyloïdien.

Au-dessus de la cavité cotyloïde, on trouve une gouttière antéropostérieure qui longe le sourcil, c'est la *gouttière sus-cotyloïdienne*, qui donne insertion au *tendon réfléchi du muscle droit antérieur*.

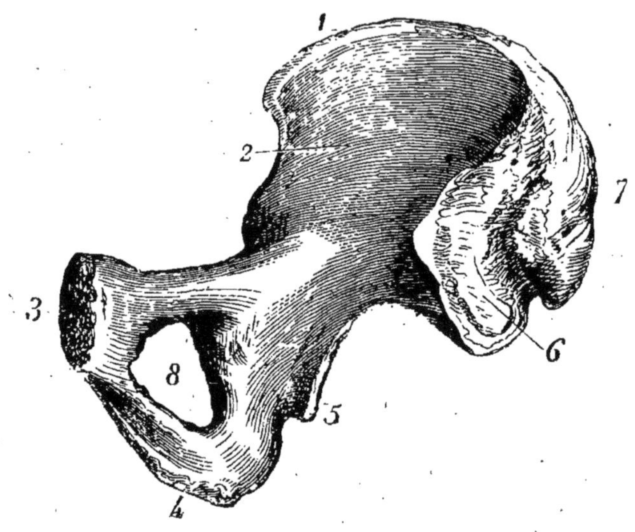

FIG. 366. — Face interne de l'os coxal du côté droit.

1. Crête iliaque. — 2. Fosse iliaque interne. — 3. Pubis. — 4. Ischion. — 5. Épine sciatique. — 6. Surface auriculaire. — 7. Surface rugueuse pour des insertions ligamenteuses. — 8. Trou obturateur.

Dans cette figure, l'os n'a pas la position qu'il occupe sur le squelette. La ligne qui réunit les chiffres 4, 5 et 6 devrait être verticale.

La surface élargie qui se trouve au-dessus constitue la *fosse iliaque externe*. Elle regarde en dehors, en arrière et un peu en bas; elle offre deux saillies et deux dépressions qui alternent ainsi d'avant en arrière: dépression, saillie, dépression, saillie. On trouve sur cette fosse les *deux lignes demi-circulaires*. L'*inférieure* ou *antérieure* se porte de la partie supérieure de l'échancrure sciatique à l'épine iliaque antérieure, en décrivant une forte courbure concave en avant et en bas: la *supérieure* ou *postérieure*, née à quelques millimètres en arrière de la précédente, se porte en arrière et en haut, jusqu'à la convexité postérieure de la fosse iliaque, puis elle se dirige en avant vers le milieu de la crête iliaque, sur laquelle elle se perd. Ces deux lignes sont peu marquées ordinairement.

En avant de la ligne antérieure s'insère le muscle *petit fessier*; entre les deux lignes, le *moyen fessier*; en arrière, le *grand fessier*.

Au-dessous de la cavité cotyloïde, la face externe regarde en bas, en avant et en dehors; nous trouvons encore là le *trou obturateur*; en avant de ce trou le corps du pubis, d'où partent sa branche horizontale et sa branche verticale, qui le réunissent la première à l'ilium, l'autre à la branche ascendante de l'ischion formant la limite inférieure du trou. Le muscle *obturateur externe* s'insère sur la face externe de la membrane qui ferme le trou obturateur et au pourtour du trou. Le corps du pubis donne insertion au muscle *droit interne* tout près de la surface articulaire, et au muscle *second adducteur* entre le droit interne et l'obturateur externe. Sur la face externe de l'ischion et de sa branche ascendante s'insère le muscle *grand adducteur*.

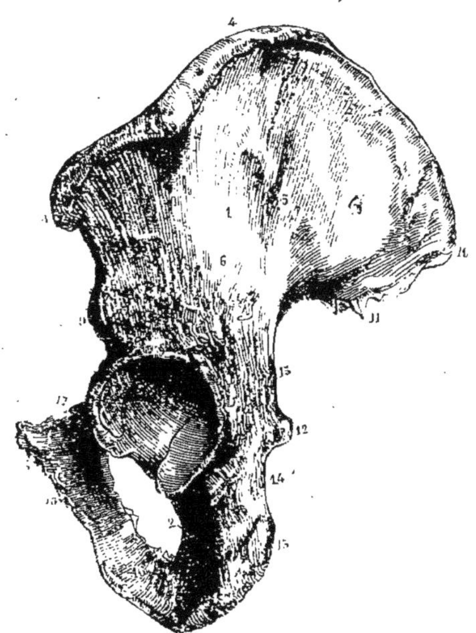

FIG. 367. — Face externe de l'os coxal du côté gauche.

1. Fosse iliaque externe. — 2. Trou obturateur. — 3. Pubis. — 4. Crête iliaque. — 5, 6. Rugosités pour l'insertion des muscles fessiers. — 8. Epine iliaque antérieure et supérieure. — 9. Epine iliaque antérieure et inférieure. — 10. Epine iliaque postérieure et supérieure. — 11. Epine iliaque postérieure et inférieure. — 12. Epine sciatique. — 13. Grande échancrure sciatique. — 14. Petite échancrure sciatique. — 15. Tubérosité de l'ischion. — 16. Branche ascendante de l'ischion. — 17. Branche horizontale du pubis. — 18. Branche descendante du pubis.

Bord antérieur. — Il est formé de deux parties : la moitié interne, presque horizontale ; la moitié externe, presque verticale. De dehors en dedans, on trouve sur ce bord quatre éminences osseuses et trois échancrures alternant entre elles :

1° *L'épine iliaque antérieure et supérieure*, où s'insèrent le muscle *couturier*, *l'arcade crurale* et le muscle *tenseur du fascia lata* (cette épine est séparée de la peau par une *bourse séreuse* très développée chez les tisserands);

2° Une *échancrure* au-dessous, où passe le nerf *fémoro-cutané ;*

3° *L'épine iliaque antérieure et inférieure*, où s'insère le muscle *droit antérieur du triceps;*

4° Une *gouttière* large et profonde dans laquelle glisse le muscle *psoas-iliaque;*

5° L'*éminence ilio-pectinée*, sur laquelle s'insèrent la *bandelette iliopectinée* et le muscle *petit psoas*, quand il existe;

6° La *surface pectinéale*, terminée en arrière par une crête, *crête pectinéale*, qui fait partie du détroit supérieur du bassin: sur cette crête s'insèrent le *ligament pubien de Cooper* et le *ligament de Gimbernat*; le muscle *pectiné* s'y insère aussi, de même que sur la surface pectinéale;

7° L'*épine pubienne*, saillante, qu'il importe de ne pas confondre avec l'angle. Elle donne insertion au muscle *premier adducteur*, à l'*arcade crurale*, au *pilier externe de l'anneau inguinal* et au sommet du ligament de Gimbernat [1].

Bord postérieur. — Comme l'antérieur, il présente de haut en bas quatre éminences osseuses et trois échancrures. Il est *dirigé verticalement et parallèlement à celui du côté opposé*, chose importante à se rappeler lorsqu'on veut étudier l'os en position. On y trouve de haut en bas :

1° L'*épine iliaque postérieure et supérieure.*

2° *Une petite échancrure* insignifiante.

3° L'*épine iliaque postérieure et inférieure.* Ces deux épines donnent insertion aux *muscles de la masse commune*; la supérieure est pourvue en dedans de nombreuses rugosités qu'on désigne sous le nom de *tubérosité iliaque*; en dedans et au-dessous de cette tubérosité, derrière la crête de la face interne de l'os coxal, se trouve une facette articulaire, rugueuse, triangulaire, analogue à celle du sacrum : c'est la *facette auriculaire* de l'os coxal.

4° Au-dessous de l'épine iliaque inférieure, la *grande échancrure sciatique*, convertie en trou à l'état frais par les deux ligaments sacro-sciatiques ; elle donne passage au muscle *pyramidal*, à des vaisseaux et à des nerfs. Le muscle sépare les *vaisseaux* et les *nerfs fessiers*, qui sortent de l'échancrure au-dessus de lui, des organes suivants qui passent au-dessous : *grand nerf sciatique*, *petit nerf sciatique*, *nerf de l'obturateur interne*, *nerf hémorrhoïdal*, *vaisseaux ischiatiques*, *vaisseaux* et *nerf honteux internes.*

5° Plus bas, l'*épine sciatique*, mince et saillante, donnant insertion par son sommet au *petit ligament sacro-sciatique*, par sa face externe au muscle *jumeau supérieur*, par sa face interne au muscle *releveur de l'anus* et au muscle *ischio-coccygien.*

6° Au-dessous, la *petite échancrure sciatique*, convertie aussi

---

1. Remarquez que cette épine est le point de rendez-vous de la crête pectinéale, qui fait partie du détroit supérieur du bassin, et de la moitié postérieure de la circonférence du trou obturateur qui forme, en se terminant, le bord externe de la gouttière sous-pubienne. Les deux lignes sont séparées par cet espace qu'on appelle *surface pectinéale.*

en trou par les deux ligaments sacro-sciatiques ; elle donne passage
au muscle *obturateur interne* qui sort du bassin, aux *vaisseaux* et
nerfs honteux internes, et au *nerf de l'obturateur interne*, organes
qui rentrent dans le bassin après avoir contourné l'épine sciatique.

7° L'*ischion*, qui sera décrit avec les angles.

Bord supérieur ou crête iliaque. — Plus épais aux extrémités qu'à la partie moyenne, il a la forme d'un *S* italique ; sa partie antérieure est concave en dedans, sa partie postérieure concave
en dehors. Ce bord, dirigé obliquement de dehors en dedans et
d'avant en arrière, présente une *lèvre interne* pour l'insertion
du muscle *transverse* de l'abdomen, une *lèvre externe* pour le muscle *grand oblique*, et un *interstice* pour le muscle *petit oblique* en
avant et le muscle *carré des lombes* en arrière.

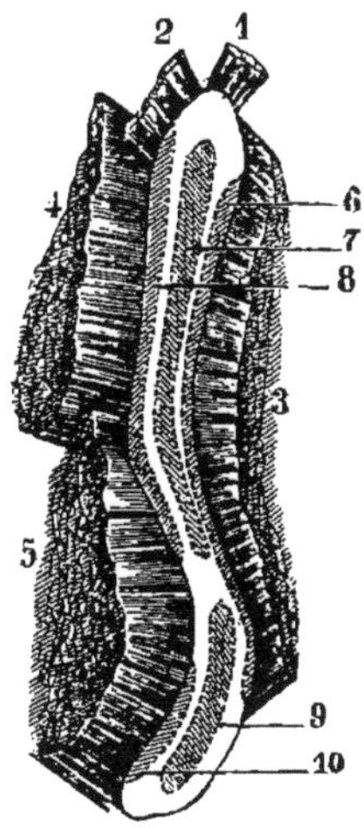

Fig. 368. — Crête iliaque
du côté gauche et mus-
cles qui s'y insèrent.

1. Couturier. — 2. Tenseur
du fascia lata. — 3. Iliaque. —
4. Moyen fessier. — 5. Grand
fessier. — 6. Grand oblique. —
7. Petit oblique. — 8. Transverse. — 9. Carré des lombes.
— 10. Grand dorsal.

Bord inférieur. — Le plus court, il correspond aux branches
ascendante de l'ischion et descendante du pubis ; il est mince,
rugueux chez l'homme, lisse et déjeté en dehors chez la femme ; il
donne insertion aux *aponévroses du périnée*, à la *racine des corps
caverneux* et aux muscles *ischio-caverneux* chez l'homme, *ischio-clito-
ridien* chez la femme.

Angle antérieur et supérieur. — Cet angle n'est autre
chose que l'épine iliaque antérieure et supérieure déjà décrite.

Angle antérieur et inférieur ou angle du pubis. —
Il est placé à un centimètre et demi en dedans de l'épine pubienne.
Sur sa face interne, on trouve une surface articulaire, rugueuse,
allongée, placée sur le corps du pubis et se continuant avec le bord
inférieur de l'os. En s'articulant avec celle du côté opposé, elle

forme la *symphyse pubienne*. Sur l'angle s'insère le *pilier interne de l'anneau inguinal*. L'espace qui sépare l'angle de l'épine donne insertion, sur sa lèvre postérieure, au muscle *droit de l'abdomen*. Immédiatement en avant de cette insertion s'insère le muscle *pyramidal* et le *pilier postérieur de l'anneau inguinal* ou *ligament de Colles*. Cet espace constitue le bord inférieur de l'anneau inguinal; le *cordon spermatique* repose sur lui.

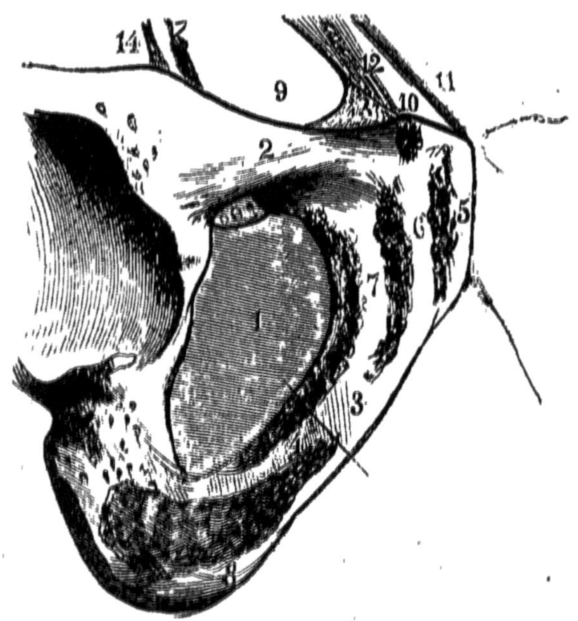

FIG. 369. — Pubis, ischion et trou obturateur du côté droit, vus du côté externe.

1. Membrane obturatrice. — 2. Surface pectinéale sur la branche horizontale du pubis. — 3. Branche descendante du pubis. — 4. Branche ascendante de l'ischion. — 5. Muscle droit interne. — 6. Deuxième adducteur. — 7. Obturateur externe. — 8. Ischion et grand adducteur. — 9. Anneau crural. — 10. Anneau inguinal. — 11. Pilier interne de l'anneau inguinal. — 12. Pilier externe de l'anneau inguinal. — 13. Ligament de Gimbernat. — 14. Bandelette ilio-pectinée.

La partie postérieure du pubis est en rapport immédiat avec la vessie et donne attache en bas au *muscle de Wilson*.

Angle postérieur et supérieur. — Il est formé par l'épine iliaque postérieure et supérieure déjà décrite.

Angle postérieur et inférieur, ou tubérosité de l'ischion. — C'est la portion la plus épaisse de l'os coxal; c'est sur cet angle que repose le corps dans la station assise. Il se continue par sa branche ascendante avec la branche descendante du pubis; il donne insertion : 1° en arrière et de bas en haut, au muscle *demi-*

membraneux, à la *longue portion du biceps* et au *demi-tendineux* réunis, au *jumeau inférieur*; 2° en dedans, au muscle *transverse du périnée*; 3° en dehors, au muscle *grand adducteur* et au muscle *carré crural*.

La face interne de l'ischion et l'obturateur interne forment la paroi externe de la *fosse ischio-rectale*. Une *bourse séreuse* sous-musculaire sépare la partie postérieure et supérieure de l'ischion du grand fessier.

La partie supérieure et postérieure de l'ischion offre une gouttière transversale, en continuité avec la petite échancrure sciatique, et recouverte à l'état frais d'une couche cartilagineuse, sur laquelle glisse le tendon de l'obturateur interne au moyen d'une *bourse séreuse*.

Développement. — Cet os se développe par huit points d'ossification : trois primitifs pour l'ilium, le pubis et l'ischion ; cinq complémentaires, pour le fond de la cavité cotyloïde, pour la crête de l'os coxal (cette crête, formée par un seul point osseux, constitue l'épiphyse marginale), pour la partie inférieure de la tubérosité de l'ischion, pour l'angle du pubis et pour l'épine iliaque antérieure et inférieure.

C'est au fond de la cavité cotyloïde que se réunissent l'ilium, le pubis et l'ischion. A leur point de réunion, on voit trois lignes qui convergent comme les trois branches d'un Y. Le point osseux complémentaire de cette région a la même forme.

Trente-cinq muscles s'insèrent sur l'os coxal.

Face externe, 7. . . . . — Grand, moyen, petit fessier, obturateur externe, deuxième et troisième adducteurs, droit interne.

Face interne, 2. . . . . . . — Iliaque, obturateur interne.

Bord antérieur, 5. . . . . . . — Couturier, droit antérieur, petit psoas, pectiné, premier adducteur.

Bord postérieur, 3. . . . . . — Jumeau supérieur, releveur de l'anus, ischio-coccygien.

Bord supérieur, 4. . . . . . . — Grand oblique, petit oblique, transverse, carré des lombes, grand dorsal.

Bord inférieur, 1. . . . . . . — Ischio-caverneux.

Angle antérieur et supérieur, 2. — Couturier, tenseur du fascia lata.

Angle antérieur et inférieur, 2. — Pyramidal, droit antérieur de l'abdomen, muscle de Wilson.

Angle postérieur et supérieur, 3. — Les trois muscles de la masse commune.

Angle postérieur et inférieur, 6. — Demi-membraneux, demi-tendineux, biceps, jumeau inférieur, transverse du périnée, carré crural.

Du bassin en général.

Le bassin est un conduit osseux situé à la partie inférieure du tronc.

Nous venons d'étudier les os qui concourent à sa formation, sacrum, coccyx et os coxaux. Ces os réunis constituent une cavité, une sorte de canal auquel on peut considérer deux ouvertures et deux surfaces. La description des surfaces offrant peu d'intérêt, nous serons bref, attendu que leur étude a déjà été faite lorsque nous avons décrit les os qui constituent le bassin. L'étude du bassin en général n'offre d'intérêt qu'au point de vue de l'accouchement : c'est pour cette raison que les différentes dimensons que nous donnons dans cet article s'appliquent surtout au bassin de la femme.

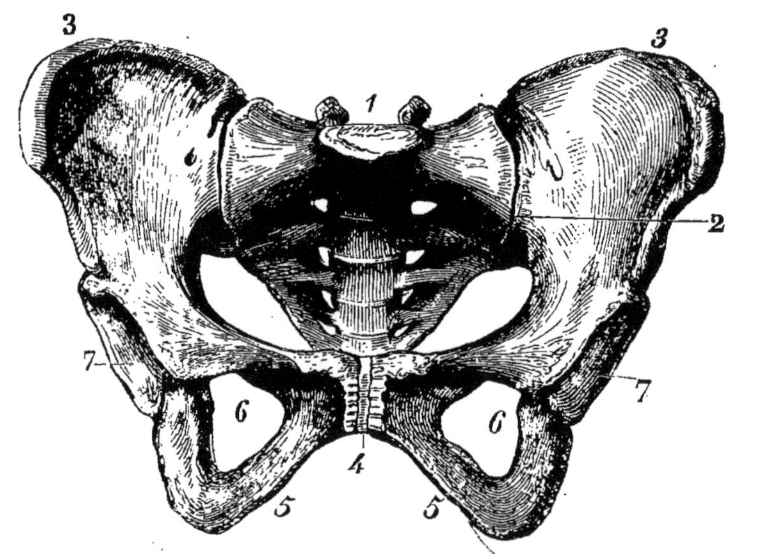

FIG. 370. — Bassin de femme.

1. Base du sacrum. — 2. Symphyse sacro-iliaque. — 3, 3. Crête iliaque. — 4. Symphyse du pubis. — 5, 5. Branches descendante du pubis et ascendante de l'ischion. — 6, 6. Trou obturateur. — L'espace qui sépare ces deux trous est beaucoup plus considérable que chez l'homme. — 7, 7. Cavité cotyloïde.

Surface extérieure du bassin.

Vu à l'extérieur, le bassin présente une face postérieure, une face antérieure et deux faces latérales.

La *face postérieure* est représentée par la face postérieure du sacrum, déjà décrite, et par le bord postérieur des deux os coxaux qui la limitent. Cette limite est donc formée par deux bords verticaux présentant de haut en bas : 1° la tubérosité iliaque ; 2° la grande échancrure sciatique ; 3° l'épine sciatique ; 4° la petite échancrure sciatique ; 5° enfin l'ischion.

La partie moyenne de cette face, formée par le sacrum, s'amincit insensiblement en bas et se termine à la pointe du coccyx. Entre la portion sacro-coccygienne du bassin et le bord postérieur des os coxaux, on trouve une vaste échancrure divisée en deux trous par les grands et petits ligaments sacro-sciatiques.

La *face antérieure* du bassin est fort courte, elle est uniquement constituée par les pubis et la symphyse pubienne ; elle sépare l'échancrure médiane de l'orifice supérieur de celle de l'orifice inférieur.

Les *faces latérales* sont formées par la face externe de l'os coxal, à la description de laquelle nous renvoyons le lecteur, la description étant la même.

Surface intérieure du bassin.

A l'intérieur, le bassin présente des particularités fort importantes à connaître, résultant de l'articulation du sacrum avec les os coxaux et de ces os entre eux.

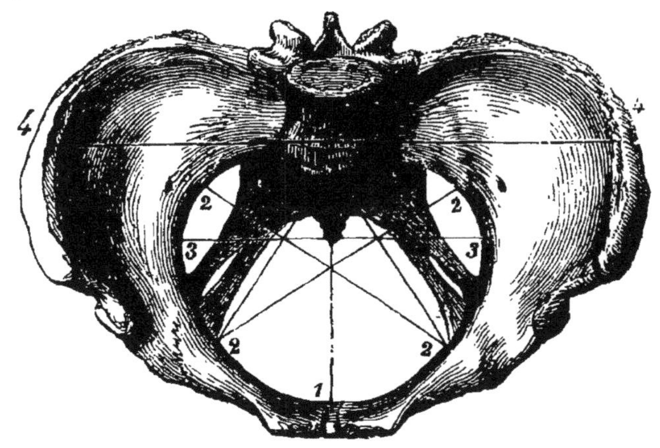

FIG. 371. — Diamètres du bassin.

1, 1. Diamètre sacro-pubien ou antéro-postérieur, 11 centimètres. — 2, 2, 2, 2. Diamètres obliques, 12 centimètres. — 3, 3. Diamètre transverse, 13 centimètres et demi. — 4, 4. Diamètre bis-iliaque qui sépare les crêtes iliaques, 24 à 27 centimètres.

On remarque une ligne circulaire formée par la base du sacrum en arrière, et par une crête de la face interne de l'os coxal sur les côtés. Cette ligne se termine en avant, et de chaque côté du pubis, sur l'épine pubienne. Elle est complétée sur la ligne médiane par le bord supérieur des deux pubis. On lui donne le nom de *détroit supérieur du bassin*. Ce détroit se confond avec la crête pectinéale, en arrière de la surface pectinéale, et il donne insertion, à ce niveau, au ligament pubien de Cooper.

L'intérieur du bassin est divisé par cette ligne en deux parties : l'une supérieure ou *grand bassin*, l'autre inférieure ou *petit bassin*.

Le grand bassin est formé par les fosses iliaques internes et par les ailerons de la base du sacrum ; son étude offre peu d'intérêt.

Le petit bassin présente à étudier : 1° l'orifice supérieur ou *détroit supérieur* ; 2° l'orifice inférieur ou *détroit inférieur* ; 3° l'*excavation*.

Détroit supérieur du bassin. — Le détroit sépérieur sépare le grand bassin du petit bassin : c'est l'orifice supérieur du petit bassin, orifice beaucoup plus large chez la femme ; il est im-

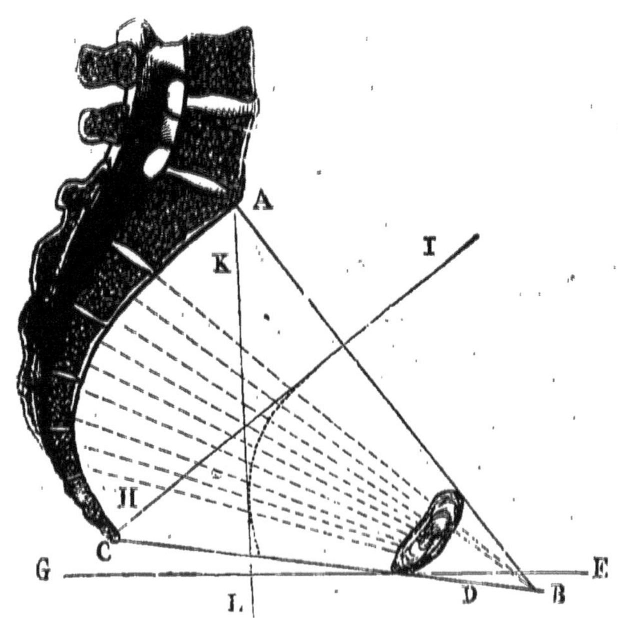

FIG. 372. — Axes et plans du bassin.

A, B. Plan du détroit supérieur. — B, C. Plan du détroit inférieur. — I, H. Axe du détroit supérieur. — K, L. Axe du détroit inférieur. — I, L. Axe de Nœgele. — G, E. Ligne horizontale passant sous le pubis. — C. Coccyx. Point de convergence des deux plans.

portant à connaître au point de vue de l'accouchement. Cet orifice présente à étudier ses diamètres et le plan qui lui correspond.

Les *diamètres*, comme on le voit dans la figure 371, sont : l'antéro-postérieur, étendu de la base du sacrum à la symphyse pubienne, qui mesure 11 centimètres ; le transverse, mesurant 13 centimètres et demi, et l'oblique, étendu de la symphyse sacro-iliaque d'un côté à l'éminence ilio-pectinée du côté opposé, qui a 12 centimètres.

Le plan du détroit supérieur (fig. 372, A, B) est un plan fictif passant par cet orifice. Ce plan présente une inclinaison tellement considérable, qu'il regarde en avant plutôt qu'en haut. Lorsqu'on le considère sur une femme debout, la paroi abdominale étant enlevée, on voit la cavité pelvienne dans son ensemble. Ce plan se rapproche de la direction verticale plus que de la direction horizontale ; il est incliné de 60° sur l'horizon. Une ligne antéro-postérieure passant par le bord supérieur de la symphyse pubienne arriverait à la partie moyenne du coccyx. Une ligne semblable passant au-dessous de la symphyse ne rencontrerait pas le coccyx en arrière, de sorte que, dans la position naturelle, la pointe du coccyx correspond au tiers inférieur de la symphyse pubienne.

Détroit inférieur du bassin. — Le détroit inférieur ou orifice inférieur du petit bassin est un orifice moins régulier que celui

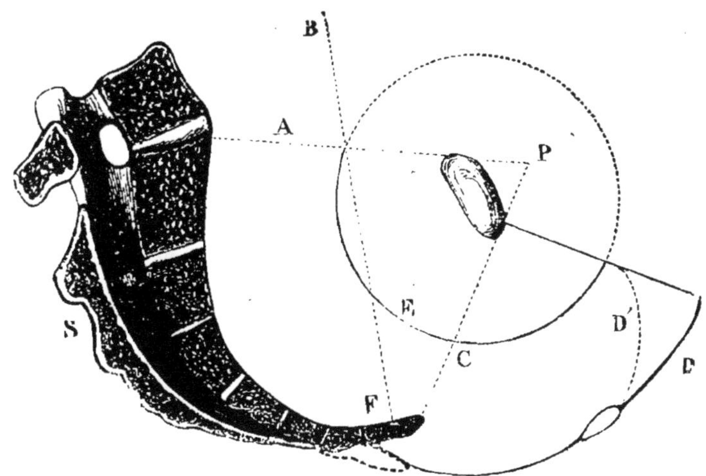

FIG. 373. — Axe de l'excavation.

A. Plan du détroit supérieur. — B. Axe du détroit supérieur. — C. Plan du détroit inférieur. — E. Axe du canal pelvien et cercle de Carus. — D. Paroi inférieure du canal pelvien, lorsque la tête du fœtus a dilaté la vulve. — D'. Même paroi avant la dilatation.

du détroit supérieur ; il est limité en avant par la partie inférieure de la symphyse pubienne, en arrière par la pointe du coccyx, et sur les côtés par les ischions. Entre les ischions et la symphyse pubienne, on trouve les branches descendante du pubis et ascendante de l'ischion. Le bord inférieur du grand ligament sacro-sciatique concourt à la formation de cet orifice entre l'ischion et le coccyx.

Le détroit inférieur du bassin est rempli, à l'état frais, par des parties molles dont l'ensemble constitue le périnée. Chacun des trois diamètres de cet orifice mesure 11 centimètres; l'antéro-postérieur est étendu de la pointe du coccyx à la symphyse pubienne, le transverse d'un ischion à l'autre, et l'oblique de l'ischion d'un côté à la partie moyenne du ligament sacro-sciatique du côté opposé.

L'inclinaison du plan qui passe par le détroit inférieur (fig. 372, C, B) forme un angle de 11° avec l'horizon. Il se trouve, comme on le voit, à peu près horizontal.

Excavation du petit bassin. — La cavité du petit bassin, ou bassin proprement dit, est limitée: en avant, par les pubis et la symphyse pubienne; en arrière, par la face antérieure du sacrum

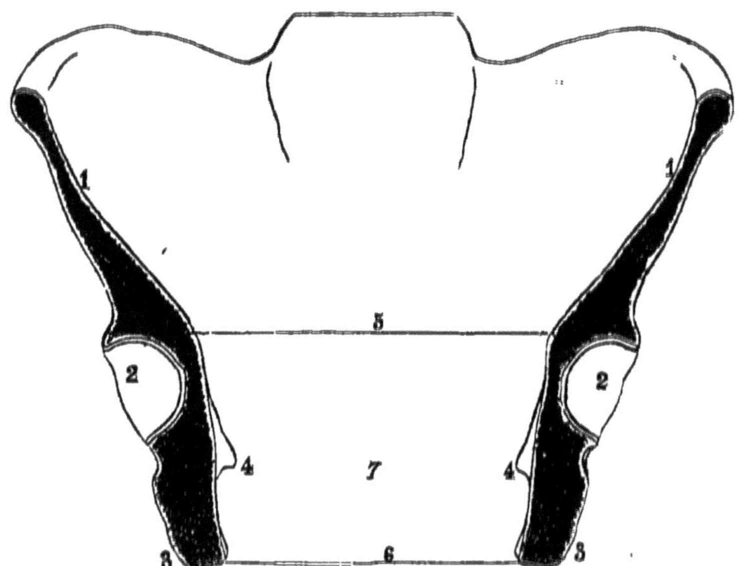

FIG. 374. — Coupe verticale du bassin passant par les cavités cotyloïdes.

1, 1. Fosses iliaques internes (grand bassin). — 2, 2. Cavités cotyloïdes. — 3, 3. Ischions. — 4, 4. Epines sciatiques. = 5. Diamètre transverse du détroit supérieur du bassin. — 6. Diamètre transverse du détroit inférieur. — 7. Excavation pelvienne, plus étroite en bas.

et du coccyx, et sur les côtés par une surface osseuse qui correspond à la cavité cotyloïde.

Sa *face antérieure* est très courte; elle mesure à peine 4 à 5 centimètres chez l'homme, et un peu moins chez la femme. Cette face, formée par les pubis, est plane, inclinée obliquement en arrière et en bas; elle sépare la partie antérieure des deux détroits, et se trouve en rapport avec la vessie, qui repose sur elle.

Sa *face postérieure*, formée par le sacrum et le coccyx, est concave et mesure une longueur de 16 centimètres. Elle est en rapport avec le rectum, qui présente une courbure représentée par celle de la paroi.

Ses *faces latérales* correspondent aux cavités cotyloïdes; elles forment deux plans inclinés obliquement de haut en bas, et un peu de dehors en dedans. Elles sont en rapport avec les muscles obturateurs internes et releveurs de l'anus.

L'axe de cette excavation passe nécessairement par le centre des deux détroits ou orifices du petit bassin; il représente une ligne courbe dont la concavité embrasse le pubis, et qui est, dans tout son trajet, également distante des parois du bassin. Cette ligne fait partie d'un cercle ayant pour centre la symphyse pubienne et pour rayon 6 centimètres. C'est le cercle de Carus (fig. 373). Nœgele a fait voir que l'axe de l'excavation n'est courbé qu'à la partie inférieure, de sorte qu'à la partie supérieure, il se confondrait avec celui du détroit supérieur, ligne allant de l'ombilic à la partie moyenne du coccyx.

L'axe de l'excavation se confond avec celui du conduit vulvo-utérin; il indique la direction que suit le fœtus pendant l'accouchement. *C'est une ligne courbe, fortement courbe, à concavité antérieure.* (Formule de Pajot.)

Différences entre le bassin de l'homme et celui de la femme.

Il est facile de distinguer le bassin dans les deux sexes. Ce qui frappe au premier coup d'œil, c'est la prédominance du diamètre vertical chez l'homme, et celle des diamètres horizontaux chez la femme.

A. *Chez l'homme.* — 1° L'épine iliaque antérieure est un peu plus déjetée en dedans, et la crête iliaque est plus contournée en S (l'espace qui sépare les deux crêtes iliaques est de 28 cent. 1/2);

2° La fosse iliaque interne est plus concave et plus petite;

3° Le détroit supérieur du bassin est plus étroit :

4° La paroi postérieure du petit bassin est moins concave;

5° Le détroit inférieur est aussi plus étroit ;

6° L'arcade pubienne, formée par la branche descendante du pubis, est plus anguleuse, et le bord inférieur de l'os coxal, situé

entre l'ischion et le pubis, est rugueux, souvent recouvert d'aspérités;

7° Enfin le trou obturateur est ordinairement de forme ovalaire,
et l'espace qui sépare les deux trous obturateurs, par conséquent le
pubis, est plus étroit que chez la femme.

B. *Chez la femme.* — 1° L'épine et la partie antérieure de la crête
iliaque sont déjetées en dehors, ce que l'on voit aisément, les han-
ches étant beaucoup plus saillantes que chez l'homme (l'espace qui
sépare les deux crêtes iliaques est de 32 centimètres);

2° La fosse iliaque interne est plus large et plus aplatie;

3° Le détroit supérieur est plus large, de sorte que l'espace qui
sépare les deux cavités cotyloïdes est beaucoup plus grand que
chez l'homme, ce qui explique l'erreur d'un grand nombre d'anatomistes qui s'imaginaient, en voyant la saillie des grands trochanters, que le col du fémur était plus long chez la femme, tandis
qu'il est le même que chez l'homme. La même cause, c'est-à-dire
la prédominance du diamètre transverse chez la femme, explique
pourquoi le fémur est plus oblique chez elle; pourquoi la surface
articulaire du condyle interne de cet os dépasse plus que chez
l'homme le niveau de celle du condyle externe; pourquoi, enfin,
la partie interne du membre inférieur chez la femme forme un angle
saillant au niveau du genou, de sorte que la femme la mieux conformée est toujours un peu bancale;

4° La paroi postérieure du petit bassin est plus concave;

5° Le détroit inférieur est plus large, l'arcade pubienne plus
arrondie, le bord inférieur de l'os coxal plus arrondi et plus lisse;

6° Enfin le trou obturateur est à peu près triangulaire.

II. — Fémur.

Position. — Placez l'extrémité coudée *en haut*, la tête articulaire *en
dedans*, le plus saillant des bords de l'os *en arrière*.

Le fémur, os de la cuisse, est un os long, pair, articulé avec l'os
coxal, la rotule et le tibia, dirigé obliquement de haut en bas, de
dehors en dedans. Cette obliquité est beaucoup plus prononcée chez
la femme.

Il présente un corps et deux extrémités.

Le **corps** est pourvu de trois faces et de trois bords. Il décrit
une courbure à concavité postérieure.

Face antérieure. — Elle se continue en haut avec celle du
col, dont la sépare une ligne rugueuse, sur laquelle s'attache la
capsule fibreuse de l'articulation coxo-fémorale; elle présente en bas
une concavité recouverte par la synoviale du genou, *gouttière sus-*

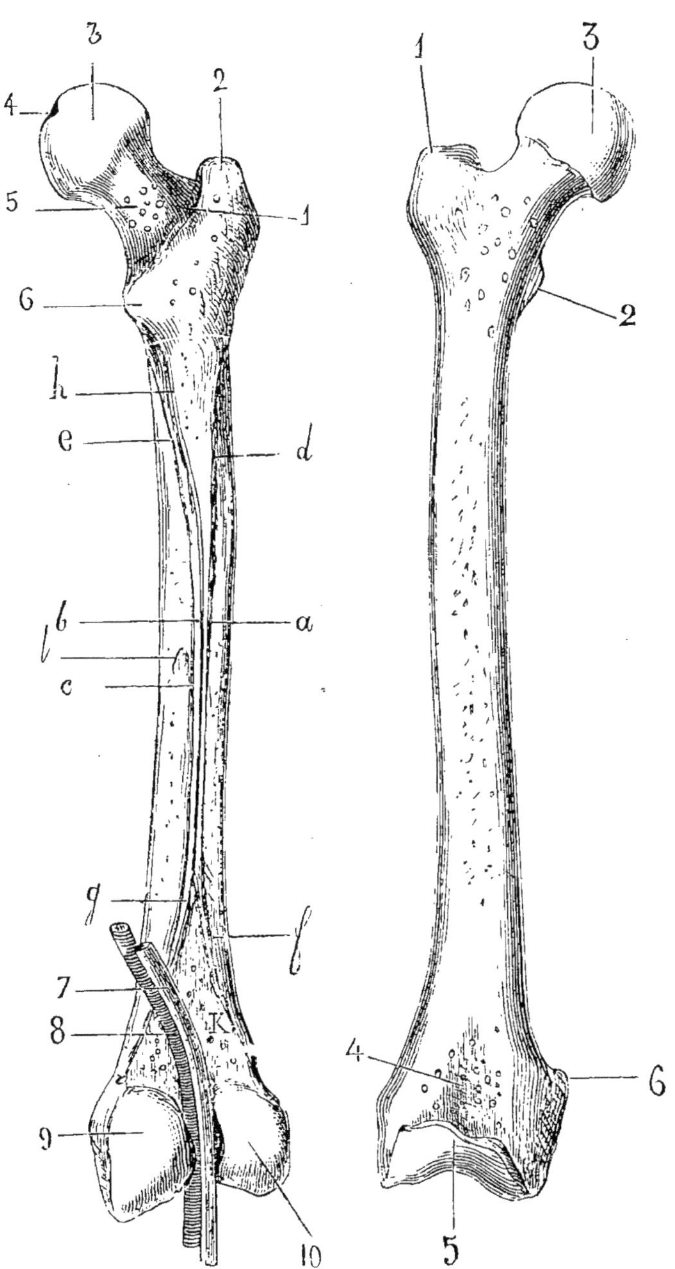

FIG. 375. — Partie posté-
rieure du fémur droit.

FIG. 376. — Face anté-
rieure du fémur droit.

Fig. 375. — 1. Cavité digitale. — 2. Grand trochanter. — 3. Tête du fémur. —
4. Dépression pour le ligament rond de l'articulation. — 5. Trous pour les vaisseaux nour-

riciers du col. — 6. Petit trochanter. — 7. Veine poplitée. — 8. Artère poplitée. — 9. Condyle interne. — 10. Condyle externe. — *a.* Lèvre externe de la ligne âpre. — *b.* Interstice. — *c.* Lèvre interne. — *d.* Branche de bifurcation externe et supérieure pour le grand fessier. — *e.* Branche de bifurcation interne et supérieure pour le vaste interne. — *f.* Branche de bifurcation externe et inférieure pour le vaste externe. — *g.* Branche interne et inférieure pour le grand adducteur. — *h.* Branche de division moyenne pour le pectiné. — *k.* Surface poplitée. — *l.* Trou nourricier.

Fig. 376. — 1. Grand trochanter. — Petit trochanter. — 3. Tête du fémur. — 4. Creux sus-condylien. — 5. Poulie fémorale. — 6. Tubercule d'insertion du grand adducteur, situé à la partie postérieure du condyle interne.

trochléale ou *creux sus-condylien*, qui reçoit la rotule dans l'extension du genou. Cette face, convexe, donne insertion au muscle *vaste interne.*

Face interne. — Étroite en haut, elle s'élargit et devient postérieure en bas ; elle donne insertion dans ses deux tiers supérieurs au muscle *vaste interne.* Le changement de direction de cette face est en rapport avec la déviation de l'artère fémorale.

Face externe. — Étroite en haut, un peu plus large en bas, elle se termine sur le condyle externe et donne insertion au muscle *vaste externe.*

Bord interne. — Étendu du bord inférieur du col du fémur à l'extrémité postérieure du condyle interne; il est arrondi.

Bord externe. — Il est étendu du bord antérieur du grand trochanter à l'extrémité antérieure du condyle externe.

Bord postérieur ou ligne âpre du fémur. — Il est hérissé de rugosités très proéminentes, surtout à sa partie moyenne. Simple au milieu, il se ramifie aux extrémités. La partie moyenne donne attache par sa *lèvre interne* au muscle *vaste interne*, par sa *lèvre externe* au muscle *vaste externe*, et par son *interstice* aux *trois muscles adducteurs* et à la *courte portion du biceps.*

L'*extrémité inférieure de la ligne âpre* est bifurquée; la branche interne de la bifurcation se termine au condyle interne, sur le tubercule du troisième adducteur; elle est effacée au milieu de son trajet par le passage de l'artère fémorale, et donne insertion au *troisième adducteur* et à la cloison fibreuse qui sépare ce muscle du vaste interne. La branche externe se termine à la partie postérieure du condyle externe, et donne insertion à la partie supérieure de la *courte portion du biceps* et à une cloison fibreuse qui sépare ce muscle du vaste externe. L'espace triangulaire compris entre ces deux lignes constitue l'*espace poplité.*

L'*extrémité supérieure de la ligne âpre* est divisée en trois branches : l'externe, très rugueuse, se dirige vers le bord postérieur du grand trochanter, elle est destinée à l'insertion du muscle *grand fessier ;* la moyenne se porte au petit trochanter, elle donne attache au muscle *pectiné;* l'interne, quelquefois peu marquée, se dirige vers le bord inférieur du col et donne attache au *vaste interne.*

C'est sur le bord postérieur qu'on trouve le *trou nourricier* de l'os, situé vers le tiers supérieur du corps, dirigé en haut et recevant une branche des artères perforantes.

Extrémité supérieure. — Elle présente : 1° une *tête* articulaire ; 2° un *col* représentant le *col anatomique* de l'humérus ; 3° le *grand trochanter* ; 4° le *petit trochanter;* 5° un col représentant le *col chirurgical* de l'humérus.

Tête. — La tête est articulée avec l'os coxal ; elle représente les deux tiers d'une sphère régulière ; elle est creusée, un peu au-dessous du sommet, d'une dépression au fond de laquelle on voit de petits trous. Le ligament interarticulaire s'insère dans la dépression, et les vaisseaux qu'il porte, branches des vaisseaux obturateurs, traversent les petits trous pour se rendre à la tête de l'os.

Col du fémur. — Le col du fémur est l'analogue du col anatomique de l'humérus. Il est plus étroit au milieu qu'à ses extrémités. Il est aplati d'avant en arrière, dirigé obliquement en bas et en dehors. Son axe vertical est un peu incliné en bas et en arrière.

Le col du fémur, aplati d'avant en arrière, mesure, dans son diamètre vertical, 3 centim. 1/2, et dans son diamètre antéro-postérieur 1 centim. 1/2. Chez l'enfant, le col est presque cylindrique.

On a beaucoup discuté sur les différences de longueur et de direction du col selon les âges et selon les sexes.

La *longueur* du col est la même dans les deux sexes : il a de 3 à 5 centimètres, et s'il paraît plus long chez la femme, c'est parce que, chez elle, le diamètre transverse du bassin est plus grand, et par conséquent le grand trochanter plus saillant. C'est la même cause qui détermine l'obliquité plus grande du fémur chez la femme et la saillie plus considérable du condyle interne.

Quant à la *direction*, il résulte des recherches de Rodet qu'elle varie selon l'âge, le sexe et les individus. A l'état normal, le col du fémur forme avec le corps un angle de 130 degrés en moyenne, 144 au maximum, 121 au minimum. Il peut, chez les vieillards, diminuer de 2 à 3 degrés, diminution qui concourt chez eux à l'abaissement de la taille. Chez la femme, le col est incliné de 2 degrés de plus que chez l'homme. Enfin on observe des différences d'inclinaison de 23 degrés en plus ou en moins, selon les sujets, de sorte que l'influence prédisposante de l'inclinaison du col relativement aux fractures est bien plus prononcée suivant les individus que suivant les âges.

Le col présente deux faces, deux bords, deux extrémités.

La *face antérieure* regarde un peu en bas ; elle est plane et se continue avec la face antérieure du corps de l'os.

La *face postérieure*, concave, moins étendue, regarde un peu en haut et donne attache à la capsule fibreuse de l'articulation. Cette insertion, très faible, se fait à l'union du tiers externe avec les deux tiers internes de la face postérieure du col. La face postérieure est creusée en dehors et en haut d'une dépression profonde, *cavité digitale* ou *trochantérienne*, qui affaiblit singulièrement la résistance du col; le muscle *obturateur externe* s'insère au fond de cette cavité.

Le *bord supérieur*, concave, de 3 centimètres de longueur, est presque horizontal.

Le *bord inférieur*, moins profondément concave, de 5 à 6 centimètres environ, se dirige obliquement en bas et en dehors.

Les deux faces et les deux bords sont criblés de petits trous à travers lesquels passent des vaisseaux nourriciers. A l'état frais, ces trous sont masqués par le périoste, qui présente ici quelques particularités : 1° il a sur la face antérieure du col une épaisseur qui n'est jamais moindre d'un millimètre et qui peut aller jusqu'à 3 millimètres ; 2° il est formé non seulement par la membrane fibro-vasculaire des os, mais encore par un grand nombre de fibres de la capsule fibreuse de l'articulation coxo-fémorale qui se réfléchissent sur la face antérieure du col, au niveau du point où la capsule s'insère sur la ligne rugueuse étendue du grand au petit trochanter; 3° il contient dans son épaisseur les vaisseaux qui se portent au col, et qui proviennent des artères du voisinage (circonflexe et obturatrice). Ces vaisseaux affectent dans son épaisseur la disposition des sinus et restent béants quand on vient à diviser le périoste.

L'*extrémité interne* du col est séparée de la tête articulaire par une ligne inégale et circulaire, qui établit la limite du cartilage de la tête.

L'*extrémité externe*, confondue avec les trochanters, est limitée en avant et en bas par une ligne rugueuse, qui réunit les deux trochanters et qui donne attache à la *capsule fibreuse* de l'articulation; en arrière, par une ligne saillante, unie, réunissant les deux trochanters et donnant attache au muscle *carré crural*; en haut, par la cavité digitale surmontée du sommet du grand trochanter.

Le col du fémur est *très résistant chez les jeunes sujets et chez l'adolescent*. Sciez, en effet, à cet âge un fémur dans toute sa longueur, vous verrez que le canal médullaire ne dépasse pas en haut les trochanters et que le col est formé au centre par un tissu spongieux très serré. On aperçoit à peine ses aréoles. Sa surface est formée par un tissu compact très épais, beaucoup plus épais sur le

bord inférieur que sur le supérieur ; mais vers l'âge de quarante-
cinq à cinquante ans, on voit une raréfaction s'opérer dans le
col : les cellules du tissu spongieux s'agrandissent par l'amincissement des lamelles osseuses qui les séparent ; l'écorce du col,
formée par le tissu compact, s'amincit. A mesure que l'individu
avance en âge, la raréfaction augmente, les cellules se confondent ; enfin il se forme dans le col un canal médullaire analogue à
celui du corps et qui se remplit de moelle. L'amincissement de
l'écorce compacte fait toujours des progrès. Malgaigne a montré
que cette raréfaction n'a pas lieu chez tous les vieillards, mais on
ignore complètement quelles sont les conditions qui la favorisent.
Elle se montre plus rapidement et plus fréquemment chez la femme.
Dans certains cas, elle est tellement exagérée, que le col est réduit
à une coque osseuse compacte, aussi fragile qu'une lame de verre,
et creusée d'une cavité. On conçoit, d'après cela, que les fractures
du col du fémur doivent être plus fréquentes chez les vieillards et
chez les femmes, et que, dans certains cas, la moindre chute,
le moindre mouvement suffise pour déterminer une fracture.

Grand trochanter. — Le grand trochanter est cette grosse tubérosité qui surmonte le corps et le col de l'os. Il est quadrilatère et
présente deux faces et quatre bords.

La *face externe* est pourvue d'une crête oblique en bas et en
avant, qui donne insertion au tendon du muscle *moyen fessier,*
séparé de la partie supérieure du grand trochanter par une *bourse
séreuse.* La partie inférieure de cette face est en rapport avec une
bourse séreuse plus considérable qui la sépare du grand fessier.

La *face interne,* confondue avec l'os, forme en haut une partie de
la cavité digitale, dans laquelle s'insèrent les muscles *obturateur
externe, obturateur interne, jumeau supérieur, jumeau inférieur* et
pyramidal.

Le *bord inférieur,* indiqué par une ligne un peu rugueuse, et le
bord antérieur, aplati, donnent attache au muscle *vaste externe.*

Le *bord postérieur* est destiné à l'insertion du muscle *carré crural.*

Le *bord supérieur* est recouvert par la partie inférieure du moyen
fessier. Il n'est pas exact de dire qu'il donne insertion aux muscles
pelvi-trochantériens, car ces muscles s'insèrent bien plus fréquemment dans la cavité digitale en confondant leurs tendons ; il donne
attache seulement au *petit fessier,* vers sa partie antérieure, à l'angle
même de ce bord, et au *pyramidal,* qui s'attache aussi dans la cavité
digitale.

Petit trochanter. — Le petit trochanter, éminence conique, est
situé à la partie inférieure, externe et postérieure du col. Il représente la petite tubérosité de l'humérus, et donne insertion au
muscle *psoas-iliaque* et au *ligament de Bertin.*

Le *col chirurgical*, ou portion rétrécie de l'os au-dessous des trochanters, est entouré, comme celui de l'humérus, par les *artères circonflexes*.

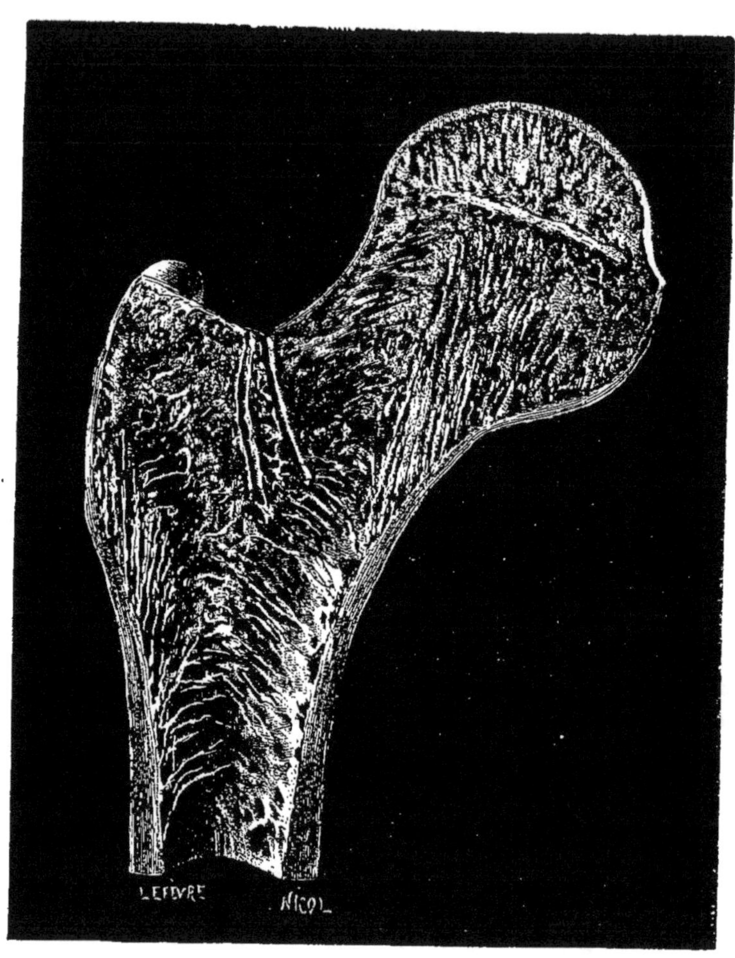

FIG. 377. — Section du col du fémur montrant un commencement de raréfaction de la substance spongieuse chez un homme de cinquante-deux ans.

Extrémité inférieure. — Volumineuse, spongieuse, elle se termine par deux renflements osseux, *condyles fémoraux* [1]. On

1. En raison de l'obliquité du fémur plus grande chez la femme, le condyle interne est beaucoup plus saillant en dedans que chez l'homme (les cavités glénoïdes du tibia sont sur un même plan horizontal), caractère qui contribue à faire distinguer cet os dans les deux sexes.

peut la considérer comme une pyramide triangulaire, à base articulaire, à sommet confondu avec le corps de l'os. Les trois faces et les trois bords sont la terminaison des faces et des bords du corps, seulement ils ne conservent pas les mêmes noms à cause de la déviation en bas de la face interne du fémur.

La *base*, articulée avec le tibia et la rotule, présente une surface articulaire en forme de poulie à la partie antérieure, divisée à la partie postérieure par une échancrure, *échancrure intercondylienne*. La poulie, *trochlée fémorale*, articulée avec la rotule, est plus élevée du côté externe et plus large. Les condyles, qui se séparent en arrière, sont revêtus d'un cartilage articulaire qui se prolonge sur leur extrémité postérieure. Ils présentent quelques différences : le *condyle interne* est placé sur un plan inférieur ; il est plus étroit et plus long, il est déjeté en dedans, où il déborde complètement le plan du corps du fémur. Il présente en dedans la tubérosité interne, en dehors la face intercondylienne qui donne insertion au *ligament croisé postérieur*, en arrière un tubercule pour l'insertion du muscl *grand adducteur*, et une dépression située en dessous pour l'insertion du muscle *jumeau interne*. Le *condyle externe* est plus court plus large, plus élevé ; situé sur le plan du corps de l'os, il présente en dehors la tubérosité externe et la gouttière du muscle poplité, en dedans la face intercondylienne pour l'insertion du *ligament croisé antérieur* ; en arrière une dépression pour l'insertion des muscles *jumeau externe* et *plantaire grêle*. Il reçoit aussi en arrière une expansion du tendon inférieur du muscle *demi-membraneux*.

La *face postérieure* est formée par l'*espace poplité*, criblé de trous vasculaires, et en rapport avec les vaisseaux poplités et du tissu graisseux.

La *face antérieure et interne* présente en avant le *creux sus-condylien*, ou *gouttière sus-trochléale*, recouverte par la synoviale, et en dedans une saillie, *tubérosité interne*, placée à l'union du tiers postérieur avec les deux tiers antérieurs du condyle pour l'insertion du *ligament latéral interne* du genou.

La *face externe*, beaucoup plus étroite, est pourvue aussi, au même niveau, d'une saillie, *tubérosité externe*, pour l'insertion du *ligament latéral externe*. Cette face présente, de plus, en arrière, une gouttière profonde, oblique en bas et en avant, le long de la surface articulaire, pour l'insertion du *muscle poplité*.

Les *bords antérieur, interne* et *externe* séparent les trois faces et font suite aux bords de l'os.

Développement. — Le fémur se développe par cinq points d'ossification : trois primitifs pour le corps et les extrémités, deux épiphysaires pour le grand et le petit trochanter.

Il est important de savoir que le point osseux de l'extrémité inférieure du fémur se montre dans les quinze derniers jours de la vie intra-utérine, car sa présence indique que le fœtus est à terme.

Vingt-deux muscles s'insèrent sur le fémur.

Faces antérieure et interne, 1. — Vaste interne.
Face externe, 1. . . . . . . — Vaste externe.
Bord postérieur, 6. . . . . . — Premier, deuxième, troisième adducteurs, et courte portion du biceps.
                                  Division supérieure : grand fessier, pectiné.
Extrémité supérieure, 9. . . — Au petit trochanter : psoas-iliaque.
                                  Au grand trochanter : moyen fessier, petit fessier, pyramidal, obturateur externe, carré crural, jumeau supérieur, jumeau inférieur, obturateur interne.
Extrémité inférieure, 5. . . . . — Jumeau interne, jumeau externe, plantaire grêle, poplité , demi-membraneux.

Pathologie.

Le corps du fémur peut être le siège de *nécrose*. Il se fracture souvent ; dans les *fractures indirectes* (chute sur les pieds ou les genoux), la fracture est dirigée en bas et en avant, et la pointe du fragment supérieur tend à se porter en avant dans l'épaisseur des parties molles.

L'extrémité supérieure du fémur est quelquefois le siège de *carie*, que l'on peut confondre avec une coxalgie ou avec une carie de l'os coxal. Cette extrémité se *fracture* souvent, surtout chez les vieillards, *fracture du col du fémur*. Lorsque le col se fracture dans la synoviale, en dedans de l'insertion externe de la capsule fibreuse, on dit qu'il y a *fracture intra-articulaire* ou *intra-capsulaire* ; lorsque la fracture siège à la partie externe du col, en dehors de la capsule, et par conséquent de la synoviale, on dit qu'il y a *fracture extra-articulaire* ou *extra-capsulaire*.

L'extrémité inférieure du fémur est volumineuse et spongieuse ; elle est souvent affectée de carie (beaucoup de tumeurs blanches débutent ainsi). Le *cancer des os*, les *anévrysmes des os* y sont très fréquents, comme dans l'extrémité supérieure du tibia. Enfin cette extrémité peut être séparée du corps par *fracture*, et chacun des condyles peut se fracturer isolément. C'est dans cette extrémité qu'on observe l'*ostéite épiphysaire*, inflammation suppurative très grave, qui envahit le périoste et le cartilage épiphysaire chez les jeunes sujets, avant l'époque de la soudure de l'épiphyse inférieure au corps de l'os.

III. — ROTULE.

Position. — Placez la facette articulaire la plus large *en arrière* et *en dehors*, le sommet *en bas.*

Os court, de forme triangulaire, placé dans l'épaisseur du tendon du triceps (os sésamoïde), et articulé avec la trochlée fémorale. Cet os présente à étudier deux faces et une circonférence.

Face antérieure. — Convexe, elle est pourvue de stries verticales ; elle donne insertion à quelques fibres du triceps, tandis que d'autres fibres glissent sur elle pour aller former le tendon rotulien. Elle est séparée de la peau par la *bourse séreuse prérotulienne.*

Face postérieure. — Articulaire, elle est divisée par une crête verticale en deux parties inégales : la portion externe, plus large, s'articule avec le condyle externe du fémur ; la portion interne, qui s'articule avec le condyle interne, présente en dedans une petite dépression en rapport avec le bord antérieur du condyle interne.

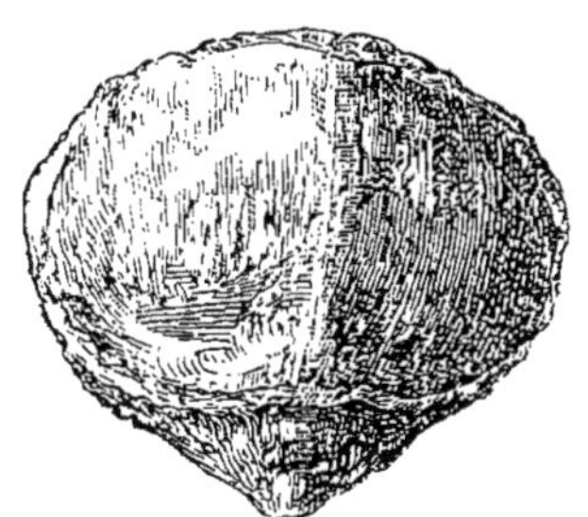

FIG. 378. — Face postérieure de la rotule gauche. On y voit le sommet inférieur et la crête qui divise la face postérieure en deux parties, dont l'externe est plus large.

Circonférence. — Large en haut, où elle constitue la *base* de la rotule, elle présente des rugosités pour l'insertion du tendon du triceps. Mince sur les côtés, où elle forme les *bords*, elle donne insertion aux ligaments de la rotule. En bas, elle forme une pointe, *sommet*, sur laquelle s'insère le tendon rotulien.

Cet os se développe par un seul point d'ossification, qui se montre à l'âge de deux ans et demi.

Pathologie.

On observe des *luxations* de la rotule *en dedans* et *en dehors* (la rotule vient se placer en dedans ou en dehors du genou) ; quelquefois la luxation est *verticale*, c'est-à-dire que l'un des bords de l'os se place contre la poulie fémorale, l'autre regardant en avant.

Les *fractures* les plus fréquentes et les plus remarquables se produisent au moment d'une violente contraction du triceps (*fracture par contraction musculaire*). Dans ce cas, la fracture est transversale ; elle siège souvent des deux côtés (fracture double). Les deux fragments se séparent, et l'action du triceps est paralysée.

IV. — TIBIA.

Position. — Placez *en bas* la petite extrémité, *en dedans* l'apophyse qu'elle présente, et *en arrière* la face qui montre le trou nourricier.

Os long, vertical, placé à la partie interne de la jambe, articulé avec le fémur en haut, l'astragale en bas, le péroné en dehors. Cet os présente un corps régulièrement prismatique et triangulaire, qui décrit deux courbures : la supérieure concave en dehors, l'inférieure, plus accusée, concave en dedans.

Le *corps* présente trois faces et trois bords, de mêmes noms que ceux de l'humérus et du péroné.

Face interne. — Large en haut, étroite en bas, elle donne insertion en haut au *ligament latéral interne* du genou et aux tendons des *muscles de la patte d'oie* (couturier, droit interne, demi tendineux) ; le reste de cette face est recouvert par la peau et dépourvu d'aponévrose, excepté sur le tiers inférieur de l'os, où l'aponévrose entoure complètement la jambe en passant sur l'os.

Face externe. — Concave en haut, elle devient antérieure en bas et convexe. Sur ses deux tiers supérieurs s'insère le muscle *jambier antérieur*.

Dans son quart inférieur, cette face est recouverte par les *vaisseaux* et *nerf tibiaux antérieurs* et par les tendons des muscles antérieurs de la jambe, dont elle est séparée par du tissu cellulaire.

Le changement de direction de cette face est en rapport avec celui de l'artère tibiale antérieure et des muscles.

Face postérieure. — Plus large en haut, elle présente à sa partie supérieure une ligne rugueuse, *ligne oblique du tibia*, dirigée de haut en bas, de dehors en dedans. Le muscle *poplité* s'insère sur la lèvre supérieure et sur toute la portion du tibia qui est au-dessus, le muscle *soléaire* sur l'interstice, le *fléchisseur commun des orteils* et le *jambier postérieur* sur la lèvre inférieure. Au-dessous de la ligne oblique, cette face est divisée en deux parties par une crête d'assez mince importance. On y trouve encore, près de la ligne oblique, le *trou nourricier* de l'os, dirigé de haut en bas, le plus grand des trous nourriciers du squelette, dans lequel pénètre une branche artérielle du tronc tibio-péronier.

Bord antérieur ou crête du tibia. — Étendu de la tubérosité externe du tibia à la malléole interne, sinueux en forme d'S, il donne insertion à l'*aponévrose jambière*.

Ce bord commence en haut au tubercule du jambier antérieur, décrit une courbe à concavité externe, puis une courbe à concavité interne, pour se terminer au bord antérieur de la malléole interne.

Bord interne. — Moins saillant, il se termine en bas derrière la malléole interne. Il donne aussi insertion à l'*aponévrose jambière*.

Bord externe. — Il commence à la facette articulaire péronéale, où il est peu marqué, devient très saillant à la partie moyenne pour donner insertion au *ligament interosseux*, et se bifurque en bas pour former une surface concave qui reçoit le péroné.

Extrémité supérieure. — Elle est volumineuse, spongieuse. On y trouve :

1° Une face supérieure articulaire, divisée en deux portions, *cavités glénoïdes*, par une saillie médiane, *épine du tibia :* ces deux

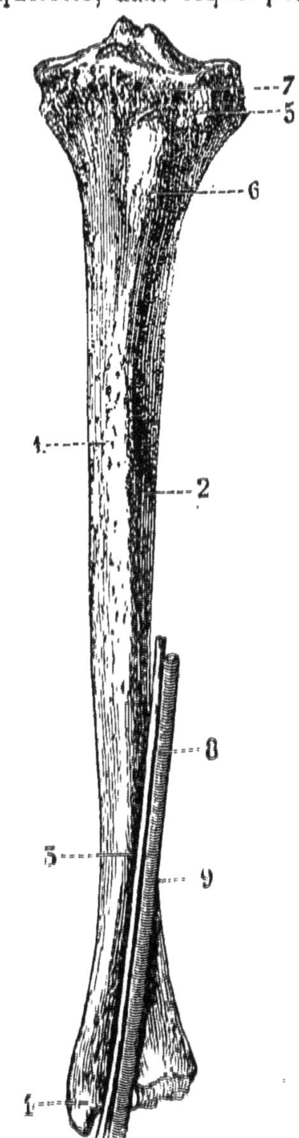

Fig. 379. — Tibia gauche vu par sa partie antérieure.

1. Face interne. — 2. Face externe. — 3. La face externe devient antérieure. — 4. Malléole interne. — 5. Tubercule de Gerdy. — 6. Tubérosité antérieure du tibia. — 7. Surface rugueuse, en rapport avec le paquet adipeux du genou. — 8. Nerf tibial antérieur. — 9. Artère tibiale antérieure.

cavités sont situées sur le même plan, ovales, à grand axe antéro-postérieur ; l'externe est plus large et plus courte que l'interne. L'épine qui les sépare est formée de deux tubercules d'où partent les *ligaments croisés*. Deux surfaces rugueuses triangulaires, en avant et en arrière de l'épine, donnent insertion aux ligaments croisés et aux *cartilages semi-lunaires*.

2° Une face antérieure triangulaire, à sommet inférieur, criblée de trous vasculaires, en rapport avec un paquet graisseux qui la sépare du tendon rotulien. Au sommet de ce triangle, la *tubérosité antérieure du tibia* donne insertion, par sa partie inférieure, au *tendon rotulien*, séparé de la partie supérieure de la tubérosité par une *bourse séreuse*. Une autre *bourse séreuse* existe entre la partie inférieure de la tubérosité et la peau.

3° Une face postérieure pour l'insertion du *poplité*, présentant en haut des rugosités pour l'insertion du *ligament postérieur* de l'articulation du genou.

4° Une face interne saillante, *tubérosité interne du tibia*, pourvue d'une gouttière horizontale qui suit le bord de la cavité glénoïde correspondante, et contient le faisceau antérieur du tendon du *demi-membraneux* et *l'artère articulaire inférieure et interne* : au-dessous de la gouttière, on voit une crête qui donne insertion au ligament latéral interne du genou.

5° Une face externe plus saillante encore, *tubérosité externe du tibia*. Elle est pourvue, en arrière, d'une surface articulaire, plane, petite, qui regarde en bas, en arrière et en dehors, et qui s'articule avec le péroné. En avant, on voit un tubercule saillant, *tubercule de Gerdy* ou *du jambier antérieur*, qui est placé à égale distance de la facette articulaire péronéale et de la tubérosité antérieure du tibia, et qui donne insertion au *jambier antérieur* et au tendon du *tenseur du fascia lata*.

Extrémité inférieure. — Elle est plus petite, quadrilatère. On y voit :

1° Une face inférieure articulaire pour l'astragale, divisée par une crête antéro-postérieure en deux parties, l'externe plus large.

2° Une face antérieure sur laquelle reposent les tendons, les vaisseaux et les nerfs de la région antérieure de la jambe, et sur laquelle s'insère en bas le *ligament antérieur* de l'articulation tibio-tarsienne.

3° Une face postérieure, au milieu de laquelle existe une gouttière verticale peu marquée, pour le passage du tendon du *fléchisseur propre du gros orteil*.

4° Une face externe, formée par la bifurcation du bord externe de l'os, présentant à sa partie inférieure une surface articulaire qui reçoit le péroné, et au-dessus, des rugosités pour l'insertion d'un ligament qui réunit ces deux os.

5° Une face interne lisse, sous-aponévrotique, se terminant en bas par une saillie, *malléole interne*, pyramidale, confondue avec l'os à sa base, échancrée au sommet pour l'insertion du *ligament interne* de l'articulation, articulaire en dehors pour s'articuler avec la face interne de l'astragale, convexe et sous-aponévrotique en dedans. Son bord antérieur, rugueux, donne insertion au *ligament antérieur* de l'articulation ; son bord postérieur est creusé d'une *gouttière* recouverte de cartilage à l'état frais, oblique en bas et en dedans, pour le passage des tendons des muscles *jambier postérieur* et *fléchisseur commun des orteils*.

La malléole interne est plus petite, plus supérieure et plus antérieure que l'externe.

Développement. — Cet os se développe par trois points d'ossification : un pour le corps, un pour chaque extrémité.

Onze muscles s'insèrent sur le tibia.

Face interne, 3. . . . . — Demi-tendineux, couturier, droit interne.
Face externe, 1. . . . . — Jambier antérieur.
Face postérieure, 4. . — Poplité, soléaire, fléchisseur commun des
                  orteils, jambier postérieur.
Extrémité supérieure, 3. — Triceps à la tubérosité antérieure, par le
                  tendon rotulien ; demi-membraneux, à la
                  tubérosité interne ; tenseur du fascia lata,
                  au tubercule de Gerdy.

Pathologie.

Le tibia est le siège de prédilection de certaines maladies. On y observe la *carie* et la *nécrose* ; mais il semble que son extrémité supérieure, formée de tissu spongieux, jouisse de la propriété d'attirer certaines lésions pathologiques ; en effet, la *carie* y est fréquente, et elle amène souvent à sa suite la tumeur blanche du genou. Le *cancer des os* s'y montre plus souvent que sur les autres os ; il en est de même des *anévrysmes des os*.

Dans les *fractures indirectes* (chute sur les pieds, torsion du cou-de-pied), la fracture siège au tiers inférieur de l'os, elle est dirigée en bas et en avant, de sorte que le fragment supérieur se termine par une pointe qui peut ulcérer la peau. Lorsque le tibia est seul fracturé, on dit *fracture du tibia* ; il y a *fracture de la jambe* lorsque les deux os sont atteints.

V. — Péroné.

Position. — Placez *en bas, en arrière* et *en dedans*, l'échancrure profonde que vous trouverez sur l'une des extrémités.

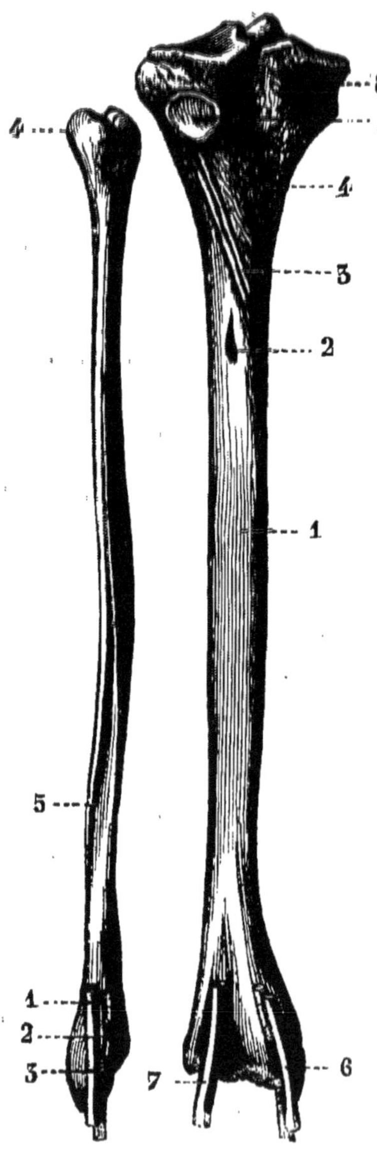

Fig. 380. — 1. Tendon du long péronier latéral. — 2. Tendon du court péronier. — 3. Échancrure à la face interne de la malléole servant à mettre l'os en position. — 4. Apophyse styloïde.

Fig. 381. — 1. Face postérieure du tibia. — 2. Trou nourricier. — 3. Ligne oblique du tibia avec les deux lèvres et l'interstice. — 4. Surface triangulaire pour l'insertion du poplité. — 5. Facette articulaire pour le péroné. — 6. Tendons du fléchisseur profond et du jambier postérieur. — 7. Tendon du fléchisseur propre du gros orteil. — 8. Gouttière de la tubérosité interne qui loge un faisceau du demi-membraneux et l'artère articulaire inférieure et interne.

Fig. 380. — Péroné gauche vu par sa face postérieure.

Fig. 381. — Tibia gauche vu par sa face postérieure

Voici un os dont l'étude est difficile en apparence, mais dont, en réalité, la description est simple. Rappelons-nous d'abord que cet os a *trois faces* et *trois bords de mêmes noms que ceux du tibia et de l'humérus.*

Nous savons déjà qu'il existe un rapport entre la déviation des faces et des bords des os longs et la déviation des vaisseaux principaux et des muscles placés au voisinage de ces os. Nous verrons, en effet, que les deux muscles péroniers latéraux s'insèrent par leur partie supérieure à la face externe du péroné, tandis qu'à la partie inférieure leurs tendons se portent en arrière pour passer derrière la malléole externe. La face externe de l'os subit cette même déviation et entraîne avec elle une déviation des autres faces et des trois bords de l'os. C'est ainsi que la face externe devient postérieure, la face interne antérieure, la face postérieure interne, le bord antérieur externe, le bord externe postérieur et le bord interne antérieur.

Le péroné, comme les autres os, du reste, ne peut pas être étudié avec les figures seules, quelque parfaites qu'elles soient ; il est indispensable d'avoir un os entre les mains.

Nous avons vu également la face externe du tibia devenir antérieure, parce que l'artère tibiale antérieure et les tendons des muscles subissent la même déviation. De même pour la face interne du fémur (artère fémorale), et pour l'humérus (artère humérale profonde).

Le corps du péroné est mince, flexible, situé sur le côté externe du tibia, irrégulièrement prismatique et triangulaire. On lui considère trois faces et trois bords.

Face externe. — La plus régulière ; elle devient postérieure en bas. Sur le tiers supérieur, qui est excavé en forme de gouttière, s'insère le muscle *long péronier latéral*, et sur le tiers moyen le *court péronier latéral*.

Face interne. — Elle est divisée en deux parties par une *crête* verticale et devient antérieure en bas. La crête donne insertion au *ligament interosseux*. La partie de la face interne qui est en arrière de la crête donne insertion au muscle *jambier postérieur*. La portion de face interne qui est en avant de la crête donne insertion en haut au muscle *extenseur commun des orteils*, et vers le tiers moyen au muscle *extenseur propre du gros orteil*. Tout à fait en bas, la face interne, devenue antérieure et même externe, présente une deuxième crête verticale qui sépare du reste de la face une surface triangulaire, allongée, placée sous l'aponévrose et surmontant la malléole. C'est au niveau de cette surface triangulaire, superficielle, qui surmonte la malléole externe, qu'on cherche la crépitation dans les fractures de l'extrémité inférieure du péroné.

Face postérieure. — Rugueuse et arrondie dans son tiers supérieur, où elle donne insertion au muscle *soléaire*, lisse dans le reste de son étendue, elle donne attache, par son tiers moyen, au muscle *fléchisseur propre du gros orteil*. Le *trou nourricier*, situé sur la face postérieure, se dirige de haut en bas.

Bord antérieur. — Il devient externe en bas, et donne attache à la cloison aponévrotique qui sépare les muscles de la région antérieure de la jambe de ceux de la région externe.

Bord externe. — Il devient postérieur en bas, et donne attache à la cloison aponévrotique qui sépare les muscles de la région externe de la jambe de ceux de la région postérieure.

Bord interne. — Il donne attache au muscle *jambier posté- rieur*.

Extrémité supérieure ou tête du péroné. — Elle est volumineuse et renflée. Elle présente : 1° une surface articulaire plane, regardant en haut, en dedans et en avant, d'un centimètre de diamètre environ, qui s'articule avec le tibia ; 2° en avant, un tubercule qui donne insertion à l'extrémité supérieure du muscle *ex-*

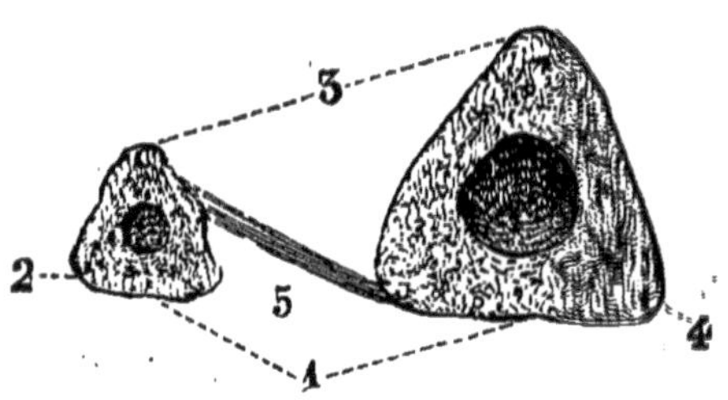

FIG. 882. — Coupe des os de la jambe gauche.

1. Face postérieure du tibia et du péroné. — 2. Bord externe du péroné. — 3. Bord antérieur des deux os. — 4. Bord interne du tibia. — 5. Ligament interosseux s'insérant sur le bord externe du tibia et sur la crête de la face interne du péroné.

tenseur commun des orteils ; 3° en dehors, un tubercule pour l'insertion de l'extrémité supérieure du muscle *long péronier latéral* ; 4° en arrière, un tubercule pour l'insertion de l'extrémité supérieure du muscle *soléaire* ; 5° en arrière, en haut et en dehors, il existe une saillie qui surmonte la surface articulaire, c'est l'*apophyse styloïde* du péroné, qui donne insertion au muscle *biceps* et au *ligament laté- ral externe* de l'articulation du genou.

Extrémité inférieure. — Elle a la forme d'une pyramide triangulaire à sommet inférieur. Connue sous le nom de *malléole externe*, cette pyramide présente :

Une *base* confondue avec le corps de l'os, et correspondant à la surface articulaire de l'extrémité inférieure du tibia ;

Un *sommet*, donnant insertion au *ligament péronéo-calcanéen* ;

Un *bord externe*, faisant suite au bord antérieur de l'os ;

Un *bord interne*, faisant suite au bord externe de l'os ;

Un *bord antérieur* convexe, saillant, pour l'insertion du *ligament péronéo-astragalien antérieur* ;

Une *face interne* articulaire pour la face externe de l'astragale, et pourvue à la partie postérieure d'une *échancrure* profonde, pour l'insertion du *ligament péronéo-astragalien postérieur* ;

Une *face externe* convexe sous-cutanée ;

Une *face postérieure* verticale, pourvue d'une gouttière recouverte de cartilage à l'état frais, et logeant les tendons des muscles *long* et *court péroniers latéraux* (ces tendons sont maintenus dans la gouttière par une gaine commune).

La malléole externe descend plus bas que l'interne, elle est également plus saillante et située un peu plus en arrière.

Développement. — Cet os se développe par trois points : un pour le corps, un pour chaque extrémité.

Huit muscles s'insèrent sur le péroné.

Face externe, 2. . . . . — Long péronier latéral, court péronier latéral.
Face interne, 3. . . . . — Extenseur commun des orteils, extenseur propre du gros orteil, jambier postérieur.
Face postérieure, 2. . — Soléaire et fléchisseur propre du gros orteil.
Extrémité supérieure, 1.— Biceps.

Pathologie.

A la suite de mouvements anormaux de l'articulation tibio-tarsienne, de faux pas principalement, le péroné se *fracture* assez fréquemment. Lorsque le pied se renverse en dedans, il tire les ligaments externes, qui arrachent la malléole ; cette saillie osseuse se fracture au niveau de sa base : *fracture par arrachement*. Dans d'autres circonstances, la fracture siège un peu plus haut. Quelquefois elle se montre à la partie supérieure de l'os. Indépendamment de ces fractures indirectes, cet os peut offrir des fractures directes succédant à des violences extérieures.

Pied.

Le pied est au membre abdominal ce que la main est au membre thoracique. Il présente avec la main de grandes analogies. Comme cette dernière, il se divise en trois parties : le *tarse*, le *métatarse* et les *orteils*.

Tarse.

Massif osseux, placé au-dessous des os de la jambe, en arrière du
métatarse, formant par sa face inférieure une concavité en forme de

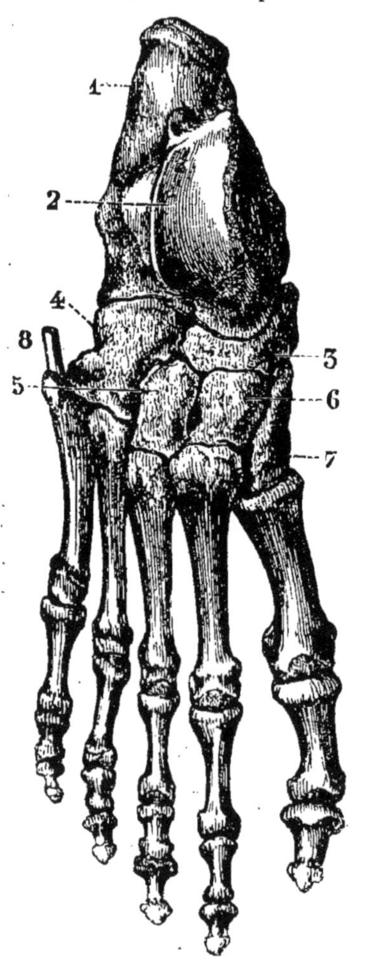

FIG. 383. — Face dorsale du pied
droit.

1. Calcanéum. — 2. Astragale. —
3. Scaphoïde. — 4. Cuboïde. — 5. Troisième cunéiforme. — 6. Deuxième cunéiforme. — 7. Premier cunéiforme. —
8. Tendon du court péronier latéral.

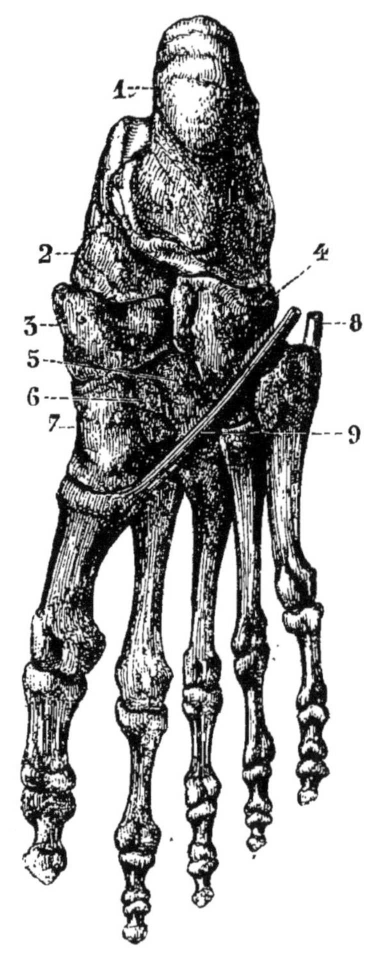

FIG. 384. — Face inférieure du
pied droit.

1. Calcanéum. — 2. Astragale. —
3.Scaphoïde.—4. Cuboïde.—5.Troisième
cunéiforme. — 6. Deuxième cunéiforme.
— 7. Premier cunéiforme, — 8. Tendon
du court péronier latéral. — 9. Tendon
du long péronier latéral.

voûte, et par sa face supérieure une convexité dont le point cul
minant correspond à la poulie de l'astragale.

Les os qui le composent sont au nombre de sept : le calcanéum, l'astragale, le cuboïde, le scaphoïde et les trois cunéiformes, dési-gnés sous les noms de *premier*, *deuxième* et *troisième,* en allant de dedans en dehors. Ces os sont disposés sur deux rangées. Le calcanéum et l'astragale forment la rangée postérieure ; les cinq autres forment la rangée antérieure.

Les os du pied sont disposés de telle façon qu'*on peut les diviser en deux colonnes osseuses :* une colonne interne, formée, d'arrière en avant, par l'astragale, le scaphoïde, les trois cunéiformes et les trois premiers métatarsiens ; et une colonne externe, formée par le calcanéum, le cuboïde et les deux derniers métatarsiens. Ces deux colonnes sont parfaitement séparables, et nous sommes persuadé qu'on pourrait tirer un parti avantageux de cette disposition pour les opérations chirurgicales.

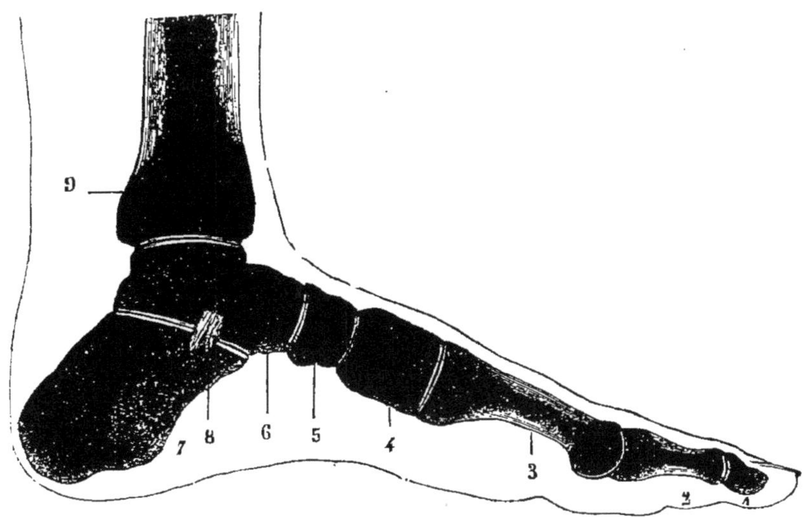

FIG. 385. — Section antéro-postérieure du pied, passant par le gros orteil et le premier métatarsien, pour montrer la disposition des os dans la constitution de la voûte de la plante du pied.

1. Dernière phalange du gros orteil. — 2. Première phalange. — 3. Premier métatar-sien. — 4. Premier cunéiforme. — 5. Scaphoïde. — 6. Astragale. — 7. Calcanéum. — 8. Ligament calcanéo-astragalien. — 9. Tibia.

Ils se rapprochent tous plus ou moins de la forme cubique, quoique certains soient assez irréguliers ; néanmoins, comme à un cube, je considérerai à chacun d'eux six faces, si ce n'est au sca-phoïde, qui offre une conformation particulière. Ils appartiennent à la classe des os courts.

I. — Calcanéum.

Position. — Placez la petite apophyse de cet os *en avant et en dedans*, la facette articulaire qu'elle présente *en haut*.

Le calcanéum, le plus volumineux des os du tarse, présente six faces.

Face inférieure. — Elle est pourvue en arrière de deux *tubercules* : l'un interne, gros, donnant insertion au muscle *court fléchisseur plantaire*, à l'*adducteur du gros orteil* et à l'*aponévrose plantaire*; l'autre externe, petit, pour l'insertion de l'*abducteur du petit orteil*. Au-devant de ces tubercules existe une concavité pour l'insertion du muscle *accessoire du long fléchisseur commun des orteils*, et plus en avant, une saillie pour l'insertion du *ligament calcanéo-cuboïdien* inférieur.

Face supérieure. — Libre dans sa moitié postérieure, où elle est en rapport avec le tissu cellulo-graisseux placé en avant du tendon d'Achille, elle s'articule en avant par deux facettes avec l'astragale : l'une interne, plane ou légèrement concave, ovale, située sur la petite apophyse du calcanéum ; l'autre beaucoup plus grande, convexe, située en arrière ; elle est séparée de la précédente par une gouttière profonde, oblique d'arrière en avant et de dedans en dehors, qui donne insertion au ligament *calcanéo-astragalien*. Immédiatement en avant de cette facette, il existe une dépression concourant à former le *creux calcanéo-astragalien*, et qui donne insertion au muscle *pédieux*.

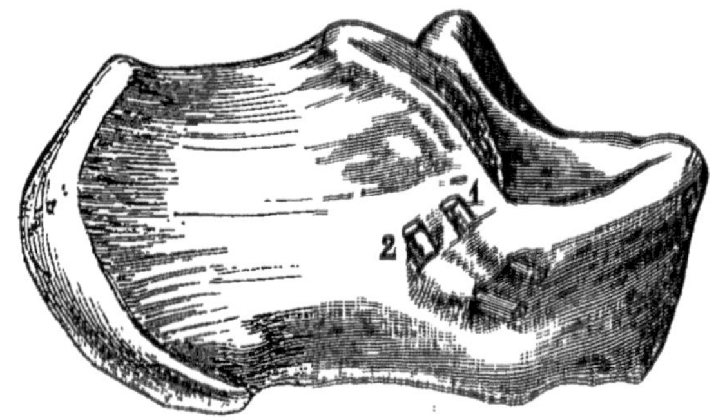

FIG. 386. — Face externe du calcanéum du pied droit.

1. Tendon du court péronier latéral dans sa gaine. — 2. Tendon du long péronier latéral dans sa gaine.

Face externe. — Elle est sous-cutanée, inégale ; il existe vers le tiers antérieur un *tubercule*, de volume variable selon les sujets,

qui sépare *deux gouttières*, recouvertes à l'état frais par une couche
de cartilage, et dirigées obliquement en bas et en avant. La gouttière antérieure donne passage au tendon du muscle *court péronier
latéral*; la postérieure, à celui du muscle *long péronier latéral*. Ces
deux tendons sont maintenus dans ces gouttières par une gaine
fibreuse.

Face interne. — Concave et lisse, elle est rendue plus profonde par la saillie de la petite apophyse du calcanéum et du gros
tubercule de la face inférieure. Elle est en rapport avec les tendons
du jambier postérieur et des fléchisseurs des orteils, avec les vaisseaux et les nerfs plantaires qu'elle protège. Le tendon du fléchisseur propre du gros orteil s'applique immédiatement au-dessous
de la petite apophyse, dans une gouttière qu'on y remarque. A la
partie antérieure de cette face, la *petite apophyse* du calcanéum fait
saillie et donne insertion au *ligament annulaire interne du tarse*
et au faisceau superficiel du *ligament latéral interne de l'articulation tibio-tarsienne*.

Face antérieure. — Articulée avec le cuboïde, irrégulièrement convexe de haut en bas et concave transversalement, cette
facette est supportée par la *grande apophyse* du calcanéum. Cette
apophyse présente, en dedans et en haut, un tubercule osseux qui
proémine en avant, et qui arrête quelquefois le couteau de l'opéra-
teur dans l'*amputation de Choppart*. [On donne ce nom à l'amputation du pied pratiquée entre les deux rangées du tarse.]

Face postérieure. — Rugueuse en bas pour l'insertion du
tendon d'Achille, elle est lisse et terminée en pointe en haut, où se
trouve une *bourse séreuse* qui sépare le tendon de l'os.

Pathologie.

Le calcanéum est le siège d'une raréfaction précoce; il n'est pas
rare d'y trouver un véritable canal médullaire chez le vieillard.
Cette raréfaction explique les deux variétés de *fractures* que présente cet os : 1° *par arrachement*, l'os est brisé sous l'influence
d'une violente contraction du triceps sural ; 2° *par écrasement*,
l'os est écrasé dans une chute d'un lieu plus ou moins élevé sur le
talon.

La *carie* s'y montre assez fréquemment; on la voit quelquefois
occasionnée par l'inflammation de la bourse séreuse située entre le
calcanéum et le tendon d'Achille. Elle se reconnaît à des pertuis
fistuleux qui siègent à la surface du talon, principalement en dedans et en dehors.

II. — ASTRAGALE.

Position. — Placez *en bas* la surface concave articulaire, *en avant* la tête, et *en dehors* la face latérale complètement articulaire.

Cet os, irrégulier, est placé au-dessous du tibia, en arrière du scaphoïde, au-dessus du calcanéum et en dedans de la malléole externe, avec lesquels il s'articule. La portion antérieure, convexe, a reçu le nom de *tête* ; elle est limitée par une portion rétrécie, le *col*, qui la sépare du *corps*. De même que le calcanéum, l'astragale est pourvu de six faces.

Face supérieure. — Articulaire dans presque toute son étendue, elle est convexe d'avant en arrière, concave transversalement en forme de poulie, dont la gorge antéro-postérieure, peu profonde, la divise en deux parties inégales, la partie externe plus large ; le bord externe de cette poulie est plus élevé que l'interne. C'est la *poulie astragalienne*, articulée avec le tibia et limitée en avant par une dépression faisant partie du col.

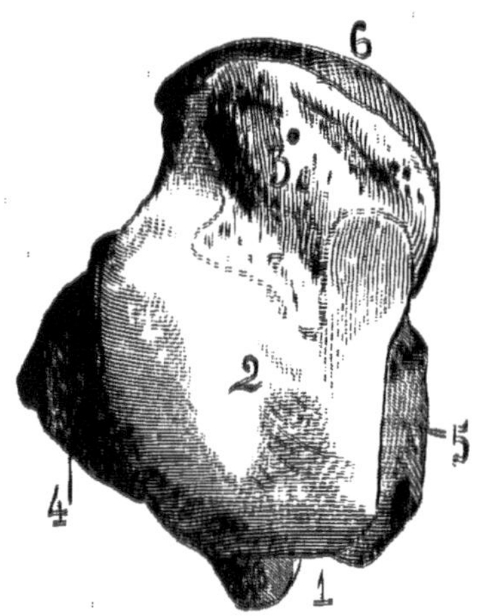

FIG. 387. — Face supérieure de l'astragale gauche.

1. Gouttière postérieure pour le tendon du fléchisseur propre du gros orteil. — 2. Face articulaire en forme de poulie. — 3. Partie supérieure du col. — 4. Face externe. — 5. Face interne. — 6. Tête.

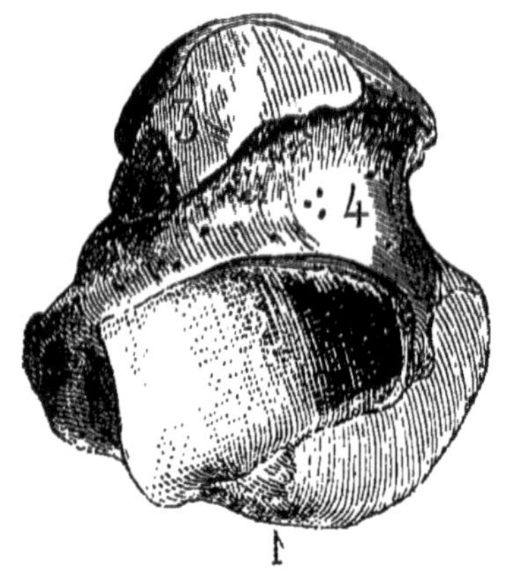

FIG. 388. — Face inférieure de l'astragale gauche.

1. Partie postérieure. — 2. Large facette articulaire concave. — 3. Petite facette articulaire plane. — 4. Rainure astragalienne qui sépare les deux facettes et qui donne attache au ligament calcanéo-astragalien.

Face inférieure. — Concave, elle présente deux facettes articulaires séparées par une gouttière, *rainure astragalienne*, sem-

blable à celle qui sépare les deux facettes du calcanéum, et donnant
attache au *ligament calcanéo-astragalien* : l'une, interne et antérieure, petite, plane ou presque plane, se continue souvent avec la
surface articulaire de la tête de l'os, et s'articule avec la petite
apophyse du calcanéum ; l'autre, externe, beaucoup plus large et
concave, s'articule avec la grande facette convexe de la face supérieure du calcanéum.

Face antérieure. — Convexe, volumineuse, elle forme la *tête*
de l'astragale et s'articule avec le scaphoïde.

Face postérieure. — Extrêmement petite, elle est réduite à un
petit tubercule et à une *gouttière* oblique en bas et en dedans, dans
laquelle passe le tendon du muscle *fléchisseur propre du gros orteil*.

Face interne. — Étendue d'une extrémité à l'autre de l'astragale, et sans forme déterminée, elle est articulaire seulement en
haut, où elle s'articule avec la malléole interne, rugueuse dans tout
le reste de son étendue. La portion articulaire, revêtue de cartilage,
se continue, de même que la face externe, avec la poulie astragalienne. La portion non articulaire donne insertion par sa partie
moyenne au faisceau profond du *ligament latéral interne* de l'articulation tibio-tarsienne.

Face externe. — Elle n'existe que dans les deux tiers postérieurs, l'autre tiers formant le col et la tête de l'os. Triangulaire et
complètement recouverte de cartilage, elle s'articule avec la malléole externe. Cette face surmonte le creux calcanéo-astragalien.

III. — CUBOÏDE.

Position. — Placez *en bas* la face qui présente un tubercule et une
gouttière, *en avant* cette gouttière se continuant sur le bord externe
de l'os, et *en dedans* la grande face, incomplètement revêtue de cartilage articulaire.

Cet os, situé sur le bord externe du pied, s'articule en avant avec
les deux derniers métatarsiens, en arrière avec le calcanéum, en
dedans avec le troisième cunéiforme et souvent avec le scaphoïde.
Il présente six faces.

Face supérieure. — Plane, rugueuse, large, inclinée en bas
et en dehors, elle donne attache à des ligaments.

Face inférieure. — Sur cette face, il existe d'avant en arrière : une *gouttière* oblique en dedans et en avant, recouverte de
cartilage à l'état frais, convertie en canal par le ligament calcanéo-
cuboïdien inférieur, et donnant passage au tendon du muscle *long*

péronier latéral; un *tubercule* placé derrière la gouttière, ayant la même direction, pour l'insertion du *ligament calcanéo-cuboïdien* inférieur ; une petite dépression remplie de tissu graisseux.

Face antérieure. — Elle est recouverte de cartilage, et divisée en deux parties par une crête verticale. La partie interne, quadrilatère, complètement articulaire, s'articule avec le quatrième métatarsien ; elle est un peu oblique en dehors et en arrière. La partie externe, triangulaire, un peu plus large, plus oblique en dehors et en arrière, s'articule avec le cinquième métatarsien.

Face postérieure. — Irrégulièrement concave de haut en bas et convexe en sens inverse, elle s'articule avec le calcanéum pour former l'articulation calcanéo-cuboïdienne.

Face interne. — Large et très rugueuse dans presque toute son étendue, elle présente en haut une surface articulaire pour l'articulation du troisième cunéiforme, et quelquefois en arrière une petite surface articulaire pour l'articulation du scaphoïde.

Face externe — Cette face, très petite, est réduite à l'état de bord, sur lequel on voit le commencement de la gouttière et du tubercule de la face inférieure de l'os.

A la partie postérieure et interne de cet os, il existe un tubercule qui se prolonge en arrière sous la grande apophyse du calcanéum, et qui arrête souvent le couteau dans l'amputation de Choppart.

IV. — SCAPHOÏDE.

Position. — Placez *en avant* la surface articulaire convexe, *en dedans* et *en bas* le tubercule de cet os.

Cet os, convexe en avant, où il s'articule avec les trois cunéiformes, concave en arrière, où il s'articule avec l'astragale, présente à étudier deux faces et une circonférence.

Face antérieure. — Articulaire, elle est divisée en trois parties par deux crêtes verticales pour s'articuler avec les trois cunéiformes. La facette interne, qui correspond au premier cunéiforme, est triangulaire, à sommet supérieur et légèrement convexe ; celles des deuxième et troisième cunéiformes sont triangulaires, à sommet inférieur.

Face postérieure. — Régulièrement concave, elle s'articule avec la tête de l'astragale.

Circonférence. — Rugueuse, elle donne insertion, en haut, en bas et en dehors, à des ligaments. Elle présente à la partie interne et inférieure une grosse saillie, *tubercule du scaphoïde,* sur laquelle s'insère le tendon du muscle *jambier postérieur*. On y trouve quelquefois une petite facette articulaire pour le cuboïde.

V. — CUNÉIFORMES.

Ces os, au nombre de trois, ont la forme de coins; ils n'ont par conséquent que cinq faces. De dedans en dehors, on les désigne sous le nom de *premier*, *deuxième* et *troisième cunéiformes*. Le premier est le plus gros, le deuxième est le plus petit, qu'on les considère selon la hauteur, la longueur ou l'épaisseur.

Premier ou grand cunéiforme.

Position. — Placez *en dehors* la surface rugueuse sur laquelle on trouve une facette articulaire, *en avant* la surface articulaire en forme de croissant, *en bas* le bord arrondi et tuberculeux.

Cet os, articulé avec le premier métatarsien en avant, le scaphoïde en arrière, le deuxième cunéiforme et le deuxième métatarsien en dehors, présente cinq faces.

Face interne. — Elle est large, convexe, rugueuse, pour l'insertion de ligaments; la peau la recouvre.

Face externe. — Rugueuse et inégale en bas, elle présente en haut deux facettes articulaires : l'une, petite, antérieure, s'articule avec le deuxième métatarsien ; l'autre, plus grande, avec le deuxième cunéiforme.

Face antérieure. — Cette face forme la *base* du coin ; elle est semi-lunaire, à concavité externe, et elle s'articule avec le premier métatarsien.

Face postérieure. — Articulaire, en forme de triangle à sommet supérieur, elle s'articule avec le scaphoïde.

Face inférieure. — Étroite, tuberculeuse, elle donne insertion au tendon du muscle *jambier antérieur.*

Le *sommet* du coin est formé par un bord supérieur, articulé en dehors avec le deuxième cunéiforme et le deuxième métatarsien.

Deuxième ou petit cunéiforme.

Position. — Placez *en haut* la facette quadrilatère non articulaire, *en avant* la plus petite des deux facettes articulaires triangulaires, *en dehors* la face rugueuse sur laquelle on trouve, en haut et en arrière, une petite facette articulaire.

Cet os présente cinq faces.

Face antérieure. — Triangulaire, à sommet inférieur, elle s'articule avec le deuxième métatarsien.

Face postérieure. — Triangulaire, à sommet inférieur, elle s'articule avec le scaphoïde.

Faces latérales. — Ces faces sont rugueuses ; l'interne présente en haut et en avant une surface articulaire pour s'articuler avec le premier cunéiforme, et l'externe en haut et en arrière une petite facette qui s'articule avec le troisième cunéiforme.

Face supérieure. — Quadrilatère, elle est rugueuse pour 'insertion des ligaments; elle forme la *base* du coin.

Le *sommet* du coin est formé par un bord inférieur rugueux, caché profondément entre le premier et le troisième cunéiformes.

Troisième ou moyen cunéiforme.

Position. — Placez *en bas* le sommet du coin, *en arrière* la plus petite des deux facettes articulaires triangulaires, *en dehors* la face latérale la plus large, qui présente une facette articulaire en arrière.

Tandis que le deuxième métatarsien pénètre dans le tarse pour s'articuler avec les trois cunéiformes, le troisième cunéiforme fait saillie du côté du métatarse pour s'articuler avec les trois métatarsiens correspondants. Il s'articule de plus en arrière avec le scaphoïde, en dedans avec le deuxième cunéiforme, et en dehors avec le cuboïde. Il présente cinq faces.

Face supérieure. — Elle est rugueuse, destinée à des insertions ligamenteuses; elle forme la *base* du coin.

Face antérieure. — Elle est articulaire, triangulaire, à sommet inférieur, et s'articule avec le troisième métatarsien.

Face postérieure. — Articulaire, triangulaire, à sommet inférieur, elle s'articule avec le scaphoïde.

Faces latérales. — Rugueuses en bas, articulaires en haut ; du côté interne, l'os présente deux petites facettes distinctes qui s'articulent avec le deuxième métatarsien et le deuxième cunéiforme; du côté externe, une petite facette en arrière, s'articulant avec le cuboïde, et une petite facette tout à fait en avant pour le quatrième métatarsien.

Le *sommet* du coin est formé par un bord inférieur, donnant attache à des ligaments.

Je ferai remarquer que, dans la description de ces os, nous avons vu toutes les facettes complètement articulaires et revêtues de cartilage, être antérieures ou postérieures; tandis que les facettes latérales, internes ou externes, sont en partie rugueuses et en partie articulaires. La connaissance de cette disposition, qui n'a été signalée, je crois, par aucun auteur, est d'une grande utilité dans l'étude des articulations.

Métatarse.

Le métatarse est l'analogue du métacarpe. On y trouve aussi cinq os, *métatarsiens*, désignés sous le nom de *premier, deuxième, troisième*, etc., en comptant de dedans en dehors. Les espaces qui séparent les os s'appellent aussi *espaces interosseux;* ils sont également remplis par les muscles interosseux. Ces os présentent des caractères généraux et des caractères particuliers.

Il y a une grande analogie entre les organes de la main et ceux du pied. Pour rendre cette analogie frappante, il faut placer la main dans la position du pied, la face palmaire sur le sol et le pouce regardant celui du côté opposé. Lorsque la main et le pied sont dans leur position naturelle, les organes *externes* de la main correspondent aux organes *internes* du pied, la face *antérieure* de la main à la face *inférieure* du pied. Ainsi le premier métacarpien (externe) correspond au premier métatarsien (interne); il en est de même des espaces interosseux, des muscles interosseux, des lombricaux, etc. La face *postérieure* des métacarpiens correspond à la face *supérieure* des métatarsiens, etc.

Caractères généraux. — Ces os, étant construits sur le même plan que les métacarpiens, offrent la même description générale: chaque métatarsien représente un os long, dont le *corps*, triangulaire, offre une concavité très prononcée du côté de la plante du pied.

Les faces du corps sont *supérieure, interne* et *externe*, et correspondent aux faces postérieure, interne et externe des métacarpiens. Comme le corps de l'os est tordu sur lui-même, la face supérieure devient interne en avant, l'interne devient inférieure et l'externe supérieure, absolument comme pour les faces du péroné. Il est infiniment préférable de conserver à ces faces les noms qui correspondent à ceux des faces des métacarpiens, afin de faciliter l'étude des muscles interosseux du pied, qui ont tant d'analogie avec ceux de la main. Du reste, il suffit de jeter un coup d'œil sur un pied de squelette pour se convaincre que ces faces se présentent telles que nous les indiquons, et qu'elles changent de direction en avant. Les faces des os tirent généralement leurs noms de la position qu'elles occupent du côté du tronc du squelette, peu importe si la direction de ces faces change ensuite; exemples: fémur, tibia, péroné, humérus.

Les métatarsiens possèdent une *extrémité postérieure* ou *tarsienne* avec cinq facettes, dont trois articulaires et deux non articulaires. Les deux facettes non articulaires concourent à former les deux faces du pied ; des trois facettes articulaires, la postérieure, complètement articulaire, s'articule avec les os du tarse ; les latérales, incomplètement articulaires, s'articulent par des facettes supérieures avec les métatarsiens voisins. L'extrémité postérieure d'un métatarsien ressemble à celle d'un os cunéiforme.

L'extrémité antérieure, ou *phalangienne*, est aplatie latéralement ; elle offre un condyle qui forme un tubercule osseux du côté de la plante du pied ; la surface articulaire de ce condyle est plus étendue en bas, c'est-a-dire dans le sens de la flexion des phalanges. De chaque côté de cette extrémité, on observe une dépression un peu profonde, située entre deux tubercules : le *tubercule supérieur* ou *dorsal* donne attache, ainsi que la dépression, aux ligaments latéraux de l'articulation métatarso-phalangienne.

Différences entre les métatarsiens et les métacarpiens. — On voit, par es caractères que nous venons de décrire, que les métatarsiens et es métacarpiens offrent entre eux une grande analogie. Les métatarsiens se distinguent :

1º Par le *corps*. Le corps des métatarsiens est plus long et plus mince ; il est tordu sur lui-même, et il est séparé de l'extrémité phalangienne par une sorte de *col*.

2º Par *l'extrémité tarsienne*. L'extrémité postérieure des métatarsiens diffère de l'extrémité supérieure des métacarpiens en ce qu'elle est un peu aplatie dans le sens transversal, que le diamètre vertical est beaucoup plus grand, et que la facette non articulaire située du côté de la plante du pied est pourvue d'un gros tubercule rugueux. Les caractères opposés se montrent sur les métacarpiens.

3º Par *l'extrémité phalangienne*. Cette extrémité est aplatie transversalement, allongée de haut en bas, ce qui n'a pas lieu pour les métacarpiens.

Caractères particuliers. — **Premier métatarsien.** — Énorme, cet os présente, à son extrémité postérieure, une surface articulaire semi-lunaire, concave en dehors, une seule facette articulaire latérale très petite pour le deuxième métatarsien, et un gros tubercule en bas et en dehors pour l'insertion du *long péronier latéral*. En dedans de ce tubercule, il en existe un autre plus petit, qui donne insertion à une expansion du tendon du *jambier antérieur*. L'extrémité antérieure, volumineuse, est très large transversalement et présente à sa partie inférieure deux gouttières dans lesquelles sont logés deux os sésamoïdes.

Deuxième métatarsien. — Cet os est le plus long des métatarsiens; il présente en arrière cinq facettes articulaires pour les trois cunéiformes et les deux métatarsiens voisins.

La face externe de l'extrémité postérieure offre des caractères suffisants pour faire reconnaître cet os : une dépression rugueuse antéro-postérieure divise cette face en deux facettes plus petites, supérieure et inférieure ; chacune d'elles est divisée en deux par une crête verticale, de sorte qu'il existe quatre facettes articulaires de ce côté, deux postérieures pour le troisième cunéiforme, et deux antérieures pour le troisième métatarsien.

Troisième métatarsien. — Il est difficile à distinguer du quatrième ; il présente en arrière, comme lui, trois facettes articulaires ; cependant l'externe possède une rainure horizontale séparant la portion articulaire ovalaire qui est au-dessus de la portion rugueuse ; la face interne de la même extrémité postérieure offre une dépression rugueuse la divisant en deux facettes articulaires, supérieure et inférieure.

Quatrième métatarsien. — Cet os offre en arrière trois facettes articulaires ; de plus, il présente en dedans une très petite facette pour le troisième cunéiforme ; la face articulaire postérieure est moins étendue en hauteur que celle du troisième ; elle est un peu oblique en dehors et en arrière, tandis que celle du troisième métatarsien est transversale.

Cinquième métatarsien — Il n'existe pas dans cet os de facette articulaire latérale à la partie externe de l'extrémité postérieure ; facette articulaire postérieure très oblique en arrière et en dehors ; apophyse énorme en dehors et en arrière, *tubérosité du cinquième métatarsien*, pour l'insertion du *court péronier latéral* au sommet, et du muscle *péronier antérieur* à la partie supérieure.

Orteils.

Les os qui les composent portent le nom de *phalanges*. Elles sont en même nombre qu'à la main ; elles ont la même configuration, et seraient complètement identiques si leur corps n'était raccourci. Le gros orteil, qui remplace le pouce, n'a également que deux phalanges.

OS SÉSAMOÏDES.

On donne ce nom à de petits os courts qui se développent dans l'épaisseur des tendons, autour des articulations. Ils ont pour usage, en modifiant la direction des tendons, d'empêcher qu'ils ne s'insèrent parallèlement à l'os et de donner ainsi plus de force aux muscles.

Les uns sont constants : ce sont la rotule, développée dans le tendon du muscle triceps ; le pisiforme, dans le tendon du muscle cubital antérieur.

On trouve souvent, mais non constamment, un petit os sésamoïde de chaque côté de l'articulation métacarpo-phalangienne du pouce et dans les parties correspondantes du gros orteil. Le tendon du muscle jambier postérieur en présente un presque constant au niveau de son insertion au scaphoïde. Chez les hommes très vigoureux et fortement musclés, on observe quelquefois des os sésamoïdes au niveau de toutes les articulations métacarpo et métatarso-phalangiennes.

La structure de ces os est celle des os courts.

FIN DU TOME PREMIER.

TABLE DES MATIÈRES

DU PREMIER VOLUME.

INTRODUCTION.

PREMIÈRE PARTIE

NOTIONS PRÉLIMINAIRES D'EMBRYOLOGIE, D'ANATOMIE GÉNÉRALE ET D'HISTOLOGIE.

I. — NOTIONS D'EMBRYOLOGIE.

II. — NOTIONS D'ANATOMIE GÉNÉRALE ET D'HISTOLOGIE.

DEUXIÈME PARTIE

DE L'OSTÉOLOGIE.

FIN DE LA TABLE DU TOME PREMIER.

POITIERS. — TYPOGRAPHIE OUDIN.

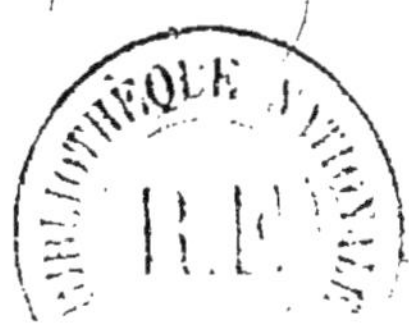

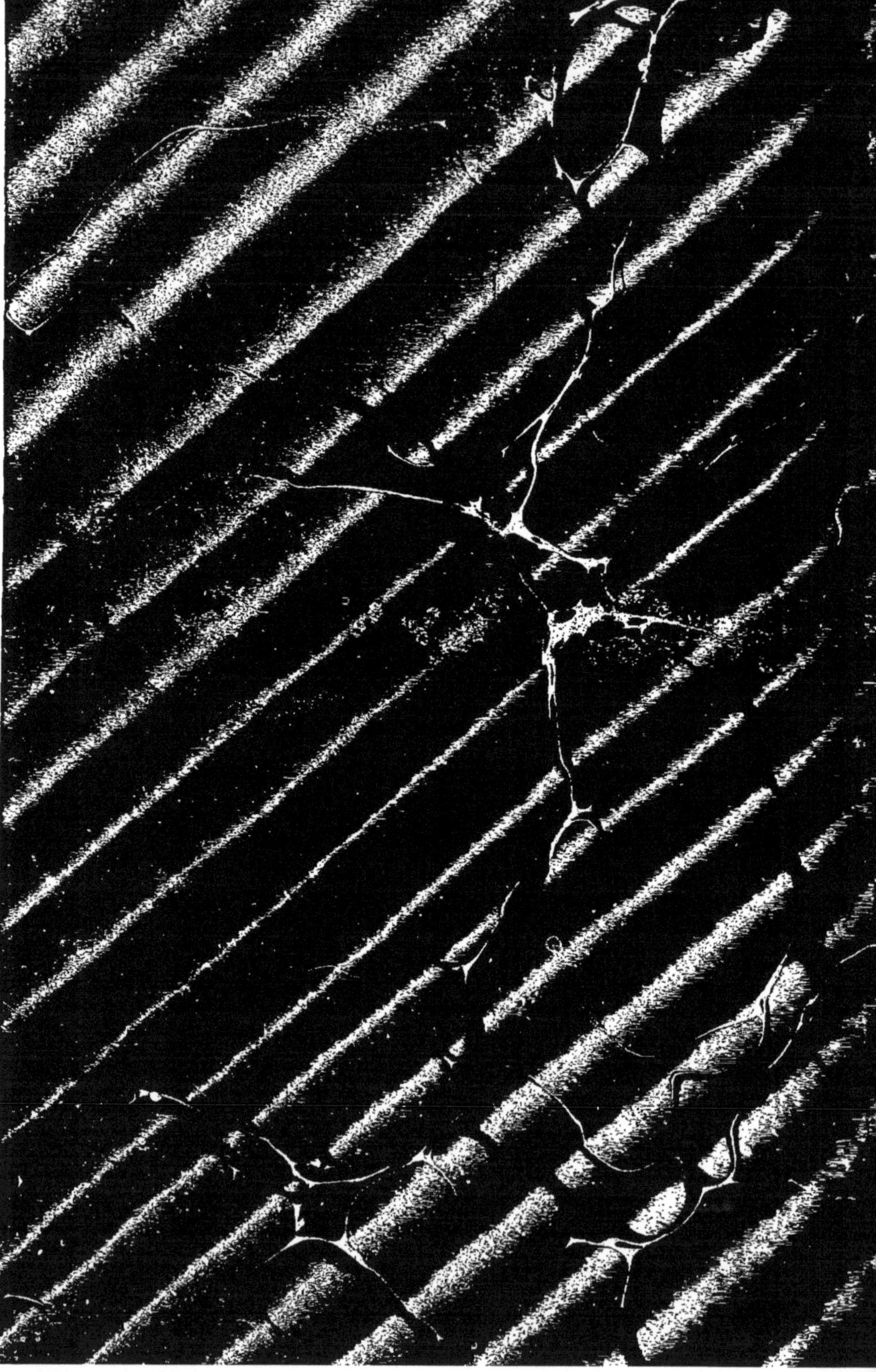

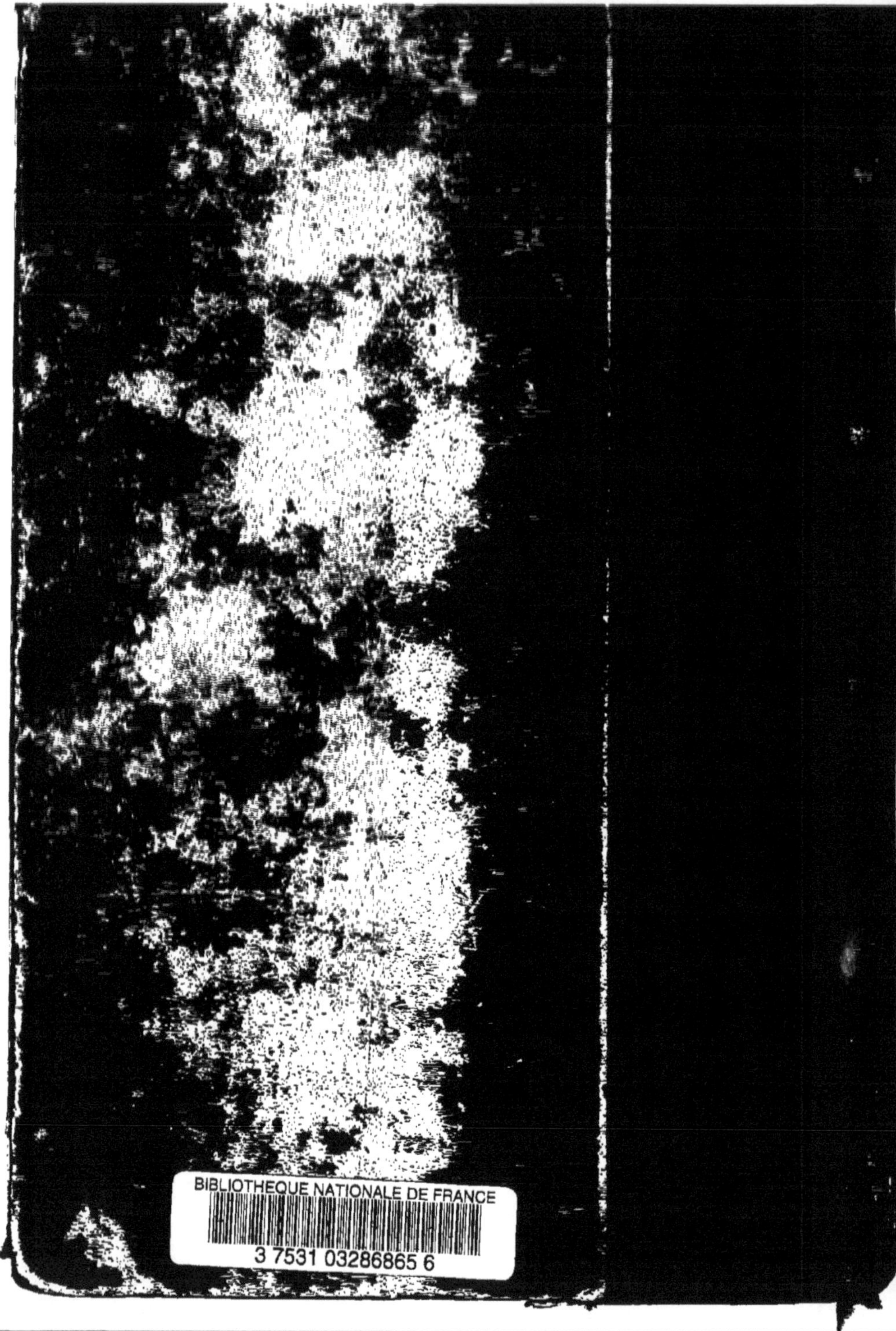

www.ingramcontent.com/pod-product-compliance
Ingram Content Group UK Ltd.
Pitfield, Milton Keynes, MK11 3LW, UK
UKHW020717120726
13693UKWH00001B/26